W0469342

A. Leuzinger / Th. Luterbacher:

Mitarbeiterführung im Krankenhaus

Vorwort

Das Phänomen Führung spielt im Arbeitsbereich Krankenhaus eine bedeutsame, nicht selten sogar lebenswichtige Rolle. Sowohl im administrativen wie auch im medizinischen und pflegerischen Sektor hängt nicht nur die Leistungsfähigkeit, und damit direkt und indirekt die Betreuung der Patienten, sondern auch die Arbeitszufriedenheit der Mitarbeiter in entscheidendem Maße von der Qualität der Führung ab.

In Anbetracht dieser Bedeutung erstaunt es, daß sich der Umfang der Literatur zu diesem Thema innerhalb der Flut von Veröffentlichungen zur Führungsproblematik bescheiden ausnimmt. Diese Tatsache führte dazu, die Führungsaufgaben im Krankenhaus im Rahmen eines Buches darzustellen.

Das vorliegende Lehrbuch will dem Leser sowohl theoretische Grundlagen als auch praxisbezogene Hinweise vermitteln. **Der erste Teil des Buches dient einer Grundlegung!** Führung wird als soziales Geschehen wechselseitiger Beeinflussung von Führer und Geführten charakterisiert. Damit Führung stattfindet, braucht es immer zwei Lebewesen: eines, das führt, und eines, das sich führen läßt. Diese Feststellung erscheint einfach und selbstverständlich, ist aber, wenn sie bis zu den notwendigen Konsequenzen durchdacht wird, keineswegs trivial. Sie bedeutet nämlich, daß alle Einwirkungsversuche des Vorgesetzten wirkungslos bleiben müssen, falls der Mitarbeiter nicht motiviert ist, ihnen zu entsprechen, also zu «gehorchen».

Die individuelle Motivation des Geführten, dieses für das Führungsergebnis entscheidende Element, **bildet das Grundthema des zweiten Teils.** Das Verhalten des Mitarbeiters wird allerdings nicht nur durch eigene Bestrebungen, sondern ebenso durch die auf ihn gerichteten Erwartungen der Gruppe beeinflußt. **Die dynamischen Aspekte der Gruppe** kommen **im dritten Teil** des Buches zur Sprache. **Im vierten Teil steht der Vorgesetzte,** als der andere Pol der Führungsbeziehung, **im Mittelpunkt der Betrachtungen.** Obwohl er das Verhalten seiner Mitarbeiter nicht bestimmen kann, so vermag er es doch entscheidend zu beeinflussen.

Das Medium, durch welches Führer und Geführte wechselseitig aufeinander einwirken, ist die **Kommunikation.** Mit deren zentraler Problematik setzt sich der **fünfte Teil** auseinander. **Der sechste Teil** schließlich befaßt sich **mit der Organisationsstruktur,** das heißt mit dem institutionellen Rahmen, innerhalb dessen sich das Führungsgeschehen vollzieht.

«Mitarbeiterführung im Krankenhaus» ist das Ergebnis konsequenter Bildungsarbeit für Mitarbeiterinnen und Mitarbeiter mit Kaderfunktionen. Der Inhalt des Buches sollte helfen können, im oft dornigen Führungsalltag des Krankenhauses die Wege zum Führungserfolg besser finden zu können. Das Buch möge Vorgesetzten im Krankenhaus als brauchbares Werkzeug in Führungsfragen dienen.

Erschien die 1.Auflage in drei Bänden, erscheint die 2. Auflage in einem Band. Die Überarbeitung und Straffung wurde mit Lektor- und Schreibarbeiten durch Herrn B.Umiker vom Zentrum für Personalförderung ZfP in Berlingen/TG unterstützt; ihm wie auch Herrn J. Flury vom Verlag Hans Huber/Bern ist der herzliche Dank gewiß.

Die Autoren: Andreas Leuzinger / Thomas Luterbacher

Inhaltsverzeichnis

1. Führung – Bedeutung und Definition

Zur Einführung werden einige grundsätzliche Aspekte des äußerst komplexen Phänomens Führung näher beleuchtet. Ein Teil der Literatur zum Thema Führung bietet ein umfangreiches Arsenal von Regeln an, wie man als Vorgesetzter mit seinen Mitarbeitern umzugehen habe. Obschon manche dieser Verhaltensregeln ohne Zweifel helfen, den Führungsalltag zu bewältigen, erscheint wichtig, daß sich jemand, der Führungsfunktionen ausübt, mit der Führungsproblematik als solcher auch grundlegend auseinandersetzt.

Ein Vorgesetzter darf eine Regel nicht einfach anwenden, sondern muß sich bewußt sein, welche Auffassung von Führung hinter dieser Regel steht und ob sich diese Auffassung mit seiner eigenen Auffassung deckt. Andernfalls braucht er sich nicht zu wundern, wenn sein Verhalten ganz andere Auswirkungen zeigt als die, die er eigentlich beabsichtigte.

Zudem muß man sich vor Augen halten, daß jeder Vorgesetzte auf der Grundlage bestimmter Theorien handelt, ob ihm diese Theorien nun bewußt sind oder nicht. Auch wenn «Praktiker» diese Feststellung weit von sich weisen, so beruhen ihre Entscheidungen und Handlungen doch auf bestimmten Annahmen über Zweck und Ziele des Krankenhauses, über den Nutzen und die Wirksamkeit bestimmter Organisations- und Führungsmaßnahmen. Grund genug also, sich mit gewissen theoretischen Grundlagen zu befassen.

1.1 Phänomen Führung

Führung stellt ein grundlegendes soziales Verhältnis und Geschehen dar, das immer dann auftritt, «wenn eine Gruppe von Menschen ein gemeinsames Ziel anstrebt d. h., wenn ihre Aufgaben durch eine gemeinsame Zielsetzung verbunden sind» (1).

Führung existiert nicht nur in vielen Bereichen der menschlichen Gesellschaft, sondern auch im Tierreich, wobei «das Führungsphänomen bei keiner Tierspezies ein solches Ausmaß, die Vielgestalt, Differenziertheit, Höhe und u. U. Pervertiertheit erreicht wie beim homo sapiens» (2).

Führung bzw. Gefolgschaft hat wie kaum eine andere soziale Erscheinung in jeder Epoche menschlicher Geschichte eine entscheidende Rolle gespielt. Seit jeher übt Führung eine starke Faszination aus, sowohl im Hinblick auf das praktische soziale Handeln, wie auch als Gegenstand theoretischer Reflexion.

1 Zeidler (1974)
2 Dahms (1963)

1.1.1 Und das Volk stand um Mose herum

An einem Abschnitt aus dem 2. Buch Mose (18. Kapitel/Verse 13–24) läßt sich – kommentiert mit heutigen Managementbegriffen – aufzeigen, daß viele Prinzipien aus der modernen Führungslehre schon damals bekannt waren, und auch genutzt wurden (3).

2. Buch Mose, 18. Kapitel	Neuzeitlicher Kommentar
Am anderen Morgen setzte sich Mose, um dem Volke Recht zu sprechen.	Aufgabenstellung
Und das Volk stand um Mose herum vom Morgen bis zum Abend.	Patriarchalischer Führungsstil
Als aber sein Schwiegervater alles sah, was er mit dem Volk	Ist-Aufnahme
tat, sprach er: Was tust du denn mit dem Volk? Warum mußt du ganz allein da sitzen, und alles Volk steht um dich herum vom Morgen bis zum Abend?	Schwachstellenanalyse (mit der Interviewmethode)
Mose antwortete ihm: Das Volk kommt zu mir, um Gott zu befragen. Denn wenn sie einen Streitfall haben, kommen sie zu mir, damit ich richte zwischen dem einen und dem andern und tue ihnen kund die Satzungen Gottes und seine Weisungen.	Schiedsfunktion der Führung
Sein Schwiegervater sprach zu ihm: Es ist nicht gut, wie du das tust.	Wertanalyse
Du machst dich zu müde, dazu auch das Volk, das mit dir ist.	Analyse der physiologischen Leistungsbereitschaft
Das Geschäft ist dir zu schwer, du kannst es allein nicht ausrichten.	Mangelnde Arbeitsteilung
Aber gehorche meiner Stimme; ich will dir raten, und	Beratungsfunktion der Führung
Gott wird mit dir sein. Vertritt du das Volk vor Gott und bringe ihre Anliegen vor Gott	Repräsentationsfunktion der Führung
und tu ihnen die Satzungen und Weisungen kund,	Führung durch Entscheidungsregeln
daß du sie lehrest den Weg, auf dem sie wandeln	Systembezogene Führung
und die Werke, die sie tun sollen.	Führung durch Zielsetzung (management by objectives)
Sieh dich aber unter dem ganzen Volk um	Chancengleichheit
nach redlichen Leuten, die Gott fürchten, wahrhaftig sind und dem ungerechten Gewinn feind.	Eignungsmerkmale für die Personalauslese
Die setze über sie als Oberste; über tausend, über hundert, über	Hierarchische Leitungsstruktur
fünfzig und über zehn,	Leitungsspanne
daß sie das Volk allezeit richten.	Führung durch Delegation
Nur wenn es eine größere Sache ist, sollen diese vor dich bringen, alle geringeren Sachen aber sollen sie selber richten.	Führung durch Ausnahme (management by exception)
So mach dir's leichter und laß sie mit dir tragen.	Partizipative Führung
Wirst du das tun, so kannst du ausrichten, was dir Gott gebietet	Zielerfüllung durch die Art des Führungsverhaltens
und dies ganze Volk kann mit Frieden an seinen Ort kommen.	Erfüllung menschlicher Bedürfnisse
Mose gehorchte dem Wort seines Schwiegervaters und tat alles, was er sagte.	Implementation

1.1.2 Führen heißt Bewegung bewirken

Die Ausdrücke «führen», «Führer» und «Führung» werden zur Bezeichnung recht unterschiedlicher Tatbestände verwendet. So sagt man, ein Staatsmann habe sein Volk durch schwere Zeiten hindurch geführt, ein Chirurg führe das Skalpell mit sicherer Hand, ein Chef führe seine Mitarbeiter autoritär.

Wenn für ein Wort so verschiedenartige Verwendungen und Definitionen existieren wie für das Wort **«führen»**, so drängt sich die Frage auf, welches denn wohl seine ursprüngliche Bedeutung war. Sprachgeschichtlich geht das Wort führen auf dieselbe Wurzel zurück wie **«fahren»**. Beide leiten sich vom germanischen Zeitwort «faran» ab, das die allgemeinere Bedeutung von **«sich bewegen»** hatte.

Das Wort «führen» stellt das Bewirkungszeitwort zu «faran» dar und bedeutete somit ursprünglich «fahren machen» oder allgemein «bewegen machen», «Bewegung bewirken». Diese Grundbedeutung ist auch im heutigen Sprachgebrauch noch erkennbar. So stellt man sich doch unter einem Vorgesetzten jemanden vor, der bewirkt, daß sich seine Mitarbeiter bewegen, etwas tun, sich einsetzen.

3 vgl. Becker/Nadler (1974), Bleicher Meyer (1986)

Zwei Elemente also sind es, die zusammen die Urbedeutung von führen ausmachen: **Bewegen und Bewirken.** Beide weisen auf etwas hin, was als bestimmendes Wesensmerkmal der Führung bezeichnet werden kann: die Dynamik. Nur wer Führung als ein zutiefst dynamisches Geschehen erfaßt, hat vom Wesen der Führung etwas begriffen.

1.1.3 Deutung und Erklärung des Führungsphänomens

Die Versuche zur Deutung und Erklärung des Führungsphänomens sind zahlreich und gehen von sehr verschiedenen Denkansätzen aus. Im folgenden werden sechs solcher Ansätze kurz skizziert. Dies soll einerseits zeigen, wie unterschiedlich die Blickwinkel sind, aus denen das Problem Führung betrachtet werden kann. Andererseits hilft die Charakterisierung, eine bestimmte Führungsdefinition oder -regel dem entsprechenden Lager zuzuordnen:

- **Eigenschafts-Theoretischer Ansatz:** Dieser Ansatz, der auf Gedanken von Platon und Aristoteles zurückgeht, hat lange Zeit das Nachdenken über Führung beherrscht. Führung wird hier als ein von einer Seite – nämlich von der des Führers – ausgehender Beeinflussungsakt verstanden! Die Kraft zur Beeinflussung besitzt der Führer aufgrund bestimmter Eigenschaften, die ihn – unabhängig von anderen Personen und Situationen – zum Führer prädestinieren. Im Zentrum stand deshalb die Frage: Welche Eigenschaften sind es, durch die sich der Führer von den Geführten unterscheidet?

Die Anhänger dieser Theorie versuchten, Kataloge mit Führereigenschaften aufzustellen. Merkmale wie Mut, Intelligenz, Anpassungsvermögen, Wahrheitsliebe, Machtbewußtsein usw. wurden als solche Eigenschaften postuliert und untersucht, wie weit solche Merkmale mit Personen in Führungsfunktionen korrelieren.

Das Ergebnis: Trotz intensiver Bemühungen konnte weder ein einziges herausragendes Persönlichkeitsmerkmal, noch ein bestimmter Komplex von Merkmalen festgestellt werden, durch welche sich Führer von Geführten abheben. Ein Teil der Untersuchungen hat ergeben, daß einige der erfolgreichsten Führer Gebrechliche, Geisteskranke, Epileptiker oder Morphinisten gewesen sind.

Wer sich mit dem Führungsphänomen beschäftigt, kommt sicher nicht darum herum, auch Persönlichkeitsmerkmale des Führers miteinzubeziehen. Solche Merkmale aber als überdauernd, als allgemeine Führer-Charakteristika und unbeeinflußt von der Person des Geführten und der Situation zu betrachten, ist problematisch. Vom heutigen Standpunkt aus gilt der Eigenschaftsansatz deshalb als überholt.

- **Situations-Theoretischer Ansatz:** Die Eigenschaftstheorie wurde von einem Ansatz abgelöst, der den **Führungserfolg in Abhängigkeit** sieht **von der im Einzelfall gegebenen spezifischen Situation!** Als situative Merkmale gelten Aufgabenstellung, Positionsmacht des Vorgesetzten, Führungsstil und Führungseinstellung. Daneben werden aber auch die Führer Geführten-Beziehungen als wesentlicher Bestimmungsfaktor der Führung betrachtet.

Im Gegensatz zur Eigenschaftstheorie besteht das Ziel des situativen Ansatzes nicht darin, universell gültige Führungsregeln zu formulieren. Vielmehr wird die Entwicklung von Entscheidungsmodellen angestrebt, die eine Wahl zwischen Führungshandlungen für unterschiedliche Situationen ermöglichen sollen.

Am Situationsansatz wird kritisiert, daß er – ähnlich wie der Eigenschaftsansatz – ebenfalls nur bestimmte Aspekte des Führungsproblems relativ isoliert betrachte. Der Unterschied bestehe lediglich darin, daß hier nicht Persönlichkeitsmerkmale, sondern Situationsmerkmale als die entscheidenden Faktoren betrachtet werden.

- **Motivations-Theoretischer Ansatz:** Bei diesem Ansatz steht **nicht der Führer und nicht die Führungssituation, sondern der Geführte im Mittelpunkt der Betrachtungen!** Die Grundfrage lautet hier: Warum verhält sich der Geführte so und nicht anders? Was bringt ihn dazu, sich führen zu lassen, zu «folgen» oder «nicht zu folgen»? Die motivationstheoretische Antwort lautet: Der Geführte wählt diejenige Handlung, zu der er am meisten motiviert ist bzw. von der er sich den größten Nutzen verspricht.

Von diesem Denkansatz wird somit versucht, die verschiedenen Elemente des Motivationsvorganges zu erfassen, um über die Beeinflussung dieser Elemente auf das Verhalten der zu Führenden Einfluß zu nehmen. Im 2. Kapitel wird auf diesen Ansatz näher eingegangen. Das motivationstheoretische Konzept erfaßt als individualpsychologisches Modell weder die Führungssituation noch die soziale Beziehung zwischen Führer und Geführten.

- **Interaktions-Theoretischer Ansatz:** Kern dieser Führungstheorie ist die Auffassung von **Führung als wechselseitigem Beeinflussungsprozeß zwischen Führer und Geführten!** Führung wird nicht isoliert aus der Person des Führers, der Motivation des Geführten oder der gegebenen Situation erklärt, sondern aus dem komplexen Zusammenspiel dieser Faktoren. Vom Konzept her kann der Interaktionsansatz deshalb als der am weitesten gefaßte führungstheoretische Ansatz gelten. Vom Grundgedanken dieser Theorie sind auch die Ausführungen dieses Buches bestimmt.

- **System-Theoretischer Ansatz:** In systemtheoretischer Sicht wird **Führung als eine Funktion in einem sozialen System** betrachtet, die primär der Harmonisation dieses Systems dient! Im Mittelpunkt der Betrachtung stehen Probleme der Integration und Koordination von Subsystemen im Hinblick auf die Erfüllung der Ziele des Gesamtsystems.

Der systemtheoretische Ansatz liefert in erster Linie einen begrifflichen Rahmen, der eine generalisierende Untersuchung verschiedenster Systeme ermöglicht. So können allgemeingültige Gesetze über Zustände und Verhaltensweisen von Systemen entwickelt werden, wie sie insbesondere im Bereich der organisatorischen Gestaltung erforderlich sind. (Siehe Kapitel 6)

- **Kybernetischer Ansatz:** Im kybernetischen Ansatz wird **Führung als Reglerfunktion in einem System von Regelkreisen** verstanden! Besonders herausgestellt wird dabei die Tatsache, daß Führer und Geführte durch Informationsprozesse funktional zusammenhängen. So stellen Steuerung und Harmonisierung der Informationsprozesse in kybernetischer Sicht den eigentlichen Kern des Führungsgeschehens dar. Das Grundmodell dieser Führungstheorie ist der einfache Regelkreis der Kybernetik.

Der kurze Abriß einiger führungstheoretischer Ansätze zeigt, daß das Führungsphänomen aus sehr unterschiedlichen Blickwinkeln betrachtet und erklärt werden kann. Dann wird auch ersichtlich, daß jeder der skizzierten Ansätze zwar wichtige Teilaspekte, nicht aber eine umfassende Gesamtschau des Führungsgeschehens zu liefern vermag. Dieser Tatsache hat man sich bewußt zu sein, wenn im folgenden die zahlreichen Ansichten, Hypothesen, Regeln und Empfehlungen zur Darstellung gelangen.

1.1.4 Definition der Führung

Angesichts des weiten Spektrums der Führungsproblematik an sich erstaunt es nicht, daß in bezug auf die Definition von Führung alles andere als Einheitlichkeit herrscht. Um die Begriffsverwirrung so klein wie möglich zu halten, wird im Rahmen dieses Buches ein eindeutiger Führungsbegriff festgelegt. Vorgängig illustriert eine **Auswahlwahl von Führungsdefinitionen** die breite Palette von unterschiedlichen Führungsauffassungen:

- Führung ist jede zielbezogene, **interpersonelle Verhaltensbeeinflussung** mit Hilfe von Kommunikationsprozessen (4);

- Führen heißt das **Handeln aller an einer Aufgabe Beteiligten** auf die gemeinsamen Ziele ausrichten (5),

- Führung bedeutet **Steuerung der verschiedenen Einzelaktivitäten** in einer Organisation im Hinblick auf das übergeordnete Gesamtziel (6);

- Führen heißt **Einwirken auf andere,** ihnen eine Richtung auf ein Ziel weisen, sie in Bewegung auf ein Ziel halten (7);

- Führung ist eine **personenbezogene Handlung,** bei der einzelne Personen oder Personenmehrheiten (Führende) auf andere Personen (Geführte) einwirken, um diese zu einem zielentsprechenden Handeln zu veranlassen (8);

- Führung ist eine **Interaktionsbeziehung,** bei welcher der eine Beteiligte (der Führer) ein auf die Erreichung eines von ihm gesetzten Zieles gerichtetes Verhalten beim anderen Beteiligten (dem Geführten) auslöst und aufrecht erhält (9);

- Führung wird verstanden als zielgerichtete **Steuerung der Handlungen von Personen durch Personen** (10);

- Führen bedeutet, **Ziele zu setzen und diese mit Hilfe der Entfaltung von sachlichen wie menschlichen Leistungen anderer zu erreichen**. Dazu müssen andere Menschen zu gemeinsamem Denken und Handeln miteinander und mit den Führenden gebracht werden (11);

- Führung wird verstanden als **Beeinflussung der Einstellungen und des Verhaltens von Einzelpersonen** sowie der Interaktionen in und zwischen Gruppen, mit dem Zweck, gemeinsam bestimmte Ziele zu erreichen. Führung als Funktion ist eine Rolle, die von den Organisationsmitgliedern in unterschiedlichem Umfang und Ausmaß wahrgenommen wird (12);

- Führung bedeutet die **Durchsetzung von Herrschaft auf dem Wege der Motivierung** (13);

- Führung bedeutet, einen **Mitarbeiter bzw. eine Gruppe unter** Berücksichtigung der jeweiligen Situation **auf ein gemeinsames Ziel hin beeinflussen** (14);

- Führung wird als eine Tätigkeit definiert, die die **Steuerung und Gestaltung des Handelns anderer Personen** zum Gegenstand hat (15);

---

4 Baumgarten (1977)
5 Bundesrat (1974)
6 Frese (1971)
7 Häusler (1974)
8 Heinen (1978)
9 Lattmann (1981)
10 Macharzina (1977)
11 Neumann (1969)
12 Staehle (1980)
13 Stöber (1974)
14 Stroebe (1977)
15 Wild (1974)

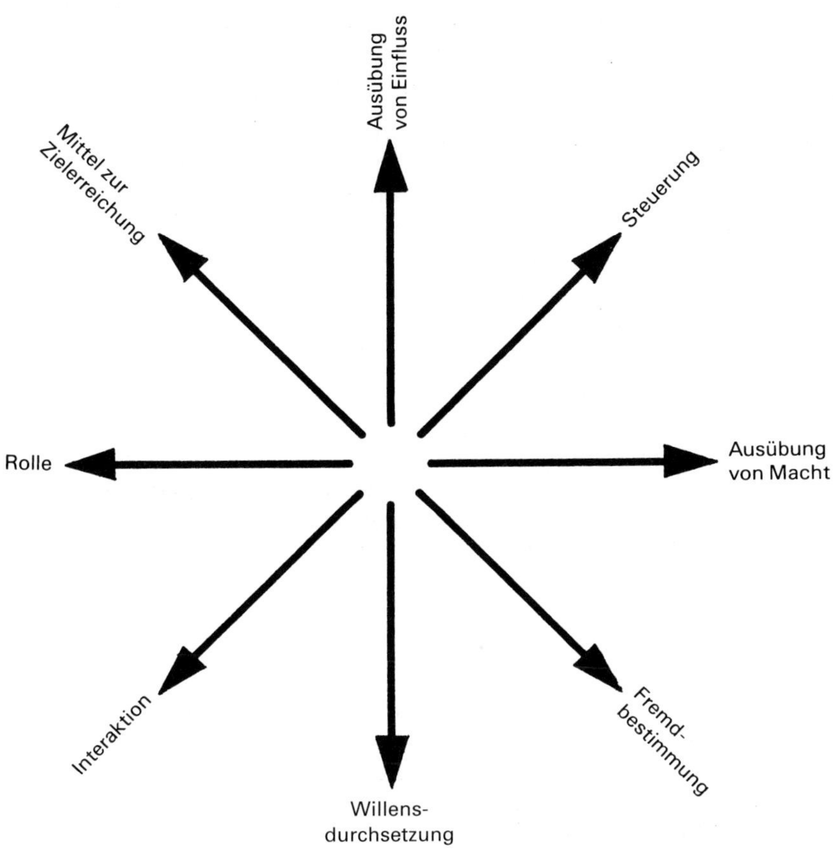

Abbildung 1/1: Grundauffassung von Führung

• Versucht man die zentralen Aussagen der zitierten Definitionen herauszuschälen und zu ordnen, so lassen sich folgende **Grundauffassungen von Führung** schlagwortartig unterscheiden (Abb.1/1):

- **Führung als Ausübung von Einfluß:** Im Führungsgeschehen versuchen die Beteiligten, das Denken, die Einstellungen und das Verhalten von anderen Personen zu verändern.
- **Führung als Steuerung:** Durch den Prozeß der Führung wird das Verhalten der Geführten in eine bestimmte Richtung, auf ein bestimmtes Ziel hin gelenkt.
- **Führung als Ausübung von Macht:** Die Beziehung zwischen Führer und Geführten ist so, daß der Führer andere mehr beeinflußt, als er selbst beeinflußt wird.
- **Führung als Fremdbestimmung:** Wesentliche Bereiche des Handelns und Entscheidens werden nicht durch den Handelnden selbst (den Geführten), sondern durch den Führer bestimmt.
- **Führung als Willensdurchsetzung:** Führung besteht darin, daß ein Individuum (der Führer) einem anderen (dem Geführten) seinen Willen aufzwingt.
- **Führung als Interaktion:** Führung ist ein sozialer Vorgang, in dem Personen, die voneinander abhängig sind, wechselseitig aufeinander einwirken.
- **Führung als Rolle:** Wechselseitig aufeinander bezogene Erwartungen zwischen Mitgliedern einer Gruppe haben zur Folge, daß eine Führerrolle entsteht.
- **Führung als Mittel zur Zielerreichung:** Führungsaktivitäten werden als notwendig erachtet, um bestimmte Ziele zu erreichen und/oder Bedürfnisse zu befriedigen.

1.1.5 Begründung der Führung

Im Krankenhaus wird die Existenz von Führung und Führungshierarchie meist als etwas «selbstverständlich» Gegebenes betrachtet; es kommt beinahe einem Sakrileg gleich, die Frage zu stellen, ob denn Führung bzw. Hierarchie tatsächlich notwendig sei. Diese Frage wird hier trotzdem aufgeworfen, weil sich jeder Vorgesetzte zumindest einmal in seiner Laufbahn mit ihr auseinandersetzen sollte.

Rechtfertigungen für die Existenz von Führung gibt es viele. Einige der meistgenannten werden nachfolgend

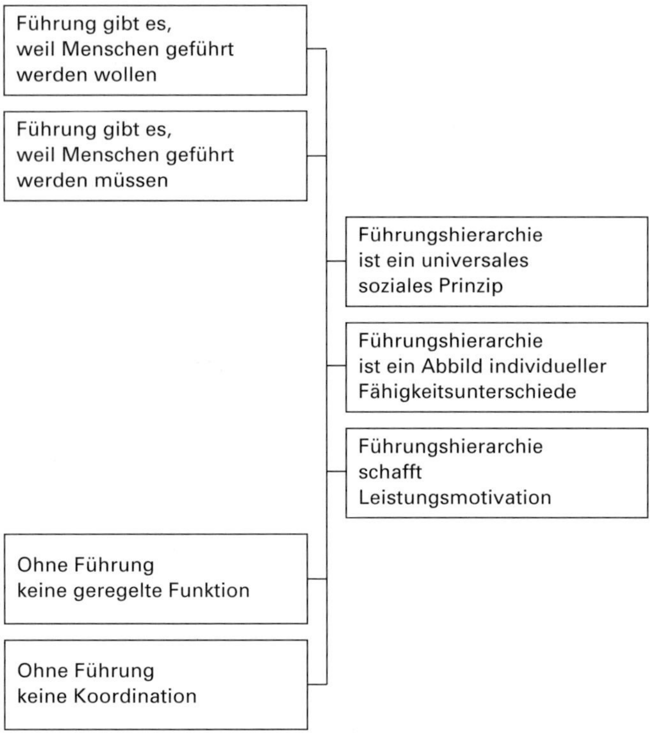

Abbildung 1/2: Begründungen von Führung

(Abb.1/2) dargestellt. Bei diesen Aussagen handelt es sich insofern um **Führungsideologien,** als sie zusammenhängende gedankliche Gebäude darstellen, die als umfassende Rechtfertigungen einer bestehenden Wirklichkeit angeboten werden (16):

- **Führung gibt es, weil Menschen geführt werden wollen!**

Argument: Die meisten Menschen sind unmündig (wie Kinder). Sie haben das Bedürfnis nach Schutz, nach einer starken Hand, die sie hält, nach einem überlegenen Menschen, der ihnen sagt, was sie tun sollen.

Kritische Frage: Wird der Zustand der Unmündigkeit nicht gerade durch die sogenannte starke Hand erzeugt? Darf man Furcht vor der Freiheit einfach als etwas Gegebenes hinnehmen?

- **Führung gibt es, weil Menschen geführt werden müssen!**

Argument: Ohne eine starke Hand zerfällt ein soziales Gebilde, weil sich dann Egoismus, Sonderinteressen und Rücksichtslosigkeit breitmachen. Führung ist nötig, um die Leute zu einem geschlossenen Handeln zu bewegen.

Kritische Frage: Ist Führung wirklich die einzige Möglichkeit, um egoistischen Sonderinteressen zu begegnen? Gibt es keine selbstregulierenden Mechanismen der Gruppe? Ist geschlossenes Handeln immer sinnvoll? Auch wenn Kreativität erforderlich ist?

- **Führungshierarchie ist ein universales soziales Prinzip!**

Argument: Eine Weltanschauung, die sich bestrebt, unter Ablehnung des demokratischen Massengedankens, dem besten Volk, also den höchsten Menschen, diese Erde zu geben, muß logischerweise auch innerhalb dieses Volkes wieder dem gleichen aristokratischen Prinzip gehorchen und den besten Köpfen die Führung und den höchsten Einfluß im betreffenden Volk sichern (17).

Kritische Frage: Kennen Sie eine Begründung von Führung, in der mehr Menschenverachtung zum Ausdruck kommt als in der faschistischen Ideologie des Führers?

- **Führungshierarchie ist ein Abbild individueller Fähigkeitsunterschiede!**

Argument: Führungshierarchien sind Ausdruck der Tatsache, daß es in jedem Bereich Menschen gibt, die anderen in bezug auf bestimmte Fähigkeiten überlegen sind und denen dadurch eine Führerrolle zukommt.

Kritische Frage: Ist es wirklich sinnvoll, eine solche Führerrolle auf eine bestimmte Person zu fixieren und in Form einer Vorgesetztenfunktion zu institutionalisieren? Oder wäre es zweckmäßiger, wenn die Führungsfunktion zu verschiedenen Zeiten von verschiedenen Personen wahrgenommen würde?

- **Führungshierarchie schafft Leistungsmotivation!**

Argument: Die Hierarchie ermöglicht Leistungen durch Aufstieg zu belohnen (höherer Status, höheres Prestige, mehr Macht). Die Chance einer solchen Belohnung stimuliert zu Konkurrenz und höherer Leistung.

Kritische Frage: Ist es sinnvoll, daß Macht, Status und Prestige gesellschaftlich besonders ausgezeichnet werden, so daß sie von anderen Motivationen wie Interesse an der Arbeit, Entfaltung individueller Fähigkeiten, Solidarität usw. abzulenken vermögen?

- **Ohne Führung keine geregelte Funktion!**

Argument: In einem komplexen und dynamischen System wie dem Krankenhaus können nicht alle Abläufe organisatorisch geregelt werden. So braucht es Vorgesetzte als flexible Steuerungsglieder, die dafür sorgen, daß auch bei Abweichungen und Störungen die vorgegebenen Ziele erreicht werden.

Kritische Frage: Stellt Führung wirklich nur einen solchen technischen Regelungsprozeß dar? Oder sind vielleicht noch andere Interessen im Spiel? Welche Interessen sind in den vorgegebenen Zielen enthalten?

---

16 vgl. Neuberger (1984)
17 Hitler (1931), zit. nach Neuberger (1987)

- **Ohne Führung keine Koordination!**

Argument: Mit steigender Größe und Komplexität eines sozialen Systems kann der einzelne, der nur beschränkten Einblick in die Zusammenhänge hat, sein Handeln nicht wirksam mit anderen koordinieren. Es braucht jemanden, der über der Sache (und den Menschen) steht.

Kritische Frage: Weshalb hat der einzelne nur beschränkten Einblick in die Zusammenhänge? Werden ihm wichtige Informationen vorenthalten? Aus welchem Grund?

Die Begründungen von Führung und Hierarchie werden nicht einfach so vorgestellt, sondern mit kritischen – teilweise überspitzt formulierten – Bemerkungen angegriffen und in Frage gestellt. Wenn man nochmals zum Stichwort Koordination (die sachliche Notwendigkeit der Koordination wird häufig zur Legitimation von Führung herangezogen) zurückgeht, kann festgestellt werden, daß Führung unbestrittenermaßen eine wirksame Möglichkeit ist, die Aufgabe der Koordination zu lösen, aber nur eine Möglichkeit unter mehreren. Andere – von der Wirkung her gleichwertige – Möglichkeiten wären beispielsweise: umfassende oder gezielte Informationen für alle Handelnden oder Verinnerlichung der übergeordneten Zielsetzung. Gerade moderne Formen der Arbeit mit ihrem hohen Spezialisierungsgrad setzen Selbstkoordination der Spezialisten voraus.

Diese Überlegungen sollen eines zeigen: «Führung ist also keine notwendige Einrichtung, sondern bloß eine ökonomisch-sinnvolle; gewünschte Wirkungen können mit personaler Führung einfacher, schneller, billiger etc. erzielt werden» (18). Führung hat neben der Sach-Funktion, der Koordination, Motivation, Kontrolle fast immer auch eine soziale Funktion der Macht- oder Herrschaftssicherung, der es angelegen ist, Privilegien und Ressourcen unter eigene Verfügung zu bringen bzw. darin zu halten.

1.2 Dimensionen der Führung

Wie jedes Handeln besitzt auch Führung mehrere Dimensionen, die alle zusammen die «Gesamtdimensionalität der Führung» ausmachen. Jeder Versuch, eine der Dimensionen auszuklammern, muß in einer «fatalen Eindimensionalität» enden; fatal nicht nur für das betreffende soziale System, sondern auch für die Mitarbeiter und Vorgesetzten als Individuen und soziale Wesen.

1.2.1 Zwei Zieldimensionen der Führung

Ein von Menschen geschaffenes dynamisches System wie das Krankenhaus soll nicht eine ziellose Dynamik entwickeln, sondern bestimmte Funktionen im Interesse seiner Umwelt erfüllen. Die Dynamik soll also zielgerichtet sein, und das soziale System soll bestimmte Zwecke verfolgen.

Zur begrifflichen Unterscheidung von «Zweck» und «Ziel»: Unter **Zweck** eines Systems sind die Funktionen zu verstehen, welche ein System in seiner Umwelt ausübt bzw. ausüben soll, unter **Ziel** die vom System selbst angestrebten Verhaltensweisen oder Zustände irgendwelcher Outputgrößen (17).

So besteht der Zweck des Krankenhauses darin, kranke Menschen optimal zu versorgen, während ein Krankenhausziel sich beispielsweise auf die Erbringung hoher Leistungen, auf die Minimalisierung der Kosten oder auf die Erreichung von Zufriedenheit bezieht.

Eine Grundfunktion der Führung ist es nun, zur Erreichung solcher Ziele beizutragen, d. h. die Mitarbeiter in Richtung auf diese Ziele zu beeinflussen. Die Mitarbeiter selbst werden dabei als «Werkzeuge» bzw. «Instrumente» betrachtet, die der Erfüllung der Zwecke und der Erreichung der Ziele des Systems dienen. In bezug auf diese Ziele und Zwecke haben die Mitarbeiter somit instrumentale Bedeutung. Diese Grunddimension der Führung wird deshalb als «Instrumentale Dimension» bezeichnet.

Der Sinn des arbeitenden Menschen erschöpft sich aber nicht in seinem Werkzeug-Sein im Dienste des Systems, sondern liegt in ihm selbst begründet. Der Mensch trägt als Lebewesen einen Sinn in sich selbst und ist nicht nur Mittel zum Zweck; er weist einen **Selbstwert** auf und stellt selbst Anforderungen an seine Umwelt. Vom menschlichen Standpunkt aus kehrt sich die Mittel-Zweck-Beziehung geradezu um: Nicht der Mensch ist ein Mittel zur Erreichung unternehmerischer Ziele, sondern die Unternehmung ist ein Mittel zur Erfüllung menschlicher Zwecke (18).

Aufgrund der Tatsache, daß es sich bei den zu führenden «Objekten» um Menschen handelt, erhält die Führung eine zweite Dimension, in welcher die Mitarbeiter nicht als Instrumente zur Zielerreichung und Zweckerfüllung, sondern als Subjekte auftreten, als Individuen und soziale Wesen, die persönliche Ziele und Bedürfnisse in das System mitbringen und dort ihre Ziele erreichen und ihre Bedürfnisse befriedigen wollen. Diese zweite Dimension der Führung wird als **«Non-instrumentale Dimension»** bezeichnet.

Von entscheidender Wichtigkeit ist, daß die **«Non-instrumentale Dimension»** als eigenständige, eigenwertige **Zieldimension** verstanden wird, die um ihrer selbst willen verwirklicht werden muß. Sie entspricht einer ethischen Forderung, die Immanuel Kant vor 200 Jahren so formulierte: «Denn vernünftige Wesen stehen alle unter dem Gesetz, daß jedes derselben sich selbst und alle anderen niemals bloß als Mittel, sondern jederzeit zugleich als Zweck an sich selbst behandeln solle!» (19).

18 Ulrich (1968)
19 Kant (1785), zit. nach Lattmann (1981)

Aufgrund ihres Eigenwertes darf diese Dimension nicht als Mittel zur Erreichung instrumentaler Ziele betrachtet und mißbraucht werden, wie das beispielsweise dort geschieht wo Zufriedenheit der Mitarbeiter nur deshalb angestrebt wird, weil zufriedene Untergebene mehr leisten und damit mehr zur Erfüllung der Systemzwecke beitragen (Stichwort: Leistung dank Zufriedenheit). **Instrumentale und non-instrumentale Dimensionen stehen gleichwertig nebeneinander!**

Durch Führung sind sowohl Ziele des sozialen Systems Krankenhaus als auch individuelle und kollektive Ziele der Mitarbeiter zu erreichen. Für den Erfolg der Führung in Hinsicht auf die Erreichung der Krankenhausziele ist es von entscheidender Bedeutung, daß der Mitarbeiter motiviert ist, sich für diese Ziele einzusetzen. Seine Motivation aber ist vom Verhältnis zwischen diesen Krankenhauszielen und seinen eigenen Zielen abhängig. Zwischen beiden können **vier verschiedene Typen von Beziehungen** bestehen (20):

- **Ziel-Harmonie/Ziel-Einklang (komplementäre Ziele):** Zwei Ziele befinden sich in Harmonie, wenn die Annäherung an das eine Ziel zugleich eine Annäherung an das andere Ziel bedeutet. So ergibt beispielsweise die Einführung des «job-sharing» für die Mitarbeiter im Sinne individueller Ziele eine Vergrößerung des Spielraums innerhalb dessen sie ihr Leben selbst gestalten können. Im Sinne der Krankenhausziele aber resultiert daraus eine Erleichterung bei der Gewinnung von neuen Mitarbeitern.

Mitarbeiterziel und Krankenhausziel sind zwar verschieden, aber die Erreichung des einen führt mittelbar zur Erreichung des anderen. Ein Zieleinklang ergibt sich auch dann, wenn die Krankenhausleitung danach trachtet, die Mitarbeiter ihren Neigungen und Eignungen gemäß einzusetzen. Dadurch, daß die Tätigkeit ihm entspricht, findet der Mitarbeiter in ihr eine Befriedigung und führt eine solche Aufgabe auch besser aus als eine, die ihm nicht zusagt (Abb. 1/3).

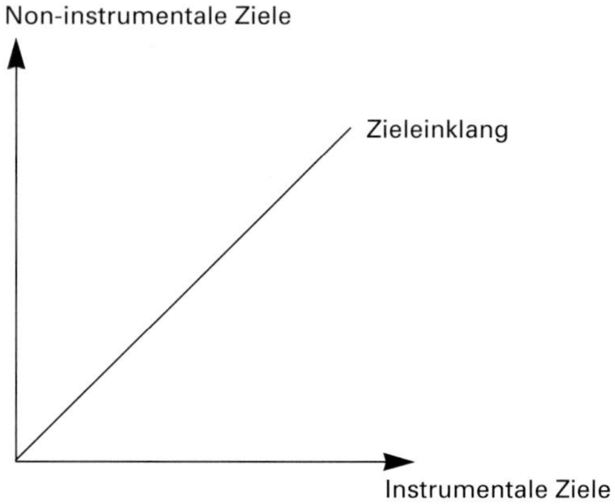

Abbildung 1/3: Zielharmonie

- **Ziel-Widerspruch/Ziel-Antinomie (konkurrierende Ziele):** Hier stehen Mitarbeiter und Krankenhausziele in einem Gegensatz zueinander. Die Annäherung an das eine Ziel hat eine Entfernung vom anderen zur Folge. Dieser Gegensatz kann von unterschiedlicher Tragweite sein. Er kann unbeabsichtigt und dem betreffenden Mitarbeiter nicht bewußt sein. Dies ist beispielsweise dann der Fall, wenn sich der Mitarbeiter keine Rechenschaft darüber gibt, daß er den Betrieb schädigt, indem er Betriebsmittel vergeudet.

Der Ziel-Widerspruch (Abb.1/4) kann aber auch bewußt und beabsichtigt sein. Dies zeigt sich etwa bei der Einführung von Neuerungen, von denen sich der Mitarbeiter in irgendeiner Weise bedroht fühlt und denen er sich deshalb widersetzt. Eine solche Ziel-Antinomie kann sich im Verhalten des Mitarbeiters in sehr verschiedener Form äussern: das Spektrum reicht von mangelndem Einsatz, häufigen Fehlzeiten, über psychosomatische Störungen oder passivem Widerstand bis zur Depression oder Sabotage:

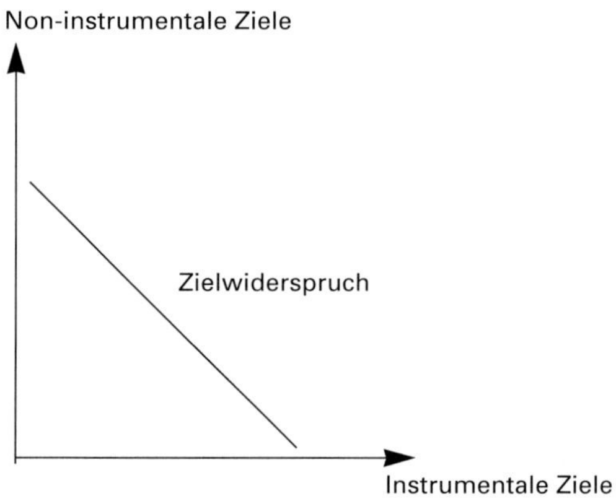

Abbildung 1/4: Zielantinomie

- **Zielneutralität (indifferente Ziele):** Zwei Ziele verhalten sich indifferent, wenn die Annäherung an das eine Ziel keine Auswirkung auf die Erreichung des anderen Zieles hat. So ist es möglich, daß ein Krankenhausziel und ein Mitarbeiterziel zwar verschieden sind, daß die Erreichung des einen aber die Erreichung des anderen nicht beeinträchtigt.

Eine Zielindifferenz (Abb. 1/5) liegt beispielsweise vor, wenn der Mitarbeiter anstrebt, seinen Urlaub so festzulegen, daß er ihn mit seiner Familie verbringen kann. Solange nicht zu viele Mitarbeiter zur selben Zeit abwesend zu sein wünschen, kann dieses Ersuchen ohne Nachteil für den Betrieb bewilligt werden.

---

20 vgl. Eckardstein (1978), Lattmann (1981)

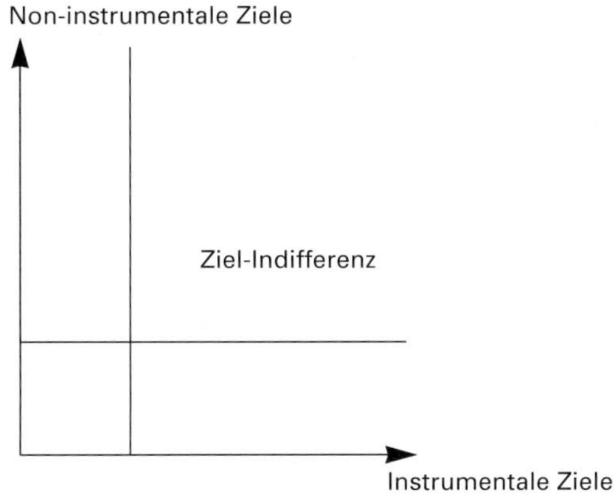

Abbildung 1/5: Zielneutralität

• **Ziel-Kongruenz/Ziel-Übereinstimmung (identische Ziele):** Hier weichen Krankenhausziel und Mitarbeiterziel nicht mehr voneinander ab. Der Mitarbeiter identifiziert sich mit dem Krankenhausziel und sieht in dessen Erreichung zugleich eine Bestätigung seiner selbst, in der Steigerung seiner Leistungen eine Entfaltung seiner Persönlichkeit.

Die **zentrale und schwierige Führungsaufgabe** des Vorgesetzten läßt sich im Hinblick auf das Gesagte auf eine sehr einfache Formel bringen (21). **Der Vorgesetzte hat: Ziel-Übereinstimmungen zu schaffen, Zieleinklänge zu fördern** und **Zielwidersprüche zu vermeiden** oder, wenn sie eintreten, aufzulösen.

1.2.2 Drei Handlungsdimensionen der Führung

Wie jedes Handeln **besitzt** auch die **Führung einen sachlichen, einen sozialen und einen personalen Bezug** (22); die drei Bezüge lassen sich den **Dimensionen Arbeit, Interaktion und Konsummation zuordnen** (23). Diese Dimensionen treffen grundsätzlich in jeder Handlung zusammen und bilden das Spannungsfeld, in dem sich der Einzelne mit organisierten Strukturen und Abläufen auseinanderzusetzen hat:

• **Arbeit (Sachlicher Bezug):** Unter Arbeit wird eine spezifisch menschliche Tätigkeit verstanden, durch welche sich der Mensch seine Existenz sichert. Nach dem Philosophen A. Gehlen kann man von der nicht zu bezweifelnden Tatsache ausgehen, daß menschliche Bedürfnisse jeder Art, angeborene und neu entstehende durch gesellschaftliche Arbeit erfüllt werden, welche, allgemein gesagt, darin besteht, die unmittelbar vorfindbaren Dinge soweit zu verändern, daß jene mannigfaltigen Bedürfnisse sich an ihnen orientieren und erfüllen können. Zwischen die menschlichen Bedürfnisse und Antriebe jeder Art und ihre Erfüllungssituationen tritt ein intelligentes, praktisches Verhalten, ein Handeln (24).

Arbeit resultiert aus der biologischen Situation des Menschen als Mängelwesen, meint Gehlen. Dieser Auffassung nach hat die moderne Anthropologie klargelegt, daß der Mensch infolge seines Mangels an spezialisierten Organen und Instinkten in keine artbesondere, natürliche Umwelt eingepaßt und infolgedessen darauf angewiesen ist, beliebige vorgefundene Naturumstände intelligent zu verändern. Sinnesarm, waffenlos, nackt, in seinem gesamten Habitus embryonisch, in seinen Instinkten verunsichert, ist er das existentiell auf die Handlung angewiesene Wesen (24).

Arbeit wird hier als eine typische Daseinsform des Menschen verstanden, die einen gewissen Lastcharakter besitzt. Dieser Aspekt weist übrigens auf die Herkunft des Wortes «**Arbeit**» zurück: es bedeutete ursprünglich **«schwere körperliche Anstrengung, Mühsal, Plage».**

Arbeit darf aber nicht ausschließlich als Mittel zur rein biologischen Existenzsicherung gesehen werden. Vielmehr stellt Arbeit auch einen wesentlichen Bestimmungsfaktor der Persönlichkeitsentwicklung dar: Arbeit ist «sowohl Voraussetzung wie Ausdruck und Ergebnis menschlicher Entwicklung, Aktivität und Bewährung (25).

In der Arbeit hat das Individuum die Möglichkeit, seine Fähigkeiten zu entfalten und zu entwickeln (Selbstverwirklichung), einen Sinn zu finden und seine Existenz mit dieser Welt in Beziehung zu setzen. Arbeit hat somit nicht nur eine ökonomische, sondern auch eine personale Dimension.

Aus arbeitspsychologischer Sicht wird Arbeit wie folgt definiert: **«Arbeit ist Aktivität oder Tätigkeit, die im Rahmen bestimmter Aufgaben entfaltet wird und zu einem materiellen und/oder immateriellen Arbeitsergebnis führt, das in einem Normensystem bewertet werden kann;** sie erfolgt durch den Einsatz der körperlichen, geistigen und seelischen Kräfte des Menschen und dient der Befriedigung seiner Bedürfnisse. Leistung = Arbeit in der Zeit (26).

Neben dem ökonomischen und dem personalen Aspekt muß schließlich auch der soziale Aspekt der Arbeit gesehen werden. Zur Welt des Menschen gehört auch seine gesamte soziale Umwelt: Die menschlichen Institutionen, die öffentlichen Einrichtungen, Anstalten, Betriebe politischer und sozialer Natur. Selbst wenn alle rein wirtschaftlichen Motive und Zwänge zur Arbeit wegfielen, wenn der Bedarf an wirtschaftlichen Gütern auf absehbare Zeit völlig gedeckt erschiene, bliebe die Notwendigkeit der Arbeit im Sinne der Weltgestaltung bestehen, nämlich als Erhaltung, Besorgung und Weiterführung der kulturellen Welt des Menschen (27).

21 Lattmann (1981)
22 vgl. Vontobel (1970)
23 vgl. Tuerk (1976)
24 Gehlen (1964) zit. nach Glaser (1972)
25 Clauss (1976) zit. nach Lilge (1980)
26 Hoyos (1974b) zit. nach Lilge (1980)
27 Kerber (1975) zit. nach Wunderer/Grunwald (1980)

Die hochgradige Arbeitsteilung, die zunehmende Spezialisierung und Aufspaltung von leitenden und ausführenden Tätigkeiten im modernen Arbeitsprozeß aber bewirken, daß der Mensch in seiner Arbeit häufig nicht mehr zu seiner Sinnfindung gelangt und sich von der Arbeit und von sich selbst entfremdet.

• **Interaktion (Sozialer Bezug):** Während Arbeit ein Handeln ist, das sich an Sachen orientiert, bezeichnet Interaktion ein Handeln, das an Personen orientiert ist. Dem Phänomen Interaktion kommt nicht nur in den modernen Sozialwissenschaften, sondern auch in der Praxis am Arbeitsplatz ganz zentrale Bedeutung zu (auch wenn es dort oft nicht als Interaktion erkannt oder benannt wird). Wie der Begriff Führung wird auch Interaktion von verschiedenen Ansätzen her recht unterschiedlich definiert. Was allen Begriffsbestimmungen gemeinsam ist, ist die Feststellung, daß bei der Interaktion das Handeln der einen Person auf das (tatsächliche oder erwartete) Handeln einer anderen Person bezogen ist.

Mit der Rede von der Interaktion soll auf die Tatsache hingewiesen werden, daß zwischen den Individuen ein doppelseitiges Geschehen stattfindet. Jeder erfährt Einwirkungen vom anderen und zugleich gehen von ihm selbst Wirkungen auf den anderen aus. Mit dem Begriff der Interaktion wird also das Insgesamt dessen bezeichnet, was zwischen zwei oder mehr Menschen in Aktion und Reaktion geschieht (28).

Die in sozialen Systemen tätigen Menschen stehen in dauernder Interaktion miteinander. Einer beeinflußt den anderen und wird selbst von diesem beeinflußt. Auf die Einflußprozesse, die sich im Rahmen der Interaktion zwischen zwei Personen abspielen, und auf den Führungsvorgang als eine besondere Art von Einflußprozeß wird weiter unten ausführlich eingegangen.

• **Konsumation (Personaler Bezug):** Während Arbeit als «an Sachen» und Interaktion als «anderen Personen» orientiertes Handeln bezeichnet wird, stellt Konsumation ein «am Handelnden selbst» (oder auch: «am handelnden Selbst») orientiertes Tun dar (23).

Mit Konsumation wird der Aspekt der unmittelbaren Bedürfnisbefriedigung angesprochen (consumatio, lat. = Vollzug/Vollendung). Der Ausdruck «Konsumation» stammt nicht von Konsum, Verbrauch her. Folgende Begriffe sind in diesem Zusammenhang von Bedeutung:

- **Bedürfnis:** ein psycho-physischer Mangelzustand, der als Antrieb wirksam ist und das Individuum zum Handeln aktiviert.
- **Trieb:** ein biologisch vorgegebener Verhaltensmechanismus, der auf ein bestimmtes Objekt gerichtet ist, mit dem Ziel, ein bestimmtes Bedürfnis zu befriedigen.
- **Motiv:** die Absicht, die hinter einer Handlung steht und dieser die Richtung gibt.
- **Selbstverwirklichung:** das Bestreben, das eigene Selbstbild bezüglich Fähigkeiten, Ideen und Standards in die Realität umzusetzen.

Diese Begriffe werden im Verlauf dieser Ausführungen noch weiter von Interesse sein. **Arbeit, Interaktion, Konsumation** – diese drei Grunddimensionen sind grundsätzlich **in jeder Handlung** in einem organisierten sozialen System **vorhanden.** Daß eine Handlung damit auch in allen drei Bereichen Wirkungen zeigt, wird allzu leicht übersehen.

Durch **Kombination der drei Dimensionen** lassen sich verschiedene **Typen des Handelns** charakterisieren (23). Abb. 1/6 veranschaulicht den dimensionalen Ansatz und gibt in den Ziffern I bis VIII Grenz- bzw. Mischtypen des Handelns an:

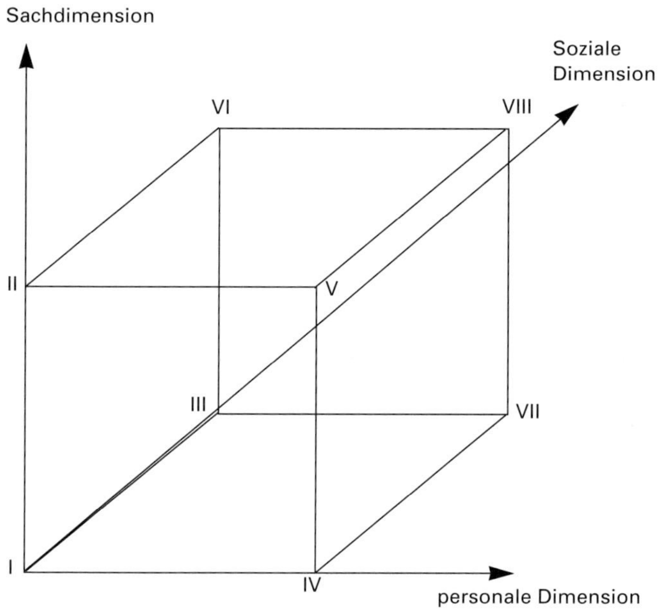

Abbildung 1/6: Handlungsdimensionen (Türk)

• Als **Grenztypen** sind die Handlungen I, II, III, IV zu betrachten:

- **Typ I stellt kein Handeln** im eigentlichen Sinne dar. Es geht hier um ein Verhalten ohne Sach-, Sozial- oder Personenbezug (man könnte sich dies als rein reflexhaftes Verhalten vorstellen).
- **Typ II weist ausschließlich einen Sachbezug auf.** Hier hat man es offenbar mit einer total entfremdeten Situation zu tun.
- **Typ III ist nur in der interaktionellen Dimension** lokalisiert. Auch dies stellt ein entfremdetes Handeln dar, also etwa ein Hörigkeitsverhältnis oder eine extreme Macht eines Interaktionspartners.
- **Typ IV ist ein Handeln ohne Sach- und Sozialbezug** und wäre als rein konsumatorisch, also als isoliert-egozentrisch zu bezeichnen.
- Bei den **Typen II, III** und **IV** handelt es sich um pathologische Typen, denen weiter hinten wieder begegnet wird.

---

28 Lersch (1965) zit. nach Nieder/Naase (1977)

- Die **Handlungstypen V, VI** und **VII** sind jeweils aus zwei Dimensionen gebildet. Auch hier stellen die Fälle V und VI anormale Situationen dar.
- **Typ V bewegt sich nur im Sach- und im personalen Bereich** und kann als sozial isolierte Tätigkeit bezeichnet werden. Innerhalb eines sozialen Systems läßt dies auf Störungen schließen.
- **Typ VI schließt wieder den Personenbezug aus,** meint also entfremdetes Handeln, das sich nur an der Sache und an anderen Personen orientiert.
- **Typ VII ist eine normale Interaktion mit Ich-Beteiligung, aber ohne Sachbezug,** also etwa das, was in einem organisierten System als informales Verhalten bezeichnet wird.
- **Typ VIII beinhaltet den Normalfall,** bei dem alle drei Dimensionen zugleich angesprochen sind (was nicht bedeutet, daß es sich dabei um einen spannungsfreien Zustand handelt).

• Die **sachbezogenen, sozialen und personalen Aspekte einer Handlung** sind einerseits voneinander abgrenzbar und bilden andererseits je in sich einen Zusammenhang, so daß man von **drei Systemen** sprechen kann: die **Sachdimension ist dem Organisationssystem,** die **soziale Dimension dem Interaktionssystem** und die **personale Dimension dem Personensystem** zugeordnet. Eine Handlung in einem sozialen System (23) liegt damit im Schnittfeld dieser drei Systeme (Abb. 1/7).

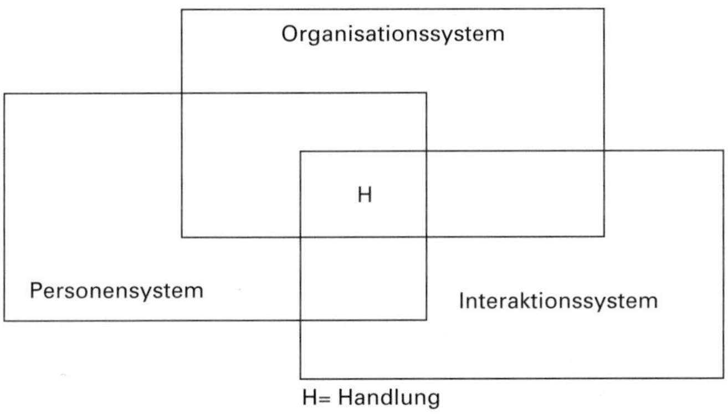

Abbildung 1/7: Handlung im Schnittfeld dreier Systeme (Türk)

Das **Fazit dieser Überlegungen** ist: Für jedes soziale Handeln lassen sich jeweils mehrere Gründe oder Motive finden, die vom Handelnden nicht vollständig genannt werden können. Jede Handlung hat mehrere, auch unbeabsichtigte Konsequenzen: Wirkungen zeigen sich im Handelnden selbst, in seinen sozialen Beziehungen und im Sachbereich.

Die drei Handlungsdimensionen (Sachdimension, soziale Dimension, personale Dimension) können sowohl unter einem instrumentalen wie auch unter einem non-instrumentalen Aspekt betrachtet werden, so daß sich sechs Felder ergeben, die man in Form einer Matrix darstellen kann (Abb. 1/8). In der Spaltengliederung finden sich die beiden Zieldimensionen der Führung (instrumental/non-instrumental); in der Zeilengliederung sind die drei Handlungsdimensionen vermerkt; die soziale Dimension ist dabei nochmals unterteilt, so daß sich insgesamt 8 Felder ergeben, in denen Führungsziele formuliert werden müssen.

1.3 Macht und Autorität

Führung wird als zielorientierte Einflußnahme zur Erfüllung von Aufgaben bezeichnet. Entscheidend für den Führungserfolg ist, in welchem Ausmaß diese Einflußnahme gelingt. Das Resultat des Einflußprozesses ist von beiden Elementen abhängig, die daran beteiligt sind und miteinander in wechselseitiger Beziehung stehen: Die beeinflussende Person A muß über die Möglichkeit verfügen, das Verhalten einer anderen Person B zu beeinflussen. Diese Möglichkeit wird als Macht bezeichnet. Die Macht des A aber ist nur wirksam, wenn sie von B anerkannt wird. Daß B den Einfluß des A akzeptiert, ist die Grundlage dessen, was man unter der Autorität des A versteht.

1.3.1 Führung als Machtausübung

Wenn eine Person A eine Handlung vollzieht, die irgendeine Veränderung des Denkens, der Gefühle, der Einstellungen oder des Verhaltens einer anderen Person B zur Folge hat, dann sagt man: A beeinflußt B. Wenn

Handlungsdimension		Zieldimension: Instrumental	Zieldimension: Non-Instrumental
Sache (es): Arbeit		Lokomotion	Autonomie
Soziale Dimension (Du): Mitarbeiter (Interaktion)	einzelner Mitarbeiter (Sozialbezug I)	Motivation	Emanzipation
	Mitarbeitergruppe (Sozialbezug II)	Kohäsion	Solidarität
Personale Dimension (Ich): Vorgesetzter (Konsummation)		Konformität	Identität

Abbildung 1/8: Führungsziele

A über die Fähigkeit verfügt, B zu beeinflussen, dann heißt das: A hat Macht über B. «Im allgemeinsten Sinne ist unter sozialer Macht die Fähigkeit einer Person oder Gruppe (A) zu verstehen, auf eine andere Person oder Gruppe (B) einzuwirken!» (29). Macht in diesem Sinne ist ein alltägliches soziales Phänomen, das überall dort, wo Menschen miteinander interagieren, bemerkt oder unbemerkt wirksam ist.

Soziale Macht ist nicht von vornherein negativ, sondern umschreibt zunächst einfach die Tatsache, daß jemand die Fähigkeit hat, andere zu beeinflussen. Versteht man unter Macht «jede Chance, innerhalb einer sozialen Beziehung den eigenen Willen auch gegen Widerstand durchzusetzen, gleichviel worauf diese Chance beruht» (30), dann wird hierbei vor allem jene Macht angesprochen, die in der Möglichkeit von Zwangsausübung besteht: die sogenannte **Zwangsmacht**. Soziale Beeinflussung kann aber auch ohne Ausübung von Druck zustande kommen, nämlich dann, wenn sich der Einfluß aufgrund von Einsicht oder Identifikation des Beeinflußten ergibt.

Befaßt man sich mit dem Thema Macht, muß ein entscheidender Sachverhalt ganz klar vor Augen gehalten werden: «Macht ist nicht Eigenschaft einer Person, sondern Merkmal einer Beziehung zwischen mindestens zwei Personen. Eine isolierte Person kann keine Macht ausüben (31). Mit anderen Worten stellt die Ausübung von Macht keine einseitige Einflußnahme dar, sondern ein interaktionelles Geschehen, zu dessen Vollzug es mindestens zwei braucht: einen, der Macht ausübt, und einen, der diese Macht akzeptiert. Das bedeutet aber auch, daß eine Machtbeziehung sowohl vom Macht-Ausübenden als auch vom Macht-Akzeptierenden her verändert werden kann.

Jede Machtbeziehung ist grundsätzlich eine Austauschbeziehung: Die Wirksamkeit der Macht des A über B findet dort ihre Grenzen, wo auch B Machtmittel in der Hand hat, wenn also gegenseitig Abhängigkeit besteht (wie das in vielen Vorgesetzten-Mitarbeiter-Beziehungen der Fall ist). Im folgenden wird auf die Grundlagen und die Instrumente der Macht eingehender eingegangen.

1.3.2 Grundlagen der Macht

Die Gegebenheiten, auf denen die Macht von A über B beruht, werden als Machtgrundlagen bezeichnet. Sie rufen bei B die Bereitschaft hervor, sich von A beeinflussen zu lassen bzw. dessen Macht zu akzeptieren. Die Wirkung der jeweiligen Machtgrundlage entspricht der Art der Beziehung zwischen «Machthaber» und «Machtunterworfenem». Von diesem Beziehungsverhältnis ausgehend lassen sich sechs Machtgrundlagen unterscheiden (32):

- **Macht durch Information:** Diese beruht auf der Überzeugung von B, daß A über Informationen verfügt, die er (B) zur Erreichung seiner Ziele benötigt. A kann B die gewünschten Informationen liefern, er kann diese aber auch filtern oder (auch unbeabsichtigt) verfälschen oder sie B zum Teil ganz vorenthalten.

- **Macht durch Belohnung:** Diese entsteht aus der Überzeugung des B, daß A, wenn er dessen Willen entspricht, eine «Belohnung» (positive Sanktion) gewähren wird. Als Belohnung kommt z. B. Entlöhnung, Beförderung oder Anerkennung in Frage.

- **Macht durch Bestrafung:** Sie bildet das Gegenstück zur Belohnungsmacht und stützt sich auf die Überzeugung des B, daß ihm A, wenn er dessen Willen nicht entspricht, eine «Bestrafung» (negative Sanktion) erlassen kann. Als Bestrafung ist z. B. Tadel, ausbleibende Beförderung / Gehaltserhöhung, Versetzung oder das Versagen von Hilfe, Information, Kooperation oder Anerkennung, Entlassung, Verachtung aufzufassen. Die Ausübung von Strafmacht gründet letzten Endes auf der Anwendung von Zwang. Weil diese Machtgrundlage bei B Widerstand hervorruft, «trägt sie, zumindest langfristig, die Ursache ihrer eigenen Schwächung in sich!» (10).

- **Macht durch Legitimation:** Diese Machtbasis beruht auf der Überzeugung des B, daß A zu Recht Macht auf ihn ausübt, und er (B) verpflichtet ist, Gehorsam zu leisten. Die Unterwerfung des B unter den Willen von A erfolgt aufgrund von Normen, die von B als gültig anerkannt werden. Diese Normen können z. B. in einem Anstellungsvertrag verankert oder aber von B verinnerlicht sein, so daß er sich nicht mehr bewußt ist, woher die Normen stammen und wie er sie erworben hat. Legitimierte Macht wird häufig als Autorität bezeichnet.

- **Macht durch Sympathie/Identifikation:** Mit diesem Ausdruck bezeichnet man zwei recht unterschiedliche Phänomene: Erstens wenn B sich mit A identifiziert, d. h. A zum Vorbild nimmt, dann wird B dadurch beeinflußt, daß er A ähnlich sein möchte und seine Ziele übernimmt. Zweitens wenn B A mag, dann kann A ihn beeinflussen, indem er ihm soziale «Belohnungen» (Zuwendung, Anerkennung, Hilfe) gewähren bzw. vorenthalten kann.

- **Macht durch Sachkenntnis:** Diese beruht auf der Überzeugung von B, daß A über größeres Wissen oder größere Fähigkeiten verfügt als er selbst.

---

29 Klis (1971)
30 Weber (1972) zit. nach Lehmann (1981)
31 Rüttinger (1981)
32 vgl. Klis (1975) Lattmann (1989) Steinle (1978) Wunderer/Grunwald (1980)

Im allgemeinen sind in der Praxis mehrere der geschilderten Machtgrundlagen in unterschiedlicher Kombination und Gewichtung wirksam. Am Beispiel der Arzt-Patienten-Beziehung läßt sich dies verdeutlichen (33): Ein Arzt wird, um seinen Einfluß zu vergrößern, seine legitime Macht ins Feld führen und den Patienten bitten, den ärztlichen Anweisungen strikt zu folgen. Es ist aber auch möglich, daß der Arzt eine vertrauensvolle Beziehung herzustellen versucht, wodurch «Macht durch Sympathie» wirksam wird. Andererseits kann er sich im medizinischen Bereich stets auf dem neuesten Stand der Forschung halten, um seine «Macht durch Sachkenntnis» zu sichern. Er kann aber auch Billigung oder Mißbilligung aussprechen im Sinne von Zwang oder Belohnung. Weiterhin kann er informative Macht ausüben, indem er den Patienten über Symptome, Verlauf und Therapie der Krankheit aufklärt.

Im Rahmen von Untersuchungen wurden Arbeitnehmer der unteren und mittleren Ebene gebeten, die Machtgrundlagen ihrer Vorgesetzten zu bewerten (34). Die Frage an die Mitarbeiter lautete: «Wenn Sie einmal darüber nachdenken, warum Sie eigentlich das tun, was Ihr Vorgesetzter von Ihnen erwartet oder verlangt, was würden Sie sagen?». Nach den gegebenen Antworten lassen sich die **Machtgrundlagen nach ihrer Bedeutsamkeit in folgende Reihenfolge** bringen:

- **Funktionale Legitimation:** «Es ist notwendig, damit alles reibungslos funktioniert!»
- **Normative Legitimation:** «Es ist meine Pflicht!»
- **Sachkenntnis:** «Ich schätze das fachliche Können und Urteilsvermögen meines Vorgesetzten!»
- **Belohnung:** «Mein Vorgesetzter kann mir helfen und mich fördern!»
- **Sympathie/Identifikation:** «Mein Vorgesetzter ist ein netter Mensch!»
- **Bestrafung:** «Mein Vorgesetzter kann mich benachteiligen oder sonstwie bestrafen!»

• In einer zweiten Phase der Untersuchungen wurde dieselbe Frage mit der entsprechenden Umformulierung einer Reihe von Vorgesetzten zur Einschätzung ihrer eigenen Machtgrundlagen vorgelegt. Hier ergab sich folgende Reihenfolge: Sachkenntnis, funktionale Legitimation, Sympathie/Identifikation, Belohnung, Bestrafung, Normative Legitimation.

Der wesentliche Unterschied zwischen den beiden Bewertungen liegt darin, daß Vorgesetzte ihre «persönlichen» Machtgrundlagen (Sachkenntnis, Identifikation) stärker herausstellen als die Mitarbeiter.

Erstaunlich an diesen Ergebnissen ist, daß beide Gruppen der Sanktionsmacht (Belohnung/Bestrafung) relativ geringe Bedeutung einräumen. Daraus darf jedoch nicht geschlossen werden, daß Sanktionen in Betrieben selten vorkommen. Sie sind bloß in den unmittelbaren Beziehungen zwischen Vorgesetzten und ihren Mitarbeitern von untergeordneter Bedeutung gegenüber anderen Formen der Beeinflussung. Dies ist vor allem darauf zurückzuführen, daß die Sanktionsmacht von den mittleren und unteren Ebenen der Hierarchie auf übergeordnete Stellen verlagert worden ist.

Untersuchungen, welche die Wirkungen verschiedener Machtgrundlagen hinsichtlich Leistungen und Zufriedenheit zum Thema hatten, zeigten folgende Ergebnisse (35): **Gute Leistung und hohe Zufriedenheit sind vor allem mit den Machtgrundlagen Information und Identifikation verbunden. Negative Sanktionen führen demgegenüber zu schlechten Leistungsergebnissen und wirken sich auf die Zufriedenheit negativ aus.** Die negative Wirkung auf die Leistung resultiert insbesondere daraus, daß der Mitarbeiter im wesentlichen nur Rückmeldungen über unerwünschte Verhaltensweisen erhält, somit im Kern die «falschen» Informationen, und damit die Übernahme von «richtigen» Verhaltensstandards und Wertvorstellungen erschwert wird.

1.3.3 Instrumente der Macht

Die Machtgrundlagen stellen ein Potential dar, über das ein Mensch verfügt. Damit dieses Potential wirksam wird, bzw. damit eine Beeinflussung tatsächlich zustandekommt, muß dieses Potential durch gezielte Handlungen aktiviert werden. **Die Mittel,** die A benutzen kann, um B zu beeinflussen, **sind Zwang, Überzeugung und Manipulation** (36):

• **Zwang:** Die Einflußnahme erfolgt über Belohnungen und Vorteile, die B gewährt werden, falls er sich den Erwartungen von A entsprechend verhält. Die Wirkung von Zwang beruht darauf, daß B von A in irgendeiner Weise abhängig ist. B gehorcht aus Angst vor den Folgen des Ungehorsams. Der Zwang kann unterschiedliche Bereiche betreffen:

- **Physischer Zwang:** Die körperliche Freiheit und Unversehrtheit von B oder ihm nahestehende Personen kann bedroht sein.
- **Wirtschaftlicher Zwang:** Die materielle Existenzgrundlage kann in Frage gestellt sein (Androhung von Entlassung).
- **Sozialer Zwang:** B kann in seiner sozialen Stellung bedroht sein, z. B. durch Verdrängung aus einer Gemeinschaft.
- **Seelischer Zwang:** B kann der Verlust einer für ihn wichtigen Beziehung angedroht werden.

Die Beeinflussung durch Sanktionen hält B in einer gefängnisähnlichen Situation und schränkt seine Hand-

33 Wunderer/Grunwald (1980)
34 vgl. Zündorf/Grunt (1980) nach Becker (1984), Rüttinger (1981)
35 vgl. Steinle (1978)
36 vgl. Zündorf/Grunt (1980), nach Becker (1984), Rüttinger (1981)

lungsfreiheit und Entwicklungsfähigkeit stark ein (37). Die Wirksamkeit der Führung durch Zwang hängt davon ab, ob:

- **Strafen bzw. Belohnungen zur Verfügung stehen,** die für B so viel Gewicht besitzen, daß er es vorzieht das gewünschte Verhalten zu zeigen.
- **für B ein direkter und klarer Zusammenhang zwischen der Sanktion und dem sanktionierten Verhalten einsehbar ist.** Dies setzt voraus, daß das sanktionierte Verhalten klar definiert werden kann.
- **starke Barrieren errichtet werden können,** die ein Umgehen des erzwungenen Verhaltens zu verhindern vermögen, d. h. ob eine ständige Überwachung möglich ist.

Diese Voraussetzungen sind heute meistens nicht (oder nur teilweise) gegeben. «Problemlösendes Verhalten der Mitarbeiter und selbständiges Denken in Richtung eines gemeinsamen Zieles läßt sich durch Sanktionen nicht erzwingen. Es ist auch oft unklar, wer im Zeitalter der Spezialisten über größere Sanktionsmöglichkeiten verfügt, der Vorgesetzte oder seine Mitarbeiter. Außerdem ist der erforderliche Zwang im Lichte des heutigen Strebens nach individueller Freiheit äußerst zweifelhaft und dem Gedanken der persönlichen Entwicklung in der und durch die Arbeit diametral entgegengesetzt (38).

In den vergangenen Jahrzehnten hat man sich viele Gedanken darüber gemacht, wie man in organisierten sozialen Systemen Sanktionsmacht (Belohnung/Bestrafung) durch andere Formen der Beeinflussung ersetzen könnte. Macht durch Zwang setzt genaue Überwachung voraus, erregt Widerstand und Feindschaft und schafft Unmündigkeit. Auch Macht durch Belohnung verlangt Überwachung und liefert noch keine Gewißheit, daß die Mitarbeiter die Initiative und Kooperationsbereitschaft aufbringen, die zur Erfüllung komplexer und interdependenter Aufgaben erforderlich sind.

Später wird gezeigt, daß die effektivste Führung auf einem Führungsverhalten basiert, das eine innere Bindung an Ziele hervorruft und die individuelle Motivation des Mitarbeiters mit Zielen des sozialen Systems in Einklang bringt. Durch die große Gefahr des Mißbrauchs dieser Erkenntnis zu Manipulations-Zwecken droht den Mitarbeitern erneute, diesmal unbewußte Abhängigkeit, indem die «Macht durch Zwang» von der «Macht durch Manipulation» abgelöst wird.

• **Überzeugung:** Der Beeinflussende (A) strebt hier nicht danach, den anderen (B) mittels Drohung/Zwang zu einem bestimmten Verhalten zu bewegen. B soll sich vielmehr aufgrund einer freien Willensbildung für das Ziel des A entscheiden. «Von Überzeugung ist immer dann zu sprechen, wenn eine Person einer anderen Informationen zuleitet und der Empfänger die darin enthaltenen Schlußfolgerungen freiwillig, also ohne Drohung und Zwang, als Entscheidungsprämissen akzeptiert (29).

Daß B sich von A überzeugen läßt, ist im wesentlichen von der Glaubwürdigkeit des A abhängig. A wird dann als glaubwürdig betrachtet, wenn er den «wiederholten Beweis von Vertrauenswürdigkeit» erbracht hat. Wenn mehrere Personen, sozusagen als Zeugen, die Vertrauenswürdigkeit von A beobachtet haben und ihre Beobachtungen übereinstimmen, wird sich ein Konsens herausbilden, wonach A glaubwürdig ist.

Vertrauenswürdig ist A dann, wenn man sich auf seine Worte verlassen kann und die Worte mit den Taten übereinstimmen. Nun wird aber A nicht immer so handeln können, wie er es angekündigt hat, weil es konkurrierende Forderungen oder Umstände gibt, die sich seiner Steuerung entziehen. Dies wird B nicht daran hindern, A zu vertrauen, falls er überzeugt ist, daß A es gut mit ihm meint, daß er am Wohlergehen von B interessiert ist, daß seine Handlungen und Absichten grundsätzlich darauf ausgerichtet sind, dieses Wohlergehen zu erhalten und zu erhöhen.

Im weiteren hängt die Vertrauenswürdigkeit von A auch davon ab, wie stark von seiner Seite her eigene Interessen im Spiel sind. Wenn A versucht, B zu überzeugen, eine Handlung auszuführen, durch die er selbst in eine vorteilhafte Lage gerät, wird B ihm weniger vertrauen, als wenn die Handlung in keiner Beziehung zu den Eigeninteressen des A steht. Aufrichtige und wohlwollende Handlungen von A werden vor allem dann als Ausdruck von Vertrauenswürdigkeit aufgefaßt, wenn sie für A mit einem Risiko oder mit tatsächlichen «Kosten» verbunden sind.

Daß A von B als glaubwürdig betrachtet wird, hängt nicht nur vom Verhalten des A ab, sondern ebenso von persönlichen Merkmalen des B und von der Beziehung zwischen den beiden. So kann die Glaubwürdigkeit von A auch darauf beruhen, daß sich B mit ihm identifiziert, ihn für sachverständig, intelligent, gewissenhaft oder zuverlässig hält, beide derselben Gruppe angehören, gewisse Wertvorstellungen teilen, A hohes Ansehen besitzt oder im Gespräch zu faszinieren versteht. Die Bereitschaft von B, A zu vertrauen, kann auch aus seiner eigenen Hoffnungslosigkeit, Naivität, Impulsivität und Gutgläubigkeit erwachsen. Wie immer die Ursachen der Glaubwürdigkeit auch aussehen, grundsätzlich gilt: **Je glaubwürdiger A in den Augen von B ist, desto eher wird B bereit sein, sich von ihm überzeugen zu lassen.**

• **Manipulation:** («Sozialtechnologie»): Im Gegensatz zur Überzeugung wird bei der Manipulation dem Beeinflußten (zumindest im Moment) nicht bewußt, daß er beeinflußt worden ist. Aus diesem Grund kann keine freiwillige und bewußte Übernahme der Ziele von A erfolgen. Manipulation liegt dann vor, wenn A bewußt

37 vgl. Müller/Hill (1977)
38 vgl. Lindskold (1981)39 vgl. Leavitt (1974)

und zum eigenen Vorteil das Erleben und Verhalten von B beeinflußt, ohne daß diesem die Art und Weise dieses Einflusses durchschaubar oder auch nur bewußt wird.

Manipuliert wird also immer dann, wenn der Handlungsspielraum eines anderen Menschen heimlich und bewußt auf solche Handlungen reduziert wird, die den eigenen Interessen und Zielen dienen. Der Kern der Manipulation besteht darin, daß A versucht, seine eigenen Ziele und Absichten zu verbergen und mittels bestimmter Strategien nicht nur die Informationen, sondern auch die soziale und physische Umwelt von B so zu gestalten, daß dieser seine Ziele übernimmt, «als wären es seine eigenen».

Manipulative Strategien bestehen schon seit langer Zeit. Sie wurden entwickelt, um ein spezifisches Problem zu lösen: das Problem, jemanden dazu zu bringen, daß er genau das tut, was man will, ohne dabei autoritär zu sein, d. h. offensichtlichen Druck auszuüben. Die manipulativen Modelle haben fünf wesentliche Punkte gemeinsam (39). Der Manipulator versucht seine Absichten/Ziele zu verschleiern, entwickelt eine Beziehung zum «Opfer», schafft und benutzt Abhängikeiten, nutzt menschliche Bedürfnisse aus und geht langsam vor:

- **Der Manipulator versucht, seine Absichten/Ziele zu verschleiern.** A möchte beispielsweise, daß B für ihn eine unangenehme Arbeit erledigt. Er beginnt jedoch damit, B zu überzeugen, daß er (A) eigentlich gar nichts von ihm möchte, sondern lediglich vom Wunsch beseelt ist, ihm einmal ganz grundsätzlich für seine tadellose Aufgabenerfüllung zu danken.
- **Der Manipulator entwickelt eine Beziehung zum «Opfer», um diese Beziehung dann als Werkzeug zur Beeinflussung zu benutzen.** Die meisten manipulativen Strategien sind zweistufige Prozesse: Zuerst wird eine Beziehung mit B entwickelt, so daß diese Beziehung für B wertvoll wird. Der zweite Schritt besteht dann darin, daß diese nun wertvolle Beziehung selbst als Instrument verwendet wird, um die Veränderung zu erreichen. Beispiel: Der Vorgesetzte A zeigt ein tiefes persönliches Interesse an seinem Mitarbeiter B und entwickelt damit persönliche Gefühle zwischen sich und ihm. Und dann, bewußt oder unbewußt, benutzt er diese Beziehung, indem er auf Freundschaft und Loyalität verweist, um das zu erreichen, was er erreichen will. Der Manipulator benutzt aber nicht nur seine Beziehung zu B, sondern auch die Beziehungen zwischen B und anderen Menschen. So nutzt er auch den Druck aus, der von anderen Personen auf B ausgeübt wird (Gruppendruck).
- **Der Manipulator schafft und benutzt Abhängigkeiten!** Der Manipulator nutzt Abhängigkeit heimlich und indirekt aus. So arbeitet der manipulative Vorgesetzte in beiden Richtungen der Machthierarchie und nutzt psychologische Macht anstatt Autorität. Er ermöglicht sich beispielsweise seinen Weg nach oben, indem er versucht, von höheren Vorgesetzten abhängig zu werden. Er sucht sich einen Förderer, jemanden, mit dem er eine Vater–Sohn-Beziehung herstellen kann. Steigt der Vater, wird der Sohn folgen. Gelingt es ihm, von einem Vorgesetzten abhängig zu werden, so wird auch dieser von ihm abhängig. Nach unten verläßt sich der Manipulator nicht auf eine unpersönliche Vorgesetzenrolle, sondern lieber auf eine persönliche Abhängigkeit von sich selber als Individuum. So sucht er enge Abhängigkeitsbeziehungen mit seinen Mitarbeitern, um diese tiefen persönlichen Bindungen als Basis für Beeinflussungen zu benutzen (siehe oben).
- **Der Manipulator nutzt menschliche Bedürfnisse aus!** Im Gegensatz zum autoritären Beeinflusser, der Gefühle ignoriert, ist der Manipulator außerordentlich hellhörig, wenn es um menschliche Schwächen und Gefühle geht. Er befriedigt menschliche Bedürfnisse nach physischem Wohlbefinden, nach Sicherheit, Zugehörigkeit, Zuwendung, Anerkennung, Bedeutung und Wertschätzung, um den anderen dann ausnutzen zu können.
- **Der Manipulator geht langsam vor.** Er bewegt sich nicht hastig und direkt. Er beeinflußt Stück für Stück. Er baut langsam eine Beziehung auf und bringt den anderen langsam, Schritt für Schritt, dahin, wo er ihn haben will.

Die meisten manipulativen Beeinflussungsmodelle entstanden wie gesagt dort, wo die Ausübung von direktem Druck nicht möglich ist wie z. B. im Verkauf (Werbung). Nun hat es sich aber aus verschiedenen Gründen, die teilweise schon genannt wurden, auch in der Arbeitswelt vielerorts als notwendig erwiesen, die autoritären Führungsmethoden durch andere Methoden zu ersetzen. Und es erstaunt nicht, daß es sich bei vielen dieser «anderen Methoden» um manipulative Modelle handelt.

Zahlreiche Regeln und Tips, wie sie zum Thema Führung beschrieben werden, laufen unter dem Motto: «Mitarbeiter arbeiten besser und williger, wenn man sie freundlich und wertschätzend behandelt und ihnen das Gefühl von Mitverantwortung gibt.» Nach dem gleichen Motto verlaufen auch viele «Human-relation-trainings», in denen Vorgesetzte lernen, ihre Mitarbeiter optimal und zeitgemäß zu motivieren (sprich: manipulieren).

Weil Manipulation eine tiefe Mißachtung der Würde und Eigenständigkeit der zu beeinflussenden Person darstellt, ist solche «Sozialtechnologie» als Führungsinstrument vollumfänglich abzulehnen. «Selbst wenn es gelingen sollte, den Mitarbeiter durch die empfohlenen Behandlungstechniken bei Laune zu halten, ist nicht der Preis zu hoch? Stellt nicht die Würdelosigkeit des Tuns und die Pervertierung mitmenschlicher Beziehungen einen Verrat an der eigenen Seele dar, der noch im dies-

39 vgl. Leavitt (1974)

seits ein Fegefeuer persönlicher Krisen und Sinnverfehlungen zu entfachen droht?» (40).

Zwei Gründe sind es, weshalb hier die fünf Merkmale der Manipulation vorgestellt wurden: Erstens ist jeder täglich den vielfältigsten Formen von Manipulation ausgesetzt. Es ist deshalb wichtig, die eigene Wahrnehmung diesbezüglich zu schärfen. Zweitens ist man selbst nicht frei von manipulativen Verhaltensweisen. Jeder verheimlicht in gewissen Situationen einen Teil seiner Absichten und benutzt Beziehungen, um einen anderen Menschen dahin zu bringen, wo er ihn haben will. Die fünf Merkpunkte sollen deshalb auch dazu anregen, das eigene Verhalten einmal etwas unter die Lupe zu nehmen.

Mit Krankenschwestern wurden Untersuchungen durchgeführt, welche sich mit der Bedeutung der Machtmittel Überzeugung, Manipulation und Zwang befaßten. Ergebnis der Untersuchungen war, daß Krankenschwestern als Beeinflussungsmethode gegenüber den Patienten zuerst Überzeugung (54 %), Manipulation (38 %) und dann Zwang aufgrund formaler Autorität (5 %) anwenden (41). Dies läßt sich möglicherweise so interpretieren, daß bei geringem Widerstand zunächst Überzeugung versucht wird, während mit zunehmendem Widerstand Manipulation und Zwang folgen. Darauf deutet auch die Tatsache hin, daß ein gewisses Vertrauen vorhanden sein muß, damit die Überzeugung Erfolg hat.

1.3.4 Begriff der Autorität

Der Begriff «Autorität ist auf das gleiche Phänomen bezogen wie der Begriff «Macht», nämlich auf den Vorgang der sozialen Beeinflussung. Um die beiden Begriffe voneinander abzugrenzen, soll zunächst die Herkunft des Wortes Autorität betrachtet werden: Das Wort leitet sich vom lateinischen «autoritas» her, was ursprünglich «Urheberschaft» bedeutete (auctor lat. = Urheber, Schöpfer, Förderer, verantwortlicher Ratgeber).

Im alten Rom wurden zwei Aspekte der Autorität unterschieden (42): «auctoritas» und «potestas». Auctoritas war das Beratungsrecht des Senats, eine soziale Macht, die nicht als Befehl, sondern als gewichtiger Ratschlag wirksam war. Demgegenüber bezeichnete «potestas» die Amtsgewalt, die rechtlich zugeteilte Macht, die auch gegen den Willen des Betroffenen durchgesetzt werden konnte.

Die Vorstellung von Autorität als freiwillig akzeptiertem sozialem Einfluß geht auch in neuere Definitionen der Autorität ein. So wird Autorität etwa als «bejahte Abhängigkeit» oder als «legitimierte Macht» bezeichnet. Autorität umfaßt somit alle Formen von sozialem Einfluß, die von den Beeinflußten als legitim angesehen und demzufolge akzeptiert werden.

- Das **Spektrum möglicher Einflußnahmen,** die von B akzeptiert werden, ist auf den Bereich beschränkt, der von B als legitim betrachtet wird (37). Dieser Legitimationsbereich ist begrenzt durch

– die **spezifische Art der Autorität** (formal, persönlich, fachlich), die A übertragen wird und
– das **Ausmaß, in welchem A mit seinem Einfluß diese Autorität strapaziert** bzw. in welchem seine Einflußversuche mit den Interessen von B kollidieren.

Autorität wird im Grunde genommen nicht «von oben» delegiert, sondern «von unten», vom Beeinflußten übertragen, indem er den Einfluß akzeptiert; ob er das gern oder ungern tut und worauf dieses Akzeptieren beruht, ist ein anderes Problem.

Was zur Macht allgemein festgestellt wurde, wird bei der Autorität zum konstitutierenden Merkmal: Autorität ist nicht Eigenschaft einer Person, sondern entsteht und erhält sich immer in einer sozialen Beziehung.

1.3.5 Formen der Autorität

Der Ausdruck Autorität weist also darauf hin, daß B den Einfluß von A als legitim (berechtigt, rechtmäßig) anerkennt. Diese von B zuerkannte Rechtmäßigkeit kann verschiedene Quellen haben: die hierarchische Position von A (formale Autorität), die fachlichen Fähigkeiten von A (fachliche Autorität) oder die Persönlichkeit von A (persönliche Autorität):

- **Formale Autorität (Hierarchische Position):** Die formale Autorität gründet sich auf die Position innerhalb der Hierarchie eines sozialen Systems und wird durch den Akt der Ernennung zum Vorgesetzten auf eine Person übertragen. Da dieselbe Position/Stelle von verschiedenen Individuen eingenommen werden kann, ist die formale Autorität grundsätzlich unabhängig von einer bestimmten Person. «Sie besteht in der Bereitschaft des Mitarbeiters, sich seinem Vorgesetzten zu unterstellen, weil er Vorgesetzter ist.

Die Anerkennung der Einflußnahme erfolgt nicht für jeden beliebigen Einflußversuch, sondern ist auf einen bestimmten Bereich (Legitimationsbereich) beschränkt. Beispielsweise kann eine Röntgenassistentin die Einflußnahme des Arztes in Fragen der Stellung des Patienten als legitim anerkennen, ohne damit auch dessen Einflußnahme in Fragen der Wartung der technischen Anlage zu legitimieren.

40 Schulz von Thun (1981)
41 vgl. Nieder/Naase (1977), Steinle (1978)
42 vgl. Eschenburg (1976) nach Wunderer/Grunwald (1980)

Mittel zur Ausübung formaler Autorität sind z. B. Anweisung, Anordnung, Befehl, Auftrag, Instruktion, Kontrolle. Solange die Gefolgschaft des Mitarbeiters darauf beruht, daß er die Einflußnahme des Vorgesetzten als rechtmäßig anerkennt, kann die formale Autorität als echte Form von Autorität bezeichnet werden. Wenn aber der Mitarbeiter die Entscheide des Vorgesetzten nicht akzeptiert, sondern sie nur unter mehr oder weniger großem Zwang ausführt bzw. wenn der Vorgesetzte mit (negativen) Sanktionen droht oder solche verleiht, dann stellt dies nicht mehr die Ausübung von Autorität, sondern die Ausübung von Zwangsmacht (Sanktionsgewalt) dar.

• **Fachliche Autorität (Fachliche Fähigkeiten):** Die fachliche Autorität beruht auf der Überlegenheit des Autoritätsträgers in einem bestimmten fachlichen Bereich. Diese kann sich beziehen auf:

- **die Beherrschung eines Sachgebietes (Sachkompetenz).** So kann die Anerkennung der Gruppenleiterin A durch die Schwesternhilfe B darin gründen, daß A die auszuführenden Arbeiten so gut beherrscht, daß sie B jederzeit Rat und Hilfe erteilen kann.
- **die Befähigung zur Führung seiner Mitarbeiter (Führungskompetenz).** Seine fachliche Autorität findet dann eine Anerkennung, selbst wenn er die auszuführenden Tätigkeiten seiner Mitarbeiter nicht beherrscht. Es ist diese Grundlage der fachlichen Autorität, die bei Vorgesetzten im Vordergrund steht.

Im Gegensatz zur formalen Autorität ist die fachliche Autorität von der Position in der Hierarchie unabhängig. Sie kann sowohl von oben nach unten, wie auch horizontal und von unten nach oben ausgeübt werden. Ebenfalls im Gegensatz zur formalen Autorität ist die fachliche Autorität an Personen gebunden. Sie kann aber nur als Einflußgrundlage dienen, wenn ein Aufgaben- oder Problemtyp angesprochen ist, der den Einsatz der besonderen Fähigkeiten von A gestattet, und wenn B die fachliche Überlegenheit bzw. besondere Befähigung von A zur Problemlösung anerkennt (37).

Auch die fachliche Autorität ist somit in ihrer Wirksamkeit an einen bestimmten Legitimationsbereich gebunden, der nicht von A, sondern von B festgelegt wird. B wird die fachliche Autorität und damit die Anweisungen von A um so eher akzeptieren, je wichtiger ihm das Problem ist, bei dem ihm A durch seine besonderen Fähigkeiten helfen kann, und je größer die Problemlösungsfähigkeit von A im Vergleich zu seiner eigenen ist.

Die reine Linienorganisation, die auf eine strikte Hierarchie abstellt, geht von der Annahme aus, die fachliche Autorität im Sinne der Sachkompetenz sei mit der formalen Autorität verbunden, und die positionsspezifische Autorität des Vorgesetzten werde durch seine überlegenen Sachkenntnisse ergänzt. Diese Annahme ist jedoch unrealistisch, sobald in einem Bereich komplexe Probleme zu bearbeiten sind.

Der Vorgesetzte kann nämlich nicht führender Experte in allen ihm unterstellten Bereichen sein. Es tritt deshalb nicht selten der Fall ein, daß ein Mitarbeiter zwar über eine geringere formale, jedoch über eine größere fachliche Autorität verfügt als sein Vorgesetzter. Dies kann beispielsweise dann zu Konflikten führen, wenn der Mitarbeiter eine Anweisung zu befolgen hat, von deren fachlicher Unverantwortbarkeit er überzeugt ist.

In der Praxis der Personalführung ist es häufig so, daß derjenige Mitarbeiter zum Vorgesetzten berufen wird, der sich durch fachliche Überlegenheit auszeichnet. Auf seine Führungsfähigkeiten achtet man weniger, als es eigentlich erforderlich wäre.

• **Persönliche Autorität:** Von persönlicher Autorität wird dann gesprochen, wenn der Einfluß eines Menschen auf einer besonderen Wirkung beruht, die von seiner Persönlichkeit ausgeht.

Man bezeichnet diese eigentümliche Persönlichkeitswirkung als Charisma oder Ausstrahlung, doch ist sie schwer in Worte zu fassen. Ein Mensch, von dem diese Wirkung ausgeht, mag sich noch so bescheiden im Hintergrund halten, er fällt auf. Wenn er etwas sagt, hören ihm die anderen zu. Seine Worte haben Gewicht.

Die Macht eines solchen Menschen basiert also weder auf seiner formalen Position noch auf seiner fachlichen Kompetenz, sondern auf einer besonderen Ausprägung von Persönlichkeitsmerkmalen, die nicht eindeutig zu identifizieren sind. Es gibt große Gelehrte, die keine persönliche Autorität besitzen, weil sie keine «Persönlichkeiten» sind. Und es gibt den völlig ungebildeten «Mann von der Straße», der sehr wohl über eine persönliche Autorität verfügt.

Persönliche Autorität ist Ausfluß der «Substanz» eines Menschen. Diese Substanz entsteht, indem sich jemand eindeutig für die Werte einsetzt, von denen er überzeugt ist und sich als ganzer Mensch mit seiner Umwelt und seinen Aufgaben aktiv auseinandersetzt.

Die Mittel zur Entfaltung von persönlicher Autorität sind ebenso schwer in Worte zu fassen wie der Begriff «individuelle Ausstrahlung». Es sind keine «Mittel» im eigentlichen Sinne, die man bewußt erwerben und einsetzen könnte, sondern eben «Wirkungen», die sich einer bewußten Steuerung weitgehend entziehen.

Die Gefolgschaft des Mitarbeiters beruht darauf, daß der Vorgesetzte als Persönlichkeit respektiert und anerkannt wird. Sein Legitimationsbereich ist weder durch seine Position, noch durch seine fachlichen Fähigkeiten begrenzt. Einem Vorgesetzten, der persönliche Autorität besitzt, «gehorcht» man nicht, sondern man «folgt» ihm, man geht für ihn «durchs Feuer».

Das Phänomen der persönlichen Ausstrahlung darf jedoch nicht zu der immer noch weit verbreiteten Annahme verführen, nur ein «geborener» Führer sei ein erfolgreicher Führer (37). Erstens ist die Verteilung der «Führungsbegabung» wie diejenige jeder anderen menschlichen Eigenschaft fein abgestuft: jeder Mensch verfügt über mehr oder weniger des entsprechenden Talents. Zweitens ist Führen eine Kunst. Und «Kunst» hat mit «Können» zu tun. Können aber muß durch Arbeit erworben werden. So geht auch die Führung mit Vorteil von einem «soliden handwerklichen Boden» aus: Führungsverhalten muß erlernt und eingeübt werden.

Die Ausführungen zu den drei Autoritätsformen, in einer Übersicht zusammengefaßt, zeigt Abb. 1/9.

Abbildung 1/9: Autoritätsformen

Autoritätsform	*Legitimationsbasis*	*Ursprung/ Herkunft*
Formale Autorität	Formale Position in der Hierarchie	Institution
Fachliche Autorität	Fachliche Überlegenheit (Sachkompetenz/Führungskompetenz)	Individuum
Persönliche Autorität	Charisma/persönliche Ausstrahlung	Individuum

Abbildung 1/10: Strukturelle und personelle Aspekte

Strukturaler Aspekt	*Personaler Aspekt*
formale Organisation	informale Organisation
formale Autorität	informale Autorität
zugeordnet	erwirkt
positionsbezogen	personenbezogen
Leitung	Führung
Herrschaft	Einfluß

In der Literatur wird der **formalen** (= zugeordneten) **Autorität,** die auf der Stellung in einer Hierarchie beruht, zuweilen die **informale oder funktionale** (= erwirkte) **Autorität** gegenübergestellt. Die beiden Grundformen lassen sich nach strukturalem und personalem Aspekt darstellen (33); siehe Abb. 1/10.

Die verschiedenen Grundlagen der Autorität, die in diesem Abschnitt aus didaktischen Gründen isoliert dargestellt wurden, lassen sich in Wirklichkeit natürlich nicht so eindeutig voneinander abgrenzen. Die einzelnen Autoritätsformen greifen ineinander, überlagern sich und wirken zusammen.

Die **ausgeübte Autorität hängt nicht nur von der Beziehung der beteiligten Personen,** sondern auch von der **Aufgabe ab, die zu bewältigen ist.**

Die Mixtur von Autoritätsformen, die ein Vorgesetzter besitzen muß, um erfolgreich führen zu können, wird als **Führungsautorität** bezeichnet (siehe 4. Kapitel).

1.3.6 Verhaltenssteuerung in Organisationen

Die verschiedenen beschriebenen Formen der Macht bzw. Autorität geben dem Vorgesetzten die Möglichkeit, auf das Verhalten des Mitarbeiters bestimmenden Einfluß zu nehmen (falls dieser die jeweilige Machtgrundlage akzeptiert). Im Falle von Macht und personaler Autorität wird die Steuerung des Verhaltens unmittelbar durch bestimmte Personen (interaktional) vorgenommen; die Steuerungsfunktion kann aber auch durch den Arbeitsprozeß als solchen und durch Maschinen/Apparate ausgeübt werden (34).

Bei dieser Art von Verhaltenssteuerung sind die Steuerungsfunktionen immanenter Bestandteil der Arbeitsprozesse. Diese sind in ihren Schritten so eindeutig geregelt, daß personale Entscheidungen, Anordnungen, Weisungen hinsichtlich des Vollzuges nicht mehr notwendig sind. Als Beispiel diene der administrative Sektor: Der Durchlauf formalisierter Datenträger (z. B. Formular) erfolgt nach einem bestimmten Schema. Das «Tätigwerden» der betreffenden Organisationsmitglieder wird durch den Datenfluß bestimmt: Erreichen einen Mitarbeiter bestimmte Daten, dann bearbeitet er sie und gibt sie weiter nach einem bestimmten Schema. Seine Arbeit ist derart schematisiert, daß Entscheidungssituationen hinsichtlich der Bearbeitung und Weiterleitung gar nicht auftreten können.

Diese **Verhaltenssteuerung durch den Arbeitsprozeß** ist im Krankenhaus von großer Bedeutung, weil hier viele Arbeiten so weit standardisiert (Wenn-dann-Entscheidungen) und manchmal bis ins kleinste Detail vorprogrammiert sind, daß sich Weisungen des Vorgesetzten weitgehend erübrigen; Vorgesetzte müssen nur noch dann in Erscheinung treten, wenn es bei der Arbeit Schwierigkeiten und Unklarheiten gibt oder wenn sich die Arbeitsverfahren infolge neuer Technologien oder Vorschriften grundlegend ändern. Diese «Versachlichung der Herrschaft» «stellt einen nicht hoch genug einzuschätzenden Integrationsfaktor dar, da sie vor der (möglichen) Dominanz und der (möglichen) Willkür der Vorgesetzten entlastet und dem Streben des einzelnen Organisationsmitgliedes nach Autonomie und handwerklich-eigenständigem Arbeitsvollzug entgegenkommt!» (34).

Letztendlich ist natürlich auch der Arbeitsprozeß, der hier verhaltenssteuernd wirkt, von Menschen zu einem bestimmten Zweck gestaltet worden, so daß es im Grunde auch hier um die Unterwerfung unter die bestehenden Machtverhältniße geht (nur fällt sie wesentlich leichter, als wenn man den direkten Weisungen von Vorgesetzten Folge zu leisten hat).

Mit «Unterwerfung» und «Folge leisten» sind zwei Stichworte gefallen, die zur wichtigen Frage führen: Warum leisten Tausende von Mitarbeitern großer Organisationen tagtäglich den Aufforderungen und Weisungen ihrer Vorgesetzten Folge? So einfach diese Frage tönt, so schwer ist sie zu beantworten. Sicher ist nur, daß sich jede Organisation bemüht, das Verhalten ihrer Mitglieder so zu steuern, daß die Organisationsziele erreicht werden. Sie schafft das zum einen dadurch, daß sie bestimmte Mitglieder (die Vorgesetzten) mit Macht, Autorität und Manipulationsmöglichkeiten ausstattet (oder die damit ausgestatteten Personen auf Führungspositionen setzt).

Zum anderen baut sie auf die Selbst-(Innen-)steuerung ihrer Mitglieder, die diese im Laufe ihrer Sozialisation entwickelt haben. Das Ziel der Organisation besteht darin, die Mitglieder dahin zu bringen, «daß sie das tun wollen, was sie tun müssen» (35).

- Sucht man beim **Mitarbeiter** (als «Folger») nach den **Gründen für seinen Gehorsam,** so lassen sich vier maßgebliche Gründe erkennen (34):

- **Innerer Gehorsam:** Der Mitarbeiter stimmt innerlich (d. h. von seinen Werten und seinen Gefühlen her) mit dem überein, was die Organisation von ihm verlangt.
- **Kalkulierter Gehorsam:** Der Mitarbeiter leistet genau den Gehorsam, für den er glaubt, bezahlt oder anderweitig belohnt zu werden. Er bietet seinem Arbeitgeber soviel an Leistung und Loyalität, daß dieser ihn so hoch belohnt, wie er es wünscht (mit Geld, Statussymbolen, Anerkennung, sozialen Kontakten, Sinngebung) bzw. daß er ihn so wenig wie möglich bestraft.
- **Resignativer Gehorsam:** Der Mitarbeiter fügt sich in sein Schicksal als abhängiger Arbeitnehmer, weil er aufgrund seiner gesellschaftlichen Lage keine Alternative sieht oder hat.
- **Mechanischer Gehorsam:** Der Mitarbeiter reagiert unreflektiert und mechanisch auf bestimmte Signale, wie sie im Verlauf von normierten Arbeitsprozessen an seinen Arbeitsplatz gelangen (so wie etwa der Wagenführer «ganz automatisch» bremst, wenn ein Signal rot aufleuchtet).

Zahlreiche und vielfältige Kräfte sind es, die den Gehorsam eines Organisationsmitglieds bewirken; das wird anhand der nächsten Abbildung verdeutlicht. Gehorsam beinhaltet dabei sowohl das Erbringen von Leistungen wie Unterwerfung unter die organisationalen Normen und Loyalität gegenüber der Organisation; siehe Abb. 1/11.

1.3.7 Macht des Mitarbeiters

Bis hierher ist nur von der Macht des Vorgesetzten gesprochen worden. Es ist aber nicht so, daß alle in einer Organisation vorhandene Macht von der Spitze nach unten gleichmäßig abnehmend auf die Vorgesetztenpositionen verteilt wäre und die Mitglieder in den Untergebenenpositionen völlig machtlos wären. Auch Mitarbeiter haben Macht, auch wenn ihnen diese nicht von der Organisation formal verliehen ist. Fragt man danach, wie sich denn von den Untergeordneten eine Gegenmacht zur «offiziellen» Macht der Vorgesetzten aufbauen läßt, so kann dies dadurch geschehen, daß sie Koalitionen gegen den Vorgesetzten bilden und/oder daß sie den Vorgesetzten von sich selbst abhängig machen (34).

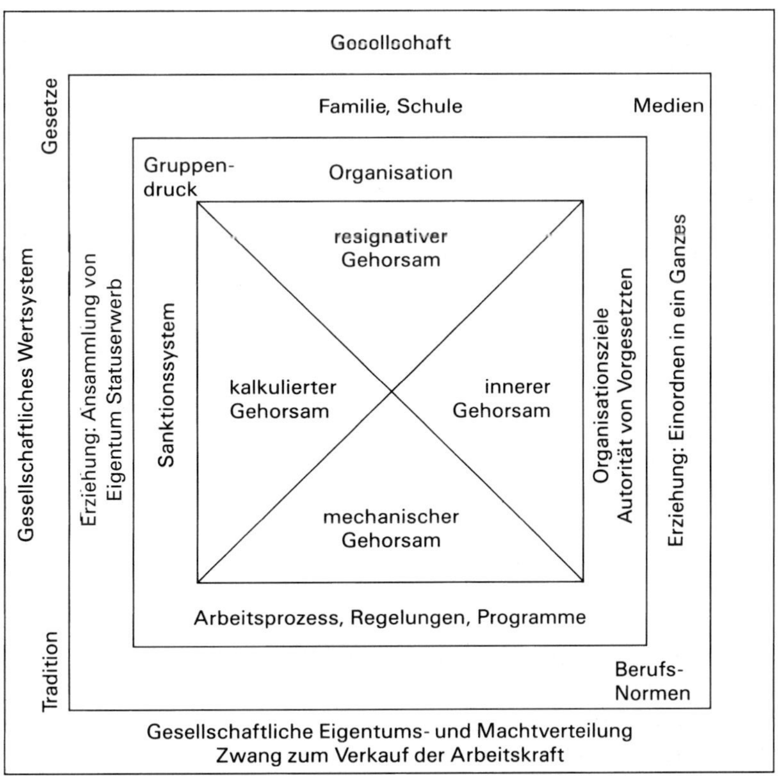

Abbildung 1/11: Bestimmungsfaktoren des Gehorsams (Bosetzky/Heinrich)

• Grundsätzlich besitzt der **Mitarbeiter vier Möglichkeiten,** seinen Vorgesetzten in ein Abhängigkeitsverhältnis zu bringen (43):

- **Ergänzendes (= komplementäres) Abhängigkeitsverhältnis:** Ein solches kommt dadurch zustande, daß der Vorgesetzte zur Erfüllung seiner (Vorgesetzten-)Rolle auf die komplementäre Rolle des Mitarbeiters angewiesen ist. Dieses Mitspielen kann er nicht erzwingen, sondern er muß es dadurch erreichen, daß er den untergebenen Rollenpartner durch besondere Maßnahmen (Nachsicht, Drüberwegsehen, Mal-was-durchgehen-lassen) kooperativ stimmt. Hier läßt sich z. B. an ein «eingespieltes Team» rangungleicher Personen wie Arzt und Arztgehilfin denken.
- **Bedingungsgemäßes (= konditionales) Abhängigkeitsverhältnis:** Damit ist gemeint, daß der Mitarbeiter über bestimmte Mittel verfügt, die der Vorgesetzte zur Erfüllung seiner Aufgabe benötigt. Wesentliche Arbeiten können unterbunden oder verzögert werden, wenn Pförtner, Küchenpersonal, Telefonistinnen oder Magaziner von ihrer untergeordneten Stellung aus die Mittel blockieren, die zum reibungslosen Arbeitsablauf benötigt werden.
- **Aushelfendes (= auxiliares) Abhängigkeitsverhältnis:** Dieses entsteht dadurch, daß der Mitarbeiter dem Vorgesetzten bei der Erledigung seiner Aufgaben aushilft. Die Gründe können sein: Überbelastung des Vorgesetzten, Abneigung gegen bestimmte Aufgaben, Unsicherheit in einem Tätigkeitsbereich usw.
- **Fachliches (= funktionales) Abhängigkeitsverhältnis:** Diese Form der Abhängigkeit beruht darauf, daß der Mitarbeiter über besondere Kenntnisse oder Fähigkeiten verfügt, die im Zusammenhang der Aufgabenerfüllung unentbehrlich sind.

Diese vier Möglichkeiten zeigen sehr plastisch, wie die Machtposition eines normalen Vorgesetzten oft gar nicht so «großartig» ist, wie es nach außen den Anschein macht. Nicht selten «kippen» die Machtverhältnisse sogar um, in dem Sinne, daß Mitarbeiter eine höhere faktische Macht ausüben als ihre Vorgesetzten.

• Generell läßt sich folgendes sagen: «In sozialen Systemen besteht immer eine Tendenz zur Zerstörung bestehender Machtpositionen (zusammen mit der Tendenz zur Etablierung neuer Machtpositionen), so daß die **Stellung des Chefs ständig bedroht** ist; sofern er von sich aus nichts unternimmt, sie zu stärken (44). Die Tricks, die zur Entmachtung eines Vorgesetzten eingesetzt werden, sind in großen Organisationen den meisten Mitarbeitern bekannt.

Man:
- sorgt dafür, daß ihm **wichtige Informationen vorenthalten** werden oder man manipuliert sie so, daß er Verluste erleidet («ins offene Messer läuft», «ins Fettnäpfchen tritt», «ins Schwimmen gerät» – wie es überaus plastisch im einschlägigen Jargon heißt).
- läßt ihm **keine Einladungen mehr zukommen** für private bzw. **informale Veranstaltungen** (vorklärende Absprachen, Feste, Ausflüge usw.). Damit wird erreicht, daß er keine strategisch wichtigen Informationen bekommt; daß er keine Möglichkeit mehr hat, seine Ziele zu erläutern, Intrigen zu spinnen oder Stimmen zu fangen; daß er merkt, wie unbeliebt er ist.
- **unterstellt ihm Ambitionen** für einen Posten in einem anderen Bereich des Krankenhauses oder sogar in einem fremden Krankenhaus, womit erreicht wird, daß seine Vorgesetzten wegen seiner mangelnden Loyalität über ihn enttäuscht sind.
- **unterstellt ihm Unlust bei der Arbeit** und verzögerte Aufgabenerfüllung, was seine fachliche Qualifikation und Leistungsmotivation in Frage stellt und ihn bei seinen Vorgesetzten diskreditiert.
- erweckt den **Anschein, als wolle man ihn «wegloben»,** was ihn als Versager erscheinen läßt.
- **sagt ihm Krankheiten nach** oder bauscht vorhandene auf. Man sagt ihm Verhältnisse mit Untergebenen nach, die früher oder später zu Skandalen führen müßten (dies alles nach der Devise: Wenn's auch nicht wahr ist, es bleibt doch immer was hängen).
- unterstellt ihm, **ein Mann einsamer Entscheidungen zu sein,** mit dem keiner zusammenarbeiten könne («der macht ja doch alles allein»).
- **übergeht ihn,** wenn er bei Einhaltung des Dienstweges an der Reihe wäre.
- überträgt ihm **Aufgaben,** von denen feststeht, daß sie ihn unweigerlich **dem Beschuß der Öffentlichkeit aussetzen.**
- **arbeitet langsam, wenn man mit ihm zusammenarbeiten muß,** macht Fehler, für die er später verantwortlich gemacht wird, interpretiert seine Weisungen und Gedanken absichtlich falsch usw.

Mitarbeiter sind also bei weitem nicht so «ohnmächtig» der Macht des Vorgesetzten ausgeliefert, wie es vielleicht oft auf den ersten Blick scheint.

1.4 Führungsprozeß

Führung stellt also keine einseitige Einflußnahme, sondern ein wechselseitiges zwischenmenschliches Geschehen dar, bei welchem der Führer den Geführten im Hinblick auf die Erreichung bestimmter Ziele zu beeinflussen versucht, gleichzeitig aber auch selbst von diesem beeinflußt wird. Das Resultat des Beeinflußungsversuches hängt nicht nur von der Macht bzw. Autorität des Führenden, sondern zusätzlich noch von verschiedenen anderen Faktoren ab, die es näher zu betrachten gilt.

43 vgl. Hartmann (1964) nach Bosetzky (1980)
44 Bosetzky (1980)

1.4.1 Führung als Interaktion

Wenn man unter Führung die Ausübung von Einfluß versteht, handelt es sich beim Führungsprozeß um ein Geschehen, in welchem eine Person versucht, das Denken, die Einstellungen und das Verhalten anderer Personen zu verändern. Ein solcher Prozeß, in dem Menschen aufeinander einwirken, wird, wie festgehalten wurde, als Interaktionsprozeß bezeichnet.

- «**Soziale Interaktion** meint die wechselseitige Bedingtheit des Verhaltens von zwei oder mehr Personen aufgrund verbaler und nonverbaler Kommunikation, wobei das gemeinsame Verhalten als Ergebnis der Interaktion angesehen werden kann!» (33). Um die Art der Einwirkung zu präzisieren, soll im folgenden auf vier Aspekte der Interaktion näher eingegangen werden (45):

– **Interaktion als wechselseitige Einwirkung:** Interaktion ist primär dadurch gekennzeichnet, daß die beteiligten Personen aufeinander eine Wirkung ausüben, ohne daß die Art der Wirkung näher bestimmt wird.
– **Interaktion als wechselseitige Steuerung:** Durch das Wechselspiel der Kräfte in der Interaktion wirkt jeder Veränderungstendenz eine beharrende Gegenkraft entgegen, die dafür sorgt, daß die soziale Beziehung bestimmten Regeln/Gesetzen gehorcht. Interaktion ist reziproke (wechselseitige) Verhaltenskontrolle.
– **Interaktion als Austausch:** Bei dieser Sicht von Interaktion wird davon ausgegangen, daß der eine Interaktionspartner über «etwas» verfügt, was der andere braucht (und umgekehrt). Interaktion wird demnach als Austausch von materiellen oder immateriellen Objekten betrachtet. Solche Objekte können beispielsweise sein: Geld, Buch, Information, Unterstützung, Anerkennung, Liebe.

Die Grundannahme der Theorie des sozialen Austausches ist die, daß Menschen miteinander in Beziehung treten, weil sie erwarten, daß sich dies als lohnend erweisen wird und daß sie bestehende Beziehungen fortsetzen, weil sie dieses Tun als lohnend empfinden. Der Austausch wird somit als wechselseitige «Gratifikation» (Belohnung) gesehen.

«Anderen Menschen Gratifikationen, im weitesten Sinne des Wortes, verschaffen, ist nicht nur eine Möglichkeit sozialer Verbindung (z. B. Gruppenbildung). Es ist auch die Möglichkeit, **Statusdifferenzen** zu schaffen und zu sichern. Wer anderen gibt, gleich ob es sich um Güter oder um soziale Anerkennung und Bestätigung handelt, verpflichtet sie sich und die sich wiederholende einseitige Versorgung mit wichtigen ‹Gratifikationen› stellt eine Machtgrundlage dar. Mit diesem Aspekt der Theorie des sozialen Austausches wird eine Basis geschaffen für eine interaktionistische Konzeption von Macht und Machtverteilung!.(45).»

– **Interaktion als Interdependenz:** Unter einem vierten Aspekt wird die wechselseitige Abhängigkeit der Interaktionspartner A und B hervorgehoben. Jedes Handeln von A steht im Zusammenhang mit dem Handeln von B (46):

Interaktionen bzw. interpersonelle Beeinflussungsprozesse sind Erscheinungen, die man überall beobachten kann, wo zwei oder mehr Menschen miteinander zu tun haben. Außerhalb von hierarchischen Systemen sind solche Interaktionen «neutral in dem Sinne, als die Beziehung durch keine formale Über-/Unterordnung gekennzeichnet ist.

Wenn «neutral» gesagt wird, ist damit nicht gemeint, daß Einflußnahme und Einflußakzeptierung immer gleichmäßig verteilt sind: Durch unterschiedliche Beeinflussungspotentiale in Form von Persönlichkeitsmerkmalen und Fähigkeiten der Interaktionspartner ergibt sich innert kürzester Zeit eine charakteristische Interaktionsstruktur; diese kommt beispielsweise darin zum Ausdruck, daß sich B in einem bestimmten Bereich mehr von A beeinflussen läßt, während in einem anderen Bereich er hauptsächlich auf A wirkt.

In der Phase, in welcher **der Einfluß von A dominant** ist, übt A **eine Führerrolle** aus. Diese Führerrolle hat eine Asymmetrie der Einflußbeziehung zur Folge, indem der Einfluß von A auf B stärker ist als der von B auf A. Die Asymmetrie aber ist in der Regel nicht auf eine Person fixiert, sondern wird von beiden/allen Beteiligten in unterschiedlichem Ausmaß, zu verschiedenen Zeiten und in unterschiedlicher Weise wahrgenommen.

Auch in einem hierarchisch strukturierten sozialen System finden überall und immer Interaktionen statt, und zwar in alle Richtungen: sowohl von oberen nach unteren Ebenen, als auch von unteren nach oberen Ebenen und zwischen Individuen auf gleicher hierarchischer Ebene.

Was diese Beeinflussungsprozesse von «privaten» Interaktionen zunächst unterscheidet, ist die Tatsache, daß sie zu einem großen Teil nicht der Erfüllung individueller Bedürfnisse, sondern der Erreichung von Zielen des Systems dienen. Zu diesem Zweck ist die Führerrolle offiziell (formal) auf bestimmte Interaktionspartner (die «Vorgesetzten») fixiert. Diesen ist die Aufgabe übertragen, andere Mitglieder des Systems (die Mitarbeiter) so zu beeinflussen, daß sie bestimmte Ziele anstreben.

Zur Erfüllung dieser Führungsaufgabe sind die Vorgesetzten mit Macht- und Statusattributen versehen, welche ihr Beeinflussungspotential gegenüber untergeordneten Interaktionspartnern vergrößern sollen. Die Asymmetrie, die jede Führungsbeziehung kennzeichnet, wird damit formal fixiert (institutionalisiert): «Führungsverhalten ist eine asymmetrische soziale Einfluß-Beziehung!» (47).

---

45 vgl. Graumann (1972
46 vgl. Jones/Gerard (1967), nach Nieder/Naase (1977), Piontkowski (1978)
47 Irle (1970)

Aufgrund der Asymmetrie von Beeinflussungsprozessen in organisierten sozialen Systemen wird leicht übersehen, daß diese Prozesse zwar in der Regel asymmetrisch, nicht aber einseitig, sondern wechselseitig ablaufen. In den Interaktionen spiegeln sich der unterschiedliche Grad des Einflusses und die Art der gegenseitigen Abhängigkeit der Beteiligten wider (48).

Unter den Bedingungen arbeitsteiliger Zusammenarbeit in einem sozialen System sind alle Beteiligten sowohl Beeinflussungsprozessen unterworfen als auch selbst Quellen von Beeinflussung. Wahrscheinlich aufgrund der institutionalisierten Führerrollen wird diese Tatsache der Gegenseitigkeit oft vernachlässigt und die Mitglieder eines Systems in Führer und Geführte bzw. Vorgesetzte und Mitarbeiter unterteilt. Diese Trennung in zwei Kategorien ist aber nur dann zutreffend, wenn der Einfluß der Geführten in der Führungsbeziehung gleich Null ist, was aber nur selten vorkommt.

«Die beiden Kategorien Führer und Geführte stellen somit nur die extremen Erscheinungsformen eines mehrdimensionalen Kontinuums dar, durch das der Einflußgrad einer interpersonalen Beziehung gekennzeichnet werden kann. In Wirklichkeit befinden sich alle Mitglieder zwischen diesen beiden extremen Polen, so daß sie entsprechend der Höhe ihres Einflusses entweder eher als ‹Führer› oder eher als ‹Geführter› zu bezeichnen sind!» (48).

Führen heißt «Menschen auf ein bestimmtes Ziel hin beeinflussen». Auf die Führung eines sozialen Systems bezogen bedeutet das, daß alle Personen am Führungsgeschehen beteiligt sind, die auf ihre Interaktionspartner einen zielorientierten Einfluß ausüben. Je höher der Grad ihrer Einflußnahme, um so stärker ist ihre Beteiligung an der Führung.

Um das Ausmaß der Beteiligung eines Mitglieds am Führungsvorgang zu bestimmen, reicht es nicht aus, seine formale Position in der Hierarchie zu kennen. Man benötigt vielmehr Einsicht in die Höhe seines tatsächlichen Einflusses auf die Interaktionspartner.

In vielen Fällen ist nämlich zwischen gleichen Interaktionspartnern der Einfluß in verschiedenen Bereichen unterschiedlich groß. Genauso variiert die Höhe des Einflusses einer Person auf verschiedene Interaktionspartner: Der Einfluß einer Gruppenleiterin beispielsweise wird im Rahmen derselben Aufgabe gegenüber einer Lernschwester ganz anders sein als gegenüber der Abteilungsschwester.

Diese Überlegungen zeigen, daß die Erfüllung von Führungsfunktionen in einem sozialen System nicht auf eine bestimmte Gruppe von Mitgliedern beschränkt ist, sondern sich überall vollzieht. Führung erweist sich damit als komplexes Phänomen, das sich über das gesamte System erstreckt. Es tritt sowohl auf der Stufe der Lernschwester als auch auf der Stufe der Krankenhausleitung auf und stellt sich sowohl dem formalen als auch dem informalen Führer.

Die jeweilige Erscheinungsform der Führungsprobleme, mit denen ein Mitglied konfrontiert wird, und das Ausmaß seiner Beteiligung am Führungsgeschehen wird durch zahlreiche Faktoren beeinflußt wie z. B. seine Persönlichkeitsstruktur und diejenige seiner Interaktionspartner, seine Position, die Kommunikations- und Organisationsstruktur des Systems.

1.4.2 Ablauf eines Beeinflussungsprozesses

Überblickt man den Beeinflussungsprozeß zwischen zwei Personen, so lassen sich zwei Wirkpotentiale feststellen, die einander gegenüberstehen: das Machtpotential des Beeinflussers einerseits und das Widerstandspotential der Person, die beeinflußt werden soll, andererseits. In Abb. 1/12 werden diese beiden Potentiale und die erwähnten Faktoren, die sich auf den Verlauf eines Beeinflussungsprozesses auswirken, zusammenfassend dargestellt (49):

Aktivierte Macht von A einerseits und manifester Widerstand von B andererseits treffen aufeinander und führen zur Annahme (= Einfluß) **oder Ablehnung** (= kein Einfluß) der durch den Einflußvorgang übermittelten Ziele. Es sind dabei unterschiedliche Arten und Grade von Akzeptierung möglich: erzwungene, gleichgültige und freiwillige Akzeptierung (35).

Die beiden Formen von freiwilliger Akzeptierung («zustimmend» und «duldend») sind dadurch gekennzeichnet, daß auf einen Einsatz des Widerstandspotentials verzichtet wird.

1.4.3 Einflüße auf den Führungsprozeß

Wird der Führungsprozeß als besondere Form von sozialer Beeinflussung betrachtet, dann muß man sich bewußt sein, daß dieser Prozeß nicht in einem Vakuum abläuft. Folgende Bestimmungsfaktoren üben eine Wirkung auf den Führungsprozeß aus:

- **Individuelle Merkmale:** Neben Persönlichkeitsmerkmalen und Motivation der beteiligten Individuen ist insbesondere die Beziehung zwischen ihnen für den Verlauf und das Resultat des Führungsprozesses von ausschlaggebender Bedeutung.
- **Gruppen-Merkmale:** Sowohl die Größe und Zusammensetzung der Gruppe, die Rollen und Normen, wie auch die emotionalen Beziehungen zwischen den Mitgliedern üben auf den Führungsprozeß eine starke Wirkung aus.
- **Aufgaben-Merkmale:** Hier spielen Art der Aufgabe, Bekanntheit, Strukturiertheit, die Zeitspanne, in der sie zu vollbringen ist (Ausmaß an Streß), die Konsequenzen von Erfolg und Mißerfolg eine Rolle.

48 vgl. Zeidler (1974)
49 vgl. Steinle (1978), Nieder/Naase (1977), Macharzina (1977)

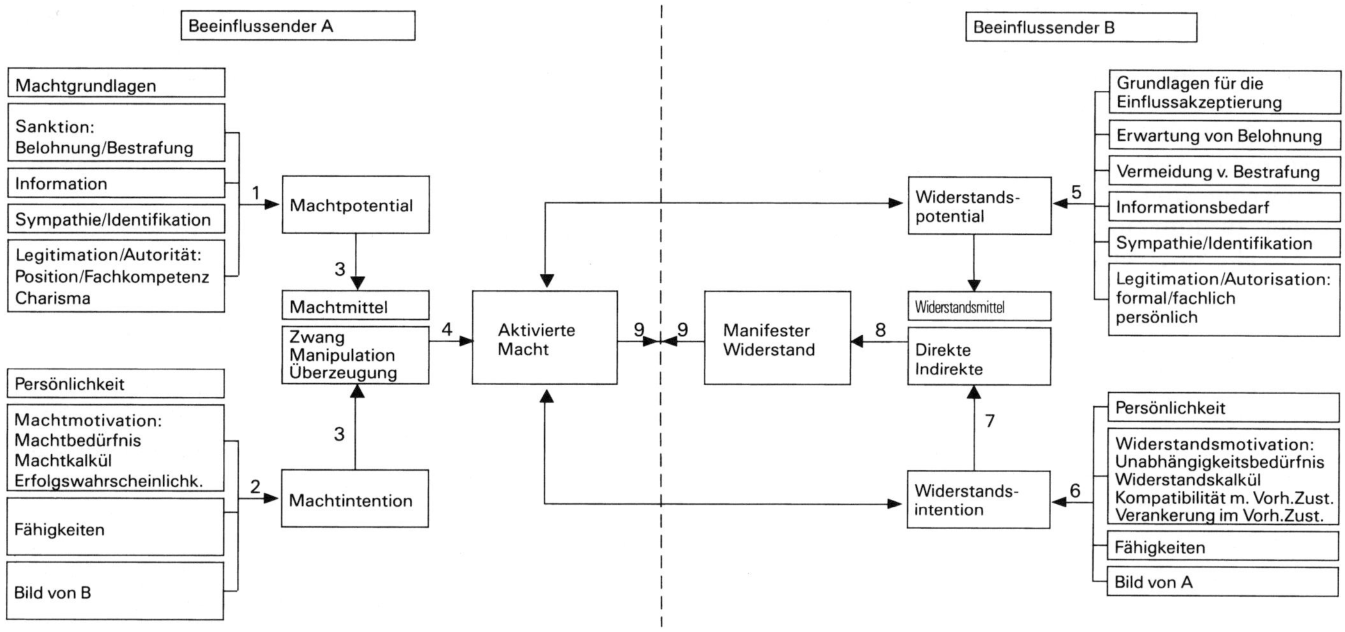

Abbildung 1/12: Beeinflussungsprozeß (Steinle, Nieder/Naase, Hill)

- **System-Merkmale:** Größe des Systems, seine Aufbau-, Ablauf- und Beziehungsstruktur, seine Führungsphilosophie, -richtlinien und -prinzipien stellen ebenfalls bedeutende Bestimmungsfaktoren dar.
- **System-externe Merkmale:** Darunter sind die Anforderungen der Umwelt an das System zu verstehen. Auch sie üben auf das Führungsgeschehen einen Einfluß aus.

Diese situativen Elemente werden an anderer Stelle eingehend besprochen.

1.5 Krankenhaus als Organisation

Bei der Nennung der verschiedenen Faktoren, die den Führungsprozeß beeinflussen, ist auch der Begriff «System» aufgetaucht. Viele wichtige Erscheinungen und Vorgänge im Zusammenhang mit der Führung bzw. mit der Arbeitsleistung, Motivation und Zufriedenheit der Mitarbeiter lassen sich nur verstehen, wenn man sie vor dem Hintergrund betrachtet, daß es sich beim Krankenhaus um ein organisiertes soziales System, also um eine Organisation handelt.

1.5.1 Organisation als soziales System

Der Begriff Organisation wird in vielen verschiedenen Bedeutungen gebraucht (das Spektrum reicht von der Gestaltung einer Ferienreise bis zur Armee). Die drei wichtigsten Bedeutungen sind (50):

- **Organisation als Struktur,** d. h. als Art und Weise der Relationen zwischen den Eigenschaften und Elementen eines sozialen Systems
- **Organisation als Tätigkeit des Organisierens** bzw. deren Resultat, eine zielgerichtete Formalstruktur
- **Organisation als konkretes soziales Gebilde** mit bestimmten Merkmalen.

In diesem Buch wird Organisation in allen drei Bedeutungen verwendet, wobei das Bemühen zielgebend ist, jeweils genauer zu sagen, welche Bedeutung gemeint ist. Der Schwerpunkt liegt in den Kapiteln 1–5 auf «Organisation als soziales Gebilde»; Organisation als Tätigkeit des Organisierens steht im 6. Kapitel im Vordergrund.

- Wie beim Führungsbegriff gibt es auch beim Organisationsbegriff viele unterschiedliche **Versuche zur Definition;** hier fünf Beispiele:

- «Das gemeinsame Kennzeichen aller von der Soziologie als Organisationen bezeichneten Gebilde ist, daß in ihnen eine Mehrzahl von Menschen zur Erreichung eines spezifischen **Zieles** bzw. einer begrenzten Anzahl von spezifischen Zielen zweckbewußt und nach rationalen Gesichtspunkten handelt!» (51).
- «Eine Organisation ist die rationale Koordination der Aktivitäten einer Anzahl von Menschen, um einige explizit definierte **Ziele und Zwecke** zu erreichen,

50 vgl. Pfeiffer (1976)
51 Maynk (1961), zit. nach Wunderer/Grunwald (1980)

und zwar durch **Arbeitsteilung und Funktionsdifferenzierung** sowie **eine Hierarchie der Autorität und Verantwortung!»** (52).

- «Organisation ist die planmäßige **Zusammenfassung von Menschen und Sachen im Hinblick auf ein bestimmtes Ziel!»** (53)
- «**Organisationen sind aus Individuen und Gruppen zusammengesetzt, um bestimmte Ziele und Zwecke zu erreichen,** mit Hilfe differenzierter Funktionen, die darauf angelegt sind, rational koordiniert und ausgerichtet zu sein und zeitübergreifend auf einer kontinuierlichen Basis existieren!» (54).
- «Man definiert nunmehr Organisationen als **soziale Systeme mit einem angebbaren Mitgliederkreis,** einer Vorstellung ihrer **kollektiven Identität und Verhaltensprogrammen,** die der **Erreichung spezifischer Ziele dienen!»** (55).

Trotz Unterschieden besteht offensichtlich Übereinstimmung darüber, daß es sich bei Organisationen um soziale Systeme handelt, die charakterisiert sind durch ein bestimmtes Niveau formaler **Festlegung (Formalisierung) und Zweckbindung (Zielerreichung)** der Erwartungen und Handlungen der Systemmitglieder.

Unsere Gesellschaft ist eine organisierte Gesellschaft «denn sie ist durch eine große Zahl von komplexen, zweckbewußt und rational aufgebauten sozialen Gebilden gekennzeichnet. Solche Gebilde sind die bürokratisierten Institutionen auf den wichtigsten Lebensgebieten, also Betriebe, Krankenhäuser, Gefängnisse, Schulen, Universitäten, Verwaltungsbehörden, Militärverbände und Kirchen. Alle diese zweckorientierten sozialen Gebilde sollen hier als Organisationen bezeichnet werden!» (56).

1.5.2 Was ist ein System?

Um das Wesen der «Organisation Krankenhaus» besser zu verstehen, ist der Begriff des «Systems» genauer zu betrachten. Was unter einem System zu verstehen ist, zeigt folgende Definition: «Ein System ist ganz allgemein ein Ganzes, das aus miteinander in wechselseitigen Beziehungen stehenden Elementen zusammengesetzt ist. Die jeweils besondere Beschaffenheit seiner Elemente, ihr Anordnungsmuster und die Beziehungen zwischen ihnen bedingen die konkrete Eigenart eines Systems:

Systemart	Menschliche Gesellschaft	Betrieb
Elemente	Individuen	Stellen
Beziehungen	Kommunikationen	Arbeitsabläufe

Innerhalb eines Systems wirkt die Veränderung eines Elementes auf die anderen Elemente fort. Ein System besitzt ein gewisses Maß von Integration und Geschlossenheit. Es hat eine Grenze, die es von seiner Umwelt trennt, steht jedoch mit dieser Umwelt in wechselseitigen Beziehungen. Darüber hinaus ist vielen Systemen eine Tendenz zur Selbsterhaltung bzw. zum Gleichgewicht und eine Tendenz zum Erreichen oder Bewahren bestimmter Merkmale, eine Ausrichtung der Systemprozesse auf bestimmte Ziele eigen. Ist diese letztgenannte Tendenz vorhanden, dann spricht man von zielgerichteten Systemen (56).

Ein solches zielgerichtetes System ist das Krankenhaus. Bevor die spezifischen Merkmale des «Systems Krankenhaus» beschrieben werden, sollen einige allgemeine grundlegende Gedanken über Systeme festgehalten werden (57).

Unter einem System versteht man also ganz allgemein eine **Menge von Elementen, die miteinander in Beziehung stehen und sich gegenseitig beeinflussen.** Wesentlich sind dabei weniger die Elemente selbst als deren funktionale Beziehungen. Grundlage der Systemtheorie, auf die Bezug genommen wird, ist eine ganzheitliche Betrachtungsweise, die auf der Erkenntnis **beruht, daß das Ganze oft mehr ist als die Summe seiner Teile.** Das heißt: Als Ganzes läßt sich ein System nicht dadurch erfassen, daß man seine Elemente betrachtet und die Informationen über die einzelnen Elemente summiert. Abb. 1/13 zeigt schematisch die Darstellung eines Systems (57).

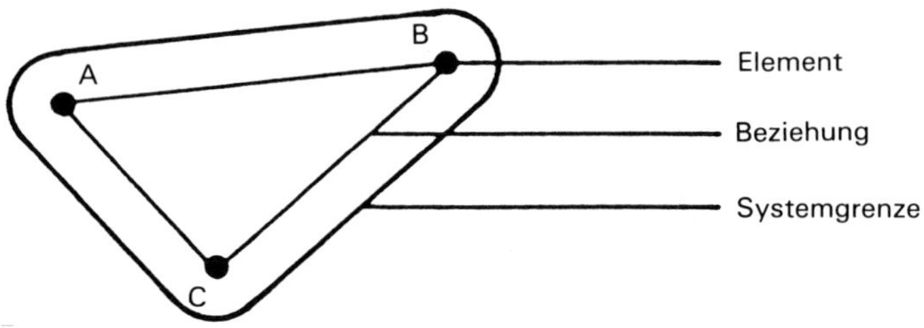

Abbildung 1/13: System

Wenn innerhalb eines bestimmten Systembereichs die Beziehungen zwischen den Elementen deutlich intensiver sind als zwischen den übrigen Systemelementen, so spricht man von einem **Subsystem oder Untersystem** (Abb. 1/14).

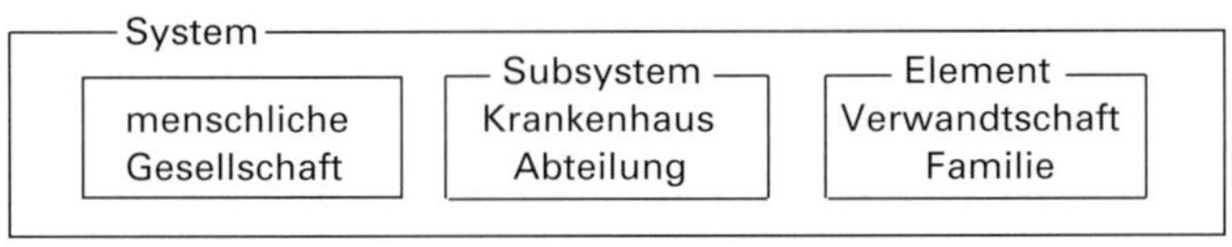

Abbildung 1/14: System und Subsystem/Untersystem

52 Schein (1970), zit. nach Wunderer/Grunwald (1980)
53 Hoffmann (1973), zit. nach Wunderer/Grunwald (1980)
54 Porter et al. (1975), zit. nach Wunderer/Grunwald (1980)
55 Maynk/Ziegler (1969), zit. nach Pfeiffer (1976)
56 Maynk (1963)
57 vgl. Hill (1980)

Innerhalb der Subsysteme erfolgt eine weitere Gliederung in «Sub-sub-Systeme» und so weiter, bis man schließlich bei der letzten Einheit, dem Element angelangt ist. Eine solche Gliederung wird als Systemhierarchie bezeichnet (Abb. 1/15).

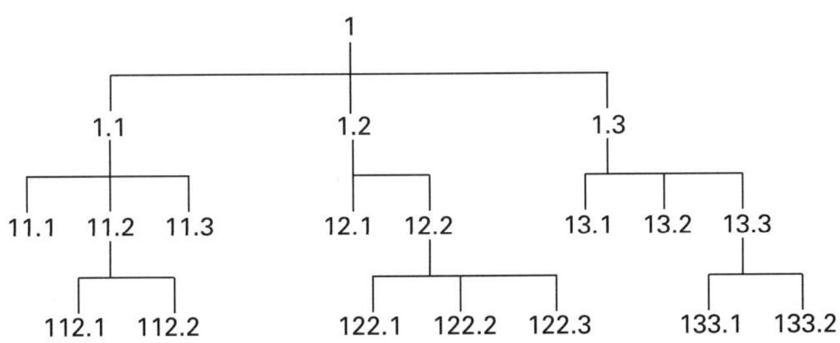

Abbildung 1/15: Systemhierarchie

Es hängt ausschließlich von der jeweiligen Betrachtungsebene ab, was als Subsystem bzw. Supersystem gesehen wird: Für die erste Systemebene im vorgängigen Beispiel sind 1.1, 1.2 und 1.3 Subsysteme. Betrachtet man die zweite Systemebene, so sind 1.1, 1.2 und 1.3 Systeme; alle auf der dritten Systemebene stehenden Systeme müssen als Subsysteme bezeichnet werden.

- **Systeme** können **aufgrund verschiedener Kriterien klassifiziert** werden. Von besonderer Bedeutung sind folgende Merkmale (57):

- **Abgrenzung:** Nach dem Ausmaß der Abgrenzung gegen «außen» bzw. der Intensität der Beziehungen zu anderen Systemen werden die folgenden Systemarten unterschieden: Offene Systeme: stehen mit anderen Systemen in wechselseitiger Beziehung (Betrieb, Familie, Baum); – Geschlossene Systeme: stehen in keinem Austausch mit ihrer Umgebung (Thermosflasche).
- **Veränderlichkeit:** Nach der Veränderlichkeit eines Systems von sich aus, also danach, ob die Systemveränderung ohne äussere Einflüsse erfolgt, können folgende Systemarten unterschieden werden: – Statische Systeme: verändern sich nicht im Zeitablauf (Fahrrad, Zahlen); – Dynamische Systeme: sind durch ihre immanente Veränderung im Zeitablauf gekennzeichnet (Betrieb, Familie, Teich).
- **Komplexität:** Die Komplexität eines Systems ist abhängig von Art und Umfang der Systemelemente sowie von Art und Umfang der Systembeziehungen. Danach werden folgende Systemarten unterschieden: – Einfache Systeme (Fahrrad, Zahl, Hammer); – Komplexe Systeme (Programmiersprache, Planetensystem, Beatmungsapparat); – Hochkomplexe Systeme (Zentralnervensystem, Betrieb, Computer).
- **Entstehungsart:** Nach der Art der Entstehung von Systemen werden unterschieden: – Natürliche Systeme: sind naturgegebene Systeme (Planetensystem, Baum, Zentralnervensystem); – Künstliche Systeme: sind das Ergebnis menschlicher Gestaltung. Diese Systemart unterliegt im allgemeinen der menschlichen Planung, Steuerung und Überwachung (Betrieb, Fahrrad, Programmiersprache).
- **Art der Elemente:** Nach der Art der Systemelemente lassen sich folgende Systemarten unterscheiden: – Ideelle Systeme: sind nur gedanklicher Art. Sie werden häufig durch Symbole dargestellt (Buchstaben, Ziffern, Code); – Soziale Systeme: in ihnen stellt der Mensch das wesentliche und zentrale Element dar (Partei, Verband, Verein); – Technische Systeme: enthalten als Systemelemente materielle Objekte (Fahrrad, Beatmungsapparat, Computer); – Soziotechnische Systeme: enthalten als Systemelemente sowohl Menschen als auch materielle Objekte (Industriebetrieb, bemannte Mondrakete).
- **Vorherbestimmbarkeit:** Nach der Vorherbestimmbarkeit des Systemverhaltens wird in die folgenden Systemarten differenziert: – Deterministische Systeme: ihr Verhalten ist im vornhinein eindeutig erkennbar. Jede Ungewißheit ist ausgeschlossen (Fahrrad, Zahlen, Programmiersprache); – Prohabilistische Systeme: ihr Verhalten ist nur mit einer gewissen Wahrscheinlichkeit vorherzubestimmen (Betrieb, Familie, Roulette).

1.5.3 Merkmale des Systems Krankenhaus

Aufgrund der genannten grundlegenden Systemmerkmale kann das «System Krankenhaus» folgendermassen charakterisiert werden: Das Krankenhaus ist ein:

- **Offenes System:** Es bestehen nicht nur wechselseitige Beziehungen zwischen den Elementen des Systems, sondern auch Beziehungen zu Elementen anderer Systeme. Die Struktur, der Einsatz, die Aktivitäten der Elemente des Systems werden beeinflußt z. B. durch die Technologie, durch Input-Output-Beziehungen, durch die Veränderungen der Umwelt. Eine vollständige Erfassung der Beeinflussungsfaktoren ist nicht möglich.
- **Dynamisches System:** Die Struktur, der Einsatz und die Aktivitäten der Elemente ändern sich im Zeitablauf. Dies ist einerseits durch die Offenheit des Systems bedingt, indem die Veränderungen der Umwelt über die bestehenden Wechselbeziehungen zu einer Änderung des Systems führen. Andrerseits sind solche Veränderungen auch das Ergebnis einer systemimmanenten (innewohnenden) Dynamik.
- **Probabilistisches System:** Exakte Voraussagen über das Verhalten des Systems (z. B. über Auswirkungen von Veränderungen der internen Beziehungen) lassen sich nicht machen. Das Verhalten ist nur mit einer gewissen Wahrscheinlichkeit vorauszubestimmen.
- **Hochkomplexes System:** Die hohe Komplexität ist bedingt durch die große Zahl und die vielfältigen Arten der Systemelemente und Systembeziehungen.

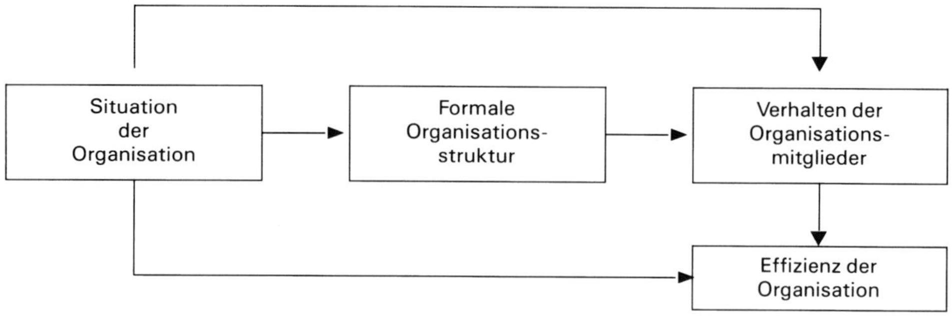

Abbildung 1/16: Effizienz der Organisation (Bosetzky/Heinrich)

Aufgrund der Offenheit des Systems ist auch seine Komplexität in hohem Maße von der Komplexität der Systemumwelt abhängig. Die Komplexität kommt nicht nur in den Kommunikationsbeziehungen, sondern auch im Grad der Arbeitsteilung (Spezialisierung) zum Ausdruck (die ihrerseits wieder ein vermehrtes Maß an Kommunikation notwendig macht).

- **Künstliches System:** Das Krankenhaus ist das Ergebnis menschlicher Gestaltung und unterliegt menschlicher Planung, Steuerung und Überwachung.
- **Soziales System:** Im Krankenhaus ist der Mensch das wesentliche und zentrale Element. Berücksichtigt man indessen die Bedeutung sachtechnischer Mittel bei der Aufgabenerfüllung, so kann man das Krankenhaus auch als soziotechnisches System bezeichnen. Verwendung findet der Ausdruck «soziales System», weil im Krankenhaus nicht nur die entscheidenden Aufgabenträger, sondern auch die «Arbeitsobjekte» Menschen sind: die Patienten.

• Weil in einem sozialen System der Mensch das wesentliche Element darstellt, kommt dem **Verhalten der Systemmitglieder fundamentale Bedeutung** zu. In diesem Verhalten lassen sich bestimmte systembedingte Gesetzmäßigkeiten erkennen (57):

- Der einzelne steht in relativ stabilen Interaktionsbeziehungen zu anderen Systemmitgliedern: **Interaktionsstruktur**
- Der einzelne teilt mit den übrigen Systemmitgliedern gewisse Wertorientierungen, die sein Verhalten beeinflussen: **Systemkultur**
- Die Beziehungen und Wertvorstellungen schliessen bestimmte Verhaltenserwartungen an die Systemmitglieder ein: **Rollenstruktur.**

• Ob ein offenes soziales System wie das Krankenhaus **effizient arbeitet** oder nicht, **hängt** laut der Kontingenztheorie der Organisation (= Bedingtheitsansatz: Was bedingt das Sosein einer Organisation?) **von folgenden Faktoren ab** (34):

- **Situation der Organisation** (Erwartungen/Anforderungen der Gesellschaft, speziell der Patienten, Größe, Technologie, Rechtsform)
- **Formale Organisationsstruktur** (Arbeitsteilung, Koordination, Hierarchie, Entscheidungsdelegation, Formalisierung)
- **Verhalten der Organisationsmitglieder** (Einstellungen, Neigungen, Arbeitsleistung, Arbeitszufriedenheit, Art der Konflikthandhabung)

Die Effizienz der Organisation ist darstellbar mit Abb. 1/16. Unter diesen drei Gruppen von Determinanten (Bestimmungsfaktoren) kommt dem Verhalten an sich der Organisationsmitglieder die größte Bedeutung zu.

• Ein weiteres Merkmal des Systems Krankenhaus besteht, wie gesagt darin, daß es sich um ein **organisiertes System** handelt. Fragt man danach, was das **Wesen organisierter Systeme** ausmacht, so lassen sich folgende Charakteristika erkennen:

- **Ordnung:** Ein organisiertes System ist immer ein geordnetes System. Das heißt: die einzelnen Elemente sind nach bestimmten Regeln «angeordnet», und auch die Beziehungen zwischen den Elementen in einer bestimmten Weise «geregelt». Dadurch unterscheidet sich das organisierte System nicht grundsätzlich, aber graduell von anderen sozialen Systemen wie z. B. einer politischen Gruppierung, die eine weniger durchgestaltete Ordnung erkennen läßt.
- **Ganzheit:** Unter einem organisierten System versteht man nicht nur eine Vielzahl von Elementen, deren Beziehungen untereinander geregelt sind, sondern ein Ganzes, das mehr ist als die Summe seiner Teile. Ziel der Organisation ist es, aus der Summe der einzelnen Elemente eine funktionelle Einheit zu bilden. Was das bedeutet, läßt sich bereits an einer so kleinen Ganzheit wie einem «gut organisierten» Arbeitsteam ersehen bzw. einem Arbeitsteam, das «gut funktioniert».
- **Integration:** Auf die Integration als bestimmendes Merkmal organisierter Systeme wurde bereits hingewiesen. Integration meint die Verflechtung der Elemente im Hinblick auf das Gesamtsystem: Es besteht eine enge innere Beziehung der einzelnen Elemente untereinander, so daß die Veränderung eines Elementes nicht auf dieses beschränkt bleibt, sondern sich auch auf andere Elemente und über diese auf das Verhalten des gesamten Systems auswirkt.

- **Dauer:** Die Organisation soll gemäß der verwendeten Definition die Strukturierung von Systemen zur Erfüllung von Daueraufgaben vornehmen. Daueraufgaben sind Aufgaben, die entweder kontinuierlich vorliegen oder in regelmäßigen Abständen wiederkehren. Das bedeutet, daß die Organisationsstruktur ebenfalls eine Dauerwirkung haben muß. Andrerseits aber sollte diese Struktur nicht ausschließen, daß Aufgaben, die einmalig oder diskontinuierlich anstehen, ebenfalls angemessen erfüllt werden.

• Organisation ist das Gegenteil von Improvisation: während Improvisation nur eine zeitlich begrenzte Wirkung haben soll, ist **Organisation auf Dauer ausgerichtet:**

- **Formalisierung:** Hinsichtlich der geltenden Regeln unterscheidet sich ein organisiertes System von anderen geordneten Systemen in folgendem: – Die Regeln sind nicht einfach spontan und «natürlich» gewachsen (wie z.B. in einer Familie), sondern in einem eigens zu diesem Zweck durchgeführten Gestaltungsprozeß erarbeitet worden; – Die Regeln bzw. Verhaltenserwartungen sind auch nicht unausgesprochen und unbewußt (wie häufig in sozialen Systemen), sondern explizit formuliert bzw. formalisiert (schriftlich fixiert) und damit einer bewußten Wahrnehmung viel eher zugänglich.
  Soziale Systeme, in denen alle herrschenden Regeln formal festgelegt sind, gibt es allerdings nicht. Immer werden weite und wesentliche Bereiche des Verhaltens durch andere, informale Faktoren gesteuert. Solche sind z.B. die individuelle Persönlichkeit, gruppendynamische Phänomene, «ungeschriebene Gesetze» und Traditionen.
  Jede Formalisierung stellt eine Fixierung dar und birgt damit in sich die Gefahr der Starrheit/Unbeweglichkeit. Das moderne Krankenhaus aber (und im weiteren Sinne das gesamte Gesundheitswesen) ist alles andere als starr, sondern ganz im Gegenteil einem ununterbrochenen und raschen Wandel unterworfen.
  Um diesen Veränderungen gerecht werden zu können, muß auch die Organisationsstruktur dauernd angepaßt werden. Eine solche Anpassung aber wird immer mit Rückstand auf die aktuellen Erfordernisse erfolgen, weil die Organisation auf Dauer gerichtet und ihrem Wesen nach träge ist. Vor allem sind notwendig:
- **Zweck- und Zielorientierung:** Ordnung, auch wenn sie formalisiert ist, macht noch nicht das Wesen einer organisierten Struktur aus. Das Zusammenwirken von Menschen in einem organisierten System ist zusätzlich dadurch gekennzeichnet, daß es einem umschriebenen Zweck dient und nicht willkürlich erfolgt, sondern sich an definierten Zielen orientiert. Das heißt: die Zusammenarbeit ist auf die Erreichung zukünftiger erstrebenswerter Zustände ausgerichtet. Durch eine solche Zielorientierung erst wird es möglich, umschriebene Zwecke zu erfüllen.

Bei den Zielen ist zwischen **Sach- und Formalzielen zu unterscheiden:** – Das **Sachziel** ist das konkrete Leistungsziel des Systems. So beschreibt es z. B. bei einem Dienstleistungsbetrieb die Art der zu erbringenden Dienstleistung. Beispiel Sachziel Krankenhaus: Voll- und semistationäre Krankenversorgung; – Das **Formalziel** gibt die Kriterien an, aufgrund derer die Entscheidung über eine Handlungsalternative getroffen wird, also über den Einsatz und die Kombination der zur Verfügung stehenden Leistungsfaktoren Mensch und Sachmittel, über die anzuwendenden Verfahren usw. Beispiele: Bedarfsdeckung, Gewinnerzielung, Kostendeckung, Erhaltung der Arbeitsplätze.

Neben dieser Zielstruktur des Systems besitzen die Menschen als Elemente des Systems jeweils **individuelle Zielstrukturen.** Diese individuellen Ziele können mit den Zielen des Systems konkurrieren, zu diesen komplementären oder ihnen gegenüber indifferent sein (siehe oben).

Zielantinomie (konkurrierende Ziele), **Zielharmonie** (komplementäre Ziele) und **Zielneutralität** indifferente Ziele) beeinflussen auf unterschiedliche Art die Zielerreichung sowohl des Systems als auch der Menschen als den Mitgliedern des Systems.

- **Rationalität:** Ein organisiertes System ist ein typisches Produkt unserer rationalen, vom Verstand beherrschten Welt. **Seelische und soziale Einflußfaktoren werden** beim Organisieren **vernachlässigt:** Die Organisation baut auf sachlogischen Gegebenheiten und Zusammenhängen auf, und der Mensch soll sich in das sachlogische Gebäude der Organisationsstruktur einfügen.

Sicher ist auch der Mensch ein sachlich denkendes Wesen. Er hat aber auch, und vor allem, psychologische und soziologische Seiten und Schichten, die sich dieser Sach-Logik der Organisation widersetzen. Der Rationalität der Organisation steht also die andere Rationalität des lebendigen Menschen, seiner Seele, seines Charakters, seines Verhaltens in der Gruppe gegenüber.

Diese andere Rationalität darf nicht einfach als Feind der Organisation betrachtet werden, sondern stellt das dynamische sinngebende Element dar, ohne welches jede Organisationsstruktur zum hohlen, leblosen, sinn- und zweckentfremdeten Gebilde erstarrt.

- **Ökonomie:** Neben dem rationalen ist auch das rationelle Moment ein charakteristisches Merkmal organisierter Systeme. Die organisatorischen Regeln in einem System wie dem Krankenhaus sind nämlich nicht nur darauf ausgerichtet, daß bestimmte Ziele erreicht werden, sondern auch darauf, daß dies unter möglichst geringem Aufwand geschieht. Mit anderen Worten: Die Organisation ist an einem optimalen Aufwand-Nutzen-Verhältnis orientiert, oder sollte es zumindest sein.
- **Abstraktheit:** Die Organisationsstruktur eines Betriebs bezieht sich auf keine bestimmten, konkreten

Personen, sondern auf **fiktive, gedachte «Aufgabenträger»**, denen gewisse Aufgabenbereiche zugeordnet werden. Dies ist nötig, weil es sich bei der Organisationsstruktur um ein auf Dauer gerichtetes System von Regelungen handelt, das unabhängig von bestimmten Individuen Gültigkeit besitzen muß.

Dieses Grundmerkmal der Organisation zeigt aber gleichzeitig, wie wichtig es ist, daß von der Organisationsstruktur her genügend **Spielraum** gegeben ist, in dem der Einzelne seine individuellen Fähigkeiten entfalten kann und daß die Individualität des Mitarbeiters in einer **personenbezogenen Führung** zum Tragen kommt.

Die grundsätzliche Abstraktheit einer Organisationsstruktur wird dann als «unpersönlich» oder sogar als unmenschlich empfunden und gefürchtet, wenn der Einzelne nicht mehr als Individuum mit seinen Bedürfnissen und Schwierigkeiten, sondern nur noch als bloßer Funktionsträger betrachtet und behandelt wird.

- **Verbindlichkeit:** Als letztes ist schließlich festzuhalten, daß die Anerkennung der systemeigenen organisatorischen Regeln eine grundlegende Bedingung für die Mitgliedschaft darstellt. Wer die Regeln nicht anerkennt, kann die Mitgliedschaft nicht erlangen bzw. wird von ihr ausgeschlossen.

Da Menschen keine Bienen oder Ameisen sind, sondern **Individuen,** d.h. hochkomplexe und von der Natur nicht vollkommen vorprogrammierte Systeme, stehen sie vor folgenden grundlegenden Problemen (34). Wie läßt sich menschliches Handeln berechenbar machen? Wie läßt sich menschliche Aggressivität kanalisieren? Wie lassen sich Menschen zum notwendigen gemeinschaftlichen Handeln motivieren? Wie lassen sich die Abweichenden wieder auf den gemeinsamen Nenner bringen?

«Die große und rationale Antwort darauf ist: durch soziale Systeme! Soziale Systeme haben eine mehr oder minder festgelegte Struktur, d. h. ein System von Werten und Normen und ein meist hierarchisch angeordnetes Muster aufeinander abgestimmter Positionen und Rollen, deren Inhaber bzw. Spieler bestimmte Funktionen (= Aufgaben) wahrnehmen, die der Anpassung, der Zielerreichung, der Integration und der Bewältigung von Spannungen dienen!» (34)

Wer also Mitglied des sozialen Systems Krankenhaus wird, der findet dort ein Milieu vor, das auf die Reduzierung seiner möglichen Verhaltensweisen angelegt ist, d. h. er darf nicht tun und lassen, was er will, sondern muß das tun, was das Krankenhaus (die Gesamtheit der Vorgesetzten, der Kollegen und der Patienten) von ihm erwartet. Das ist mit folgenden Gegebenheiten verbunden (34): – Er bekommt eine bestimmte Position und die mit ihr verknüpfte Rolle zugeteilt; – er findet eine Reihe fest programmierter Entscheidungen vor, denen er lediglich zu folgen hat, und zwar meist in Form von Routineprogrammen der Art: «Jedesmal, wenn eine Situation A eintritt, ist mit dem Verhalten B zu reagieren!» - er gerät in eine Hierarchie, wo einige (die Vorgesetzten) wesentlich mehr Macht haben als er und für ihn Handlungen festlegen können.

Das alles (und noch mehr) reduziert für ein Organisationsmitglied die Vielzahl des Möglichen, mag das nun als Halt oder als Zwang empfunden werden.

2. Mitarbeiter

Das Verhalten der Menschen als der wichtigsten Elemente eines sozialen Systems übt den stärksten Einfluß auf das Verhalten des Systems als Ganzes aus. Obwohl sich menschliches Verhalten weder eindeutig beschreiben und erklären, noch genau vorhersagen oder steuern läßt, sind doch von den verschiedenen verhaltenswissenschaftlichen Disziplinen wertvolle Einsichten erarbeitet worden. Diese Erkenntnisse können helfen, sich selbst und seine Interaktionspartner zu verstehen, ihr Verhalten zu erklären und im Sinne der Führung zu steuern.

Thema dieses zweiten Kapitels ist **das Erleben und Verhalten des einzelnen Mitarbeiters bzw. die Bedürfnisse, Motive, Erwartungen und Einstellungen, die dieses Verhalten bestimmen.** Als Mitarbeiter sind im Grunde genommen alle Mitglieder eines produktiven sozialen Systems zu betrachten, denn sie alle «arbeiten» an der gemeinsamen Aufgabenerfüllung.

Daß im allgemeinen Sprachgebrauch unter Mitarbeiter Personen verstanden werden, die anderen Personen (den Vorgesetzten) formal unterstellt sind, ist in diesem Zusammenhang nicht wesentlich, weil diese Führungskräfte gleichzeitig auch Geführte (Mitarbeiter) sind.

Im Zentrum der Betrachtung steht also der Mitarbeiter als Individuum unter den beiden Aspekten: Das soziale System sieht ihn als «Werkzeug», ohne das es seine Zwecke nicht erfüllen bzw. seine Ziele nicht erreichen kann (instrumentaler Aspekt). Der Mitarbeiter ist aber nicht nur «Mittel zum Zweck», sondern ein eigenständiges Subjekt mit einem Selbstwert. Aus dieser Sicht muß das System ihm die Möglichkeit bieten, eigene Bedürfnisse zu erfüllen und persönliche Ziele zu erreichen (non-instrumentaler Aspekt); siehe Abschnitt 1.2.1. Zwei Zieldimensionen der Führung.

Diese beiden Dimensionen dürfen im folgenden nie aus den Augen verloren werden – vor allem dann nicht, wenn es um die Bedürfnis- und Motivationsstruktur des führenden Menschen geht. Andernfalls gerät man in eine Eindimensionalität, die allzu leicht in unverantwortbare Manipulation mündet.

2.1 Menschenbilder

Dem Verhalten anderen Menschen gegenüber liegen bestimmte Annahmen über das Wesen des Menschen zugrunde. Diese Grundannahmen, die man in ihrer Gesamtheit als Menschenbild bezeichnet, basieren auf Erfahrungen mit wichtigen Bezugspersonen in der frühen Kindheit; und der Zusammenhang zwischen den Erfahrungen als Kind und dem Verhalten als Erwachsener ist uns meist nur zum Teil bewußt.

Die interpersonelle Wahrnehmung, die sozialen Interaktionen und damit auch die Führer-Geführten-Beziehungen werden durch diese Menschenbilder in hohem Maße beeinflußt. Es ist daher von großer Wichtigkeit, verschiedene Menschenbilder zu kennen, um dann auch, in einem Prozeß der Selbstreflexion, den Grundlagen des eigenen Verhaltens Vorgesetzten, Kollegen und Mitarbeitern gegenüber auf die Spur zu kommen.

2.1.1 Pessimisten und Optimisten

Naturgeschichtliche, naturwissenschaftliche und geisteswissenschaftliche Anthropologien (Lehren vom Menschen) finden sich bereits in den ersten Schöpfungsmythen und später auch in allen philosophischen, religiösen, biologischen, ökonomischen und psychologischen Schriften. Der Mensch wurde und wird als **biologisches** (triebgebundenes), **soziales** (gemeinschaftsbildendes, solidarisch handelndes, kulturschaffendes), **religiöses** (Abbild Gottes, Krone der Schöpfung), **personales** (sich selbst verwirklichendes, Entfremdung überwindendes) oder **rationales Wesen** (Heros der Vernunft, höchste Stufe des Geistes) verstanden (1).

Um die Mannigfaltigkeit von Menschenbildern zu illustrieren, werden im folgenden einige dieser Konstrukte vom Menschen zusammengestellt und nach positiven/negativen Einschätzungen geordnet (2):

Pessimistische Menschenbilder	Optimistische Menschenbilder
Machiavelli (1469-1527): Der Mensch ist undankbar, heuchlerisch, gewinnsüchtig. Er geht Gefahren aus dem Weg. Es ist sicherer, gehaßt als geliebt zu werden.	Locke (1632-1704): Der Mensch ist vernünftig, neigt zur Kooperation und gegenseitigen Unterstützung. Er kann sich selber kontrollieren und bevorzugt demokratische Herrschaft.
Hobbes (1588-1679): Der Mensch begehrt Prestige, Macht und materielle Güter. Er fürchtet seine Nachbarn. Smith (1723-1790): Der Mensch ist selbstsüchtig. Durch Verfolgen seiner egoistischen Interessen dient er sich und der Gesellschaft. Politik des laissez-faire.	Neu-Freudianer (Sullivan, Fromm, Horney): Die Persönlichkeit wird primär von externen gesellschaftlichen Kräften beeinflußt und nicht durch biogenetische Triebe. Der Mensch strebt nach Befriedigung von Bedürfnissen gemeinsam mit anderen. Situative Faktoren in der Persönlichkeitsentwicklung beeinflussen sein Potential für Wachstum und Entwicklung.
Darwin (1809-1882): In einem natürlichen Selektionsprozeß überleben die körperlich Tüchtigsten und geistig Beweglichsten. Nur die Stärksten obsiegen im Kampf um Nahrung und einen Lebensgefährten.	Mayo (1880-1949): Der Mensch ist ein soziales Wesen. Als Gruppenmitglied entwickelt er gemeinsames Verhalten gegenüber der Umwelt. Das Individuum ist nur eine Variable zur Erklärung von Verhalten.
Freud (1856-1939): Der Mensch ist von Natur aus primitiv, wild und böse. Natürliche Triebe (Sex und Aggression) müssen unterdrückt werden. Taylor (1856-1915): Der Mensch ist wie ein Teil einer Maschine. Er ist faul, egoistisch. Er hat nur Interesse an materiellen Gütern. Er muss kontrolliert und extern motiviert werden.	Maslow (1908-1970), McGregor (1906-1964): Der Mensch verfügt über eine Hierarchie von Bedürfnissen. Befriedigte Bedürfnisse motivieren nicht mehr. Werden geeignete Voraussetzungen geschaffen, bietet die Arbeit Gelegenheit für Wachstum, Entwicklung und Selbstverwirklichung. Wird die Gelegenheit geboten, leistet er konstruktive Beiträge zur Erreichung der Organisationsziele.

Der Motivationsforscher Mc Gregor hat zwei extreme Menschenbilder in Form des Gegensatzpaares «Theorie X» und «Theorie Y» einander gegenübergestellt (3):

Theorie X	Theorie Y
Der Mensch hat eine angeborene Abneigung gegen Arbeit und versucht, ihr aus dem Weg zu gehen, wo immer er kann.	Der Mensch hat keine angeborene Abneigung gegen Arbeit: Der körperliche und geistige Einsatz in der Arbeit ist für ihn an sich genauso natürlich wie Spiel und Ruhe. Seine Einstellung zur Arbeit hängt von seinen Erfahrungen ab: Er erlebt Arbeit entweder als Quelle von Zufriedenheit (und verrichtet sie gern) oder Unzufriedenheit (und geht ihr nach Möglichkeit aus dem Weg).
Deshalb muß der Mensch durch Druck, Zwang, Strafandrohung und Kontrolle dazu gebracht werden, einen Beitrag zur Erreichung der Organisationsziele zu leisten.	Wenn der Mensch sich mit den Zielen des Systems identifiziert, ist er bereit, von sich aus Leistungen zu vollbringen und Selbstkontrolle zu üben. Wie sehr er sich mit den Zielen identifiziert, hängt von den Belohnungen ab, die mit ihrem Erreichen verbunden sind. Die wichtigsten solcher Belohnungen (Arbeitsanreize) sind Freude an der eigenen Arbeit und die Möglichkeit zur Entfaltung der eigenen Persönlichkeit.
Der Mensch möchte lieber geführt werden, als selber Verantwortung übernehmen. Er hat wenig Ehrgeiz und ist vor allem auf Sicherheit aus.	Unter geeigneten Bedingungen ist der Mensch nicht nur bereit, Verantwortung zu tragen, sondern er sucht sie sogar. Scheu vor Verantwortung ist nicht angeboren, sondern die Folge negativer Erfahrungen. Der Mensch ist erfinderisch und kreativ, wenn er es nur sein darf. Diese Potentiale werden jedoch am Arbeitsplatz kaum aktiviert und genutzt.

1 vgl. Lilge (1956), Staehle (1980)
2 vgl. Staehle (1980)
3 vgl. Mc Gregor (1980)

Obwohl die beiden Menschenbilder sicher selten in so reiner Form vorkommen, wie sie hier beschrieben sind, so stellen sie doch zwei grundsätzliche Annahmen dar, von denen viele persönliche Einstellungen mehr oder weniger stark geprägt sind.

2.1.2 Vier Theorien über arbeitende Menschen

Nach der historischen Entwicklung werden vier Gruppen von Annahmen über «den» Menschen in sozialen Systemen unterschieden, aus denen sich bestimmte Menschenbilder konstruieren lassen (4): der rational-ökonomische Mensch, der soziale Mensch, der nach Selbstentfaltung strebende Mensch und der komplexe Mensch:

- **Der rational-ökonomische Mensch:** Dieser Typus wurde vor allem durch Taylor und seine Nachfolger geprägt: Als Ingenieure und von einem stark mechanistischen Denken bestimmt, waren sie überzeugt, daß Menschen genauso unproblematisch eingesetzt werden könnten wie jedes andere Werkzeug, vorausgesetzt, man kannte die Gesetze der wissenschaftlichen Betriebsführung.

Die **Charakteristika des Mitarbeiters** sind die dominierenden materiellen Interessen und Bedürfnisse, die er mit einem Mindestaufwand an Arbeitsleistung zu befriedigen trachtet. Der Mitarbeiter ist typischerweise faul, oft unehrlich, ziellos, dumm und vor allem käuflich. Er geht der Verantwortung aus dem Weg, ist unfähig, eigene Ziele zu setzen, sich aus eigenem Antrieb für die Erreichung von Zielen zu engagieren und sich selbst zu kontrollieren.

Die **Charakteristika des Vorgesetzten** sind hauptsächlich die, daß er sich aufgrund eigener Zielsetzung selbst kontrollieren kann. Er bringt seine Ziele mit denen des Systems in Einklang, kann seine Gefühle rational selbst unter Kontrolle halten und bedarf daher keiner Motivation von außen.

Vom Vorgesetzten wird erwartet, daß er den Arbeitsprozeß effektiv gestaltet, das Personal zweckentsprechend auswählt, sich auf seine formale (Positions-) Autorität bezieht und dadurch eine hohe Arbeitsleistung möglichst unter Vermeidung von Konflikten gewährleistet.

Die **Beziehung zwischen Vorgesetzten und Mitarbeitern** ist ein rein formales Vorgesetzten – Untergebenen-Verhältnis. Der Vorgesetzte bestimmt aktiv das ganze Geschehen, der Untergebene hat sich passiv zu unterwerfen. Hinzu kommen organisatorische Regelungen, die im Sinne eines störungsfreien (konfliktfreien) Ablaufs konzipiert sind.

- **Der soziale Mensch:** Dieser Typus erwuchs gewissermaßen als Gegenpol zur mechanistischen Auffassung des Taylorismus aus der **Human – Relations-Bewegung.** Kern dieser neuen Sichtweise war, daß der Mitarbeiter nicht mehr als isolierte Produktionseinheit, sondern als soziales Wesen gesehen wurde, als Gruppenmitglied, dessen Handlungen durch seine Kollegen beeinflußt werden.

Die **Charakteristika des Vorgesetzten** bestehen erstens darin, daß er den Arbeitsprozeß effektiv gestaltet und zweitens in der Fähigkeit, den Mitarbeiter als soziales Wesen mit seinen vielfältigen Bedürfnissen zu sehen und zu lenken. Der Vorgesetzte soll nicht nur Fachmann, sondern auch kompetenter **Menschenführer und Sozialtechnologe** sein. Hier setzt denn auch die hauptsächliche Kritik am Konzept des «social man» an: Die Bedeutung der zwischenmenschlichen Beziehungen wird zwar erkannt, deren «Pflege» aber instrumentalistisch als Mittel zur Steigerung der Arbeitsleistung benutzt.

Die **Charakteristika des Mitarbeiters** sind die eines aufgeschlossenen Mitglieds einer sozialen Gemeinschaft, welches in sozialen Beziehungen versucht, die unvermeidbare Sinnentleerung und Entfremdung am Arbeitsplatz zu kompensieren. Der Mitarbeiter wird primär durch soziale Bedürfnisse motiviert und entwickelt durch deren Befriedigung ein Gefühl der eigenen Bedeutung und Identität. In seiner Leistung läßt er sich mehr durch Einflüsse seiner Kollegen (Gruppendruck) als durch Anreizsysteme und Kontrolle steigern.

Die **Beziehung zwischen Vorgesetzten und Mitarbeitern** ist einerseits durch die «Sache» und andererseits durch den «Menschen» bestimmt. Welche Orientierung im einzelnen überwiegt, ergibt sich aus der spezifischen Situation.

- **Der nach Selbstentfaltung strebende Mensch:** Dieser Typus verdankt seine Entstehung einerseits der zunehmenden Qualifikation vieler Aufgaben im modernen Arbeitsprozeß und andererseits dem Wandel in der Motivstruktur des Mitarbeiters. Diese Veränderungen widerspiegeln sich in den Theorien der **Human – Resources-Bewegung.** Deren zentraler Gedanke besteht darin, die persönlichen Fähigkeiten (human resources) des Mitarbeiters stärker in den Arbeitsprozeß einzubringen. Die Erfüllung innerer Werte steht im Vordergrund.

Die **Charakteristika des Vorgesetzten** sind seine Fähigkeiten zum Verstehen individueller Bedürfnis- und Motivstrukturen. Er manipuliert seine Mitarbeiter weniger und läßt sie stärker an Entscheidungen teilhaben (partizipieren). Durch sinnvolle Aufgabenstellung und Arbeitsorganisation fordert er Fähigkeiten und Engagement der Mitarbeiter heraus und strebt insgesamt eine partnerschaftliche Kooperation mit ihnen an.

Die **Charakteristika des Mitarbeiters** lassen sich aus einem Katalog von Bedürfnissen ableiten, die hierarchisch geordnet sind. Unter günstigen Arbeitsbedin-

4 vgl. Schein (1970), nach Lilge (1981), Moldenauer/Grunwald (1978), Wunderer/Grunwald (1980), Staehle (1980)

gungen ist der Mitarbeiter bereit, seine Fähigkeiten zu unabhängigem, kreativem und langfristig orientiertem Handeln einzusetzen. Er ist fähig, sich aus eigenem Interesse für die Ziele des Systems einzusetzen und sich selbst zu kontrollieren. Er sieht die Arbeit nicht bloß als Mittel zum Zweck, sondern auch als Selbstzweck, um sich durch sie und in ihr zu entwickeln und innere Befriedigung zu verspüren.

Die **Beziehung zwischen Vorgesetzten und Mitarbeitern** ist durch ein vertrauensvolles Klima gekennzeichnet. Es herrscht eine kooperative Atmosphäre, in der die Mitarbeiter in ihrer Persönlichkeit gefordert werden.

Zweifellos ist das Bild des nach Selbstentfaltung strebenden Menschen wesentlich differenzierter als die Modelle des ökonomischen und sozialen Menschen. Kritik an diesem Konzept bezieht sich auf die zugrundeliegende Annahme, daß Interesse an der Aufgabe und an der eigenen persönlichen Entwicklung übereinstimmen. Diese Annahme lenkt von der Tatsache ab, daß stets Konflikte zwischen der vom System gestellten Aufgabe und persönlichen Zielen existieren (4)

«Harmonistische Menschenbildmodelle unterstützen die Tendenz, Konflikte zu verdecken und zu individualisieren. Für Vorgesetzte und Mitarbeiter bleibt der Ausweg, Konflikte im privaten Bereich außerhalb der Organisation, etwa durch psychosomatische Reaktionen auszudrücken!» (4)

Aus der Unterschätzung von Interessenkonflikten resultiert die Diskrepanz zwischen den idealistischen Forderungen nach Selbstentfaltung des arbeitenden Menschen und der frustrierenden Wirklichkeit am Arbeitsplatz. Auch das Modell des nach Selbstentfaltung strebenden Menschen hat noch immer einen instrumentalistischen Anstrich: Noch immer wird der Mensch als Werkzeug manipuliert, wenn auch weniger ausgeprägt als früher. Noch immer wird die Entfaltung der Persönlichkeit des Mitarbeiters nicht als vollwertiges Ziel eines sozialen Systems anerkannt (4).

• **Der komplexe Mensch:** Dieser Typus entstand aus dem Bestreben, den Anspruch der Allgemeingültigkeit der vorherigen Menschenbilder zu relativieren. Das Verhalten des Menschen wird als komplizierter Prozeß gesehen, welcher aus den beiden Variablen Persönlichkeit und Umwelt resultiert.

Die **Charakteristika des Vorgesetzten** sind hauptsächlich die eines Diagnostikers, der, entsprechend der jeweiligen Situation, die individuellen Besonderheiten seiner Mitarbeiter erfaßt und zu handhaben weiß. Er empfindet individuelle und situative Unterschiede nicht als ‚Störfaktoren', sondern ist darauf vorbereitet, eine Vielzahl unterschiedlicher interpersonaler Beziehungen und Autoritätsmuster anzutreffen.

Die **Charakteristika des Mitarbeiters** sind neben seiner Komplexität seine große Wandlungsfähigkeit: Er besitzt viele Motive, die irgendwie hierarchisch nach ihrer individuellen Bedeutung miteinander verbunden und geordnet sind. Diese Ordnung kann sich jedoch ständig verändern. Menschliche Motive werden bestimmt durch frühere Erfahrungen: Der Mensch ist lernfähig. Aufgrund solcher Erfahrungen verbergen oder unterdrücken Menschen gewisse Fähigkeiten. Ihre Reaktivierung kann nicht durch motivierende Maßnahmen erzwungen werden.

Die persönliche Motivation ist nur einer unter mehreren Einflüssen, welche die Art und Weise bestimmen, wie befriedigend ein Mensch seine Tätigkeit erlebt. Faktoren wie soziale Beziehungen, persönliches Schicksal, materielle Gegebenheiten, Technologie sind ebenfalls von Bedeutung. Ein weiteres Charakteristikum des Mitarbeiters ist seine Flexibilität: Er kann sich an die unterschiedlichsten Führungsstrategien und Arbeitsbedingungen anpassen.

Die **Beziehung zwischen Vorgesetzten und Mitarbeitern** ist durch einen wechselseitigen Anpassungsprozeß bestimmt: Beide Interaktionspartner müssen sich laufend den Wandlungen des anderen anpassen («mitwachsen»). Zudem müssen sie sich auch in den jeweiligen spezifischen Arbeitssituationen als anpassungsfähig erweisen («mitleben, mitgestalten»).

Ein Vergleich dieser Aussagen mit dem Modell des nach Selbstenfaltung strebenden Menschen zeigt eine wichtige Erweiterung: Konflikte und Frustrationen sollen nicht verdrängt, sondern reflektiert werden und organisatorische bzw. soziale Prozesse in Gang setzen.

• Die **Reihenfolge der vier Menschenbilder** folgt zwar Entwicklungen der Organisationstheorie, doch darf dies nicht als Zeichen für einen allgemeinen Fortschritt aufgefaßt werden: Alle vier Menschenbilder lassen sich gegenwärtig nachweisen. (Sogar das allgemein abgelehnte Bild des «ökonomischen Menschen» ist in Theorie und Praxis noch mancherorts anzutreffen).

Die vorgestellten Menschenbilder könnten den Anschein erwecken, daß man sich entweder für das eine oder für das andere ganz entscheiden müßte. Dem ist aber nicht so, denn es gibt kein generell gültiges Bild vom Menschen. Jedes dieser Konzepte kann in bestimmten Situationen und bei bestimmten Interaktionspartnern falsch sein. Menschenbilder sind ebenso Wandlungen unterworfen wie andere ethische Vorstellungen auch und können nicht aus der spezifischen Situation und dem gesellschaftlichen Kontext isoliert werden.

«Wenn also in jüngeren organisationswissenschaftlichen Untersuchungen verstärkt von Partizipation an Entscheidungen, Emanzipation von unnötigen organisatorischen Zwängen, Demokratisierung der Wirtschaft oder Humanisierung der Arbeit gesprochen wird (Mitbestimmung), so ist das u. a. das Resultat eines veränderten Menschenbildes in unserer Gesellschaft!» (5)

5 Hill (1974)

«Die starken Interdependenzen innerhalb des gesamtgesellschaftlichen sozioökonomischen Gefüges verlangen geradezu eine Reflexion der ethischen Grundlagen (Menschenbilder) unseres (Führungs-)Handelns und erfordern, falls nötig, eine Revision, beispielsweise von entscheidungszentrierter zu partizipativer Führung!» (6)

2.1.3 Bedeutung von Menschenbildern

Die vielfältigen Bilder vom Menschen können alle als Versuche betrachtet werden, die Komplexität menschlichen Erlebens und Verhaltens in vereinfachter Weise zu beschreiben, zu erklären, vorherzusagen, zu gestalten und, nicht zuletzt, steuerbar zu machen (7). Mit anderen Worten: **Menschenbilder sind vereinfachte Aussagen über das «Wesen» des Menschen, über dessen Stellung in der Welt.**

Menschenbilder sind Einstellungen von Personen gegenüber anderen Personen und vor allem als implizite Persönlichkeitstheorien in Interaktionen und damit auch in Führungsbeziehungen wirksam.

Unter **impliziter Persönlichkeitstheorie** versteht man «das System von Überzeugungen des einzelnen, das bei der Wahrnehmung und Beurteilung anderer Menschen wirksam wird!» (8). Es handelt sich also um unbewußte bzw. eingeschlossene Annahmen über den Menschen, die wie gewachsene, verfestigte, verallgemeinerte und vereinfachte **Voraus-Urteile** über «den» Menschen wirken (9). **Voraus-Urteile** sind im Unterschied zu Vorurteilen stark kognitiv geprägt (durch Denken, Lernen) und können leichter gelöscht werden.

Menschenbilder entstehen wie gesagt im Sozialisationsprozeß aufgrund vergangener Erfahrungen im Umgang mit anderen, insbesondere in der frühen Kindheit. Sie sind demnach ein Teil der Persönlichkeit und als Ergebnis von «Lebenserfahrung» relativ stabil (10). Ihre Stabilität wird noch dadurch gefördert, daß **sie als Filter bei der Wahrnehmung anderer Personen** wirksam sind; **man sieht primär das, was man sehen will.**

Bei Menschenbildern handelt es sich stets um Typisierungen, Abstraktionen oder Verallgemeinerungen der in Wirklichkeit enormen Vielfalt menschlichen Verhaltens und Erlebens. Diese beeinflussen die soziale Realität in hohem Maße: «Das eigene Menschenbild begrenzt den Ausschnitt der sozialen Wirklichkeit, der wahrgenommen und als relevant für das eigene Handeln angesehen wird!» (11)

• Betrachtet man die **Funktion** (also den praktischen Gebrauchswert) **von Menschenbildern im Alltag,** so lassen sich vier Bereiche unterscheiden (12):

- **Wissensfunktion:** Das Wissen über die soziale Umwelt wird durch die Auswahl neuer Informationen abgesichert und stabilisiert.
- **Anpassungsfunktion:** Hervorgehobene Gemeinsamkeiten vermindern sogenannte Binnenkonflikte in Gruppen/sozialen Systemen und betonen die Abgrenzung gegenüber anderen Gruppen.
- **Selbstdarstellungsfunktion:** Prägnante Menschenbilder erleichtern Individuen und Gruppen die Bildung von Selbstbildern (Autostereotypen) und Fremdbildern (Heterostereotypen).
- **Selbstbehauptungsfunktion:** Menschenbilder helfen dem Individuum, Unsicherheit zu reduzieren, Angst abzuwehren und das Ich zu stabilisieren.

Solche Annahmen über den Menschen müssen nicht unbedingt wahr sein, um wirksam zu werden. Dies zeigt sich am Phänomen der sich selbst erfüllenden Prophezeihung (13). Darunter versteht man die Tatsache, daß ein anfängliches Bild von einem anderen Menschen bei diesem ein Verhalten hervorruft, das dieses Bild bestätigt.

Hat ein Vorgesetzter ein positives Bild von einem Mitarbeiter («ein fähiger Mensch»), so wird er ihn auch so behandeln (z. B. durch Delegation anspruchsvoller Aufgaben), daß dieser tatsächlich ein solches Verhalten zeigt. Dies wiederum wird das anfängliche Bild bestätigen und stabilisieren; selbstverständlich laufen solche Prozesse auch unter negativen Vorzeichen ab.

Bei Menschenbildern handelt es sich um Annahmen, die schwer widerlegbar sind. Der Grund dafür liegt sicher vor allem darin, daß diesen Menschenbildern, die im Alltag unreflektiert, unbewußt und gefühlsmäßig gebraucht werden, jeweils ein «Körnchen Wahrheit» anhaftet (7). Und jeder Mensch neigt dazu, Erfahrungen aus einem spezifischen Kontext herauszulösen, sie zu verallgemeinern und generell gültige Handlungsmaximen daraus abzuleiten.

Vorgesetzte/Mitarbeiter wissen, daß alle bestimmte Menschenbilder in uns herumtragen, und daß diese Bilder, gleichgültig ob sie Menschen bewußt sind oder nicht, das Verhalten gegenüber Vorgesetzten, Mitarbeitern und Kollegen entscheidend beeinflussen.

6 Staehle (1980)
7 vgl. Lilge (1980)
8 Jahnke (1975), zit. nach Lilge (1981)
9 Moldenhauer/Grunwald (1978)
10 Graumann (1969)
11 Moldenhauer/Grunwald (1978)
12 vgl. Katz (1960), nach Moldenhauer/Grunwald (1978)
13 vgl. Mestre (1968) nach Moldenhauer/Grunwald (1978)

2.2. Verhalten und Motivation

Bei der Beobachtung menschlichen Verhaltens zeigt sich, daß dieses auf bestimmte Ziele ausgerichtet ist. Verfolgt man den Weg eines Individuums auf ein Ziel hin, so stellt man charakteristische Verläufe fest. Beim Erreichen eines Zieles lassen sich bestimmte Verhaltensänderungen erkennen wie beispielsweise eine Verminderung der Aktivität oder Äußerungen der Befriedigung.

Diese und ähnliche Befunde führten zu der grundlegenden Einsicht, daß «hinter» dem beobachtbaren Verhalten Kräfte und Prozesse wirksam sind, die dieses Verhalten auslösen und steuern, die selbst aber nicht beobachtbar sind. Diese Vorgänge, die als Motivationsprozeß bezeichnet werden, stellen die für das Verhaltensergebnis, damit auch für das Führungsergebnis, entscheidende Gegebenheit dar, die im Folgenden näher betrachtet werden.

2.2.1 Zum Begriff der Motivation

«Motivation» ist ein komplexer und vieldeutiger Begriff. Ohne auf die verschiedenen Definitionen einzugehen, kann folgendes festgehalten werden: «Wie auch immer Motivation definiert werden mag, ihr Studium betrifft die Begründung menschlichen Verhaltens, meint immer dasjenige in und um uns, was uns dazu bringt, treibt, bewegt, uns so und nicht anders zu verhalten!» (10)

Motivation stellt also einen Sammelbegriff für Prozesse dar, die erklären sollen, «wie das Verhalten ausgelöst wird, durch welche Kraft es getrieben wird, wie es gesteuert wird, wie es aufhört, und welche subjektiven Reaktionen während dieser Phasen im Organismus stattfinden (14).

• Besonders im Hinblick auf das Arbeitsverhalten des Menschen wird der Begriff Motivation gewöhnlich in zwei Bedeutungen verwendet (15):

- **Menschen werden zu bestimmten Verhaltensweisen** angeregt; sie «werden» motiviert. Dieser Ansatz geht davon aus, man könne durch Führungsmaßnahmen bzw. äußere Anreize, also durch Stimulierung von außen, das Verhalten des Individuums in eine gewünschte Richtung lenken. Unter diesem Aspekt wird der Vorgesetzte zur Person, die den Mitarbeiter motivieren bzw. zu bestimmten Verhaltensweisen anregen soll.
- **Menschen befinden sich in einem Zustand der Motivation/Motiviertheit:** sie sind motiviert. Dieser zweite Aspekt sieht das **Individuum als,** möglicherweise alleinige, **Quelle für Intensität und Richtung des Verhaltens.** Bei dieser Sichtweise stehen dann die individuellen Bedürfnisse des Mitarbeiters im Vordergrund. Beide Bedeutungen sind im Hinblick auf den individuellen Motivationsprozeß wichtig, bringen aber nicht zum Ausdruck, daß bei der Motivation des Arbeitsverhaltens die Interaktion zwischen Individuum und Organisation eine entscheidende Rolle spielt.

2.2.2 Drei Motivationskonzepte

Zur Erklärung menschlichen Verhaltens in Organisationen wurden verschiedene Motivationsmodelle entwickelt, die sich in erster Linie mit der Beantwortung folgender Fragenkomplexe befassen (15): – **Worauf ist es zurückzuführen, daß bestimmte Sachverhalte vom Menschen als erstrebenswert betrachtet werden? – Welche Sachverhalte sind für den Menschen erstrebenswert** und welche nicht? – **Welche Faktoren beeinflussen die Wünschbarkeit von Sachverhalten** im Laufe der Zeit, und warum unterscheiden sich Individuen hinsichtlich der Bedeutung, die sie verschiedenen Sachverhalten beimessen?

Die Antworten auf diese Fragen fallen je nach Mitarbeiter unterschiedlich aus; stark maßgebend sind Bedürfnisse, Reize, Motive und Verhalten, wie Abb. 2/1 zeigt.

14 Jones (1956), zit. nach Lawler (1977)
15 vgl. Lawler (1977)

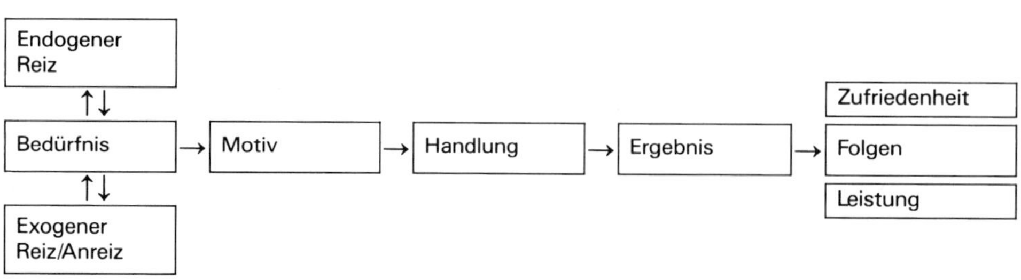

Abbildung 2/1: Bedürfnis, Reiz, Motiv und Verhalten (Steinle)

- Im folgenden werden drei **Motivationskonzepte** kurz vorgestellt:

– **Motivationskonzept des Taylorismus:** Das oberste Ziel der «wissenschaftlichen Betriebsführung» von Taylor besteht in der Steigerung der Arbeitsleistung. Weil diese Führungstheorie auf dem Bild des «ökonomischen Menschen» beruht, dem es in erster Linie um die Befriedigung materieller Interessen und Bedürfnisse geht, wird Entgelt als primärer Motivator der Arbeitsleistung angesehen. Auch wenn diese verkürzte Auffassung über die Arbeitsmotivation für unsere heutige Gesellschaft überholt ist, so kam ihr doch für die Arbeitnehmer um die Jahrhundertwende eine nicht zu unterschätzende Bedeutung zu.

– **Motivationskonzept der Human-Relations-Bewegung:** Die Human-Relations-Bewegung, welche die Bedeutung zwischenmenschlicher Beziehungen in sozialen Systemen aufdeckte und das Bild des «sozialen Menschen» konzipierte, kam aufgrund von Untersuchungen zum Schluß, daß weniger der Lohn als vielmehr die Beachtung sozialer Aspekte wie z. B. der Kontakt innerhalb der Gruppe, wechselseitige Wertschätzung und emotionale Wärme die Arbeitszufriedenheit und damit die Arbeitsleistung beeinflusse. Wie bereits bemerkt, wird der Human-Relations-Ansatz vor allem dahingehend kritisiert, daß die Erkenntnisse über die sozio-emotionalen Beziehungen im Arbeitsprozeß häufig als Manipulationsinstrument im Dienste der Leistungssteigerung mißbraucht werden.

– **Human-Resources-Konzept mit zwei Varianten:** Das Human-Resources-Modell ist sehr variantenreich. So wird z. B. in einer eher technokratischen **Variante der Mitarbeiter primär als «Reservoir unentdeckter Ressourcen»** betrachtet. Partizipation wird nur empfohlen, um die Qualität von Entscheidungen zu steigern. Arbeitszufriedenheit wird lediglich als Nebenprodukt der Ressourcennutzung gesehen: «Die Zufriedenheit der Untergebenen wird als Nebenergebnis verbesserter Arbeitsleistung und der Gelegenheit zu kreativen Beiträgen wachsen (16).

Eine **sozialpsychologische Variante** sieht den Mitarbeiter hauptsächlich als Träger von Bedürfnissen und versucht, über eine Befriedigung solcher Bedürfnisse ein hohes Ausmaß an Arbeitszufriedenheit und damit ein hohes Ausmaß an Produktivität zu erreichen. An diesem Konzept wird kritisiert, daß es die Organisationsstruktur weitgehend ignoriert und davon ausgeht, daß Systeminteressen und Mitarbeiterinteressen übereinstimmen.

Der Grund, weshalb kein Motivationskonzept vorliegt, das auf dem Bild des «komplexen Menschen» beruht, liegt darin, daß im Rahmen dieses Modells der Vorgesetzte darauf verzichtet, die Motivation des Mitarbeiters gezielt und direkt zu beeinflussen. Es wird in dieser Hinsicht von folgenden Annahmen ausgegangen (17): – **Der Mensch ist** zwar **fähig, sich den Aufgaben und Zielen der Organisation zuzuwenden.** Er muß sich aber nicht so verhalten, etwa als Folge von Motivationsmaßnahmen. – **Der Mensch hat gewisse Fähigkeiten,** aber aufgrund seiner Erfahrungen verbirgt oder unterdrückt er sie zum Teil. Ein Führer kann ihn nicht veranlassen, sie anzuwenden und einzubringen. – **Motivation ist nicht allein Aufgabe des Managements** oder des Führers, sondern auch eine Aktivität des Arbeitnehmers.

2.2.3 Ein Verhaltensmodell

Damit eine Leistung zustandekommt, sind grundsätzlich zwei Faktoren erforderlich: **Leistungs-Motivation/-Bereitschaft** und **Leistungsfähigkeit.** Ganz gleichgültig, wie stark ein Mensch zu hoher Leistung motivert sein mag: Er kann nicht viel leisten, wenn er nicht über die erforderlichen Fähigkeiten verfügt. Dieser Sachverhalt wird in der Regel in folgender Formel ausgedrückt (15):

Leistung ist eine Funktion von Fähigkeit und Motivation

$$L = f\,[\mathbf{F \times M}]$$

Die Gleichung erfordert eine multiplizierende Kombination von Fähigkeit (F) und Motivation (M): Wenn einer dieser beiden Faktoren klein ist, muß daher auch die Leistung klein sein. Mit anderen Worten: Hohe Motivation kann geringe Fähigkeit nur begrenzt ausgleichen (dasselbe gilt auch bei ausgeprägter Fähigkeit und geringer Motivation).

Ein weiterer wichtiger Punkt in bezug auf obengenannte Formel spielt der Begriff «Fähigkeit». **Fähigkeit umfaßt Ausbildung (Au), Erfahrung (Er) und Eignung (Ei).** Das Wort Fähigkeit beschreibt, wieviel ein Mensch zur Zeit weiß und kann. Damit ist dieser Begriff nicht identisch mit dem Begriff der Eignung, der besagt, ob ein Mensch durch Ausbildung und Erfahrung zu einem bestimmten Fähigkeitsniveau gelangen kann. Die Eignung besagt, wie sehr bestimmte Verhaltensweisen entwickelt werden können.

Fähigkeit ist demzufolge die Funktion von Eignung, Ausbildung und Erfahrung, d. h.:

$$F = f\,[Ei \times (Au + Er)]$$

Andrerseits ist die arbeitsintrinsische Arbeitsmotivation (Mi) weitgehend bestimmt durch die **Sinnhaftigkeit der Arbeit** (Si), die **Eigenständigkeit in der Arbeit** (Eg) und die **Art der Rückmeldung** (Feedback) (Rm) **über die Arbeitsleistung.** Mi läßt sich ebenfalls als Funktion dieser drei Anreize darstellen:

$$Mi = f\,(Si \times Eg \times Rm)$$

16 Miles (1965), zit. nach Wunderer/Grunwald (1980)
17 vgl. Zaleznik (1958), nach Wunderer/Grunwald (1980)

Ebenfalls die arbeitsextrinsche Arbeitsmotivation (Me) ist wesentlich durch drei Komponenten bestimmt; es sind dies die **Entlöhnung** (Gh), die **sozialen Kontakte** (Sk) und die **Weiterentwicklung/Beförderung** (We). Me kann ebenfalls als eine Funktion von drei Anreizen dargestellt werden:

Me = f (Gh x Sk x We)

Die Grundformel

L = f **[F x M]**

in detaillierter Darstellung kann lauten:

- mit Mi
  L = f **[(Ei x (Au + Er)) x (Si x Eg x Rm)]**
- mit Me
  L = f **[(Ei x (Au + Er)) x (Gh x Sk x We)]**

Die Zusammenhänge zwischen Leistung, Fähigkeiten und Motivationsstruktur dürften in dieser mathematischen Form klar erkennbar sein: **Nicht alle Leistungsprobleme im Krankenhaus entstehen durch niedrige Motivation!** «Besonders auf höheren Ebenen werden Leistungsprobleme oft durch mangelnde Fähigkeiten verursacht!» (15)

Bei der Untersuchung von **Leistungsproblemen** muß man daher immer herauszufinden versuchen, wieweit das Problem **auf mangelnde Fähigkeit zurückzuführen ist und wieweit auf ungenügende Motivation.** Die erforderlichen korrigierenden Maßnahmen sind in diesen beiden Fällen sehr unterschiedlich.

Wird nach den **Ursachen für ein bestimmtes Verhalten** und damit nach der Motivation gefragt, so bedeutet dies einen Rückschluß von beobachtetem Verhalten auf dahinterliegende (nicht beobachtbare) Verhaltensgründe. Dieser Rückschluß kann aber nicht anhand eines einfachen Reiz–Reaktions-Modells erfolgen: **Gute Bezahlung (Reiz) führt nicht immer zu guten Arbeitsergebnissen (Reaktion)**. Oder anders herum: Gute Arbeitsergebnisse sind nicht immer die Folge von guter Bezahlung.

Da von beobachtbaren Reizen (gute Bezahlung) also noch nicht auf ein spezifisches Verhalten geschlossen werden kann, müssen anscheinend noch weitere Faktoren im Spiel sein. Diese Faktoren, denen sich keine direkt beobachtbaren Erscheinungen zuordnen lassen, sind hypothetische Konstrukte, welche die «Lücke» zwischen beobachtbaren Reizen und beobachtbarem Verhalten schließen.

Inhaltlich werden diese Konstrukte mit so unterschiedlichen Begriffen wie Motive, Bedürfnisse, Triebe, Einstellungen, Überzeugungen oder Erwartungen umschrieben. Verhalten ist weder eine reine Reaktion des Individuums auf Reize der Umwelt, noch eine reine Aktion der Person aus sich selbst heraus, unabhängig von ihrer Umwelt. **Verhalten entsteht vielmehr aus einer Wechselwirkung zwischen der Person und der spezifischen Situation** bzw. zwischen individuellen Bedürfnissen/Dispositionen und situativen Gegebenheiten.

Bedürfnisse sind nicht andauernd als Spannungszustände wirksam: Sie treten auf und verschwinden wieder, nachdem sie befriedigt worden sind. Daraus kann man schließen, daß sich der **Organismus vor dem Auftreten eines Bedürfnisses in einer Gleichgewichtslage** befindet. Damit diese Gleichgewichtslage verlassen wird, braucht es ein Ereignis. Dieses besteht in einem **Reiz (Stimulus),** d. h. in einer Veränderung der Innenwelt (endogener Reiz) oder Aussenwelt (exogener Reiz), die eine Veränderung des Zustandes bzw. des Verhaltens des Individuums zur Folge hat.

Im Rahmen der Arbeits- bzw. Leistungsmotivation werden situative Gegebenheiten, von denen angenommen wird, sie könnten der Befriedigung eines Bedürfnisses/Motivs dienen und den Organismus veranlassen, entsprechende Handlungen zu vollziehen, als **Anreiz** bezeichnet. Die Arbeitssituation, in der sich der Mitarbeiter befindet, kann unter diesem Gesichtspunkt als **Anreizsituation** aufgefaßt werden.

Reize können sowohl physischer wie psychischer Natur sein. Sie lösen nur dann Wirkungen aus, diese Tatsache ist im Hinblick auf die Führung von entscheidender Bedeutung, wenn sie auf eine entsprechende Ansprechbarkeit/Disposition des Organismus stoßen, wenn also ein latentes («schlummerndes») Bedürfnis vorhanden ist. Unter dieser Voraussetzung löst der Reiz ein Gefühl des Strebens aus, das als Motiv bezeichnet wird.

Durch dieses Motiv wird dann eine **Handlung** induziert. Die Handlung wiederum führt zu einem entsprechenden **Ergebnis,** welches mit bestimmten Folgen verbunden ist. **Folgen zeigen sich in allen drei Dimensionen des Handelns:** sowohl in der **Sach-Dimension (Arbeit),** wie auch in der **sozialen Dimension (Interaktion)** und **personalen Dimension (Konsummation).**

Im vorliegenden Modell werden die Folgen, die sich auf den Menschen als Leistungsträger beziehen, als **Leistung** bezeichnet. Die Folgen, die den Menschen als Bedürfnisträger betreffen, sind unter dem Begriff der Zufriedenheit zusammengefaßt. Sowohl Leistung wie auch Zufriedenheit, die aus einer Handlung hervorgehen, wirken auf Anreizsituation und Motivstruktur zurück und führen damit zu einer Modifikation (Veränderung, Anpassung) des Verhaltens. Abbildung 2/2 verdeutlicht diesen Zusammenhang (18).

Das skizzierte **Verhaltensmodell wird durch eine weitere Komponente ergänzt, vor allem durch die Erwartung.** Es kann nämlich festgestellt werden, daß sich nach einer gewissen Zeit, während bestimmte Anreize ununterbrochen auf ein Individuum eingewirkt haben, Vorstellungen (innere Bilder) dieser Anreize zu

18 vgl. Steinle (1978)

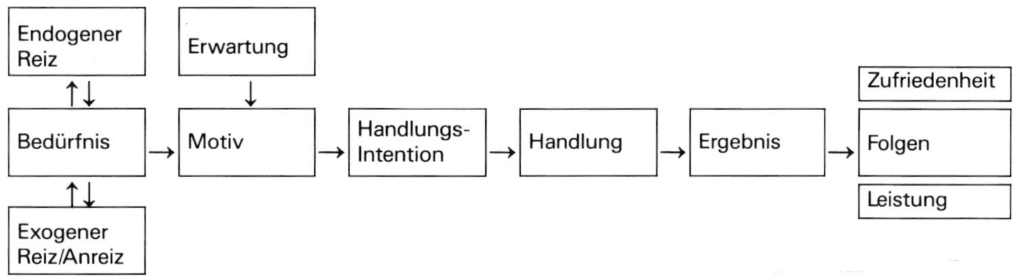

Abbildung 2/2: Motiv, Erwartung und Verhalten (Steinle)

Motiven formen. Diese vermögen in der Folge das Verhalten zu beeinflussen. Die wichtigste Komponente dieser Erwartung ist die sogenannte **Erfolgserwartung.**

Darunter ist die Vermutung zu verstehen, mit welcher Wahrscheinlichkeit das angestrebte Ziel erreicht werden kann. Die Erwartung kann sich auf das Erreichen von Zielen aller Art beziehen: Auf die Sicherheit des Arbeitsplatzes, auf Beförderung, auf Anerkennung durch Vorgesetzte und Kollegen. Bei entsprechender Erwartung resultiert aus dem Motiv eine **Handlungsintention,** welche dann schließlich eine Handlung einleitet; siehe Abb. 2/3.

Motive, Anreize und Erwartungen beziehen sich auf die Intention (das Wollen) des Handelnden, wobei darunter sowohl die bewußte als auch die unbewußte Absicht verstanden wird, eine bestimmte Handlung zu vollziehen. Nun reicht aber bekanntlich das Wollen allein noch nicht aus: Zur Erreichung eines Zieles sind nicht nur eine Bereitschaft zum Handeln, sondern auch **spezifische Fähigkeiten** erforderlich, welche die Umsetzung der Absicht in ein Ergebnis ermöglichen. Diese Fähigkeiten haben nicht nur auf den Handlungsakt, sondern auch auf die Erwartung einen Einfluß: Sie sind wesentlich an der Festlegung des Anspruchsniveaus beteiligt, d. h. des Schwierigkeitsgrades der Aufgaben, deren Bewältigung sich jemand zutraut.

Das Verhaltensmodell kann somit **durch die Komponenten Motiv und Fähigkeit charakterisiert werden,** die untereinander in Wechselwirkung stehen. Sie bedingen Leistung und Zufriedenheit, wobei in einem komplizierten Rückkoppelungsprozeß Leistung und Zufriedenheit wieder auf die bedingenden Komponenten Anreiz, Motiv und Erwartung zurückwirken. Abb. 2/3 zeigt diesen Rückkoppelungsprozeß.

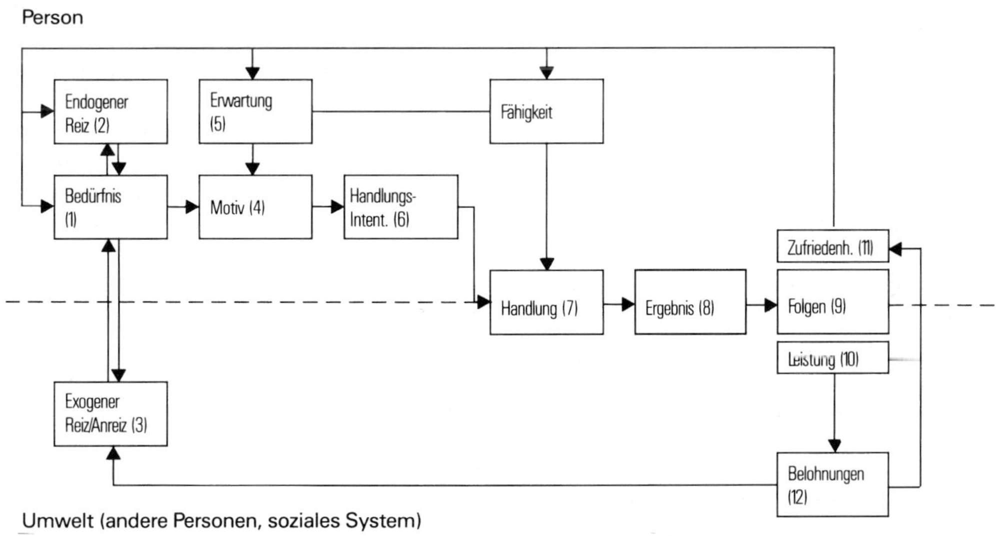

Abbildung 2/3: Verhaltensmodell (Steinle)

Befaßt man sich hier mit der Motivation des Verhaltens, so geht dies nicht ohne die Fragestellung, ob denn eigentlich alles Verhalten motiviert ist. Zunächst einmal lassen sich leicht Ereignisse im menschlichen Leben feststellen, die ohne Motivation zustande kommen (18): Wenn ein Fußgänger von einem Fahrzeug angefahren und umgeworfen wird, ist sein Niederfallen nicht durch ein Motiv, sondern durch die äußere Ursache des Anpralls bedingt. In einem solchen Falle liegt aber auch kein eigenes Tun und daher auch kein Verhalten vor: Der Mensch befindet sich hier in einer rein duldenden Lage. Wenn er hingegen versucht, dem sich nähernden Fahrzeug auszuweichen, so zeigt er ein zielgerichtetes Verhalten, das einem Motiv entspringt, nämlich der Bewahrung vor einem Unfall bzw. der Aufrechterhaltung der körperlichen Integrität.

Auch bei den Reflexen und Instinkten fehlt das Streben auf ein bestimmtes Ziel hin, das für das Verhalten kennzeichnend ist.«Zusammenfassend kann somit gesagt werden, daß alles menschliche Verhalten motiviert ist!» (18) «Man versuche, sich irgendein Handeln, eigenes oder fremdes, vorzustellen, das ohne ‹Grund› oder ohne ‹Ziel›, das nicht ‹motiviert› sei. Es gelingt nicht!» (19)

Festzuhalten ist (die Ziffern beziehen sich auf Abb. 2/3): **Latente Bedürfnisse** [1] werden einerseits durch **endogene Reize** [2], andererseits aber, und das ist im Hinblick auf die Motivation als Führungsaufgabe von besonderer Bedeutung, auch durch **Anreize (exogene Reize)** [3] aktiviert, die von der jeweiligen Arbeitssituation ausgehen (z.B. Entlöhnung, soziale Kontakte, persönliche Entfaltung). In gegengerichteter Weise können aber auch schon aktivierte Bedürfnisse ein Aufsuchen entsprechender Anreizsituationen bewirken. Ergebnis der Wechselwirkung von situationsspezifischen Anreizen mit entsprechenden Bedürfnissen ist ein Spannungszustand, der als **Motiv** [4] bezeichnet wird. Auf dieses Motiv übt nun die **Erwartung** [5], insbesondere die Aussicht auf Erfolg/Mißerfolg einen modifizierenden Einfluß aus.

Die daraus resultierende Handlungsintention [6] leitet eine **Handlung** [7] ein, die selbstverständlich auch durch die Fähigkeit der handelnden Person bestimmt wird. Auch auf die Erwartung übt die Fähigkeit eine Wirkung aus, indem sie an der Festlegung des Anspruchsniveaus beteiligt ist. Die vollzogene Handlung führt zu einem **Ergebnis** [8], das in einer Veränderung des ursprünglichen Zustandes zum Ausdruck kommt.

Unmittelbare und mittelbare Folgen [9] begleiten das Ergebnis, die sich sowohl auf die erbrachte Leistung [10], als auch auf die **Zufriedenheit** [11] des Handelnden beziehen.

Der Vergleich der erbrachten Leistung mit einem Leistungsstandard dient als Basis für (materielle und immaterielle) **Belohnungen** [2], die sich einerseits auf die Zufriedenheit auswirken und andererseits als Anreize fungieren. In den folgenden Abschnitten wird auf die drei Motivationskomponenten Motiv, Anreiz und Erwartung näher eingegangen.

2.2.4 Einflüsse auf den Motivationsprozeß

Der Vorgang der Motivation wird sowohl durch innere wie auch durch äußere Gegebenheiten und Vorgänge beeinflußt, die zudem miteinander in Wechselwirkung stehen. Innerer Natur sind körperliche Vorgänge wie beispielsweise der Verbrauch von Energie, der zur Entstehung des Nahrungsbedürfnisses führt, oder die körperliche Grundkonstitution und Gesundheit. Aber auch seelische Gegebenheiten üben auf den Motivationsprozeß eine starke Wirkung aus. Solche Gegebenheiten sind: Interessen, Werte, Einstellungen, Gewohnheiten, Vitalität:

- **Interessen:** Unter Interesse (von lat. «interesse» = dazwischensein, dabeisein) versteht man allgemein die Tendenz, auf bestimmte Gegenstände oder Sachverhalte der Umwelt vermehrt zu achten (Selektivität der Aufmerksamkeit), die Tendenz, gesteigerte emotionale Anteilnahme an bestimmten Gegenständen, Ereignissen oder Ideen zu zeigen, die man für bedeutungsvoll hält. Das Phänomen des Angezogen- und Abgestoßenwerdens durch Gegenstände und Tätigkeiten läßt sich ebenfalls unter dem Begriff «Interesse» einordnen.

Interesse, Dazwischensein, Dabeisein ist für den Menschen wesentlich: «Die Welt, in der wir leben, ist die Welt unseres Interesses. Ohne Interesse sind und vermögen wir nichts, ist nichts (20). Man kann einzelne Interessen entweder nach den Objekten unterscheiden, auf die sie sich richten, oder nach den Fähigkeiten, in denen sie sich auswirken, oder nach dem Grad ihrer Intensität.

“Interesse ist nicht ein statisch zu verstehender Zustand oder Bestand, sondern ein dynamisch zu verstehendes «Sich-in-etwas-hinein-bewegen», ein «Etwas-bewegen» und zugleich «Davon-bewegt-werden». – «Mein Interesse an etwas ist mein Sein bei/in/zwischen etwas. Dabei geht es entweder nur um mein Sein selbst (egoistisches, selbstsüchtiges Interesse) oder nur um das Sein des anderen (selbstsüchtiges Interesse) oder aber um mein Sein mit anderem, in wechselseitigem aneinander Wirken!» (20). **Weil Interesse das Menschsein wesentlich bestimmt, kann es nicht erzeugt, sondern nur geweckt oder gefördert werden.**

- **Werte:** Werte sind (explizite oder implizite) Auffassungen darüber, welche Handlungen oder Einstellungen in bezug auf die Umwelt erstrebenswert oder wünschenswert sind (im Sinne von gut und schlecht). Werte sind dynamische Konzepte, die dem Menschen als Ordnungs- und Orientierungshilfe dienen. Sie beeinflussen die Wahrnehmung und ermöglichen es dem Individuum, sein Verhalten durch verschiedene Situationen hindurch auf bestimmte Inhalte auszurichten.

---

19 Heckhausen (1981)
20 Schleißheimer (1977)

Taucht ein Bedürfnis auf, so ist ein Mensch diesem Bedürfnis in der Regel ja nicht einfach machtlos ausgeliefert. Er hat häufig die Möglichkeit, die Befriedigung des Bedürfnisses zu verschieben, abzulehnen oder das Bedürfnis gar zu ignorieren bzw. zu verdrängen. So kann beispielsweise ein asketischer Mönch ein enormes Bedürfnis nach einer üppigen Mahlzeit verspüren; in Wirklichkeit aber begnügt er sich mit karger und einfacher Nahrung.

Das Motiv für dieses Verhalten besteht in den asketischen Werten, die seine niederen Bedürfnisse beherrschen: Durch das Bedürfnis, diese Werte (Ideal) zu verwirklichen, ist die einfache Lebensweise des Mönches motiviert.

Werte nehmen im Leben und Handeln der Menschen eine Schlüsselposition ein. In der Gesellschaft, wo viele Personen zusammenleben und wo die Handlungen der Personen aufeinander abgestimmt sein müssen, sind gemeinsame Werte als Grundlage koordinierten Handelns notwendig. Wegen ihrer Schlüsselposition im Leben des Einzelnen und im Leben der Gesellschaft genießen die Werte eine hohe Achtung. Sie werden als Grundlage eines sinnvollen Lebens geschätzt und gelten als Garantien der gesellschaftlichen Ordnung (21). Jedes Handeln erfolgt nicht voraussetzungsfrei, sondern stets aufgrund wertbezogener Vorstellungen des handelnden Menschen von sich und seiner Umwelt.

Die Entstehung des individuellen Wertsystems vollzieht sich im Laufe der wertenden Auseinandersetzung des Individuums mit seiner Umwelt, einer Auseinandersetzung, die sich als sinngebende Aktivität unablässig zwischen Menschen und Mitmenschen, Normen und Sachverhalten vollzieht.

• **Einstellungen:** Unter Einstellungen versteht man Phänomene der Gerichtetheit des Organismus, welche in einer Ausrichtung des Erkennens und Handelns zum Ausdruck kommen (22).

Einstellungen haben einen Einfluß darauf, welche Sachverhalte und Vorgänge der Umwelt vom Individuum wahrgenommen, welche Erlebnisinhalte bewußt erfaßt und welche Reize mit einer Reaktion beantwortet werden (selektive Wirkung). Auch wie eine Gegebenheit erfaßt bzw. welche Bedeutung ihr zugeordnet wird, ist u. a. von der Einstellung abhängig (kognitive Wirkung), im weiteren die Gefühle, die auf diese Gegebenheit gerichtet werden (affektive Wirkung) und schließlich das Verhalten, das als Antwort darauf gezeigt wird (pragmatische Wirkung) (23).

Die Faktoren, welche diese Wirkungen bedingen, werden als «mitbewußt» bezeichnet: Darunter ist alles zu verstehen, «was man weiß, ohne daß man daran denkt, daß man es weiß» (17). Der Begriff Einstellung wird im Sinne von «set» und von «attitude» verwendet:

- **Einstellung im Sinne von «set»:** Bezeichnung für eine relativ kurzzeitige Gerichtetheit des Organismus auf bestimmte Umweltreize, die dazu führt, daß diese Reize mehr oder weniger selektiv wahrgenommen und Reaktionen darauf begünstigt werden; dies läßt den Menschen z.B. eine Handlung schneller ausführen als andere.
- **Einstellung im Sinne von «attitude» (Attitüde):** Bezeichnung für ein relativ überdauerndes System von Anschauungen, Meinungen und Überzeugungen, die in spezifischen Situationen in bestimmter Hinsicht wirksam werden. Das System ist durch Umwelteinflüsse (z.B. Erziehung, Arbeitseinflüsse) und Erfahrungen im weitesten Sinne geprägt und beeinflußt sowohl die Motivation wie auch die Wahrnehmung, die Auffassung und die emotionale Bewertung. Einstellungen können sich auf Gegenstände, Vorstellungen, Sachverhalte, Personen bzw. Gruppen von Personen beziehen. Ist eine Einstellung derart verfestigt, daß sie durch neue Informationen bzw. Erlebnisse kaum mehr beeinflußt/verändert werden kann, spricht man von einem Vorurteil.

• **Gewohnheiten:** Unter einer Gewohnheit (habit) versteht man einen mehr oder weniger automatisierten Reaktionsablauf bzw. eine feste Reiz-Reaktions-Verbindung. Die einfachste Form ist der Reflex: Auf einen Reiz (z.B. Reiskorn in der Luftröhre) folgt eine spezifische Reaktion (Husten). Der neugeborene Organismus ist mit wenigen angeborenen Reflexen ausgestattet (z.B. Atemreflex, Saugreflex). Im Laufe der Entwicklung wird dann das gesamte Verhaltensinventar eines Individuums in der Weise aufgebaut, daß sich ein immer komplexeres System von Habits bildet (berufliche Habits, patriotische Habits, eheliche Habits usw.).

Eine gewohnheitsmäßige Handlung wird nicht mehr durch ein bestimmtes Bedürfnis ausgelöst, sondern entspricht einer starren Antwort auf eine bestimmte Situation. Gewohnheiten können durch Übung und Lernen, auch im Sinne von Sozialisation (soziale Anpassung), zustandekommen. Ein wichtiger Lernmechanismus besteht in einem Vorgang, der als **Verstärkung** bezeichnet wird: Ein bestimmter Reiz wird mit einer bestimmten Reaktion beantwortet.

Ist die Reaktion erfolgreich, so resultiert daraus eine Befriedigung. Die Verknüpfung dieser Befriedigung mit der Reaktion bewirkt dann, daß beim erneuten Auftreten desselben Reizes auf die gleiche Reaktion gegriffen wird. Das Befriedigungserlebnis dient somit als **Verstärker:** Es erhöht die Wahrscheinlichkeit, daß dasselbe Verhalten wieder auftritt.

Gewohnheiten sind also Verhaltensformen, die so stark verfestigt bzw. automatisiert sind, daß sie sich vom Motiv gelöst haben, das ursprünglich zu ihrer Entstehung führte. Dadurch, daß sie ihre Verankerung im Mo-

21 Morel (1975) zit. nach Lilge (1980)
22 vgl. Fröhlich/Drever (1978)
23 Rohracher (1965) zit. nach Fröhlich/Dreyer (1978)

tiv verloren haben, können sie unzweckmäßig werden. Beispiele für unzweckmäßige Gewohnheiten lassen sich in jedem Krankenhaus ohne große Mühe finden. Aufgrund ihrer dauernden Ausübung kommt es zu einer ständigen Verfestigung, was der Grund dafür ist, daß das Ablegen von Gewohnheiten so große Schwierigkeiten bereitet.

Das Problem läßt sich angehen, indem man sich der Habits bewußt wird und versucht, aus bewußter Einsicht heraus die starren Abläufe zu durchbrechen.

- **Vitalität:** Als Vitalität wird die seelisch-geistige Energie bezeichnet, über die ein Mensch verfügt bzw. die er zum Erreichen seiner Ziele einsetzt. Auf die Vitalität eines Menschen wird aus der Intensität und Ausdauer sowie aus dem Ausmaß der Willenssteuerung seines Verhaltens geschlossen.

Die Vitalität kann als relativ überdauernde Charakterkonstante betrachtet werden, wobei natürlich Alter, Lebensweise oder Krankheit Schwankungen verursachen können.

Vitalität gilt zu einem guten Teil als Anlage, und nicht jeder ist mit gleichviel Vitalität ausgerüstet. Gegenüber dem vitalschwachen Menschen ist der vitalstarke in dem Sinne im Vorteil, als ihm grundsätzlich mehr Energien zur Verfügung stehen, um sich mit seiner Umwelt auseinanderzusetzen und sein Leben zu gestalten. Der vitalstarke Mensch sucht Schwierigkeiten zu überwinden; der vitalschwache weicht vor Hindernissen zurück und ist zur Auslösung und Aufrechterhaltung von Aktivität in hohem Maße auf äußere Anregung angewiesen.

- Neben diesen inneren Gegebenheiten, die den Motivationsvorgang bzw. das Verhalten beeinflussen, sind auch **Einwirkungen äußerer Natur** von Bedeutung, d. h. Sachverhalte und Vorgänge in der Umwelt, durch die latente Bedürfnisse angesprochen und aktualisiert, Meinungen, Normen, Werte und Einstellungen geprägt und Verhaltenweisen vermittelt werden. Die beiden Quellen dieser äußeren Einwirkungen sind:

  - **die gegenwärtigen Interaktionen:** Jeder Mensch steht mit seiner Umwelt in einer dauernden Wechselbeziehung, welche sein Verhalten entscheidend bestimmt. Von besonderer Bedeutung ist die Interaktion mit anderen Personen, welche sich in Form von Kommunikation vollzieht.
  - **die vergangenen Interaktionen:** Welche latenten Bedürfnisse in einem Menschen aktiviert werden können und mit welchem Verhalten er auf bestimmte Reize antwortet, ist weitgehend der Niederschlag seiner Lebensgeschichte: Die Art und der Ablauf der Motivation ist das Ergebnis von Lernvorgängen, die sich in Interaktion mit der Umwelt ereignet haben.

Besonders wichtig sind dabei Erlebnisse, die aus zwischenmenschlichen Beziehungen hervorgehen. Je früher sich diese ereignen, desto stärker ist ihre prägende Wirkung. So kommt beispielsweise der Mutter-Kind-Beziehung im Säuglingsalter für die spätere Erwartungshaltung dem Leben gegenüber entscheidende Bedeutung zu: Wo das Kind zu einem **«Urvertrauen»** gelangt, wird sich dieses Grundgefühl der Zuversicht auch auf sein späteres Erleben und Verhalten auswirken. Wenn ein Kind dieses Gefühl hingegen nicht erworben hat, so wird diese grundsätzliche Verunsicherung mehr oder weniger stark spätere Erfahrungen und Handlungen bestimmen.

Ein weiteres Beispiel ist die frühe Auseinandersetzung mit der **Autorität der Eltern,** welche für den Umgang mit späteren Autoritätsgestalten (Lehrern und Vorgesetzten) maßgeblich ist. Im Rahmen der mannigfaltigen Interaktionen, die sich in Familie, Schule, Beruf und anderen Bereichen der Gesellschaft vollziehen, eignet sich der Mensch Werte und Normen an, welche die jeweilige **Soziokultur** kennzeichnen (Sozialisation). Wie stark diese unser Verhalten bestimmen, ist uns häufig gar nicht bewußt.

2.3 Motive und Motivation

Das Verhalten des Menschen wird durch bestimmte Gefühle des Begehrens und Strebens ausgelöst, ausgerichtet und aufrechterhalten. Diese Gefühle, die als Motive bezeichnet werden, stellen die zentrale Komponente des Motivationsgeschehens dar.

2.3.1 Was ist ein Motiv?

Von den genannten Komponenten des Motivationsvorganges Motiv, Erwartung und Anreiz wurde dem Motiv bislang das größte Interesse gewidmet. Beim «Motiv» handelt es sich, wie oben bemerkt, um ein nicht beobachtbares Element, das erklären soll, warum ein Mensch ein bestimmtes Ziel anstrebt bzw. eine bestimmte Handlung vollzieht.

Das, was man mit **«Motiv»** bezeichnet, wird **zwischen zwei beobachtbare Phänomene eingeschoben: die (äußere) Situation,** in der sich der Mensch befindet und die auf ihn einwirkt, einerseits, **und sein Verhalten** (als Antwort auf die Situation) andererseits. «In diesem Sinne tritt das Motiv als eine zwischengeschaltete Gegebenheit (eine intervenierende Variable) auf, die sich der Wahrnehmung entzieht. Es erscheint als eine Annahme (ein hypothetisches Konstrukt), mittels welcher das beobachtete Verhalten verständlich gemacht wird (17).

Der Ausdruck «Motiv» leitet sich vom lateinischen Zeitwort «movere» ab, was «bewegen, in Bewegung setzen» bedeutet. Mit «Motiv» wird demnach der «Beweggrund» des Handelns, die «Ursache» des Verhaltens bezeichnet. «Motiv» schließt alles ein, was mit Ausdrücken wie «Trieb», «Drang», «Begehren» und ähnlichem gemeint ist.

Allgemein versteht man unter Motiv eine erworbene Disposition, eine bestimmte Art von Befriedigung anzustreben (24). Diese Definition macht keine näheren Angaben über die Natur des Motivs. Darüber wurden sehr unterschiedliche Überlegungen angestellt (25): Motiv als angeborenes Bedürfnis, Motiv als Mangelzustand, Motiv als Störung eines inneren Gleichgewichts bzw. Störung eines Gleichgewichts mit der Umgebung.

Im skizzierten Verhaltensmodell wird **das Motiv als aktualisierter (aktivierter) Spannungszustand** verstanden, der bei entsprechender Erwartung in eine Handlungsintention mündet. Das Motiv bestimmt das Verhalten in dreifacher Hinsicht (17); es: – bewirkt seine **Auslösung und Aufrechterhaltung = aktivierende Wirkung;** – legt **seine Richtung fest = dirigierende Wirkung; – verleiht ihm Kraft = energetisierende Wirkung.**

Ob es sich bei den verhaltensbestimmenden Komponenten um Motive, Bedürfnisse, Beweggründe, Dispositionen oder Tendenzen handelt; auf alle diese **Konstrukte** wird **aus beobachtetem Verhalten geschlossen**. Solche Rückschlüsse bringen zahlreiche Schwierigkeiten mit sich (26): – Einzelne Handlungen können verschiedene Motive repräsentieren; – Motive können in verdeckter Form auftreten: – Verschiedene Motive können durch ähnliche oder identische Handlungen zum Ausdruck kommen; – Ähnliche Motive können sich in unterschiedlichem Verhalten äußern; – Kulturelle und persönliche Unterschiede können die Ausdrucksformen bestimmter Motive beeinflussen.

Weiterhin sind auch die beträchtlichen individuellen Unterschiede hinsichtlich der Auswahl, Anordnung und Intensität von Motiven in Betracht zu ziehen. Darüber hinaus können Motive miteinander in Konflikt stehen, und die Zielerreichung kann bestimmte Motive verstärken.

Diese zahlreichen Faktoren und Schwierigkeiten sind vor Augen zu halten, wenn man sich mit Fragen der Motivation befassen will. Immer wieder erliegen wir der Versuchung, wichtige Faktoren zu vernachlässigen und wesentliche Zusammenhänge allzu stark zu vereinfachen. Dies äußert sich dann beispielsweise so, daß wir von einem bestimmten Verhalten, das wir bei einem anderen Menschen beobachten, sofort auf ein bestimmtes Motiv schließen, das diesem Verhalten zugrunde liegt. Über die Problematik eines solchen Rückschlußes machen wir uns oft sehr wenig Gedanken.

2.3.2 Hierarchie der Bedürfnisse

Das Motiv, das eine bestimmte Handlung auslöst, beruht auf einem Bedürfnis. Dieses Bedürfnis bestimmt das Ziel, das durch die Handlung erreicht werden soll. Eine Gliederung von Bedürfnissen könnte somit aufgrund der Ziele menschlichen Handelns erfolgen. Da diese Ziele jedoch außerordentlich vielfältig und oftmals auch situativ bedingt sind, ergeben sich aus diesem Vorgehen höchst unterschiedliche und unübersichtliche Bedürfniskataloge.

Um dennoch zu einer brauchbaren Liste möglicher und üblicher menschlicher Bedürfnisse zu gelangen, ist es notwendig, sich auf Bedürfnisse zu beschränken, die einigermaßen generell und überdauernd vorhanden sind. Als Konzept zur Gliederung von Bedürfnissen hat die sogenannte **Bedürfnishierarchie** des humanistischen Psychologen A. Maslow die größte Bedeutung erlangt.

Im Modell von Maslow (27) sind die grundlegenden Bedürfnisse des Menschen auf fünf verschiedenen Ebenen in einer Hierarchie der Vorrangigkeit angeordnet: die niedrigeren (oder grundlegenderen) Bedürfnisse haben den Vorrang vor höheren (weniger grundlegenden) Bedürfnissen. Die Hierarchie wird meist in Form einer Pyramide veranschaulicht. Die fünf Bedürfniskategorien sind: Physiologische Bedürfnisse, Sicherheitsbedürfnisse, Soziale Bedürfnisse, Bedürfnisse nach Wertschätzung und das Bedürfnis nach Selbstverwirklichung; (Siehe Abb. 2/4).

- **Physiologische Bedürfnisse:** Auf der untersten Ebene der Bedürfnispyramide finden sich die physiologischen Bedürfnisse, die bei einem Menschen, dem es im Leben extrem an allem mangelt, vor allen anderen Bedürfnissen den Vorrang haben. Als primäre physiologische Bedürfnisse gelten Hunger, Durst und Sexualität. Hat ein Mensch Hunger, so können alle anderen Bedürfnisse einfach aufhören oder werden in den Hintergrund gedrängt. «Der Drang, Gedichte zu schreiben, das Verlangen nach einem neuen Auto, das Interesse an Geschichte, der Wunsch nach einem neuen Paar Schuhe sind im Extremfall vergessen oder werden zweitrangig!» (27).

Solche Notzustände existieren, aber nicht bei uns; wir haben Appetit und nicht Hunger, wenn wir sagen: «Ich habe Hunger.» Ist der Magen aber chronisch voll, so hört Hunger auf, ein vorrangiges, dominantes Bedürfnis zu sein. Sofort tauchen dann andere (und höhere) Bedürfnisse auf und beherrschen den Organismus. Das Analoge gilt für andere physiologische Bedürfnisse wie Durst, Sexualität, Bedürfnis nach Ruhe, nach Bewegung, nach Obdach und Schutz vor den Naturelementen.

Die Dinge dürfen allerdings nicht zu stark vereinfacht werden; folgendes muß Beachtung finden: Alle physiologischen Bedürfnisse können als Kanäle für alle möglichen anderen Bedürfnisse dienen. Das heißt, daß jemand, der glaubt, daß er hungrig ist, in Wirklichkeit vielleicht mehr nach sozialem Kontakt verlangt als nach

24 vgl. Atkinson (1964), nach Hoyos (1974)
25 vgl. Hoyos (1974)
26 vgl. Steers/Porter (1975) nach Wunderer/Grunwald (1980)
27 vgl. Maslow (1977)

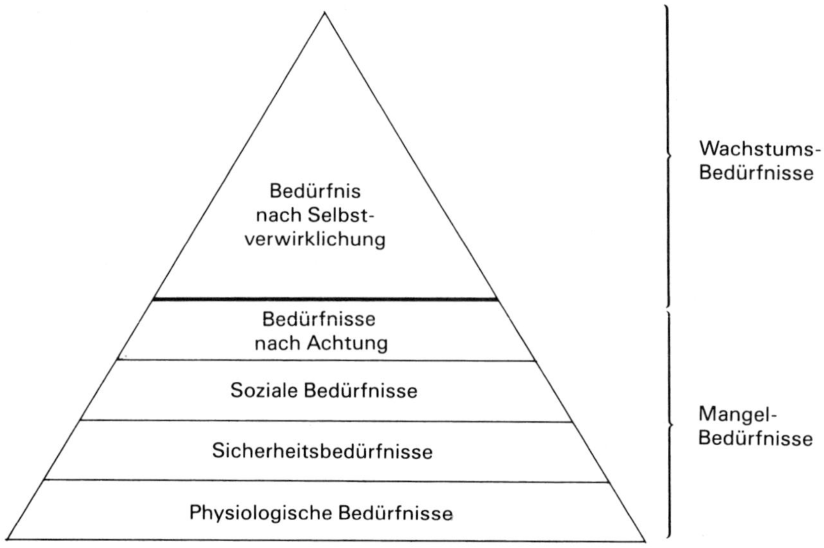

Abbildung 2/4: Bedürfnishierarchie nach Maslow

Proteinen. Und wenn jemand einen erlesenen Wein trinkt, der in einem Kristallpokal gereicht wird, so kann er damit sicher auch seinen Durst stillen, aber in erster Linie wird er seinen Geschmackssinn und/oder sein Statusbedürfnis befriedigen. Die physiologischen Bedürfnisse hängen also mit den sozialen und kulturellen zusammen bzw. mit dem Bedürfnis, bestimmten Normen zu entsprechen, um damit von der sozialen Umgebung anerkannt zu werden (28).

• **Sicherheitsbedürfnisse:** Sobald die physiologischen Bedürfnisse angemessen befriedigt sind, beginnen Bedürfnisse der nächsthöheren Ebene das Verhalten zu motivieren: Bedürfnisse nach Sicherheit, Stabilität, Geborgenheit, Schutz, Angstfreiheit, nach Struktur, Ordnung und Gesetz. Solche Bedürfnisse können in einer Vorliebe für irgendeine Art ungestörter Routine, für einen glatten Ablaufrhythmus oder im Wunsch nach einem Sparkonto oder nach Versicherungen aller Art zum Ausdruck kommen oder auch in einer Angst vor jeder Veränderung, vor allem Neuen, Unbekannten, Unvertrautem und in der damit verbundenen Scheu vor jeglichem Risiko.

Verallgemeinert läßt sich feststellen, daß der durchschnittliche Mensch in unserer Gesellschaft eine sichere, ordentliche, voraussehbare, gesetzmäßige, organisierte Welt bevorzugt, auf die er rechnen kann, in der unerwartete, unbewältigbare, chaotische oder anders gefährliche Dinge nicht geschehen (26).

In seinen Sicherheitsbedürfnissen ist der Mensch in unserer Kultur im großen und ganzen befriedigt: Eine stabile, glatt funktionierende Gesellschaft läßt ihre Mitglieder sich sicher genug fühlen vor Kriminalität, politischem Chaos und dergleichen, so daß selten Sicherheitsbedürfnisse als Motivatoren anzutreffen sind.

Für den Menschen als Arbeitnehmer spielt am ehesten das Bedürfnis nach sozialer Sicherheit am Arbeitsplatz eine Rolle, vor allem in einer Zeit steigender Arbeitslosigkeit. Aktionen von Vorgesetzten, die beim Mitarbeiter beispielsweise Unsicherheit in bezug auf Weiterbeschäftigung erzeugen, können latente Sicherheitsbedürfnisse aktivieren, so daß diese zu verhaltensbestimmenden Motiven werden.

• **Soziale Bedürfnisse:** Auf einer nächsten Ebene werden soziale Bedürfnisse zu Motivatoren des Verhaltens: Bedürfnisse nach Zugehörigkeit, Angenommensein, Zuneigung, Solidarität, Freundschaft und Liebe.

Werden diese Bedürfnisse in einem Menschen dominant, dann wird er Einsamkeit, Ächtung, Zurückweisung, Isolierung oder Entwurzelung besonders stark empfinden. Was das Zugehörigkeitsbedürfnis betrifft, so kennt man die «destruktiven Auswirkungen auf Kinder, wenn sie zu oft den Wohnort wechseln, der allgemein zur großen Mobilität durch die Industrialisierung, des Herausgerissen-Werdens aus der eigenen Familie und der Umgebung von Freunden und Nachbarn; davon, ein Neuankömmling zu sein oder sich irgendwo nur vorübergehend aufzuhalten!» (27)

Die unglaublich rasche Zunahme von Gruppen aller Art hat sicher zu einem großen Teil mit dem unbefriedigten Hunger nach Kontakt, menschlicher Nähe, Zugehörigkeit zu tun und entspricht dem Bedürfnis, das weitverbreitete Gefühl der Entfremdung, Einsamkeit, Fremdheit und Isolation zu überwinden.

---

28 vgl. Oldendorff (1970)

Auf dieser Ebene läßt sich ein wesensbestimmender Widerspruch erkennen: Einerseits hat der Mensch als soziales Wesen das Bedürfnis, zusammen mit anderen einer Gruppe anzugehören und in ihr als Gleicher anerkannt zu werden. Andererseits steht dem das Bedürfnis des Individuums gegenüber, sich von anderen Menschen bzw. von der Gruppe abzugrenzen und zu unterscheiden. Dieses Bedürfnis erhält dann in einer Leistungsgesellschaft wie der unseren den zusätzlichen Aspekt, andere zu überragen und zu überholen.

- **Bedürfnisse nach Achtung:** Jeder Mensch in unserer Gesellschaft hat das Bedürfnis oder den Wunsch nach einer hohen Wertschätzung seiner Person. Diese Wertschätzung hat zweierlei Quellen: – **Wunsch nach Selbstachtung:** Dieser beinhaltet Bedürfnisse nach Stärke, Leistung, Bewältigung, Kompetenz, Unabhängigkeit und Freiheit; – **Wunsch nach Achtung seitens anderer:** Dieser umfaßt Bedürfnisse nach Würde, Wertschätzung, Aufmerksamkeit, Anerkennung, Ruhm, Bedeutung, nach einem «guten Ruf», nach Status und Prestige.

Die Befriedigung des **Bedürfnisses nach Selbstachtung** führt zu Selbstvertrauen, zum Gefühl, stark, fähig, nützlich und notwendig zu sein. Nicht-Befriedigung hingegen bewirkt Gefühle der Minderwertigkeit, der Schwäche und der Hilflosigkeit. Weil in unserer Kultur die Anerkennung durch andere in Form von Status und Prestige eine wichtige Stellung einnimmt, ist die Gefahr groß, «Selbstachtung auf der Basis der Meinung von anderen zu errichten und nicht auf wirklicher Fähigkeit, Kompetenz und Zulänglichkeit für eine Aufgabe. Die stabilste und daher **gesündeste Selbstachtung basiert auf verdientem Respekt anderer** und nicht auf äußerem Ruhm und unverdienter Bewunderung!» (27)

Im Gegensatz zu den Bedürfnissen tieferer Ebenen werden die Bedürfnisse nach Achtung in unserer Gesellschaft selten voll befriedigt, denn der typische hierarchische Aufbau sozialer Systeme bietet Mitgliedern auf den unteren Ebenen wenig Gelegenheit dazu. So kommt es, daß viele Mitarbeiter/Vorgesetzte unablässig mit der Suche nach stärkerer Befriedigung dieser Bedürfnisse beschäftigt sind.

Hier zeigt sich übrigens wieder, wie eng die verschiedenen Bedürfnisse miteinander verbunden sind. So hängt, wie oben angetönt, das Selbstwertgefühl in starkem Maße davon ab, daß man von anderen akzeptiert wird; Bedürfnisse nach Achtung und soziale Bedürfnisse treffen damit zusammen.

- **Bedürfnisse nach Selbstverwirklichung:** Auch wenn alle physiologischen Bedürfnisse, alle Bedürfnisse nach Sicherheit, Zugehörigkeit und Achtung befriedigt sind, wird neue Unzufriedenheit und Unruhe im Menschen entstehen, wenn er nicht das tut, wozu er als Individuum geeignet ist.«Was ein Mensch sein kann, muß er sein!» (26). Dieses Bedürfnis nach Selbstverwirklichung bezieht sich somit auf die Realisation der eigenen Möglichkeiten, auf persönliches Wachstum, auf das Streben nach Gesundheit (im weitesten Sinne), nach Identität und Autonomie.

Da selbstverwirklichende Menschen vom Bedürfnis nach Wachstum und nicht vom Mangel an irgendwelchen Dingen angetrieben werden, sind sie von ihrer sozialen Umwelt relativ unabhängig. Diese Unabhängigkeit von der Umwelt bedeutet eine gewisse Stabilität hinsichtlich harter Schläge, Entbehrungen und Frustrationen. Solche Menschen können eine innere Gelassenheit aufrechterhalten inmitten von Umständen, an denen andere verzweifeln würden. Mangelmotivierte Menschen hingegen sind mehr oder weniger stark von ihrer Umwelt abhängig, da die meisten ihrer Befriedigungen (Zuwendung, Sicherheit, Achtung, Prestige, Geborgenheit) nur von anderen Menschen kommen können.

Ein anderer Aspekt der Autonomie ist die Selbst-Entscheidung, die Selbst-Lenkung. Selbstverwirklichende Menschen sind aktive, verantwortliche, selbstdisziplinierte, selbstbestimmte und selbstbewegende Individuen und nicht Schachfiguren, die bloß von anderen bewegt werden.

2.3.3 Dynamik der Bedürfnisse

Wie im Zusammenhang mit den physiologischen Bedürfnissen festgestellt wurde, beruht dieses Motivationsmodell auf der Annahme, daß der Wunsch nach Befriedigung höherer Bedürfnisse erst dann auftaucht, wenn die jeweils niedrigeren Bedürfnisse befriedigt sind. Solange die niedrigeren Bedürfnisse nicht befriedigt sind, haben die höheren keine entscheidende motivationale Kraft.

Umgekehrt gilt für die sogenannten Mangelbedürfnisse (Bedürfnisse der ersten vier Ebenen): **Ein befriedigtes Bedürfnis motiviert nicht!** Sobald ein Bedürfnis befriedigt ist, hört es auf, eine dominierende motivierende Rolle zu spielen. Oder anders gesagt: Die niedrigeren Bedürfnisse werden nicht wirksam, solange sie befriedigt sind.

Diese Dynamik der Bedürfnishierarchie wird häufig nur ungenügend berücksichtigt. Anders verhält es sich mit dem Bedürfnis nach Selbstverwirklichung, das als Wachstumsbedürfnis bezeichnet wird: Hier führt die zunehmende Befriedigung nicht zu einer Verringerung, sondern zu einer Erhöhung der Motivationsstärke.

Wachstumsbedürfnisse drängen nach ihrer eigenen steten Steigerung: Der selbstverwirklichende Mensch strebt nach persönlichem Wachstum als Selbstzweck. Dieses Streben ist unbegrenzt, es kann niemals erfüllt oder befriedigt werden.

Wenn ein Bedürfnis befriedigt ist, taucht das nächste auf. Eine solche Feststellung könnte den falschen Eindruck erwecken, daß ein Bedürfnis hundertprozentig befriedigt sein muß, bevor das nächste auftritt. In Wirklichkeit aber sind die meisten Menschen zu einem bestimmten Zeitpunkt in ihren grundlegenden Bedürfnis-

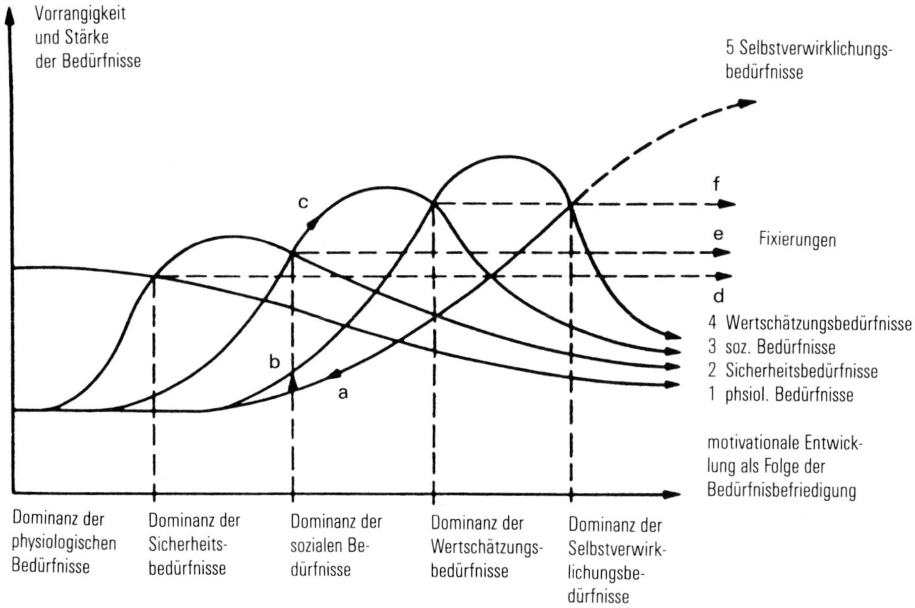

Abbildung 2/5: Vorrangigkeit und Stärke menschlicher Bedürfnisse (Wunderer/Grunwald)

sen teilweise befriedigt und teilweise nicht befriedigt. In einer differenzierteren Darstellung der Bedürfnishierarchie «Vorrangigkeit und Stärke menschlicher Bedürfnisse»wird versucht, diese Dynamik zu berücksichtigen; siehe Abb. 2/5.

Es ist auch nicht so, daß die Hierarchie der Bedürfnisse völlig starr festgelegt wäre. Es gibt Menschen, denen das Bedürfnis nach Achtung wichtiger ist als das Bedürfnis nach Zugehörigkeit und zwischenmenschlichen Beziehungen. Es gibt andere, deren Bedürfnis nach Selbstentfaltung alle übrigen Bedürfnisse zurückdrängt; etwa der Künstler, der hungert, um sein Werk zu schaffen.

Die Struktur des Bedürfnissystems und die Intensität der einzelnen Bedürfnisse ist von Mensch zu Mensch verschieden. Beim einen steht das im Vordergrund, beim anderen jenes. Außerdem ist die individuelle Bedürfnisstruktur veränderlich: Nicht immer sind in einem Individuum die gleichen Bedürfnisse dominant. Und die dominanten Bedürfnisse sind auch nicht immer gleich stark.

Auch die **Lebensphasen spielen eine Rolle:** Das Bedürfnis nach Ruhe hat für einen älteren Mitarbeiter sicher eine andere Bedeutung als zur Zeit, als er noch jung war. Schließlich muß nochmals die eminente Bedeutung von Werten betont werden: **Ein Mensch ist imstande, alles aufzugeben für ein Ideal, von dem er überzeugt ist.**

Innerhalb jeder Kultur gibt es Menschen, die sich die kulturell anerkannten Bedürfnisse zu eigen machen, und solche, die ihnen gleichgültig oder ablehnend gegenüberstehen. In einer Kultur, die unermüdliche Arbeit, Leistungsstreben und gesellschaftlichen Erfolg anpreist, finden wir stets Individuen, die diese Dinge nicht für erstrebenswert erachten und mit einer bescheidenen Position glücklich sind (29). Jeder Mitarbeiter, jeder Kollege, jeder Vorgesetzte ist ein Individuum, eine eigene, einmalige, unverwechselbare Persönlichkeit. Jeder hat seine eigenen, ganz persönlichen Bedürfnisse. Das hat man sich immer wieder von neuem vor Augen zu halten und sich davor zu hüten, die eigenen Bedürfnisse auf andere zu projizieren.

Bedürfnisse sind einerseits im Menschen angelegte, biologisch verankerte, vererbte Tendenzen. Darunter fallen die elementarsten menschlichen Bedürfnisse, die energetisiert als Triebe wirksam werden: Lebenstrieb, Nahrungs- und Trinktrieb, Sexualtrieb, Bewegungstrieb, Ruhe- und Schlaftrieb, Schutztrieb.

Zur Befriedigung solcher Bedürfnisse wird der Mensch oft regelrecht getrieben; allerdings nicht im Sinne eines Instinktes wie das Tier. Unter Instinkt versteht man ein gleichsam automatisch ablaufendes Verhalten zur Befriedigung eines Bedürfnisses, bei dem der Trieb am Anfang und die Erlangung des Triebziels am Ende steht. Instinkte aber sind beim Menschen, im Gegensatz zum Tier, nur noch in rudimentären Ansätzen vorhanden. Beim Menschen ist die Wahl des Objektes und des Verhaltens zur Triebbefriedigung nicht vererbt (genetisch programmiert), sondern erworben und im Laufe des Lebens erlernt.

Nicht nur der Weg zu ihrer Befriedigung, sondern auch die **Bedürfnisse** als solche **werden in hohem Maße auch durch die Umwelt bestimmt:** Durch Erziehung, Bildung, Arbeit, soziale Normen und Einflüsse

29 vgl. Nick (1974), nach Wunderer/Grunwald (1980)

vielfältigster Art werden menschliche Bedürfnisse nicht nur aktiviert, sondern auch geformt, gelenkt und teilweise sogar geschaffen (Werbung).

Von besonderer Bedeutung sind auch hier die kulturellen Normen: Bestimmte Bedürfnisse bzw. Wege zu ihrer Befriedigung werden von der Gesellschaft anerkannt, andere mehr oder weniger toleriert, wieder andere abgelehnt. Außerdem werden bestimmte Bedürfnisse von der Kultur anerzogen und gelehrt (28). Das oben erwähnte Bedürfnis, in seinen Leistungen den Mitmenschen zu übertreffen, fehlt beispielsweise in manchen Kulturen, während es in anderen sorgfältig anerzogen wird.

Ein Problem, auf das oben bereits hingewiesen wurde, besteht darin, daß die **Bedürfnisse** selbst nicht sichtbar sind. Sie **kommen nur im gezeigten Verhalten zum Ausdruck.** Nicht nur Vorgesetzte haben manchmal große Mühe, die Bedürfnisse ihrer Mitarbeiter zu erkennen; oftmals sind diese Bedürfnisse sogar den Mitarbeitern selbst nicht klar. Oder haben Sie etwa **noch nie erlebt, daß Sie etwas treibt, ohne genau zu wissen, was Sie eigentlich treibt?** Den meisten Menschen sind ihre Bedürfnisse häufiger unbewußt als bewußt.

Die Bedürfnisse kommen im Verhalten zum Ausdruck. Daß diese Aussage alles andere als unproblematisch ist, wurde weiter oben angetönt: Ein und dasselbe Bedürfnis kann der Beweggrund sehr unterschiedlicher beobachtbarer Verhaltensweisen sein. So kann sich der Wunsch nach Kontakt sowohl in einer Einladung zum Essen als auch in einer dauernden Nörgelei äußern. Umgekehrt kann das beobachtete Verhalten sehr verschiedenen Bedürfnissen entspringen: Eine Hilfeleistung kann aus einem sozialen Bedürfnis heraus oder aus bloßem Geltungsdrang erfolgen.

Die geschilderten Schwierigkeiten dürfen uns jedoch nicht vom Versuch abhalten, Bedürfnisse zu erkennen bzw. bewußt zu machen. Denn das bewußte Erkennen von Bedürfnissen schafft die Möglichkeit, sich rational mit eigenen Bedürfnissen und den Bedürfnissen von Mitmenschen (Mitarbeitern, Kollegen und Vorgesetzten) auseinanderzusetzen.

Durch eine solche rationale Auseinandersetzung verringert sich die Gefahr, daß Menschen in Beziehungen unbewußt bloß reagieren, anstatt sich **bewußt** zu **entscheiden, welchen** eigenen und fremden **Bedürfnissen sie wie begegnen wollen.** Damit vergrößert sich nicht nur die Chance, eigenes manipulatives Verhalten zu entdecken, sondern auch Manipulationen durch andere auf die Spur zu kommen.

“Wir haben unseren Leuten alles gegeben: gute Bezahlung, angenehme Arbeitsbedingungen, alle Vorteile, die am Arbeitsplatz möglich sind, und trotzdem sind sie unzufrieden!» Aus einer solchen Bemerkung spricht Verständnislosigkeit. Mitarbeiter zeigen oft Verhaltensweisen und Reaktionen, die auf den ersten Blick unverständlich sind.

Wird die «Bedürfnispyramide» zu Rate gezogen, dann könnte der Grund für die Unzufriedenheit, vereinfacht gesagt, der folgende sein: Die Bedürfnisse der drei unteren Ebenen sind anscheinend befriedigt; und daher nicht mehr dominant und motivierend; nun stehen die Bedürfnisse der vierten Ebene im Vordergrund: die Bedürfnisse nach Achtung!

Selbst wenn diese Bedürfnisse befriedigt sind, läßt sich voraussagen, daß die Mitarbeiter/Vorgesetzten noch immer nicht zufrieden sein werden, weil ihnen das soziale System auf der nächsthöheren Ebene der Selbstverwirklichung nie genug zu bieten vermag. Die Hierarchie der Bedürfnisse ist demnach ein Hinweis darauf, daß **Mitarbeiter nie restlos zufrieden, sondern immer nach noch mehr streben werden.**

Zusammenfassend ist festzuhalten, daß das Verhalten des einzelnen Menschen durch das Streben motiviert ist, das Bedürfnis zu befriedigen, das zum jeweiligen Zeitpunkt am wichtigsten ist. Die Stärke eines Bedürfnisses wird von seiner Position in der Hierarchie und vom Ausmaß der Befriedigung der niedrigeren Bedürfnisse bestimmt.

Die Bedürfnispyramide erlaubt somit die Voraussage eines dynamisch Prozesses der menschlichen Motivation, der durch fortlaufende, aber grundsätzlich voraussagbare Änderungen in bezug auf subjektiv wichtige Bedürfnisse bestimmt wird. Das Wissen um die motivierende Bedeutung und die grundsätzliche «Organisation» menschlicher Bedürfnisse ist eine große Hilfe für jeden, der mit anderen Menschen zu tun hat; also für jeden von uns. Durch dieses Wissen und seine Übertragung auf konkrete Situationen wird manches Unverständliche verständlich.

2.3.4 Motivkonflikte

In einem Menschen ist nie nur ein einziges, sondern stets eine Vielzahl von Motiven wirksam. Die einzelnen Motive können zueinander in unterschiedlicher Beziehung stehen (17).

- **Motivindifferenz:** Zwei Motive sind auf Ziele ausgerichtet, die voneinander völlig unabhängig sind. Sie bleiben damit ohne Einfluß aufeinander. Beispiel: «Ich möchte jetzt noch einen kurzen Spaziergang machen und nachher das angefangene Buch fertiglesen!»

- **Motivharmonie:** Zwei Motive stehen in Einklang miteinander. Dies ist dann der Fall, wenn beide Ziele durch dasselbe Verhalten erreicht werden können oder wenn das Erreichen des einen Zieles das Erreichen des anderen erleichtert. Beispiel: «Ich habe Hunger und gleichzeitig das Bedürfnis, einen Freund zu sehen; also gehen wir zusammen essen!»

- **Motivkonflikt:** Zwei Motive stehen zueinander in einem Gegensatz. Die Erfüllung des einen Bedürfnisses schließt die Erfüllung des anderen Bedürfnisses aus. Der Konflikt läßt sich nur durch eine Entscheidung (entweder – oder) lösen. Beispiel: «Ich möchte mir unbedingt heute abend ein einmaliges Konzert anhören, aber genauso gerne möchte ich ins Theater, wo zum letzten Mal «König Lear» gespielt wird!»

Das tägliche Leben jedes Menschen ist voll von Motivkonflikten und entsprechenden Wahl- bzw. Entscheidungssituationen (auch wenn uns solche Konflikte oft nicht bewußt werden und die Entscheidung häufig völlig automatisch erfolgt). Im einzelnen lassen sich drei Arten von Motivkonflikten auseinanderhalten (30):

- **Äquivalenz-Konflikt:** Hier wird der Mensch zur Wahl zwischen zwei Zielen gezwungen, die er gleichzeitig und mit gleicher Intensität anstrebt. Es ist die Lage des Esels, der verhungert, weil er sich nicht entscheiden kann, ob er den links oder rechts hängenden Ballen Heu fressen soll. In einer ähnlichen Lage ist auch der Stellensuchende, dem zwei gleichwertige Stellen angeboten werden.
- **Vitations-Konflikt:** Hier besteht der Konflikt darin, daß eine Unannehmlichkeit nur dadurch vermieden werden kann, daß eine andere in Kauf genommen wird. In dieser Lage befindet sich der Mitarbeiter, der zwischen einer Lohnkürzung und einer Versetzung an einen anderen Arbeitsort zu wählen hat, der sehr weit von seinem Wohnort entfernt ist.
- **Ambivalenz-Konflikt:** Hier ist das Erreichen eines angestrebten Zieles mit irgendwelchen nachteiligen Folgen verbunden. Ein Beispiel für diese Form des Konflikts ist die Lage eines Mitarbeiters, dem eine Beförderung angeboten wird, deren Annahme aber infolge vieler zusätzlicher Verpflichtungen zu einer Belastung des Familienlebens führen würde.

Solange die beiden gegensätzlichen Motive gleich stark sind, ist kein Entscheid möglich: Unter diesen Bedingungen verfällt der Mensch in einen Zustand der Handlungsunfähigkeit, aus dem er sich nur befreien kann, indem er die widersprüchlichen Motive neu gewichtet.

2.3.5 Leistungsbedürfnis

In einem produktiven sozialen System, das auf das Erbringen von Leistungen ausgerichtet ist, spielt ein menschliches Bedürfnis eine besondere Rolle: das Leistungsbedürfnis. Darunter wird das Bedürfnis verstanden, welches das Erbringen einer Leistung zum Gegenstand hat. Befriedigung ergibt sich hier also aus der Tätigkeit selbst und nicht erst aus den Folgen, die aus der Tätigkeit hervorgehen. Die Tätigkeit besitzt demnach einen Selbstwert und wird nicht als Mittel zum Zweck eingesetzt.

• Bevor auf das Bedürfnis nach Leistung eingegangen wird, soll der **Begriff der Leistung** geklärt werden. Physikalisch wird Leistung ganz einfach als «Arbeit pro Zeiteinheit» definiert. Aus motivationspsychologischer Sicht versteht man unter Leistung «alles, was sich aus dem ununterbrochenen Verhaltensstrom als Aktivitätsfolge mit gleichbleibender Zielgerichtetheit heraushebt, einen Anfang und ein Ende hat!» Damit von einer Leistung gesprochen werden kann, müssen die folgenden fünf Bedingungen erfüllt sein (31):

- **Ein Handlungsergebnis muß erzielt sein.** Das Handlungsergebnis muß objektivierbar sein und Aufgabencharakter besitzen.
- **Das Handlungsergebnis muß auf einen Maßstab der Schwierigkeit** und/oder des nötigen Kraftaufwands **beziehbar und daran beurteilbar sein.** Man muß Art und Grad der Aufgabenanforderungen abschätzen können, um ein erfolgreiches Handlungsergebnis zu erzielen.
- **Handlungen müssen in ihren Ergebnissen überhaupt gelingen oder mißlingen können.** Die Aufgabenanforderungen müssen zwischen den Randbereichen des Zu-Leichten und des Zu-Schweren hinsichtlich der zu überwindenden Schwierigkeiten und/oder des aufzubringenden Kraftaufwands liegen.
- **Maßstäbe der Schwierigkeit oder des nötigen Kraftaufwandes,** nach denen ein Handlungsergebnis beurteilt werden kann, **müssen vom Handelnden als ein für ihn verbindlicher Tüchtigkeitsmaßstab übernommen sein,** d. h. als Indikator für seine eigene Fähigkeit (Gütemaßstab) oder den von ihm aufzubringenden Kräfteaufwand (Anstrengungsmaßstab) anerkannt sein.
- **Das Handlungsergebnis muß vom Handelnden selbst verursacht sein.** Das heißt genauer, sowohl von ihm beabsichtigt wie zustande gebracht worden sein. Handlungsergebnisse, die sich unbeabsichtigt einstellen, unter Zwang oder falls beabsichtigt; durch Zufall, mit Hilfe oder Behinderung von außen zustande kommen rechnet man sich nicht als Leistung zu.

• Die Entstehung des **Bedürfnisses nach Leistung** kann man sich folgendermaßen vorstellen: Wenn es einem Menschen gelingt, eine (selbst oder von außen gestellte) Aufgabe erfolgreich zu bewältigen, so resultiert aus diesem Erfolgserlebnis ein Gefühl der Befriedigung. Wird dieses Gefühl nun in der Folge wieder angestrebt bzw. wird es zum Gegenstand eines Begehrens, so ist ein Leistungsbedürfnis zustande gekommen.

Damit ein **Gefühl der Befriedigung** entsteht, muß die Leistung bestimmten Ansprüchen genügen, die sich auf einem bestimmten individuellen Niveau befinden. Damit ist der wichtige Begriff des individuellen Anspruchsniveaus angesprochen, der demnach den individuellen Leistungsanspruch in einer gegebenen Situation umschreibt (32). Die Höhe des Anspruchsniveaus hängt einerseits vom angestrebten Leistungsziel und seiner

30 vgl. Lewin (1935), zit. nach Lattmann (1981)
31 Heckhausen (1974) zit. nach Wunderer/Grunwald (1980)
32 vgl. Fröhlich/Drever (1978)

Bedeutung ab und andererseits von früheren Erfolgs- bzw. Mißerfolgserlebnissen in der konkreten Situation. Erfolg steigert in der Regel durch seine bestätigende und anspornende Wirkung das Anspruchsniveau; Mißerfolg hat den gegenteiligen Effekt.

Es wird angenommen, daß sich wirkliche Befriedigung nur dann einstellt, wenn die erbrachte Leistung größer ist als erwartet. Da sich die Erwartung über kurz oder lang den tatsächlich erbrachten Leistungen anpaßt und erst das Überschreiten der Erwartung Befriedigung auslöst, führt dies dazu, daß das Anspruchsniveau nach wiederholtem Erreichen angehoben wird.

Das Leistungsbedürfnis trägt daher einen Antrieb zu seiner eigenen Steigerung in sich (17). Aufgaben bzw. Leistungen, die unter dem Anspruchsniveau liegen, stellen keine Herausforderung dar und werden nicht angestrebt.

Um ein Gefühl der Befriedigung aus einer Leistung zu erhalten, muß diese als gut beurteilt werden. Eine solche Beurteilung setzt bestimmte Kriterien voraus, die als Gütestandard bezeichnet werden. Der Gütestandard kann durch eine absolute Norm, durch eine von anderen erbrachte Leistung oder eine eigene früher erzielte Leistung bestimmt sein. Neben allgemeinen Gütestandards sind also auch individuelle Gütestandards vorhanden, die von Mensch zu Mensch verschieden sind und dem erwähnten Anspruchsniveau entsprechen.

• Untersuchungen haben ergeben, daß folgende **Gegebenheiten das Zustandekommen des Leistungsbedürfnisses positiv beeinflussen** (17):

- **Verantwortung:** Indem einem Mitarbeiter die Verantwortung übertragen wird, eine Aufgabe selbständig zu erfüllen, wird nicht bloß seine Selbständigkeit gefördert, sondern auch sein Bedürfnis nach Eigenständigkeit befriedigt. Aufgrund des ihm zugestandenen Handlungsspielraumes kann er ein bestimmtes Arbeitsergebnis als Auswirkung seines eigenen Tuns erleben. Dies ist Voraussetzung dafür, daß er ein Gefühl der Befriedigung erhalten kann.
- **Klare Anforderungen:** Durch das Formulieren klarer Anforderungen an die Leistungen des Mitarbeiters erhält dieser einen Maßstab, an dem er seine Leistungen messen und anfällige (positive und negative) Abweichungen feststellen kann.
- **Hohes Anspruchsniveau der Gruppe:** In jeder Gruppe herrschen bestimmte Gütemaßstäbe bzw. Erwartungen in bezug auf die Leistungen, die von den Mitgliedern erbracht werden bzw. erbracht werden sollen. Sind diese Gütemaßstäbe hoch, so wirkt sich das auf das Leistungsbedürfnis des einzelnen positiv aus.
- **Gute zwischenmenschliche Beziehungen:** Werden die sozialen Beziehungen in der Gruppe vom betreffenden Mitglied als zufriedenstellend erlebt, so geht davon eine Stärkung des Selbstvertrauens aus. Dies fördert nicht nur die Entstehung von Leistungsbedürfnissen, sondern hat auch eine Anhebung des Anspruchsniveaus zur Folge.
- **Sozio-kulturelle Leistungsnormen:** Auf die Tatsache, daß sich die Bejahung des Leistungsstrebens durch die Gesellschaft auf das Leistungsbedürfnis des Einzelnen in hohem Maße auswirkt, wurde bereits hingewiesen.

Während früher das Leistungsprinzip, das unsere Gesellschaft beherrscht, durchwegs bejaht wurde, ist es seit den sechziger Jahren immer heftiger unter Beschuß geraten. Auf das Leistungsprinzip ist «das (maßlose) Wachstumsstreben der Wirtschaft, die Überbeanspruchung des Menschen, welche eine starke Vermehrung der psychosomatischen Krankheiten bewirkt hat zurückgeführt werden. Hinzu kommt die Materialisierung der Weltanschauung, welche zu einer Verdrängung der geistigen Werte geführt hat, die Vergällung kindlichen Glücks in der Schule durch deren ständigen Leistungsdruck und viele weiteren Schattenseiten unserer Gesellschaft. Die Berechtigung dieser Kritik kann, so weit sie Auswüchse trifft, nicht zurückgewiesen werden!» (17)

Es stellt sich demnach die Frage, ob das Leistungsbedürfnis als solches ungesund ist und infolgedessen versucht werden sollte, es zu beseitigen. Wird unter dem Leistungsbedürfnis das Bedürfnis verstanden, sich mit einem herausfordernden Ziel auseinanderzusetzen, Hindernisse zu überwinden, ein Problem so gut und so rasch als möglich zu lösen oder eine Aufgabe mit Energie und Ausdauer bis zum erfolgreichen Abschluß zu bearbeiten, so ist das wohl kaum als schädlich zu bezeichnen.

Es kann deshalb nicht darum gehen, das Leistungsbedürfnis als solches auszurotten, sondern seine negativen asozialen und krankmachenden Auswüchse zu beseitigen und ihm eine neue, humane und soziale Ausrichtung zu geben. Das Erreichen eines Leistungszieles vermittelt dem Leistungsmotivierten ein Gefühl der Befriedigung, das Nicht-Erreichen ein solches der Versagung (Frustration). Das Leistungsbedürfnis kann demnach auf das Erzielen von Erfolg oder auf das Vermeiden von Mißerfolg ausgerichtet sein.

• Entsprechend bestehen bei Individuen unterschiedlich ausgeprägte **Tendenzen, Erfolg aufzusuchen** («Hoffnung auf Erfolg») **oder Mißerfolg zu vermeiden** («Furcht vor Mißerfolg»). Ob jemand sich als ««Erfolgsorientierter» oder als «Mißerfolgsvermeider» verhält, ist weitgehend eine Folge von Lernvorgängen: Bei einem, der immer wieder für gute Leistungen belohnt wurde, bildet sich ein Streben nach Erfolg aus, während ein anderer, der wiederholt für Fehler bestraft wurde, danach strebt, Mißerfolge zu vermeiden.

Die beiden Typen zeigen in ihrem Leistungsverhalten starke Unterschiede (17): Aufgaben mit einem mittleren Schwierigkeitsgrad sprechen Erfolgsorientierte am meisten an, während sie von Mißerfolgsorientierten am meisten gemieden werden. Erfolgsorientierte bevorzugen Aufgaben mit einer etwas geringeren Erfolgswahrscheinlichkeit; Mißerfolgsorientierte aber bevorzugen nicht ausschließlich leichte Aufgaben, bei denen die Erfolgsaussicht zwar hoch ist, ein Mißerfolg aber um so stärker ins Gewicht fällt; sondern sie bevorzugen auch besonders schwierige Aufgaben, bei denen die Erfolgsaussicht zwar gering, der Mißerfolg aber um so entschuldbarer ist.

Die beiden Typen unterscheiden sich nicht nur in ihrem Leistungsverhalten, sondern auch in ihrer Grundeinstellung dem Leben gegenüber (17). Bei Erfolgsorientierten treten folgende Züge hervor: – **Ihr Erwartungshintergrund ist von Hoffnungen getönt; – Sie vertrauen auf ihre Fähigkeiten.** Beim Setzen von Zielen rechnen sie primär damit, daß diese Ziele erreicht werden können; – **Ihre Zielsetzungen sind wirklichkeitsbezogen; – Sie fühlen sich nicht zu Aufgaben hingezogen,** deren Gelingen auch vom Zufall abhängt.

Demgegenüber zeigt sich bei denjenigen, die primär versuchen, Mißerfolg zu vermeiden, folgendes: – **In ihrem Erwartungshintergrund überwiegt die Ängstlichkeit;** - Da ihre Motivation von der Befürchtung eines Mißerfolgs geprägt ist, **liegt ihrem Verhalten ein Vermeidungsstreben zugrunde**.

Die Existenz dieser beiden unterschiedlichen Grundeinstellungen bedeutet nicht, daß alles Verhalten eines Individuums entweder auf Erfolgserzielung oder auf Mißerfolgsvermeidung gerichtet sein muß. Die alltägliche Erfahrung zeigt vielmehr, daß man in einigen Bereichen mehr erfolgs-, in anderen mehr mißerfolgsmotiviert ist.

2.3.6 Frustration

Bis anhin ist nur die Situation betrachtet worden, in der die angestrebten Ziele erreicht und dadurch dominante Bedürfnisse befriedigt werden. Werden die angestrebten Ziele jedoch nicht erreicht, so bleiben aktualisierte Bedürfnisse unbefriedigt und es tritt ein Gefühl der Enttäuschung/Versagung ein, das als Frustration bezeichnet wird. Damit eine **Frustration** entsteht, müssen **zwei Voraussetzungen** gegeben sein: – **das Erreichen eines angestrebten Bedürfniszieles muß verhindert sein; – die Aktualität des Bedürfnisses muß weiterbestehen.** Es tritt demnach keine Frustration ein, wenn das Ziel zwar nicht erreicht, jedoch ohne Bedauern aufgegeben wird.

Charakteristisch für frustrierende Erfahrungen ist die Entwicklung von emotional geladenen Einstellungen gegenüber der Umwelt und/oder sich selbst. Solche sind etwa Aggressionen gegen (echte oder vermeintliche) Ursachen der Frustration oder Schamgefühle wegen Mißerfolgen (33).

• **Frustrationen** können sich sehr **verschieden aus dem Verhalten** auswirken; typische Reaktionen sind (33):

- **Aktivismus:** Ein frustrierendes Erlebnis erzeugt eine mit starker Unlust verknüpfte Spannung, die nach Entladung drängt. Eine solche Entladung kann aufgrund von bloßer Betätigung erreicht werden; sogar ziellose Aktivität wirkt entspannend.
  Durch Frustration ausgelöstes Verhalten weist oft infantile Züge auf, wie Rückgriff auf Haltungen und Verhaltensweisen, die dem erreichten Reifeniveau nicht entsprechen (sogenannte Regressionen), sowie das Verharren bei ihnen (sogenannte Fixierungen), das bis zu ihrer gleichbleibenden Wiederholung (sogenannte Perseverationen) reichen kann. Beispiel: «Ein frustrierter Vorgesetzter beginnt ein Übermaß an Emsigkeit zu entwickeln und überschwemmt seine Vorgesetzten mit einer Vielzahl von (unbrauchbaren) Vorschlägen!»
- **Aggressionen:** Eine der häufigsten Reaktionen auf Frustrationen sind Aggressionen, die eine Schädigung der Personen anstreben, denen die Versagung zugeschrieben wird.
  Aggressionen können offen zutage treten, z.B. als Beschimpfung oder körperlicher Angriff. Aus Rücksicht auf gesellschaftliche Konventionen und aus Angst vor Sanktionen nehmen Aggressionen aber im Arbeitsalltag des Krankenhauses häufig verschleierte Formen an (z.B. sogenannt sachliche Kritik, passiver Widerstand). Wo auch das unterbunden wird, kann eine Verschiebung der Aggression auf andere Personen eintreten. Beispiel: «Ein Vorgesetzter, dem eine Beförderung versagt wurde, läßt seinen Unmut an seinen Mitarbeitern und zuhause an seiner Familie aus!»
- **Abwehrmechanismen:** Statt der bloßen Spannungsentladung kann die Beseitigung des Gefühls der Frustration angestrebt werden. Dies kann dadurch erreicht werden, daß die Versagung durch sogenannte Abwehrmechanismen aus dem Bewußtsein verbannt wird (Verdrängung, Verneinung, Ungeschehenmachen usw.). Die Frustration setzt ihre Wirkung aber im Unbewußten fort und kann dadurch zur Ursache neurotischer Störungen werden.
  Ein häufiger Abwehrmechanismus ist die Rationalisierung, d.h. die vernunftsmäßige Umformung des nicht erreichten Zieles. Beispiel: «Der nicht beförderte Vorgesetzte entwertet die angestrebte Position, indem er ihre Nachteile, wie etwa den Verlust an Freizeit, betont!»
  Eine weitere Möglichkeit, das Gefühl der Frustration abzubauen, besteht darin, eine Ursache, die bei einem selbst liegt, nach außen zu verlagern (z. B. auf die widrigen Umstände, den mißgünstigen Vorgesetzten, den verflixten Apparat).
- **Flucht:** Ein Mensch kann sodann durch den Ausstieg aus seinem Erlebnisfeld der frustrierenden Lage ausweichen. Seine Flucht kann eine physische sein, z. B. wenn ein nicht beförderter Mitarbeiter seine Stelle

33 vgl. Leavitt (1974)

kündigt. Sie kann aber auch seelisch sein, indem sich der betreffende durch Tagträume in seine eigene Phantasiewelt zurückzieht, der Unlustquelle durch den Genuß von Alkohol oder Drogen entweicht oder infolge psychoneurotischer und psychosomatischer Störungen dem Arbeitsplatz öfters fernbleibt.

- **Verlagerung:** Das Individuum kann dasselbe Bedürfnis durch das Erreichen anderer Ziele zu befriedigen suchen. Die ist z. B. dann der Fall, wenn ein nicht beförderter Mitarbeiter seinen Aufstiegswunsch aufgibt und sein Bedürfnis nach Anerkennung/Kompetenz im erfolgreichen Züchten von seltenen Kakteen befriedigt.
- **Resignation:** Wenn das Erreichen des angestrebten Zieles oder eines annehmbaren Ersatzzieles als aussichtslos betrachtet wird, so kann dies zu einer Ergebenheit in das «Schicksal» führen. Die Resignation ist um so ausgeprägter, je wichtiger das versagte Bedürfnis war. Sie hat einen Verlust an Antriebskraft und eine Verödung des Daseins zur Folge. Die Versagung kann zum dauernden zwanghaften Gegenstand des Denkens und Fühlens werden, der die ganze Kraft eines Menschen zu verschlingen vermag.
- **Bewältigung:** Das Individuum kann an seinen Zielvorstellungen festhalten und die Hindernisse zu überwinden suchen, diesem Erreichen des angestreben Zieles im Wege stehen. Der betreffende Mitarbeiter modifiziert das Bild der Situation (indem er z. B. andere Faktoren in Betracht zieht) und sucht mit erhöhter Intensität nach wirksamen Verhaltensweisen.

• Wie weit sich frustrierende Erlebnisse in der Entwicklung von emotional geladenen Einstellungen auswirken, und wie sie das Verhalten beeinflussen, hängt stark von früheren Erfahrungen mit frustrierenden Erlebnissen ab: Je häufiger es einem Individuum gelungen ist, trotz Hindernissen doch noch das angestrebte Ziel zu erreichen, desto mehr Selbstvertrauen besitzt es; um so eher wird es mit Gelassenheit auf Frustrationen reagieren, an seinen Zielen festhalten und sie mit anderen Verhaltensweisen zu erreichen suchen.

Als entscheidend wichtig wird die Fähigkeit betrachtet, sich der Wirklichkeit angepaßt zu verhalten. Die Aufrechterhaltung dieser Fähigkeit hängt in hohem Maße davon ab, daß Versagungen ertragen werden können. Dieses Aushalten-Können von Versagungen ohne Zuflucht zu unangemessenen Verhaltensformen bezeichnet man als **Frustrationstoleranz.** «Eine hohe Frustrationstoleranz erscheint als eine insbesondere für die Erfüllung von Führungsaufgaben erhebliche Eigenschaft!» (34).

2.4 Führung und Motivation

Wie festgestellt wurde, können latente Bedürfnisse sowohl durch innere (endogene) wie auch durch äußere (exogene) Reize aktiviert/aktualisiert werden, so daß ein Spannungszustand bzw. ein Motiv entsteht.

Die situativen Gegebenheiten, die in der Aufgabe und in der Umgebung der handelnden Person als exogene Reize wirksam sind (oder wirksam werden können), also die sogenannten Anreize, stellen denjenigen Faktor dar, der durch Führung am unmittelbarsten beeinflußt werden kann.

Mit dieser aktivierenden Komponente des Motivationsprozesses und dann auch mit den Erwartungen als der prospektiven Komponente wird im folgenden näher eingegangen.

2.4.1 Anreize als aktivierende Komponente

Bei der Auseinandersetzung mit der Problematik menschlicher Bedürfnisse wird das Individuum primär als Organismus betrachtet und von Antriebskräften ausgegangen, die in der Person vorhanden sind. Wie gezeigt wurde, sind diese Antriebskräfte jedoch keineswegs konstant und unabhängig von der konkreten Situation, sondern in hohem Maße durch die materielle und immaterielle Umwelt, und damit auch durch die als Anreize bezeichneten Stimuli, bedingt.

Unter einem Anreiz wird jede Gegebenheit der Umwelt verstanden, die für eine handelnde Person Bedeutung und **Aufforderungscharakter** besitzt, die der Befriedigung eines Bedürfnisses dienen kann und den Organismus veranlaßt, Handlungen zum Erreichen des Bedürfniszieles zu vollziehen.

Anreize aktivieren latente Bedürfnisse bzw. vorhandene Dispositionen und richten das Verhalten auf eine Erfüllung dieser Bedürfnisse aus. Demnach kann durch eine Änderung der Anreizstruktur Einfluß genommen werden darauf, welche Bedürfnisse aktiviert werden und welche Handlungen daraus resultieren.

Hierbei spielen nicht die objektiven Anreize, so wie sie von mehreren neutralen Beobachtern festgestellt werden könnten, die entscheidende Rolle, sondern die **subjektive Wahrnehmung** dieser Anreize durch die handelnde Person. Erst dieses Bild, das für ein bestimmtes Individuum spezifisch ist, besitzt Aufforderungscharakter und wird als Stimulus wirksam.

Voraussetzung dafür, daß jemand auf einen bestimmten Anreiz reagiert, ist somit erstens, daß er die dargebotenen Stimuli wahrnimmt und versteht. Zweitens muß in ihm ein latentes Bedürfnis vorhanden sein, das durch die entsprechenden (korrespondierenden) Stimuli angesprochen wird.

Aus der Sicht des sozialen Systems stellen Anreize vom System, mehr oder weniger bewußt, gestaltete Gegebenheiten/Bedingungen dar, welche die Mitglieder dazu bewegen sollen, einen optimalen Beitrag zum Erreichen der Systemziele zu leisten. Die Gesamtheit dieser Bedingungen kann als **Anreizsystem** bezeichnet und in Form eines S-O-R-Modells (Stimulus- Organis-

34 Lattmann (1981)

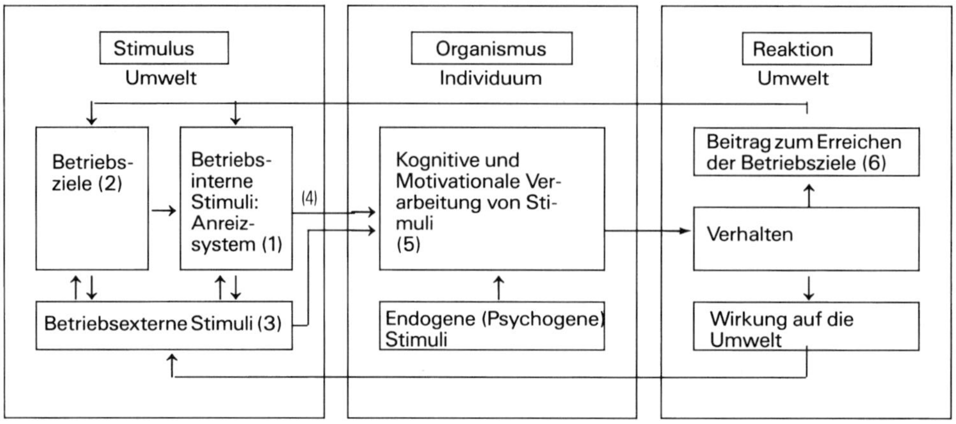

Abbildung 2/6: Anreizsystem (Reber)

mus-Reaktions-Modells) dargestellt werden (35); (siehe Abb. 2/6).

Unter einem Anreizsystem versteht man ein System **betriebsinterner exogener Stimuli** [1], die abgeleitet aus **Betriebszielen** [2], in Verbindung mit **betriebsexternen exogenen Stimuli** [3], auf die **Person** gerichtet werden [4], um diese entsprechend ihrer **kognitiven und motivationalen Verarbeitung von Stimuli** [5] zu einer **Erreichung der Betriebsziele** zu bewegen [6].

Wie im Verhaltensmodell gezeigt wurde, sind die in der Umgebung des Mitarbeiters vorhandenen Anreize nicht unabhängig von seinem Verhalten wirksam, sondern müssen vielmehr auch als Rückmeldung auf dieses aufgefaßt werden: Das Verhaltensergebnis bzw. die daraus erwachsenden Folgen sind als Basis für (materielle und immaterielle) Belohnungen zu sehen, die als neue Anreize fungieren können.

Nach der Quelle (Ursprung) lassen sich zwei Gruppen von Anreizen unterscheiden: **arbeitsintrinsische und arbeitsextrinsische Anreize.** Die intrinsischen Anreize stammen aus der Arbeit an sich, während die extrinsischen Anreize aus Gegebenheiten hervorgehen, die außerhalb der Aufgabe liegen und von der Umgebung, insbesondere vom sozialen System und den Vorgesetzten, abhängen.

2.4.2 Arbeitsintrinsische Anreize

• Arbeitsintrinsische Anreize sind Anreize, die aus der Arbeit als solcher – ihrem Vollzug oder ihrem Ergebnis – hervorgehen. Allgemein gesagt ist ein Ereignis intrinsisch motivierend, wenn das Individuum unmittelbar – ohne Vermittlung durch andere – einen Vorgang oder ein Ergebnis als in sich («intrinsisch») befriedigend erlebt. Damit von der Arbeit intrinsische Anreize ausgehen, müssen folgende Erlebnismerkmale gegeben sein (36).

- **Kenntnis des Arbeitsergebnisses:** Wer das Ergebnis seiner Anstrengungen nicht erfährt, hat keine Möglichkeit, sich über ein gutes Gelingen zu freuen.
- **Erlebter Sinn:** Der Mitarbeiter muß seine Arbeit als etwas Sinnvolles erleben, dem im Rahmen seines persönlichen Wertsystems eine Bedeutung zukommt.
- **Erlebte Verantwortung:** Wer das Ergebnis einer Arbeit auf äußere Einflüsse (Vorgesetzte, Kollegen usw.) und nicht auf eigene Anstrengungen zurückführt, kann kein Gefühl der persönlichen Befriedigung erleben.

• Eine ausgeprägte intrinsische Arbeitsmotivation entsteht nur, wenn alle drei Voraussetzungen erfüllt sind; sie werden deshalb auch als **kritische Erlebnismerkmale** bezeichnet. Die Entstehung dieser Merkmale ist hauptsächlich von folgenden fünf Arbeitsmerkmalen abhängig (36):

- **Vielfältigkeit:** darunter ist die Forderung zu verstehen, daß zur Erfüllung einer Aufgabe verschiedenartige Verrichtungen notwendig sind, so daß ein ausreichendes Maß an Abwechslung gegeben ist und ein ausreichend breites Spektrum von Fähigkeiten erfordert wird.
- **Ganzheitlichkeit:** die Arbeit muß eine beträchtliche Veränderung herbeiführen, die als ein Ganzes erlebt werden kann. Der Vorgang der Veränderung muß demnach einen klar erkennbaren Anfang und Abschluß haben. Dies steht mit der Feststellung im Einklang, daß durch das Streben nach einem Ziel eine Spannung entsteht, die durch dessen Erreichen gelöst wird.
- **Bedeutung:** wenn einer Arbeit hohe Bedeutung beigemessen wird, ist dies mit vermehrtem Einsatz, besseren Ergebnissen und höherer Zufriedenheit verbunden. Eine Arbeit wird als um so bedeutender empfunden, je mehr sie das Leben anderer Menschen beeinflußt.
- **Eigenständigkeit:** die Arbeit muß dem Mitarbeiter einen Raum der Freiheit, der Selbstbestimmung und der eigenen Entscheidung gewähren.

35 vgl. Reber (1980)
36 vgl. Hackmann/Oldham (1980) nach Lattmann (1981)

- **Rückmeldung:** aus der Arbeit muß eine rückkoppelnde Information über den Erfolg/Mißerfolg ergehen an den, der sie ausgeführt hat. Diese ist um so wirkungsvoller, je unmittelbarer sie aus der Arbeit selbst hervorgeht (und daher vom Mitarbeiter selbst gewonnen werden kann) und je rascher sie erfolgt.

Vielfältigkeit, Ganzheitlichkeit und Bedeutung sind insbesondere **für das Erleben der Sinnhaftigkeit der Arbeit wesentlich** (Si), während **Eigenständigkeit (Ei) die Voraussetzung bildet für das Entstehen eines Gefühls der Verantwortung für die Arbeit.** Für die **Kenntnis des Arbeitsergebnisses** schließlich ist **eine entsprechende rückkoppelnde Information** (Rm) erforderlich. Da für das Entstehen einer intrinsischen Arbeitsmotivation alle drei Erlebnismerkmale bestehen müssen, besteht zwischen ihnen eine multiplikative Beziehung, die in folgender Formel ausgedrückt werden kann (35) (siehe 2.2.3):

• Mi (Arbeitsmotivation) = Funktion (f) von Sinnhaftigkeit (Si) x Eigenständigkeit (Ei) x Rückmeldung (Rm), d.h.:

$$M = f\,(Si \times Ei \times Rm)$$

• Dieses Motivationspotential bewirkt allein noch keine intrinsische Arbeitsmotivation, sondern schafft erst die Voraussetzung dafür, daß eine solche entstehen kann. Das Ausmaß, in dem ein Mitarbeiter auf die fünf Arbeitsmerkmale anspricht, hängt insbesondere von **drei persönlichen Merkmalen** ab, denen damit die Bedeutung von «Moderatoren» zukommt (36):

• **Kenntnisse und Fertigkeiten:** auch bei einem hohen Motivationspotential führt nur eine gute Leistung zu einem Erfolgserlebnis und trägt damit zur Selbstbestätigung und Selbstachtung bei. Daß ein gutes Ergebnis erbracht werden kann, setzt voraus, daß die Aufgabe den individuellen Fähigkeiten entspricht.

Eine Aufgabe kann dem Fähigkeitspotential angemessen (adäquat) sein, dieses übersteigen oder nur zum Teil nutzen; entsprechend empfindet der Mitarbeiter Heraus-, Über- oder Unterforderung, was zu unterschiedlicher Leistung und unterschiedlicher Zufriedenheit führt. Eine Arbeit ist dann mit hoher Befriedigung verbunden, wenn sie den Einsatz von Fähigkeiten fordert, die der Mitarbeiter besitzt oder die er hoch bewertet.

• **Wachstumsbedürfnis:** ein Mitarbeiter, der stark nach Entfaltung und persönlichem Wachstum strebt, wird durch eine Arbeit mit einem hohen intrinsischen Motivationspotential (starke Ausprägung der fünf Merkmale) mehr angesprochen als einer, bei dem dieses Bedürfnis gering ist. Auch das Gefühl der Befriedigung durch die Arbeit wird beim ersten größer sein.

• **Zufriedenheit mit den Arbeitsbedingungen:** ein Mitarbeiter, der mit seinem Lohn, mit der Sicherheit seines Arbeitsplatzes, mit seinen Beziehungen zu Vorgesetzten und Kollegen und ähnlichem zufrieden ist, wird ein ihm gebotenes hohes Motivationspotential eher ausschöpfen als einer, bei dem dies nicht der Fall ist. Wenn ein Mitarbeiter mit den Umständen ausgesprochen unzufrieden ist, kann dies dazu führen, daß er sich den ihm gebotenen Möglichkeiten überhaupt nicht öffnet; (siehe Abb. 2/7).

Wird das Gesamte aller Anreizgruppen betrachtet, die in einem sozialen System wirksam sind, so zeigt sich, daß **dem Inhalt der Arbeit von den Mitarbeitern** im Durchschnitt eine **hohe Bedeutung beigemessen** wird.

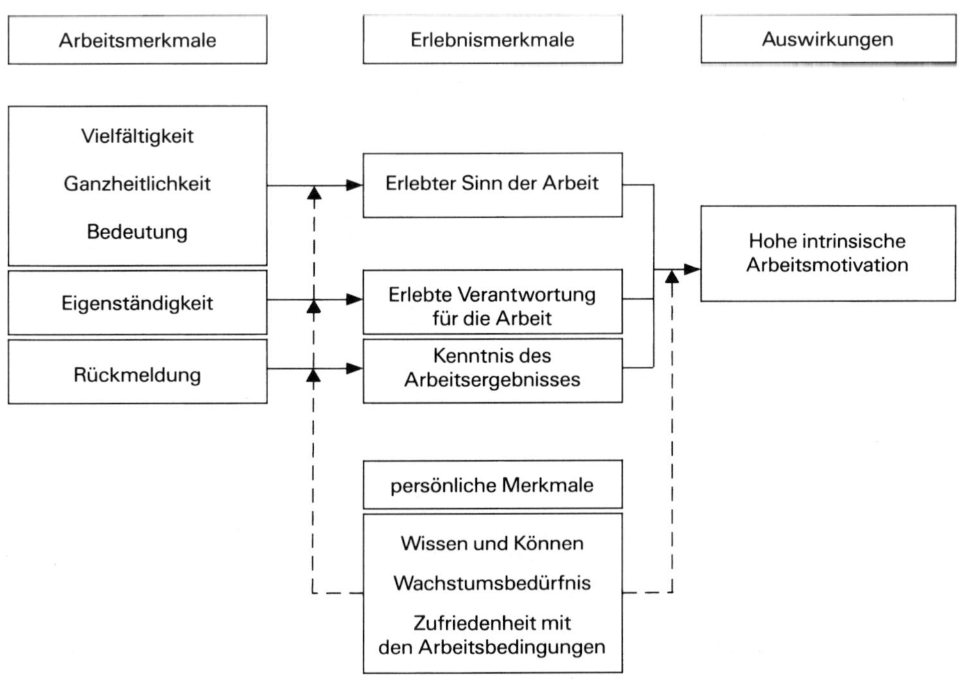

Abbildung 2/7: Intrinsische Arbeitsmotivation (Lattmann)

Die wichtigste Auswirkung der oben genannten fünf Arbeitsmerkmale bzw. des Zusammenspiels von Erlebnismerkmalen mit persönlichen Merkmalen ist das Ausmaß an **intrinsischen Arbeitsmotivation,** die sich in entsprechende **Arbeitszufriedenheit, Arbeitseinsatz und Arbeitsergebnisse** umsetzen kann.

Die intrinsischen Anreize spielen vor allem deshalb eine so entscheidende Rolle, weil sie direkt aus der Arbeit als solcher hervorgehen und damit die unmittelbarste Wirkung haben. Die intrinsische Arbeitsmotivation ist somit grundsätzlich wirksamer als die extrinsische; das kann jeder aus eigener Erfahrung bestätigen: **Die beste Arbeitsmotivation ist die Freude an der Arbeit selbst.**

2.4.3 Arbeitsextrinsische Anreize

Unter arbeitsextrinsischen Anreizen sind alle jene **Anreize** zu verstehen, deren Quelle nicht die Arbeit als solche ist, sondern irgendeine Bedingung/Gegebenheit **außerhalb der Arbeit.** Im folgenden werden drei Gruppen solcher Anreize in ihrem Inhalt und ihrer Wirkung auf Leistung und Zufriedenheit näher betrachtet (37): Entlohnung, soziale Kontakte und Beförderung/Ausbildung:

- **Entlohnung:** «Wir arbeiten, um Geld zu verdienen». Allgemein wird davon ausgegangen, daß monetäre Anreize für das Erbringen von Leistungen eine ausschlaggebende Rolle spielen. Dennoch ist die Aussage in dieser Form nicht haltbar, denn die materiellen Anreize sind hauptsächlich den niedrigen Bedürfnisebenen (physiologische Bedürfnisse und Sicherheitsbedürfnisse) zuzuordnen, so daß sich für das Erbringen von Leistungen nur mittelbare Anreizwirkungen ergeben: Das Geldverdienen besitzt nicht Selbstwert, sondern stellt ein Mittel zur Befriedigung anderer Bedürfnisse dar.

In diesem Zusammenhang allerdings darf der **Symbolgehalt des Geldes –** und damit die Wirkung auf Status und Prestige – nicht unterschätzt werden. Ist es einem Mitarbeiter/Vorgesetzten nicht möglich, «höhere» Bedürfnisse im sozialen System zu befriedigen, so kann er diese Unzufriedenheit durch den Versuch kompensieren, ein möglichst hohes Einkommen zu erzielen, um außerhalb des Systems Erfüllung der betreffenden Bedürfnisse zu suchen.

Werden Mitarbeiter nach der Bedeutung gefragt, die sie der Entlohnung beimessen, so erhalten die monetären Anreize von den Befragten jeweils eine mittlere Wertigkeit zugesprochen. Allerdings muß bei diesem Ergebnis die Tatsache berücksichtigt werden, daß es sich, speziell in den sogenannt sozialen Berufen, nicht «schickt», offen zuzugeben, daß man primär an einem hohen Einkommen interessiert ist. Aber auch wenn hierdurch die Ergebnisse etwas verfälscht werden, so ist die aktivierende Kraft der monetären Anreize insgesamt sicher nicht besonders hoch, sondern etwa im Mittelfeld der Anreizpalette einzuordnen. Bei mangelnder Befriedigung der höheren Bedürfnisse allerdings kommt den materiellen Anreizen große Bedeutung zu.

- **Zur Beziehung zwischen Entlohnung und Leistung** läßt sich folgendes festhalten: Mitarbeiter streben ein als gerecht empfundenes Verhältnis an zwischen ihren «Arbeits-Inputs» und ihren «Arbeits-Outputs»: – **Unter Arbeits-Inputs** werden z.B. eigene Fähigkeiten, berufsspezifische Kenntnisse, Ausbildungsstand, aber auch die Leistungsanstrengung verstanden. – **Die Arbeits-Outputs** zeigen sich in Form der Entlohnung, der Nutzung hochbewerteter Fähigkeiten und zunehmender persönlicher Entfaltung.

Auf ein empfundenes Ungleichgewicht zwischen Input und Output reagiert der Mitarbeiter mit Ausgleichsbestrebungen. Dabei kann er sowohl versuchen, den Input wie auch den Output zu verändern: Eine als zu niedrig empfundene Entlohnung kann demnach sowohl zu einer niedrigeren Leistung (Input-Verringerung) führen, wie auch zur Forderung nach höherem Lohn (Output-Erhöhung). Untersuchungen zeigen es ganz klar: **Empfundene Unterbezahlung führt zu niedriger Leistung,** Überbezahlung nur zu geringer und kurzfristiger Mehrleistung.

Zwischen Entlohnung und Zufriedenheit besteht ein positiver Zusammenhang: Eine als gerecht empfundene Entlohnung führt tendenziell zu hoher Zufriedenheit, wobei hier der soziale Vergleich eine wichtige Rolle spielt: Das Gefühl einer subjektiv «gerechten» Entlohnung entsteht dann, wenn das eigene Einkommen in bezug auf das Einkommen anderer als angemessen empfunden wird, wobei Faktoren wie eigener und fremder Ausbildungsstand, Alter, Dauer der Betriebszugehörigkeit modifizierend wirken.

Eine letzte interessante Feststellung bezieht sich auf das Anfangsgehalt: Wird dieses als zu niedrig empfunden, so führt dies zu einer langdauernd negativen Einstellung dem Betrieb gegenüber.

- **Soziale Kontakte:** Soziale Kontakte zwischen Vorgesetzten und Mitarbeitern dienen im non-instrumentalen Sinne dazu, das Bedürfnis nach zwischenmenschlicher Beziehung zu erfüllen. In instrumentaler Sicht können soziale Kontakte nicht bloß dazu eingesetzt werden, um bestimmte Leistungen zu induzieren, sondern auch, um persönliche Machtbedürfnisse zu befriedigen.

Kontakte zwischen Mitarbeitern gewinnen dann besondere Bedeutung, wenn die Arbeit unbefriedigend ist, weil dann nach einem Ausgleich für die mangelnde Befriedigung gesucht wird. Bei Befragungen wird den sozialen Kontakten im Gesamt aller Anreizgruppen eine mittlere bis eher geringe Bedeutung beigemessen. Der Kontakt mit dem Vorgesetzten wird hierbei im Vergleich zum Kollegenkontakt als relativ wichtiger bewertet.

37 vgl. Steinle (1978)

Wie sich unterschiedliche Führungsstile und -formen auf Leistung und Zufriedenheit der Mitarbeiter auswirken, kommt im 4. Kapitel ausführlich zur Sprache. Eines soll jedoch bereits hier festgehalten werden: Konsideratives Verhalten des Vorgesetzten (Interesse an der Arbeit des Mitarbeiters, helfende und unterstützende Haltung) wirkt sich sowohl auf die Leistung wie auch auf die Zufriedenheit positiv aus.

Soziale Kontakte in der Arbeitsgruppe können zu höherer, gleichbleibender oder niedrigerer Leistung des einzelnen Mitglieds führen; günstige Einflüsse auf die Leistung sind bei entsprechend akzeptierter Leistungsnorm zu erwarten, wobei der Gruppendruck als Verstärker wirkt.

Ob Mitarbeiter oder Vorgesetzter; jeder hat den Wunsch, sich fähig zu fühlen! Entsprechende soziale Kontakte, welche dieses Gefühl vermitteln, führen zu Zufriedenheit. Lob bewirkt ebenso wie konsideratives Verhalten hohe Zufriedenheit; es muß allerdings ein Bezug zum Leistungsergebnis vorhanden sein.

Soziale Kontakte in der Gruppe führen dann zu Zufriedenheit, wenn das betreffende Mitglied akzeptiert wird, wenn häufige Interaktionen stattfinden, wenn die gegenseitige Konkurrenz gering ist, wenn die Gruppe relativ klein ist und die Gruppenziele mit den individuellen Zielen im Einklang sind.

• **Beförderung/Ausbildung:** Gemäß der Bedürfnispyramide von Maslow spielt das Bedürfnis nach Wachstum und Entfaltung in unserer Kultur eine überaus bedeutende Rolle. In der Arbeitswelt äußert sich dies in einer dauernden Suche nach Erweiterung und Vertiefung von Fähigkeiten und Kenntnissen, verbunden mit einer entsprechenden Erweiterung des Entscheidungs- und Kompetenzrahmens. Aufstieg und Ausbildung wird insbesondere von jüngeren Mitarbeitern/Vorgesetzten, die am Beginn ihrer Berufslaufbahn stehen, eine hohe Bedeutung beigemessen.

Allgemein läßt sich folgendes feststellen: Solange eine als erwünscht angesehene Position noch nicht erreicht worden ist, besitzen Aufstieg und Ausbildung eine hohe Priorität; nachdem die angestrebte Stellung erreicht ist, werden andere Anreize dominant.

Was den **Zusammenhang von Beförderung bzw. Ausbildung und Leistung** betrifft, kann folgendes festgehalten werden: Wenn jemand Aufstieg als wichtig empfindet und anstrebt, so setzt er sich nur dann stark ein, wenn er davon überzeugt ist, das dies seine Beförderungschancen erhöht.

Das **Streben nach Beförderung** ist nicht durchgängig für alle Mitarbeiter von Bedeutung; entsprechende Anreize führen daher nur bei Aufstiegsorientierten zu besseren Leistungen. Das Analoge gilt auch für die **Aus- bzw. Weiterbildung:** Bei aufstiegsorientierten Mitarbeitern wirken sich mögliche Bildungsmaßnahmen auf die Leistungsbereitschaft positiv aus. Unterforderung; d.h. Nichtauslastung der Fähigkeiten in einer Stelle, führt zu Frustration und Leistungsabnahme.

Karriereerwartungen und Anspruchsniveau werden stark von den Anforderungen der ersten Arbeitsstelle geprägt. Ziel jedes sozialen Systems sollte es daher sein, die Mitglieder entsprechend ihren Fähigkeiten einzusetzen und zu fordern. Tendenzielle Überforderung, bei möglicher Hilfestellung durch den Vorgesetzten, wirkt sich dabei positiver aus als tendenzielle Unterforderung, weil sie zum «Wachsen» stimuliert.

Bei Mitarbeitern, die den Wunsch nach Aufstieg haben, sind Aufstiegschancen bzw. erfolgte Beförderung klar mit erhöhter Zufriedenheit verbunden; enttäuschte Aufstiegserwartungen wirken sich auf die Zufriedenheit sehr negativ aus. Die Frustration, die aus einer Unterforderung resultiert, hat nicht nur einen Leistungsabfall, sondern auch Unzufriedenheit zur Folge. Stehen die vorhandenen/erwarteten Aus- und Weiterbildungsmaßnahmen mit den Wachstumszielen des Mitarbeiters in Einklang, führen diese Maßnahmen zu hoher Zufriedenheit.

• Neben den drei wichtigsten arbeitsextrinsischen Anreizgruppen Entlohnung, soziale Kontakte und Beförderung/Weiterbildung **üben noch andere Anreize auf die Arbeitsmotivation** des Mitarbeiters einen Einfluß aus. Solche Anreize können sein:

- **Sicherheit des Arbeitsplatzes:** Sicherheit der betreffenden Stelle, Existenzsicherheit des Krankenhauses.
- **Allgemeine Arbeitsbedingungen:** Betriebsorganisation, Arbeitsplatzausstattung (Raum, Personal, Etat), Dauer der täglichen/wöchentlichen Arbeitszeit.
- **Sozialleistungen:** Urlaub, Pension, Lebensversicherung, Verpflegung, ärztlicher Dienst, Unterkunft, sonstige Sozialleistungen.
- **Betriebsklima:** Daß das Klima bzw. die Atmosphäre, die in einem ganzen Krankenhaus, in einer Abteilung oder einer einzelnen Arbeitsgruppe herrscht, die Befriedigung bei der Arbeit, und damit auch die Leistungsbereitschaft, beeinflußt, wird kaum bestritten.
- **Betriebsimage:** Auch das Bild/Ansehen des Krankenhauses in den Augen der Öffentlichkeit kann als Anreiz wirksam sein, sich für dessen Ziele und Aufgaben einzusetzen.

2.4.4 Führung als Gestaltung der Anreizsituation

Nach der Darstellung der Leistungs- und Zufriedenheitswirkungen von den vier bedeutenden Anreizgruppen Aufgaben-Gehalt, Entlohnung, Soziale Kontakte und Beförderung/Ausbildung sollen die Folgerungen für die Führung, die sich hieraus ergeben, werden nachfolgend aufgezeigt (38).

38 vgl. Steinle (1978), Lattmann (1981)

• **Aufgaben-Gehalt:** Untersuchungen weisen auf die hohe Bedeutung des Aufgaben-Gehaltes im Gesamt aller Anreize hin. Maßnahmen zur Erhöhung von Leistung und Zufriedenheit der Mitarbeiter müssen daher primär in diesem Bereich ansetzen.

Der **Einbau intrinsischer Anreize in die Aufgabe, der als Arbeitserweiterung bezeichnet wird,** muß persönliche Merkmale der Mitarbeiter berücksichtigen: Mitarbeiter, die den Wunsch nach Erfüllung «höherer» Bedürfnisse (Entfaltung/Wachstum) im Betrieb haben, reagieren auf Arbeitserweiterung mit verbesserter Leistung und erhöhter Zufriedenheit.

Nach ihrem Ansatzpunkt lassen sich zwei Formen der Arbeitserweiterung unterscheiden:

- **Arbeitsvergrößerung (job enlargement):** Diese **führt zu einer Erweiterung des Tätigkeitsspielraumes.** Dieser hängt von der Zahl der unterschiedlichen Verrichtungen ab, die zur Aufgabenerfüllung erforderlich sind. Er kann daher eintönig oder abwechslungsreich sein, was primär vom Ausmaß der Spezialisierung abhängt. Der Führung stellt sich demnach die Aufgabe, einer übermäßigen Spezialisierung entgegenzuwirken und die Arbeitsvollzüge so zu gestalten, daß sie aufgrund ihrer Ganzheit dem Mitarbeiter das Erlebnis vermitteln, ein «Werk» vollbracht zu haben. In diesem Sinne gelangen dann zwei Kernmerkmale der intrinsischen Arbeitsmotivation zur Verwirklichung: **Vielseitigkeit und Ganzheitlichkeit.**
- **Arbeitsbereicherung (job enrichment):** Diese **führt zu einer Erweiterung des Entscheidungsspielraumes** des Mitarbeiters, indem lenkende Aufgaben in seinen Bereich eingegliedert werden. Meist beginnt dies mit der Überprüfung des Arbeitsergebnisses (Selbstkontrolle) und schreitet dann weiter zur Planung und Organisation des eigenen Arbeitsvollzuges. Hier gelangen die beiden Kernmerkmale **Eigenständigkeit und Rückmeldung** zur Verwirklichung.

Die **horizontale Erweiterung des Handlungsspielraumes** durch **Arbeitsvergrößerung** und seine **vertikale Erweiterung durch Arbeitsbereicherung**, kann sowohl durch Führungs- wie auch durch organisatorische Maßnahmen erreicht werden:

- **Der erste Weg hängt vom Führungsstil des Vorgesetzten ab;** dieser Weg setzt voraus, daß der Vorgesetzte darauf bedacht ist, seinem Mitarbeiter Tätigkeiten zu übertragen, die dieser als ein sinnvoller in sich zusammenhängendes Ganzes wahrnimmt. Zur Erfüllung der Aufgaben muß ihm ein möglichst weiter Raum der Eigenständigkeit (Autonomie) gewährt werden, damit ein Gefühl der Verantwortlichkeit entstehen kann.
- **Der zweite Weg,** die organisatorische Lösung, ist im allgemeinen vorzuziehen, da sie **zu einer festeren Verankerung der Arbeitserweiterung** führt und der Mitarbeiter für seine intrinsische Befriedigung weniger stark von seinem Vorgesetzten abhängig ist. Organisatorisches Mittel hierzu kann eine entsprechende Stellenbeschreibung sein. Eine Anpassung des Arbeitsfeldes an die individuellen Fähigkeiten des Mitarbeiters und an seine Entwicklung kann jedoch nur im Rahmen der Führung erfolgen.
- Bedeutung erhält die Arbeitsaufgabe auch durch das **Erleben von Erfolg.** Im Rahmen der laufenden Beurteilung der Arbeitsergebnisse (Kritik/Anerkennung) und im Beurteilungsgespräch sollte dieses Erfolgserlebnis «sichergestellt» werden. Erfolg aber setzt voraus, daß die Aufgabe den individuellen Fähigkeiten entspricht. Ziel der Gestaltung der Arbeit ist eine Aufgabe, die eine Herausforderung an das Wollen und Können des Mitarbeiters darstellt.

• **Entlöhnung:** Den monetären Anreizen kommt im Hinblick auf die Leistungsmotivation nur eine relativ geringe aktivierende Wirkung zu. Dennoch darf dieser Faktor nicht vernachlässigt werden, da er zur **Erzielung und Aufrechterhaltung der Zufriedenheit** erforderlich ist. Nach dem Motivationsmodell von Maslow ist eine Befriedigung monetärer Bedürfnisse zudem die Voraussetzung dafür, daß «höhere» Bedürfnisse verhaltensbestimmend werden können.

Damit Entlöhnung zur Leistung motiviert, sollte sie sich möglichst unmittelbar am erbrachten Arbeitsergebnis orientieren. Nur dann wird sie als Rückmeldung/Belohnung aufgefaßt und als Verstärker positiver Leistungen wirksam. Da ein solcher direkter Lohn-Leistungs-Bezug in den meisten Sektoren des Krankenhauses nicht vorhanden ist, ist Entlöhnung überwiegend als «Zufriedenmacher» und nicht als potenter Aktivator zu verstehen.

Jeder Mangel, der an der Entlöhnung wahrgenommen wird, löst Unzufriedenheit aus und beeinträchtigt meist auch das Arbeitsverhalten. Daraus ergibt sich die Forderung nach einem Lohnsystem, das klar (transparent) und verständlich ist und als gerecht empfunden wird.

Die Gerechtigkeitsvorstellungen beziehen sich einerseits darauf, daß der Lohn den Anforderungen der Aufgabe gerecht wird; dem soll durch die Festlegung eines Grundlohnes mittels einer Arbeitsplatzbewertung Rechnung getragen werden. Andrerseits kommen solche Gerechtigkeitsvorstellungen auch in der Forderung nach Dienstalterszulagen (Belohnung der Betriebstreue), Teuerungszulagen (Erhaltung des Lebensstandards) und Sozialzulagen (soziale Gerechtigkeit) zum Ausdruck.

Ein zu niedrig empfundenes Anfangsgehalt führt öfters zu lang anhaltenden negativen Einstellungen gegenüber dem Betrieb, dieser Größe ist deshalb besondere Aufmerksamkeit zu schenken.

• **Sozialer Kontakt:** Durch entsprechende zwischenmenschliche Beziehungen kann insgesamt eine Integration des Mitarbeiters in das soziale System und eine Befriedigung sozialer Bedürfnisse erreicht werden. Soziale Kontakte sprechen weniger eine direkte Leistungsänderung an; sie sorgen vielmehr dafür, daß die

Bereitschaft zum Erbringen von Leistungen im Betrieb überhaupt entsteht bzw. erhalten bleibt.

Die Gestaltung der Beziehungen zwischen Vorgesetzten und Mitarbeitern kommt im 4. Kapitel ausführlich zur Sprache. Auf die Beziehungen zwischen den Mitarbeitern bzw. die Kontakte innerhalb der Arbeitsgruppe wird im 3. Kapitel eingegangen.

• **Beförderung/Weiterbildung:** Anreize, die sich auf die persönliche Entfaltung des Mitarbeiters beziehen, ergeben sich durch die Schaffung eines Angebots an Entwicklungsmöglichkeiten, von dem entsprechend dem individuellen Wollen und Können Gebrauch gemacht werden kann.

Ein zentraler Faktor stellt der «richtige» Einsatz dar; er sollte den Fähigkeiten und dem Wollen entsprechen. Dabei geht es darum, speziell eine Unterforderung auszuschließen und eher eine leichte Überforderung, verbunden mit einer helfenden Haltung des Vorgesetzten, anzustreben.

Beförderungspolitik und Schulungsmaßnahmen sind aufeinander abzustimmen. Zu früh begonnene Weiterbildung beispielsweise hat eine Unterforderung des betreffenden Mitarbeiters zur Folge, falls er in derselben Stelle zu verbleiben hat. Die Aufstiegchancen müssen so dargestellt werden, wie sie in Wirklichkeit sind; enttäuschte Aufstiegserwartungen wirken sich auf die Zufriedenheit sehr negativ aus. Dies erfordert vom Vorgesetzten klare und wahre Information.

Eine Beförderung sollte nur mit eindeutiger Zustimmung des Mitarbeiters erfolgen, da sonst leicht Gefühle der Überforderung entstehen.

Weiterbildungsmaßnahmen führen einerseits im allgemeinen zu erhöhter Zufriedenheit, andererseits aber auch zu entsprechenden Erwartungen hinsichtlich Aufstieg bzw. Arbeitserweiterung, ein Aspekt, der nicht immer genügend berücksichtigt wird.

Grundsätzlich soll eines festgehalten werden (36): Nicht formalisierte Schulungsmaßnahmen sind die zentralen Elemente der Mitarbeiterförderung, sondern die Schaffung eines Klimas, das die Entwicklung stimuliert. Ein solches Klima ist durch Elemente wie Mitwirkung bei der Willensbildung, Möglichkeiten zur Selbstkontrolle und herausfordernde Aufgaben charakterisiert; es wirkt anregend auf das Bedürfnis des Mitarbeiters nach Entfaltung und Wachstum.

2.4.5 Zehn Regeln zur Motivierung von Mitarbeitern

• **Betrachten Sie den Mitarbeiter als Menschen und nicht bloß als Arbeitskraft und Kostenfaktor!** Er möchte nicht nur Mittel zum Zweck sein, sondern er strebt, wie Sie selbst, danach, als Selbstzweck Achtung zu finden; – er möchte nicht nur von der rationalen Sachlogik regiert werden; – er wünscht sich, als ganzer Mensch, nicht nur aufgrund seiner Fertigkeiten und intellektuellen Fähigkeiten, sondern auch aufgrund seiner Gefühle von Vorgesetzten und Kollegen angenommen und respektiert zu werden.

• **Gehen Sie auf die Bedürfnisse, Probleme, Beschwerden und Ideen Ihrer Mitarbeiter ein!** Engagieren Sie sich nicht nur für Ihre eigenen Interessen und die Interessen des Betriebs; – kümmern Sie sich um die Bezahlung und Beförderung Ihrer Mitarbeiter; – helfen Sie ihnen, sich weiterzuentwickeln; – zeigen Sie Verständnis bei der Feststellung von Fehlern; – geben Sie Ihr Wissen und Können weiter; Sie verlieren nichts dabei.

• **Ermöglichen Sie Ihren Mitarbeitern eine sinnvolle Tätigkeit!** Teilen Sie Ihren Mitarbeitern Aufgaben zu, die diese als bedeutend und persönlich sinnvoll empfinden; – stellen Sie ihnen Aufgaben, die ihren Fähigkeiten entsprechen; – überfordern und unterfordern Sie sie nicht; – ermöglichen Sie Ihren Mitarbeitern Erfolgserlebnisse; – beachten Sie die fünf Merkmale einer befriedigenden Tätigkeit: Vielfalt, Ganzheitlichkeit, Eigenständigkeit, Bedeutung, Rückmeldung.

• **Geben Sie Ihren Mitarbeitern Rückmeldungen!** Interessieren Sie sich für das, was Ihre Mitarbeiter tun und äußern Sie sich dazu. Anerkennen Sie gute Leistungen; – beurteilen Sie die Tätigkeit Ihrer Mitarbeiter laufend; die Beurteilungskriterien müssen den Mitarbeitern bekannt und von ihnen akzeptiert sein.

• **Informieren Sie Ihre Mitarbeiter regelmäßig und umfaßend!** Über alles, was für ihre Aufgabenerfüllung von Bedeutung ist, über wesentliche Sachverhalte/Zusammenhänge auf Abteilungs- und Betriebsebene; – gehen Sie auf die individuellen Informationsbedürfnisse der Mitarbeiter ein; – machen Sie Ziele und Entscheidungen transparent; – begründen und erklären Sie.

• **Sorgen Sie für Klarheit!** Teilen Sie Ihren Mitarbeiter klar umrissene Arbeitsgebiete mit genau formulierten Aufgaben zu (Arbeitspläne, Stellenbeschreibungen, Funktionsdiagramme);. – sorgen Sie für eine klare Kompetenzabgrenzung; – setzen Sie klare, unmißverständliche Ziele.

• **Beziehen Sie Ihre Mitarbeiter ein!** Verlangen Sie mehr von ihnen als die tägliche Routine; – regen Sie sie zu spontanem und kreativem Verhalten an; – beteiligen Sie sie an Entscheidungsprozessen; – beraten Sie sich mit ihnen; – ziehen Sie sie bei Planungsaufgaben bei; – decken Sie Absichten und Hintergründe von Entscheidungen auf (sachliche und persönliche).

• **Fordern Sie Selbständigkeit!** Gestehen Sie Ihren Mitarbeitern einen Raum zu, in dem sie eigenständig entscheiden und handeln können; – fordern Sie von Ihnen, diesen Raum mit ihrer eigenverantwortlichen Aktivität zu gestalten und sich selbst zu kontrollieren; – legen Sie Wert auf eine vollständige Lösung der übertragenen Aufgaben; – nehmen Sie Aufgaben, die Sie einmal delegiert haben, nicht mehr zurück; – halten Sie Ihre Mitarbeiter nicht klein und abhängig, nur um selbst der Größte zu sein; – haben Sie keine Angst, entbehrlich zu sein.

• **Geben Sie Ihren Mitarbeitern Sicherheit!** Versuchen Sie das individuell unterschiedlich ausgeprägte Bedürfnis nach Führung und Beratung beim einzelnen Mitarbeiter zu erkennen und zu befriedigen; – hüten Sie sich vor Bevormundung; – vermeiden Sie plötzliche und radikale Veränderungen; – denken Sie daran: Willkür und Launenhaftigkeit verunsichern den Betroffenen.

• **Arbeiten Sie an sich selbst!** Glauben Sie an die Möglichkeit, sich selbst und andere zu verändern; – lassen Sie sich durch Ereignisse in Ihrer Umwelt in Frage stellen; – bemühen Sie sich, offen zu bleiben gegenüber Anregungen, Ideen anderer und Kritik; – denken Sie nicht nur an Ihre eigenen Vorteile; das rächt sich schneller, als man glaubt; – haben Sie den Mut, Verantwortung zu übernehmen; – setzen Sie sich ein für Inhalte, von denen Sie überzeugt sind.

2.5 Arbeitszufriedenheit – ein wichtiges Thema

Daß die Befriedigung bei der Arbeit das Arbeitsverhalten stark beeinflußt, ist klar. (Wer mit seiner Arbeit unzufrieden ist, hat in Gedanken schon mehrmals gekündigt.) Die Arbeitszufriedenheit aber wirkt sich nicht nur auf das Verhalten am Arbeitsplatz, insbesondere auf die Fehlzeiten und Austritte, sondern auch auf die allgemeine Zufriedenheit des arbeitenden Menschen aus: Was mit Menschen während eines Tages am Arbeitsplatz geschieht, wirkt sich tiefgreifend auf das Leben des einzelnen und der Gesellschaft aus (39).

2.5.1 Erklärungsversuche

Im Vergleich zu dem, was über Motivation bekannt ist, weiß man über die Bestimmungsfaktoren und Konsequenzen der Befriedigung relativ wenig. Zu einem Gegenstand der Untersuchung wurde die Arbeitszufriedenheit erst recht spät. Ursprünglich wurden die Begriffe Arbeit und Zufriedenheit als unvereinbar betrachtet. Arbeit erschien als etwas seiner Natur nach Unlustvolles: «Im Schweiße deines Angesichts sollst du dein Brot essen!»

Der Aspekt der Befriedigung in der Arbeit bzw. die Möglichkeit, durch die Arbeit und in der Arbeit mit Ideen, Dingen und Menschen in Beziehung zu treten, wurde stark vernachlässigt. Das in letzter Zeit sichtbare Interesse an der Befriedigung bei der Arbeit hängt direkt mit dem wachsenden Interesse an der Lebensqualität in unserer Kultur zusammen. Mehr und mehr wird erkannt, daß materielle Güter und wirtschaftliches Wachstum nicht unbedingt hohe Lebensqualität bewirken und gefühlsmäßige Einstellungen und Reaktionen eine ganz bedeutende Rolle spielen.

• **Zufriedenheit und Unzufriedenheit** sind Gefühlszustände, also subjektive Befindlichkeiten, nicht objektiv feststellbare Merkmale. Das gilt auch für die Arbeitszufriedenheit wie auch die Arbeitsunzufriedenheit: Wenn von Arbeitszufriedenheit oder «Befriedigung bei der Arbeit» gesprochen wird, so ist darunter die gefühlsmäßige Einstellung zur eigenen Arbeit zu verstehen. Die Entstehung der Befriedigung bei der Arbeit wird unterschiedlich erklärt. **Vier Erklärungsversuche** werden im folgenden kurz umrissen (40):

- **Erfüllungstheorie:** Nach diesem Ansatz hängt der Grad der Arbeitszufriedenheit davon ab, wie weit bei der Arbeit menschliche Bedürfnisse befriedigt werden. Die Befriedigung wird als abhängig davon betrachtet, was ein Mensch aus einer Situation heraus erhält oder wieviel die Umgebung ihm gibt.
  Zufriedenheit wird aber nicht bloß durch das Maß dessen bestimmt, was jemand von seiner Umgebung erhält, sondern auch davon, wie stark er nach dem Empfangenen verlangt. Dieser Aspekt der individuellen Verschiedenheiten im Verlangen wird bei diesem Ansatz nicht berücksichtigt.
- **Diskrepanztheorie:** Nach dieser Theorie wird die Befriedigung des arbeitenden Menschen durch den Unterschied (die Diskrepanz) bestimmt zwischen der tatsächlich erhaltenen Belohnung und der Belohnung, die er für angemessen hält. Als Belohnung ist hierbei jede Folge eines Arbeitsergebnisses zu sehen, die dem Mitarbeiter ein Gefühl der Befriedigung vermittelt.
  Eine Belohnung kann im Rahmen des Anreizsystems der Absicht des Betriebes entspringen oder sich ohne eine solche Absicht aus der Arbeit als solcher ergeben.
- **Ausgleichstheorie:** Die Ausgleichstheorie, die im Zusammenhang mit der motivierenden Wirkung von Entlöhnung bereits erwähnt worden ist, geht davon aus, daß die Befriedigung davon abhängt, wie ein Mensch das Gleichgewicht sieht zwischen seinen «Arbeits-Inputs» (Anstrengung, Fähigkeiten, Zeit usw.) und den «Arbeits-Outputs» (interessante Arbeit, Entlohnung, Anerkennung usw.).
  Zufriedenheit stellt sich ein, wenn subjektiv ein Gleichgewicht empfunden wird, und Unzufriedenheit tritt dann auf, wenn aus der Sicht des Betreffenden ein Ungleichgewicht besteht.

39 vgl. Lawler (1977)
40 vgl. Lawler (1977), Lattmann (1981)

– **Zweifaktorentheorie:** Nach diesem Ansatz werden die verschiedenen Aspekte der Arbeit danach eingeteilt, ob sie hauptsächlich zur Befriedigung oder zur Unzufriedenheit beitragen. Auf diese Theorie des Motivationspsychologen F. Herzberg, die viel Aufmerksamkeit erregt hat, wird weiter unten speziell eingegangen.

2.5.2 Verschiedene Aspekte der Arbeit

Bei der Beschäftigung mit dem Thema Arbeitszufriedenheit sollte zwischen spezieller und allgemeiner Befriedigung bei der Arbeit unterschieden werden (15). Spezielle Befriedigung bezieht sich auf einzelne Aspekte der Arbeit und die damit verbundenen gefühlsmäßigen Reaktionen.

Oft untersuchte Aspekte sind Bezahlung, Beaufsichtigung und Beförderungsmöglichkeiten. Wenn wir jedoch hier von Arbeitszufriedenheit sprechen, meinen wir **die emotionalen Reaktionen eines Menschen auf alle Aspekte seiner Arbeit.**

Verschiedene Wissenschafter haben die besonderen Aspekte der Arbeit auf sehr verschiedene Arten studiert. Manche von ihnen untersuchten sehr konkrete, spezifische Faktoren (z. B. Kantinen, Nebenvergütungen) und haben lange Listen entwickelt. Andere entschieden sich für die Untersuchung von Faktorengruppen (wie Sicherheit, Selbständigkeit).

Wieviele besondere Arbeitsfaktoren gibt es? Auf diese Frage gibt es genau so wenig eine Antwort wie auf die Frage nach der Anzahl menschlicher Bedürfnisse. Abb. 2/8 zeigt solche Arbeitsfaktoren, geordnet nach der Bedeutung, die ihnen im Rahmen von groß angelegten Untersuchungen beigemessen wurde.

Interessant ist, daß Sicherheit und Interesse an der Arbeit selbst als die bedeutendsten Faktoren bezeichnet wurden. Der Faktor Bezahlung ist in diesen Untersu-

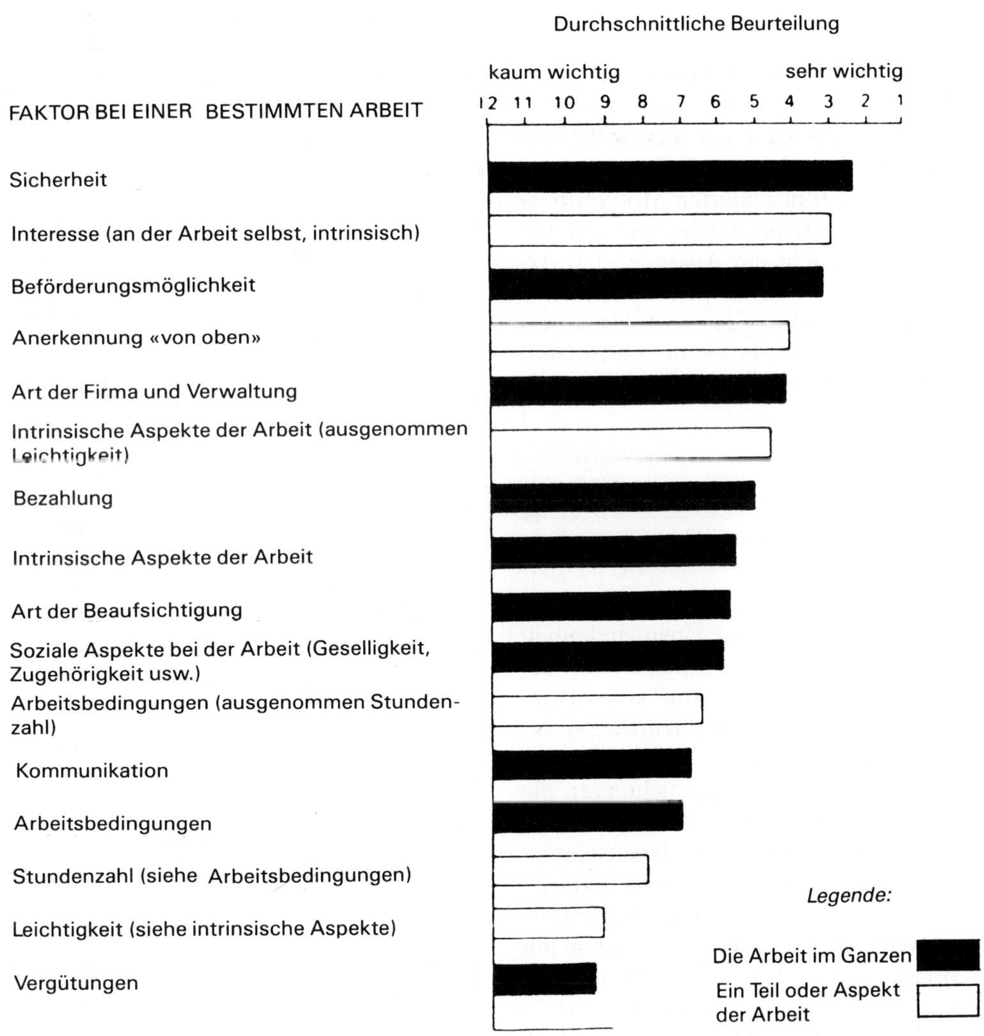

Abbildung 2/8: Durchschnittliche Bedeutung von Arbeitsfaktoren (15) (aus 16 Untersuchungen mit über 11'000 Arbeitnehmern; entnommen Herzberg "Job Attitudes: Review of Research and Opinion, Psychological Service of Pittsburgh, 1957)

chungen auf dem siebten Platz; in anderen Studien jedoch taucht er an dritter Stelle auf. So lassen sich hinsichtlich Wichtigkeit der einzelnen Faktoren aus diesen Untersuchungen zwar keine eindeutigen Schlußfolgerungen ziehen. Was man den Ergebnissen aber sicher entnehmen kann, ist folgendes: Bei der Einstellung zur Arbeit spielen verschiedene Aspekte eine Rolle. Einige dieser Aspekte werden als sehr wichtig empfunden, andere kaum wichtig. Einzelne Faktoren beziehen sich mehr auf die unteren Bedürfnisebenen, andere mehr auf die oberen.

Welche Faktoren sind für den Mitarbeiter wichtig? Es sind dies **Anerkennung, Fachwissen, Unterstützung durch den Chef, Loyalität des Chefs, Führungsstil des Chefs, Sicherheit, Bezahlung, Arbeitsinhalt, Aufstiegsmöglichkeiten** und **Arbeitsbedingungen.** Auch der Vorgesetzter kann sich die Frage überlegen, was ist für meine Mitarbeiter wichtig? Diese Frage ist für ihn von großer Bedeutung, da ihre Antwort darauf seine Einstellung den Mitarbeitern gegenüber wesentlich bestimmt. Einen wichtigen Faktor für die Arbeitszufriedenheit stellt das Betriebsklima dar.

2.5.3 Motivatoren und Hygienefaktoren

Unter den verschiedenen Ansätzen zur Erklärung der Arbeitszufriedenheit hat die sogenannte **Zwei-Faktoren-Theorie** des humanistisch orientierten Motivationspsychologen F. Herzberg besondere Bedeutung erlangt. Im Mittelpunkt der Theorie steht die Aussage, daß Arbeitszufriedenheit nicht, wie bisher angenommen wurde, eine eindimensionale Einstellung ist, die sich auf einer laufenden Skala zwischen den Polen der Zufriedenheit und der Unzufriedenheit bewegt, wie das nachfolgend in Abb. 2/9 dargestellt ist.

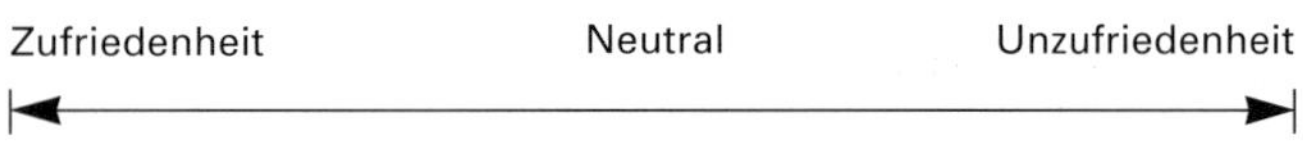

Abbildung 2/9: Traditionelle Skala der Arbeitszufriedenheit

Vielmehr werden Zufriedenheit und Unzufriedenheit als zwei voneinander unabhängige Dimensionen betrachtet, so daß zwei Skalen entstehen: eine von zufrieden bis nicht-zufrieden und eine von unzufrieden bis nicht-unzufrieden; siehe Abb. 2/10.

Herzberg verwendete bei seinen Untersuchungen die «Methode der kritischen Ereignisse». Dabei wurden Mitarbeiter gebeten, die folgende Frage zu beantworten: «Denken Sie an eine Zeit, zu der Sie bei ihrer jetzigen Arbeit oder einer anderen Arbeit, die Sie je hatten, außergewöhnlich zufrieden, oder außergewöhnlich unzufrieden waren. Erzählen Sie mir, was sich ereignet hat!» (41)

Die legendäre Pittsburgh-Studie (1959) erbrachte für die «Zufrieden-Situation» wie für die «Unzufrieden-Situation» eine große Zahl konkreter Schilderungen, die in

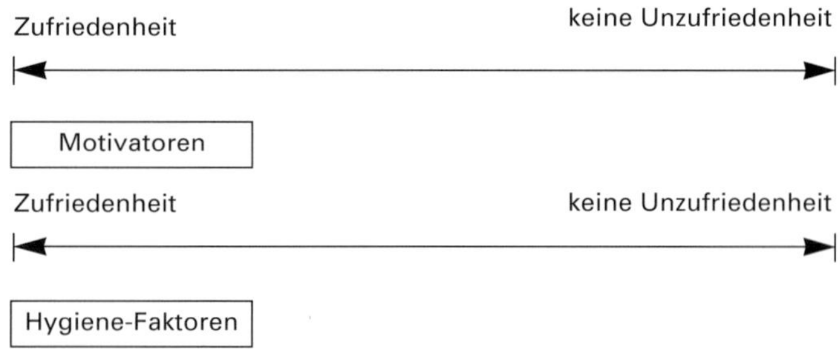

Abbildung 2/10: Skalen der Arbeits-Zufriedenheit und Unzufriedenheit (Zwei-Faktoren-Theorie)

16 Gruppen eingeteilt wurden;. Abb. 2/11 zeigt, in welcher prozentualer Häufigkeit jeder der 16 Faktoren im Zusammenhang mit den «guten» und den «schlechten» Situationen genannt wurde.

Ein Beispiel: Ereignisse, in denen die Leistung die wichtigste Rolle gespielt hatte, wurden nur selten (7 %) im Zusammenhang mit Situationen erzählt, die mit außergewöhnlicher Unzufriedenheit verbunden gewesen waren. Das Gefühl außergewöhnlicher Zufriedenheit hingegen war sehr häufig (41 %) mit Leistung verbunden. Die Gruppe der Zufriedenheits-Faktoren wird als Motivatoren («Zufriedenmacher») bezeichnet, die Gruppe der Unzufriedenheits-Faktoren als Hygiene-Faktoren («Unzufriedenmacher»).

- **Motivatoren:** Motivatoren resultieren unmittelbar aus dem Arbeitsvollzug und führen bei positiver Ausprägung zu Zufriedenheit. Zu dieser Gruppe gehören: Leistungserfolg, Verantwortung, Anerkennung, Beförderung und Entfaltungsmöglichkeiten, Arbeit selbst.

Das Fehlen von Motivatoren führt nicht zu Unzufriedenheit, sondern lediglich zu Nicht-Zufriedenheit.Die beiden unterschiedlichen Gruppen von Einflußfaktoren lassen sich nicht völlig auseinanderhalten, sondern weisen Überschneidungen auf. So trägt beispielsweise Anerkennung nicht nur zu Zufriedenheit bei, sondern stellt, bei ihrem Fehlen, auch eine Quelle der Unzufriedenheit dar. Wie aus Abb. 2/10 ersichtlich wird, sind solche Überlappungen bei den «Zufriedenmachern» ausgeprägter als bei den «Unzufriedenmachern».

Die Theorie besagt zudem, daß die Motivatoren bzw. Hygiene-Faktoren nicht in allen Fällen, sondern bloß überwiegend zur Arbeitszufriedenheit bzw. -unzufriedenheit beitragen. Nach der erweiterten Theorie von Herzberg besitzt der Mensch eine Doppelnatur: – **Einerseits eine animalische Seite seines Wesens,** aufgrund derer er Schmerz und andere unangenehme Einflüsse zu vermeiden trachtet. – **Andererseits eine humane Seite,** die nur ihm als Menschen zukommt und die ihn nach Sinnerfüllung streben läßt.

41 vgl. Neuberger (1977)

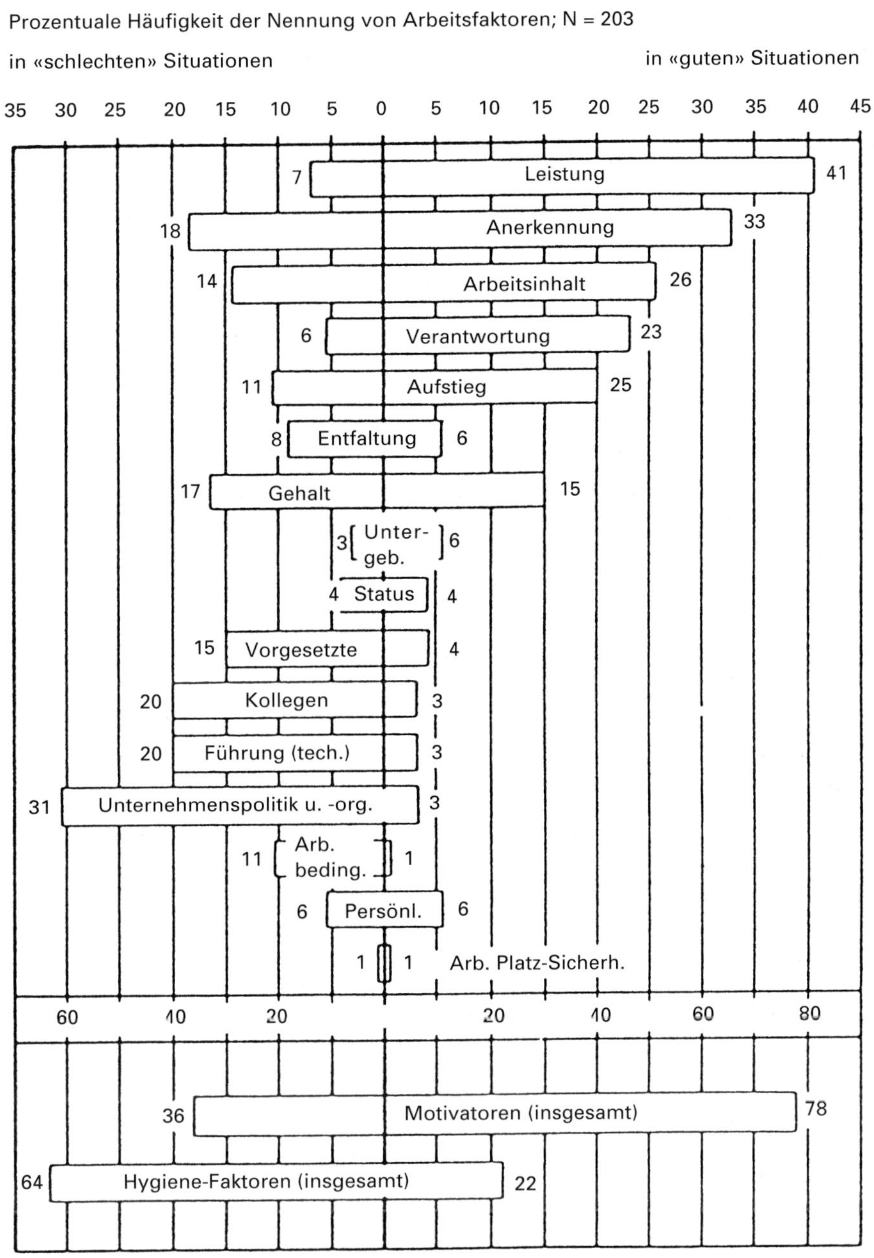

Abbildung 2/11: Befriedigende und unbefriedigte Arbeitsfaktoren (Neuberger)

Sinnbild für das Animalische ist der zum ständigen Ringen mit der Mächtigkeit der Natur verurteilte **Adam,** Sinnbild des Humanen der durch seinen Gottesbund vom Druck der Lebensnot befreite **Abraham.** Das Streben nach arbeitsintrinsischer Befriedigung ist demnach nicht zum vornherein vorgegeben, sondern es ist die Folge einer Entwicklung. Es kann erst wirksam werden, wenn der Mensch von seinen Beengungsgefühlen befreit ist. Mit anderen Worten: Abraham kann nicht in Erscheinung treten, solange die Lage der Bedürftigkeit Adams nicht überwunden ist.

Die Bedeutung der Zwei-Faktoren-Theorie liegt insbesondere darin, daß sie das Augenmerk auf etwas richtet, was lange vernachlässigt worden ist: der Arbeitsinhalt. Die Möglichkeit zur Selbstentfaltung in und durch die Arbeit und das Tragen von Verantwortung sind für die Arbeitszufriedenheit von entscheidender Bedeutung. Zufriedenheit entsteht durch Selbstverwirklichung, persönliche Entfaltung, seelisches Wachstum.

Verbesserte Arbeitsbedingungen und eine reibungslos funktionierende Organisation können dazu nichts beitragen; Voraussetzung für Zufriedenheit sind Erfolgserlebnisse und die Möglichkeit, seine eigenen Fähigkeiten in eine interessante, herausfordernde und verantwortungsvolle Arbeit einzubringen.

• **Hygiene-Faktoren:** Die sogenannten Hygiene-Faktoren hängen nicht unmittelbar mit der Arbeit selbst zusammen, sondern stellen (positive oder negative) Bedingungen des Arbeitsvollzuges dar. Zu dieser Gruppe gehören:

- Gehalt
- Zwischenmenschliche Beziehungen zu Untergebenen, Vorgesetzten und Kollegen
- Status
- Technische Aspekte der Führung
- Gesundheitspolitik/Krankenhaus, Krankenhausleitung
- Physische Arbeitsbedingungen
- Arbeitsplatzsicherheit
- Persönliches/persönliche Gegebenheiten

Diese Faktoren zeichnen sich dadurch aus, daß sie bei einer bestimmten negativen Ausprägung zu Unzufriedenheit der Mitarbeiter führen, also als «Unzufriedenmacher» wirksam sein können. Sie haben die Bedeutung **psycho-hygienischer Faktoren,** d.h.: Die Erfüllung der auf sie bezogenen Erwartungen bewirkt lediglich, daß sich der Mensch nicht unwohl fühlt.

Eine außerordentlich positive Ausprägung der H-Faktoren kann wohl Unzufriedenheit verhindern, indessen keine Zufriedenheit schaffen. So empfindet ein Mensch, der von Zahnschmerzen befreit wird, seinen neuen Zustand sicher als wohltuend, aber er erlebt nicht die Befriedigung, wie sie aus der Selbstentfaltung hervorgeht.

2.5.4 Belohnungen

Unter einer Belohnung versteht man jede Folge des Vollzugs oder Ergebnisses einer Handlung, die der handelnden Person ein Gefühl der Befriedigung verschafft. Eine **Belohnung** stellt demnach ein angenehmes Ereignis dar, das auf ein Verhalten hin eintritt und als **Rückmeldung für die handelnde Person** fungiert. Die Belohnung für ein bestimmtes Verhalten kann als Anreiz dienen und das betreffende Verhalten hinsichtlich der Intensität oder der Häufigkeit des Auftretens positiv beeinflussen, also zu einer sogenannten **Verstärkung des betreffenden Verhaltens** führen. Diese Tatsache der Rückkoppelung verweist auf die Möglichkeit, auch den Motivationsprozeß als Regelkreis aufzufassen (vgl. Abb. 2/3).

Der Grad des Einflusses, den eine bestimmte Belohnung ausübt bzw. wieweit eine Belohnung als Anreiz.-Verstärker wirkt, wird natürlich durch den Wert bestimmt, den die betreffende Person ihr beimißt. Dieser wiederum hängt von den Bedürfnissen ab, die bestehen bzw. durch die Belohnung geweckt werden. Die Auswirkung einer Belohnung ist deshalb von Mensch zu Mensch sehr verschieden. Wie bei den Anreizen lassen sich auch bei den **Belohnungen** nach dem Ursprung bzw. nach der Quelle zwei Arten **unterscheiden:** arbeitsintrinsische und arbeitsextrinsische Belohnungen:

• **Arbeitsintrinsische Belohnungen gehen aus der Arbeit selbst,** aus ihrem Vollzug oder ihrem Ergebnis **hervor** und üben deshalb auf das Erleben des Mitarbeiters den unmittelbarsten Einfluß aus. Wie bei der Darstellung der intrinsischen Anreize gezeigt wurde, hängt die Befriedigung davon ab, daß der Mitarbeiter eine Aufgabe erfolgreich bewältigt, die folgende fünf Merkmale aufweist: **Vielfältigkeit, Ganzheitlichkeit, Bedeutung, Eigenständigkeit und Rückmeldung.**

Es wird an dieser Stelle nochmals betont, daß nicht die objektiven (tatsächlichen) Arbeitsmerkmale ausschlaggebend sind, sondern die Aufgabe, wie sie der Mitarbeiter sieht bzw. erlebt. Daß dem **Mitarbeiter** eine Belohnung aus der **Arbeit** als solcher zuteil wird, setzt primär voraus, **daß er diese Tätigkeit als sinnvoll empfindet.** Dies wird dann der Fall sein, wenn die Tätigkeit ihm das Gefühl gibt, etwas Wichtiges/Wertvolles/Bedeutendes zu vollbringen, wobei sich dies sowohl auf die eigene Person wie auch auf andere Personen (Patienten, Kollegen, Vorgesetzte) oder das betreffende soziale System beziehen kann.

• **Die arbeitsextrinsischen Belohnungen** entspringen der physischen und psychosozialen Umgebung, in welche die Arbeit eingegliedert ist. Unter den verschiedenen Faktoren, die auf die Zufriedenheit des Mitarbeiters einwirken, kommt dem Führungsverhalten des Vorgesetzten besondere Bedeutung zu. Dies zeigt sich auch in einer Studie, in der die Beziehung zwischen dem Verhalten des Vorgesetzten und der Einstellung seiner Mitarbeiter untersucht wurde. Die interessanten Ergebnisse dieser Studie finden sich in Abb. 2/12):

• Der Mitarbeiter befindet sich dem Vorgesetzten gegenüber in einer starken Abhängigkeit: Von ihm in erster Linie hängen die Belohnungen ab, die der Mitarbeiter als Rückmeldung auf sein Arbeitsverhalten erhält.

Der Vorgesetzte kann:

- **durch seine Beurteilung des Mitarbeiters auf dessen Beförderung,** und damit meist auch auf seine Entlohnung, **Einfluß nehmen.**
- **dem Mitarbeiter Rückmeldungen über sein Arbeitsverhalten geben** oder zurückbehalten, was sich auf die Erfolgserlebnisse und die Entwicklung des Mitarbeiters in hohem Maße auswirkt.
- **dem Mitarbeiter Selbständigkeit gewähren** oder verweigern und damit auf die intrinsische Arbeitsmotivation Einfluß nehmen. Indem er seinen Mitarbeiter eine Arbeit selbständig vollziehen läßt, kann er eine unbefriedigende Arbeit in eine motivierende Arbeit verwandeln. Umgekehrt kann er dafür sorgen, daß aus einer motivierenden Arbeit eine unbefriedigende Arbeit wird, indem er den Mitarbeiter streng überwacht und sowohl seinen Tätigkeits- wie auch seinen Entscheidungsspielraum stark einschränkt.

Verhalten des Vorgesetzten	Teilnehmer in Arbeitsgruppen mit positiven Einstellungen berichten, daß die Vorgesetzten sich wie folgt verhalten (in Prozenten)	Teilnehmer in Arbeitsgruppen mit negativen Einstellungenberichten, daß die Vorgesetzten sich wie folgt verhalten (in Prozenten)
	%	%
Empfiehlt Beförderung, Versetzung, Gehaltserhöhung	61	22
Teilt Männern mit, was im Betrieb vor sich geht	47	11
Teilt Männern mit, wie gut sie abschneiden	47	12
Hört sich Beschwerden an	65	32
Betrachtet Arbeitnehmer als Menschen und nicht als Produktionsmittel	97	33
Setzt sich im Notfall ein, ergreift meine Partei	87	30
Setzt sich gewöhnlich für die Männer ein, oder für die Männer und die Firma, nicht nur für sich selbst und den Betrieb	86	29
Zeigt Interesse an mit und versteht meine Probleme	81	29
Er gehört wirklich zur Arbeitsgruppe und teilt die Interessen der Mitglieder	66	16
Er hört sich gern unsere Ideen an und versucht, sie anzuwenden	62	17

Abbildung 2/12: Beziehung zwischen Vorgesetztemverhalten und Einstellung der Mitarbeiter (Lawler)

- **dem Mitarbeiter Lob und soziale Anerkennung gewähren** und damit zu einer Befriedigung des menschlichen Bedürfnisses nach Achtung und Bestätigung beitragen. Umgekehrt kann er durch ununterbrochene und/oder ungerechtfertigte Kritik sowie durch eine Einstellung, die den Mitarbeiter als reinen Arbeitsfaktor betrachtet, seine Mitarbeiter nicht nur verärgern, sondern sie auch in ihrem Selbstvertrauen treffen.
- **durch einen kooperativen Führungsstil Bedürfnisse des Mitarbeiters** nach Selbstachtung und Zuständigkeit **befriedigen** oder durch ein autoritäres Verhalten deren Befriedigung vereiteln.

• Belohnungen werden aber nicht nur vom Vorgesetzten gewährt oder vorenthalten, sondern auch von der Arbeitsgruppe, der der Mitarbeiter angehört. Die anderen Mitglieder können durch ihr Verhalten:

- den **Grad der Selbständigkeit beeinflussen,** den das einzelne Mitglied bei seiner Arbeit empfindet.
- das **Ausmaß der Rückmeldungen bestimmen,** das der Einzelne auf sein Arbeitsverhalten von der Gruppe erhält.
- den **Leistungswillen des einzelnen Mitglieds heben** oder senken, was sich wiederum auf seine intrinsischen und extrinsischen Belohnungen auswirken kann.
- **durch ihre Beurteilung des Arbeitsverhaltens** auch auf Belohnungen wie Beförderung oder Entlohnung **Einfluß nehmen**; Betriebe zögern oft; wenn auch nicht immer, Mitarbeiter zu befördern, die von ihren Kollegen nicht geschätzt werden.
- **Lob und soziale Anerkennung** gewähren. Die von Kollegen gewährten zwischenmenschlichen «Belohnungen» werden meist sehr hoch geschätzt.

Bei der Betrachtung der verschiedenen Gruppeneinflüsse stellt sich die Frage, wie denn dieser Einfluß zustandekommt. Eine eingehende Antwort auf diese Frage findet sich im 3. Kapitel. Hier soll vorläufig folgendes festgehalten werden: In jeder Gruppe bestehen bestimmte **Normen.** Aufgrund dieser Normen werden Verhaltensweisen eines Mitglieds entweder durch Anerkennung belohnt oder aber durch Ablehnung bestraft.

Gruppen mit großem innerem Zusammenhalt haben einen stärkeren Einfluß als locker gefügte Gruppen, weil sie einerseits mit größerer Einstimmigkeit vorgehen und andererseits ihre Sanktionen für das einzelne Mitglied mehr Gewicht besitzen. Die Anerkennung durch die Gruppe bzw. das Gefühl der Zugehörigkeit stellt ein elementares menschliches Bedürfnis dar, das für jeden eine mehr oder weniger bedeutende Rolle spielt. Ablehnung durch die Gruppe wird somit grundlegende soziale Bedürfnisse unbefriedigt lassen und sich auf die Arbeitszufriedenheit negativ auswirken.

2.5.5 Zufriedenheit und Leistung

Der Mensch arbeitet, um in der Arbeit und durch die Arbeit bestimmte Bedürfnisse zu befriedigen. Je mehr ihm dies gelingt, desto höher ist seine Arbeitszufriedenheit. Es liegt nahe, anzunehmen, daß mit höherer Befriedigung bei der Arbeit auch die Bereitschaft zunimmt, hohe Leistungen zu erbringen. Diese, scheinbar offensichtliche Beziehung lag dem Führungsleitbild der Human-Relations-Bewegung zugrunde, die von der Annahme ausging, ein zufriedener Mitarbeiter erbringe einen höheren und wirksameren Einsatz als ein unzufriedener.

Leisten zufriedene Mitarbeiter wirklich mehr? Diese Frage wird heute nicht mehr uneingeschränkt mit Ja beantwortet. In den meisten Studien, die zu diesem Thema gemacht wurden, fanden sich keine engen Beziehungen zwischen Zufriedenheit und Leistung. Der Zusammenhang ist offensichtlich viel komplexer, als die Human-Relations-Bewegung angenommen hatte. Er wird verständlicher, wenn er unter dem Aspekt der Erwartungstheorie der Motivation betrachtet wird (17): Diese sagt voraus, daß eine hohe Arbeitszufriedenheit dann mit einer hohen Arbeitsleistung verbunden ist, wenn die Befriedigung von der Leistung abhängt. Ein Mensch strengt sich dann besonders an, wenn er überzeugt ist daß das Erreichen eines angestrebten Zieles eine solche Anstrengung erfordert.

Aus dieser Sicht wird die Leistung somit zum «Instrument», Befriedigung zu erlangen. Das bedeutet, daß sich die obengenannte Beziehung umkehrt: Die Arbeitsleistung stellt nicht die Folge, sondern die Ursache der Arbeitszufriedenheit dar. Leistung und Zufriedenheit stehen in einem komplexen Wirkungsverhältnis, das durch vielfältige Faktoren bestimmt wird. Der Bezug «Leistung beeinflußt Zufriedenheit» läßt sich dabei noch am ehesten als direkte Wirkungskette annehmen (26), wie das auch im oben vorgestellten Verhaltensmodell zum Ausdruck kommt: Eine Handlung/Leistung führt zu Belohnungen. Diese Belohnungen wiederum führen zur Befriedigung.

• Die Wirkung der Zufriedenheit auf die Leistung ist demgegenüber weit weniger streng bestimmt, da die individuelle Bedürfnisstruktur, die spezifische Anreizsituation, die persönlichen Erwartungen und Fähigkeiten die Handlung/Leistung in hohem Maße beeinflussen (vgl. Abb. 2/2). Diese Überlegungen machen deutlich, daß alle denkbaren Beziehungen zwischen der Arbeitszufriedenheit und der Arbeitsleistung vorkommen. Im einzelnen lassen sich folgende Beziehungen feststellen (17):

- **Hohe Arbeitszufriedenheit, verbunden mit hoher Arbeitsleistung!** Dies ist dann der Fall, wenn die Befriedigung von der Leistung abhängt. Dabei müssen wir uns nochmals vor Augen halten, daß der Mitarbeiter nicht nur arbeitsextrinsische Belohnungen anstrebt; z. B. einen hohen Verdienst, der entsprechende Leistungen erfordert, sondern auch solche arbeitsintrinsischer Natur, bei denen die Befriedigung aus der Arbeit selbst stammt.
- **Hohe Arbeitszufriedenheit, verbunden mit niedriger Arbeitsleistung!** Dieser Bezug findet sich dann, wenn: – die Befriedigung nicht von der Leistung, sondern von anderen Gegebenheiten abhängt, z. B. von den zwischenmenschlichen Kontakten; – sie gar die Unterlassung der Arbeitsleistung voraussetzt, z. B. bei der Erledigung privater Angelegenheiten während der Arbeitszeit.
- **Niedrige Arbeitszufriedenheit, verbunden mit niedriger Arbeitsleistung!** Dieser Fall liegt dann vor, wenn die Leistung weder zu arbeitsintrinsischen noch zu arbeitsextrinsischen Belohnungen führt und der Mitarbeiter in der Lage ist, der Leistung, die von ihm gefordert wird, auszuweichen.
- **Niedrige Arbeitszufriedenheit, verbunden mit hoher Arbeitsleistung!** Diese Beziehung ist dann gegeben, wenn die Arbeit keinerlei Befriedigung bewirkt, das Erbringen der geforderten Leistung aber durch Druck erzwungen wird.

Daß nicht nur die Arbeitsleistung die Arbeitszufriedenheit beeinflußt, sondern auch selbst von dieser beeinflußt wird, steht außer Zweifel: Eine ausgesprochene Unzufriedenheit beeinträchtigt die Einstellung des Mitarbeiters zum Betrieb, wodurch zumindest langfristig eine Senkung der Arbeitsleistung eintritt. Diese kann unmittelbar in Erscheinung treten oder aber, wie weiter unten eingehender dargestellt wird, mittelbar durch eine hohe Fluktuationsrate (Personalumschlag) und häufige Abwesenheiten (Absentismus).

Andererseits schafft eine hohe Zufriedenheit bei der Arbeit eine positive Einstellung, welche zwar nicht ohne weiteres erhöhte Leistungen zur Folge hat, den Mitarbeiter aber in höherem Maße auf Leistungsanreize ansprechen läßt. Neben dieser Bedeutung, die der Zufriedenheit in der instrumentalen Dimension zukommt (Mitarbeiter als Instrument zur Zielerreichung des Systems), stellt im non-instrumentalen Sinne die Zufriedenheit der Mitglieder eines sozialen Systems ein eigenständiges Führungsziel mit einem Eigenwert dar.

2.5.6 Fehlzeiten/Absentismus

Unter Fehlzeiten werden alle Abwesenheiten von der Arbeit verstanden, die sich auf eine Arbeitszeit beziehen, zu der der Mitarbeiter, aufgrund von vertraglichen Regelungen, anwesend sein müßte. Laut Statistiken gehen jährlich 9 bis 10 % der normalen Arbeitszeit infolge Krankheit, Unfällen sowie entschuldigtem und unentschuldigtem Fernbleiben vom Arbeitsplatz verloren. Der wichtigste Grund für Fehlzeiten ist Krankheit. Was vor allem beunruhigt, ist die Tatsache, daß die Krankenziffern ständig im Ansteigen begriffen sind: z.B. hat von 1962 bis 1969 die Krankheitshäufigkeit im Arbeitsleben um 60 % zugenommen.

Die Tatsache, daß die **Begriffe Fehlzeiten, Krankenstand und Absentismus** (42) häufig undifferenziert verwendet werden, trägt dazu bei, daß die **Diskussion des Problems "Fehlzeiten"** oft relativ unsachlich geführt wird. Eine Definition des Begriffs Fehlzeiten findet sich am Anfang dieses Abschnitts: Es geht hierbei ganz allgemein gesagt um das Fehlen von Zeiten, auf die der Betrieb einen Anspruch hat. Dabei stellt sich die Frage, für welche Zeiten ein solcher Anspruch von sei-

42 vgl. Niederer (1981)

ten des Betriebs besteht bzw. während welcher Zeit die Anwesenheit des Arbeitnehmers erwartet werden darf. Die Basis der betrieblichen Anwesenheitserwartung bildet ein Gefüge von Regelungen einzelvertraglicher und kollektivvertraglicher Art (Arbeitsrecht).

Innerhalb dieser Fehlzeiten stellen die krankheitsbedingten Abwesenheiten, also der sogenannte **Krankenstand** die herausragende Größe dar. Obwohl darunter grundsätzlich eine Abwesenheit verstanden wird, deren Legitimation auf einem ärztlichen Attest beruht, ist die Sache nicht unproblematisch, was beispielsweise im Begriff des «Krankfeierns» zum Ausdruck kommt.

• Hinsichtlich der Unterscheidung von Gesundheit und Krankheit eröffnet sich eine Grauzone;.in dieser kann eine Krankheit durch den Arbeitnehmer geltend gemacht und durch den Arzt attestiert werden, wobei in Wirklichkeit eine andere Ursache für die Abwesenheit bzw. für die «Krankheit» besteht. Die durch ärztliches Attest legitimierten Fehlzeiten können grob in drei Kategorien eingeteilt werden (39):

- **Kategorie A: die physische Unmöglichkeit, zu arbeiten,** die sich infolge Bettlägerigkeit wegen Krankheit oder Unfall ergibt.
- **Kategorie B: die physische Bedingtheit der Abwesenheit,** die auf Unpäßlichkeit infolge leichter Krankheit oder kleinem Unfall beruht; die Initiative, zum Arzt zu gehen und sich die Krankheit bestätigen zu lassen, liegt beim Patienten.
- **Kategorie C: die psychosozialen Gründe der Abwesenheit,** also alle psychischen und sozialen Faktoren, die den Menschen in seiner Gesundheit, d.h. in seinem «Zustand vollkommenen körperlichen, geistigen und sozialen Wohlbefindens» (Definition der WHO) dermaßen beeinträchtigen, daß er der Arbeit fernbleibt.

Unter dem **Begriff des Absentismus,** der im Zusammenhang mit dem Problem der Fehlzeiten häufig erscheint, wird in der Regel das häufige, «gewohnheitsmäßige» Fernbleiben vom Arbeitsplatz verstanden, also eine spezielle Verhaltensweise, die im Zusammenhang mit Fehlzeiten auftaucht und als motivationsbedingte Abwesenheit betrachtet wird. Absentismus kann auftreten im Rahmen der hier mit B und C bezeichneten Kategorien, wobei aber zu beachten ist, daß ein Patient nach Arbeitsunfähigkeit im Sinne von A mit fortschreitender Heilung in die Kategorie B oder C überwechseln kann. Es ist nicht möglich, eine bestimmte Gruppe von Abwesenheitsfällen als sichere Absentismusfälle zu identifizieren, so daß man lediglich von einer unterschiedlichen Absentismus-Wahrscheinlichkeit sprechen kann.

Die Auswertung betrieblicher Fehlzeiten-Statistiken zeigt eine starke Tendenz zu den relativ kurzfristigen Krankheitsfällen, bei denen die Absentismuswahrscheinlichkeit besonders hoch ist. Sucht man nach den Ursachen von vermeidbaren Fehlzeiten, so muß man davon ausgehen, daß sich der Arbeitnehmer jeden Tag von neuem entscheidet, ob er zur Arbeit kommen will oder nicht, wobei dieser Entscheid meist unbewußt erfolgt.

Was motiviert Menschen, täglich zur Arbeit zu kommen? Oder umgekehrt: Wodurch wird ihre Entscheidung bestimmt, der Arbeit fernzubleiben? Der Entschluß, seinem Arbeitsplatz fernzubleiben, ist ein Prozeß, der durch mindestens drei Ursachenfelder bestimmt wird durch **medizinisch-organische Befunde, die psychosoziale Situation und die Arbeits-Situation.**

Beim Problem Fehlzeiten handelt es sich also um ein hochkomplexes Phänomen. Weitgehend nur auf den letzten Bereich "Arbeitssituation" kann Einfluß genommen werden. Je zufriedener jemand mit seiner Arbeit ist, um so eher wird er sich in Situationen, in denen keine objektive Arbeitsunfähigkeit gegeben ist, entschließen, zur Arbeit zu gehen. Wenn jemand sagt, er sei unzufrieden mit seiner Arbeit, so sagt er damit, daß die Arbeit ihm nicht die Belohnungen bietet, die er für angemessen hält.

Da vorausgegangene Erfahrungen die Erwartungen beeinflussen, glauben unzufriedene Mitarbeiter öfters, es lohne sich nicht, zur Arbeit zu gehen; folglich neigen sie auch dazu, von der Arbeit fernzubleiben. Zwei Faktoren sind es hauptsächlich, die erwiesenermaßen einen starken Einfluß auf die Abwesenheit ausüben (39): soziale Faktoren und Aufgaben-Gehalt.

Untersuchungen haben gezeigt, daß Mitglieder einer Gruppe mit einem starken inneren Zusammenhalt (Kohäsion) weniger Fehlzeiten aufweisen. Für diese Mitarbeiter ist die Arbeit anscheinend mit größerer Befriedigung verbunden als für solche, die keiner derartigen Gruppe angehören. Die Arbeit zu verpassen, bedeutet für sie, das Leben mit der Gruppe zu verpassen. Nicht selten sind die sozialen Kontakte bei der Arbeit wichtiger als die Arbeit selbst: Viele Menschen kommen zur Arbeit nicht so sehr, um zu arbeiten, sondern um ihre Kollegen zu sehen. Auf den ersten Blick mag es scheinen, daß Vorgesetzte wenig Einfluß haben darauf, ob in einer Gruppe ein starker innerer Zusammenhalt entsteht; dies ist aber nicht der Fall. Welcher Art dieser Einfluß sein kann, wird im 3. Kapitel behandelt.

Neben der Gruppenkohäsion wirkt sich auch die Beziehung zum Vorgesetzten auf die Abwesenheit aus. Das kommt in der untenstehenden Studie (Abb. 2/13) deutlich zum Ausdruck (43):

Prozentsatz Büroangestellter, die angeben, Arbeitsplatzprobleme mit den Vorgesetzten jederzeit frei diskutieren zu können				Prozentsatz von Arbeitern, die angeben, mit ihrem Vorgesetzten persönliche Probleme jederzeit besprechen zu können		
69%	63%	57%	29%	67%	65%	43%
1	2	3	4	3	4	5 und mehr

Abbildung 2/13: Auswirkung der Beziehung auf die Abwesenheit vom Arbeitsplatz (40)
(Anzahl der Abwesenheitsfälle in 6 Monaten/Gruppenmittel)

43 vgl. Rosenstiel (1972)

In einer andern Untersuchung zeigt sich folgender interessanter Zusammenhang: Je größer, nach Ansicht der Mitarbeiter, die Bereitschaft des Vorgesetzten zum Gespräch ist, desto geringer sind die Fehlzeiten (Abb. 2/14):

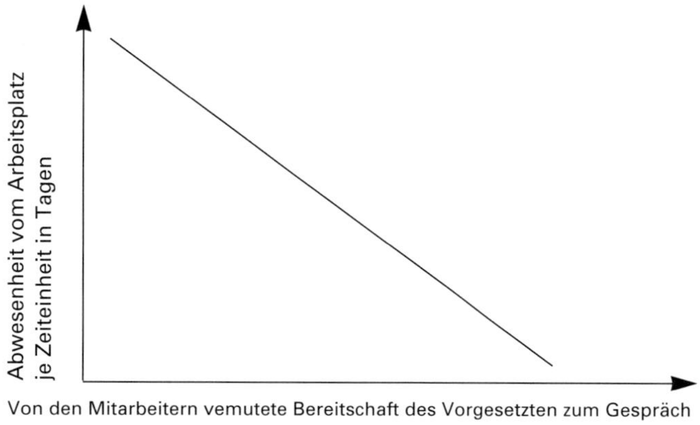

Abbildung 2/14: Fehlzeiten und Vorgesetztenbild (Rosenstiel)

Aber nicht nur durch die sozialen Kontakte, sondern **auch durch die Arbeit selbst wird die Abwesenheit beeinflußt.** Wenn ein Mitarbeiter seine Aufgabe als interessant und herausfordernd empfindet, ist er stärker motiviert zur Arbeit zu kommen. Dies läßt sich damit erklären, daß eine solche Aufgabe ihm die Möglichkeit zu einer Befriedigung der «höheren» Bedürfnisse nach Entfaltung und Wachstum bietet.

Monotone Routinearbeit vermag diese Bedürfnisse nicht zu befriedigen. Es erstaunt deshalb nicht, daß Mitarbeiter mit einfachen, sich wiederholenden Tätigkeiten mehr zur Abwesenheit neigen als solche, die mit interessanten Aufgaben betraut sind. Es ist klar erwiesen, daß die Abwesenheitsraten gewaltig sinken, sobald das Interesse an der Arbeit und die Vielfalt der Aufgabe ansteigt. Man darf jedoch nicht vergessen, daß eine interessantere Aufgabe nur jene Mitarbeiter motiviert, zur Arbeit zu kommen, welche arbeitsintrinsische Belohnungen schätzen. Daneben gibt es Menschen, die anspruchsvollen Aufgaben aus dem Weg gehen, weil sie ihnen zu komplex oder zu anstrengend erscheinen oder sie sich deren Bewältigung nicht zutrauen.

• Weil vom Betrieb aus nur der Bereich «Unzufriedenheit mit der Arbeitssituation» beeinflußt werden kann, ist das der Punkt, an dem die Anstrengungen zur Verminderung von Fehlzeiten ansetzen müssen. Folgende Maßnahmen sind in diesem Zusammenhang von Bedeutung:

- **Arbeitsintrinsische Anreize:** Vielfalt, Ganzheitlichkeit, Bedeutung, Eigenständigkeit, rückkoppelnde Information, Erfolgserlebnisse, Einsatz individueller Fähigkeiten (Herausforderung) in der Aufgabe.
- **Arbeitsextrinsische Anreize:** Integration in die Gruppe, gutes Gruppenklima, Besprechung von Arbeitsproblemen mit dem Vorgesetzten, Anerkennung von guten Arbeitsergebnissen.

Jede Verringerung der Arbeitsfreude verstärkt den bewußten oder unbewußten Wunsch, der Arbeit fernzubleiben.

2.5.7 Fluktuation

• Wegen seiner Konsequenzen für das soziale System und für das betreffende Individuum ist die Fluktuation (Personalwechsel) ein wichtiges Problem. Der Begriff Fluktuation umfaßt sowohl:

- **natürliche, d.h. biologisch bedingte Abgänge** infolge Tod, Invalidisierung, sonstiger gesundheitlich bedingter Ursachen, wie auch
- **sozialrechtlich bedingte Abgänge** durch betriebsinterne Übergänge in andere Arbeitsverhältnisse, z. B. bei Versetzung oder Beförderung, und
- **echte Austritte infolge Auflösung des Arbeitsverhältnisses** durch den Arbeitgeber (Entlassung), durch den Arbeitnehmer oder durch Vereinbarung beider.

Wichtig sind an dieser Stelle die sogenannten echten Austritte und zwar besonders diejenigen, die durch eine Auflösung des Arbeitsverhältnisses durch den Arbeitnehmer bedingt sind.

Es gibt viele Untersuchungen, in denen Faktoren wie Alter, Geschlecht, Dauer der Betriebszugehörigkeit usw. mit dem Ausmaß der Fluktuation in Verbindung gesetzt werden; Trotzdem ist das Wissen, wie ein Individuum seine Entscheidung zum Austritt fällt, noch sehr lückenhaft (42). Was genau einen Menschen dazu bewegt, einen Betrieb zu verlassen, ist ebenso schwierig zu erfassen wie die Gründe, die ein Individuum dazu bewegen, in einen Betrieb einzutreten und zu bleiben.

Die möglichen Gründe für einen Arbeitsplatzwechsel umfassen eine Vielzahl von Faktoren, die sich primär in zwei verschiedene Bereiche einteilen lassen: **Die Ursachen können im persönlichen bzw. familiären Bereich liegen oder in der Arbeitssituation.** Jeder Auflösung eines Arbeitsverhältnisses durch den Arbeitnehmer geht immer ein komplizierter individueller Entscheidungsprozeß voraus, in dem einzelne Faktoren aus beiden Ursachengruppen eine Rolle spielen können. Ein Mitarbeiter wird dann seinen Arbeitsplatz wechseln, wenn er: – mit der bestehenden Arbeitssituation sehr unzufrieden ist; – Alternativen zur derzeitigen Arbeit sieht; – nicht Faktoren aus dem familiären Bereich einem Arbeitsplatzwechsel im Wege stehen (39).

Der Wunsch eines Mitarbeiters, den Betrieb zu verlassen, wird zunächst durch das **Ausmaß seiner Arbeitszufriedenheit** bestimmt. Eine wichtige Rolle spielt dabei die Übereinstimmung der Stellenmerkmale mit der Selbstcharakterisierung (Selbstbild) des betreffenden Individuums. Je größer die Diskrepanz zwischen Stellenmerkmalen und Selbstbild, desto geringer wird die Befriedigung bei der Arbeit sein.

Vom Ausmaß der Arbeitszufriedenheit hängt es weitgehend ab, wie stark der betreffende Mitarbeiter nach

Alternativen zur derzeitigen Tätigkeit sucht. Diese Suche erstreckt sich auf einen anderen Arbeitsplatz im gleichen Betrieb oder auf außerbetriebliche Alternativen. Welche Alternativen jemand sieht, ist einerseits vom Ausmaß der Unzufriedenheit abhängig, andererseits aber auch von der **Arbeitsmarktlage** und von der **Veränderungsfähigkeit** (Mobilität) des Betreffenden.

• Im folgenden werden mögliche **Gründe für den Austritt** von Mitarbeitern aufgezeigt; sie stehen alle mit der Zufriedenheit bei der Arbeit in einem unmittelbaren oder mittelbaren Zusammenhang:

- **«Ich möchte mehr verdienen!»** Der Personalmangel, insbesondere im Pflegesektor, hat zur Folge, daß sich der Mitarbeiter seines Marktwertes immer stärker bewußt wird. Gute Saläre machen allgemein unternehmungslustiger, und zudem winkt andernorts der höhere Verdienst. Angst vor Arbeitslosigkeit, Streben nach Sicherheit des Arbeitsplatzes, aber auch Betriebstreue sind in solchen Beschäftigungssektoren im Abnehmen begriffen.
- **«Ich bin hier ja doch nur eine Nummer!»** Der Mitarbeiter will sich als Mensch fühlen, nicht als bloßer «Arbeitsfaktor». Er hat das Bedürfnis, seine individuellen Bedürfnisse und Fähigkeiten in die Tätigkeit einzubringen.
- **«Man redet mir dauernd in meine Arbeit hinein!»** Der Vorgesetzte, der alles selber machen will, seine Nase in jede Kleinigkeit hineinsteckt und kein Vertrauen zeigt, enthält seinem Mitarbeiter einen Raum vor, in dem dieser selbständig handeln und Verantwortung empfinden könnte.
- **«Hier kann ich ja doch nichts mehr lernen!»** Besonders aktive und junge Mitarbeiter haben das Bedürfnis, sich zu entwickeln. Falls sie keine Möglichkeit bekommen, sich weiterzubilden, werden sie unzufrieden.
- **«Hier komme ich ja doch nicht weiter!»** Strebsame Mitarbeiter wollen eine reelle Aufstiegschance. Entweder ist die Möglichkeit einer Beförderung tatsächlich nicht vorhanden, oder, und das ist nicht selten der Fall, die betreffenden Mitarbeiter werden nicht erkannt; viele Vorgesetzte begehen den allgemeinmenschlichen Fehler, das zu unterschätzen, was man hat.
- **«Ich bin denen noch nicht alt genug!»** Immer wieder kommt es vor, daß junge, tüchtige Menschen aus lauter Rücksicht auf die sogenannt «verdienten» älteren Mitarbeiter nicht zum Zuge kommen.
- **«Ich will endlich mal was anderes tun!»** Geistig regsame Menschen haben das Bedürfnis nach Veränderung. Einer Aufgabe, die sie langweilt, die sie nicht mehr fordert, laufen sie davon.
- **«Ich möchte wissen, wozu ich eigentlich da bin!»** Arbeiten, ohne richtig ausgelastet zu sein, ist bedrückend. Ein Mitarbeiter, der unterfordert ist, geht entweder weg oder beeinträchtigt durch seine Frustration die Einstellung der anderen.
- **«Die halten ja doch nie, was sie versprechen!»** Nichts wirkt sich so negativ auf die Zufriedenheit aus wie enttäuschte Erwartungen (z. B. hinsichtlich versprochene Beförderung).
- **«Es ist ja doch nichts recht, was ich mache!»** Viele Mitarbeiter verlassen den Betrieb, weil sie sehr unzufrieden sind mit der Anerkennung ihrer Leistung und zuwenig das Gefühl von Erfolg erleben.
- **«Ich habe nicht das richtige Parteibuch!»** Das berechtigte oder unberechtigte Gefühl, aufgrund der «falschen» Einstellung/Gesinnung/Vereins- oder Parteizugehörigkeit abgelehnt oder isoliert zu werden, kann ebenfalls zum Austritt führen.

• Viele dieser Aussagen weisen auf tieferliegende **Ursachen der Fluktuation.** Als solche kommen beispielsweise in Frage:

- **Unerfülltsein:** Viele Menschen unserer Zeit sind zutiefst unbefriedigt von ihrer Tätigkeit, weil sich das, was sie tun, nicht deckt mit dem, was sie sind. Sie sind unerfüllt, ohne genau zu wissen warum. Im betriebsamen Wechsel von Stelle zu Stelle versuchen sie, sich selbst über die eigene innere Leere hinwegzutäuschen. Wonach sich der Mensch insgeheim am stärksten sehnt, das findet er selten: eine echte Aufgabe, die ihn ganz erfüllt.
- **Entfremdung:** In vielen modernen Arbeitsprozessen empfindet der Mensch Gefühle der Machtlosigkeit, Bedeutungslosigkeit, Normlosigkeit, Isolierung und Selbstentfremdung. Weil er sich von seiner eigenen Person entfremdet, wird ihm auch der Mitmensch fremd. Die Entfremdung von der Arbeit kommt auch im sogenannten «Job-Denken» zum Ausdruck: Hier wird die berufliche Tätigkeit nur noch als Mittel betrachtet, um Bedürfnisse zu befriedigen, die außerhalb dieser Tätigkeit liegen. In der Tätigkeit selbst wird keine Befriedigung angestrebt.
  Dadurch wird der arbeitende Mensch zum «Funktionär», der überall dort bestimmte Funktionen erfüllt, wo diese gefragt sind und angemessen honoriert werden. Ohne inneren Bezug zur Aufgabe stellt der Funktionär ein völlig auswechselbares Element dar. Die Führung von Mitarbeitern degeneriert damit zum «kalten» Herumschieben von Schachfiguren; das menschliche Moment tritt in den Hintergrund; eine **Enthumanisierung** findet statt.
- **Entpersönlichung:** Im «Computer-Zeitalter» werden viele Arbeitsbeziehungen immer mehr «entpersönlicht»: Viele Kommunikationen, die zwischen Vorgesetzten und Mitarbeitern oder zwischen Kollegen ablaufen, stellen versachlichte Verfahren dar, in denen echte zwischenmenschliche Bezüge unterdrückt werden. Auch dies hat eine Enthumanisierung der Arbeit zur Folge. Das Arbeitsleben wird vom Prinzip der nüchternen Rationalität bestimmt; der einzelne fühlt

sich der Macht des kalten Zweckmäßigkeitsdenkens oft hilflos ausgeliefert. Intellektuelle Kräfte werden überbewertet.
Gefühle sind im Gegensatz dazu nicht gefragt, sondern werden als störend empfunden. Die hieraus entstehenden Spannungen führen zu Unzufriedenheit, Reizbarkeit und psychosomatischen Leiden. Viele Mitarbeiter erhalten in ihrer Tätigkeit kaum Anerkennung und fühlen sich im wahrsten Sinne des Wortes gekränkt. «Kränken» bedeutet Krank-Machen: Menschen, die auf Verletzungen durch die Umwelt nicht mit Aggressionen gegen diese Umwelt reagieren, sondern diese Aggressionen gegen sich selbst richten, die ihren Kummer «in sich hineinfressen», werden krank.

• Während der Austritt eines Mitarbeiters für diesen das Ende eines komplizierten Entscheidungsprozesses bedeutet, stellt der **Austritt aus der Sicht des Krankenhauses** häufig den Anfang einer Reihe von Problemen dar. Jeder Austritt eines Mitarbeiters ist für den Betrieb mit Kosten verschiedener Art verbunden. Solche Kosten sind:

- **Verminderte Leistung:** Zwischen dem Zeitpunkt der Kündigung und dem eigentlichen Austritt ist mit einem Rückgang der Arbeitsleistung zu rechnen, der bei Fachkräften auf 30 % geschätzt wird. Bei angespannter Lage des Arbeitsmarktes kann die freiwerdende Stelle zudem häufig nicht sofort wieder besetzt werden, so daß die betroffene Arbeitsgruppe unvollständig ist und nicht die volle Leistung zu erbringen vermag.
  Wenn der neue Mitarbeiter eingestellt ist, muß er eingearbeitet werden. Während der Einarbeitungszeit erbringt er noch nicht die «Normalleistung», da er sich die spezifischen Fähigkeiten erst aneignen muß.
- **Finanzielle Kosten:** Austritte und Neueinstellungen führen zu einem erhöhten Arbeitsaufwand der damit betrauten Stellen. Dazu kommen Kosten der Anwerbung (Inserate), der Prüfung, Auswahl und Einarbeitung der neuen Mitarbeiter.
- **Gestörte Salärstrukturen:** Bei der Einstufung der Löhne neueingestellter Mitarbeiter in die bestehenden Salärstrukturen können sich Probleme ergeben, weil diese Löhne oft höher sind, als sie eigentlich sein dürften.
- **Soziale Kosten:** Austritte alter und Eintritte neuer Mitarbeiter belasten nicht nur die Arbeitsabläufe, sondern auch die zwischenmenschlichen Beziehungen: Strukturen in der Arbeitsgruppe zerbrechen und müssen in gruppendynamischen Prozessen neu geschaffen werden.
- **Führungskosten:** Eine individuelle Führung, die sich am einzelnen Mitarbeiter orientiert, setzt eine Vorgesetzten-Mitarbeiter-Beziehung voraus, die nicht von heute auf morgen entstehen kann.
- **Zusätzliche Belastung des Vorgesetzten:** Das Delegieren von Aufgaben, Kompetenzen und Verantwortung ist erst möglich, wenn der neue Mitarbeiter ganz eingearbeitet ist. Bis zu diesem Zeitpunkt muß der Vorgesetzte manche früher delegierte Aufgabe selber bewältigen.
- **Fluktuation führt zu Fluktuation:** Durch Störungen in den Arbeitsvollzügen, zusätzliche Arbeitsbelastungen, Störungen des Arbeitsklimas usw. werden Voraussetzungen für weitere Austritte geschaffen.

• Nur ein Teil der Faktoren, die einen Mitarbeiter zum Austritt bewegen, läßt sich durch betriebliche Anstrengungen beeinflussen. Fluktuation ist deshalb grundsätzlich nicht zu vermeiden. Trotzdem gibt es bestimmte **Maßnahmen, die zur Verminderung der Fluktuation** beitragen. Solche Maßnahmen sind:

- **Anforderungsprofile und Eignungsmerkmale des potentiellen Stelleninhabers aufeinander abstimmen!** Dies läßt sich durch rechtzeitige und ausreichende Information (mittels Stellenbeschreibung/Anforderungsprofil) erreichen und verhindert die Entstehung falscher Erwartungen. Eignung und Neigung des Stelleninhabers sind nach Möglichkeit zu berücksichtigen. Zu hohe bzw. zu geringe Qualifikation führt zu Unter- bzw. Überforderung und damit zu Spannungen und Unzufriedenheit.
- **Keine falschen Versprechungen bezüglich Lohnveränderungen und Aufstiegsmöglichkeiten!** Wie schon mehrmals betont wurde, wirken sich enttäuschte Erwartungen verheerend aus.
- **Sorgfältige Einarbeitung in die Aufgabe!** Mittels Informationsgesprächen, Betriebsbesichtigungen, Hilfestellungen usw. Jeder neue Mitarbeiter, der zu einem langjährigen, dauerhaften Mitarbeiter wird, verringert die Fluktuationsquote. Aufgrund dieser Erkenntnis ist dem Problem der Einarbeitung und Einführung neuer Mitarbeiter besondere Aufmerksamkeit zu widmen.
- **Hilfe bei der sozialen Integration!** Es reicht nicht aus, neuen Mitarbeitern die fachlichen Qualifikationen zu vermitteln, die sie zur Bewältigung ihrer Aufgaben benötigen. Dem Mitarbeiter muß geholfen werden, sich im neuen Betrieb zurechtzufinden. Jede Stelle erfordert ein bestimmtes Maß an Soziabilität, d.h. an Fähigkeit, Kontakte zu schließen und mit anderen zusammenzuarbeiten. Während sich die formellen Beziehungen aus organisatorischen Gründen sehr bald einspielen, wird die Aufnahme von informellen Beziehungen durch die bereits bestehenden festen Gruppenstrukturen erschwert.
  Der Prozeß der Integration kann durch die Hilfestellung eines «Paten» erleichtert werden, der dem neu eingestellten Mitarbeiter als Ansprechpartner für alle Probleme, die mit dem neuen Arbeitsplatz zusammenhängen, zugeordnet wird.
- **Interviews mit Mitarbeitern!** Solche sollten auch nicht erst dann geführt werden, wenn sie sich bereits zum Austritt entschlossen haben. Es ist viel sinnvol-

ler, mit dem neuen Mitarbeiter beispielsweise nach einem, drei, sechs und zwölf Monaten ein Gespräch zu führen, in dem Probleme rechtzeitig besprochen werden können. Dadurch wird es möglich, eventuelle Ursachen für Fluktuation frühzeitig zu erkennen und sie abzubauen.

Eine Vielzahl von Maßnahmen, die erst verwirklicht werden, wenn eine hohe Fluktuation festgestellt wird, versuchen lediglich, Symptome zu kurieren mit dem Effekt, daß sie höchstens kurzfristig wirken (39). So findet z. B. das Austrittsinterview immer erst dann statt, wenn die Entscheidung für den Austritt bereits gefallen ist. Dabei ist es dann häufig so, daß von seiten des Arbeitnehmers nur wenig Interesse an diesem Gespräch besteht.

Auch werden im Gespräch Ursachen erfaßt, die bei der Austrittsentscheidung nur eine geringe Rolle spielten, weil der Mitarbeiter die tatsächlichen Gründe nicht angibt oder in dem Gespräch vielleicht noch «offene Rechnungen begleichen» möchte. Ein langfristiger **Erfolg bei der Senkung der Fluktuationsrate** wird sich **nur bei Maßnahmen** einstellen, **die auf eine allgemeine Verbesserung der Arbeitsbedingungen und auf ein positiveres Image des betreffenden Krankenhauses zielen.**

2.5.8 Pflichten und Rechte des Mitarbeiters

Jede Rolle in einem sozialen System ist mit ganz bestimmten Rechten und Pflichten ausgestattet. Zur Rolle gehören also nicht nur die Verhaltenserwartungen, die die Umwelt auf den Träger einer Position richtet, sondern auch die Erwartungen, die jemand in der betreffenden Position an seine soziale Umwelt stellen kann. In diesem Abschnitt soll die Rolle des Mitarbeiters unter die Lupe genommen und gefragt werden, mit welchen Rechten und Pflichten diese Rolle verbunden ist.

• **Pflichten eines Mitarbeiters:** Das Wort «Pflicht» ist eine Bildung zum Verb «pflegen», welches ursprünglich «für etwas einstehen, sich für etwas einsetzen» bedeutete. Für etwas einstehen, mich für eine Sache einsetzen kann ich jedoch nur, wenn ich ein Motiv dafür habe. Fehlt mir dieses Motiv, dann wird Pflicht für mich zu einer Forderung, der ich nur ungern nachkomme oder gar zu einer eigentlichen Last. Der Ausdruck «jemandem eine Pflicht aufbürden» wird von daher gut verständlich.

Stellenbeschreibungen zu erstellen, ohne den Bedürfnissen bzw. Motiven der Mitarbeiter Beachtung zu schenken, ist eigentlich ziemlich sinnlos. Eine Organisation, die das tut, schneidet sich sozusagen ins eigene Fleisch. Die Erwartungen, denen ein Mitarbeiter ausgesetzt ist, gehen wie gesagt nur zum Teil aus der Stellenbeschreibung oder anderen schriftlichen Dokumenten hervor; zum anderen Teil handelt es sich um ungeschriebene, unausgesprochene Erwartungen.

• **Pflicht des Mitarbeiters zum persönlichen Einsatz:** Er

– bemüht sich, seine persönlichen Kenntnisse, Fähigkeiten und Fertigkeiten im Rahmen seiner Tätigkeit in der Organisation zum Einsatz zu bringen;
– strebt intensiv danach, seine Aktivitäten auf das Erreichen organisationaler Ziele bzw. auf das Erfüllen organisatorischer Aufgaben auszurichten.

• **Pflicht zu selbständigem Handeln und Entscheiden:** Er

– bearbeitet die ihm übertragenen Aufgaben innerhalb des ihm zugestandenen Handlungs- und Entscheidungsspielraums selbständig;
– hält sich in seinem Handeln und Entscheiden an die geltenden Richtlinien (gesetzliche Vorschriften, Dienstvorschriften, Handbücher, Weisungen, Beschlüsse usw.);
– übernimmt vom Zeitpunkt der Aufgabenübertragung an die ihm zugewiesenen Aufgaben und Kompetenzen sowie die damit verbundene Verantwortung;
– gibt die ihm zugewiesene Aufgabe nicht wieder an seinen Vorgesetzten zurück (so wie dieser seinerseits eine einmal delegierte Aufgabe nicht mehr zurücknehmen darf);
– entscheidet im allgemeinen, wie (auf welchem Weg) er die gestellte Aufgabe bewältigen will; meistens bestimmt der Vorgesetzte, wer was bis wann mit welchen Mitteln zu erreichen hat.

• **Pflicht zum Einholen eines Vorgesetztenentscheids:** Er holt Entscheide seines Vorgesetzten ein, wenn

– die ihm zugestandenen Kompetenzen zur Erfüllung der gestellten Aufgabe nicht ausreichen;
– eine anfallende Aufgabe besondere, übergeordnete Bedeutung besitzt;
– eine anfallende Aufgabe den Rahmen des ihm zugewiesenen Aufgabenbereichs sprengt.

• **Pflicht zur Information:** Er

– fordert aus eigener Initiative alle Informationen an, die er zur Erfüllung der ihm übertragenen Aufgaben benötigt;
– informiert seinen Vorgesetzten regelmäßig, ausreichend und unaufgefordert über wesentliche Ereignisse in seinem Aufgabenbereich, so daß dieser den Überblick behält und alle Sachverhalte und Zusammenhänge kennt, die für seine Entscheidungen von Bedeutung sind (vertikale Information);
– informiert seine Kollegen und andere interessierte Stellen über alles, was diese zur Bewältigung der Aufgaben in ihrem Bereich wissen müssen (horizontale Information);
– beachtet die formalen Kommunikationswege, holt aber im Bedarfsfall auch Informationen auf informalen Wegen ein;

- stellt sich seinem Vorgesetzten und anderen befugten Stellen für Auskünfte und Ratschläge zur Verfügung;
- wahrt das Berufsgeheimnis (Schweigepflicht).

• **Pflicht zu innovativem Denken:** Er

- bemüht sich um Verbesserungen bzw. um die Entwicklung neuer Ideen, Methoden und Möglichkeiten zur optimalen Erfüllung seiner Aufgaben;
- leistet spontane Beiträge zur Erfüllung von organisationalen Aufgaben; es sind dies Beiträge, die über die festgelegte Rollenerwartung hinausgehen;
- bringt Anregungen und Vorschläge.

• **Pflicht zur Zusammenarbeit:** Er

- verhält sich so, daß er die formal vorgesehene Zusammenarbeit ermöglicht bzw. fördert;
- ist bereit zu einer spontanen, formal nicht vorgeschriebenen, Kooperation bei Ausfällen, plötzlichen Auftragsänderungen und anderen unvorhergesehenen Ereignissen;
- strebt intensiv danach, seine Aktivitäten auf das Erreichen von gemeinsamen Zielen auszurichten;
- führt in Ausnahmefällen auch Einzelaufträge aus, die in seiner Stellenbeschreibung nicht ausdrücklich vermerkt sind.

• **Pflicht zur Weiterbildung:** Er

- bildet sich in allen Bereichen, die sein Aufgabengebiet betreffen, ständig weiter (Zulernen, Umlernen, Neulernen), um die ihm übertragenen Aufgaben optimal erfüllen zu können;
- betrachtet seine Tätigkeit als Lernsituation, die es ihm ermöglicht, sich nicht nur fachlich, sondern auch menschlich weiterzuentwickeln.

• **Rechte eines Mitarbeiters:** Mit der Beschreibung der Rechte des Mitarbeiters wird Bezug genommen auf die selben Punkte wie auf den vorangehenden Seiten, aber gewissermaßen «unter umgekehrten Vorzeichen».

• **Recht des Mitarbeiters auf persönlichen Einsatz:** Er

- hat das Recht auf eine Tätigkeit, die den Einsatz seiner persönlichen Kenntnisse, Fähigkeiten und Fertigkeiten erlaubt bzw. erfordert. In diesem Postulat trifft sich das Bedürfnis des Individuums nach Selbstentfaltung mit der organisationalen Forderung nach dem «richtigen Mann am richtigen Platz»;
- darf seine Bedürfnisse, Interessen und Vorstellungen äußern. Im Rahmen der organisationalen Möglichkeiten soll versucht werden, diese zu berücksichtigen.

• **Recht auf selbständiges Handeln und Entscheiden:** Er

- hat Anspruch darauf, innerhalb des ihm zugestandenen Entscheidungs- und Handlungsspielraumes selbständig handeln und entscheiden zu können;
- hat Anspruch darauf, daß die ihm zugewiesenen Aufgaben klar, eindeutig und verständlich umschrieben und die entsprechenden Kompetenzen und Verantwortlichkeiten klar abgegrenzt sind;
- hat Anspruch darauf, daß sein Aufgaben- bzw. Delegationsbereich von seinem Vorgesetzten und anderen Stellen respektiert wird;
- hat Anspruch auf die Zuerkennung aller Befugnisse, die zur Erfüllung seiner Aufgaben erforderlich sind;
- muß Gewißheit haben, daß ihm eine einmal übertragene Aufgabe nicht wieder weggenommen wird.

• **Recht auf Einholen eines Vorgesetztenentscheids**

• **Recht auf Information und Qualifikation:** Er

- hat das Recht auf Zugang zu allen Informationen, die er zur Erfüllung seiner Aufgaben benötigt;
- hat Anspruch auf regelmäßige und ausreichende Rückmeldung (Feedback) auf seine Arbeit von seiten seines Vorgesetzten; er hat das Recht auf Anerkennung und Kritik sowie auf periodische Qualifikation. Qualifiziert ein Vorgesetzter seinen Mitarbeiter nicht regelmäßig, so ist dieser berechtigt, es zu verlangen;
- hat das Recht, Fragen zu stellen, Auskünfte und Ratschläge einzuholen, die ihm bei der Erfüllung seiner Aufgaben helfen;
- hat Anspruch darauf, von seiten seiner Kollegen und anderer Stellen über alles informiert zu werden, was er zur Bewältigung seiner Aufgaben wissen muß.

• **Recht auf innovatives Denken:** Er

- darf Ideen äußern; er hat ein Recht darauf, daß seine Ideen angehört und diskutiert werden;
- darf spontane Beiträge zur Erfüllung organisationaler Aufgaben leisten, auch wenn diese Beiträge über die geschriebenen Rollenerwartungen hinausgehen (positiv abweichendes Verhalten);
- darf Anregungen und Vorschläge vorbringen; insbesondere hat er das Recht, auf Fehler und Störungen hinzuweisen, also Kritik anzubringen, gleichgültig wen oder was diese Kritik betrifft.

• **Recht auf Zusammenarbeit:** Er

- hat das Recht auf spontane – formal nicht vorgesehene – Zusammenarbeit mit anderen Stellen, falls die Erfüllung seiner Aufgaben dies erfordert;
- hat Anspruch auf ein Verhalten seiner Vorgesetzten und Kollegen, das die Zusammenarbeit mit ihnen ermöglicht bzw. fruchtbar macht.

• **Recht auf Förderung und Weiterbildung:** Er

- hat das Recht, sich in allen Bereichen, die sein Aufgabengebiet betreffen, weiterzubilden (sofern er bereit ist, selbst auch einen angemessenen Beitrag daran zu leisten);
- hat Anspruch darauf, entsprechend seinen Fähigkeiten bzw. Qualifikationen gefördert zu werden.

• **Recht auf angemessene Entlohnung** und zeitgemäße Sozialleistungen.

• **Recht auf humane Arbeitsbedingungen:** Er

- hat Anspruch auf eine Organisationsstruktur, die ihm eine rationelle Erfüllung seiner Aufgaben erlaubt;
- hat das Recht auf einen Arbeitsplatz, der ihn in seiner physischen und psychischen Gesundheit nicht beeinträchtigt;
- hat Anspruch auf die gesetzlich und vertraglich festgelegten Arbeitszeiten, Ruhetage und Ferien.

• **Recht auf Wiedererwägung, Rekurs und Beschwerde:** Er

- ist berechtigt, Wiedererwägung zu verlangen, also von seinem Vorgesetzten zu fordern, daß dieser Entscheid in Fach- oder Führungsfragen überprüft;
- hat das Recht, beim nächsthöheren Vorgesetzten mündlich oder schriftlich Rekurs einzureichen, also Einspruch gegen einen Entscheid seines unmittelbaren Vorgesetzten zu erheben;
- hat das Recht, beim nächsthöheren Vorgesetzten eine mündliche oder schriftliche Beschwerde über seinen unmittelbaren Vorgesetzten einzureichen.

2.6 Einzelne Mitarbeitergruppen

Die bisherigen Ausführungen bezogen sich ganz allgemein auf «den Mitarbeiter», gleichgültig ob es sich dabei um Mann oder Frau, um jüngere oder ältere Mitarbeiter handelte. In diesem Abschnitt werden im Sinne einer Ergänzung und Differenzierung einige mehr oder weniger spezifische Probleme einzelner Mitarbeitergruppen etwas genauer betrachtet.

2.6.1 Mitarbeiterin

Daß die Frau im Arbeitsbereich Krankenhaus eine ganz zentrale Rolle spielt, steht außer Zweifel. Laut Daten der Volkszählung 1980 waren 74 % des gesamten Personalbestandes im schweizerischen Gesundheitswesen Frauen. Folgende Zahlen belegen diese Tatsache (Personalbestände (1990) im Schweizerischen Gesundheitswesen):

	Total	Frauen	%	Männer	%
Ärzte	16'624	2'828	17	2'456	83
Krankenpflegepersonal	37'360	34'356	92	7'858	8
Spitalgehilfinnen	5'789	5'398	93	1'518	7
Sonstige Krankenpflege (Alterskrankenpflege, TOA, Hilfspflegepersonal)	11'959	9'460	79	2'758	21
Total	140'027	103'675	74	22'804	26

Betrachtet man nur die Krankenhäuser, so sehen die Zahlen etwa gleich aus. Man könnte damit das Krankenhaus als eigentlich «weibliches Gebilde» bezeichnen. Aber eben nur in bezug auf die numerischen Verhältnisse und nicht in bezug auf den Geist, der diese Organisation bestimmt.

Die Vorherrschaft patriarchaler Normen, durch welche die moderne Medizin geprägt ist, kommt auch in der Organisation Krankenhaus zum Ausdruck. Wie der Medizin ist auch ihr «das Yin-Prinzip: die weibliche Seite mit ihrer intuitiven Weisheit, ihrer Synthesefähigkeit und ihrem ökologischen Bewußtsein verlorengegangen. Den Frauen wurde allzu sehr das Yang-Prinzip: das männlich-Rationale, Analytische, Expansive aufgepfropft, was unter anderem in maskulin-aggressiven Frauenbewegungen, in der Medizin selber in der Gestalt von harten, vermännlichten Frauen entgegentrifft (44).

Da die Organisation Krankenhaus also ausgesprochen "männliche" Strukturen aufweist und über weite Bereiche männliche Verhaltens- und Leistungsnormen maßgebend sind, kommt es nicht selten zu Schwierigkeiten. Diese Schwierigkeiten sind zum Teil noch in den Werten und Normen unserer Gesellschaft verwurzelt und damit einer unmittelbaren Einflußnahme weitgehend entzogen.

Was Möglichkeiten zur Behebung der Schwierigkeiten in der Organisation anbelangt, so dürfte es nicht darum gehen, die Frauen weiter an die Erfordernisse einer so gearteten Berufswelt anzupassen, sondern eine Veränderung dieser Berufswelt anzustreben im Sinne eines vermehrten Einbezugs des weiblichen Elementes.

Sind sich unsere Krankenschwestern und Ärztinnen bewußt, welch zentrale Bedeutung zur Wende unserer Spitalmedizin gerade ihnen zukommt? Mögen sie alle den Mut haben, in unserer männlich rationalen Medizin an ihrer weiblichen Seele festzuhalten und sich der Überschätzung des sondernden Intellekts nicht übermäßig unterzuordnen. Solche Wende, inspiriert durch weibliche Werte und Normen, erfolgt weder revolutionär noch krisenhaft überstürzt, noch in dramatischen Zusammenbrüchen oder radikalen Änderungen. Sie ist

44 Nager (1985)

eine sanfte Verschwörung und naht, wie alles Große, auf leisen Sohlen (44). Auf die Organisationsstrukturen des Krankenhauses bezogen, könnte sich ein solcher Wandel beispielsweise durch den Abbau hierarchischen, individualistisch-autoritärer Organisationsformen ergeben.

Nach diesem Hinweis auf die Notwendigkeit einer grundsätzlichen Wende in Medizin und Krankenhaus soll etwas konkreter auf die besondere Situation der berufstätigen Frau eingegangen werden; zunächst der **Rollenkonflikt zwischen der,** immer noch zentralen, **Geschlechtsrolle der Frau als Hausfrau und Mutter einerseits und der Rolle als berufstätige Frau andererseits** (über die Hälfte aller berufstätigen Frauen ist verheiratet).

• Neben den vielfältigen und zum Teil widersprüchlichen Erwartungen, die mit dieser Doppelrolle verknüpft sind, resultiert daraus eine ganze Reihe von Belastungen. Die allgemeine Situation der berufstätigen Frau läßt sich schwerpunktmäßig wie folgt kennzeichnen (45):

- die **Doppelrolle als Berufstätige und Hausfrau** führt zu erheblichen physischen und psychischen Belastungen;
- die Mehrzahl der berufstätigen **Frauen führt Tätigkeiten** aus, die **in den Ebenen der gesellschaftlichen und organisationalen Hierarchie** lokalisiert sind;
- die meisten berufstätigen **Frauen führen Tätigkeiten mit geringem Anforderungsniveau aus** (Routinearbeiten). Diese Arbeiten werden entsprechend gering entlohnt;
- die meisten berufstätigen **Frauen stehen unter dem Zwang zur Unterordnung unter den Mann,** der in der Hierarchie der Organisation als Vorgesetzter der Frauen fungiert.

Diese Aussagen über die allgemeine Situation der berufstätigen Frau müssen für den speziellen Bereich des Krankenhauses in dem Punkt modifiziert werden, wo es um das Anforderungsniveau der Tätigkeiten geht: Aufgrund der Tatsache, daß viele weibliche Berufstätige im Pflegesektor beschäftigt sind, ergibt sich im Krankenhaus ein relativ höherer Anteil an qualifizierten Tätigkeiten als in anderen Erwerbsbereichen.

Das Problem der Unterordnung unter den Mann hingegen tritt im Krankenhaus infolge der Statusunterschiede zwischen Aerzten und Pflegepersonal noch verschärft in Erscheinung. Vergleicht man den Anteil der Frauen in der Berufsgruppe der Ärzte mit dem Anteil der Frauen in der Berufsgruppe der Krankenschwestern (-pfleger), so zeigt sich ein gewaltiger Unterschied: Während im Jahre 1980 nur 17 % der Ärzte weiblichen Geschlechts waren, betrug der Anteil Frauen bei den Krankenschwestern (-pflegern) über 90 %. Dies bedeutet, daß in der Berufsgruppe mit dem höchsten sozialen Status und den umfassendsten Machtbefugnissen ganz klar die Männer das Sagen haben. Diese Diskrepanz zwischen numerischer Überlegenheit der Frauen und ihrer Unterlegenheit in bezug auf die Machtbefugnisse stellt kein geringes Konflikt-Potential im Krankenhaus dar.

Die Lösung der genannten Probleme, d.h. der Abbau der Barrieren, die die Frau an der Entfaltung ihrer Persönlichkeit hindern, fordert sowohl von der Gesellschaft, insbesondere den Männern, als auch von der Frau selber ein völliges Umdenken und Umlernen in bezug auf ihre Rolle in der Familie, im Beruf und in der Öffentlichkeit.

Zur Gleichberechtigung der Frau gehören gleiche berufliche Aufstiegs- und Entfaltungsmöglichkeiten. Diese sind noch ungenügend vorhanden. Die geringeren Aufstiegschancen sind nur zum Teil durch die meist schlechtere Ausbildung der Frau bzw. ihre geringere fachliche Qualifikation bedingt. Vielmehr führen das kulturelle Stereotyp von der angeblichen weiblichen Inkompetenz sowie die Seltenheit weiblicher Karrieren zu einer negativen Erwartungshaltung bei denjenigen, die über Aufstieg zu entscheiden haben, so daß in der Regel eine erheblich bessere Qualifikation der Frauen erforderlich ist, um in Konkurrenzsituationen mit Männern erfolgreich zu sein. Diese restriktive Behandlung von Frauen schlägt sich natürlich wiederum in einer geringeren Aufstiegsmotivation bei den jungen Frauen nieder (46).

Die mancherorts herrschende Auffassung, Frauen seien schlechtere Arbeitskräfte als Männer, weil sie häufiger Fehlzeiten aufzuweisen hätten, muß ebenfalls etwas genauer betrachtet werden. Ungelernte Arbeitskräfte weisen generell höhere Fehlzeiten auf. Weil nun der Anteil der Frauen an unqualifizierten Tätigkeiten höher ist als der der Männer, werden die dem weiblichen Geschlecht zugeschriebenen höheren Ausfälle in erster Linie aus diesem höheren Anteil erklärt.

Beim Versuch, die besonderen Eigenschaften der Frau zu beschreiben, muß man vorsichtig sein. Denn sowohl die weiblichen wie auch die männlichen Eigenschaften erweisen sich als in hohem Maße kuturell bedingt und veränderbar. Die Geschlechtsrollen-Stereotypen, also die festen Vorstellungsklischees über den Mann bzw. die Frau üben hier eine entscheidende Wirkung aus; diese schreiben den Männern zu, unabhängiger, objektiver, aktiver, logischer usw. zu sein. Frauen hingegen seien sanfter, ordentlicher, einfühlsamer, emotionaler, ausgeglichener, ausdrucksfähiger etc.

Die Zugehörigkeit zur weiblichen Geschlechtsgruppe ist in jedem Falle nur eines unter vielen Momenten, die das Erleben und Verhalten eines Individuums in seiner sozialen Umwelt bestimmen. Je nach persönlicher Biografie und je nach persönlicher Lebens- bzw. Arbeitssituation sind die Verhaltensweisen der Mitarbeiterinnen von höcht individuellem Charakter. Vor generalisierenden Aussagen über den weiblichen Arbeitnehmer sollte

45 vgl. Golas (1982)
46 vgl. Fischer (1981)

man sich deshalb genauso hüten wie vor generalisierenden Feststellungen über den männlichen Arbeitnehmer.

Entsprechend der traditionellen geschlechtsspezifischen Arbeitsteilung zwischen Mann und Frau beinhaltet **der weibliche Lebenszusammenhang die Gestaltung von Situationen, die mit unmittelbaren Bedürfnissen und Erfahrungen zu tun haben.** Die für diesen Lebenszusammenhang wichtigen **Fähigkeiten wie Erfahrungswissen, Intuition und Fürsorglichkeit sind aber in der Berufswelt kaum gefragt** (46).

Bei der Frau ist die soziale Intelligenz, d.h. die Fähigkeit, Menschen nach ihrem Geistes- und Gefühlszustand zu beobachten und zu behandeln, stärker ausgeprägt. Aufgrund dieser besonderen Fähigkeit streben Mitarbeiterinnen in der Regel zu personen- statt zu rein sachbezogener Arbeit. Das weibliche Verhalten wird viel stärker als das des Mannes durch biologische Vorgänge bestimmt (z. B. Menstruation, Klimakterium). Gefühlsschwankungen treten bei ihr häufiger und stärker auf als bei Männern.

Dem Mann bzw. dem männlichen Vorgesetzten fällt es oft schwer, Reaktionen, Denkweisen und Bedürfnisse seiner Mitarbeiterinnen zu verstehen, weil ihr Erleben und Denken in vielem anders ist als das des Mannes. Ihr Denken wird primär nicht von der Sach-Logik als vielmehr von einer Psycho-Logik bestimmt. Von einer anderen Logik als der männlichens. Von einer Logik, durch deren vermehrten Einbezug in die Berufswelt der Mensch von vielen unangemessenen Arbeitsabläufen und -bedingungen verschont worden wäre.

Im Zentrum des weiblichen Interesses steht grundsätzlich nicht die Sache, sondern der Mensch. Da nun aber gerade im Berufsfeld Krankenhaus immer mehr Arbeitsabläufe immer stärker durch das Technisch-Sachliche als durch das Menschlich-Persönliche bestimmt werden, fällt es der Frau nicht leicht, ihr Frau-Sein zu behaupten. Die Gefahr besteht, daß sie, um Anerkennung zu erlangen oder bloß um zu überleben, sich mit den sachlichen Verhaltensnormen identifiziert und ihre intuitive Seite, weil sie nicht gefragt ist, verkümmert.

Eine Verallgemeinerung sei noch erlaubt. Die Frau ist auf der einen Seite gefühlssicherer als der Mann, auf der anderen Seite ist sie aber auch gefühlsabhängiger als er. Das bedeutet: Sie ist stärker auf eine menschliche Arbeitsatmosphäre angewiesen, die es ihr erlaubt, als Mensch mit anderen Menschen in persönlichem Kontakt zu sein. Die stärkere Gefühlsbetonung macht sie auch gegenüber persönlicher Kritik besonders empfindlich. Andererseits ist sie für persönliche Anerkennung sehr empfänglich und weiß verständnisvolles Eingehen auf ihre Probleme sehr zu schätzen.

• Obige Ausführungen machen deutlich, daß es äußerst schwierig ist, generelle **Regeln für das Verhalten** gegenüber Mitarbeiterinnen zu geben. Trotzdem soll dies versucht und das Risiko eingegangen werden. Regeln können sein:

- **Tragen Sie zu einer menschlichen Arbeitsatmosphäre bei!** Die zwischenmenschlichen Beziehungen am Arbeitsplatz wirken sich auf die Zufriedenheit und die Leistungsbereitschaft im positiven wie im negativen Sinne aus.
- **Behandeln Sie die Frau als gleichwertig und gleichberechtigt!** Je genauer Sie ihre (männlichen) Verhaltensweisen beobachten, desto besser werden Sie verstehen, daß der Ruf nach Gleichberechtigung noch immer seine Berechtigung hat.
- **Versuchen Sie die Psycho-Logik der Frau zu verstehen!** Nur wenn Sie sich bemühen, eine Sache oder eine Beziehung mit den Augen einer Frau zu sehen (das heißt sich in ihre Welt einzufühlen), werden sich scheinbare Widersprüchlichkeiten auflösen.
- **Persönliche Appelle sind wirksamer als sachlich-formale Regeln des Arbeitsverhaltens!** In welchem Ton ein Appell oder eine Anweisung erfolgt, spielt dabei eine ausschlaggebende Rolle.
- **Sorgen Sie für die richtige Einführung einer neuen Mitarbeiterin!** Neben der sachlichen Einarbeitung ist es besonders wichtig, daß es Ihnen gelingt, einen menschlichen Kontakt mit der Gruppe entstehen zu lassen.

2.6.2 Jugendliche Mitarbeiter

Die Jugend liebt heutzutage den Luxus. Sie hat schlechte Manieren, verachtet die Autorität, hat keinen Respekt vor älteren Leuten und schwatzt, wo sie arbeiten sollte. Die Jugendlichen stehen nicht mehr auf, wenn Ältere den Raum betreten. Sie widersprechen ihren Eltern, re den in der Gesellschaft dazwischen, schlagen die Beine übereinander und tyrannisieren die Lehrer (47). Dies sagte Sokrates vor rund 2500 Jahren. Die Klage der Erwachsenen über die «heutige Jugend» ist also nicht so neu, wie man oft meint.

Das Alter zwischen 14 und 22 Jahren ist diejenige Phase im Leben des Menschen, in der er aus allen Bindungen hinausdrängt, aus der Schule, aus dem Elternhaus, aus den sozialen Gruppen, in die er als Kind integriert war. Es ist eine Zeit des Aufbruchs und Umbruchs in vielerlei Beziehung. Entwicklungspsychologisch gesehen handelt es sich um die **Phasen der Pubertät (14–18) und der Adoleszenz (18–22)**, also um Phasen, die durch einschneidende Veränderungen in physischer, psychischer und sozialer Hinsicht gekennzeichnet sind. Das Gefühlsleben ist unausgeglichen; der jugendliche Mensch ist starken Gefühls- und Stimmungsschwankungen unterworfen («himmelhoch jauchzend, zu Tode betrübt») und neigt zu heftigen Gefühlsausbrüchen; er ist leicht erregbar reizbar und meist sehr empfindlich. Die

47 Zitat nach Müller (1973)

Hochpubertät erfordert eine Auseinandersetzung mit der eigenen körperlichen Entwicklung, mit der eigenen Geschlechtsrolle und mit dem eigenen Verhalten gegenüber dem anderen Geschlecht.

Die Pubertät ist in der Regel durch eine starke Vorliebe für das Alleinsein geprägt; der Jugendliche glaubt sich in seinen Ideen und Gefühlen oft unverstanden. Auf seiner Suche nach sich selbst läßt er sich von Vorbildern und Leitbildern beeinflussen (Idole und Stars). Probleme der Berufswahl und der Richtigkeit dieser Wahl beschäftigen ihn. Mit der Aufnahme der Berufstätigkeit kommt es zu Konflikten, die sich aus dem Widerspruch zwischen individuellen Erwartungen und objektiven Anforderungen ergeben.

In Hinsicht auf die berufliche Sozialisation stehen jedoch die Probleme im Vordergrund, die aus dem Zwang entstehen, sich in ein neues Rollengefüge, z. B. das des Krankenhauses mit seiner besonderen Anforderungsstruktur, einzuordnen.

Aufgrund des Strebens nach Unabhängigkeit lehnt der Jugendliche sich auf gegen Eltern und andere Erwachsene und stellt ganz allgemein Autoritäten in Frage. Den Werten der ihn umgebenden Erwachsenenwelt tritt er in der Regel kritisch, oft sogar feindlich gegenüber (Jugendunruhen). Diese Ablehnung gesellschaftlicher Normen und Werte darf aber keinesfalls als bloße «Pubertätserscheinung» abgetan werden, sondern stellt in mancherle; Hinsicht ein Symptom dar. Ein Symptom beispielsweise für die Unzufriedenheit mit einer Gesellschaft, die sich hauptsächlich an materiellen Werten orientiert (Konsumgesellschaft).

Die **Opposition gegen die Werte, die unsere Gesellschaft beherrschen** bzw. gegen die Menschen, die diese Werte vertreten, ist für viele Jugendliche zum eigentlichen Lebensinhalt geworden. Zu einem Lebensinhalt aber, der nie wirklich zu befriedigen vermag, weil sich echte Befriedigung nie aus der Ablehnung von etwas, sondern stets nur aus der Zuwendung zu etwas (anderem) ergibt. Der entscheidende Schritt von der Ablehnung des «Alten» zur Zuwendung zu etwas «Neuem» scheint klein, ist aber in Wirklichkeit ein «Siebenmeilenschritt». Diesen Schritt zu schaffen, bedeutet eine der Hauptschwierigkeiten des jungen Menschen in unserer Gesellschaft; letztere erschwert ihm diesen Schritt weit eher noch, als ihm dabei zu helfen.

Die **psychische, physische und soziale Umbruchsituation ist mit einer starken Unsicherheit verbunden.** In intellektueller Hinsicht kann sich diese Unsicherheit darin äußern, daß der jugendliche Mensch häufig voreilig urteilt, Probleme vereinfacht, rasch verallgemeinert und extreme Behauptungen aufstellt. Auf die innere Unruhe, Unausgeglichenheit und die starken Gefühlsschwankungen als emotionale Zeichen der Verunsicherung wurde bereits hingewiesen. In dieser Phase seines Lebens zweifelt der junge Mensch oft an sich selbst; wenn er sich mit anderen vergleicht, bekommt er leicht Minderwertigkeitsgefühle.

Die Unsicherheit im sozialen Verhalten kommt auf zwei verschiedene Arten zum Ausdruck: Auf der einen Seite ist der Jugendliche schüchtern und unbeholfen, auf der anderen Seite versucht er diese Unsicherheit und allfällige Minderwertigkeitsgefühle durch Angeberei, Flegelhaftigkeit, Selbstüberschätzung ode Schroffheit zu (über-)kompensieren. Einerseits ist er scheu und zurückgezogen, andrerseits will er beachtet werden und auffallen. Diese entwicklungspsychologisch bedingte Unsicherheit wird durch die allgemein herrschende Unsicherheit der Zukunft unserer Welt gegenüber natürlich noch erheblich verstärkt. Probleme wie Umweltzerstörung, Aufrüstung, Gewalt, Elend in der Dritten Welt usw., mit denen der junge Mensch durch die Massenmedien tagtäglich konfrontiert wird, ergeben alles andere als heitere Aussichten auf eine strahlende Zukunft.

Diese trüben Prognosen sind es, die so viele Menschen dazu treiben, in den Tag hineinzuleben, ohne allzuviel an die Zukunft zu denken. Diese Aussichten sind auch für viele Jugendliche mit ein Grund zur Auflehnung und Rebellion gegen eine Gesellschaft, die solche Probleme mitverursacht. Diese Aussichten sind es schließlich auch, die das Grundgefühl so vieler junger Menschen prägen: das Gefühl der Hoffnungslosigkeit. Daß aus diesem Gefühl heraus der Schritt ins Engagement noch zusätzlich erschwert wird, liegt auf der Hand. Die Haltung, die aus diesem Grundgefühl resultiert, ist vielmehr die der Resignation, also des Verzichts auf Engagement und aktive Teilnahme an gesellschaftlicher Interaktion. Phänomene wie Interesselosigkeit, Langeweile und Apathie sind vor diesem Hintergrund eher zu verstehen.

• Die geschilderten Verhaltensweisen sind individuell natürlich in unterschiedlicher Stärke und Ausprägung vorhanden. Trotz dieser Unterschiede aber ergeben sich **bestimmte grundlegende Konsequenzen für die Führung jugendlicher Mitarbeiter:**

- **Suchen Sie den persönlichen Kontakt;** nur dann kann eine Beziehung gegenseitigen Vertrauens entstehen.
- **Versuchen Sie, Situation, Probleme und Gedanken des Jugendlichen zu verstehen;** dieser merkt übrigens rasch, ob Ihr Verständnis echt oder bloß gespielt ist.
- **Nehmen Sie die jungen Menschen ernst!** Informieren und befragen Sie sie in Dingen, die sie betreffen. Übertragen Sie ihnen Aufgaben zur selbständigen Erfüllung. Übergeben Sie ihnen Kompetenzen.
- **Überfordern Sie sie nicht!** Vieles von dem, was bei den Erwachsenen als Selbstverständlichkeit gilt, wäre von Jugendlichen zu viel verlangt: völlige Einordnung in den Betrieb, angepaßtes Verhalten, Ausdauer und Zuverlässigkeit, ausgeglichenes Wesen, Fleiß uam.
- **Unterfordern Sie sie nicht!** Auf die Bedeutung der Anforderungen der ersten Stelle wurde schon mehrmals hingewiesen.

- **Berufen Sie sich nicht auf Ihre Stellung!** Jugendliche widersetzen sich einer Autorität, die sich auf Alter, Titel oder Stellung gründet. Andererseits aber anerkennen sie die Autorität eines Menschen, der sie ernst nimmt und sich persönlich mit ihnen auseinandersetzt.
- **Überzeugen Sie durch Ihr Verhalten!** Nur wenn Ihre Worte mit Ihren Taten einigermaßen übereinstimmen, wenn Sie die Werte, die Sie Jugendlichen gegenüber vertreten, auch für sich selbst als verbindlich betrachten, wirken Sie glaubwürdig und vermögen zu überzeugen.
- **Helfen Sie im Hintergrund!** Die meisten jungen Menschen stellen sich unter der Berufswelt etwas ganz anderes vor als das, was sie dann tatsächlich antreffen. Helfen Sie ihnen solche Enttäuschungen zu verarbeiten. Helfen Sie ihnen, sich in das neue unbekannte Rollengefüge des Krankenhauses einzuordnen. Halten Sie sich aber mit ihrer Hilfe im Hintergrund und hüten Sie sich davor, den jungen Mitarbeiter zu bevormunden.
- **Schenken Sie Ihrem jugendlichen Mitarbeiter besondere Aufmerksamkeit!** Geben Sie ihm laufend Rückmeldungen (Feedback) auf seine Arbeit. Anerkennen und loben Sie. Kritisieren Sie auch, aber ohne zu verletzen. Vermeiden Sie unter allen Umständen Situationen, in denen er ein Gefühl der Minderwertigkeit erhalten könnte. Beachten Sie seine Ideen und Vorschläge.
- **Behandeln Sie jeden jungen Mitarbeiter als Individuum!** In noch stärkerem Maße als der Erwachsene erwartet der Jugendliche von seiner sozialen Umwelt, daß sie seiner individuellen Eigenart Rechnung trägt. Versuchen Sie, ihm möglichst ohne Vorurteile zu begegnen; oft erzeugen erst die Vorbehalte, Vorurteile und Fehleinstellungen die als negativ angeprangerten Verhaltensweisen der Jugendlichen.
- **Motivieren Sie ihn!** Versuchen Sie, den Jugendlichen für eine Aufgabe zu begeistern. Ermöglichen Sie ihm Erfolgserlebnisse.
- **Erwarten Sie keinen Dank!** (Übrigens: Daß jemand seinen Dank nicht ausdrückt, heißt noch lange nicht, daß er nicht dankbar ist).

2.6.3 Ältere Mitarbeiter

Die Zuordnung eines Menschen zur Gruppe der älteren Mitarbeiter bedeutet oft von vornherein eine Zuordnung zur Gruppe der Problemfälle. Höheres Alter wird mit geringerer Leistungsfähigkeit, höherer Anfälligkeit für Krankheit und geistiger Unbeweglichkeit gleichgesetzt. Daß eine solche Diskriminierung älterer Menschen einem Vorurteil entspringt und sich durch keine objektiven Daten rechtfertigen läßt, davon sollen die folgende Ausführungen überzeugen (48).

Was die **Leistungsfähigkeit älterer Mitarbeiter** betrifft, so läßt sich eine Abnahme all jener Fähigkeiten feststellen, die mit dem Ausdruck «fluid intelligence» umschrieben werden. Dieser Sammelbegriff umfaßt in erster Linie intellektuelle Umstellungsfähigkeit, Kombinationsfähigkeit, Wendigkeit, Orientierung in neuen Situationen. Die **nachlassende Flexibilität** darf jedoch nicht ausschließlich als Folge des höheren Alters gesehen werden, sondern ist unter anderem auch das Resultat einer wenig anregenden Arbeitssituation. Fest steht jedoch gleichzeitig eine Zunahme all jener Fähigkeiten, die unter dem Begriff der «cristallized intelligence» zusammenzufassen sind, also **Allgemeinwissen, Erfahrungswissen, Urteils- und Entscheidungsfähigkeit und Sprachverständnis.**

Diese Ergebnisse lassen darauf schließen, daß bei Tätigkeiten, die ein hohes Maß an Flexibilität erfordern, ein Maximum an Produktivität in relativ jungen Jahren erreicht wird, die dann in späteren Jahren wieder etwas zurückgeht. Bei komplexeren Tätigkeiten, insbesondere geistigen Tätigkeiten, hingegen wird das Maximum relativ spät erreicht und hält sich dann über lange Zeit. Differenzierend auf die Leistungsfähigkeit wirken Ausgangsbegabung, Schulbildung und insbesondere die Art der Berufstätigkeit: **Das Training geistiger Fähigkeiten vermag intellektuelles Altern entscheidend zu beeinflussen.**

Betrachtet man die **Lernfähigkeit älterer Menschen,** so zeigt sich, daß selbst 90jährige Menschen nicht schlechter lernen als jüngere; sie brauchen nur mehr Zeit. Eine Voraussetzung allerdings muß gegeben ein: Es muß sich um «sinnvolles Material» handeln, also um Inhalte, die ein Verstehen von Sinnzusammenhängen erfordert (im Lernen sinnlosen Materials – z.B. im Memorieren sinnloser Silben – sind die jüngeren stark überlegen). **Die herabgesetzte Lerngeschwindigkeit wird in der Regel durch erhöhte Genauigkeit ausgeglichen.** Und auch hier zeigt sich, daß den Übungsfaktoren ausschlaggebende Bedeutung zukommt, also dem Ausmaß geistigen Trainings während des ganzen Erwachsenenalters.

Bei den körperlichen Fähigkeiten zeigt sich eine **Abnahme der Wahrnehmungsfähigkeit;** ältere Menschen sehen und hören weniger scharf. **Der ältere Mitarbeiter** ermüdet rascher als der jüngere, **arbeitet aber in der Regel ökonomischer**. Die Reaktionsgeschwindigkeit läßt mit dem Alter ebenfalls nach; ältere Menschen neigen aber grundsätzlich dazu, der Genauigkeit mehr Bedeutung beizumessen als der Geschwindigkeit.

Zusammenfassend kann somit festgehalten werden, daß eine generelle und nur altersbedingte Abnahme der geistigen Leistungsfähigkeit nicht nachzuweisen ist. Eine differenzierte Betrachtung der Erscheinungen des Alterns zeigt, daß dem kalendarischen Alter eine sehr geringe Bedeutung zukommt. Das Phänomen des Lei-

48 vgl. Lehr (1975), Fischer (1981)

stungsabfalls muß nach Arbeitsformen und Persönlichkeiten differenziert werden.

Es zeigt sich, daß ältere Mitarbeiter sich von folgenden Situationen leicht überfordert fühlen: von Situationen, die schnelles Reaktionsvermögen erfordern; in denen schnell vielfältige Informationen erfaßt werden müssen; die körperlich sehr anstrengend sind. Dagegen sind ältere Mitarbeiter im Vergleich zu jüngeren eher in der Lage, Arbeiten zu erledigen, die eine große Berufserfahrung, Geschick im Umgang mit Menschen, gute Kenntnisse der betrieblichen Zusammenhänge und ein hohes Maß an Verantwortung, Selbständigkeit, Genauigkeit, Gewissenhaftigkeit und Kollegialität erfordern.

Was die oft erwähnte Behauptung der grundsätzlich höheren Unfallhäufigkeit bei älteren Mitarbeitern betrifft, so läßt sich diese Behauptung nicht belegen. Die geringste Unfallhäufigkeit wird bei den 40-50jährigen nachgewiesen und auf das Zusammentreffen von schon vorhandener Erfahrung und noch vorhandener Wendigkeit zurückgeführt.

Die Untersuchungen der **Fehlzeiten** zeigen, daß **ältere Mitarbeiter seltener fehlen als jüngere.** Wenn sie allerdings krank sind, bleiben sie über einen erheblich längeren Zeitraum der Arbeit fern, was hauptsächlich durch ihre längere Rekonvaleszentzeit zu erklären ist.

Studien zum Problem der **Fluktuation** weisen auf ein Absinken der Mobilität mit zunehmendem Alter hin. Schwierigkeiten beim Finden eines neuen Arbeitsplatzes und Scheu vor einer Umorientierung scheinen hier ausschlaggebend zu sein. Die geringere Fluktuationsquote älterer Mitarbeiter darf deshalb nicht gleich als Zeichen größerer Zufriedenheit oder stärkerer Bindung an die Organisation interpretiert werden.

Wie die Aufnahme der Berufstätigkeit in der Jugend stellt auch ihre Aufgabe im Alter eine labile Übergangsphase dar, in der die bisherige Persönlichkeitsstruktur des Betreffenden eine Anfechtung erfährt. Es wäre aber sicher falsch, das Ausscheiden aus dem Berufsleben grundsätzlich mit Schlagworten wie Pensionierungstod zu belegen. Dieses Ausscheiden kann für den einzelnen sehr verschiedene Konsequenzen haben: Es kann Entlastung von einer aufreibenden Tätigkeit und konfliktreichen Rollenerwartung bedeuten, aber auch als Verlust von Macht, sozialem Kontakt, Rhythmisierung des Tagesablaufs, sozialem Status und persönlichem Selbstwertgefühl empfunden werden.

Entsprechend unterschiedlich kann auch die Erwartungshaltung in bezug auf das Ende der Berufstätigkeit aussehen: Es kann als der verdiente Ruhestand gesehen werden, auf den man vielleicht ein Leben lang hingearbeitet hat, oder es kann den «Anfang vom Ende» bedeuten, ein Zustand, in dem man nicht mehr gebraucht und damit überflüssig wird. Die Pensionierung selbst wird meist als Krise erlebt, die überwunden werden muß.

• Aus dem Gesagten können folgende **Konsequenzen für die Führung älterer Mitarbeiter** abgeleitet werden:

- **Fordern Sie Ihren Mitarbeiter,** aber überfordern Sie ihn nicht! Gehen Sie von einer vorhandenen Leistungsfähigkeit aus. Denn: Die Leistungserwartung der Umwelt beeinflußt die Leistungsfähigkeit des Individuums. Vermeiden Sie es auch, den Mitarbeiter zu unterfordern: Zu niedrige Anforderungen lassen leicht das Gefühl der Degradierung aufkommen, vor allem wenn ein solcher «Altersposten» einen niedrigeren Status und finanzielle Einbußen mit sich bringt. Eine Kürzung der Wochenstunden und Verlängerung der Urlaubszeit wirkt sich meist günstiger aus als die Übergabe einer «leichteren» Arbeit.
- **Trainieren Sie die geistigen Fähigkeiten!** Jede Funktion, die nicht gebraucht wird, verkümmert (Inaktivitäts-Atrophie). Die Bedeutung der «Education permanente» kann nicht hoch genug bewertet werden.
- **Achten Sie auf adäquate Arbeitsbedingungen!** Die Bedingungen am Arbeitsplatz müssen der besonderen Situation des älteren Mitarbeiters Rechnung tragen (Lichtquellen, Temperatur, Lärmpegel, Arbeitsmittel usw.).
- **Beachten Sie das Ruhebedürfnis!** Älteren Menschen soll Gelegenheit geboten werden, sich von Zeit zu Zeit ausruhen zu können (Kurzpausen).
- **Beachten Sie die verlängerte Reaktionszeit!** Teilen Sie einem älteren Mitarbeiter keine Aufgaben zu, die von ihm rasches Reagieren und rasches Verarbeiten vieler und vielfältiger Informationen erfordern. Schalten Sie wenn immer möglich den Zeitdruck aus.
- **Setzen Sie Ihre älteren Mitarbeiter richtig ein!** Für Beratungsfunktionen, Koordinationsaufgaben, Überwachungs- und Kontrolltätigkeiten und Spezialaufgaben, die besondere Gründlichkeit und Genauigkeit verlangen, sind ältere Mitarbeiter besonders geeignet.
- **Beachten Sie die Abneigung gegen plötzliche und radikale Veränderungen!** Versuchen Sie das Intersse zu wecken für eine neue Tätigkeit und Anreize zu schaffen bei der Einarbeitung in ein neues Aufgabengebiet, bei der Durchführung von Neuerungen und Veränderungen. Gehen Sie behutsam und schrittweise vor.
- **Vermeiden Sie alles, was einem älteren Menschen das Gefühl geben könnte, er werde nicht mehr gebraucht.**

2.6.4 Ausländische Mitarbeiter

Wenn hier einige Probleme ausländischer Mitarbeiter betrachtet werden, dann betrifft dies in erster Linie diejenigen unselbständig Erwerbstätigen ausländischer Staatsangehörigkeit, die der sozialen Unterschicht angehören, also beispielsweise nicht die ausländischen Ärzte, die an schweizerischen Krankenhäusern tätig sind.

Ausländische Mitarbeiter üben im Durchschnitt geringer qualifizierte Tätigkeiten aus. Diese Tatsache tritt klar hervor, wenn die Ergebnisse einer Erhebung von (1983) betrachtet wird. Der Anteil Ausländer betrug bei den Ärzten 11,9 %, während er im Sektor «Ökonomie, Transport und Hausdienstpersonal» 51,4% ausmachte. Über die Hälfte aller Beschäftigten in diesem Sektor sind somit ausländischer Staatsangehörigkeit; diese Zahlen dürften 1993 noch ausgeprägter sein.

Es bedarf im Grunde genommen keiner Zahlen, um festzustellen, daß ausländische Mitarbeiter zum alltäglichen Bild des Arbeitsgeschehens im Krankenhaus gehören. Die formale Organisation und auch das informale Beziehungsgefüge des Krankenhauses werden in ihrer Struktur und in ihren Abläufen durch den Einsatz ausländischer Mitarbeiter erheblich beeinflußt. Die Beziehungen zu den inländischen Mitarbeitern, zu den Vorgesetzten, zu anderen Gastarbeiternationalitäten sind Problemfelder, die lange Zeit zu wenig beachtet worden sind.

• Ein großer Teil der auftretenden Schwierigkeiten ist sicher auf **die dreifache Belastung zurückzuführen, der die ausländischen Mitarbeiter ausgesetzt sind:**

- **Sie gehören meistens zur sozialen Unterschicht** und sind demzufolge mit ungünstigen Lebensbedingungen konfrontiert (Wohnverhältnisse, geringere berufliche Qualifikation usw.).
- **Sie müssen den kulturellen Unterschied** zwischen ihrer, meist wirtschaftlich unterentwickelten, agrarisch strukturierten Heimat und unserer hochindustrialisierten, städtischen Kultur **bewältigen.** Dieser Unterschied bezieht sich u.a. auf Mentalität, Sprache, Ausbildung, Lebensgewohnheiten, Arbeitsmotivation.
- **Sie sind als Ausländer benachteiligt.** Sie haben weniger Rechte und leiden häufig unter der Fremdenfeindlichkeit zahlreicher einheimischer Bürger. Viele ausländische Arbeitnehmer haben Angst, ihre Arbeitsstelle zu verlieren und in ihre Heimat zurückkehren zu müssen.

Ausländische Arbeitnehmer werden vielerorts als kulturell niedriger stehende Menschen zweiter Klasse betrachtet, die vor allem für die körperlich schweren, aber sonst anspruchslosen Arbeiten eingesetzt werden können. Daß der Ausländer ein Mensch ist wie wir alle, mit Fähigkeiten, Problemen, Fehlern und Schwächen und demzufolge ein Recht hat, genauso behandelt zu werden, wie jeder andere, ist anscheinend für gewisse Kreise doch nicht so klar, wie es eigentlich sein sollte.

Die meisten der bei uns beschäftigten ausländischen Mitarbeiter sind an ein anderes Klima, eine andere Sprache, andere Wertvorstellungen und an andere soziale Verhaltensmuster gewöhnt. Diese anderen Lebensgewohnheiten, ihr anderes Verhalten, ihre andere Mentalität sowie ihre Sitten und Gebräuche stoßen bei uns oft auf Unverständnis.

Natürlich ist häufig auch das Umgekehrte der Fall: Dem ausländischen Mitarbeiter geht es ähnlich, mit vielem, was er bei uns beobachtet. Das beidseitige Unverständnis führt fast zwangsläufig zu Spannungen, Reibereien und Konflikten. Das beidseitige Unverständnis erleichtert zudem das Entstehen einer Erscheinung, das sich in jeder Beziehung verheerend auswirkt: das **Entstehen von Vorurteilen** nämlich, also von negativ gefärbten Einstellungen gegenüber dem anderen, die sich als stereotype Überzeugungen äußern und sich kaum auf Erfahrungen stützen. Sprüche wie «Italiener sind faul» sind leider immer wieder zu hören. Solche Vorurteile sind auf beiden Seiten vorhanden und beeinflussen nicht nur das Verhalten, sondern auch die Wahrnehmung in hohem Maße (ich sehe am anderen vor allem das, was ich erwarte).

Zumindest die erste Zeit des Gastarbeiters am neuen Arbeitsplatz im Ausland ist mit vielfältigen Anpassungsschwierigkeiten verbunden. Sprachprobleme, das Fehlen der vertrauten Umwelt und das allgemeine Unvertrautsein mit der neuen Umgebung, mit der hochtechnisierten Arbeitswelt führen zu Spannungen, die in relativ hoher Unfallhäufigkeit, Fluktuation sowie hohem Krankenstand Ausdruck finden können. So stellt nicht selten schon der andere Arbeitsrhythmus kein geringes Problem dar. Der heimatliche Lebensrhythmus des Südländers weicht infolge des Klimas von dem unsrigen erheblich ab, indem im Süden lange Mittagspausen und entsprechend Arbeit bis spät in den Abend hinein üblich sind.

Vorurteile und Anpassungsschwierigkeiten werden nun meist noch durch **Verständigungsschwierigkeiten** verstärkt. Ausreichende Kenntnisse der deutschen Sprache auf der einen Seite und/oder der italienischen bzw. spanischen Sprache auf der anderen Seite sind Voraussetzung und wichtigstes Mittel der Integration. Sie erleichtern die zwischenmenschlichen Beziehungen und das Eingewöhnen am Arbeitsplatz.

Der Vorgesetzte sollte wenigstens die grundlegendsten Umgangsworte und die wichtigsten Fachausdrücke in der Sprache seiner Mitarbeiter beherrschen. Damit sichert er nicht nur die Aufgabenerfüllung, sondern fördert er auch ganz entscheidend die Entstehung einer guten Beziehung.

Von großer Bedeutung ist die Übersetzung wichtiger betrieblicher Informationen, z. B. von Hygiene- oder Unfallverhütungsvorschriften. Ausländische Mitarbeiter verstehen die Anweisungen und Mitteilungen der Vorgesetzten und Kollegen häufig gar nicht, unvollständig oder falsch.

Aufgrund des meist niedrigen Ausbildungsstandes ausländischer Arbeitnehmer sind ihre Einsatzmöglichkeiten oft recht begrenzt. Als Ungelernte und Angelernte haben sie nur geringe Mobilität und geringe Aufstiegschancen, was zusätzlich zur an sich schon bestehenden Isolation beiträgt.

• **Für die Führung ausländischer Mitarbeiter lassen sich** aus dem Gesagten **folgende Konsequenzen** ableiten:

- **Betrachten Sie Ihren ausländischen Mitarbeiter als einen Menschen,** der, **wie Sie selbst,** persönliche

Schwierigkeiten, Stärken und Schwächen hat. Betrachten Sie ihn als Individuum mit seiner individuellen Biografie und seiner spezifischen Lebenssituation.

- **Bauen Sie Vorurteile ab!** Bringen Sie dem ausländischen Mitarbeiter grundsätzlich gleichviel Offenheit entgegen wie jedem inländischen Mitarbeiter. Hüten Sie sich davor, allzu schnell zu verallgemeinern und unüberlegte und kaum an der Erfahrung überprüfte Meinungen zu übernehmen. Raffen Sie sich auf, zu beobachten, wie er wirklich ist und geben Sie sich nicht mit dem zufrieden, was «man» über «den Italiener» sagt.
- **Machen Sie sich sein besonderen Probleme bewußt!** Versuchen Sie sich in seine Mentalität und seine Wertvorstellungen einzufühlen. Halten Sie sich vor Augen, daß der ausländische Mitarbeiter einer schlecht integrierten sozialen Minderheit angehört, die vielfältigen Belastungen ausgesetzt ist.
- **Führen Sie ausländische Mitarbeiter sorgfältig ein!** Bereiten Sie sich selbst und Ihre anderen Mitarbeiter auf die Eingliederung des neuen Mitarbeiters vor. Klären Sie sie auf über die besonderen Schwierigkeiten, denen ausländische Arbeitnehmer ausgesetzt sind. Gewähren Sie diesen mehr Zeit für die Einarbeitung; zeigen Sie Geduld und schrauben Sie Ihre Erwartungen am Anfang nicht zu hoch. Verwechseln Sie mangelhafte Ausbildung nicht mit Dummheit. Setzen Sie gegebenenfalls einen Paten ein, der die Eingliederung und Betreuung übernehmen und den Ausländer auch in außerbetrieblichen Fragen beraten kann.
- **Stellen Sie Kontakte her!** Ziehen Sie wenn nötig einen sprachkundigen Betreuer bei. Besuchen Sie einen Sprachkurs und fordern Sie auch den fremdsprachigen Mitarbeiter dazu auf. Durch Bildungskurse und gesellige Veranstaltungen wird das gegenseitige Verständnis für die andere Mentalität wesentlich gefördert. Denken Sie daran, daß schon wenige verständnisvolle Worte oder Blicke dem ausländischen Mitarbeiter ganz entscheidend helfen können, sich in der fremden Umgebung zurechtzufinden. Haben Sie keine Angst, durch den Kontakt mit Ausländern Ihre schweizerische Eigenart zu verlieren (die steht auf festen Füßen). Lassen Sie sich nicht durch politische Interessengruppen aufhetzen und zu einer ablehnenden Haltung verführen.
- **Lassen Sie in Ihren Bemühungen nicht nach!** Zu oft erwarten beide Teile, daß es Sache des anderen sei, den Anfang zu machen oder sich anzupassen. Seien Sie sich bewußt, daß Ihr eigenes Verhalten immer als Vorbild wirkt. Von Ihrem tägtäglichen Verhalten im Umgang mit ausländischen Mitarbeitern wird auch die Haltung beeinflußt, in der Ihre Mitarbeiter Ausländern begegnen. Die heutigen betrieblichen Aufgaben und Probleme lassen sich nur im echten Miteinander bewältigen.

2.6.5 Schwierige Mitarbeiter

Sind Sie selbst ein «schwieriger» oder ein «einfacher» Mitarbeiter, Vorgesetzter oder Kollege? Aufgrund welcher Verhaltensweisen ist jemand zur Problemgruppe der «schwierigen Mitarbeiter» zu rechnen?

Zunächst einmal bezeichnen wir einen anderen Menschen dann als «schwierig», wenn er uns Schwierigkeiten macht. Wenn sein Verhalten «stört» oder nicht dem entspricht, was wir von ihm erwarten, wenn er sich also im negativen Sinne abweichend verhält. Wenn sein Verhalten «unangepaßt» oder «anders als das der anderen» ist. Alle diese Definitionsversuche machen zwei Sachverhalte deutlich: Erstens ist es alles andere als einfach, «den schwierigen Mitarbeiter» zu umschreiben; dagegen ist es oft einfacher, einen Mitarbeiter als solchen zu betiteln. Und zweitens spielen wir selbst dabei eine wichtige Rolle: "Du machst mir Schwierigkeiten; du verhältst dich nicht so, wie ich es von dir erwarte!"

• An dieser Tatsache soll angeknüpft und eine erste Frage gestellt werden (1. Schritt)!. **«Wie weit bin ich selbst die Ursache von Schwierigkeiten?»** Wenn ich mit einem Menschen Schwierigkeiten habe, kann ich diese Schwierigkeiten nicht beseitigen, bevor ich nicht weiß, warum er sich so verhält. Auf der Suche nach der Ursache seines Verhaltens beginne ich am besten bei mir selbst. Es empfiehlt sich, grundsätzlich so vorzugehen (49):

- Beschreiben Sie die Schwierigkeit, der Sie gegenüberstehen.
- Versuchen Sie, die Schwierigkeit in überschaubare Teile zu zerlegen. Ein Teil geht sicher auch auf Ihr Konto.
- Was hat Sie dazu bewogen, diesen Fehler zu machen?
- Wie gedenken Sie den Grund des Fehlers zu beseitigen? Entwerfen Sie einen Plan! Gestehen Sie Ihren Fehler nicht nur vor sich selbst ein, sondern auch vor dem Betroffenen! Entschuldigen Sie sich bei ihm; es fällt Ihnen dadurch kein Stein aus der Krone (im Gegenteil)! Versuchen Sie, mit ihm über die Schwierigkeit zu sprechen.
- Bemühen Sie sich, den selben Fehler zukünftig nicht mehr zu machen.

• Nach dem ersten Schritt kommt die zweite Frage (2. Schritt): **«Wie weit liegt die Ursache der Schwierigkeit beim andern?»** Jeder Mensch, also auch Ihr «schwieriger» Mitarbeiter, hat persönliche Probleme, Bedürfnisse, Ziele, Eignungen und Neigungen. Diese sollten Sie nun unter die Lupe nehmen:

---

49 vgl. ATV (1975)

- **Welche Bedürfnisse** hat Ihr schwieriger Mitarbeiter (vielleicht hilft Ihnen bei der Beantwortung dieser Frage die Bedürfnispyramide)? Welche davon vermag er im Rahmen seiner Tätigkeit zu befriedigen? Welche nicht? Gibt es innerbetriebliche Möglichkeiten, auch diese Bedürfnisse zu berücksichtigen? Möglichkeiten zur Aufgabenerweiterung? Änderung des Führungsverhaltens?
- Welche **Kenntnisse, Fähigkeiten und Fertigkeiten** besitzt Ihr «schwieriger» Mitarbeiter? Wieweit vermag seine Tätigkeit diesen zu entsprechen? Wieweit nicht? Gibt es Möglichkeiten, auch diese Fähigkeiten einzusetzen?
- **Welche persönlichen Probleme** hat Ihr «schwieriger» Mitarbeiter? Oft ist auffallendes oder störendes Verhalten eines Mitarbeiters durch Probleme persönlicher Art bedingt: Probleme mit sich selbst und mit anderen, in der Familie, mit Freunden/Freundinnen oder Arbeitskollegen. Sie haben bestimmt selbst schon erlebt, wie es ist, wenn man zuhause Probleme hat, «angeschlagen» zur Arbeit kommt und für dieses Angeschlagensein noch zusätzlich «eins aufs Dach» kriegt.

  Wenn Sie bei einem Mitarbeiter das Gefühl haben, sein «schwieriges» Verhalten sei durch persönliche Probleme zuhause oder mit Arbeitskollegen bedingt, dann versuchen Sie, mit ihm darüber zu sprechen (allerdings wird er sich Ihnen nur dann öffnen, wenn er Vertrauen zu Ihnen hat). Durch eine sorgfältige Abklärung der Frage, warum jemand Schwierigkeiten macht (oder hat), lassen sich die Ursachen vieler Probleme erfassen und dadurch eher beseitigen.

• Das **Krankenhaus** als leistungsorientiertes und hierarchisch gegliedertes soziales Gebilde stellt, wie jede andere Organisation, zuweilen den **Nährboden für recht seltsame und unangenehme «Blüten»** dar. Sechs berüchtigte «Blüten» sind (50):

- Der **Superstreber:** Er unterscheidet sich von anderen ehrgeizigen Mitarbeitern dadurch, daß er seinen Trieb ohne Rücksicht auf andere entfaltet. In krassen Fällen nimmt er sogar bewußt das Risiko in Kauf, andere zu schädigen. Erklärbar ist sein Verhalten aus dem Machtstreben, also aus dem Bedürfnis, über andere zu dominieren. Was einen solchen Menschen erst recht gefährlich macht, ist die oft geschickte Täuschung, mit welcher er sein Strebertum als besondere Leistungsbereitschaft zu tarnen sucht. Daß es wichtig ist, einen Superstreber rechtzeitig zu erkennen und ihn in seine Schranken zu weisen, liegt auf der Hand.
- Der **Geltungssüchtige:** Von einem Geltungsbedürfnis spricht man dann, wenn jemand das Verlangen hat, im Werturteil seiner sozialen Umwelt einen möglichst hohen Rang einzunehmen. Als Geltungswerte können ihm Beachtung, Beifall, Ruhm, Ehre, Anerkennung, Bewunderung oder Respekt erscheinen. Das Geltungsbedürfnis eines Mitarbeiters/Vorgesetzten wird dann zur Geltungssucht, wenn er bei jeder denkbaren Gelegenheit versucht, sich ohne Rücksicht auf andere in den Vordergrund (ins «Rampenlicht») zu drängen. Einem solchen Menschen sein asoziales, unkollegiales Verhalten bewußt zu machen und es in ungefährlichere Bahnen zu lenken, ist keineswegs einfach.
- Der **Intrigant:** Unter Intrige versteht man ein hinterlistig angelegtes Ränkespiel, mit welchem jemand Vorteile für sich selbst oder einen allfälligen Auftraggeber herauszuschlagen versucht. Man kann die Intrige als die «Kunst des Schwächlings» sehen, der aus einer Unterlegenheit heraus versucht, einen Stärkeren zu Fall zu bringen, um sich dann an dessen Stelle zu setzen. Besteht irgendwo der Verdacht, ein Vorfall könne auf Intrigen beruhen, empfiehlt es sich, alle wichtigen Fakten genau festzuhalten und festzustellen, wem geschadet wurde und wer davon profitieren könnte. Durch genaue Beobachtung und geschickte Fragen kann es schließlich gelingen, den Schöpfer der Verstrickung zu überführen.
- Der **Querulant:** Er fällt durch notorischen Widerstand auf, hat immer etwas zu nörgeln und beschwert sich über jede Kleinigkeit. Er hat eine Vorliebe, Dinge und Menschen durcheinanderzubringen, Wirbel zu veranstalten und sich daran zu freuen. – Einem Mitarbeiter, der zum Querulieren neigt, begegnet man am besten dadurch, daß man am Anfang auf seinen Widerstand eingeht, ihn um fundierte Gegenvorschläge bittet und parallel dazu versucht, den eigenen Standpunkt überzeugend zu begründen.
- Der **Kriecher:** Er versucht, sich bei seinen Vorgesetzten auf unterwürfige Weise einzuschmeicheln, weil ihm die Fähigkeit fehlt, sich mit echten Leistungen zu profilieren. Das richtige Verhalten ihm gegenüber besteht darin, daß man zwar auf seine Art eingeht, aber dann im richtigen Moment durch geschickte Fragen seine Schwächen anspricht und ihn zu besseren Leistungen motiviert.
- Der **Denunziant:** Er leitet mit schädigender Absicht gegenüber dem, den er denunziert oder um für sich Vorteile herauszuschlagen, Meldungen weiter; dabei können diese Meldungen wahr oder erfunden sein. Als Motive für ein solches Verhalten könnte u. a. Neid, Geltungsbedürfnis, Minderwertigkeits-gefühle, Wichtigtuerei, Strebertum, Frustration in Frage kommen. Einem Denunzianten muß klargestellt werden, daß sein Verhalten grundsätzlich nicht geduldet werden kann, daß man der Sache nachgehen wird und er zu seinen Behauptungen zu stehen hat.

Es braucht wohl nicht besonders betont zu werden, daß diese «Blüten» kaum in der beschriebenen Reinheit anzutreffen sind. Sie stellen typisierte Verhaltensweisen dar, die sich in bürokratischen Organisationen immer wieder in Ansätzen beobachten lassen.

---

50 vgl. Scheitlin (1971), Müller (1973)

• Spricht man von «schwierigen» Mitarbeitern, dann ist festzuhalten, daß **eine der «inneren» Aufgaben des sozialen Systems Krankenhaus darin besteht, solche Mitarbeiter zu tragen.** Allerdings kann dies nur im Rahmen gewisser Toleranzgrenzen geschehen. Aus der Sicht des Vorgesetzten ist die Toleranzgrenze dann erreicht, wenn der Zeitaufwand für die Betreuung/Auseinandersetzung zu groß wird, wenn andere Mitarbeiter dadurch verlorengehen oder wenn die Leistungsfähigkeit anderer Mitarbeiter darunter leidet.

Aus der Sicht der Kollegen dürfte die Toleranzgrenze dann erreicht sein, wenn die Erfüllung der gestellten Aufgaben nicht mehr möglich oder in unzumutbarer Weise erschwert ist oder wenn Arbeitsatmosphäre und Zusammenarbeit zu stark beeinträchtigt werden. Als Grundregel gilt: Ein Mitarbeiter ist dann nicht mehr tragbar, wenn die Sicherheit der Patienten nicht mehr gewährleistet ist.

• Bei der Beschäftigung mit dem Problem des «schwierigen» Mitarbeiters soll ein Punkt noch besonders hervorgehoben werden, der leider allzu oft gar nicht gesehen wird: **Der sogenannte «schwierige» Mitarbeiter ist auch eine Chance,** eine Chance zu lernen nämlich. Die Schwierigkeiten, die er mir macht, sind sehr häufig eine Reaktion und damit ein Feedback auf mein Verhalten. Durch seine Schwierigkeiten zeigt er mir, was ich falsch mache und gibt mir dadurch die Möglichkeit, es besser zu machen. Und noch etwas: Nicht selten sind die sogenannten «Schwierigen» die Fähigsten. Wie ist das zu verstehen? Eine «auffällige» oder «unangepaßte» Verhaltensweise eines Mitarbeiters ist oft Ausdruck davon, daß der betreffende gewisse Mißstände oder negative Vorgänge wahrnimmt und diese Wahrnehmung dann in einer Form äußert, die ihn uns als «schwierig» taxieren läßt. Auch in dieser Hinsicht ist der «schwierige» Mitarbeiter also eine Chance. Die Chance, solche Mißstände zu erfassen und damit eher in den Griff zu bekommen.

Schließlich ist ein «schwieriges» Verhalten oft auch ein Hinweis darauf, daß die einem Mitarbeiter zugewiesene Tätigkeit diesen nicht ausfüllt. Dadurch, daß er sich «schwierig» zeigt, können seine brachliegenden Fähigkeiten entdeckt und ebenfalls eingesetzt werden.

Vorgesetzte müssen sich also davor hüten, einen Mitarbeiter einfach als «schwierig» einzustufen und es dabei bewenden zu lassen. Es muß vielmehr versucht werden, den Ursachen seines Verhaltens auf die Spur zu kommen. Darin liegt eine größere Chance, als man denkt. Eine Chance für Sie selbst, für Ihren Mitarbeiter und für den Betrieb.

3. Gruppe

Gruppendynamik

Die Aufgabe, die ein Krankenhaus als soziales System zu bewältigen hat, werden durch Zusammenarbeit von mehreren Individuen erfüllt; so ist beispielsweise die Leiterin des Pflegeteams gemeinsam mit ihren Mitarbeitern für die Pflege der ihnen zugewiesenen Patienten verantwortlich. Man könnte das Krankenhaus in gewissem Sinne als ein aus vielen kleinen Arbeitsgruppen zusammengesetztes Gebilde betrachten, die aus je einem Vorgesetzten und seinen unmittelbaren Mitarbeitern bestehen.

Gruppen stellen also Subsysteme im sozialen System dar, wobei sich diese Subsysteme oft nur vorübergehend oder periodisch konstituieren; ein Mitglied kann deshalb auch gleichzeitig Mitglied mehrerer Gruppen sein. Die Stukturen, die in solchen Gruppen entstehen und die Prozesse, die das Leben solcher Gruppen ausmachen, sind Thema dieses Kapitels.

3.1 Phänomen Gruppe

Vor einer Beleuchtung der Strukturen und dynamischen Vorgängen in der Gruppe, einige grundlegende Gedanken zum Phänomen der Gruppe! **Was versteht man unter einer «Gruppe»? Durch welche Merkmale läßt sich eine Gruppe charakterisieren? – Wie kommt es zur Bildung von Gruppen?** Das sind Fragen, mit denen es sich an dieser Stelle zu beschäftigen gilt.

3.1.1 Zum Begriff der Gruppe

Das Wort Gruppe geht auf das schon im Althochdeutschen nachgewiesene Wort Kropf zurück, das nicht nur die krankhaft vergrößerte Schilddrüse, sondern auch den Knoten (ital. groppo) bezeichnet. **Wo sich die Lebens- und Erlebens-Linien mehrerer Wesen miteinander mehr oder minder fest und dauerhaft verknoten, haben wir eine Gruppe vor uns** (1). Sucht man nach einer einheitlichen Definition des Begriffes Gruppe, so sucht man vergebens: Weder in der Soziologie und Sozialpsychologie, noch in den Alltagssprache wird der Begriff Gruppe einheitlich verwendet; es exisieren beinahe so viele Definitionen wie Autoren.

- **Unter Gruppe versteht man:**

– **eine Anzahl von Organismen, deren Verhalten einer wechselseitigen Steuerung unterliegt:** Was ein Mitglied der Gruppe tut, beeinflußt das Tun aller oder einzelner anderer und ist seinerseits auf die Aktionen dieser anderen abgestimmt. Dies gilt in stärksten Maße für relativ kleine Gruppen, deren Mitglieder einander von Angesicht zu Angesicht kennen, bewahrheitet sich jedoch auch bei größeren, sekundären Gruppen von der Art der Belegschaft eines großen Krankenhauses oder sogar der Nation. Die kleinste Gruppe ist das Paar.

1 Hofstätter (1979)

- **Jede Mehrzahl von Personen, die in ihrem Erleben und Verhalten unmittelbar oder mittelbar aufeinander bezogen und voneinander abhängig sind,** und nicht nur nach außen als zusammengehörig erscheinen, sondern sich auch selbst als **zusammengehörig** erleben und dies im Bewußtsein des **wir** zum Ausdruck bringen (2).
- **Zwei oder mehr Personen,** die bezüglich bestimmter Dinge und Fragen **gemeinsame Normen haben und deren soziale Rollen eng miteinander verknüpft sind** (3); die kleinste Gruppe ist das Paar.
- **Eine Mehrzahl von Personen, die in direkter Interaktion stehen,** durch **Rollendifferenzierung und gemeinsame Normen gekennzeichnet** sind und die ein **Wir-Gefühl** verbindet (4).

• Aufgrund dieser Begriffsbestimmungen lassen sich folgende **charakteristische Merkmale von Gruppen** erkennen:

- **Interaktionen:** Die Mitglieder einer Gruppe sind in ihrem Verhalten wechselseitig voneinander abhängig. Diese Tatsache hat zur Folge, daß die Mitglieder sich in ihrem Denken und Handeln wechselseitig beeinflussen: Was ein Mitglied der Gruppe tut, beeinflußt das Verhalten aller oder einzelner anderer und ist seinerseits auf das Verhalten dieser anderen bezogen.
- **Wir-Gefühl:** Die Mitglieder sind durch ein Gefühl des Zueinander-Gehörens miteinander verbunden. Sie erleben sich als zusammengehörig und sprechen deshalb von der Gruppe als «Wir» im Gegensatz zu den anderen, die nicht zur Gruppe gehören.
- **Gemeinsame Normen:** In jeder Gruppe entwickeln sich bestimmte allgemein anerkannte Erwartungen darüber, wie man in bestimmten Situationen denken und handeln sollte.
- **Komplementäre Rollen:** Die Gruppe hat eine Struktur, in der jedes Mitglied eine bestimmte Position einnimmt. An diese Position sind entsprechende Bündel von Erwartungen (Rollen) geknüpft. Die Rollen sind wechselseitig aufeinander bezogen und ergänzen sich gegenseitig.
- **Gemeinsame Ziele:** Unter den Mitgliedern einer Gruppe herrscht Übereinstimmung über bestimmte Ziele, die erreicht werden sollen. Im Hinblick auf die Zielerreichung ist das Verhalten der verschiedenen Gruppenmitglieder verknüpft und auf eine gemeinsame Richtung ausgerichtet. Dieses Merkmal kennzeichnet die Gruppe als ein nach Gleichgerichtetheit strebendes Gebilde (5).

Für das Buch **«Mitarbeiterführung im Krankenhaus»** wird unter einer **Gruppe ein soziales System** verstanden, **dessen Mitglieder in direkter Interaktion stehen und in ihrem Verhalten durch komplementäre Rollen sowie gemeinsame Normen und Ziele bestimmt werden.**

3.1.2 Entstehung von Gruppen in Organisationen

Die Bildung von Gruppen in einer Organisation wird durch das Zusammenspiel zweier Faktoren begünstigt: Durch die **organisatorische Notwendigkeit, zur Erreichung von Zielen mehrerer Mitglieder in Kooperationseinheiten zusammenzufassen** sowie durch die **menschliche Tendenz, sich bei häufigen Kontakten als zusammengehörig zu empfinden.** Diese beiden Einflußfaktoren werden im folgenden näher erläutert (4):

• **Einfluß des Organisationsplans:** In einer Organisation werden die Tätigkeiten einer Anzahl von Menschen koordiniert, um einen gemeinsamen Zweck durch Arbeits- und Funktionsteilung und eine Hierarchie von Autorität und Verantwortung zu erreichen.

Aus zweckdienlichen Gründen werden im Organisationsplan **bestimmte Positionen zu Einheiten zusammengefaßt**, was dazu führen kann (aber nicht muß), daß die Träger dieser Positionen sich zur Gruppe zusammenschließen. So schafft die Organisation selbst Bedingungen, die auf die Entstehung von kleinen funktions- und aufgabenbestimmter Gruppen hindrängen.

Daß **bestimmte Positionen im Organisationsplan zu einer Arbeitseinheit zusammengefaßt** werden, heißt noch lange nicht, daß die Inhaber dieser Positionen sich dann auch als zusammengehörig und in diesem Sinne als Gruppe erleben. Denn die Positionen im Organisationsplan werden unabhängig von den Merkmalen der Personen, gleichsam als Leerstellen festgelegt. **Es wäre deshalb falsch, die im Plan zusammengefaßten Positionen als reale Gruppen zu bezeichnen; sie stellen Planeinheiten dar.**

Allerdings darf man den Plan auch nicht einfach als bloßes Papier abtun, dem jeder Bezug zur Realität fehlt. Der Organisationsplan ist ein Einflußfaktor unter vielen, welche die beobachtbare soziale Wirklichkeit bestimmen. Der Plan bringt es mit sich, daß zum Zwecke einer arbeitsteiligen Aufgabenerfüllung bestimmte Personen besonders häufig miteinander in Interaktion treten. Es handelt sich meist um Personen, die aus der gleichen sozialen Schicht kommen, eine ähnliche Ausbildung erhalten haben und somit auch von daher durch ähnliche Interessen, Normen und Verhaltensweisen gekennzeichnet sind.

2 Lersch (1965)
3 Newcomb, zit.nach Sbandi (1973)
4 Rosenstiel (1977)
5 Lattmann (1981)

• **Einfluß individueller Verhaltenstendenzen:** Wenn Menschen zur Erfüllung von Aufgaben zusammengefasst werden, so führt dies noch nicht zur Existenz einer Gruppe, selbst wenn diese Menschen gewisse Ähnlichkeiten aufweisen. Zwar wird dadurch erreicht, daß sie häufig miteinander interagieren, aber nur in bezug auf Arbeitsinhalte, die im Organisationsplan vermerkt sind. Eine häufige Interaktion in Sachfragen besagt aber noch keineswegs, daß diese Menschen sich als Gruppe erleben, daß sie ein Gefühl der Zusammengehörigkeit oder gemeinsame Normen entwickeln. Daß dort, wo Menschen aus bestimmten Gründen zu Kooperationseinheiten zusammengefaßt werden, meistens auch echte Gruppen (im psychologischen Sinne) entstehen, liegt in der Natur des Menschen.

Es zeigt sich nämlich, daß **mit der Häufigkeit der Kontakte auch die zwischenmenschliche Sympathie ansteigt.** Wenn also aufgrund des Organisationsplans häufige Kontakte zwischen bestimmten Positionsinhabern erforderlich werden, ist steigende Sympathie und damit ein Gefühl der Zusammengehörigkeit zu erwarten. Allerdings ist es nicht allein die Häufigkeit der Kontakte, die zur Bildung von Gruppen führt; sie ist eine wesentliche, aber keine ausreichende Bedingung. **Kontakthäufigkeit wirkt sich auf die Gruppenbildung nur dann positiv aus, wenn die einzelnen Mitglieder für sich aus diesen Kontakten positive Konsequenzen erwarten;** dagegen wirkt sich negativ aus, wenn die Kontakte als lästig, unangenehm oder enttäuschend erlebt werden.

Eine Gruppe besitzt um so mehr Anziehungskraft, je größer die Belohnungen sind, die durch Mitgliedschaft in der Gruppe erworben werden können und je größer die Erwartung ist, sie zu erwerben. Dazu ist jedoch folgendes zu bemerken: Der Mensch ist ein soziales Wesen und soziale Kontakte entspringen seiner Natur. Soziale Kontakte sind deshalb nicht nur Mittel zum Zweck, um Belohnungen zu erlangen, sondern auch Selbstzweck: Der Mensch hat Kontakte mit anderen Menschen, um sein Menschsein zu erfüllen.

Erwartet jemand ausgesprochen negative Konsequenzen eines Kontakts, so dürfte in der Regel der Verzicht auf Kontaktaufnahme die wahrscheinlichere Verhaltensweise sein. Was dabei als positive oder negative Konsequenz betrachtet wird, hängt von der aktuellen Bedürfnislage der Person ab und der spezifischen Situation, in der sie sich befindet.

Für die Bereitschaft, mit anderen Personen Kontakt aufzunehmen, scheint **die wahrgenommene Ähnlichket des anderen** eine wichtige Rolle zu spielen. Diese Ähnlichkeit kann sich z. B. auf die existentielle Situation, bedeutsame Einstellungen oder angestrebte Ziele beziehen. Nimmt man andere Individuen als ähnlich wahr, so führt dies zur Sympathie. Diese Sympathie wiederum erhöht die Wahrscheinlichkeit, daß man mit ihnen Kontakt aufnimmt und sich zu einer Gruppe zusammenschließt.

Das Zusammenfassen von Positionen zur gemeinsamen Aufgabenerfüllung im Organisationsplan erfordert eine spezifische Auslese der Personen, die diese Positionen übernehmen sollen. Dies bewirkt wie gesagt, daß sich diese spezifisch ausgelesenen Menschen in mancherlei Hinsicht weitgehend ähnlich sind (Art der Ausbildung, soziale Schicht usw.); dies macht den Zusammenschluß zur Gruppe noch wahrscheinlicher.

• Zusammenfassend läßt sich somit sagen, daß **die Bildung von (echten) Gruppen in der Organisation auf der spezifischen Kombination beruht zwischen formalen Bestimmungsfaktoren,** die aus dem Organisationsplan stammen und **individuellen Einflüssen,** die sich aus den persönlichen und durch die gegebene Situation aktivierten Bedürfnissen ergeben.

3.1.3 Bedeutung der sozialen Gruppe

Wenn als grundlegendes Bestimmungsmerkmal der Gruppe die wechselseitige Abhängigkeit ihrer Mitglieder bzw. die wechselseitige Beeinflussung des Verhaltens genannt wird, so ist das kein Zufall. Diese wechselseitige Abhängigkeit beruht nämlich letztlich auf dem dialektischen Zusammenhang, in dem der Mensch mit seiner Umwelt steht und der ihn zutiefst bestimmt.

Wir sind keine selbstgenügsamen Monaden, die keinen Effekt aufeinander erzielen, außer unseren Reflexionen. **Wir sind** beides: **von anderen Menschen Behandelte,** im Guten oder im Bösen. Wir sind aber auch **Handelnde, die andere verschieden behandeln und beeinflussen.** Jeder von uns ist der andere für die anderen. **Der Mensch ist ein Erleidend-Handelnder,** ein **Handelnd-Erleidender** in Intererfahrung und Interaktion mit seinen Mitmenschen. «Ich sehe dich, und du siehst mich; ich erfahre dich, und du erfährst mich!». Das Verhalten des anderen ist eine meiner Erfahrungen. Mein Verhalten ist eine seiner Erfahrungen (6).

Die Frage «Wer bin ich?» und «Wer ist der andere?» lassen sich nicht isoliert voneinander beantworten. Der einzelne Mensch entwickelt sich erst im Wechselspiel mit der sozialen Umwelt zu seiner Persönlichkeit. Er wird nur in der Beziehung zu anderen Menschen er selbst: **«Der Mensch wird am Du zum Ich»** (Buber). Auch das Bedürfnis nach Zugehörigkeit, das für die Zufriedenheit der meisten Menschen besonders wichtig ist, kann nur durch andere Menschen bzw. durch eine Gruppe befriedigt werden. Stark ist in unserer Zeit der Hunger nach Zusammensein mit anderen, nach Solidarität, nach einem Platz in einer Gruppe, von der man sich als gleiches Vollwertiges Mitglied angenommen weiß (Soziale Bedürfnisse).

---

6 Laing (1977)

Die Gruppe vermag aber nicht nur soziale Bedürfnisse, sondern auch Bedürfnisse nach Sicherheit zu erfüllen: In der Gruppe fühlt sich der einzelne geborgen. Für jeden ist es beruhigend, zu wissen, daß er im Falle der Not auf Hilfe und Schutz rechnen kann. Sicherheit erhält der einzelne auch in bezug auf sein Verhalten: Der Mensch ist im Vergleich zum Tier instinktarm; er kennt kaum angeborenes Verhalten. Er ist unsicher und formbar und benötigt die soziale Gruppe, um Verhaltenssicherheit zu erlangen (7). Die Gruppe gibt ihm mittels ihrer sozialen Normen Orientierungshilfen und entlastet ihn damit von Unsicherheit. Was bei den Tieren der Instinkt leistet, leisten in der sozialen Gruppe die **Verhaltensregeln/die sozialen Normen.**

Schließlich ist das Individuum auch zur Befriedigung seines Bedürfnisses nach Achtung seitens anderer auf eine soziale Umwelt angewiesen: Den Wunsch nach sozialer Anerkennung, nach einem hohen Status, nach Prestige, nach einem guten Ruf oder nach Ruhm und Berühmtheit können nur die Mitmenschen erfüllen. Im Umgang mit Mutter und Vater, mit Geschwistern, Schulfreunden und Lehrern lernt das Kind die Erwartungen seiner sozialen Umwelt kennen und ihnen zu entsprechen. Diesen Lernprozeß, während dessen der nur mit rudimentären Instinkten geborene Mensch allmählich die Verhaltenssicherheit eines Erwachsenen erwirbt und zum sozial handlungsfähigen und brauchbaren Individuum gemacht wird, bezeichet man als **Sozialisation.** Bei diesem Begriff steht die Brauchbarkeit des Menschen im Hinblick auf das Überleben seiner Gesellschaft im Vordergrund (8).

Eine Gesellschaft kann nur dann überleben, wenn ihre Mitglieder aufeinander abgestimmte Rollen erfüllen, die der Befriedigung bestimmter Grundbedürfnisse dienen. Also muß die Gesellschaft bemüht sein, ihren Mitgliedern von klein auf Fähigkeiten, Fertigkeiten und soziale Antriebe zu vermitteln, die sie später befähigen, gesellschaftlich nützliche Rollen zu übernehmen. In diesem Prozeß der Sozialisation besteht aber für das Individuum auch die Chance, in eine bestimmte Kultur hineinzuwachsen und zu einer Persönlichkeit heranzureifen. Auch wenn deshalb der Sozialisationsprozeß zuweilen als Zwang und Ärgernis empfunden wird, so ist er für die Entwicklung der Person doch unabdingbar notwendig.

Die Prozesse der Sozialisation des Menschen werden ermöglicht und gefördert durch Interaktionen mit sozialen Gruppen. Diese Interaktionen führen dazu, daß sich der einzelne mit den Werten, Normen und Verhaltensweisen einer bestimmten Gesellschaft identifiziert, sie als in Übereinstimmung mit sich selbst erachtet, und sie sich aneignet, sie in sich hineinnimmt, verinnerlicht, internalisiert (9).

So lernt das Kind beim Gruß die Hand zu geben – eine Norm unserer Gesellschaft. Die Anwendung einer solchen Norm läuft schließlich automatisch ab; sie ist zur Gewohnheit geworden; man denkt nicht mehr darüber nach. So wird einem oft erst im Vergleich mit anderen klar, welche Werte und Normen man eigentlich verinnerlicht hat; dies ist beispielsweise der Fall, wenn man mit Engländern zusammentrifft, bei denen das Händeschütteln nicht üblich ist.

• Der (lebenslange) **Prozeß der Sozialisation** kann in drei Phasen eingeteilt werden (8):

- **Primäre Sozialisation:** Sie erfolgt in Familie, Kindergarten und Spielgruppen. Im Laufe dieser Phase wird das Kind ein soziales Wesen, eine Person, die nicht nur reagiert, sondern selbst aktiv sozial handelt, d. h. sein Handeln auf das Handeln anderer Personen bezieht. Die sozialen Werte und Normen, was gut und was böse ist, werden dabei in erster Linie über die Sprache, aber auch durch nonverbale Kommunikation vermittelt. Es ist hinreichend erwiesen, was für einen einmalig hohen Stellenwert die gelungene Sozialisation in einer intakten Familie für das Leben der Menschen hat: Ohne sie besteht in starkem Maße die Gefahr, daß er all das nicht lernt, war zur vollen Integration in Beruf und Gesellschaft notwendig ist.
- **Sekundäre Sozialisation:** Sie vollzieht sich in Schule, Kirche, Vereinen usw. Weil das Ziel gelungener Sozialisation darin besteht, den Menschen zur Ausübung von gesellschaftlich nützlichen Rollen zu befähigen, sind die Lehrpläne der Schulen auf drei Ziele ausgerichtet: Die Schulen haben sicherzustellen, daß die jungen Menschen für die spätere Berufstätigkeit qualifiziert werden, d. h die Voraussetzungen für die **Qualifikationsfunktion** erhalten. Weiter haben die Schulen ihre Schülerinnen und Schüler nach ihrer Brauchbarkeit für die anspruchsvollen und die weniger anspruchsvollen Berufe «auszusortieren» **(Selektionsfunktion)** und dafür besorgt zu sein, daß sie in das bestehende Gesellschaftssystem mit seinen Werten und Normen eingegliedert werden **(Integrationsfunktion)**
- **Tertiäre Sozialisation:** Sie ist die berufliche Sozialisation und dient der Einführung in bestimmte Berufsrollen. Sie kann extern in besonders darauf spezialisierten Organisationen erfolgen (z. B. Pflegeschule) oder in der eigentlichen Arbeitsorganisation selbst (z. B. Anlehre als Hilfspfleger); sie kann aber auch dual ablaufen (z. B. Ausbildung der Oberschwester). – Die berufliche Sozialisation ist sehr oft eine Phase voller Ängste, Frustrationen und Konflikte. Dies ist hauptsächlich auf die hohe Arbeitsteilung zurückzuführen, die eine Trennung von organisationalem Zweck und individuellem Motiv zur Folge hat. Dazu kommt die Angst davor, in einer Organisation allmählich sein altes Selbst zu verlieren und eine neue Identität anzunehmen. Der Integration durch die Arbeits-

7 vgl Golas (1982)
8 vgl. Bosetzky/Heinrich (1980)

gruppe und der Führung durch den Vorgesetzten kommt hier ganz wesentliche Bedeutung zu.
Die soziale Gruppe stellt also in vielerlei Hinsicht eine ganz zentrale Erscheinung im Leben jedes Menschen dar. Eine besondere Funktion erfüllt die Arbeitsgruppe in einer Organisation im Hinblick auf die Befriedigung grundlegender menschlicher Bedürfnisse. Die extreme Arbeitsteilung hat eine Frustration solcher Bedürfnisse in der Arbeit selbst zur Folge. Arbeitsgruppen sind nun einerseits Ausdruck der Arbeitsteilung; andererseits aber sind sie auch ein Mittel zur Befriedigung basaler Bedürfnisse, die durch den Arbeitsinhalt selbst nicht mehr erfolgen kann, am Arbeitsplatz (9).

3.1.4 Gruppenarten

Gruppen lassen sich nach sehr unterschiedlichen Merkmalen gliedern; so können beispielsweise die Größe der Gruppe, die Enge der in ihr bestehenden zwischenmenschlichen Beziehungen oder die Entstehungsquelle der Gruppenregelungen als Ordnungskriterien verwendet werden. Zudem handelt es sich bei einer Gruppe nie um ein statisches , sondern stets um ein dynamisches Gebilde, so daß die Bezeichnung für eine bestimmte Gruppenart nur eine Aussage macht: unter welchem Aspekt die Gruppe im Moment betrachtet wird.

Im folgenden werden einige **Gruppenbezeichnungen** herausgegriffen, die an dieser Stelle als wesentlich erscheinen:

- **Primäre und sekundäre Gruppen:** Von einer **Primärgruppe** spricht man dann, wenn es sich um eine überschaubare Gruppe handelt, in der man sich von Angesicht zu Angesicht kennt. Die sozialen Beziehungen sind hier persönlich, unmittelbar, oft emotional bestimmt und häufig (z. B. Familie, Spielgruppe oder Arbeitsteam).

Der Ausdruck **Sekundärgruppe** ist für große Gruppen, Gruppierungen und Organisationen gedacht, deren Mitglieder sich nicht alle von Angesicht zu Angesicht kennen. Die Beziehungen sind oft unpersönlich, rational (stärker vom Verstand geprägt), förmlich und auch seltener, sie sind außerdem auf die Erfüllung bestimmter Aufgaben ausgerichtet, die beispielsweise von der Organisation vorgegeben sind. Persönliche Interessen, Gefühle, Zu- und Abneigungen müssen dabei zurücktreten. Eine Sekundärgruppe kann in sich mehrere Primärgruppen enthalten (z. B. Krankenhaus, Partei, Berufsgruppe.)

- **Formale und informale Gruppen:** Der Ausdruck formale Gruppen meint die im Organisationsplan sichtbaren Zusammenfassungen mehrerer Positionen zu Kooperationseinheiten. Diese sind somit in bezug auf Größe, Zusammensetzung und Dauer ihres Bestehens ganz von der formalen Struktur der Organisation abhängig. Zielsetzung, Information und Koordination werden von den betreffenden Arbeitsabläufen her bestimmt und gesteuert. Formale Gruppen stellen deshalb keine echten Gruppen dar, können aber zu solchen werden.

Informale Gruppen sind Gruppen im eigentlichen Sinne; sie gehen spontan aus den Interaktionen ihrer Mitglieder hervor, sind aber deswegen weniger durch nicht bestimmte Regeln bestimmt. Sie sind nicht planbar, sondern entstehen und vergehen, ohne daß sie aus der Sicht der Organisation immer erwünscht sind oder verhindert werden können. Sie können im Hinblick auf die organisationale Aufgabenerfüllung förderlich und ergänzend wirken, sich indifferent, gleichgültig oder neutral, verhalten, aber auch stören.

Informale Gruppen entstehen aufgrund von gemeinsamen Interessen der Mitglieder, gemeinsamen Beruf, gemeinsamem Wohnort, Arbeitsweg oder Arbeitsplatz, einem gemeinsamen Lebensschicksal, aufgrund von Sympathie und vielen anderen möglichen Gemeinsamkeiten. Informale Gruppen sind von außen oft schwer zu erkennen. Ihr Vorhandensein läßt sich durch das Soziogramm feststellen.

- **Clique:** Die Clique ist eine Sonderform der informalen Gruppe, die sich gegenüber anderen informalen Gruppen abschließt und einen **Fremdkörper in der Sozialstruktur der Organisation** darstellt. Zumeist verfolgt sie betont gruppenegoistische Interessen und wirkt übergeordneten Interessen gegenüber störend oder destruktiv.

Eine Clique entsteht oft durch die aggressive oder resignative Solidarität von Frustrierten. Das Vorhandensein von Cliquen zeigt, daß es innerhalb eines größeren Ganzen zu Spannungen, Reibereien und Konflikten kommt, die für den einzelnen zu schweren Belastungen führen können.

- **Organisierte und nicht-organisierte Gruppen:** In einer **organisierten Gruppe** ist eine Aufteilung der Funktionen in Hinsicht auf die zu erfüllenden Gruppenaufgaben festgelegt; diese Funktionen werden von bestimmten Mitgliedern übernommen.

In einer **nicht-organisierten Gruppe** sind die Funktionen weniger aufgeteilt; sie können zudem von verschiedenen Mitgliedern ausgeübt werden.

- **Offene und geschlossene Gruppen:** Diese Bezeichnungen beziehen sich auf den Zugang zur Gruppe, also auf die Frage, wie offen sich die Gruppe gegenüber neuen Mitgliedern zeigt.

9 vgl. Rosenstiel (1983)

• **Eigene und fremde Gruppe:** Mit diesen Begriffen wird zwischen Mitgliedschaft zur Gruppe und Nicht-Mitgliedschaft unterschieden. Die Gruppe, der sich eine Person zugehörig fühlt, wird von ihr als Eigengruppe/Wir-Gruppe betrachtet, eine solche, der sie nicht zugehört, als **Fremdgruppe.**

• **Bezugsgruppe:** Das ist die Gruppe, der sich ein Individuum gefühlsmäßig zugehörig fühlt. Sie stellt für das Individuum einen Bezugsrahmen dar, der es ihm ermöglicht, sich selbst zu bewerten und einzuschätzen. Die Bedeutung einer Bezugsgruppe kann auch einer Gruppe zukommen, der das Individuum nicht einmal angehört, zu der es aber gerne gezählt würde.

• **Homogene und heterogene Gruppen:** Diese Unterscheidung betrifft das Streuungsmaß der persönlichen Merkmale der Mitglieder einer Gruppe. Je mehr gemeinsame Merkmale bzw. je mehr Ähnlichkeit die Mitglieder einer Gruppe besitzen, desto größer wird die **Homogenität der Gruppe sein** und umgekehrt.

Bei der Zusammenstellung von Arbeitsgruppen kann nach dem **Prinzip der Homogenität** oder nach dem **Prinzip der Heterogenität** vorgegangen werden.

- **Arbeitsgruppe:** Eine Arbeitsgruppe, die häufig nach synonym als Arbeitsteam bezeichnet wird, ist dadurch gekennzeichnet, daß sie in erster Linie eine bestimmte Aufgabe mit Leistungscharakter vollbringen will.
- **Selbsterfahrungsgruppe:** Das ist eine Gruppe, in der über ihr eigenes (Gruppen-)Verhalten und über das ihrer Mitglieder nachgedacht und gesprochen wird. «Selbsterfahrung» bedeutet, daß die Person die Möglichkeit erhält, ein aktuelles Bild des eigenen Selbst herzustellen. Sie soll eine Vorstellung davon erreichen, was der Mensch als Ganzes für sich selbst bedeutet.

Jede Gruppe, in der die Mitglieder unmittelbar und intensiv miteinander kommunizieren, wird zeitweise zur «Selbsterfahrungsgruppe».

3.1.5 Jeder gehört mehreren Gruppen an

Aus der Beschreibung verschiedener Gruppenarten geht hervor, daß jeder Mensch nicht nur einer, sondern gleichzeitig mehreren Gruppen angehört bzw. angehören kann. Darin unterscheidet sich der Mensch wesentlich vom Tier: Das Tier kann sich seine Aufgaben nicht selber stellen; es lebt für seine Funktion und ist erblich auf diese fixiert. Erst der Mensch vermag seine Ziele bzw. Aufgaben selbst zu definieren.

Das bedeutet erstens, daß wir als Menschen jeder Gruppe gegenüber ein gewisses Maß an Freiheit bewahren können. Zweitens wird uns damit ermöglicht, gleichzeitig Mitglieder mehrerer Gruppen zu sein. In diesen Belangen unterscheidet sich die menschliche Gruppe von der tierischen Herde ganz grundsätzlich.

Die verschiedenen Gruppen oder Gruppierungen, denen eine Person angehört/angehören kann, lassen sich grob in zwei Kreisen zusammenfassen: **Der innere soziologische Kreis** umfaßt Familie, Verwandtschaft und Freundeskreis. **Zum äußeren soziologischen Kreis** zählen Arbeitsplatz, Betrieb, Vereine, Parteien, Militär.

Der einzelne nimmt innerhalb dieser verschiedenen sozialen Gebilde recht unterschiedliche Positionen bzw. Rollen ein, was nicht selten zu Rollenkonflikten führt. Zudem bewegt er sich zwischen zwei extremen Polen: **Der eine Pol heißt beziehungslose Vereinsamung, der andere zerstörende Vermassung.** Wer ohne mitmenschliche Beziehungen zu seiner sozialen Umwelt lebt und sich in die Isolation begibt, vereinsamt und verpaßt wesentliche Möglichkeiten zur Selbstwerdung: «Der Mensch wird am Du zum Ich» (Buber).

Wer auf der anderen Seite seine individuellen Bedürfnisse und Fähigkeiten nicht beachtet und seine Identität nur aus irgendwelchen Gruppen oder Organisationen bezieht, verkümmert ebenfalls. Denn als Individuum ist der Mensch auch auf die Beziehung zu sich selbst angewiesen. Auch das Bedürfnis nach Selbstentfaltung ist ein Grundbedürfnis, dessen Nichtbeachtung den Verlust der persönlichen Identität zur Folge hat.

Zwischen diesen beiden gefährlichen Polen seine Persönlichkeit zu finden bzw. sie nicht zu verlieren, ist keineswegs einfach. Die Situation ist paradox: Einerseits findet der Mensch seine Persönlichkeit in natürlicher Selbstbehauptung und Selbständigkeit, andererseits durch eine Beziehung, die den Untergang der selbständigen und sich selbst behauptenden Natur fordert. Diese Paradoxie ist unaufhebbar und wesentlich der Ausdruck menschlicher Lebendigkeit. Um zwischen den beiden extremen Polen den rechten Weg zu finden, bedarf es des Lebens in überschaubaren Gruppen.

Eine überraschende Erkenntnis der Gruppenforschung ist, daß die Zahl der Gruppen weitaus größer ist als die Zahl der Individuen einer Gesellschaft. Zudem muß vor Augen gehalten werden, daß der einzelne nicht nur mehreren Gruppen angehört, sondern daß sich diese Gruppen auch mehrfach überlappen können.

3.1.6 Gruppengröße

Daß sich die Größe einer Gruppe auf das Verhalten ihrer Mitglieder auswirkt, weiß jedermann aus eigener Erfahrung: Es macht einen Unterschied, ob ein Kurs mit 12 Kollegen oder eine Tagung mit 50 Teilnehmern besucht wird. Die Frage nach der optimalen Gruppengröße hat deshalb die Forschung immer wieder beschäftigt. Im folgenden finden sich einige wesentliche Ergebnisse solcher Untersuchungen (10).

---

10 vgl. Sjolund (1976)

• Wenn es darum geht, herauszufinden, welche Gruppengröße zum Erreichen eines bestimmten Zieles zweckmäßig ist, so gilt es zunächst einmal grundsätzlich die folgenden beiden Umstände gegeneinander abzuwägen: – **Je kleiner die Gruppe ist, um so häufiger kommt es zu freien Diskussionen.** Mit zunehmender Größe sagen immer weniger immer mehr, während immer mehr immer weniger sagen. Je mehr man eine gleiche Beteiligung aller in der Gruppe wünscht, desto kleiner muß die Gruppe sein. – **Je kleiner die Gruppe ist, um so kleiner ist auch die Anzahl der Meinungen.**

Es gilt also zu entscheiden, was in bezug auf die Zielsetzung wichtiger ist: Ob man alle Mitglieder aktivieren will, oder ob man möglichst viele Meinungen zur Verfügung haben will.

• Was den inneren **Zusammenhalt der Gruppe/Kohäsion** und die Zufriedenheit der Mitglieder betrifft, läßt sich folgendes sagen:

– **Fünfergruppen** schneiden in dieser Beziehung am besten ab. In Gruppen von mehr als fünf Mitgliedern zeigt sich ein zunehmend aggressives und konkurrierendes Verhalten. In Gruppen mit weniger als fünf Mitgliedern neigen diese dazu, die anfallenden Probleme zu behutsam anzufassen, um die Gefahr der Auflösung zu vermeiden.
– **In Gruppen mit 6 oder mehr Mitgliedern** besteht die Tendenz zur Aufspaltung in Untergruppen bzw. Cliquen. Das Verantwortungsgefühl des einzelnen nimmt mit zunehmender Gruppengröße ab.
– **Große Gruppen mit mehr als 30 Mitgliedern** verlieren ihren eigentlichen Gruppencharakter. Die Gruppe ist nicht mehr überschaubar. Die Rollen sind nicht mehr klar verteilt. Die Mitglieder bilden keine dynamische Einheit mehr.

Mit zunehmender Gruppengröße läßt der persönliche Meinungsaustausch nach. Je kleiner die Gruppe ist, desto intimer ist ihr Charakter.

Trotz dieser Tatsachen lassen sich allgemeine Rückschlüsse auf die optimale Gruppengröße nur schwer ziehen, weil die Funktionsfähigkeit der Gruppe noch durch verschiedene andere Faktoren bedingt ist. Im Hinblick auf das Arbeitsteam im Krankenhaus, wo die Gruppengröße meist durch die Organisationsstruktur bestimmt wird, können gemachte Feststellungen als Hilfe dienen, bestimmte Vorgänge oder Probleme im Team besser zu verstehen.

3.2 Gruppenstrukturen

Es zeigt sich, daß in neugebildeten Gruppen schon nach kurzer Zeit gruppenspezifische Strukturelemente vorhanden sind. Diese Elemente, die im Leben einer Gruppe eine ganz zentrale Rolle spielen, sind auch dort vorhanden, wo sie weder von den Gruppenmitgliedern bewußt wahrgenommen noch von unerfahrenen Beobachtern entdeckt werden. Auf Zielstruktur, Normenstruktur, Rollenstruktur und Machtstruktur wird im folgenden Abschnitt, auf die Kommunikationsstruktur im 6. Kapitel eingegangen.

3.2.1 Zielstruktur

Unter Gruppenziel versteht man nicht einfach die Summe der Ziele der einzelnen Mitglieder. Ein Gruppenziel ergibt sich vielmehr in dem Moment, wo die Strebungen der einzelnen Mitglieder zu einem gemeinsamen Streben verschmelzen, wenn also die Motivationen annähernd auf einen gemeinsamen Nenner gebracht werden können.

Die Wege, auf denen ein gemeinsames Gruppenziel zustandekommt, können ganz verschieden sein. So kann das Gruppenziel aus einem ausdrücklichen Entscheid aller Beteiligten hervorgehen. Es kann aber auch durch gegebene Arbeitsabläufe, durch einen Kompromiß der zwischen den Mitgliedern oder von einem einzelnen Mitglied bestimmt werden. Wird das Ziel durch den Führer der Gruppe bzw. durch den Vogesetzten vorgegeben, kann man nur dann von einem gemeinsamen Gruppenziel sprechen, wenn alle Mitglieder dieses Ziel bejahen.

Das Bedürfnis der Gruppenmitglieder, das Gruppenziel zu erreichen, hängt vom Ausmaß ab, in dem sie es akzeptieren. Die Mitglieder, die das Gruppenziel stärker akzeptieren, haben auch ein stärkeres Bedürfnis, das Ziel zu erreichen. Diejenigen, die das Ziel ablehnen, bleiben bei ihren privaten Motivationen und verfolgen ihre eigenen Ziele und Interessen.

Wenn alle Mitglieder ein Gruppenziel akzeptieren, wird in der Gruppe eine starke Kraft wirksam, die das Verhalten der Mitglieder beeinflußt. Wird hingegen das Gruppenziel von einem Großteil der Mitglieder nicht akzeptiert, so ist zu erwarten, daß die Aktivitäten wenig koordiniert sind und sich mehr einzelmotiviertes Verhalten zeigt (11).

Der wichtigste Faktor, der die Mitglieder einer Gruppe zum Akzeptieren eines Gruppenzieles bewegt, besteht in der Erwartung von Vorteilen, die sich die Gruppenmitglieder durch die Erreichung des Gruppenzieles für sich selbst versprechen. Wenn die Folgen, die sich

11 vgl. Sbandi (1973)

aus der Zielerreichung ergeben, für die Gruppenmitglieder eine geringe Wertigkeit (Valenz) besitzen, wird die Motivation zu einem zielorientierten Denken und Handeln gering sein.

Im Rahmen der Tätigkeit in der Organisation können hauptsächlich dann gemeinsame Gruppenziele entstehen, wenn die Ziele nicht nur von oben vorgegeben, sondern auch gemeinsam mit den Gruppenmitgliedern/Mitarbeitern vereinbart werden.

- Das Ausmaß, in dem das Gruppenziel verhaltensbestimmend wirkt, hängt von seiner Klarheit ab: Je größer die Klarheit der Gruppensituation ist, d. h. Ziel und Wege zum Ziel (12), umso:

- mehr fühlt sich ein **Gruppenmitglied von einer Aufgabe,** die in engem Bezug zum Gruppenziel steht, **angezogen;**
- mehr **empfindet** der einzelne **die Spannung**, die von einer nicht auf dieses Ziel gerichteten Tätigkeit stammt;
- weniger **feindselige Gefühle** werden entwickelt;
- positiver wird die **eigene Arbeit eingeschätzt;**
- stärker ist die **Identifikation mit der Gruppe** und das Gefühl der Mitverantwortung für die Arbeit;
- besser wird die **Aufteilung der Rollen unter den Mitgliedern** von ihnen erkannt;
- stärker wird der **einzelne von der Gruppe beeinflußt.**

3.2.2 Normenstruktur

Infolge der wechselseitigen Einflußnahme der Gruppenmitglieder bilden sich in jeder Gruppe bestimmte, von allen Gruppenmitgliedern anerkannte, **Verhaltensrichtlinien heraus: Es pendelt sich ein, welche Einstellungen und Überzeugungen akzeptiert werden und welches Denken und Handeln in bestimmten Situationen am Platz ist.** Diese Verhaltensrichtlinien werden als soziale Normen bezeichnet. Norm hat hier den Sinn des rechten Handelns, übertragen auf das menschliche Verhalten.

Im sozialen Leben stellen die **Normen ein** relativ festgefügtes und **akzeptiertes Bezugssystem dar; sie sind ein Maßstab, der festgelegt, wie etwas wahrgenommen wird und aufgrund dessen Handlungen beurteilt werden. Normen sind Ordnungsprinzipien, die eine Einteilung in angemessenes und unangemessenes Verhalten erlauben;** auch werden Normen als Regulatoren für konkretes Verhalten im menschlichen Zusammenleben betrachtet.

Normen legen das für eine bestimmte Situation angemessene Verhalten fest und induzieren konformes Verhalten (13). Das heißt: Normen fordern nicht nur von einem selbst ein bestimmtes Verhalten, sondern rufen gleichzeitig die Erwartung hervor, daß die anderen ihnen ebenfalls entsprechen: Wir fahren nicht nur rechts, sondern erwarten es auch von anderen. Jeder Verhaltensnorm entspricht somit eine Erwartungsnorm. In jeder Gruppe finden sich solche Anforderungen an das Verhalten ihrer Mitglieder; in jeder Gruppe bilden sich bestimmte Regeln, Gewohnheiten und Bestimmungen; sie sagen aus, was man darf und was man nicht darf, was richtig ist und was falsch. Je wichtiger solche Normen für die Gruppe sind, desto größer ist der Druck der Mitglieder, der auf Konformität zielt. Dieser Druck wird mittels verschiedener Sanktionen ausgeübt, die negativer oder positiver Art sein können, also entweder strafend oder belohnend.

Die ganze Regulierung des Verhaltens eines Mitglieds in einem sozialen Verband, sowohl das Normensystem als auch das Sanktionssystem, bezeichnet man als **soziale Kontrolle** (11). Soziale Kontrolle kann entweder formal oder informal sein, je nachdem ob sie von einer formalen Organisation oder von einer informalen Gruppe ausgeübt wird. Was die soziale Kontrolle so wirkungsvoll macht, ist: daß sie meist wie Selbstkontrolle aussieht.

Die **Normen für das Verhalten** der Mitglieder einer Gruppe in bestimmten Situationen sind in der Regel **ungeschriebene Gesetze** und werden zumeist unbewußt gehandhabt. Es handelt sich um etwas, das man tut bzw. nicht tut. So herrscht in einem Arbeitsteam z. B. die (stillschweigende) Norm, daß nur über Sachprobleme, nicht aber über zwischenmenschliche Beziehungen gesprochen wird. Solche Verhaltensregeln werden von den meisten Mitgliedern einer Gruppe befolgt, ohne daß die betreffenden jemals klar darüber nachgedacht haben.

Normen haben auf das **Kommunikationsverhalten einer Gruppe** einen erheblichen Einfluß (14). Wer zu wem was, wann und auf welche Weise sagt, das ist nicht nur vom betreffenden Thema abhängig, sondern wird in hohem Maße durch die in der Gruppe etablierten, in der Regel unbewußten, Normen mitgeprägt: «Hier darf ich über meine persönlichen Wünsche und Gefühle nicht reden!» «Hier ist es verboten, lustig zu sein!» «Hier darf dem Vorgesetzten nicht widersprochen werden!» Solche und ähnliche Vorstellungen über das, was in einer bestimmten Situation getan oder nicht getan werden darf, verhindern oft, daß Probleme und Spannungen offen ausgesprochen und gelöst werden können.

- In einer Gruppe zeigen sich häufig Normen folgender Art (14):

- **Beziehungsnormen:** Wer spricht mit wem? Wer sitzt bei wem? Wer wird um Rat gefragt? Wer macht Vorschläge? Wer gibt Anordnungen? Wer wird übergangen? Wer wird gemieden? Wer wird geschützt? Wer spricht am meisten? Wer spricht am wenigsten?

---
12 vgl. Sbandi (1973)
13 vgl. Brandt/Köhler (1972)
14 vgl. Kirsten/Müller (1979)

- **Kommunikationsnormen:** Werden Aggressionen geäußert? Welche Themen werden übergangen (Tabus)? Wie rational/sachbezogen müssen die Beiträge in Gruppendiskussionen sein?
- **Bedürfnisnormen:** Werden Wünsche offen geäußert? Werden Bedürfnisse nach Einfluß ausgesprochen? Werden Bedürfnisse nach Zuneigung ausgesprochen?
- **Gefühlsnormen:** Kann Freude ausgesprochen werden? Wird gelacht? Darf Trauer ausgedrückt werden? Darf Langeweile und Frustration ausgedrückt werden? Wird Zuneigung ausgesprochen? Wird Abneigung ausgesprochen?
- **Sanktionsnormen:** Welche bestrafenden oder belohnenden Verhaltensweisen (verbal und nonverbal) zeigt die Gruppe bei Verletzung welcher Gruppennormen?

Unbewußte Gruppennormen prägen das Verhalten einer Gruppe in hohem Maße. Wenn eine Gruppe stillschweigend übereingekommen ist, wichtige Probleme, Bedürfnisse oder Gefühle nicht anzusprechen, wird die Gruppe niemals zu einer echten Integration gelangen.

Die in einer Gruppe herrschenden Normen werden hauptsächlich durch die Einstellungen der jeweiligen Gruppenmitglieder geprägt, die sie zu sich und ihrer Umwelt haben. Erziehung und Bildung kommt dabei sehr große Bedeutung zu. Die Gruppennormen werden den einzelnen Mitgliedern mehr oder weniger nachdrücklich aufgezwungen. Die Mitglieder eignen sich die Normen nach und nach an (Verinnerlichung), so daß sie ein Bestandteil der eigenen Werte und Überzeugungen werden, die sie dann anderen gegenüber, sowohl innerhalb als auch außerhalb der Gruppe vertreten.

• Normen wären nicht so verbreitet und so dauerhaft, wenn sie sich nicht als nützlich erweisen würden. Ihr Nutzen für die Gruppe besteht allgemein gesagt darin, daß sie ihr ihre spezifische Identität, einen verhaltenssteuernden und sinngebenden Bezugspunkt geben (15). Normen können folgende **Funktionen im Leben der Gruppe** erfüllen:

- **Angstreduzierende Funktion:** Die Unsicherheit im Verhalten wird vermindert oder beseitigt.
- **Konfliktreduzierende Funktion:** Das Verhalten der Gruppenmitglieder untereinander wird geregelt.
- **Abgrenzende Funktion:** Durch das gruppeneigene Normensystem wird eine Abgrenzung der Gruppe gegen außen sichtbar.
- **Ökonomische Funktion:** Die Gruppe wird von der Aufgabe entlastet, konkrete Ereignisse stets umfassend neu zu definieren. Im Hinblick auf die Erreichung des Gruppenziels werden die Kräfte innerhalb der Gruppe ökonomisch verteilt.

Mit der Erfüllung dieser Funktionen fördern Normen innerhalb einer Gruppe deren inneren Zusammenhalt. Allerdings gilt es auch die Kehrseite der Medaille zu beachten: Die Normen einer Gruppe oder Gesellschaft schränken die Möglichkeiten eines variationsreichen, spontanen Verhaltens ein. Dies zeigt sich darin, daß die Unterschiede im Denken, Fühlen und Handeln, welche die einzelnen Mitglieder vor dem Eintritt in die Gruppe gezeigt hatten bzw. außerhalb der Gruppe zeigen, sehr viel größer sind als innerhalb der Gruppe.

Die wechselseitige Anpassung der Gruppenmitglieder läßt sich vor allem bei jenen Erlebens- und Verhaltensweisen feststellen, die innerhalb der Gruppe für wichtig gehalten werden. Die Dynamik der dabei ablaufenden Prozesse ist in vielen Experimenten untersucht worden.

Normen nivellieren, vereinheitlichen und setzen Grenzen. Sind diese Grenzen zu eng, wird dem Individuum die Entfaltung seiner Persönlichkeit und der Aufbau befriedigender zwischenmenschlicher Beziehungen verunmöglicht. Auf solche Normen gibt es nur zwei Antworten: Auflehnung oder Verkümmerung (Mauerspruch, hingesprüht während der Zürcher Jugendunruhen 1980: «Wer sich nicht wehrt, lebt verkehrt»).

Aufgrund der Normen bildet sich somit in jeder Gruppe eine Spanne des gebilligten bzw. tolerierten Verhaltens. Je bedeutender eine Norm für die Gruppe ist, um so enger ist diese Spanne. Ein Verhalten außerhalb dieser Spanne wird von der Gruppe mißbilligt. Bei Untersuchungen von Arbeitsgruppen in einem Industriebetrieb wurden **Normen** gefunden, **die sich als generell erwiesen haben.** Die wichtigsten derselben lauten: Du sollst: – nicht mehr tun als die anderen (schuften); – nicht unter dem Qualitätsstandard bleiben (pfuschen); – nichts sagen, was der Gruppe oder einem Gruppenmitglied schaden kann (klatschen); – dich bei deinen Vorgesetzten nicht beliebt machen (katzbuckeln), – dich nicht für mehr als wir anderen halten (angeben).

Diese oder ähnliche Normen lassen sich z. B. auch in Schulklassen oder im Militär finden. Ihre nivellierende, gleichhaltende Funktion ist offensichtlich. Zu gleichschaltenden Normen kommt es immer dann, wenn die Gruppe unter äußerem Druck steht, gegen den sie sich zur Wehr setzen muß. Die Normen sollen dazu dienen, die Solidarität unter den Mitgliedern zu stärken. Eine Gruppe, die unter günstigen äußeren Verhältnissen fungiert, hat es nicht nötig, derart nivellierende Normen zu entwickeln; dies obwohl natürlich die Tendenz zur gleichschaltenden Einordnung in jeder Gruppe vorhanden ist.

• Das einzelne **Gruppenmitglied** steht, wie bereitsfestgehalten wurde, unter einem gewissen **Druck, die Normen seiner Gruppe einzuhalten.** Dieser Druck kann nun nicht nur in Form von Sanktionen von der Gruppe ausgeübt werden, sondern er kann auch aus den persönlichen Bedürfnissen des Mitglieds resultieren.

15 vgl. Wöhler (1977)

Bedürfnisse nach Zugehörigkeit, Sicherheit, Anerkennung, Geltung, Leistung, Kontakt usw. können den einzelnen dazu bewegen, sich in eine Gruppe einzuordnen und ihren Normen zu entsprechen. Die Erfüllung solcher Bedürfnisse wird dann als Belohnung empfunden für das an den Tag gelegte **normkonforme Verhalten.** Je weniger solche inneren Kontrollen ausreichen, um normkonformes Verhalten zu erreichen, um so mehr werden äußere Kontrollen funktional bedeutsam:

- **Normkonformes Verhalten** wird durch positive Sanktionen (Belohnungen) verstärkt/stimuliert (z. B. Anerkennung, Zuwendung, Hilfestellung).
- **Normabweichendes Verhalten** löst negative Sanktionen (Strafen) aus (z. B. ironische Bemerkungen, Feindseligkeit, Bloßstellung).

Da die negativen Sanktionen mehr in die Augen fallen, wird der Begriff Sanktionen im allgemeinen Sprachgebrauch ausschließlich im negativen Sinne verwendet (z. B. Sanktionen gegen einen Faulpelz). Die unzureichende Einverleibung von Normen, Zweifel an der Legalität von Normen, Widersprüche zwischen Gruppennormen einerseits und individuellen Wertorientierungen andererseits können zu normabweichendem Verhalten führen; dieses wird dann von der Gruppe bestraft.

Jede Gruppe hält ein ganzes Arsenal an wirksamen Verhaltensweisen bereit, um einen solchen Abweichler zu ächten oder ihn schnell wieder an seine Pflichten zu erinnern. Solche Sanktionen werden häufig auch unbewußt angewendet, wenn ein Gruppenmitglied, vielleicht ebenso unbewußt, beispielsweise gegen die in der Gruppe geltenden Gesprächsnormen verstößt. Man überhört den Sprecher einfach oder ist schnell bemüht, ein anderes Thema zu finden (14).

3.2.3 Rollenstruktur

Wie in jedem sozialen System nimmt auch in der Gruppe jedes Mitglied eine bestimmte Position/Stellung ein. Eine solche soziale Position ist in einem Geflecht sozialer Beziehungen mit anderen Positionen verbunden, so daß die jeweiligen Rollen zum Teil aufeinander bezogen sind und sich eine bestimmte **Rollenkonstellation** ergibt. Die Herausbildung solcher Rollenstrukturen ist von folgenden Gegebenheiten abhängig:

- **den Merkmalen der Gruppe:** Die Gruppenstruktur und die Gruppenprozesse sind die wichtigsten Bestimmungsfaktoren für die Festlegung von Gruppenrollen
- **den persönlichen Merkmalen der Mitglieder:** Die Interaktionen in der Gruppe führen oft zu einer geradezu erstaunlich zweckmäßigen, nicht selten aber auch zu einer dysfunktionalen und für den einzelnen unbefriedigenden Rollenverteilung.
- **den Merkmalen der Situation:** Solche Merkmale sind beispielsweise die Position eines Gruppenmitglieds als Knotenpunkt im Kommunikationsgefüge; der Bedarf der Gruppe nach einem Sündenbock, wenn sie versagt hat; der Bedarf nach einem Spezialisten, wenn die Gruppe mit Sachproblemen konfrontiert wird.

Die in einer Gruppe auffindbaren **Rollenstrukturen** sind ein **Einschmelzungsprodukt** von formalen und informalen Beziehungen: Einerseits sind die Rollen weitgehend durch formale Gegebenheiten geprägt, andererseits aber läßt sich soziales Leben nicht völlig formalisieren, so daß das tatsächliche Verhalten der Rollenträger das Ergebnis von komplexen Einflüssen ist, wie das schematisch in Abb. 3/1 dargestellt wird (15):

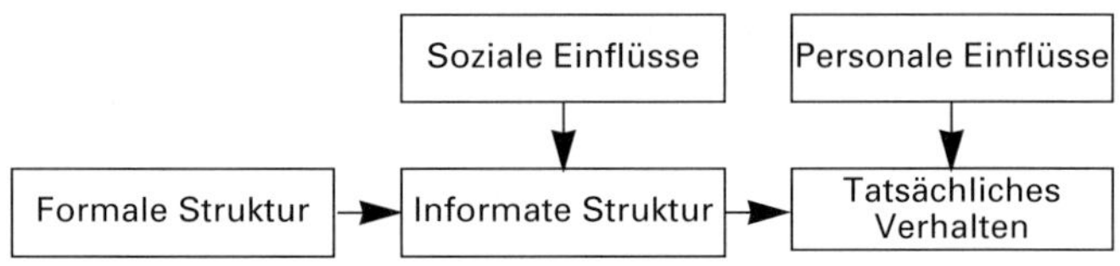

Abbildung 3/1: Bestimmungsfaktoren des tatsächlichen Verhaltens

Welche Rollen in einer Gruppe entstehen, hängt stark von den Bedürfnissen der Gruppe und vom Grad ihres inneren Zusammenhalts ab. In jeder Arbeitsgruppe lassen sich aber meistens gewisse immer wiederkehrende Verhaltensmuster beobachten, die die einzelnen Gruppenmitglieder mehr oder weniger ausgeprägt zeigen. Diese Rollen sind wie gesagt nicht unabhängig voneinander, sondern wechselseitig aufeinander bezogen und voneinander abhängig. Bestimmte Grundformen/Rollenkonstellationen kehren in den meisten Gruppen wieder, wie dies Abb. 3/2 zeigt.

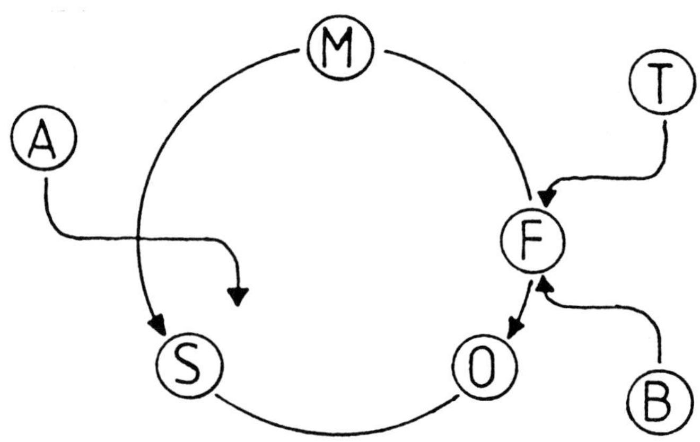

Abbildung 3/2: Typische Rollenkonstellation (Kirsten/Müller)

Die Buchstaben in der Abbildung bedeuten:

- **F Der Gruppenführer** hat die Funktion, die Gruppenziele zu bestimmen und die Aktivitäten innerhalb der Gruppe bzw. zwischen der eigenen und fremden Gruppen zu koordinieren. Er ist meist der formale

Führer (Vorgesetzte). In der Wirklichkeit ist die Führerrolle jedoch häufig in B und T aufgeteilt.

- **B Der Beliebte** hat die Funktion, die Gruppe zusammenzuhalten. Er verkörpert die menschliche Seite der Gruppenbedürfnisse.
- **T Der Tüchtige** verkörpert die sachlichen Bedürfnisse der Gruppe. Er verhält sich im wesentlichen nicht gruppen- sondern zielorientiert.
- **M Der Mitläufer** orientiert sich hauptsächlich am Gruppenführer.
- **O Der Opponent** hat auch Führungsqualitäten. Da er aber nicht Gruppenführer geworden ist, geht er in die Opposition. Er hat eine besondere Beziehung zum Gruppenführer, weil er diesem unbewußt die Position streitig macht.
- **S Der Sündenbock** wird für Schierigkeiten und Fehler verantwortlich gemacht und bildet das Ziel der Aggression in Konflikten.
- **A Der Außenseiter** hat keinen bestimmten Platz in der Gruppe. Er wird aber bei entsprechenden intellektuellen Fähigkeiten oft als Berater beigezogen.

Die **Rolle des Sündenbocks,** der all das tut, was falsch und schlecht ist, oder des schwarzen Schafs, dessen sich die Gruppe schämt, ist für das Gruppenmitglied, dem diese Rolle auferlegt wird, alles andere als angenehm. Dasselbe gilt für die **Rolle des Dummerjahns,** den die Gruppe für dumm hält, oder **des Clowns,** über den die Gruppe lacht. Eine derartige Rolle verdankt der betreffende übrigens nicht immer der Gruppe als ganzer, sondern häufig dem Unverstand des Gruppenleiters, der durch sein Führungsverhalten das Mitglied, bewußt oder unbewußt, in eine solche Position drängt.

Um die Rollen der einzelnen Gruppenmitglieder deutlich zu machen, kann ein **soziometrischer Test** durchgeführt werden. Mit ihm versucht man, die zwischenmenschlichen Beziehungen, zum Ausdruck gebracht durch Sympathie, Antipathie und Gleichgültigkeit, unter den Mitgliedern zu erfassen. Dazu werden sie zu möglichst spontanen Meinungsäußerungen übereinander veranlaßt. Die Äußerungen sollen sich auf eine konkrete Situation beziehen. So soll jedes Gruppenmitglied beispielsweise überlegen, wen es in der Gruppe wählen würde: als **Chef, als Vertrauten** bei einem persönlichen Problem, **als Begleiter** auf einer schwierigen und gefährlichen Situation, **als Diskussionspartner** bei der Besprechung einer neuen Idee, **als Gefährten** auf einer einsamen Insel, **als Gegner** in einem sportlichen Wettkampf.

Die Befragten sollen soviele Gruppenmitglieder wählen oder ablehnen können, wie sie wollen. Dabei müssen die Gründe für die Wahl angegeben werden. Die Mitglieder sollen die Wahlen unbeobachtet vornehmen können.

Die sich auf obgenannte Fragen ergebenden Antworten können drei Formen annehmen: – **Das Mitglied wird gewählt** (z. B. weil es sympathisch ist, weil es akzeptiert wird); – **dem Mitglied wird Gleichgültigkeit entgegengebracht;** es wird weder gewählt noch abgelehnt; – **das Mitglied wird abgelehnt** (z. B. weil es unsympathisch ist, weil es nicht für voll genommen wird).

Die Intensität der Beziehungen zwischen den Gruppenmitgliedern wird durch die Wahlen zum Ausdruck gebracht. Die Wahlergebnisse, positiv, negativ oder neutral, die ein Mitglied auf sich vereinigt, können in Form einer **Soziomatrix** zusammengefaßt werden. Diese besteht jeweils aus Reihen und Spalten. Die Matrixeingänge sind nach den Gruppenmitgliedern benannt (in gleicher Reihenfolge), so daß die Zellen der Matrix die verschiedenen Beziehungen zwischen den Gruppenmitgliedern der Reihe und denen der Spalten zum Ausdruck bringen.

Eine solche Soziomatrix könnte beispielsweise so aussehen wie Abb. 3/03 zeigt (1 steht für wählt, 0 für verhält sich gleichgültig, -1 für lehnt ab (16):

	A	B	C	D	E	F
A	–	1	–1	0	0	0
B	0	–	0	1	–1	0
C	0	1	–	0	–1	0
D	0	1	0	–	–1	0
E	0	1	–1	0	–	0
F	0	1	–1	0	–1	–
Σ	0	5	–3	1	–4	0

Abbildung 3/3: Soziomatrix

Im Beispiel ist B von 5 Gruppenmitgliedern gewählt, E von 4 Gruppenmitgliedern abgelehnt worden usw. Ergebnis: B ist der Star der Gruppe, C und E stellen offensichtlich Außenseiter dar, während A und F in der Gruppe isoliert sind, da sie weder gewählt noch abgelehnt werden. D bleibt weitgehend unbeachtet.

• Anschaulicher wird die **Struktur der Gruppe durch das Soziogramm** erfaßt. Im Soziogramm wird jeder Mitglied durch einen Kreis dargestellt. Die Kreise werden anschließend durch Pfeile verbunden, die die Wahlen des Tests darstellen. Positive Wahlen werden durchgezogen, negative Wahlen (Ablehnungen) gestrichelt gezeichnet. So kann z. B.ein Soziogramm die Abb. 3/4 ergeben (16).

Im Soziogramm entstehen regelmäßig folgende soziometrische Muster:

- **Führer oder Star:** vereinigt die meisten positiven Ergebnisse auf sich. Die anderen Gruppenmitglieder gruppieren sich sternförmig um den Star; B der Star der Gruppe.
- **Außenseiter oder Schwarzes Schaf:** vereinigt die meisten negativen Ergebnisse auf sich. Der Igel lehnt aber auch selbst andere Mitglieder ab; das trifft auf C und E zu.

---

16 vgl. Wunderer/Grunwald (1980)

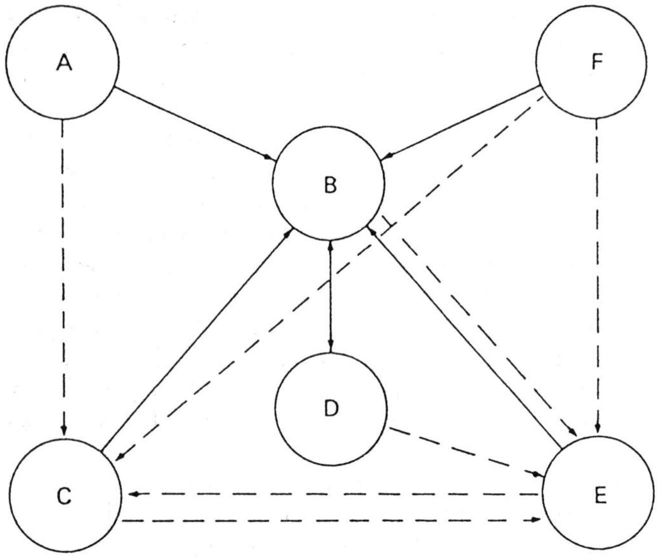

Abbildung 3/4: Soziogramm (Golas)

- **Isolierter oder Randfigur:** ist ein Gruppenmitglied, das weder gewählt nocht abgelehnt wird; solche Randfiguren sind A und F. Liegt eine gegenseitige Beziehung zum Star vor, dann wird der andere auch als graue Eminenz bezeichnet, weil er den Star aus dem Hintergrund beeinflußt; das trifft eventuell auf D zu.
- **Clique:** besteht aus Gruppenmitgliedern, von denen jedes alle anderen Mitglieder der Clique wählt, jedoch weder außenstehende Gruppenmitglieder wählt, noch von diesen gewählt wird.
- **Vergessener:** wählt, wird aber nicht gewählt.
- **Abgelehnter:** empfängt nur Ablehnungen; dies ist z. B. bei C und E der Fall.
- **Paar:** B und D wählen sich gegenseitig.
- **Dreieck:** Drei Mitglieder wählen sich gegenseitig, weil sie z. B. untereinander befreundet sind; sie bilden eine informale Untergruppe.

Soziogramme können für Vorgesetzte ein Hinweis für besondere Beobachtungen und Bemühungen sein, insbesondere, wenn Positionen wie der Außenseiter oder das schwarze Schaf vorhanden sind.

Die Rollendifferenzierung bzw. die Entwicklung einer Rollenkonstellation besteht aus der Differenzierung der Erwartungen hinsichtlich der Funktionen und hinsichtlich emotionaler Gehalte. Dieser Prozeß an einem Beispiel illustriert, zeigt eine Studie, in der Zusammenarbeit von drei Leitern einer Klinik untersucht wurde. Der Ranghöchste, der Direktor, widmete sich dem Aufbau der Voraussetzungen für die zukünftige Entwicklung der Klinik. Der zweite Leiter, der leitende Arzt, sah seine Hauptaufgabe darin, junge Ärzte zu kompetenten Professionellen heranzubilden und ihnen das nötige Wissen, professionelle Einstellungen und Fähigkeiten zu vermitteln. Der dritte Leiter, sein Stellvertreter, konzentrierte sich auf Forschung und Förderung kreativer Kollegen und ihrer Ideen sowie auf deren Umsetzung innerhalb der Organisationsstruktur der Klinik.

In dieser Führungsgruppe entwickelte sich folgende Spezialisierung in drei Rollen: Der Direktor übernahm es, auch unangenehme Entscheidungen hart durchzusetzen. Der leitende Arzt übte wenig direkten Einfluß aus; in Konflikten war er die vermittelnde Person. Während beide ihre Mitarbeiter deutlich dominierten, baute der dritte Leiter egalitäre Beziehungen auf.

Noch ist auf einen **problematischen Punkt von Rollenstrukturen** hinzuweisen, nämlich auf ihre **Tendenz zur Starrheit. Wie starr und beharrlich Rollenerwartungen** sind, zeigt sich immer wieder: z. B. ein Vorgesetzter kommt begeistert von einem Weiterbildungskurs an seinen Arbeitsplatz zurück und versucht neue Führungsideen, die er kennengelernt hat, zu verwirklichen. Die Rollenerwartungen seiner Bezugsgruppe bzw. seiner Rollensender jedoch haben sich in der Zwischenzeit nicht geändert.

Der Vorgesetzte merkt, daß man sein neues Verhalten mit einigem Befremden beobachtet. Das führt dann meistens dazu, daß der Betreffende wieder in alte Verhaltensweisen zurückfällt. Es heißt dann vielleicht: Er ist schon zu alt, um neue Dinge zu lernen. Man vergißt dabei, daß Rollenerwartungen zu einem Gefängnis werden können, aus dem auszubrechen vor allem deshalb so schwierig ist, weil Ausbruchsversuche häufig äußerst scharf sanktioniert werden. Dieses Übel kann vermieden oder zumindest vermindert werden, indem einer den anderen (und auch sich selbst) grundsätzlich für fähig hält, sich zu verändern. Indem er ihm z. B. offen begegnet und ihm hilft, sich von einer Rolle zu befreien, die dieser als einengend, frustrierend oder sonstwie negativ empfindet.

Jeder, der den Versuch macht, sich persönlich weiterzuentwickeln und zu verändern, hat gegen solche beharrenden Kräfte zu kämpfen: in sich selbst und in sozialen Systemen. Da kann man nur eines tun: Sich nicht entmutigen lassen; dort kämpfen, wo der Kampf sinnvoll erscheint; den Kampf lassen, wo man sich aufreibt. Das Schwierigste dabei ist, den Unterschied zu sehen; wer ihn sieht, der ist weise. Dabei denke man daran: «Wer sich selbst zurechtstutzt, um es jedermann recht zu machen, von dem ist bald nicht mehr viel übrig!»

• **Eine Aufstellung verschiedener Rollenfunktionen** kann als Hilfe bei der Rollenbeobachtung in Gruppen dienen:

- **Aufgabenrollen** sind: Initiative und Aktivität, Informationssuche, Meinungserkundung, Information geben, Meinung äußern, Ausarbeiten, Koordinieren, Zusammenfassen.
- **Erhaltungs- und Aufbaurollen** sind: Ermutigung, Grenzen wahren, «Tore hüten», Regeln formulieren, Folge leisten, Gruppengefühle ausdrücken.
- **Aufgaben und Gruppenrollen** sind: Auswerten,

Diagnostizieren, Übereinstimmung prüfen, Vermitteln, Spannung vermindern.
- **Negative Rollen** sind: Aggressives Verhalten, Blockieren, Selbstgeständnisse, Rivalisieren, Suche nach Sympathie, Spezialplädoyers, Clownerie, Beachtung suchen, Sich zurückziehen.

3.2.4 Machtstruktur

Die Machtstruktur gibt Auskunft darüber, welche Chance die einzelnen Gruppenmitglieder haben, Einfluß auf das Verhalten der Gruppe zu nehmen. Sie kennzeichnet die Verteilung der Macht auf bestimmte Positionen bzw. Personen. Die tatsächlich ausgeübte Macht ist nicht immer identisch mit der in der Stellenbeschreibung vermerkten Anordnungsbefugnis. Neben den erwähnten Formen der Macht (Macht durch Information, Belohnung, Bestrafung, Legitimation, Sympathie/Identifikation, Sachkenntnis) sind **kombinierte Formen ebenso möglich wie subtile Formen der wenig sichtbaren Machtausübung.**

Aufgrund von Beobachtungen wurde festgestellt, daß bei Hühnern eine sogenannte **Hackordnung** besteht (17). Es gibt auf jedem Hühnerhof ein Huhn, das alle anderen Hühner hacken kann, ohne von ihnen zurückgehackt zu werden; ein zweites, das nur vom ersten gehackt wird und alle anderen hacken kann, und eine weitere Folge solcher Unterwerfungen bis zum letzten Tier, das von allen anderen gehackt wird und kein weiteres unter sich hat, das es hacken kann. **Das erste Tier** wurde als **das Alpha-Tier, das zweite** als **das Beta-Tier** und **das letzte** als **das Omega-Tier** bezeichnet. Solche Rangordnungen finden sich ebenfalls bei anderen Tieren und, von der Wirkungen der Bildung und Erziehung mehr oder weniger übertüncht, auch beim Menschen (5). Beim Menschen weisen diese Rangordnungen jedoch eine vielfältigere Ausformung auf.

- Die **Stellung in der Einfluß- oder Machtordnung der Gruppe** hängt einerseits von Merkmalen der Gruppe ab, insbesondere ihren Zielen und der Art der Schwierigkeiten, die der Zielerreichung entgegenwirkt; andererseits ist sie abhängig auch von Merkmalen der Person, wobei sich diese nicht eindeutig identifizieren lassen. Die drei oben erwähnten Positionen in dieser Ordnung sollen im folgenden etwas näher betrachtet werden:

- **Das Alpha-Glied nimmt in der Gruppe eine beherrschende Stellung ein.** Es ist dasjenige, welches das Verhalten der anderen Gruppenmitglieder am stärksten beeinflußt. Die Aussicht eines Mitglieds, eine solche Stellung zu erlangen, ist um so günstiger, je stärker sein Machtbedürfnis ausgeprägt ist und je mehr seine Fähigkeiten und Eigenschaften den jeweiligen Bedürfnissen der Gruppe entsprechen. In Ausnahmefällen können diese Gruppenbedürfnisse sogar bewirken, daß die Alpha-Stellung einem Mitglied geradezu aufgezwungen wird, ohne daß es nach ihr strebt.
- **Das Beta-Glied nimmt in der Gruppe den zweithöchsten Rang ein.** Auch es weist ein ausgeprägtes Machtbedürfnis auf. Bei der Bildung der Rangordnung tritt es meist als ein Mitbewerber um die Alpha-Stellung auf. Entweder vermeidet es dann die Austragung des Kampfes um diese, oder es unterliegt in ihm. Es kann sich dem Alpha-Glied unterwerfen oder sein Rivale bleiben; es kann eine Gefolgschaft um sich scharen, die ihm mehr zugetan ist als dem Alpha-Glied. Dies birgt dann die Gefahr eines Machtkonfliktes in der Gruppe.
- **Das Omega-Glied ist jenes mit dem geringsten Einfluß, das sich allen anderen unterwirft.** In persönlicher Hinsicht fehlt ihm jegliches Selbstvertrauen, und im Hinblick auf die Gruppe verfügt es auch über die Fähigkeiten, die für das Erreichen der Gruppenziele wichtig sind. Um der Gruppe angehören zu können, erduldet es die Unterdrückung durch die anderen.

Die Rangordnung in einer Gruppe (17) läßt sich ebenfalls mit Hilfe eines **Soziogramms** erfassen. Beobachter können die Wort-Ergreifungen zählen, und die Wortnahmen registrieren, die für den Interaktionsprozeß und sein Ergebnis bedeutsam sind. Zudem wird festgehalten, wenn zwischen Gruppenmitgliedern Verbindungen und Gegensätze entstehen, sich Konstellationen zwischen den Beteiligten verändern und sich eine meinungs- und entscheidungsbestimmende Gruppierung in der Gruppe entwickelt.

Das Soziogramm in Abb. 3/5 (17) zeigt die typischen Stellungen in der Rangordnung (Rollenfunktionen und Rangpositionen) einer Gruppe, bezeichnet mit Buchstaben des griechischen Alphabetes: E hat sich während der Zeit der Beobachtung als **Alpha +, als siegreicher Wortführer** profiliert. B geriet in die Situation des **Alpha, also des starken Gegners,** der jedoch unterliegt. D übernahm als **Gefolgsmann des E die Gamma-Stellung,** während A als **Beta-Glied kritisch abwägend** und als Zünglein an der Waage fungierte. C blieb **Omega-Glied und Außenseiter** im Interaktionsprozeß.

---

17 Lattmann (1981), Sahm (1976)

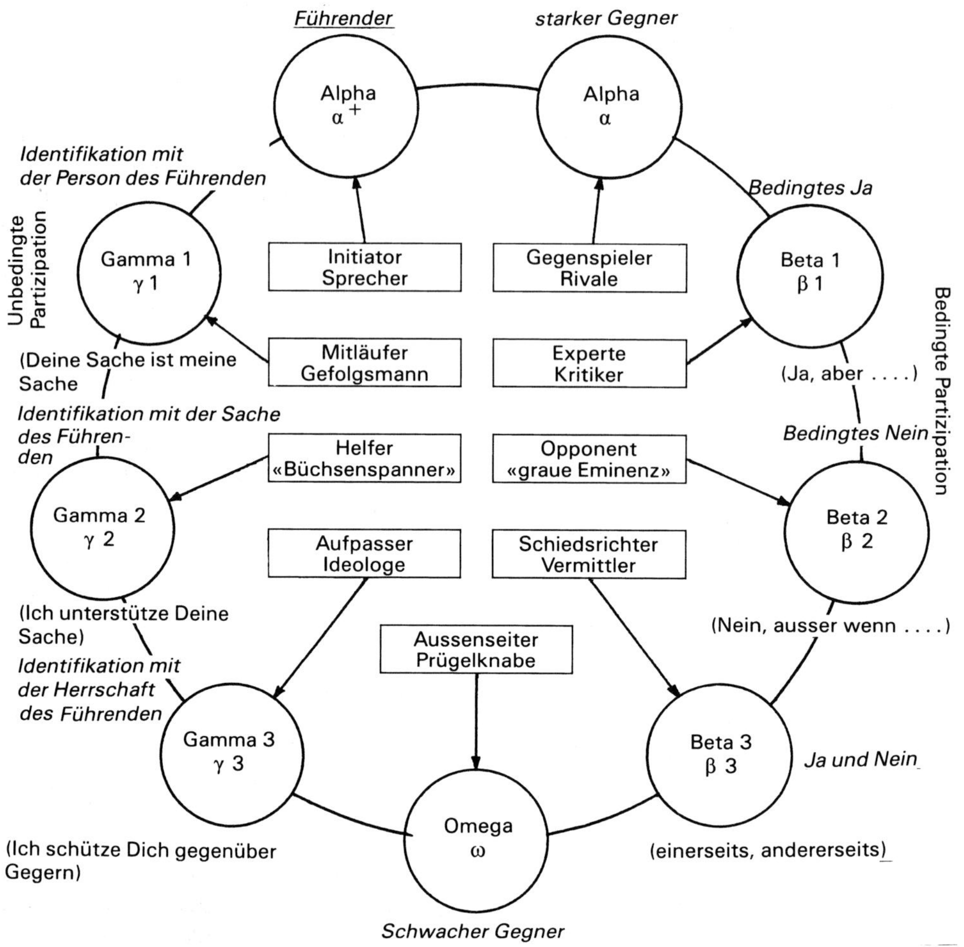

Abbildung 3/5: Rollenfunktionen und Rangpositionen in der Gruppe (Sahm)

3.3 Gruppenprozesse

Nach der Beschäftigung mit Strukturelementen der Gruppe einige wesentliche dynamische Aspekte! Wenn hier von «Dynamik» der Gruppe gesprochen wird, ist damit das Kräftespiel gemeint, das sich immer dann ereignet, wenn Menschen in Interaktionen treten und dadurch mit ihren verschiedenen Interessen, Bedürfnissen, Erfahrungen, Reaktionsweisen und Einstellungen konfrontiert werden.

3.3.1 Gruppenentwicklung

Die Gruppe stellt wie das Individuum eine Grundwirklichkeit des sozialen Lebens dar. So macht auch die Gruppe, wie das Individuum, eine Entwicklung durch. Diese Entwicklung ist einerseits von Gruppe zu Gruppe verschieden, andererseits aber doch in jeder Gruppe wieder ähnlich. Solche Entwicklungsprozesse, die in allen Gruppen eine gewisse Ähnlichkeit aufweisen, werden hier näher betrachtet. Das verwendete Modell von Tuckman basiert auf zahlreichen Untersuchungen verschiedenartiger Gruppen (18).

- Die beschriebenen **4 Phasen der Gruppenentwicklung** dürfen sowohl in den aufgabenorientierten Gruppen in der Organisation als auch in den lernorientierten Gruppen in der Weiterbildung den Prozeß kennzeichnen:

– **Phase 1: Formierung:** Es besteht Unsicherheit, Angst und Abhängigkeit von einem Führer. Man prüft die Situation und die Frage nach dem angemessenen Verhalten. Ein wichtiges Thema ist die Verteilung der Macht. Einige Mitglieder versuchen zu dominieren, indem sie ihre eigenen Ziele ohne Rücksicht auf die anderen verfolgen (Kampfverhalten). Andere lösen das Problem dadurch, daß sie schweigen, resignieren oder sich zurückziehen (Fluchtverhalten). Konflikte werden zunächst ängstlich vermieden oder dem Gruppenleiter zur Lösung hingeschoben.

18 vgl. Sbandi (1973)

- **Phase 2: Konflikte:** In dieser Phase löst sich die Gruppe allmählich von ihrer Abhängigkeit vom Leiter; Opposition wird geäußert. Paare oder Cliquen schließen sich zusammen. Gegensätzliche Meinungen bilden sich; es kommt zu Konflikten zwischen Untergruppen, zu Widerstand gegen die Kontrolle durch die Gruppe. Im weiteren treten Konflikte über die Intimität der Gruppe auf (gegenseitige Nähe). Zudem besteht emotionaler Widerstand gegen die Anforderungen der Aufgabe.
- **Phase 3: Normierung:** Allmählich beschäftigt das Problem der gegenseitigen Zu- und Abneigung die Gruppenmitglieder. Langsam wird das gegenseitige Mißtrauen abgebaut. Die Gruppenmitglieder sind jetzt viel eher bereit, aufeinander zu hören, unterschiedliche Zielvorstellungen zu akzeptieren und sich bei Problemen gegenseitig zu helfen. So entwickelt sich ein Gruppengefühl, ein innerer Zusammenhalt. Normen kommen auf. Widerstände sind überwunden und Konflikte beigelegt. Es besteht ein offener Austausch von Ansichten und Gefühlen; Kooperation entwickelt sich.
- **Phase 4: Arbeit:** Wichtige zwischenmenschliche Probleme sind gelöst. Die interpersonale Rollenstruktur steht im Dienste der Aufgabenerfüllung. Die Rollen sind flexibel und funktional. Sachprobleme tauchen auf; es bestehen konstruktive Anstrengungen, diese Probleme zu lösen und die Aufgabe zu beenden. Die Energien der Gruppe sind in dieser Phase für effektive Arbeit verfügbar. Dies ist die Hauptarbeitsperiode.

Die Phase, die eine Gruppe erreichen soll, damit die Gruppenmitglieder auf befriedigende Art und Weise miteinander leben und wirksam zusammenarbeiten können, wird als **Phase der Interdependenz** bezeichnet. **Interdependenz** in diesem Sinne **bedeutet, daß die Gruppenmitglieder die Illusion einer völligen Unabhängigkeit ebenso wie das Gefühl einer völligen Abhängigkeit von anderen Gruppenmitgliedern,** insbesondere vom Gruppenleiter, **aufgegeben haben.**

In dieser Phase hat jeder seine Rolle bzw. Funktion gefunden, bei der es ihm möglich ist, entsprechend seinen Fähigkeiten und Bedürfnissen zur Erfüllung der Gruppenaufgaben beizutragen. Interdependenz bedeutet also, daß die Gruppenmitglieder gelernt haben, Abhängigkeit zu akzeptieren, wenn sie sinnvoll bzw. wirklich notwendig ist. Die Mitglieder akzeptieren diese wechselseitige Abhängigkeit, weil sie erkannt haben, daß sie zur Aufgabenerfüllung und zur befriedigenden zwischenmenschlichen Beziehung aufeinander angewiesen sind.

Bei der Betrachtung der Gruppenentwicklung muß man sich bewußt sein, daß diese Entwicklung kein geradliniger stetiger Vorgang ist, sondern eher als ein spiralförmiges Kreisen verläuft. In Abb. 3/6 ist jede der oben beschriebenen vier Phasen der Gruppenentwicklung als Spiralbogen dargestellt.

Wird ein Bogen genauer betrachtet, so kann man in jeder Phase einen charakteristischen **Kreislauf von Verhaltensweisen** erkennen, wie dies Abb. 3/7 zeigt.

Die einzelnen Phasen haben nicht unbedingt in der angegebenen Reihenfolge zu erscheinen; sie können auch verschieden lang dauern und sich wiederholen.

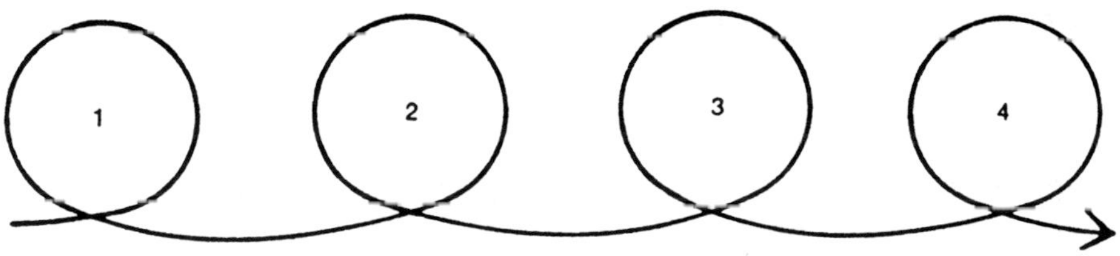

Abbildung 3/6: Phasen der Gruppenentwicklung (19)

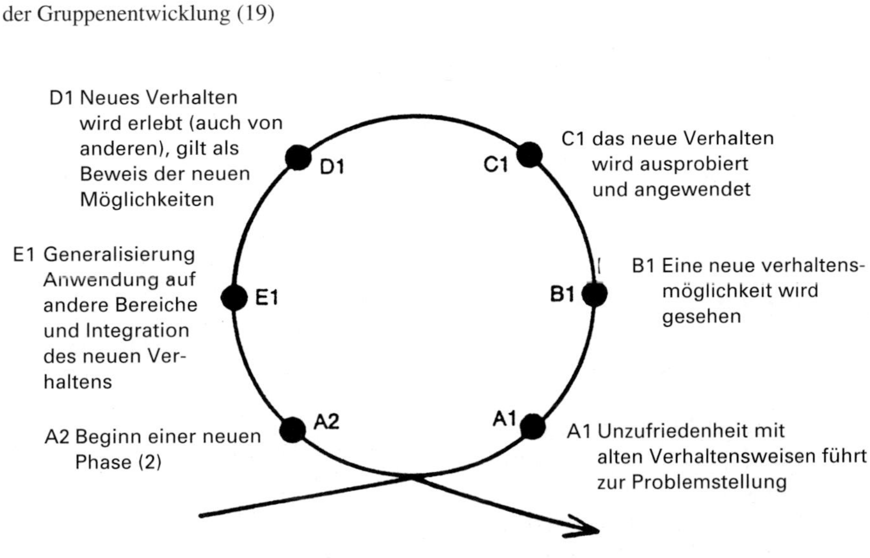

Abbildung 3/7: Kreislauf der Verhaltensweisen bei der Gruppenentwicklung (Antons)

Eine Situation, in der bei den Gruppenmitgliedern spezifische Ängste vorhanden sind, ist die Anfangssituation. **Anfangssituationen** bestehen nicht nur in Gruppen, die sich neu gebildet haben. Solche Situationen gibt es vielmehr auch in älteren Gruppen immer wieder, weil die Gruppe kein statisches, sondern ein dynamisches Gebilde ist. Die Gruppenmitglieder wissen in einer solchen Situation nicht, oder nicht mehr, was sie zusammenhält. Rollen und Normen sind entweder noch nicht genügend entwickelt, oder sie sind unzweckmäßig, mehrdeutig oder sogar sinnlos geworden.

• Unter den vielen Befürchtungen/Ängsten, die in solchen Situationen auftauchen können, werden einige in Form von Fragen formuliert (18):

- **Bin ich ihm/ihr sympathisch?** Wird der andere mich akzeptieren? Kann ich mich auf ihn verlassen? Was weiß der andere von mir? Was weiß ich von ihm? Wird er/sie mich verstehen? Werde ich mich verständlich machen können?
- **Wer wird vom wem akzeptiert?** Einige haben sich schon zusammengetan; werde ich von ihnen eingeladen? Soll ich sie fragen, ob sie mich aufnehmen oder soll ich noch warten? Benehmen sich die anderen anders oder bin ich anders geworden? Wen soll ich fragen?
- **Was wollen die anderen?** Was wollen wir? Haben wir ein gemeinsames konkretes Ziel? Was ist aus unseren früheren Zielen geworden?
- **Wer ist der Führer?** Wie wird er mir gegenüberstehen? Was wird er von mir halten, was hält er von mir? Wer hat im Moment überhaupt die Führung der Gruppe? Wieviele Führer gibt es?
- **Was wissen die anderen mehr als ich?** Werde ich mich blamieren, wenn ich jetzt spreche? Was sagen sie mir nicht? Warum nicht?
- **Wird er/sie engeren Kontakt mit mir haben wollen?** Werde ich es schaffen, mit diesem oder jenem engere Kontakte aufzunehmen? Soll ich nicht meine Bedürfnisse zurückstellen? Bin ich eifersüchtig? Sind es die anderen auf mich?
- **Was denken/reden die anderen über mich, wenn ich nicht da bin?** Was werden sie sagen, wenn ich mich ganz spontan benehme? Werden sie über mich lachen? Werden sie mich bewundern? Versuchen die anderen, meine bisherige Position in der Gruppe zu schwächen?
- **Was wird passieren? Wird das eintreten, was man gehört hat?** Werden alle schweigen? Werde ich die Spannungen einer solchen Situation aushalten?

Alle Menschen reagieren gegenüber Situationen, die sie als wenig strukturiert empfinden, mit Angst. Diese Angst ist im Grunde nicht anderes als ein Signal, das Kräfte mobilisiert, um mit der Situation fertigzuwerden. Ein sicheres Rezept, um solche angstgefärbten Situationen zu ändern, gibt es nicht. Was in diesem Zusammenhang aber eine sehr wichtige Rolle spielt, ist die **gruppeninterne Kommunikation.**

Für die Entwicklung einer Gruppe ist es entscheidend, wieweit es den Mitgliedern gelingt, ihre Ängste/Unsicherheiten durch den Austausch von Informationen zu reduzieren, die ihnen wichtig sind. Wagt es niemand, seine persönliche Meinung zu äußern oder über seine Gefühle zu sprechen, so wird die Gruppe über solche Anfangssituationen nicht hinauskommen.

Auch hier gilt: **Vorstellungen begrenzen Erwartungen!** Wenn z. B. Konferenzteilnehmer wissen, daß Konferenzen selten effizient verlaufen, dann sind diese auch tatsächlich ein Leerlauf. Oder: Wenn Gruppenmitglieder wissen, daß ihr Führer alles bestimmt, dann beraten sie selten demokratisch. Unsere Gruppen nähern sich also den Modellen an, die wir uns von ihnen machen (Mills). Anfangssituationen einer Gruppe werden also stark von den Erwartungen ihrer Mitglieder bestimmt.

Es gibt Gruppen, die wegen der Intensität der vorhandenen Konflikte eine solche Anfangssituation nicht überwinden können. Dazu kommt, daß in den Arbeitsteams in der Organisation die Aufgaben, Normen und Rollen vorwiegend von außen bestimmt werden. Die Mitglieder können sich nur noch darüber einigen, diese Struktur, die nicht aus der inneren Dynamik der Gruppe entstanden ist, nicht zu zerstören. Dieses Sich-Einigen aber beinhaltet einen gruppendynamischen Prozeß, der sich immer neu abspielt und von dem auch bei betrieblichen Arbeitsteams die Stabilität der Gruppe abhängt.

• **Jedes Mitglied einer Arbeitsgruppe** hat in bezug auf die Gruppe bestimmte **Erwartungen,** Vorstellungen, Wünsche und Ziele; es wird aufgrund seiner Mitgliedschaft durch verschiedene Fragen bewegt. Hauptsächlich vier Fragenkomplexe sind es, die die Mitglieder einer Arbeitsgruppe beschäftigen:

- **Frage der Identität:** Wer bin ich in dieser Gruppe? Wo ist mein Platz? Welche Rolle werde/soll/will ich spielen? Welches Verhalten wird hier verlangt/akzeptiert/abgelehnt?
- **Frage der Ziele und Bedürfnisse:** Was möchte ich von der Arbeitsgruppe bekommen? Lassen sich meine eigenen Ziele/Bedürfnisse mit denen der Gruppe in Übereinstimmung bringen? Was habe ich der Gruppe anzubieten?
- **Frage der Macht und des Einflusses:** Wer ist im Besitz der Machtpositionen? Wer bestimmt das Gruppengeschehen? Wieviel Macht und Einfluß habe ich selbst in dieser Gruppe?
- **Frage der sozialen Nähe:** Wie nahe werden wir einander kommen? Wie offen kann ich sein? Wieviel von mir, meinen Gefühlen und Einstellungen, soll ich in dieser Gruppe zeigen? Wieweit können wir einander trauen? Wie kann es uns gelingen, das gegenseitige Vertrauen zu vergrößern?

Diese Fragen, und natürlich die Antworten darauf, werden das Verhalten der Gruppenmitglieder immer beeinflussen. Manche Verhaltensweisen von sich selbst und anderen können vor dem Hintergrund dieser vier Fragen besser verstanden werden.

• Jede Gruppe steht, ebenso wie jedes einzelne Gruppenmitglied, einer **Reihe von Schwierigkeiten,** mit daraus resultierenden Problemen, gegenüber, die erkannt, in Angriff genommen und bewältigt werden müssen, damit eine effektive und befriedigende Zusammenarbeit möglich ist (19):

– **Problem der gegenseitigen Annahme:** Ziel ist, daß sich die Gruppenmitglieder gegenseitig annehmen, aber auch bereit sind, sich nötigenfalls zu ändern:

Vor der Bewältigung:	Nach der Bewältigung:
Furcht, Argwohn, Mißtrauen; Sich-Verstecken hinter Fassaden; Verfahrensdiskussionen; Drang zur Konformität	Sicherheit, Zugehörigkeitsgefühl; Abbauen der Fassaden; sachliche Arbeit; freie Äußerung

– **Problem der Kommunikationsbereitschaft:** Ziel ist, den Gruppenmitgliedern mitteilen zu können und zu wollen, was man denkt, weiß und empfindet:

Vor der Bewältigung:	Nach der Bewältigung:
Unsicherheit, wie mich die anderen einschätzen; Unsicherheit, was die anderen denken und wissen; Unsicherheit, was ich sagen darf und soll; Datenarmut.	Sicherheit darüber, wie ich auf die anderen wirke; gegenseitiger Austausch von Kenntnissen und Gedanken; Sicherheit darüber, wieweit ich mich frei äußern darf; Datenreichtum.

– **Problem der Zielvorstellung:** Ziel ist, die Zielvorstellungen der einzelnen Gruppenmitglieder integrieren und kreative, aufgabenorientierte Arbeit leisten zu können:

Vor der Bewältigung:	Nach der Bewältigung:
Jeder verfolgt seine eigenen Ziele. Die Folge ist Widerstand; geringe Bereitschaft, Verpflichtungen zu übernehmen; nicht-zielgerechter Übereifer und Arbeitsbesessenheit einzelner.	Alle suchen eine Einigung in der Form eines Gruppenzieles. Die Folge ist eine motivierende Kooperation; jeder leistet seinen Beitrag zur Lösung der gemeinsamen Aufgabe.

– **Problem der Kontrolle und Organisation:** Ziel ist Annehmen der Rollenverteilung in der Gruppe und Bereitschaft zum Austausch von Rollenfunktionen:

Vor der Bewältigung:	Nach der Bewältigung:
Unsicherheit über die Machtverhältnisse in der Gruppe; Gruppe ist desorganisiert oder überorganisiert; Abhängigkeit oder Auflehnung	Sinnvolle Abhängigkeiten werden gegenseitig akzeptiert; Festlegung einer formalen und/oder flexiblen Rollenverteilung; Einordnung.

• Die **Entwicklung einer Gruppe** wird durch viele verschiedene veränderliche Faktoren beeinflußt. Die wichtigsten dieser Variablen (Bestimmungsfaktoren der Gruppeneffektivität) sind in Abb. 3/8 in Form einer Übersicht dargestellt (20).

3.3.2 Innerer Zusammenhalt der Gruppe

Daß eine Gruppe, deren Mitglieder sich gegenseitig zerfleischen, nicht in der Lage ist, Berge zu versetzen, leuchtet jedem ein. Voraussetzung für die Leistungsfähigkeit einer Gruppe ist ihr **innerer Zusammenhalt/Kohäsion.** Wodurch wird der innere Zusammenhalt einer Gruppe gestärkt? Wodurch wird er vermindert? Das sind die Leitfragen zu diesem Abschnitt.

• Der innere Zusammenhalt einer Gruppe ist in erster Linie das Ergebnis von Kräften, die mit der Befriedigung von individuellen Bedürfnissen durch die Gruppe zusammenhängen. **Diese Kräfte, die auf das Individuum einwirken, kann man als Anziehungskraft der Gruppe bezeichnen** (18). Die Anziehungskraft ist dann groß, wenn ein **Gleichgewicht** besteht **zwischen den Bedürfnissen der Gruppenmitglieder und den konkreten Möglichkeiten der Gruppe,** diese Bedürfnisse zu befriedigen. Die Anziehungskraft, die von der Gruppe auf einen einzelnen ausgeübt wird, wächst mit:

- der **Gewißheit der Gruppenmitglieder, daß ihre Bedürfnisse befriedigt werden** (Bedürfnisse nach Zugehörigkeit, Anerkennung, zwischenmenschlichem Kontakt, Sicherheit usw.).
- dem **Ansehen der Gruppe in den Augen der sozialen Umwelt.**
- dem **Ausmaß der Schwierigkeit,** die mit der Erlangung der Mitgliedschaft verbunden ist: Je mehr Mühe es bereitet, etwas zu erlangen, desto höher wird sein Wert eingeschätzt.
- dem **Erfolg der Gruppe bei der Erreichung ihrer Ziele.**
- dem **Ausmaß der Teilnahme** des Gruppenmitglieds am Vorgang der Zielerreichung.
- dem **Ansehen, das jemand in einer Gruppe genießt.**
- dem **Grad der Kooperation in der Gruppe.** Wird die Gruppe von Konkurrenzdenken und gegenseitiger Rivalität dominiert, sinkt die Anziehungskraft.

Das wichtigste Bedürfnis, dessen Befriedigung sich der einzelne von der Gruppe erhofft, scheint das Bedürfnis zu sein, dazuzugehören. Gelingt es der Gruppe, den einzelnen Gruppenmitgliedern ein Zugehörigkeitsgefühl zu vermitteln, so wird die Anziehungskraft der Gruppe sehr stark und der Wunsch, die Gruppe zu verlassen, nicht vorhanden sein.

19 vgl. Kirsten/Müller (1979)
20 vgl. Forster (1982)

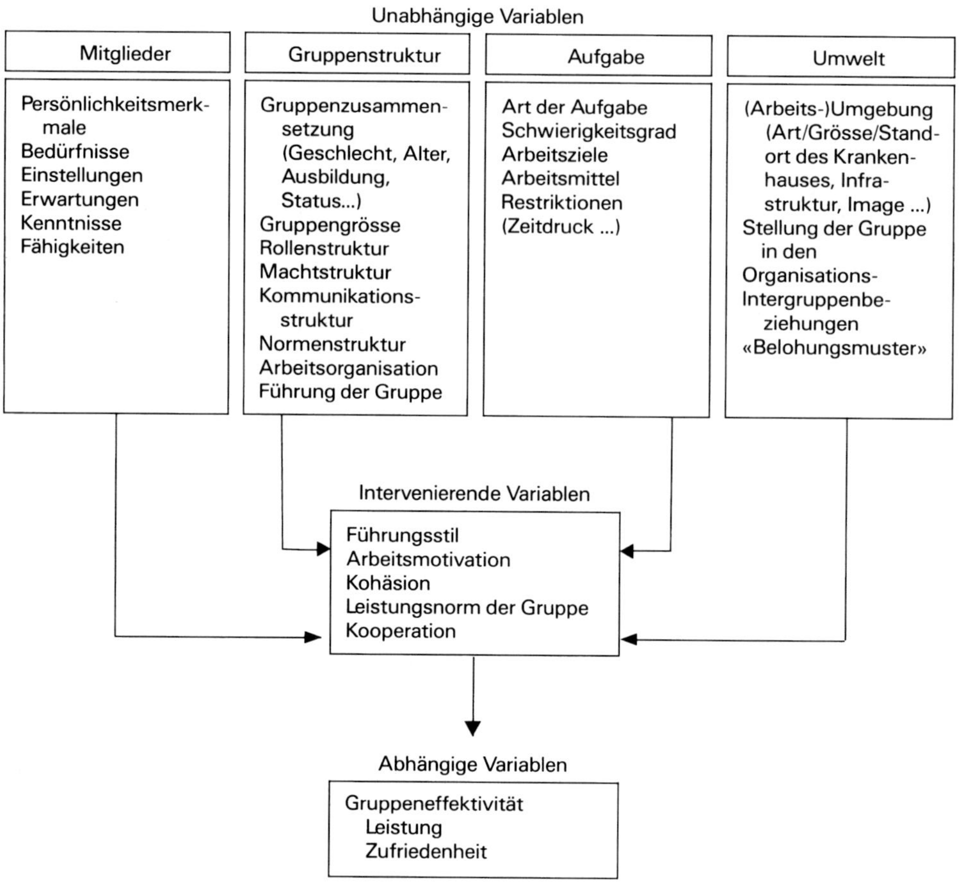

Abbildung 3/8: Bestimmungsfaktoren der Gruppeneffektivität (Forster)

• Da das **Zugehörigkeitsgefühl für die Zufriedenheit** des einzelnen und den inneren Zusammenhalt der Gruppe so große Bedeutung hat, drängt sich die Frage auf, welche Elemente denn zur Verstärkung dieses Gefühls beitragen:

– Ein **erstes wichtiges Element ist der Konsens der Gruppe,** also das Ausmaß der Übereinstimmung unter den Gruppenmitgliedern bezüglich der Rollenverteilung in der Gruppe. Sind die Mitglieder einer Gruppe der Meinung, daß die Aufteilung der Rollen sehr unzweckmäßig (dysfunktional) ist, verliert das Zusammensein in der Gruppe an Anziehungskraft. Mit anderen Worten: Wenn Gruppenmitglieder Rollen übernehmen müssen, die mit ihren Neigungen und Eignungen kaum vereinbar sind, wird die Gruppe überfordert und kann ihre Aufgabe nicht erfüllen. Auch ihre Attraktivität nimmt ab.
  Diese schädliche Situation zeigt sich besonders häufig in Organisationen, weil da die Funktionsaufteilung von außen vorgenommen und damit auch die Rollenverteilung in hohem Maße fremdbestimmt wird. Dies muß nicht unbedingt unzweckmäßig sein; es wird dies aber in dem Moment, wo die Kriterien der Organisation nicht mit den Kriterien, nach denen die Gruppenmitglieder die Funktionen verteilen würden, übereinstimmen.
  Die Übereinstimmung innerhalb der Gruppe bezüglich der Person des Gruppenleiters ist von besonderer Bedeutung: Wird der Gruppenleiter nämlich von außen (von oben) bestimmt, kann die Situation eintreten, daß sich zwei Strukturen ergeben; eine formale (mit dem gruppenfremden Leiter) und eine informale mit dem Gruppenführer, der aus der Dynamik der Gruppe entstanden ist. Wird also der Leiter der Gruppe von außen aufgezwungen, schafft dies einen Konsens-Mangel, d. h. eine Situation, die leider allzu häufig die Regel ist.
– Der innere **Zusammenhalt einer Gruppe erhöht sich zweitens auch dadurch, daß die Gruppenmitglieder Fortschritte wahrnehmen im Hinblick auf die Erreichung der Gruppenziele.** Gemeinsame Erfolgserlebnisse verbinden: «Wir schaffen es zusammen!» Wichtig ist, daß es dabei nicht auf die tatsächlichen Fortschritte ankommt, sondern auf die, welche von den Gruppenmitgliedern wahrgenommen werden. Der Rückmeldung durch den Vorgesetzten kommt somit auch von daher große Bedeutung zu.
– **Ein drittes Element,** durch welches das Zugehörigkeitsgefühl verstärkt wird, ist schließlich die **körper-**

liche Teilnahme an der Gruppentätigkeit. Jedes Gruppenmitglied muß das Gefühl haben, daß seine aktive Teilnahme erwünscht und auch möglich ist. Je intensiver die Teilnahme, um so größer die Befriedigung.

• Auf der anderen Seite aber gibt es auch Umstände, die die **Anziehungkraft der Gruppe vermindern.** Das Zugehörigkeitsgefühl nimmt ab:

- wenn keine genügende Einigung besteht in der Frage, wie gruppeninterne Probleme gelöst werden können;
- wo ein Gruppenmitglied zu spüren bekommt, daß es eine Verantwortung nicht übernehmen kann oder darf;
- wenn einzelne Mitglieder zu stark dominieren;
- wenn selbst-orientierte gegenüber gruppen-orientierten Verhaltensweisen vorherrrschen;
- wo aufgrund bestimmter Einstellungen/Normen Kommunikationsbarrieren entstehen; wird z. B. jede Art von Aggression als unanständig angesehen, kann eine Auseinandersetzung nicht produktiv verlaufen;
- wenn eine Gruppe von außen (oder von oben) ständig negativ bewertet wird.

Daß der innere Zusammenhalt einer Gruppe nicht nur die Zufriedenheit des einzelnen und die Gruppenleistung, sondern auch die **Fluktuation und die Fehlzeiten** in hohem Maße beeinflußt, soll erneut festgestellt sein.

Zum Zugehörigkeitsgefühl gehört auch das gleichzeitige Distanzieren von anderen, die dann als fremd oder sogar feindlich betrachtet werden (in manchen Sprachen gibt es nur ein Wort für Fremder und Feind). Es ist eine Tatsache, daß der innere Zusammenhalt größer wird, wenn eine andere Gruppe vorhanden ist, mit der man sich streiten kann; dieser Tatsache wissen sich vor allem die Politiker zu bedienen.

Ein solches feindliches Verhältnis zu einer fremden Gruppe wird dahin tendieren, daß eine ganz bestimmte Gruppenhaltung zustandekommt, oft mit irgendwelchen **stereotypen Meinungen und Vorurteilen** über die anderen. Die fremde Gruppe wird zu einer Art Sündenbock, dem alles Böse angelastet wird, das einem selbst widerfuhr: Die Bösen sind immer die anderen; und wir sind natürlich die Guten. Welche verheerenden Auswirkungen ein solches Schwarz-weiß-Denken haben kann, zeigt die Geschichte mit aller Deutlichkeit.

Dabei ist der Beweggrund meist recht harmlos: Wenn ein Arbeitsteam davon redet, wie dumm und unfähig die auf der anderen Abteilung sind, dann richtet sich eine solche Überzeugung eigentlich gar nicht gegen die anderen, sondern demonstriert nur die Solidarität der eigenen Gruppe: «Wir gehören zusammen!»

Daß wir dazu neigen, die Verhaltensweisen unserer unmittelbaren sozialen Umwelt als allein richtig zu sehen, ist eine Tatsache. Gefährlich und schädlich wird es dann, wenn uns diese Sicht daran hindert, mit anderen Gruppen zusammenzuarbeiten und ein übergeordnetes Gefühl von Solidarität zu entwickeln. Gerade im Krankenhaus ist es sehr wichtig, daß sich der einzelne nicht nur als Mitglied seiner Gruppe, sondern als Teil eines größeren Kooperationszusammenhanges fühlt.

Zwei Ebenen bestimmen die Entwicklung des Wir-Gefühls in einer Arbeitsgruppe (14): die sachliche Ebene der Übereinstimmung und die emotionale Ebene des Vertrauens. Diese Ebenen müssen sich nicht unbedingt decken; so kann bespielsweise einem Freund auch dann vertraut werden, wenn man seine Meinung nicht teilt.

• Entsprechend der Entwicklung von Übereinstimmung und Vertrauen lassen sich bei der **Entwicklung des Wir-Gefühls** folgende Phasen feststellen:

- **Phase 1: Konflikt:** Gegenseitiges Mißtrauen, geringe Übereinstimmung über die Gruppenziele und Arbeitsverfahren – kein Wir-Gefühl.
- **Phase 2: Anpassung:** Wenig persönliches Vertrauen, aber Annäherung der sachlichen Standpunkte; Ansätze eines Wir-Gefühls.
- **Phase 3: Uneinigkeit:** Wachsendes Vertrauen auf der persönlichen Ebene, aber noch keine Übereinstimmung auf der sachlichen Ebene; wachsendes Wir-Gefühl.
- **Phase 4: Einigkeit:** Hoher Vertrauensgrad zwischen den Mitgliedern und gemeinsame Gruppeninteressen; starkes Wir-Gefühl.

3.3.3 Gefühle

Befaßt man sich mit dynamischen Aspekten der Gruppe, muß auch das Thema Gefühle zur Sprache gebracht werden. Die Gefühle der Gruppenmitglieder sind es ja vor allem, die das Leben einer Gruppe so dynamisch, so spannend und oft auch so schwierig machen.

Die Norm «des sich Beherrschenkönnens» wird jedem Menschen von klein auf beigebracht (21). Ein Kind kocht vor Empörung, wenn es zu etwas gezwungen wird, was es nicht einsehen kann. Es stampft zornig mit den Füßen, wenn es ins Bett geschickt wird, obwohl es noch gerne spielen möchte. Ein Kind kann seinen Gefühlen noch ungehemmt Ausdruck geben. Diese Fähigkeit haben Erwachsene weitgehend verlernt.

Die ständige Forderung, sich zu beherrschen, führt dazu, daß nicht nur die eigenen Emotionen unterdrückt werden; sie werden oft gar nicht mehr wahrgenommen oder im Falle der Wahrnehmung, einfach nicht akzeptiert werden. Die meisten Menschen helfen uns doch dabei, unsere Gefühle zu verneinen oder zu ignorieren, indem sie uns diese ausreden: «Kopf hoch! – Beruhige dich! – Sei doch vernünftig! – Bleib doch sachlich!».

21 vgl. Kirsten/Müller (1979)

Den Bleib-doch-sachlich-Standpunkt findet man in den meisten Arbeitsgruppen. Mit diesem Appell wird versucht, das Unerwünschte zu unterbinden. Für einen reibungslosen Schnellverkehr mag diese Methode eine zeitsparende Notlösung sein. Für eine langfristige Kooperation aber ist es wenig aussichtsreich, den Deckel der Sachlichkeit auf die Schlangengrube der menschlichen Gefühle zu pressen (22). Denn die Bewältigung von Sachaufgaben braucht den Aufwind positiver menschlicher Beziehungen, andernfalls herrscht auch sachliche Flaute.

Gefühle können zwar verneint oder unterdrückt werden, aber abschalten lassen sie sich nicht. Gefühle lassen sich nicht aus der Welt schaffen. Sie sind Teil der Lebenswirklichkeit und gehen bei offiziellem Verbot in den Untergrund. Die Entwicklung der Gruppe, das sachbezogene Arbeiten, die Kommunikation werden dann aus dem Verborgenen gestört und erschwert.

Gefühle, die sozial unerwünscht und damit geächtet sind, werden oft völlig verdrängt und äußern sich dann in unbewußten körperlichen Reaktionen (chronischen Magenbeschwerden, Kopfschmerzen, plötzlicher Müdigkeit usw). Gefühle lassen sich nicht einfach dadurch aus der Welt schaffen, indem sie ignoriert oder wegdiskutiert werden, weil nicht sein kann, was nicht sein darf. Wie aber soll mit eigenen Gefühlen und den Gefühlen der anderen Gruppenmitglieder umgegangen werden? Der einzig sinnvolle Weg, mit Gefühlen umzugehen, besteht darin, sie bei sich selbst und anderen zu akzeptieren. Es kann nie falsch sein, ein Gefühl zu haben. «Ihre Gefühle gehören Ihnen, und Sie haben ein unbedingtes Recht darauf. Vergessen Sie die Meinung, daß Sie einige Gefühle nicht haben dürften. Sie schaden sonst sich selbst und Ihren Beziehungen!» (23).

• Natürlich ist es nicht richtig, jedes Gefühl auszuleben, beispielsweise einen Mitarbeiter bei jeder Gelegenheit anzuschnauzen. Es kann aber nie falsch sein, das Gefühl zu haben, zum Beispiel einen Mitarbeiter nicht zu mögen. Wer diese Gefühle nicht erkennt und anerkennt, dann kommen diese auf andere Weise heraus. So werden dem betreffenden Mitarbeiter die unangenehmsten Arbeiten zugewiesen. Oder aber es stellen sich Kopfschmerzen oder Depressionen ein, weil sich die Aggression nach innen wendet. **Erkennen und akzeptieren der Gefühle ist die Lösung!** Dann:

- können bestimmte **Gefühle reflektieren** (und das ist die beste Voraussetzung, um sie gegebenenfalls zu ändern);
- lassen sich **Gefühle auch eindeutig und unmißverständlich ausdrücken** und dadurch mit anderen befriedigender kommunizieren;
- läßt sich lernen, beispielsweise **Ärger-Gefühle so zu zeigen,** daß es den anderen nicht verletzt; die meisten von uns haben das in ihrer Kindheit nicht oder zu wenig gelernt, weil wir damals schon dafür bestraft wurden, wenn wir ärgerliche Gefühle zeigten;
- können auch die **Gefühle anderer Menschen besser erkannt und akzeptiert werden;** wer seine eigenen Gefühle verdammt, verdammt auch die Gefühle anderer.

Eine Beziehung läßt sich nur dann als wirklich befriedigend erleben, wenn in dieser Beziehung die Möglichkeit besteht, die eigenen Gefühle offen auszudrücken. Der zweite Schritt auf dem Weg zu einem sinnvollen Umgang mit Gefühlen wäre der, Gefühle offen zu äußern; wäre, weil die Angst, es zu tun, viele der Beziehungen, vor allem am Arbeitsplatz, beherrscht! Woher kommt diese Angst? Ist sie neurotisch oder überflüssig? Die Ursprünge dieser Angst liegen in unserer Kindheit. Ein Kind merkt sehr bald, daß nur bestimmte Gefühle, Gedanken und Verhaltensweisen, die in ihm sind, von seiner Umwelt akzeptiert werden. Daß es beispielsweise Anerkennung findet, wenn es brav ist, daß es aber auf Ablehnung stößt, wenn es ärgerliche Gefühle zeigt. Es erlebt, daß seine Eigenarten mit den gesellschaftlichen Normen teilweise unvereinbar sind.

• Zwei grundlegende Emotionen, die im Zusammenleben mit anderen wirksam werden, sind das **Bedürfnis nach Liebe und Anerkennung** auf der einen sowie der **Wunsch nach Macht und Einfluß** auf der anderen Seite (14). Beide Gefühle sind im Menschen gleich stark wirksam, aber eigentlich gegensätzlicher Natur. Der Versuch, beide Gefühle gleichzeitig zu befriedigen, führt zu Konflikten: **Der Beliebte ist in Gruppen meist nicht der Mächtige, und der Mächtige ist nicht beliebt.** Öfters wird versucht, diesen Konflikt dadurch zu lösen, daß die eine oder sogar beide Gefühlsrichtungen unterdrückt werden. Nach der Art dieser Unterdrückung lassen sich in einer Gruppe die folgenden drei Typen unterscheiden (14):

- **Der macht-orientierte Typ:** Sein oberstes Ziel ist die Überlegenheit in der Gruppe. Auch die anderen Gruppenmitglieder beurteilt er hauptsächlich aufgrund ihres Einflusses und ihrer Macht in der Gruppe: Wer hat recht? Wer wird sich durchsetzen? Wer hat die meisten Anhänger? Er versucht, die anderen durch Dominanz, Einschüchterung, Befehle und Kontrollen zu beeinflussen.
- **Der zuwendungs-orientierte Typ:** Sein oberstes Ziel ist es, von der Gruppe akzeptiert zu werden. Andere Menschen stuft er nach dem Grad ihrer menschlichen Wärme ein: Wer ist am nettesten zu mir? Zu wem kann ich selbst freundlich sein? Wen kann ich zum Freund gewinnen? Seine Methoden der Einflußnahme sind Lob, Freundschaft, kleine Geschenke und allgemeine Nettigkeit.

22 Schulz/von Thun (1981)
23 Schwäbisch/Siems (1979)

- **Der rational-orientierte Typ:** Diesem Typ sind weitgehend alle Arten von Emotionen unangenehm. Sein oberstes Ziel heißt Korrektheit. Andere Menschen beurteilt er vorwiegend nach ihren intellektuellen Fähigkeiten. Entsprechend versucht er, sich mit logischen Argumenten, sachlicher Kritik und scharfem Verstand durchzusetzen.

Am idealsten ist es, wenn die Bedürfnisse nach Macht und Liebe eine Koexistenz führen, das heißt beide nebeneinander akzeptiert werden. **Man spricht von emotionaler Kompetenz eines Menschen,** wenn dieser nicht einen oder beide Bereiche seines Gefühlslebens unterdrückt, sondern beide Gefühlsbereiche in ausgeglichener Form als gegen akzeptiert und befriedigt. Dies kann natürlich nicht immer gleichzeitig geschehen. Tatsache ist, daß der Mensch dazu neigt, in manchen Gruppen mehr die Bedürfnisse nach Liebe, in anderen dagegen mehr die nach Macht zu befriedigen.

Nicht nur Gruppenmitglieder, auch eine ganze Gruppe kann danach beurteilt werden, in welchem Maß sie sich um Gefühle kümmert, d. h. Gefühle der einzelnen Gruppenmitglieder akzeptiert und darüber spricht. Die Art, wie Gefühle behandelt werden, können erfahrene Gruppenleiter sogar als eine Art Barometer benutzen, um den Grad der Integration einer Gruppe festzustellen.

3.3.4 Konflikte

Mit den Konflikten verhält es sich ähnlich wie mit den Gefühlen: Werden sie unterdrückt, so rächen sie sich aus dem Untergrund. Manche Vorgesetzte betrachten das Auftreten von Konflikten in der Gruppe als Zeichen ungeordneter Verhältnisse, in die sofort wieder Ruhe und Ordnung einkehren müssen. Sie versuchen deshalb, die Austragung von Konflikten unter den Gruppenmitgliedern im Keim zu ersticken. Mit Rückgriff auf ihre formale Autorität weisen sie Mitarbeiter in ihre Schranken und drohen mit Sanktionen. Damit werden die Mitarbeiter gezwungen, die Konflikte auf verschobene Weise auszutragen. Falls die Streitfragen, deren direkte Austragung unterdrückt wird, für die Mitarbeiter von Bedeutung sind, werden diese versuchen, auf indirekte Weise das Ziel zu erreichen oder sich zu rächen.

Durch ein solches Vorgehen werden die Konfliktursachen nicht beseitigt, sondern bloß in den Untergrund verbannt, von wo aus sie die Zusammenarbeit empfindlich stören. Der Vorgesetzte, der die Konflikte in seiner Umgebung autoritär regelt (sprich: unterdrückt), wird häufig als starke Persönlichkeit angesehen. Dieses Ansehen verdient er keineswegs. Denn eine **starke Persönlichkeit** ist **jemand, der es sich leisten kann, sich in echte und offene Auseinandersetzungen einzulassen.**

- Der beste Weg, mit einem Konflikt in der Gruppe umzugehen, besteht darin, ihn als gemeinsames Problem zu betrachten und in der kooperativen und konstruktiven Austragung gemeinsam nach einer Lösung zu suchen.

Interesse an der Lösung von Konflikten besteht allerdings nur dann, wenn Interesse an der Gruppe selbst vorhanden ist. Ungelöste Konflikte aber stellen immer eine Bedrohung für das Leben der Gruppe dar. Im folgenden sind verschiedene Arten des Umgangs mit Konflikten skizziert, die in zunehmendem Maße die Reife einer Gruppe spiegeln. Mit diesem **Integrations-Barometer** läßt sich messen, wie durch die Art der Konflikthandhabung in einer Gruppe ihr Weg zur Integration gekennzeichnet ist (24):

- **Vermeidung:** Konflikte in der Gruppe werden übergangen, ängstlich totgeschwiegen oder nicht erkannt.
- **Eliminierung:** Opponenten werden diffamiert, verspottet, kaltgestellt oder ignoriert und dadurch aus der Gruppe ausgeschlossen.
- **Unterdrückung:** Bei Meinungsverschiedenheiten gilt das Recht der Mehrheit. Entscheidungsprobleme werden per Abstimmung gelöst, Minderheiten werden unterdrückt.
- **Zustimmung:** Die Gemeinsamkeit der Gruppe wird betont. Die Minderheit wird zwar von der Mehrheit beherrscht, aber sie gibt ihre Zustimmung. Man will Einigkeit um jeden Preis.
- **Allianz:** Gegensätzliche Standpunkte bleiben unverändert; man geht auf eine begrenzte Zeit ein Bündnis ein, um ein gemeinsam akzeptiertes Ziel zu erreichen. Der Konflikt wird sozusagen aufs Eis gelegt, bis das Ziel erreicht ist.
- **Kompromiß:** Bei abweichenden Wünschen werden Zugeständnisse gemacht, um die Gruppe zu erhalten. Dieses Aushandeln wird aber insgeheim nicht als befriedigende Lösung empfunden.
- **Integration:** Konflikte und Meinungsverschiedenheiten, unterschiedliche Zielvorstellungen werden offen ausgesprochen und diskutiert. Die Interessen der Gruppenmitglieder werden gemeinsam gegeneinander abgewogen, neu formuliert und eine Lösung erarbeitet, die alle befriedigt.

Kooperatives Verhalten im Umgang mit Konflikten in der Gruppe bedeutet (23): – die unterschiedlichen Interessen der verschiedenen Gruppenmitglieder akzeptieren; – bereit sein, andere Interessen anzuhören und zu verstehen; – sich bemühen, Lösungen zu finden, mit denen alle Gruppenmitglieder einverstanden sein können.

Der Grund, weshalb Konflikte so oft nicht kooperativ ausgetragen werden, liegt primär in der Art und Weise der gruppeninternen Kommunikation. Zu häufig wird die Äußerung von fremden Interessen als Bedrohung der eigenen aufgefaßt, so daß im Gespräch jede Interessengruppe klarmachen will, daß sie recht hat und die an-

---

24 vgl. Antons (1976), Kirsten/Müller (197)

dere Gruppe im Unrecht ist. Da kein Mensch das Gefühl mag, daß er unrecht hat und falsch denkt, kommt es dann zu Angriffen, Verteidigungen, Rechtfertigungen, Argumentationen, um die anderen zu überreden und zu überzeugen. Auf diese Weise verhärten sich die Fronten, und die Gruppenmitglieder lehnen sich ab, weil sie verschiedene Interessen haben. Diese negativen Begleitumstände von Konfliktgesprächen können vermieden werden, wenn sich jeder folgendes ganz klar vor Augen hält: Jeder Mensch hat ein Recht auf seine Gefühle, Wünsche, Abneigungen und Interessen. Diese können nicht falsch sein.

Die meisten Menschen können es akzeptieren, daß es ihnen durch die Umstände und durch die Interessen anderer Menschen nicht möglich ist, alles zu verwirklichen, was sie sich erträumen. Was sie aber nicht akzeptieren können, ist: daß man ihnen vermittelt, daß sie kein Recht auf ihre Wünsche haben oder daß sie falsche Wünsche haben. Dann fühlen sie sich berechtigterweise verletzt und unverstanden. Sie versuchen den anderen zu erklären, wie richtig sie doch liegen und versteifen sich auf ihre Forderungen (23). Ein Gruppenmitglied ist erst dann in der Lage, sich auf realistische Weise mit den Interessen anderer auseinanderzusetzen, wenn es mit seinen Wünschen erst einmal angehört wird, diese verstanden werden und akzeptiert wird, daß es diese Wünsche hat.

Damit in einer Gruppe Konflikte kooperativ gelöst werden können, muß also jedes Gruppenmitglied das Vertrauen in die Gruppe haben, das in der folgenden Aussage formuliert wird (23): – «Ich weiß, daß ich in dieser Gruppe meine Schwierigkeiten und Wünsche äußern kann!» – «Ich weiß, daß die anderen versuchen werden, sie zu verstehen und zu akzeptieren!» – «Ich vertraue darauf, daß sie sich bemühen, mit mir zusammen Lösungen zu finden, die uns allen gerecht werden!» – «Ich weiß, daß meine Wünsche/Probleme und meine Person wichtig genommen werden!».

• Da es in Gruppen häufig schwierig ist, zunächst einmal **die eigenen Störungen in die Gruppe einzubringen,** ist es günstig, Konfliktstunden einzurichten, deren ausgesprochenes Ziel ist, über all das zu sprechen, womit man unzufrieden ist. Beim konkreten Konfliktgespräch empfiehlt es sich, nach folgendem Schema vorzugehen (23):

- **Störungen anmelden:** Ein Gruppenmitglied spricht davon, was es in der Gruppe stört. Es soll dabei seine Gefühle direkt ausdrücken und den anderen Gruppenmitgliedern keinen Vorwurf und kein schlechtes Gewissen für seine Störungen machen.
- **Meinungen summieren:** Die anderen Gruppenmitglieder stellen nun ihre Meinungen dar. Dabei sollen alle diese verschiedenen Einstellungen zu dem Konfliktpunkt additiv nebeneinandergestellt werden, das heißt mit der Haltung: «Du bist der Meinung und ich bin dieser Meinung!» Die Gruppenmitglieder sollten darauf achten, daß sie nicht das Spiel spielen: «Meine Meinung ist besser als deine!».
- **Hintergrundbedürfnisse herausarbeiten:** Das Gruppenmitglied, das zunächst seine Störung geäußert hat, erhält die Gelegenheit, seine Bedürfnisse weiter zu klären und alle seine Gefühle zu äußern, die mit dem Punkt zusammenhängen. Auch die anderen Gruppenmitglieder sollten ihre Hintergrundbedürfnisse klären können. Wichtig ist dabei, daß zunächst nicht an Lösungen gedacht wird und es in dieser Phase nur darum geht, erst einmal zu hören und zu verstehen, was denn die verschiedenen Motive und Interessen sind.
- **Wünsche formulieren:** Alle Gruppenmitglieder formulieren ihre Störungen und ihren Ärger in Wünsche um. Diese Wünsche müssen ganz konkret sein, so daß die anderen auch Stellung dazu nehmen können. Auf den Wunsch: «Ich wünsche mir, daß du netter zu mir bist!», kann man z. B. schwerer reagieren als auf den Wunsch: «Ich wünsche mir, daß du nicht mehr ironisch lachst, wenn ich von mir erzähle!»
- **Brainstorming über mögliche Lösungen:** Alle Gruppenmitglieder beteiligen sich an einem Brainstorming, bei dem alle möglichen Lösungsmöglichkeiten aneinandergereiht werden, ohne daß sie auf ihre Durchführbarkeit untersucht werden. Es soll also kein Vorschlag kritisiert werden, und es sollen so viele Vorschläge wie möglich aufgezählt werden. Diese können lustig oder unsinnig sein; dadurch wird die Phantasie angeregt. Die Gruppe erlebt, daß es auch bei unterschiedlichen Interessen lustig und entspannt zugehen kann; auf diese Weise können kreative Lösungen gefunden werden.
- **Sich bemühen, eine Lösung zu finden, die alle zufriedenstellt:** Die Gruppe bemüht sich, sich auf eine Lösung zu einigen, die alle oder die meisten Gruppenmitglieder befriedigt. Die Wahrscheinlichkeit für gute Lösungen ist jetzt recht groß, da die Gruppenmitglieder sich verstanden fühlen und im Laufe des Konfliktgesprächs gemerkt haben, daß die anderen ihre Interessen wichtig nehmen und darüber nachdenken.

3.3.5 Persönlichkeitsentwicklung in der Gruppe

Daß die Mitglieder einer Gruppe sich wechselseitig beeinflussen, ist ein wichtiges Definitionsmerkmal der Gruppe. Daß die wechselseitige Beeinflussung sich nicht nur auf die Gruppe, sondern auch auf die Persönlichkeit des einzelnen Gruppenmitglieds auswirkt, ist eine Tatsache; dies haben alle an sich selbst schon erfahren: **Beziehungen verändern!**

Wie jeder bestätigen kann, hat das Lernen aus eigener Erfahrung die weitaus größte Bedeutung im Entwicklungsprozeß einzelner Personen wie auch ganzer Gruppen. Wirkliche Veränderungen durch Erfahrung kommen in erster Linie durch die Interaktion mit der sozialen Umwelt zustande. Eine soziale Beziehung ist um so fruchtbarer, je ehrlicher ich mich verhalten kann. Die äußerliche Fassade einer Überzeugung/Haltung, die auf einer tieferen Ebene nicht vorhanden ist, hat keine konstruktive Wirkung. Ehrlichkeit meint auch die Bereitschaft, sich in Worten und Verhalten zu den vorhandenen Gefühlen und Einstellungen zu bekennen und sie auszudrücken. Auf diese Art und Weise kann eine Beziehung Realität besitzen. Nur indem ich die in mir verankerte Realität biete, kann der andere mit Erfolg nach der Realität in sich suchen.

Je mehr ich den anderen zu akzeptieren vermag, desto leichter kann ich eine für ihn fruchtbare Beziehung schaffen: Akzeptieren heißt hier anerkennen des anderen als Person, was auch immer seine Lage, sein Verhalten oder seine Gefühle sind. Das bedeutet einerseits Respekt und Bereitschaft, ihn seine Gefühle auf seine Art haben zu lassen. Anderseits bedeutet dies Annahme seiner Gefühle, Rücksicht auf seine momentanen Einstellungen, gleichgültig wie negativ oder positiv sie sind.

Das grundsätzliche Akzeptieren der verschiedenen Aspekte des anderen Menschen läßt die Beziehung für ihn zu einer Beziehung der Wärme und Sicherheit werden: **Die Sicherheit, als Mensch gemocht und geschätzt zu werden, ist ein zentrales Element einer hilfreichen Beziehung**. Akzeptieren heißt: grundsätzlich ja sagen zu der Tatsache, daß es den anderen gibt und zu der Art, wie er ist. Damit eine Beziehung befriedigend ist, muß neben dem Akzeptieren auch Verständnis vorhanden sein. Erst wenn ich die Gefühle und Gedanken des Partners verstehe und akzeptiere, fühlt er sich frei, all die ängstlich gemiedenen Nischen seiner oft begrabenen Erfahrung zu erforschen. Diese Freiheit ist eine wichtige Bedingung der Beziehung. Sie schließt die Freiheit ein, sich selbst auf bewußten wie unbewußten Ebenen zu erforschen.

Jeder Mensch hat das Bedürfnis nach Entfaltung und Entwicklung; er muß aber die Fähigkeit zur Entfaltung zuerst in sich selber entdecken. Jedes Individuum besitzt die latente, wenn auch oft nicht manifeste, Fähigkeit, psychisch zu reifen. Diese Fähigkeit kann in einem motivierenden psychischen Klima frei werden. **Die Tendenz zur Selbstentfaltung kommt im Willen zur dauernden Arbeit an der eigenen Persönlichkeit zum Ausdruck; sie stellt eine Haupttriebfeder des Lebens dar.** Es ist der Drang, der sich in allem organischen und menschlichen Leben zeigt: Sich auszuweiten, auszudehnen, zu entwickeln, autonom zu werden, zu reifen.

Diese Tendenz kann tief hinter psychischen Abwehrmechanismen versteckt sein. Die Überzeugung, daß sie in jedem einzelnen existiert und nur auf die richtigen Bedingungen wartet, um sich freizusetzen und auszudrücken, sollte in jedem Vorgesetzten vorhanden sein.

Es ist keine Frage: Beziehungen können zu unglaublich konstruktiven Veränderungen und Persönlichkeitsentwicklungen führen. Die Hypothese ist, daß der einzelne sich auf den bewußten wie unbewußten Ebenen seiner Persönlichkeit neu strukturiert; er wird mit dem Leben auf eine konstruktivere, intelligentere, sozialere und auch befriedigendere Art und Weise fertig.

Beziehungen, die durch gegenseitiges Akzeptieren und Verstehen gekennzeichnet sind, bringen für Persönlichkeit, Einstellung und Verhaltensweisen der Beteiligten bedeutsame Veränderungen, die sich in vergleichbaren Kontrollgruppen nicht ereignen. Der einzelne wird in solchen Beziehungsfeldern effektiver. Er zeigt weniger Eigenschaften, die man gewöhnlich als neurotisch bezeichnet; er zeigt mehr die Eigenschaften einer gesunden, voll aktionsfähigen Persönlichkeit.

Der einzelne sieht sich realistischer in seinem Selbstverständnis. Er wird mehr der Mensch, der er sein möchte; er ist selbstbewußter und stärker selbstbestimmend; er hat ein besseres Verständnis von sich selbst, wird offener für seine Erfahrung. Er wird auch offener in seinen Einstellungen anderen gegenüber, indem er eine größere Ähnlichkeit zwischen sich und ihnen feststellt. Die Veränderungen zeigen sich auch in seinem Verhalten. Belastende Situationen frustrieren ihn weniger; er erholt sich schneller davon. Sein Verhalten ist durch zunehmende Reife geprägt: Er ist weniger abwehrend, anpassungsfähiger, eher in der Lage, Situationen kreativ zu begegnen.

3.3.6 Gruppendruck

Es ergäbe sich ein falsches Bild von der Gruppe, wenn diese nur als Raum beschrieben würde, in dem der einzelne sich zufrieden, entlastet und aufgehoben fühlt und seine Persönlichkeit optimal entwickelt. Eine Gruppenmitgliedschaft kann das Individuum in gleichem Maße unzufrieden machen, belasten, verunsichern und an seiner Entfaltung hindern.

Das einzelne Mitglied einer Gruppe steht nämlich unter dem Zwang, die Einheitlichkeit des Gruppenverhaltens dadurch zu gewährleisten, daß es seine eigenen Ziele und Wünsche im Zweifelsfall denen der Gruppe unterordnet. Die Gruppe übt einen Druck auf den einzelnen aus, sich ihren Werten und Normen anzupassen und ihren Rollenerwartungen zu entsprechen; umgekehrt hat auch der einzelne die Möglichkeit, seinerseits die Vorgänge und Strukturen in der Gruppe zu beeinflussen, wenn er über die erforderliche Macht verfügt.

- Die Anpassung an die Gruppe kommt wie gesagt darin zum Ausdruck, daß sich **der einzelne außerhalb der Gruppe anders verhält als innerhalb der Gruppe.** Vorgänge, welche eine solche Anpassung bewirken, sind:

- **Spontane Anpassungstendenz:** Erscheint dem einzelnen die Gruppe attraktiv, so zeigt er die in der Gruppe üblichen Auffassungen und Verhaltensweisen als Zeichen seiner Mitgliedschaft; es wäre ihm unangenehm, anders zu sein als die anderen.

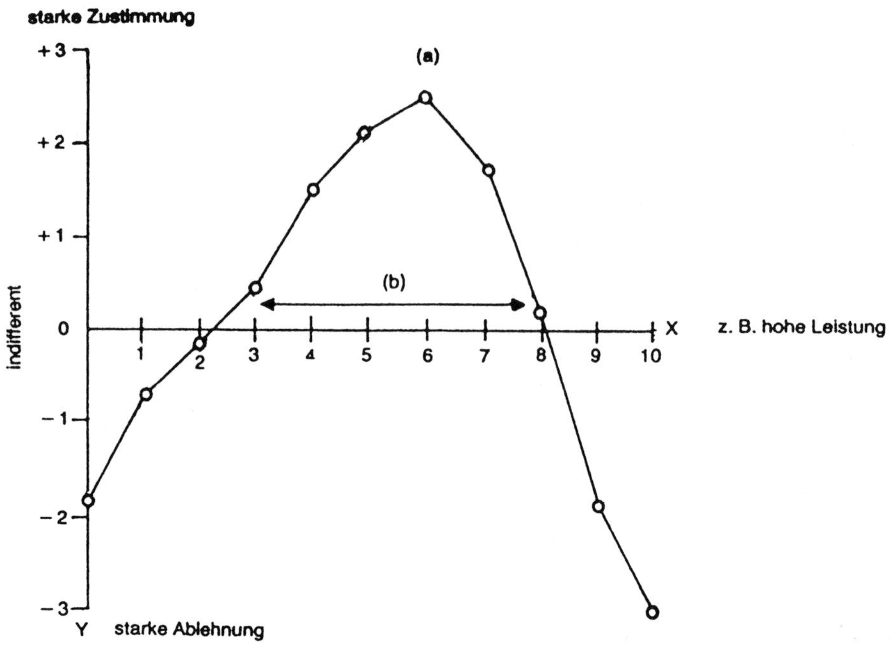

Abbildung 3/9): Gruppendruck-Modell (Rosenstiel)

- **Interaktionen:** Die wechselseitige Abstimmung und Beeinflussung des Verhaltens bewirkt, daß dieses im Laufe der Zeit gemeinsame Züge annimmt, die um so ausgeprägter sind, je häufiger die Interaktionen stattfinden.
- **Meinungsdruck:** Vielfältige Experimente haben gezeigt, daß das Individuum in der Gruppe Meinungen vertritt, die es allein nicht (oder anders) geäußert hätte. Durch diesen Effekt kann eine Angleichung an die Gruppe erreicht werden, die bis in Wahrnehmungsvorgänge hinein reicht.
- **Normendruck:** Die Gruppe fordert vom einzelnen ein Verhalten, das den Gruppennormen entspricht. Zur Durchsetzung dieser Forderung übt die Gruppe in Form von Sanktionen Druck aus.
- **Rollendruck:** Entspricht das Verhalten des einzelnen nicht den Rollenerwartungen, die sich aufgrund der Interaktionen ergeben haben, so wird dies ebenfalls sanktioniert.

Die **beim Gruppendruck wirkenden Vorgänge** veranschaulicht Abb. 3/9. Auf der horizontalen Achse wird das betreffende Verhalten der Gruppenmitglieder (hier: Intensität der Leistung) aufgetragen. Je nach Ausprägung dieses Verhaltens reagieren die übrigen Gruppenmitglieder mit Zustimmung oder Ablehnung. Diese Reaktionen sind auf der vertikalen Achse skaliert.

Die Verhaltensausprägung, die die höchste Zustimmung findet (Punkt a) entspricht am ehesten der in der Gruppe geltenden Norm; b bezeichnet die Spanne des tolerierten Verhaltens, das noch keine negativen Sanktionen hervorruft.

Wie stark **der soziale Effekt**, also die Beeinflussung **des einzelnen durch die Gruppe** sein kann, zeigt auch folgendes **Experiment, an dem 168 Studenten teilnahmen** (25). Der Versuchsleiter zeigte dem Auditorium eine Flasche mit einer Flüssigkeit und bat die Versammelten, zu sagen, wenn sie bemerkten, daß der Duft sich bis zu ihnen verbreitet hätte. Schon nach Verlauf weniger Sekunden kamen einige Meldungen aus der ersten Reihe, gleich darauf weitere aus der zweiten und schließlich immer mehr aus allen Reihen. Nach 3 Minuten hatten 33 Studenten den Duft bemerkt. Davon stammten 23 Meldungen von nahe zusammensitzenden Teilnehmern. Tatsächlich enthielt die Flasche Leitungswasser.

• Experimente machen deutlich, daß ein Mensch, der allein ist, Meinungen vertritt, die er im Beisein anderer nicht (oder anders) geäußert hätte. Obschon die Wirkung anderer auf das Verhalten des Individuums nicht immer offensichtlich ist, läßt sich doch grundsätzlich folgendes sagen: Die Ergebnisse solcher Experimente sind klar und übereinstimmend; sie zeigen, daß **beim einzelnen die Tendenz besteht, sich den Verhaltensweisen der anderen anzugleichen** bzw. sich dem Gruppendruck zu beugen. Grundsätzlich läßt sich folgendes sagen (26): Niemand bleibt in einer Situation völlig unbeeinflußt, in der er sich plötzlich allein anderen gegenüber erlebt. Solche Situationen sind keinem fremd. Sie treten u. a. überall dort ein, wo sich mehrere Menschen zum ersten Mal treffen (im Zugabteil, im Kurs, am neuen Arbeitsplatz usw.)

---

25 vgl. Müller/Hill (1973)
26 vgl. Sbandi (1973)

In solchen Situationen besteht allgemein bei demjenigen, der sich allein erlebt, die Tendenz, sich der Verhaltensweise der anderen anzugleichen, ohne daß es von ihm ausdrücklich verlangt wird. Dies scheint darauf hinzuweisen, daß der einzelne eine Situation nicht ertragen kann, in der er sich in Gefahr erlebt, isoliert zu werden.

Der Druck, den die Gruppe auf den einzelnen ausübt, ist nicht immer so harmlos. Je nach der Wichtigkeit der Norm, von der abgewichen wird, kann die Bestrafung durch die Gruppe für das einzelne Mitglied schwerwiegende Konsequenzen haben. Werden die Folgen des Gruppendrucks allgemein betrachtet, so ist feststellbar, daß er zu einer Vereinheitlichung (Normierung) bzw. Gleichförmigkeit (Konformität) des Verhaltens führt. Dies zeigt sich darin, daß die Unterschiede im Verhalten der einzelnen Gruppenmitglieder innerhalb der Gruppe geringer sind als außerhalb.

Warum ist eine solche Gleichförmigkeit für die Gruppe von Vorteil? Zwei Gründe stehen im Vordergrund: Es ist die Gleichförmigkeit, die der Gruppe zur Zielerreichung hilft (wenn ein Fußballclub gewinnen will, muß jeder trainieren). Es ist aber auch die Gleichförmigkeit, die für den inneren Haushalt der Gruppe unerläßlich ist (einige Gruppennormen sichern schlichtweg das Überleben der Gruppe).

• Angesichts der Vorteile, die die Integration des einzelnen in einer Gruppe diesem bietet, kann er ein gewisses Maß an Gruppendruck durchaus verkraften; zu große Empfindlichkeit gegenüber der Einschränkung der eigenen Person gilt als Kennzeichen fehlender Gruppenfähigkeit. Wenn aber der **Druck, den die Gruppe ausübt, eine gewisse Toleranzschwelle überschreitet,** wird der einzelne mehr unter der Gruppe leiden, als daß er durch sie Befriedigung und Geborgenheit erlebt. In diesem Falle können **drei Konsequenzen** beobachtet werden (27):

- **Entwicklungsstillstand des Gruppenmitglieds:** Hier könnte man sich eine junge Krankenschwester vorstellen, die an ihrem ersten Arbeitsplatz auf eine Gruppe von Kolleginnen trifft, deren Einstellungen von der Abwehr alles Neuen und der Perfektionierung der Routine geprägt ist, letztere hat im übrigen durch ihre reiche Erfahrung und ihr hohes Maß an Kameradschaftlichkeit eine große Bedeutung für Claudia. In diesem Fall muß befürchtet werden, daß der Druck der Gruppe in Richtung Mittelmäßigkeit und Routine die junge initiative Claudia zur Unterordnung unter die Gruppennorm und zum Verzicht auf die Verwirklichung neuer Ideen führt.
- **Dissoziation zwischen Mitglied und Gruppe:** Geht man in diesem Beispiel davon aus, daß Claudia ein genügendes Maß an innerer Stabilität besitzt, dann ist denkbar, daß sie sich lediglich einer nur äußeren Konformität unterwirft. Sie macht sich die Gruppennorm nicht wirklich zu eigen, sondern paßt sich nur äußerlich an, um ein unangenehmes Auffallen und unangenehme Reaktionen der Gruppe zu vermeiden. Das bedeutet aber, daß sie sich mit der Gruppe nicht wirklich identifiziert, daß eine innere Distanz zwischen ihr und der Gruppe besteht und wächst, die bei nächster Gelegenheit zum Austritt aus der Gruppe führt.
- **Niveauverlust der Gruppe:** Der vielzitierte Leistungsvorteil der Gruppe geht verloren, wenn die einzelnen Mitglieder nicht frei sind, ihre eigene Kreativität zum Nutzen der Gruppenleistung einzubringen. Eine Gruppe, die vom Geist der Mittelmäßigkeit, von der arroganten Selbstgefälligkeit der Inkompetenz beherrscht wird, dürfte kaum durch hervorragende Leistungen auffallen.

Zu hoher Gruppendruck ist innovationsfeindlich und führt zu einer Abwanderung qualifizierter Mitarbeiter. Leistungsdefizite durch Gruppendruck entstehen um so eher, je stärker die Erfüllung der Gruppenaufgaben auf die Bereitschaft zu ständigem Neu- und Umlernen angewiesen ist.

3.3.7 Gruppenverhalten

Die beschriebenen Vorgänge in der Gruppe wirken sich nicht nur auf das Verhalten des einzelnen Mitglieds, sondern auch auf das Verhalten der Gruppe als ganzes aus. Abb. 3/10 zeigt ein Modell (27), wie sich Gruppen als ganze Einheiten verhalten, welche Faktoren dieses Verhalten bestimmen und wie sich dieses Verhalten nach außen, auf die Umwelt der Gruppe, und nach innen, auf die einzelnen Gruppenmitglieder, auswirkt.

Ausgegangen wird von einer Gruppe mit n-Mitgliedern; das Gruppenverhalten entsteht aus der Interaktion zwischen diesen n-Mitgliedern, also aus dem Zusammenwirken ihres individuellen Verhaltens, dabei verhält sich das Individuum innerhalb der Gruppe anders als außerhalb: **Das Gruppenverhalten ist mehr als die Summe des Verhaltens der einzelnen Mitglieder.**

• Das individuelle Verhalten wird bestimmt durch die individuellen Psychosysteme, auf die Stimuli einwirken. In sozialen Systemen sind unter den Faktoren, die das individuelle Verhalten bestimmen, vor allem die Beeinflussungsversuche, wie sie von anderen Mitgliedern unternommen werden, von Bedeutung. Diese **Beeinflussungsversuche** nehmen die Form von **Verhaltenserwartungen (Rollen)** an, die an das einzelne Mitglied gerichtet werden. Dabei werden hier unterschieden:

- **Gruppenextern definierte Rollen:** Das sind die von der Leitung des sozialen Systems und anderen Instanzen im System formulierten Verhaltenserwartungen gegenüber einzelnen Gruppenmitgliedern. Diese Ver-

27 vgl. Hill (1974)

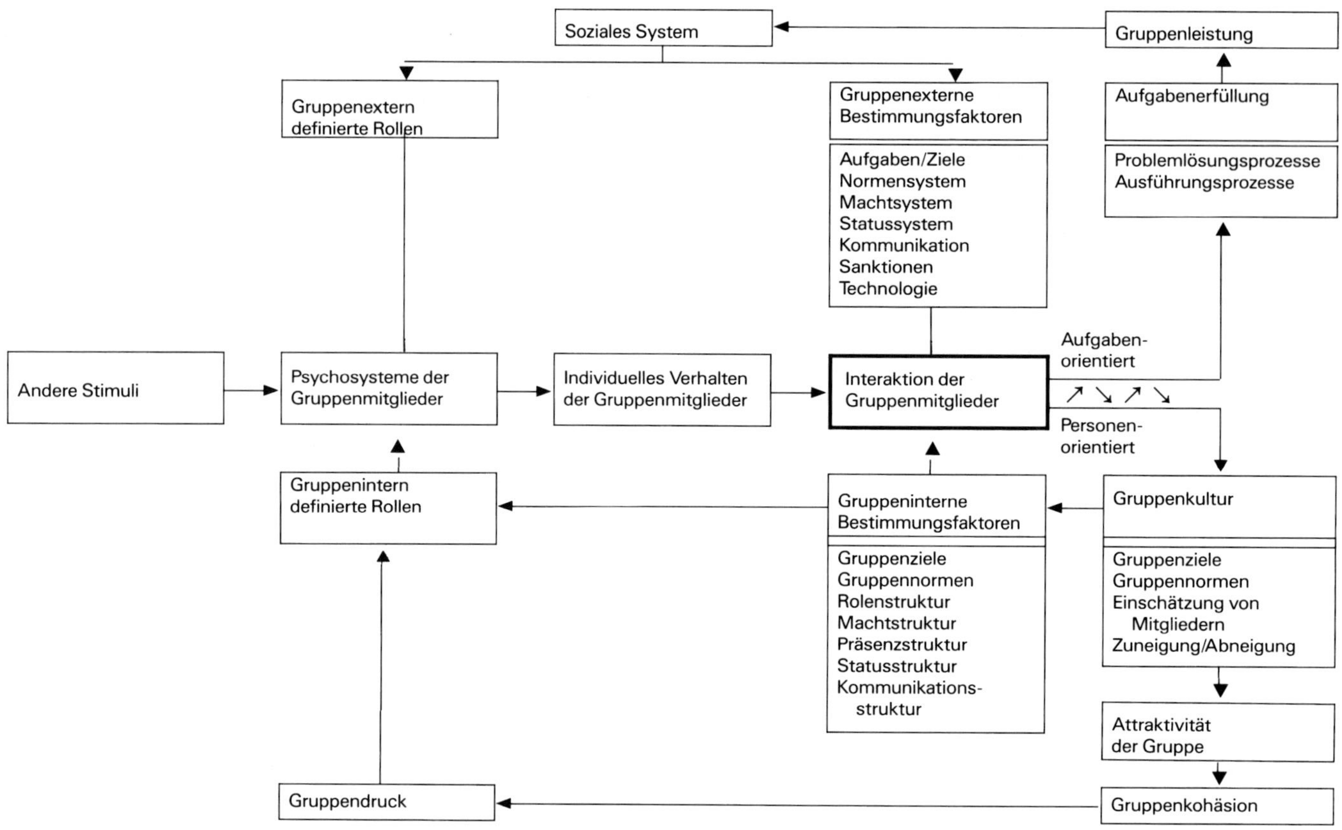

Abbildung 3/10: Modell des Gruppenverhaltens (Hill)

haltenserwartungen können in Form von Stellenbeschreibungen, Zielvorgaben, Verhaltensrichtlinien usw. fixiert werden.

- **Gruppenintern definierte Rollen:** Das sind Verhaltenserwartungen, die im Verlauf der Interaktionen innerhalb der Gruppe entstehen und von den übrigen Gruppenmitgliedern auf ein einzelnes Mitglied gerichtet werden.

Ein Individuum in einer Gruppe lebt also in zwei Umwelten, die beide Anforderungen an sein Verhalten stellen: einer gruppenexternen Umwelt (dem sozialen System) und einer gruppeninternen Umwelt (den übrigen Gruppenmitgliedern).

• Die so durch gruppenexterne und -internen Faktoren (Vorgaben) bestimmten individuellen Verhaltensweisen der Gruppenmitglieder werden durch die **Interaktion in der Gruppe zueinander** in Beziehung gesetzt. Dabei wird diese Interaktion wiederum beeinflußt durch gruppeninterne und -externe Faktoren (Vorgaben), die sich jedoch nicht auf die einzelnen Gruppenmitglieder, sondern auf die Gruppe als ganzes beziehen:

- **Gruppenexterne Bestimmungsfaktoren:** Darunter fallen Vorgaben, die der Gruppe als ganzes von der Leitung des sozialen Systems bzw. von anderen Instanzen gemacht werden. Beispiele sind die zu erfüllenden Aufgaben und die zu erreichenden Ziele, wie auch die positiven und negativen Sanktionen, die der Gruppe in Aussicht gestellt werden. Dasselbe gilt für die Technologie, auf die die Gruppe bei der Aufgabenerfüllung zurückgreifen muß (Arbeitsmittel, Ausstattung der Arbeitsplätze usw.). Und vor allem bewirkt das Rang- und Statussystem eine vertikale (hierarchische) und horizontale (funktionale) Differenzierung der Gruppenmitglieder.
- **Gruppeninterne Bestimmungsfaktoren:** Dazu gehören die von der Gruppe selbst entwickelten Ziele und Normen sowie das Netz zwischenmenschlicher Präferenzen (Sympathien und Antipathien zwischen den Gruppenmitgliedern) und die gruppeninternen Rollen- und Machtstrukturen.

• Neben diesen Faktoren hat auch die **Größe der Gruppe** einen Einfluß auf die Interaktion in der Gruppe. Die so durch gruppenexterne und -interne Faktoren, durch die Gruppengröße, vor allem aber durch die individuellen Merkmale der einzelnen Gruppenmitglieder bestimmte Interaktion innerhalb der Gruppe, besteht im gegenseitigen Austausch von Informationen. Hinzu kommen die wechselseitigen Einflussversuche, die gemeinsame Aufgabenerfüllung, das Austragen von Konflikten usw. In bezug auf der Interaktion lassen sich zwei Aspekte unterscheiden:

- **Personenorientierte Interaktionen:** Solche Interaktionen beziehen sich auf Probleme, die ihren Ursprung in den individuellen Bedürfnissen der Gruppenmitglieder haben und in den Beziehungen der Mitglieder zum Ausdruck kommen.
- **Aufgabenorientierte Interaktionen:** Diese beziehen sich auf Probleme, die bei der Erfüllung der Gruppenaufgaben auftreten.

• Die meisten Interaktionsprozesse beziehen sich sowohl auf aufgabenorientierte wie auf personenorientierte Probleme; die personenorientierten und aufgabenorientierten **Inhalte der Interaktion beeinflussen sich gegenseitig. Die personenorientierten Interaktionsprozesse führen zur Bildung einer Gruppenkultur,** d. h. zur Entwicklung von Ziel-, Normen-, Macht-, Präferenz-, Rollen- und Kommunikationsstrukturen. Die in der Gruppenkultur enthaltenen Werte bestimmen sowohl das individuelle Verhalten der einzelnen Gruppenmitglieder wie auch die Interaktion.

Die Ausprägung der Gruppenkultur bestimmt auch die Attraktivität der Gruppe und damit die Gruppenkohäsion. Diese wiederum stellt eine wichtige Determinante des Gruppendrucks dar, durch den die einzelnen Mitglieder zur Einhaltung der Gruppennormen bzw. zur Erfüllung der Gruppenrollen bewegt werden.

Die aufgabenorientierten Interaktionsprozesse sollen zu einer kollektiven Erfüllung der Gruppenaufgaben führen. Der Auftrag zur kollektiven Aufgabenerfüllung kann sich auf Entscheidungsfindung (Problemlösung) und/oder auf Ausführung (Realisation der Problemlösung) beziehen. Die Aufgabenerfüllung stellt die **Gruppenleistung dar,** d. h. **die Leistung, die die Gruppe für das übergeordnete System erbringt.**

Je nachdem, ob die Gruppenleistung den Vorstellungen des übergeordneten sozialen Systems entspricht, werden die positiven oder negativen Sanktionen, die für die Gruppe als ganzes und für die einzelnen Gruppenmitglieder in Aussicht gestellt wurden, verwirklicht oder nicht. Darüber hinaus kann das übergeordnete System mit Änderungen der gruppenexternen Vorgaben reagieren, also etwa mit Änderungen der Verhaltenserwartungen gegenüber einzelnen Gruppenmitgliedern, Zuweisung von anderen/neuen Aufgaben sowie Änderungen des zu erreichenden Zielniveaus.

Schließlich kann das übergeordnete System, z. B. dann, wenn die der Gruppe übertragene Aufgabe einmaligen Charakter hatte oder wenn die Leistungen der Gruppe völlig ungenügend sind, die Gruppe selbst auflösen, oder auch nur einem Teil der Gruppenmitglieder die künftige Mitgliedschaft absprechen.

Damit ist das dargestellte Modell in sich geschlossen: Das Gruppenverhalten wird einerseits bestimmt durch die individuellen Verhaltensweisen der Mitglieder und durch gruppeninterne und -externe Vorgaben, die die einzelnen Mitglieder und die Gruppe als ganzes beeinflussen. Das Gruppenverhalten bewirkt aber andererseits wieder eine Änderung bzw. Bildung dieser Bestimmungsfaktoren und evt. eine Anederung der Mitgliedschaft der Gruppe.

3.4 Zur Führung von Gruppen

Der Vorgesetzte ist sich häufig der besonderen Kräfte nicht bewußt, die das Verhalten des einzelnen in der Gruppe oder das Verhalten der Gruppe als Ganzes bestimmen. Vorgängig wurde versucht, verschiedene solcher Kräfte, Strukturen und Vorgänge in Gruppen zu beschreiben. In diesem Abschnitt wird auf einzelne Fragen der Führung von Gruppen eingegangen. Im Mittelpunkt stehen dabei Probleme der Vorgesetztenrolle und ihrer Gestaltung.

3.4.1 Führerrolle

Der Rolle des Führers der Gruppe kommt besondere Bedeutung zu. Führung wurde als eine Interaktionsbeziehung umschrieben, als ein zwischenmenschlicher Vorgang, bei welchem der Führer den Geführten im Hinblick auf die Erreichung bestimmter Ziele beeinflußt, gleichzeitig aber auch selbst von diesem beeinflußt wird.

Im folgenden wird Führung als eine besondere Art von Einflußprozessen in Gruppen behandelt (27). Gruppen werden charakterisiert als Subsysteme, deren Mitglieder sich für die Erfüllung gemeinsamer Aufgaben einsetzen. Bei der Aufgabenerfüllung werden Ziele verfolgt; diese können von außen vorgegeben sein oder sie können von den Gruppenmitgliedern selbst festgelegt werden. Die selbst festgelegten Ziele können sich entweder auf die Erfüllung der Gruppenaufgabe oder auf die Beziehungen zwischen den Gruppenmitgliedern beziehen. Zwei Arten von Gruppen sind grundsätzlich zu unterscheiden: – **Gruppen ohne offiziell designierten (formalen) Vorgesetzten;** es zeigt sich, daß auch in solchen Gruppen ohne formale Rollendifferenzierung Führer auftreten. – **Gruppen mit offiziell designiertem (formalem) Vorgesetzten;** es zeigt sich, daß dieser nicht immer auch der tatsächliche Führer der Gruppe ist.

In diesem Abschnitt werden zunächst einmal **Gruppen** beleuchtet, **denen kein offizieller Vorgesetzter vorsteht.** Während der Interaktion zwischen den Gruppenmitgliedern finden vielfältige, und oft sehr subtile, Beeinflussungsprozesse statt. Dabei kann: – in einer **bestimmten Situation**, etwa bei Auftreten eines spezifischen Typs von Problemen; – bezogen auf **einen bestimmten Aspekt** des Gruppenlebens, also auf den aufgabenorientierten oder den personenorientierten Aspekt; – der **Einfluß eines Gruppenmitglieds dominant werden;** d. h. seine Einflußversuche erhalten eher und stärkere Gefolgschaft als die Einflußversuche anderer Gruppenmitglieder.

Dieser Vorgang der Führung, also die dominante Einflußnahme eines Gruppenmitglieds des Führers auf die übrigen Gruppenmitglieder die Geführten kommt dann zustande, wenn: – diese **Einflußnahme auf die Erreichung von Zielen gerichtet ist,** mit denen sich die übrigen Gruppenmitglieder identifizieren; – sich die übrigen Gruppenmitglieder von dieser dominanten Einflußnahme **einen starken positiven Beitrag zur Erreichung der gemeinsamen Ziele** versprechen. Sind diese beiden Kriterien erfüllt, so wählt die Gruppe dieses Gruppenmitglied zum Führer und anerkennt damit die Rechtmäßigkeit seiner dominanten Einflußnahme. Aufgrund dieser Anerkennung folgen dann: – **die Gruppenmitglieder den Beeinflußungsversuchen des Führers motiviert,** weil angestrebte Ziele betroffen sind; – **die Gruppenmnitglieder emotional verpflichtet** sind, weil die Einflußnahme als richtig empfunden wird.

• Die **dominante Einflußnahme des Führers** kann sich auf die zwei genannten Aspekte des Gruppenlebens beziehen; entsprechend werden **Aspekte der Führung** unterschieden:

– **Aufgabenorientierte Führung:** Hier bezieht sich der dominante Einfluß auf Probleme, die bei der Erfüllung der Gruppenaufgabe auftreten. Diesem Aspekt von Führung entspricht ein **Aufgabenorientiertes Verhalten des Führers:** Er definiert die Gruppenaufgabe, setzt Ziele fest, verteilt die Funktionen der einzelnen Gruppenmitglieder, plant und ergreift Maßnahmen zur Erreichung der Ziele und treibt die Gruppe zu Leistung an.
– **Personenorientierte Führung:** Hier bezieht sich der dominante Einfluß auf Probleme, die durch die Beziehungen zwischen den Gruppenmitgliedern entstehen. Dieser Form von Führung entspricht ein **Personenorientiertes Verhalten des Führers:** Er berücksichtigt die Bedürfnisse der Gruppenmitglieder und bemüht sich, die Beziehungen innerhalb der Gruppe zu intensivieren, eine Atmosphäre des Vertrauens zu schaffen und die Gruppenkohäsion zu erhalten.

Aufgabenorientierte Führung und personenorientierte Führung kann von verschiedenen Gruppenmitgliedern ausgeübt werden; in einer Gruppe können also gleichzeitig mehrere Führer bestehen. Im Konfliktfall, etwa bei unvereinbaren Einflußversuchen des aufgaben- und des personenorientierten Führers, setzt sich derjenige Führer durch, dessen Grundorientierung den jeweiligen Zielen/Bedürfnissen der Gruppe entspricht. Selbstverständlich können die aufgabenorientierte und die personenorientierte Führerrolle auch in einer Person vereint sein. In der Sprache der Gruppendynamik spricht man in einem solchen Fall vom **großen Mann** und meint damit dasjenige **Gruppenmitglied, das an erster Stelle steht in bezug auf Tüchtigkeit oder Beliebtheit. Tüchtigkeit bezieht sich auf den aufgabenorientierten Aspekt,** also den Beitrag, den einer zur Erfüllung der Gruppenaufgabe leistet; **Beliebtheit bezieht sich auf den personenorientierten Aspekt,** also das Ausmaß, in dem sich einer für den Zusammenhalt in der Gruppe einsetzt.

In Untersuchungen, die sich mit der Funktion des großen Mannes beschäftigen, stellte sich heraus, daß die Anwesenheit eines großen Mannes auf eine Gruppe entspannend, zielfördernd und stabilisierend wirkt. Es zeigt sich aber, daß die Existenz des sogenannten großen Mannes eine Seltenheit ist. Meist wird die Führerrolle in zwei Teile aufgespalten, die jeweils die halbe Seite der Führung verwirklichen: – **auf der einen Seite der sachliche, leistungsorientierte Typ (der Tüchtige); – auf der anderen Seite der emotionale, personenorientierte Typ (der Beliebte).** Schon in der Schule kann man die Beobachtung machen, daß Klassenprimus (der Tüchige) und Klassensprecher (der Beliebte) meist nicht identisch sind.

Diese Aufspaltung ist keineswegs unproblematisch, sondern ein Hinweis darauf, daß der in unserer Gesellschaft verwendete Leistungsbegriff die emotionale Seite des Menschen zwar unbewußt, aber dennoch sehr wirksam auszuschließen oder zumindest in **einem anderen Lebensbereich zu verweisen scheint** (14). Der Grund für die Aufspaltung dürfte darin liegen, daß der Tüchtigste in bestimmten Situationen die übrigen Gruppenmitglieder dazu drängen muß, bestimmte Aufgaben zu erfüllen und dadurch einen Teil seiner Sympathie einbüßt. Im Gegensatz ist der Beliebteste oft derjenige, der zwischenmenschliche Konflikte nicht ertragen kann und somit kaum in der Lage ist, ein aufgabenorientiertes Verhalten der Gruppenmitglieder zu fördern.

In Studien wurden Mitarbeiter gebeten, das Verhalten ihrer Vorgesetzten zu beurteilen. Die Analysen dieser Beurteilungen haben zur Isolierung von zwei Dimensionen geführt, die als **Mitarbeiter-Orientierung und Arbeits-Orientierung** bezeichnet werden. Diese beiden Dimensionen entsprechen sehr genau den aus gruppendynamischen Beobachtungen gefolgerten beiden Komponenten der Tüchtigkeit (Arbeits-Orientierung) und der Beliebtheit (Mitarbeiter-Orientierung). Die Amerikaner Blake und Mouton haben diese beiden Komponenten in einem Verhaltensgitter dargestellt und kennzeichnen damit verschiedene Führungsstile.

• Neben der gleichzeitigen Existenz von mehreren Führern ist es auch möglich, daß sich verschiedene **Gruppenmitglieder in der Führung der Gruppe ablösen,** je nach Situation, d. h. je nach der zu erfüllenden Aufgabe und der Umwelt, in der die Aufgabenerfüllung stattfindet. Ob ein bestimmtes Gruppenmitglied in einer Gruppe (aufgaben- oder personenorientierter) Führer wird, hängt also insgesamt von folgenden Faktoren ab:

- **Merkmale der Person:** Motivation, Einstellungen, Erwartungen, Kenntnisse und Fähigkeiten.
- **Merkmale der Gruppe:** Verhalten der anderen Gruppenmitglieder als Individuen und als ganze Gruppe; hierbei spielen vor allem die Gruppenkultur, die Gruppenkohäsion und der Gruppendruck eine Rolle.
- **Merkmale der Situation:** die zu erfüllende Aufgabe und das der Gruppe übergeordnete soziale System.

Dabei dürfen diese Bestimmungsfaktoren nicht isoliert, sondern nur durch ihr Zusammenwirken das Auftreten von Führern erklären. **Führung kann also weder allein aus der Presse des Führers,** noch allein **aus der Gruppe der Geführten,** noch allein **aus der Situation,** in der sich diese Gruppe befindet, abgeleitet werden; statt dessen ergibt sich Führung daraus, daß der Führer den Erwartungen der Gruppe und den Anforderungen der Situation entspricht (27).

Ungeachtet dieser vielfältigen Bestimmungsfaktoren wird meist nur vom Führungsverhalten gesprochen; vom Verhalten der «Nichtführenden ist wenig die Rede. Ihnen wird allenfalls auferlegt, kooperativ oder fair zu sein, sie sollen auch den Führer kontrollieren, aber am besten ist es eigentlich, wenn sie gehorsam und lenkbar sind (28). Dabei sind Führungsphänomene oft mehr das Ergebnis des Verhaltens von Nicht-Führern als des Verhaltens des Führers selbst. Das Bedürfnis nach Geborgenheit, nach Unterwerfung unter den Großen Mann, nach Opfer-bringen-dürfen, nach Verehren-Dürfen und Anbeten-Dürfen dürfte eine viel bedeutendere Rolle spielen, als gemeinhin angenommen wird. Leider ist die psychische Struktur dessen, der einen Führer sucht, gern jemandem gehorchen möchte, viel Macht und Größe über sich wissen möchte, noch wenig untersucht und zumeist nur geringschätzig behandelt worden (28).

Mit der Position des Alpha Gliedes in der Rangordnung der Gruppe sind bestimmte **Erwartungen** verknüpft. Der Führer ist daher nicht frei, sondern er hat eine Rolle zu erfüllen, eben die **Führerrolle.** Aufgrund seiner Stellung darf er zwar von den Gruppennormen mehr abweichen als andere; im Hinblick auf seinen Beitrag zur Zielerreichung jedoch ist er mehr gebunden als irgendein anderes Gruppenmitglied. Die sehr starke Rollenbindung des Führers zeigt sich deutlich in primitiven Kulturen, wo der Stammeshäuptling mehr Tabus einzuhalten hat als die übrigen Stammesangehörigen.

• Die **Rollenerwartungen,** die **an den Führer einer Gruppe** gerichtet werden, kommen in den unterschiedlichen Funktionen zum Ausdruck, die ein Führer auszuüben hat. Der Vorgesetzte als:

- **Koordinator:** Er regelt die Funktionsaufteilung, richtet das Verhalten der Gruppenmitglieder auf die Gruppenziele aus und stimmt die Einzelaktivitäten aufeinander ab.
- **Planer:** Er entscheidet über die Wege und Mittel, mit denen die Gruppe ihre Ziele anstrebt.
- **Entscheidungsinstanz:** Er fällt Grundsatzentscheidungen und setzt Ziele.
- **Experte:** Es stellt eine Quelle wichtiger Informationen und Fähigkeiten dar.
- **Repräsentant:** Er fungiert als Sprecher der Gruppe und vertritt ihre Interessen gegen außen.
- **Integrator:** Er sorgt dafür, daß der innere Zusammenhalt der Gruppe erhalten bleibt.
- **Politiker:** Er bestimmt die Politik der Gruppe, d. h. die Art und Weise, in der die Gruppe im Hinblick auf das Ziel vorwärtskommt.
- **Schiedsrichter und Vermittler:** Er vermittelt in Konflikten zwischen den Gruppenmitgliedern und versucht, einen Konsens zu erreichen.
- **Sanktionsfigur:** Er belohnt konformes Verhalten und bestraft abweichendes Verhalten.
- **Gruppensymbol:** Er stellt eine Art kognitiven Brennpunkt dar, der die Gruppenkontinuität versinnbildlicht.
- **Vorbild:** Sein Verhalten wird besonders beachtet; es hat Modellcharakter.
- **Meinungsbildner:** Er beeinflußt die Meinungen der anderen und fördert damit die Entstehung einer Gruppenmeinung.
- **Initiant:** Er löst in der Gruppe Interaktionen aus und setzt zielgerichtetes Verhalten in Gang.
- **Ideologe:** er fungiert als Quelle der Überzeugungen, Werte und Normen der Gruppe.
- **Vaterfigur:** Er legt Normen fest, formuliert Ziele und dient als ideale Identifikationsfigur.
- **Mutterfigur:** Er gibt den Gruppenmitgliedern Wärme und Geborgenheit und bildet das Ziel positiver emotionaler Zuwendung.
- **Sündenbock:** Ihm wird die Schuld am Versagen der Gruppe zugeschrieben; er dient **als Aggressionsziel** für die enttäuschte, frustrierte Gruppe.
- **Stellvertreter:** Er übernimmt stellvertretend für andere Verantwortung und löst stellvertretend für andere Probleme und Konflikte.

Dieser Katalog zeigt, daß die Erwartungen der Gruppe an ihren Führer sehr unterschiedlich sein können. Die Erfüllung dieser Erwartungen erfordert sehr unterschiedlich geartete Fähigkeiten, die nicht ohne weiteres in der gleichen Person vereinigt sind. Dies hat dazu geführt, daß man häufig statt von der Führerrolle von **Führungsrollen** spricht.

Wie bei der Charakterisierung der Führung als besonderer Form von Interaktion festgestellt wurde, ist die Erfüllung von Führungsfunktionen in Wirklichkeit nicht auf bestimmte Mitglieder eines sozialen Systems beschränkt. Führung stellt vielmehr ein überall vorkommendes Geschehen dar, das sich zwischen den verschiedensten Interaktionspartnern vollziehen kann.

---

28 Sader (1976)

Bestand und Leistungen der Gruppe sind von der Erfüllung bestimmter Anforderungen abhängig; es ist jedoch sekundär, **wer** diese Anforderungen verwirklicht. Die objektiven Funktionen, die wahrgenommen werden müssen, sind also auf alle Gruppenmitglieder verteilt und nicht allein auf eine einzige Person (des Führers) konzentriert und fixiert.

Zwischen Führer- und Mitgliederfunktionen bzw. zwischen Führer- und Mitgliederrollen läßt sich kein scharfer Trennungsstrich ziehen. Der Mythos von der Omnipotenz des Führers wird mit dieser Auffassung von Führung abgebaut: Der Führer muß nicht mehr alle Funktionen, die der Führung der Gruppe dienen, selbst übernehmen, sondern er ist primär ein Katalysator und Moderator, der dafür sorgen muß, daß die erforderlichen Funktionen zum richtigen Zeitpunkt wahrgenommen werden.

Die Führung der Gruppe ist ein komplexer Vorgang, der von allen Gruppenmitgliedern zu unterschiedlichen Zeiten in unterschiedlichen Situationen in unterschiedlichem Ausmaß getragen wird.

3.4.2 Vorgesetzter = Führer?

In einer Organisation ist die Behandlung des Führungsproblems dadurch kompliziert, daß in den meisten Fällen den Gruppen ein offiziell designierter, von der Leitung der Organisation bestimmter, Vorgesetzter vorsteht, der die Aufgabe hat, seine Untergebenen zu führen. In solchen Gruppen ist also **eine formale Rollenverteilung vorgegeben.**

Der offiziell designierte Vorgesetzte stellt das Bindeglied zwischen dem übergeordneten sozialen System und der Gruppe dar; seine Funktion ist es, für eine den Anforderungen des sozialen Systems entsprechende Aufgabenerfüllung zu sorgen (27). Dazu muß er einen Einfluß auf seine Gruppe ausüben, indem er ihr Ziele setzt, Entscheidungen trifft und sich um die Realisation dieser Entscheidungen kümmert.

Der offizielle Vorgesetzte kann nun versuchen, aufgrund seiner formalen Autorität einen dominanten Einfluß auf die Gruppe auszuüben. Selbst wenn ihm das gelingt, so kann dies doch nicht als Führung im eigentlichen Sinne bezeichnet werden. Denn die Einflußnahme erfolgt nicht aufgrund einer Wahl durch die Gruppe, sondern aufgrund einer von außen verliehenen Basis, nämlich der hierarchischen Position und den damit verknüpften Sanktionen. Der Einflußnahme eines Vorgesetzten, der sich nur auf seine formale Autorität abstützt, fühlen sich seine Mitarbeiter deshalb auch weder motiviert noch emotional verpflichtet.

• **Der offizielle Vorgesetzte kann aber auch gleichzeitig der Führer der Gruppe sein,** nämlich dann, wenn ihn die Gruppe, aufgrund seines Verhaltens, zum Führer macht (wählt). Die Wahl des offiziellen Vorgesetzten zum Führer der Gruppe hängt von folgendem ab:

- **Der Vorgesetzte muß positive Beiträge zum Erreichen von Gruppenzielen leisten!** Dies kann sowohl in aufgaben- als auch in personenorientierter Hinsicht geschehen. Für sein Verhalten gegenüber den Mitarbeitern ist vor allem sein Menschenbild maßgebend.
- **Die Gruppenmitglieder müssen sich mit den vom Vorgesetzten vertretenen Zielen identifizieren!** Diese Identifikation hängt wiederum weitgehend vom Verhalten des Vorgesetzten ab, insbesondere vom Ausmaß, in dem er seine Mitarbeiter am Prozeß der Zielformulierung beteiligt (Partizipation).

Damit ergeben sich grundsätzlich zwei Möglichkeiten, einen dominanten Einfluß in einer Gruppe auszuüben: Ein Gruppenmitglied kann einerseits von der Leitung des sozialen Systems zum offiziellen Vorgesetzten designiert werden, und andrerseits von den übrigen Mitgliedern der Gruppe zum Führer gewählt werden. Stellt man diese beiden Möglichkeiten einander gegenüber, so ergibt sich folgende Tabelle (Abb. 3/11) (27).

		von der Leitung des sozialen Systems designiert	
		ja	nein
von der Gruppe gewählt	ja	designierter Führer	nicht-designierter Führer
	nein	nur designierter Vorgesetzter (‚head')	Geführter

Abbildung 3/11

• Dabei gilt tendenziell folgendes:

- **Ein offiziell designierter Führer** kann auf eine Gruppe einen stärkeren Einfluß ausüben als ein nur designierter Vorgesetzter; denn seinen Einflußversuchen folgt die Gruppe motiviert und aufgrund einer emotionalen Verpflichtung.
- **Nicht-designierte Führer** verhalten sich der Organisation gegenüber weniger loyal als designierte Führer; die Organisation kann von offiziell designierten Führern eher eine Aufgabenerfüllung erwarten, die ihren Anforderungen entspricht.

• Die Leitung der Organisation wird deshalb darum bemüht sein, daß die **offiziell designierten Vorgesetzten von den Angehörigen der Gruppe auch zum Führer** gemacht werden. Zumindest in aufgabenorientierter Hinsicht wird die Übernahme der Führerrolle durch den Vorgesetzten, verglichen mit irgendeinem Gruppenmitglied, dadurch begünstigt, daß er aufgrund seiner höheren hierarchischen Position:

- **über (formale) Autorität bei seinen Mitarbeitern verfügt;** wodurch seine Einflußversuche von vornherein eine größere Chance haben, akzeptiert zu werden.
- **über Informationen und materielle Arbeitsmittel verfügt,** zu denen seine Mitarbeiter keinen Zugang haben; womit er größere Chancen hat, aufgabenorientierte Beiträge zu leisten.

- **oft über eine bessere Ausbildung und größere Erfahrungen verfügt** als seine Mitarbeiter; womit er ebenfalls größere Chancen hat, aufgabenorientierte Beiträge zu leisten.

Auf die Aufspaltung der Führerrolle in einen leistungs- und einen personenorientierten Führungstyp (hier als Integrator bezeichnet) wurde bereits hingewiesen. In Gruppen, denen ein offiziell designierter (formaler) Vorgesetzter vorsteht, tritt diese Aufspaltung dadurch in Erscheinung, daß meist neben dem designierten (formalen) Vorgesetzten gleichzeitig noch ein nicht-designierter, d. h. von der Gruppe gewählter (informaler) Führer existiert, der die sozio-emotionale Seite der Führung verkörpert. Dieser Führer verhütet oder beseitigt Aggressionen und Konflikte und hält dadurch den Zusammenhalt in der Gruppe aufrecht. Es ist dies die Teilrolle der Führung, die am häufigsten ausgesondert wird.

• Für dieses **Auseinanderklaffen der Führerrolle** lassen sich eine Reihe von Gründen anführen. Ein wichtiger Grund besteht, wie gesagt darin, daß der geltende Leistungsbegriff die emotionale Seite des Menschen weitgehend ausschließt. Auf diesem Leistungsbegriff basiert auch die Beförderungspolitik der Organisation, durch welche eine solche Aufspaltung der Führerrolle sogar in einem gewissen Sinne induziert wird: Bei Beförderungen rangiert nämlich das Kriterium der Tüchtigkeit vor dem der Beliebtheit, so daß in der Regel der Tüchtige und nicht der Beliebte zum Vorgesetzten gemacht wird. Weitere Gründe für die Aufspaltung sind (5):

- der **hohe Status des Führers** hat einen sozialen Abstand von den anderen Gruppenmitgliedern zur Folge, welcher den Austausch von Gefühlen im Wege steht.
- der **aufgabenorientierte Führer** zwingt die anderen Gruppenmitglieder zu einem aufgabenbezogenen Verhalten, das ihren Freiheitsraum begrenzt.
- der **leistungsorientierte Führer** wendet zur Durchsetzung seines Willens auch Strafen an (z. B. Tadel); dies löst Frustrationen aus.

Die **Ausrichtung des Führers auf die Aufgabe** beschränkt seine Möglichkeiten, Bedürfnisse der Gruppenmitglieder nach zwischenmenschlichem Kontakt zu befriedigen.

• Eine zweite Teilrolle, die häufig abgespalten wird, ist jene des **Meinungsbildners.** Dieser hat den stärksten Einfluß während der Entstehung der Gruppe sowie in Zeiten, in denen die bisherigen Ziele und Werte/Normen in Frage gestellt werden. Weil seine Meinungen die Meinungen der übrigen Gruppenmitglieder stark beeinflussen, wird er häufig auch als **informaler Führer** bezeichnet.

Die Beziehung zwischen formalem Vorgesetztem und Meinungsbildner wirkt sich nicht nur auf den Erfolg der Führung, sondern auch auf das Klima in der Gruppe entscheidend aus. Grundsätzlich sind folgende fünf Beziehungsmuster denkbar:

V = M: Dies ist der beste Fall. Der formale Vorgesetzte und der Meinungsbildner sind in ein und derselben Person vereint, was allerdings nur in etwa 15% aller Fälle vorkommen soll.

V $\rightleftarrows$ M: Formaler Vorgesetzter und Meinungsbildner verstehen sich gut. Die Gruppe funktioniert gut.

V $\overset{\dashrightarrow}{\leftarrow}$ M: Hier **fühlt sich der formale Vorgesetzte** vielleicht in seiner Position durch den informalen Führer **bedroht.** Da M ihm gegenüber positiv eingestellt ist, sollte er versuchen, dessen Rolle zu akzeptieren.

V $\overset{\rightarrow}{\dashleftarrow}$ M: Das ist gefährlich. Hier kann man sich den Fall vorstellen, daß der formale Vorgesetzte aufgrund seiner positiven Einstellung M gegenüber blind geworden ist und gar nicht realisiert, daß M die Gruppe gegen ihn beeinflußt.

V $\overset{\dashrightarrow}{\dashleftarrow}$ M: Wenn formaler Vorgesetzter und Meinungsbildner nicht miteinander auskommen, kann die Gruppe nicht funktioren. Hier hilft wahrscheinlich nur eine Operation: Entweder V oder M muß die Gruppe verlassen.

• Dem Phänomen, daß der formale **Vorgesetzte selten mit dem Meinungsbildner identisch** ist, liegen hauptsächlich folgende Gegebenheiten zugrunde:

- **Die traditionelle Distanz zwischen Vorgesetztem und Untergebenen,** die auf bewußter Vermeidung informaler Kontakte basiert, spielt, gerade im Krankenhaus, häufig noch immer eine wichtige Rolle.
- **Die ausgeprägten Statusunterschiede** im Krankenhaus erschweren die informale Kommuniktion in hohem Maße.
- **Die formalen Vorgesetzten schenken den informalen** (gruppen-dynamischen) **Vorgängen in der Gruppe häufig zu wenig Beachtung.**

Die Rolle des Vorgesetzten ist eine besondere. Auch wenn ein Gruppenleiter persönlich nicht so viel Wert auf diese Position innerhalb der Gruppe legt, so hebt er sich auf jeden Fall durch seine von der Organisation verliehene Stellung aus der Gruppe hervor. Sein Verhalten wird besonders beachtet; es hat Modellcharakter: Ist der Gruppenleiter aggressiv, werden auch die übrigen Gruppenmitglieder diese Tendenz haben; spricht er offen über sich und seine Ziele, wird sein Vorbild auch andere dazu ermutigen.

• Die **Art der Zusammenarbeit** in der Gruppe wird also **durch das Verhalten des Vorgesetzten stark beeinflußt.** Daß auch die Gruppe eine Vorbild-Funktion ausübt, kommt in einer Kindergarten-Untersuchung zum Ausdruck. Das Experiment wies folgende Etappen auf: – Zuerst wurden die Kinder beobachtet; – dann wurden 12 homogene Gruppen (hinsichtlich Alter, Geschlecht usw.) von je 3 bis 6 Kindern gebildet; – in jeder der neuen Gruppen entwickelte sich eine Art Kultur wie z. B. ein Gruppenjargon und eine bestimmte Tradition bezüglich Spielzeugverteilung, Zuordnung der Plätze usw.; – nach einer Woche wurde jeder Gruppe ein weiteres, etwas älteres Kind dazugegeben. Es waren Kinder, die in der ersten Etappe eine deutlich dominierende Rolle unter den anderen eingenommen hatten und von diesen oft nachgeahmt worden waren. Der Zweck dieser neuen Zusammensetzung war: zu beobachten, ob die Führer-Typen auch in der neuen Situation ihre Rollen beibehalten könnten.

Es wurde festgestellt, daß die meisten Führer schon nach einer Stunde Zusammenspiels ihre Machtansprüche revidieren mußten. Sie konnten keine Führerfunktion ausüben, solange sie nicht bereit waren, die sich inzwischen gebildeten Gruppentraditionen zu akzeptieren. So kam es zu der merkwürdigen Situation, in der ein Befehlsgeber nachahmt, während die Vorbilder den Weisungen ihres Nachahmers Folge leisten.

Obschon die Untersuchung in einem Kindergarten stattfand, zeigt die Erfahrung, daß das Ergebnis auch für die Situation Erwachsener Gültigkeit besitzt. Daraus läßt sich folgende Führungsmaxime ableiten: **Nur derjenige Vorgesetzte wird effizient führen können, der die in seiner Gruppe geltenden Normen, Gewohnheiten, Einstellungen, Erwartungen und Traditionen berücksichtigt!**

3.4.3 Marginalkonflikt des Vorgesetzten

Ein Rollenkonflikt entsteht dann, wenn an den Inhaber einer Position widersprüchliche, miteinander unvereinbare Erwartungen gerichtet werden. Die Position des Vorgesetzten ist für einen solchen Konflikt deswegen in hohem Maße prädisponiert, weil sie auf der Grenze zwischen zwei sozialen Systemen angesiedelt ist: zwischen dem Leitungssystem der Organisation und dem Subsystem der zu führenden Gruppe. Diese Position wird deshalb als Marginalposition bezeichnet.

• Wenn die Erwartungen, die von beiden Seiten an sein Verhalten gestellt werden, sich gegenseitig ausschließen, spricht man von einem **Marginalkonflikt,** der also **eine besondere Form des Intra-Rollen-Konflikts** darstellt. Grundsätzlich lassen sich somit zwei Arten von Erwartungen unterscheiden:

- **Erwartungen der Organisation:** Damit eine arbeitsteilig und hierarchisch gegliederte Organisation funktioniert, muß ihre Leitung relativ sicher sein, daß ihre Anordnungen generell erwartungsgetreu ausgeführt werden, so daß nicht jede einzelne Anweisung des Konsenses und der spezifischen Motivation der Mitglieder bedarf. Vor allem den mittleren und unteren Vorgesetzten fällt in dieser Situation die Aufgabe zu, die Entscheidungen der Spitze in die Tat umsetzen zu lassen. Die Leitung der Organisation erwartet vom Vorgesetzten Loyalität, Leistungsorientierung und Durchsetzung ihres Willens.
- **Erwartungen der Gruppe:** Der Vorgesetzte ist eingefügt in den Kooperationszusammenhang einer Gruppe und auch von daher starken Erwartungen ausgesetzt. Die Gruppenmitglieder erwarten von ihrem Vorgesetzten, daß er sich für ihre Interessen bzw. für die Verwirklichung ihrer Ziele und die Befriedigung ihrer Bedürfnisse einsetzt. Gute Arbeitsbedingungen, eine persönliche, kooperative Atmosphäre, angemessene Belohnungen (Bezahlung, Arbeitsinhalt, Aufstieg usw.) und Möglichkeiten der Mitsprache soll er ihnen verschaffen.

Der Vorgesetzte muß versuchen, die Interessen seiner Mitarbeiter mit denen der Organisation in Einklang zu bringen. Er soll nach unten die Interessen des Managements vertreten, sich andererseits aber nach oben für die Belange der Mitarbeiter einsetzen. Es ist ausreichend erwiesen, daß an den Vorgesetzten von oben her andere Erwartungen gerichtet werden als von unten her, so daß er sich in der erwähnten Konfliktsituation befindet.

Bis zu einem gewissen Grad ist der Konflikt allein schon in den Erwartungen der Organisation angelegt: So soll der Gruppenleiter nämlich sowohl die Auffassungen seiner Vorgesetzten teilen und durchsetzen als auch gleichzeitig die Gruppe zum Mitgehen bewegen. Ein solches Mitgehen aber setzt voraus, daß er auch die Bedürfnisse der Gruppe erkennt und berücksichtigt. So sieht er sich mit dem Gegensatz zwischen den Anforderungen von oben und den Anforderungen der Beliebtheit konfrontiert: Sieht er nur auf die organisationalen Ziele, und ist in diesem Sinne tüchtig, dann verliert er in der Gruppe rasch an Beliebtheit und ist gezwungen, zur Durchsetzung dieser Ziele mehr formale Autorität einzusetzen; dies verringert seine Popularität zusätzlich.

• Wie sehr ein Gruppenleiter in Zwiespalt gerät, hängt vor allem davon ab, wie widersprüchlich die Erwartungen sind, die von den beiden Seiten an ihn gerichtet werden. Daß die Erwartungen weit auseinanderklaffen können, ist allgemein bekannt. Diese Diskrepanz leitet sich hauptsächlich von den widersprüchlichen Interessen des formalen und des informalen Systems her. Die **Art und Weise, in der ein Vorgesetzter mit einem solchen Marginalkonflikt umgeht,** kann sehr unterschiedlich sein. Folgende bewußte oder unbewußte Strategien sind zu beobachten (29):

29 vgl. Krech (1982), nach Neuberger (1976)

– Zunächst einmal besteht die Möglichkeit der **Wahrnehmungsabwehr:** – Die betroffene Person verschließt sich der Konfrontation mit dem Konflikt; – die **Verleugnung** ist dazu ein Mittel. Es wird ein blinder Fleck entwickelt; die Existenz von Konflikten wird geleugnet; bei uns gibt es keine Probleme, wir sind eine große harmonische Familie; – die **Verdrängung** ist ein weiteres Mittel. Die Konflikte werden verdrängt, so daß sie im Bewußtsein der Person nicht auftauchen, sich aber auf andere Weise bemerkbar machen.
– Eine zweite Form der Reaktion ist die des **Rückzugs.** Hier entzieht sich die Person den an sie gerichteten widersprüchlichen Erwartungen: – **Aus-dem-Felde-Gehen,** ist die Strategie. Die Belastungen werden also so groß erlebt, daß eine weitere Auseinandersetzung überfordert. Die Reaktion kann von Passivität und Resignation bis zur totalen Verweigerung führen (z. B. kündigen). – **Aus-dem-Weg-Gehen,** wird sehr oft angewendet. Hier wird der Kontakt mit einer der beiden Parteien stark verringert oder nach Möglichkeit abgebrochen.

• Bei der **Konfliktregelung** wird der Konflikt zwar gesehen, aber als unvermeidbar und unlösbar betrachtet. Die Person versucht, die Intensität des Konflikts abzuschwächen. Die darauf ausgerichteten Aktivitäten können an die Adresse anderer gerichtet sein (Veränderung der Konflikt-Optik) oder der Suche nach einer individuellen Anpassungsstrategie dienen. Strategien zur Veränderung der Konflikt-Optik sind:

– **Verzögerung:** Durch Hinhaltemanöver entzieht sich die Person einer eindeutigen Stellungnahme und wartet, bis sich die Konfliktsituation von selbst erledigt hat oder vergessen wird. Im Extremfall führt diese Haltung zur absoluten Scheu vor Verantwortung und zum sozialen Rückzug, indem die Person versucht, den Kontakt mit ihren Bezugspersonen wenn immer möglich zu vermeiden.
– **Verschleierung:** Die Person vollzieht zwar eine Handlung, gibt sich dabei jedoch die größte Mühe, die Wahrnehmung der Handlung durch die eine oder durch beide Seiten zu trüben. Sie versucht, durch mehrdeutiges Verhalten es beiden Seiten recht zu machen.
– **Alternierende Erwartungstreue:** Die Person betreibt eine Art Schaukelpolitik: Um es nicht völlig mit einer der beiden Seiten zu verderben, entspricht sie in ihrem Handeln einmal den Erwartungen der einen und einmal den Erwartungen der anderen Seite.
– **Rollentrennung:** Hier versucht die betreffende Person, sich in ihren Kontakten mit den jeweiligen Partnern ganz auf diese einzustellen und die konfliktären Ansprüche der anderen Seite durch eine entsprechende Definition der Situation auszuschließen (in meiner Eigenschaft als...). Voraussetzung für das Funktionieren dieser Strategie ist es natürlich, daß es nicht zu einer simultanen Rollenüberlappung kommt. Bei Perfektionierung dieser Technik führt die Person schließlich ein richtiges Doppelleben.
– **Rechtfertigung:** Die betroffene Person versucht, die Konfliktparteien von einer Priorität in der Behandlung der widersprüchlichen Forderungen zu überzeugen. Oder sie entschuldigt ihre Entscheidungen mit höherer Gewalt, erklärt sich also selbst für unzuständig und stellt sich als machtloses Werkzeug höherer Mächte dar.

• Bei den **Strategien der Konflikt-Anpassung** akzeptiert die betreffende Person den Konflikt als unveränderbare Realität und versucht, ihr Verhalten optimal anzupassen:

– **Integration:** Die Person versucht, durch erhöhten Einsatz, vermehrte Anstrengungen, bessere Planung und Organisation usw., die konkurrierenden Ansprüche zu vereinen und beide Seiten zufriedenzustellen. Sie versucht somit gewissermaßen, das Unmögliche möglich zu machen.
– **Koalition:** Die Person erkennt, daß die eigenen Kräfte zur Lösung der Konflikte nicht ausreichen und versichert sich deshalb der Mithilfe anderer.
– **Parteinahme:** Hier trifft die Person eine grundsätzliche Entscheidung für eine der beiden Parteien. Sie stellt sich auf die Seite, die die stärksten Sanktionsmittel besitzt; das ist in der Regel die Leitung der Organisation. Diese Lösungsart, in wechselnder Kombination mit einer anderen, ist vermutlich diejenige, die in der sozialen Wirklichkeit am häufigsten praktiziert wird.
– **Isolierung:** Der Konflikt wird in einem beschränkten Lebensbereich toleriert und ertragen. Als Gegengewicht dazu aber wird ein anderer, konfliktfreier Lebensraum geschaffen; der belastenden Arbeit wird z. B. ein entspannendes Hobby gegenübergestellt.
– **Neutralitätserklärung:** Die betreffende Person identifiziert sich mit keiner der Gruppen, hält sich aus der Auseinandersetzung heraus, steht aber jederzeit als Vermittler/Schiedsrichter zur Verfügung. Die persönliche Verantwortung für den Konflikt wird agelehnt und die Parteien direkt miteinander konfrontiert, so daß die Gegensätze nicht mehr indirekt und stellvertretend an der eigenen Person ausgetragen werden. Oft verbirgt sich allerdings hinter einer Maske der Neutralität nichts anderes als Rückzug und Erklärung von Unzuständigkeit.
– **Neudefinition:** Hier entzieht sich die Person in gewissem Maße den Anforderungen der Rollenpartner, indem sie ihre Rolle selbst neu definiert: «Ich bin nur verantwortlich für die technischen Probleme, alles andere geht mich nichts an!»

Bei der Konfliktlösung schließlich wird die Existenz des Konflikts zum Anlaß genommen, nach seinen Ursachen zu fragen, um die Widersprüche ein für allemal zu beseitigen. Eine Voraussetzung für das Gelingen dieser echten Lösungsform ist die Bereitschaft der beteiligten Rollenpartner, das Bestehen von Konflikten als Problem zu akzeptieren und gemeinsam nach Lösungsmöglichkeiten zu suchen.

3.4.4 Hauptaufgabe – Beobachten

Während die Führung des einzelnen Mitarbeiters primär darin besteht, seine Motivation zu beeinflussen, bedeutet Führung einer Gruppe von Mitarbeitern Einflußnahme auf die Strukturen, die sich in einer Gruppe herausbilden und der Vorgänge, die in Gruppen ablaufen. Im einzelnen ergeben sich für den Vorgesetzten einer Gruppe in bezug auf die Aufgabe und die Gruppe ein soziales System in instrumentaler und non-instrumentaler Hinsicht folgende Führungsziele:

- **Lokomotion:** Lösung der jeweiligen Gruppenaufgabe, Erreichung der Gruppenziele, Ausrichtung der Gruppenziele auf die Ziele der Organisation
- **Autonomie:** Schaffung und Aufrechterhaltung eines Bewegungsspielraumes, innerhalb dessen die Gruppe autonom oder teilweise autonom handeln und entscheiden kann.
- **Kohäsion:** Förderung des Zusammenhalts der Gruppe, Erhöhung ihrer Attraktivität, Aufrechterhaltung ihrer Aktionsfähigkeit.
- **Solidarität:** Förderung des Zusammengehörigkeitsgefühls, der zwischenmenschlichen Nähe, des gegenseitigen Vertrauens.

Die erste Voraussetzung für eine Erreichung dieser Führungsziele ist die Erfassung der Strukturen in der Gruppe sowie der Vorgänge, die sich in ihr abspielen. Dazu ist in erster Linie genaues Beobachten erforderlich. Es zeigt sich, daß manche Vorgesetzte im Laufe der Zeit ein eigentliches Gespür für Vorgänge in der Gruppe entwickeln. Damit der Vorgesetzte jedoch die benötigten Informationen aus eigener Beobachtung gewinnen und sein Gespür einsetzen kann, darf er den inneren und äußeren Kontakt mit der Gruppe nicht verlieren.

• Sowohl **der innere Aufbau einer Gruppe** als auch die in ihr **ablaufenden Prozesse** beruhen auf dem spezifischen **Interaktionsgefüge;** dieses stellt somit den wichtigsten Ansatzpunkt für die Einflußnahme auf die Gruppe dar. Im einzelnen kommen folgende Maßnahmen in Frage:

- **Die Entstehung/Entwicklung einer (echten) Gruppe kann** durch die Schaffung der entsprechenden Voraussetzungen gefördert oder durch ihre Unterbindung erschwert werden.
- **Die Machtstruktur der Gruppe** kann über den Arbeitsvollzug beeinflußt werden: Die Zuweisung von Schlüsselstellungen (z. B. in Knotenpunkten des Informationsaustausches) oder von wichtigen Aufgaben verstärkt von vornherein den Einfluß des betreffenden Mitglieds in der Gruppe.
- **Auf die Rollenstruktur der Gruppe** kann dadurch eingewirkt werden, daß entsprechende Erwartungen bewußt gemacht und zum Gegenstand der Reflexion gemacht werden. Auch durch die Delegation von Aufgaben, Kompetenzen und Verantwortung lassen sich Rolleninhalte schaffen und verändern.
- **Die Kommunikationsstruktur bzw. das Kommunikationsverhalten** läßt sich auf vielfältige Weise beeinflussen. Große Bedeutung kommt hier dem Führungsstil des Vorgesetzten zu. Wichtig ist die Meta-Kommunikation: Die Art und Weise des Miteinander-Umgehens in der Gruppe soll selber zum Thema gemacht werden.
- **Die Zusammensetzung der Gruppe,** welche ihre Entwicklung stark bestimmt, läßt sich meist nur in Gruppen steuern, die zeitweise zur Erfüllung von Spezialaufgaben gebildet werden.
- **Spannungen und Konflikte innerhalb der Gruppe** lassen sich auf konstruktive und kooperative Art und Weise handhaben und sollten nicht nur als Störungen des Arbeitsablaufes betrachtet werden.
- **Die Ziele der Gruppe** können durch die Gestaltung der Gruppenaufgabe und der Kooperation bei der Aufgabenerfüllung beeinflußt werden. Indem die Aufgabe als wichtig, bedeutsam und ihre Erfüllung durch die Gruppe als befriedigend erlebt wird, kommt es zu einer Übereinstimmung von Gruppenzielen mit Zielen der Organisation.

Die Hauptaufgabe des Vorgesetzten besteht, wie gesagt, darin, das **Interaktionsgefüge der Gruppe** zu beeinflussen. Zur Beobachtung von Interaktionsprozessen bzw. zur Erfassung von Interaktionsmustern in Gruppen hat ein amerikanischer Psychologe (Bales) ein System von Beobachtungskategorien entwickelt, das sich in der Praxis gut bewährt hat (siehe Abb. 3/12). In diesem System wird davon ausgegangen, daß jede Gruppe bestimmte Probleme zu bewältigen hat: Neben **Problemen der Orientierung, Probleme der Bewertung, Probleme der Kontrolle, Probleme der Entscheidung, Probleme der Spannungsbewältigung und Probleme der Integration.** Diese Interaktionskategorien, schematisch dargestellt (30), ergeben eine schematische Darstellung wie in Abb. 3/12.

Aufgrund langwährender theoretischer Überlegungen und praktischer Anwendungen seines Beobachtungsschemas fand Bales zwölf Interaktionsformen, die die Lösung der genannten Probleme entweder fördern (Formen 1 bis 6) oder hemmen (Formen 7 bis 12). Um die Interaktionsmuster einer Gruppe oder einzelner Gruppenmitglieder zu erfassen, muß auf einer Liste festgehalten werden, wie oft die verschiedenen Interktionsformen auftreten.

---

30 nach Seidel (1978)

Anhand der Liste läßt sich auch erkennen, ob eine Gruppe Fortschritte macht in der Art ihrer Zusammenarbeit und in der Integration ihrer Mitglieder: Die Interaktionskategorien 1 bis 6 müßten dann immer häufiger beobachtet werden. Zur Beobachtung des Verhaltens der einzelnen Gruppenmitglieder eignet sich auch das folgende System, das sich an den verschiedenen Phasen der Gruppenentwicklung orientiert (31):

- **Kampf-Verhalten:** Attacken, Aggressionen, Verlachen, Verspotten, Ironisieren, negative Gefühle zeigen, Rivalisieren.
- **Flucht-Verhalten:** Probleme ausweichen, Rückzug, Witzeln, Thematisches Ausweichen, Überintellektualisieren.
- **Paarungs-Verhalten:** Freundlichsein, Intimität, Unterstützung, Übereinstimmungen.
- **Abhängigkeits-Verhalten:** Warten auf Unterstützung oder Maßgaben des Leiters, ständiges Bemühen um Strukturierung und Definition der Arten des Vorgehens.
- **Gegenabhängigkeits-Verhalten:** Rebellion, Aufsässigkeit, Verneinung von Strukturierungsbemühungen.
- **Arbeits-Verhalten:** Probleme bearbeiten, Probleme in der Gruppe lösen.

31 vgl. Antons (1976)

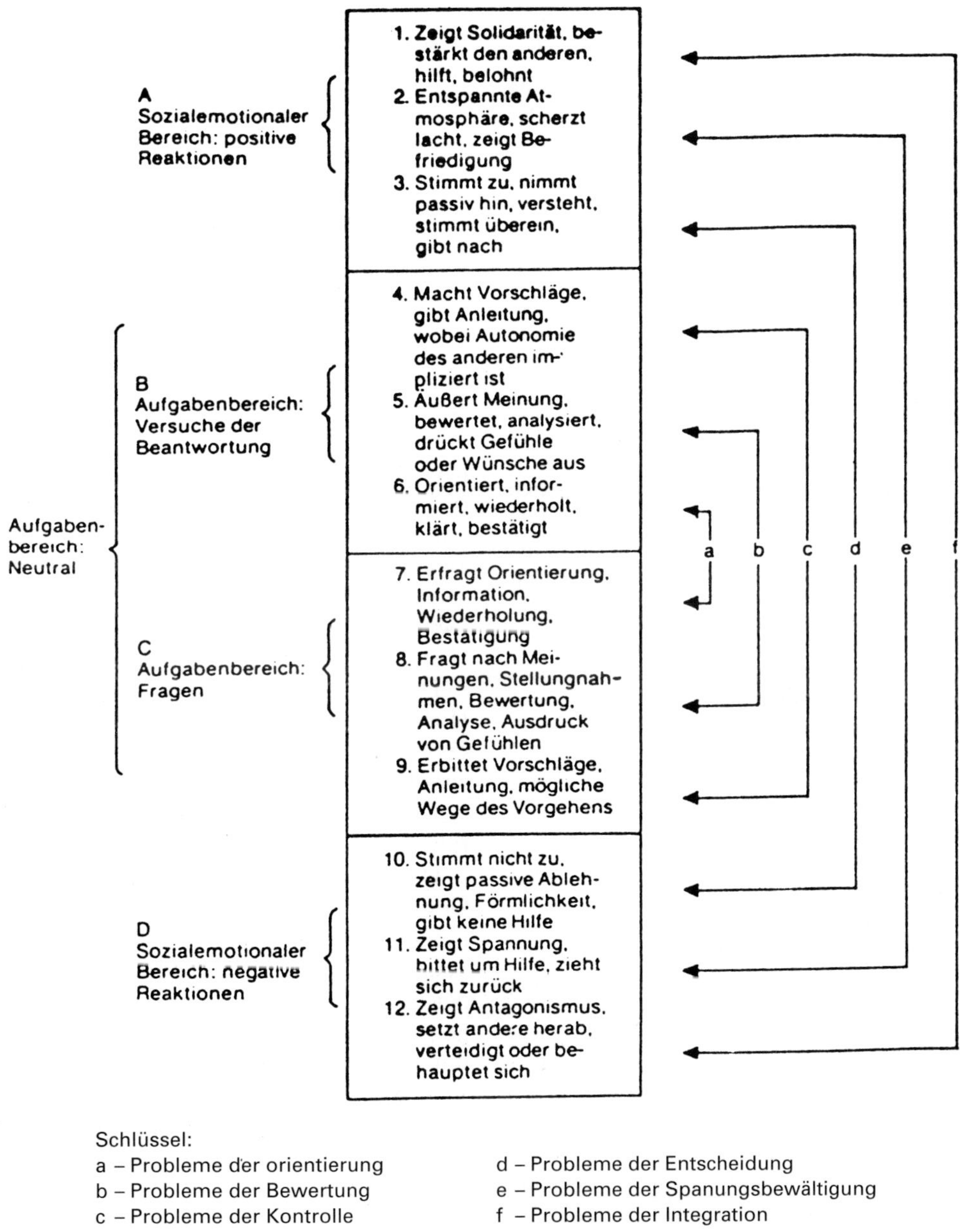

Abbildung 3/12: Interaktionskategorien (nach Seidel)

Im weiteren können auch die verschiedenen funktionalen und dys-funktionalen Rollenfunktionen beobachtet werden, die im Laufe der Interaktion innerhalb der Gruppe auftreten. Eine sehr wirksame Methode zur Beeinflussung der Interaktion und damit zur Führung von Gruppen ist die «Themenzentrierte Interaktion».

3.4.5 Themenzentrierte Interaktion (TZI)

In diesem Abschnitt wird ein System der Führung von Gruppen vorgestellt, das auf der Grundlage eines ganzheitlichen Menschenbildes und einer humanistischen Einstellung (Ruth Cohn) entwickelt wurde. Um die Erfordernisse der Aufgabe mit den Erfordernissen des Menschlichen und Mitmenschlichen in Einklang zu bringen, werden im System der themenzentrierten Interaktion drei gleichwertige Faktoren postuliert: – **das Es, die Sache,** das Thema, die gemeinsame Aufgabe, – **das Ich, die Person,** das Individuum, der einzelne in der Gruppe mit seinen Gefühlen, persönlichen Möglichkeiten und Problemen, – **das Wir, die Gruppe** mit ihrem Beziehungsnetz und ihren Interaktionen.

Solange ein dynamisches Gleichgewicht dieser drei Faktoren erarbeitet wird, existieren optimale Bedingungen für die Teilnehmer als Personen, für die Interaktion der Gruppe und für die zu leistende Aufgabe. Selbstverwirklichung, Kooperation und Aufgabenlösung gehen Hand in Hand (32).

Die Aufgabe des Gruppenleiters und der Gruppe als Ganzes ist es, die drei Faktoren/Grundelemente gleichwertig zu behandeln und in einer **dynamischen Balance** zu halten (entsprechend einem Fahrrad, das nur in Bewegung Balance hat). Die Gruppe läßt sich demnach als gleichseitiges Dreieck darstellen, dessen Ecken durch die drei auszubalancierenden Elemente – **Ich – Wir – Es –** gebildet werden (Abb. 3/13).

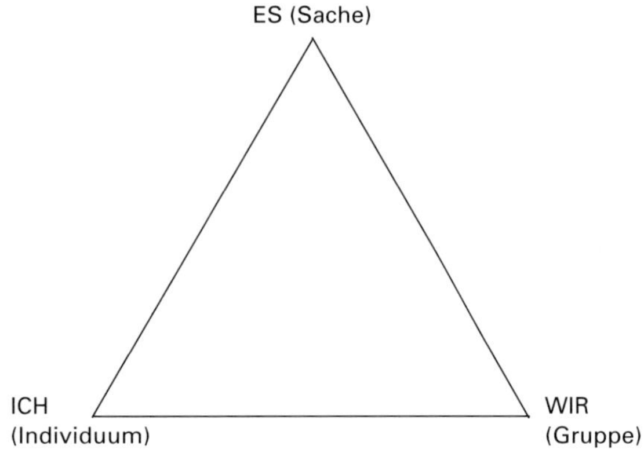

Abbildung 3/13: Die drei Grundelemente der Gruppe (Cohn)

Das Ich-Wir-Es-Dreieck hilft dem Gruppenleiter als Hintergrundfigur, die seine Aufmerksamkeit ständig begleitet, während er sich um das dynamische Balancieren der drei Faktoren bemüht.

• Grundlegend für das TZI-System sind die beiden **Axiome der Autonomie und Interdependenz der menschlichen Existenz.** Aus den Axiomen leiten sich zwei Postulate ab:

- **Postulat 1: Sei dein eigener Chairman!** (chairman = Leiter, Vorsitzender) Mit diesem Postulat ist gemeint: Jeder ist der verantwortliche Leiter seiner selbst (chairman of myself). Jeder bestimmt selbst, wann er reden und wann er schweigen will. Jeder versucht sich seine inneren Gegebenheiten (Bedürfnisse, Gefühle, Strebungen) und die Gegebenheiten seiner Umwelt bewußt zu machen. Jeder nimmt die gegebene Situation als Angebot für seine eigenen Entscheidungen. Jeder entscheidet selbst, was er in den Gruppenprozeß einbringen und was er ihm entnehmen will. Jeder nimmt und gibt, wie er es in der Verantwortung für sich selbst und andere will.
- **Postulat 2: Störungen haben Vorrang!** Störungen haben de facto Vorrang, ob solche Direktiven gegeben werden oder nicht. Störungen fragen nicht nach Erlaubnis, sie sind da: als Schmerz, als Freude, als Angst, als Zerstreutheit; die Frage ist nur, wie man sie bewältigt. Antipathien und Verstörtheiten können den einzelnen versteinern und die Gruppe unterminieren; unausgesprochen und unausgedrückt bestimmen sie Vorgänge in Schulklassen, in Vorständen, in Regierungen.

Verhandlungen und Unterricht kommen auf falsche Bahnen oder drehen sich im Kreis. Leute sitzen am Pult und am grünen Tisch in körperlicher Gegenwart und innerer Abwesenheit. Entscheidungen entstehen dann nicht auf der Basis von realen Überlegungen, sondern unterliegen der Diktatur der Störungen, Antipathien zwischen den Teilnehmern, unausgesprochenen Interessen und persönlichen depressiven und angstvollen Gemütsverfassungen. Die Resultate sind dementsprechend geist- und sinnlos und oft destruktiv.

Die unpersönlichen, störungsfreien Klassenzimmer, Hörsäle, Fabrikräume, Konferenzzimmer sind dann angefüllt mit apathischen und unterwürfigen oder mit verzweifelten und rebellierenden Menschen, deren Frustration zur Zerstörung ihrer selbst oder ihrer Institutionen führt.

Das Postulat, daß Störungen und leidenschaftliche Gefühle den Vorrang haben, bedeutet, daß wir die Wirklichkeit des Menschen anerkennen; und diese enthält die Tatsache, daß unsere lebendigen, gefühlsbewegten Körper und Seelen Träger unserer Gedanken und Handlungen sind. Wenn diese Träger wanken, sind unsere Handlungen und Gedanken so unsicher wie ihre Grundlagen.

Jeder einzelne Mensch mit seinen Fähigkeiten, Sorgen und Freuden, ist ein tragendes Ich der Interaktion in Gruppen. Gruppengefühle und Gruppenaktionen beru-

32 Cohn (1975)

hen auf diesen Ich-Bausteinen, die zum tragenden Wir dann werden, wenn sie in gemeinsamem Gefühl, Denken oder Handeln zueinander gehören. Das Wir bildet sich um ein gemeinsames Thema, das von den einzelnen in ihrer Perspektive erlebt wird. Das Wir braucht Gemeinsamkeiten und Verschiedenheiten der Ichs. Wenn die Störungen einzelner Personen unter den Tisch gewischt werden, entsteht ein zerstückeltes Wir.

Wenn die Gruppe das unveräußerliche Recht des Ichs anerkennt, zu seinen Gedanken, Gefühlen und Wertungen zu stehen und es nicht zu beschneiden versucht, entsteht die Notwendigkeit, Ich-Störungen mit in die Interaktion einzubeziehen. Der Zeitverlust solcher Nebenthemen wird fast immer durch die Vertiefung der Wir-Solidarität kompensiert, nicht nur in der Dimension der Menschlichkeit, sondern auch in der Dimension der Leistung.

Sich mitteilen zu dürfen und wirklich gehört zu werden, genügt meistens, um das innere Gleichgewicht eines Menschen soweit wiederherzustellen, daß er sich der Gruppe und der gestellten Aufgabe zuwendet und seine Probleme und Emotionen zurückstellt, ohne sie zu verdrängen (32).

• **Neben den zwei Postulaten gibt es neun Hilfsregeln,** die helfen, die Postulate zu verwirklichen und erfahrungsgemäß in interaktionellen Gruppen, und damit auch in Arbeitsgruppen, sehr nützlich sind (32):

- **Vertritt dich selbst!** Sprich per **Ich** und nicht per **Wir** oder per **Man.** Die verallgemeinernde Man- und Wir-Formulierungen (man sollte unbedingt etwas machen) sind fast immer persönliche Versteckspiele. Der Sprechende übernimmt nicht die volle Verantwortung für das was er sagt.
- **Sage dich selbst aus!** Mache Aussagen über dich selbst, statt Fragen zu stellen. Wenn du eine Frage stellst, sage gleichzeitig, warum du fragst und was deine Frage für dich bedeutet. Stelle nur echte Fragen, die ein Verlangen nach Information ausdrücken. Unechte Fragen haben unechte Antworten und Gegenfragen zur Folge.
- **Sei authentisch und selektiv!** Mache dir bewußt, was du denkst und fühlst, und wähle, was du sagst und tust. Wenn ich etwas nur sage oder tue, weil ich soll, dann handle ich nicht eigenständig; ich fälle Entscheidungen, ohne wirklich zu entscheiden. Wenn ich alles authentisch (ungefiltert) sage, beachte ich nicht meine und des anderen Vertrauensbereitschaft und seine Verständnisfähigkeit. Wenn ich andererseits lüge oder manipuliere, verhindere ich menschliche Nähe und Kooperation. Wenn ich hingegen selektiv und authentisch bin, ermögliche ich Vertrauen und Verständnis.
- **Sei zurückhaltend mit Interpretationen von anderen!** Sprich stattdessen deine persönliche Reaktionen aus. Interpretationen können richtig oder falsch sein: «Du redest, weil du immer im Mittelpunkt stehen willst!». Nicht-interpretative direkte persönliche Reaktionen auf das Verhalten des anderen führen zu spontaner Interaktion: «Ich möchte jetzt selbst etwas sagen!»
- **Sei vorsichtig mit Verallgemeinerungen!** Verallgemeinerungen haben die Eigenart, den Gruppenprozeß zu unterbrechen.
- **Sage nichts über den anderen, ohne auch zu sagen, was es dir bedeutet, daß er so ist!** Die Aussage über einen anderen ist immer eine Aussage darüber, wie ich ihn sehe, ist immer meine persönliche Meinung. Wenn ich hinzufüge, was deine Einstellung, dein Verhalten mir bedeuten, wird ein echter Dialog begünstigt.
- **Betrachte Seitengespräche als wichtig!** Seitengespräche haben Vorrang; sie würden sich nicht ereignen, wenn sie nicht wichtig wären; wenn einer mit seinem Nachbarn spricht, so ist er wahrscheinlich stark beteiligt: «Vielleicht wollt ihr uns erzählen, was ihr miteinander sprecht?» Diese Regel soll als Aufforderung und nicht als Zwang erlebt werden.
- **Konzentriert euch aufeinander!** Nur immer einer sprechen bitte. Niemand kann mehr als einer Äußerung zur gleichen Zeit konzentriert zuhören.
- **Verständigt euch in Stichworten, über was ihr zu sprechen beabsichtigt,** wenn mehr als einer gleichzeitig sprechen will. So erhält die ganze Gruppe einen Überblick über die Vielfalt der Gesprächsthemen, die später wieder aufgenommen werden können, und niemand fühlt sich übergangen. Wenn diese Regel nicht aufgestellt wird, zeigt sich oft verstärktes Rollenverhalten: Der Scheue geht noch weniger aus sich heraus, der Dominante dominiert noch mehr.

Der **Gruppenleiter** ist einerseits Teilnehmer/Gruppenmitglied und übernimmt andererseits auch die Aufgabe der dynamischen **Balance der drei Faktoren: Ich – Wir – Es.** Er leitet die Gruppe als Person, als Ich, unter Einsatz seiner Gedanken und Gefühle, die er wie jeder andere Teilnehmer hat – das heißt: als sein eigener Chairman. Es ist aber zugleich auch Chairman der Gruppe, der die Regulation des dynamischen Gleichgewichts übernimmt: Er versucht, Verschiebungen des dynamischen Gleichgewichts auszugleichen, die sich zwischen den in verschiedenen Richtungen wirksamen Faktoren in der Gruppe immer wieder ergeben.

• Falls eines der drei Elemente auf Kosten des anderen überwiegt, hat der Leiter die Aufgabe, das Element zu stärken, das jeweils zu kurz kommt, und es zu einer besseren Entfaltung zu bringen. Gelingt eine solche Balancierung nicht, dann kann es zu **Ungleichgewichten** kommen (33). **Ein überwiegen von:**

33 vgl. Heigl/Evers (1973)

- **persönlichen Inhalten und Beziehungsbildung** führt letztlich zu einer Art Selbsterfahrungsgruppe unter Vernachlässigung der Arbeitsaufgabe.
- **persönlicher Selbstdarstellung und Aufgabenzentriertheit** führt zu egozentrischer Aufgabenbezogenheit unter Vernachlässigung des Interaktionsprozesses und der Beziehungsbildung.
- **Aufgabenorientierung und Beziehungsbildung** begünstigt die Entwicklung einer Gruppe zu einem aufgabenzentrierten Kollektiv unter Ausschaltung persönlicher Inhalte, wie sie bis heute für das Arbeitsleben in der Regel als erstrebenswert gilt.

• Der **Gruppenleiter balanciert die Gruppe** folgendermaßen:

- Bei einer Tendenz **in Richtung Selbsterfahrungsgruppe** betont er durch eigene Sachbeiträge die Aufgabe, um mehr Sachbeiträge von seiten der anderen hervorzurufen.
- Bei einer Tendenz **zur egozentrischen Aufgabenbezogenheit,** bei der die Aufgabe bzw. das Thema als Mittel zum Zweck dient, betont er die Beziehungsbildung und ermuntert zur Interaktion zwischen den Gruppenmitgliedern. Es teilt z. B. mit, daß er sich gestört fühlt, weil sich in der Gruppe keine Interaktionen entwickeln oder daß er das Klima in der Gruppe als kühl empfindet.
- Bei einer Tendenz **zur funktionalisierten Gruppe**, bei der persönliche Inhalte ausgeschaltet werden, betont er die Individualität, indem er seine Gefühle in die Gruppe einbringt.

• Das **TZI-System kann verstanden und verwirklicht werden** als (34):

- **System einer kooperativ-partizipativen Führung von Gruppen;**
- **System einer partnerschaftlichen Interaktion** zwischen selbst- und mitbestimmenden, selbst- und mitverantwortlichen Gruppenmitgliedern, die gemeinsam zu erreichende Ziele vereinbart und sich gemeinsam zu lösende Aufgaben gestellt haben;
- **System von sozialen Lernprozessen,** in denen ein Interaktionsverhalten erlernt und eingeübt wird, das der Autonomie und Interdependenz des Menschen entspricht;
- **System einer partnerschaftlichen Kommunikation,** die es Gruppen ermöglicht, nicht nur ihre Aufgaben besser zu bewältigen, sondern auch ihre Interaktionen humaner zu gestalten.

3.5 Kooperation in der Gruppe

In einem so ausgeprägt arbeitsteilig strukturierten Leistungszusammenhang wie dem Krankenhaus sind die Tätigkeiten der einzelnen Aufgabenträger in hohem Maße aufeinander bezogen und voneinander abhängig. Dies gilt besonders für die Arbeitsgruppe, deren Leistungserfolg entscheidend davon abhängt, wieweit ihre Mitglieder zur Kooperation bereit und fähig sind. Wie stark sich die Zusammenarbeit auf die Zufriedenheit des einzelnen auswirkt, weiß jeder aus eigener Erfahrung.

3.5.1 Merkmale und Formen der Kooperation

Kooperation (lat. cooperare = zusammenarbeiten, mitarbeiten) bedeutet Zusammenarbeit, Mitwirkung. Allgemein wird unter Kooperation jede Form sozialer Zusammenarbeit zwischen Personen, Gruppen oder Organisationen verstanden; häufig wird Kooperation auch als Gegenbegriff zu Konkurrenz gesetzt.

• Wird Kooperation einfach als Zusammenarbeit oder gemeinsame Aufgabenerfüllung definiert, so sagt dies nicht viel über das Wesen der Kooperation aus (man will ja eben gerade wissen, was Kooperation = Zusammenarbeit – gemeinsame Aufgabenerfüllung bedeutet). Aus den verschiedenen Auffassungen über Kooperation lassen sich **fünf grundlegende Merkmale** herauskristallisieren (35):

- **Zielorientiertes Verhalten:** Kooperation ist eine Verbindung oder Zusammenarbeit, die auf ein bestimmtes Ziel hin orientiert ist; die Erreichung dieses Zieles ist für die Kooperationspartner mit Befriedigungswerten verbunden (und dadurch erstrebenswert).
- **Belohnungen für jeden Kooperationspartner:** Das Verhalten des einen Kooperationspartners wirkt für den anderen als Belohnung und als positiver Verstärker (ein positiver Verstärker ist eine positive Reaktion auf mein Verhalten, welche die Wahrscheinlichkeit erhöht, daß ich dieses Verhalten beibehalte oder öfters zeige).
  In dieser Hinsicht lassen sich zwei Formen der Kooperation unterscheiden: **Eine symmetrische Kooperation** liegt dann vor, wenn die Abhängigkeit der Belohnungen vom Verhalten wechselseitig ist; **asymmetrisch ist die Kooperation** dann, wenn die Belohnungen des einen Partners vom Verhalten des anderen Partners völlig abhängen (wie z. B. in traditionellen Vorgesetzten-Untergebenen-Beziehungen).
- **Verteilte Aktionen der Kooperationspartner:** Bei der Kooperation werden verschiedene Aufgaben ge-

34 vgl. Sahm (1980)
35 vgl. Grunwald (1982), Wunderer/Grunwald

meinsam bewältigt (Arbeitsteilung); die Arbeitsprozesse der Kooperationspartner hängen wechselseitig zusammen.
- **Sachliche Koordination:** Die Zusammenarbeit ist dadurch gekennzeichnet, daß eine quantitative, qualitative, zeitliche, räumliche, kostenmäßige Abstimmung arbeitsteiliger Prozesse und Ergebnisse im Hinblick auf ein gesetztes Ziel erfolgt.
- **Soziale Koordination:** Arbeitsprozesse und -ergebnisse sind auch in personeller Hinsicht aufeinander abgestimmt.

Die Ausprägung dieser Merkmale bzw. der **Stil der Kooperation** in einer Arbeitsgruppe wird in erster Linie durch das Verhalten der Gruppenmitglieder – in besonderer Weise durch den Führungsstil des Gruppenleiters – bestimmt. Neben diesen psychologischen Größen üben auch Faktoren wie die zu lösende Aufgabe und die Umwelt der Gruppe einen wichtigen Einfluß auf die Kooperation aus.

Für die **Form der Zusammenarbeit** ist aber sicher das zwischenmenschliche Verhalten der Gruppenmitglieder (einschließlich des Vorgesetzten) von entscheidender Bedeutung: von ihm hängt es primär ab, ob die Kooperation den Charakter einer partnerschaftlichen und humanen Zusammenarbeit hat.

• Die **Art der Aufgaben,** die in einem Krankenhaus bewältigt werden müssen, macht verschiedene Formen der Zusammenarbeit erforderlich. Die Art dieser Zusammenarbeit ist wie gesagt einerseits durch das spontane Verhalten der Kooperationspartner geprägt; andererseits ist sie aber auch vorstrukturiert und z. B. formalisiert in einem Plan niedergelegt oder durch den Arbeitsprozeß determiniert. Grundsätzlich lassen sich **drei Formen der Zusammenarbeit** unterscheiden (36):

- **Koagierend ist die Zusammenarbeit** dann, wenn jeder unabhängig von den anderen einen Teil der Aufgabe erledigt, so daß das Leistungsergebnis weitgehend von der Motivation und den Fähigkeiten des einzelnen und nicht von der Tätigkeit der anderen bestimmt wird. Die Leistung der Gruppe ergibt sich in diesem Fall also aus der Summe der Einzelleistungen. Ein Beispiel hiefür wäre das Räumen von Schnee in einem größeren Ort. Es arbeiten also hier mehrere Menschen nebeneinander, ohne sich dabei durch direkte Kommunikation zu beeinflussen (wobei allerdings bereits die bloße Anwesenheit anderer das individuelle Leistungsverhalten beeinflußt).
- **Integrierende Zusammenarbeit** ist dort gegeben, wo eine Kooperation zwischen den einzelnen für das Erbringen der Leistung erforderlich ist. Die Interaktion ist hier wesentlicher Bestandteil des Arbeitsprozesses; der Fehler eines einzelnen Gruppenmitglieds führt zu einer Beeinträchtigung der Gesamtleistung. Ein Beispiel hierfür wäre etwa ein Forschungsteam. Die Strukturen einer solchen Arbeitsgruppe können das Leistungsergebnis in hohem Maße behindern, es aber auch fördern (s.oben).
- **Kontraagierende Zusammenarbeit** liegt dann vor, wenn die Aufgabe darin besteht, bei wiedersprüchlichen Meinungen eine Einigkeit zu erzielen oder divergierende Ziele aufeinander abzustimmen. Hier wird also das Konflikthafte des Handelns in einer Organisation thematisiert. Ein Beispiel für kontraagierende Zusammenarbeit wäre dort zu sehen, wo Krankenhausleitung und Personalausschuß um Personalentscheidungen ringen.

• Aufgrund der Beobachtung der Arbeitsvollzüge auf einer Station lassen sich **zwei Formen der Kooperation,** die assoziative und die teamartige Kooperation, unterscheiden (37):

- Die **assoziative Kooperation** ist durch lockere, zwanglose, von Fall zu Fall abgesprochene Aufteilung einzelner Arbeitsakte einer Tätigkeit auf mindestens zwei Arbeitskräfte gekennzeichnet. Im ärztlichen Bereich findet sich eine Kooperation dieser Art nur ganz selten; die ärztliche Arbeit wird dort, wo ein Assistent (Stationsarzt) und ein Unterassistent vorhanden sind, in der Regel mengenmäßig aufgeteilt (wobei dem Unterassistenten die weniger privilegierten Tätigkeiten zugewiesen werden). Die ärztlichen Arbeiten liegen also weitgehend in einer Hand; lediglich Konsultationen und kollektive Entscheidungsfindungen kommen als verfestigte kooperative Phänomene vor.
  Demgegenüber zeigt sich im pflegerischen Bereich ein ganz anderes, vielfältigeres Bild: Hier läßt sich vor allem bei Tätigkeiten wie Essenausteilen oder Fiebermessen und Pulsen assoziative Kooperation sehr häufig beobachten. Wird das Essen in Wärmewagen auf die Station geliefert, bildet sich hier z. B. oft eine Arbeitsteilung zwischen Füllen und Austragen der Teller. Assoziative Kooperation geht aus den Anforderungen hervor, die sich in personeller und zeitlicher Hinsicht an die Flexibilität des Stationsbetriebes ergeben. Es handelt sich dabei um mögliche, sinnvolle, aber vom Arbeitsvollzug her nicht zwingend notwendige Aufteilungen, die fast ausschließlich informal geregelt sind. Bei diesen Regelungen spielen Positions- und Qualifikationsunterschiede eine Rolle.
- Von **teamartiger Kooperation** spricht man bei Arbeitsvollzügen, die ohne Zusammenarbeit, ohne unmittelbares Hand-in-Hand-Arbeiten gar nicht erfolgen können. Hier besteht kein Kooperationsangebot, sondern ein **Kooperationszwang.**

---

36 vgl. Rosenstiel (1983)
37 vgl. Siegrist (1980)

Beispiele regelmäßiger teamartiger Kooperation auf Stationen sind im pflegerischen Bereich das Betten schwerkranker bzw. bewegungseingeschränkter Patienten, zwischen Arzt und Pflegepersonal die Visite. Bei der Verbandvisite liegt ein besonderer Fall vor: Der Zweck der Verbandvisite besteht darin, Operationsklammern zu entfernen, die Wunde zu behandeln oder einen neuen Verband anzulegen. Die dazu erforderlichen Utensilien liegen auf dem Verbandswagen, teilweise in Kästen, in steriler Form bereit. Der Arzt ist darauf angewiesen, daß sie ihm jeweils frisch aus den Sterilkästen gereicht werden. Hier liegt also ein Fall vor, wo bestimmte Vorsichtsmaßregeln die Verteilung von Arbeitsakten desselben Vollzuges auf verschiedene Personen gebieten.

Eine Einschätzung der Kooperation durch die Beteiligten, wie sie im Rahmen von Untersuchungen erfolgte, zeigt eine Diskrepanz zwischen den Aussagen der Befragten und den Beobachtungen der Befrager: Die Aussagen der Beteiligten fallen um einiges positiver aus. So wird die Zusammenarbeit des Pflegepersonals untereinander nur von 20 % als mittel, schlecht oder sehr schlecht beurteilt; 62 % finden sie gut, 17 % sogar sehr gut (37).

Die Zusammenarbeit zwischen Pflegepersonal und Arzt wird dagegen von jeder dritten Pflegeperson als mittel oder schlecht bezeichnet, 52 % finden sie gut, 16 % sogar sehr gut. Diese Ergebnisse zeigen die begrenzte Gültigkeit schriftlicher Erhebungsmethoden in einem Untersuchungsfeld, in welchem Konformitätsdruck und Kontrollängste, aber auch eine gewisse Spitzfindigkeit bezüglich möglicher Fragestellungen sozialwissenschaftlicher Untersuchungen bestehen (37).

Ganz eindeutig ist hingegen die Beziehung zwischen Kooperation und Bindung an den Betrieb: Je besser die Beurteilung der Kooperation, desto stärker die Bindung an den Arbeitsplatz.

3.5.2 Gruppenleistung

Schon die bloße Anwesenheit anderer Personen beeinflußt die Arbeitsleistung des Individuums (wenn es also noch gar nicht zur Gruppenbildung gekommen ist). Mehr noch: Diese Anwesenheit muß nicht einmal real, sondern kann bloß vorgestellt sein. Welcher Art aber dieser Einfluß ist, darüber gehen die Meinungen stark auseinander. Ob die Gruppenleistung bei der Bewältigung einer Aufgabe höher ist als die Summe der Individualleistungen ihrer Mitglieder, hängt von verschiedenen Faktoren ab. Solche **Determinanten der Gruppenleistung sind** (38):

- **Gruppengröße:** hier besteht ein bestimmter Schwellenwert der Effizienz.
- **Gruppenstruktur:** z.B. die Rollendifferenzierung, die Macht- und Statusstruktur, insbesondere jedoch die Kommunikationsstruktur.
- **Gruppenkohäsion und Interdependenzen** der Gruppenmitglieder
- **Merkmale der Gruppenmitglieder:** z. B. Kommunikationsbereitschaft und -fähigkeit, Homogenität/Heterogenität, Fachkompetenz.
- **Art der Aufgabe.**

• Die Auswirkungen verschiedener Kommunikationsstrukturen auf die Gruppenleistung wurde bereits besprochen. Auf einige weitere Bestimmungsfaktoren soll im folgenden eingegangen werden. Begonnen wird mit der **Art der Aufgabe; hier werden drei Typen von Gruppenleistungen unterschieden, in denen sich ein Vorteil gegenüber der Individualleistung zeigt** (39):

- **Typ des Tragens und Hebens:** Solche Leistungen beruhen auf dem mechanischen Prinzip der addierten Kombination von Einzelleistungen. Daß hier ein Leistungsvorteil der Gruppe besteht, liegt auf der Hand (wobei es sich hier nicht um einen echten Gruppeneffekt, sondern um die bloße Summation von Einzelleistungen handelt).
- **Typ des Suchens und Beurteilens:** Beim Bewerten, Beurteilen und Suchen nach Lösungen/Ideen zeigt sich ebenfalls ein Leistungsv-orteil. Solchen Leistungen liegt das statische Prinzip des Fehlerausgleichs zugrunde. Die Gruppenleistung ist hier den Durchschnittsleistungen der Gruppenmitglieder deshalb überlegen, weil die Urteilsfehler der einzelnen Personen einander die Waage halten.
- **Typ des Bestimmens:** Wo die Suche nach Lösungen nicht zu einer Stabilisierung der Gegebenheiten führt, vermag die Gruppe eine Problemlage zu fixieren, indem sie bestimmte Normen entwickelt. So legt beispielsweise eine Gruppe die Minima und Maxima von Einzelleistungen fest. Als Regel gilt, daß diese Normen geringfügig unterhalb des Durchschnitts der Einzelleistungen liegen.

• Die Ergebnisse von Untersuchungen über die **Effektivität von Gruppen und Einzelpersonen hinsichtlich der Qualität von Problemlösungen** zeigen folgendes (40):

- **Gruppenlösungen sind besser als Einzellösungen** bei komplexen und unstrukturierten Problemen und wenn die Gruppenmitglieder komplementäre Kenntnisse, Fähigkeiten und Mängel haben.
- **Einzellösungen sind besser als Gruppenlösungen,** wenn es sich um einfachere und strukturierte Probleme handelt.

38 vgl. Wiswede (1981)
39 vgl. Hoffstatter (1979)
40 vgl. Müller/Hill (1977)

• Die **Überlegenheit der Gruppe bei der Bearbeitung von komplexen und unstrukturierten Problemen** läßt sich in erster Linie auf folgende Mechanismen zurückführen (40).

- **Integration:** In der Gruppe sind mehr Informationen und Problemlösungsansätze gespeichert als in einem einzelnen Individuum. In der Gruppe wird nun das Problemlösungspotential der einzelnen Mitglieder nicht nur addiert, sondern durch die zielgerichtete Interaktion integriert.
- **Irrtumsausgleichs-Mechanismus:** Jedes Gruppenmitglied geht von seinem persönlichen Rahmen von Motiven, Einstellungen, Erwartungen, Kenntnissen und Fähigkeiten aus. Die Gruppe als Ganzes hat einen breiteren Horizont als der einzelne; sie geht unvoreingenommener an die Problemlösung heran. Die Interaktion wirkt nun als Irrtumsausgleichs-Mechanismus, indem Fehl- und Vorurteile einzelner Mitglieder zum Vorschein kommen und korrigiert werden können.
- **Soziale Unterstützung:** Die Interaktion in der Gruppe stellt für das einzelne Gruppenmitglied eine Quelle sozialer Unterstützung dar. Dies kann die Ängste, die vor allem bei sehr wichtigen Entscheidungen entstehen, mildern und damit die Sachbezogenheit des Urteils verstärken.

• Damit diese **Mechanismen aber tatsächlich zum Spielen kommen,** müssen grundsätzlich einmal folgende Bedingungen gegeben sein:

- Die **Gruppe muß sich aus Personen zusammensetzen, die** von ihren Einstellungen und Fähigkeiten her **auch wirklich in der Lage sind,** an der Problemlösung mitzuarbeiten. Je mehr sich diese Eigenschaften ergänzen, desto größer ist die Urteilsüberlegenheit der Gruppe.
- Die **Gruppenstruktur muß offen sein,** d. h. die Gruppenaktivität darf nicht durch enge formale Regelungen eingeengt werden und die Interaktionen müssen sich ohne Barrieren vollziehen können.

Echte Gruppeneffekte entstehen durch die motivierende, stimulierende und kontrollierende Funktion der Anwesenheit anderer. Diese Effekte wirken keineswegs immer im Sinne einer Leistungssteigerung. Überaktivierung, Angst vor Blamage, sozialem Streß sowie Koordinationsschwierigkeiten trüben den Leistungsvorteil der Gruppe oftmals sehr stark ein (41):

Die oft gehörte These, daß die Pflege der Gruppenbeziehungen den inneren Zusammenhalt (Kohäsion) und damit die Gruppenleistung erhöhe, ist in dieser undifferenzierten Form sicher nicht haltbar. Ganz von der Hand zu weisen ist jedoch die Möglichkeit einer direkten Beziehung zwischen der Gruppenkohäsion und der Gruppen-leistung nicht. Allerdings ist diese Beziehung nicht so, daß man einfach sagen könnte: Je höher die Kohäsion einer Gruppe, desto höher die Leistung.

Der Zusammenhang zwischen Kohäsion und Leistung ist komplexer! Das zeigt sich auch im folgenden Zitat (wobei hier für Kohäsion der Ausdruck Kohärenz verwendet wird). Bei geringer Kohärenz verbrauchen die Mitglieder ihre Energie weitgehend für die Schaffung, Aufrechterhaltung und Verbesserung ihres Status und für andere Gruppenprozesse; für die Aufgabe selbst bleibt wenig. Bei mitt-leren Graden von Kohärenz werden viele Energien für die Sache freigesetzt. Bei hoher Kohärenz kann die Leistung wieder absinken; die Mitglieder haben sich einen Kaffee gekocht, spielen Skat und finden sich wahnsinnig nett (42).

Es kommt also nicht allein auf die Kohäsion an, ob die Gruppenleistung hoch ist oder niedrig. **Eine ganz entscheidende Rolle spielen** auch hier – wie bei jedem Verhalten des einzelnen in der Gruppe – die Gruppennormen. Ist die Leistungsnorm – also die Gruppennorm bezüglich der zu leistenden Arbeitsmenge – hoch, so wirkt sich dies auf die Arbeitsleistung des einzelnen und auf die Leistung der Gruppe als Ganzes anders aus, als wenn die Leistungsnorm tief angesiedelt ist. Nun ist es aber so, daß eine Gruppennorm dort am stärksten verhaltensbestimmend wirkt, wo die Gruppenkohäsion hoch ist. Das ist leicht einzusehen, wenn man bedenkt, daß die Sanktionen durch die Gruppe bei Einhaltung/Nichteinhaltung der Gruppennormen um so gewichtiger sind, je wichtiger die übrigen Gruppenmitglieder für ihn sind und je wertvoller ihm die Mitgliedschaft ist.

Das Abweichen von Normen ist deshalb um so weniger wahrscheinlich, je höher die Kohäsion der Gruppe ist. In Arbeitsgruppen mit hoher Kohäsion ist deshalb eine strikte Beachtung der gruppenspezifischen Leistungsnorm zu erwarten, in Gruppen mit geringer Kohäsion dagegen nur eine mäßige Beachtung dieser Norm und demzufolge eine große interindividuelle Leistungsstreuung innerhalb der Gruppe.

Das **Fazit dieser Überlegungen** (43): eine **hohe Gruppenleistung ist dort zu erwarten, wo die Leistungsnorm und die Gruppenkohäsion hoch sind;** niedrige Leistungen dort, wo die Leistungsnorm niedrig, aber die Gruppenkohäsion ebenfalls hoch ist (z. B. bei bestimmten Cliquen). Die Streuung der Einzelleistungen innerhalb der Gruppe wird in diesen Fällen sehr gering sein, weil aufgrund der Kohäsion die Normen von der Gruppe stark beachtet werden.

Bei geringer Gruppenkohäsion sind hohe Leistungsstreuungen innerhalb der Gruppe zu erwarten; die Leistungen werden mittelmäßig sein, und zwar unabhängig von den Leistungsnormen, da sich diese infolge der geringen Gruppenkohäsion nicht durchsetzen. In der folgenden Tabelle sind diese wichtigen Zusammenhänge zusammenfassend dargestellt:

41 Wiswede (1981)
42 Sader (1986)
43 vgl. Rosenstiel (1980)

Einflußnahmen auf die Kohäsion	Gruppen-leistung	Leistungs-streuung
Hohe Leistungsnormen + hohe Gruppenkohäsion	hoch	gering
Hohe Leistungsnormen + niedrige Gruppenkohäsion	mittel	hoch
Niedrige Leistungsnormen + hohe Gruppenkohäsion	niedrig	gering
Niedrige Leistungsnormen + niedrige Gruppenkohäsion	niedrig	hoch

Abbildung 3/14

• Die praktische Bedeutung dieser Ergebnisse liegt in der Möglichkeit, sowohl die Leistungsnorm wie auch die Kohäsion der Gruppe zu beeinflussen. Die **Einflußnahme auf die Kohäsion** ist u. a. möglich durch (44):

- **Organisatorische Maßnahmen:** z. B. sozialbezogene Gestaltung der Arbeitsvollzüge.
- **Möglichkeit, daß Personen selbst Einfluß auf die Mitgliedschaft haben.**
- **Steigerung der Interaktion** während der Arbeit.
- **Schaffung kleinerer Arbeitsgruppen.**
- **Anreiz zu privaten Kontakten.**
- **Förderung der Übereinstimmung von Gruppen- und Individualzielen.**

Ob **in der Gruppe eine hohe oder eine niedrige Leistungsnorm** entwickelt wird, hängt in erster Linie davon ab, ob die Einstellung der Gruppenmitglieder zur Organisation, zur Leitung der Organisation, zum unmittelbaren Vorgesetzten und auch zur Arbeitsaufgabe positiv oder negativ ist. **Maßnahmen zu einer positiven Beeinflussung der Leistungsnorm** richten sich deshalb hauptsächlich auf **vermehrte Partizipation an Entscheidungen, eigene Strukturierung von Aufgaben** (etwa in teilautonomen Arbeitsgruppen) und die **Transparenz von Zielen.**

Eine gleichzeitige Erhöhung von Leistungsnorm und Gruppenkohäsion kann durch Steigerung der Kommunikation in der Gruppe im Rahmen partizipativer Gespräche über Aufgaben und Ziele angestrebt werden (wodurch die Identifikation mit der Aufgabe und damit auch die Leistungsnorm gesteigert wird).

Als Grund für den sogenannten Leistungsvorteil der Gruppe wird häufig auch die **Konkurrenz unter den Gruppenmitgliedern** angeführt: Die Interaktion fördere den Wettstreit unter den Gruppenmitgliedern um die Anerkennung in der Gruppe; diese versuchten durch die besondere Qualität ihrer Beiträge einen hohen Status zu erlangen, was sich auf die Gruppenleistung positiv auswirke. – Dazu ist folgendes zu sagen: Konkurrenz unter den Gruppenmitgliedern steht nicht nur im Gegensatz zum Effekt der sozialen Unterstützung in Gruppen, sondern schadet auch der Gruppenkohäsion; beides wirkt sich auf die Gruppenleistung negativ aus.

Ganz allgemein gesprochen ist also Wettbewerb innerhalb der Gruppe dem Klima und damit auf die Dauer auch der Leistung abträglich. So sehr es daher gelegentlich auch reizt, die Motivation des einzelnen in der Gruppe durch Wettbewerb mit seinem Nebenmann zu steigern: für das Gruppenklima wäre es besser, dies zu unterlassen und allenfalls den Wettbewerb zwischen Gruppen anzuregen (45).

• Neben der Leistungsnorm und der Kohäsion der Gruppe **über noch verschiedene andere Faktoren auf die Leistung einer Arbeitsgruppe einen Einfluß aus.** In Abbildung 3/8: (Bestimmungsfaktoren der Gruppeneffektivität) sind die wichtigsten Bestimmungsfaktoren der Gruppenleistung dargestellt. **Als unabhängige** Variablen sind zu nennen:

- **Gruppenmitglieder:** Persönlichkeitsmerkmale, Bedürfnisse, Einstellungen und Erwartungen, Kenntnisse und Fähigkeiten in fachlicher und sozialer Hinsicht usw.
- **Gruppenstruktur:** Zusammensetzung der Gruppe (nach Geschlecht, Alters, Ausbildung, Status usw.), Gruppengröße, Rollenstruktur, Machtstruktur, Kommunikationsstruktur, Normenstruktur, Führung der Gruppe, Arbeitsorganisation (z. B. Arbeitsplan, Problemlösungstechniken) usw.
- **Aufgabe:** Art der Aufgabe (Klarheit, Eintönigkeit/ Vielfältigkeit, Über-/Unterforderung, Gleichmäßigkeit der Belastung usw.), Schwierigkeitsgrad, Arbeitsziele, Restriktionen (z. B. zur Verfügung stehende Zeit), Arbeitsmittel (personeller, materieller, finanzieller Natur), Patientengut usw.
- **Umwelt:** (Arbeits-)Umgebung der Gruppe (Art, Größe und Standort des Krankenhauses; bauliche, technische und hygienische Einrichtungen; infrastrukturelle Voraussetzungen; kulturelle und sportliche Angebote; wirtschaftliche und gesundheitspolitische Gegebenheiten; Image des Krankenhauses in der Öffentlichkeit usw.), Stellung der Gruppe in der Organisationsstruktur des Krankenhauses (funktionale und hierarchische Stellung, Status), Intergruppenbeziehungen, Belohnungsmuster usw.

Als intervenierende Variablen spielen hauptsächlich folgende Faktoren eine Rolle: **Führungsstil des Vorgesetzten, Arbeitsmotivation** der Gruppenmitglieder, **Zusammenhalt** (Kohäsion) unter den Gruppenmitgliedern, **Leistungsnorm** der Gruppe und **Kooperation** in der Gruppe.

44 vgl. Wiswede (1981)
45 Sader (1977)

3.5.3 Verhalten in Arbeitsgruppen

Bei der Bearbeitung von Aufgaben in der Arbeitsgruppe kann man im Verhalten der Gruppenmitglieder zueinander folgende drei Grundformen unterscheiden (46): selbst-orientiertes Verhalten, inter-aktions-orientiertes Verhalten und aufgaben-orientiertes Verhalten.

• **Selbst-orientiertes Verhalten:** Dieses zeigt sich, wenn ein Gruppenmitglied mehr an der Erfüllung eigener Bedürfnisse interessiert ist, als daran, der Gruppe bei ihrem Aufbau oder ihrer Aufgabe zu helfen. Folgende Verhaltensweisen lassen sich beobachten:

- nicht zuhören können, über Argumente hinweggehen
- übererregt und empfindlich reagieren, Aggressionen zeigen (andere herabsetzen, verspotten, ablehnen)
- Verantwortung ablehnen, blockieren/trotzen, widersprechen, stur beharren
- Selbstgeständnisse machen (Gefühle, Erlebnisse, Einsichten, Ideologien äußern)
- rivalisieren, Hilfe erbitten (durch Unsicherheit, Verwirrung, Selbsterniedrigung)
- sich distanzieren (Desinteresse, Ironie, Zynismus, Nonchalance)
- dominieren (sich hervortun, befehlen, die Diskussion zu beherrschen versuchen, Beachtung suchen (prahlen, sich hervortun, Aufmerksamkeit erregen, gefallen wollen, Clownerie)
- für Sonderinteressen plädieren

• **Interaktions-orientiertes Verhalten:** Dieses zeigt sich, wenn ein Gruppenmitglied hauptsächlich an den anderen Gruppenmitgliedern interessiert ist und ihnen hilft, wirksam zusammenarbeiten zu können. Folgende Verhaltensweisen lassen sich beobachten:

- zuhören; andere ansprechen, andere in die Diskussion hereinziehen
- harmonisieren (vermitteln, Spannungen abbauen, Differenzen klären), Beiträge anderer beachten und aufgreifen
- Kompromisse schließen (wenn eine eigene Idee oder Position betroffen ist)
- Diskussion kanalisieren und regeln, Standards festlegen, Protokoll führen
- Gruppenprozesse beachten und kommentieren, Gefolgschaft leisten
- zur Kooperation ermutigen (loben, zustimmen, akzeptieren, solidarisieren)

• **Aufgaben-orientiertes Verhalten:** Dieses zeigt sich, wenn ein Gruppenmitglied sein Hauptinteresse darauf richtet, die Gruppenaufgabe zu erfüllen. Folgende Verhaltensweisen lassen sich beobachten:

- Initiative zeigen (Arbeitsprozeß in Gang setzen, Anregung geben, energetisieren)
- Meinungen erbitten, Meinungen äußern, Probleme klären
- Ziele formulieren
- Informationen suchen, Informationen mit anderen teilen, orientieren
- Lösungen entwickeln, Ergebnisse zusammenfassen
- koordinieren, Arbeitsabläufe organisieren, beurteilen
- Lösungen vorschlagen, Übereinstimmung festhalten

Diese Klassifizierungen, die nur als Hilfe für die Beobachtung und die Steuerung gedacht sind, dürfen keineswegs als starre Rollen gesehen werden, sondern als ein mögliches, wechselndes Verhalten oder als Funktionen, die von den verschiedenen Gruppenmitgliedern zeitweilig übernommen werden.

Bei den selbst-orientierten Verhaltensweisen muß man sich vor der Tendenz in jeder Gruppe hüten, andere oder sich selbst zu beschuldigen, wenn dieses Verhalten vorübergehend eintritt. Es ist sinnvoller, solches Verhalten als Symptom für die Tatsache zu betrachten, daß die Gruppe nicht fähig ist, individuelle Bedürfnisse ausreichend durch gruppenzentrierte Arbeit zu befriedigen. Hinzu kommt, daß dieselben Verhaltensweisen auch unterschiedliche Wirkungen haben können. So kann unter Umständen ein aggressiv geäußerter Beitrag auf durchaus positive Weise die Luft reinigen und einer Gruppe neue Impulse geben.

Als **Regel** kann man annehmen, **daß jede Gruppe besser und erfolgreicher arbeiten kann, wenn ihre Mitglieder** sich der jeweils erforderlichen Funktion bewußt werden; sensibler und **bewußter das Erforderliche tun,** um das Gewünschte tatsächlich zu erreichen sowie **ein Selbsttraining beginnen,** um den Umfang ihrer Gruppenfunktionen zu prüfen und die Fähigkeit einzuüben, sie tatsächlich zu erfüllen (47).

Bei einer selbstkritischen Überprüfung des eigenen Verhaltens in der Arbeitsgruppe wird vielleicht feststellbar, daß im Interaktionsstil – also in der Art, wie mit den anderen umgegangen wird – eine der drei oben beschriebenen Verhaltensorientierungen besonders stark vertreten ist. Ideal wäre eine Mischung der drei Komponenten, die der jeweiligen Aufgabe und Situation der Arbeitsgruppe entspricht.

Besonders am Anfang wird aber meist ein selbst-orientiertes Verhalten der einzelnen Gruppenmitglieder überwiegen und das Eingehen auf die anderen (interaktions-orientiertes Verhalten) vernachlässigt. Das Verfolgen persönlicher Bedürfnisse nach Macht, Anerkennung usw. kann den Arbeitsprozeß in der Gruppe erheblich behindern. Ein interaktions-orientiertes Verhalten wirkt sich dagegen positiv auf die Zusammenarbeit der Gruppe aus und fördert ein emotionales Klima der gegenseitigen Anerkennung, das der einzelne braucht, um mitgerissen zu werden.

46 vgl. Kirsten/Müller (1979), Neuberger (1976)
47 vgl. Brocher (1976)

3.5.4 Kooperation oder Konkurrenz?

Die Frage, wie man eine Arbeitsgruppe zu hohen Leistungen anspornt, ist für jeden Vorgesetzten, für jedes produktive soziale System von großer Bedeutung. Manche Vorgesetzte sind der Auffassung, daß die Einführung konkurrenzbetonter Momente eine stimulierende Wirkung habe; andere behaupten das Gegenteil.

Bevor auf die Frage «Was ist richtig»? eingegangen wird, soll kurz der Begriff der Konkurrenz geklärt werden. Das Wort leitet sich vom lateinischen Verb «concurrere» her, was zusammenlaufen, zusammentreffen bedeutet. In bezug auf zwischenmenschliche Arbeits- und Sozialbeziehungen spricht man dann von Konkurrenz (Wettstreit, Wettbewerb), wenn mehrere Parteien zusammen etwas erlangen wollen, das nicht von allen erlangt werden kann. Es liegt also eigentlich ein Verteilungsproblem vor: Die (materiellen oder immateriellen) Güter, die verteilt werden müssen, sind knapp. Beispiele: Aufgrund einer Zeitungsannonce konkurrieren mehrere Bewerber um einen begehrten Arbeitsplatz. Oder Studenten konkurrieren um das beste Examen.

Konkurrenz wird üblicherweise als das Gegenteil von Kooperation betrachtet: Während in einer Kooperationssituation A und B ihre Ziele nur gemeinsam erreichen können, vermag in der Konkurrenzsituation A seine Ziele nur auf Kosten von B zu erreichen.

Kooperation und Konkurrenz sind beides Formen sozialer Interaktion, aber sozusagen mit umgekehrten Vorzeichen: Bei der Kooperation findet eine gleichgerichtete Wechselwirkung zwischen A und B statt; bei der Konkurrenz ist die Wechselwirkung entgegengerichtet. Die beiden Interaktionsformen lassen sich aufgrund verschiedener Merkmale unterscheiden (48) (Abb. 3/15).

Der Wandel der Arbeitsanforderungen und die erhöhte Bedeutung der Kooperation erfordern eine neue Art von Denken, in der das Prinzip der Konkurrenz und Rivalität durch das Prinzip der Kooperation und Solidarität ersetzt wird.

Nach dem bisherigen Konkurrenzdenken ist es selbstverständlich, daß man nur auf Kosten des anderen etwas für sich erreichen kann und daß man nur etwas für sich gewinnt, indem man anderen soviel wie möglich abnimmt oder vorenthält. Es ist dies eine «Logik der Subtraktion», eine Denkart des Wegnehmens, die im Erfolg des einen den Mißerfolg des anderen, im Wohlstand des einen den Übelstand des anderen sieht (49).

Diese Art von Denken ist den Anforderungen des modernen Arbeitsprozesses nicht mehr angemessen, in dem die Mitarbeiter zur Erfüllung ihrer Aufgaben sehr häufig aufeinander angewiesen und voneinander abhängig sind und nur gemeinsam ihre Ziele erreichen. In vielen Arbeitsbereichen herrscht ein eigentlicher Kooperationszwang, indem der Arbeitserfolg des einzelnen von der Zusammenarbeit mit anderen abhängig ist.

Durch diesen Kooperationszwang entwickelt sich bei einigen Beteiligten das Bewußtsein, daß sie das Interesse aller wahrnehmen müssen, wenn sie ihr eigenes Interesse realisieren wollen. Wer will, daß es ihm wohl ergeht, muß wollen, daß es allen wohl ergeht. Der Mitarbeiter lernt eine «Logik der Addition», eine Denkart des Dazugebens, die den Erfolg des einen im Erfolg des anderen, den Wohlstand des einen im Wohlstand des anderen erkennt (49).

Allgemein wird Kooperation positiv, Konkurrenz negativ bewertet. Das kommt in einer interessanten Studie zum Ausdruck, in der verschiedenen Berufsgruppen ein Polaritätsprofil vorgegeben wurde, in dem Kooperation/Konkurrenz mit Eigenschaftswörtern in Verbindung gesetzt werden mußten (50). Konkurrenz wird mit hart, stark, aktiv, ernst, egoistisch, kühl, aggressiv, nüchtern usw. assoziiert, Kooperation dagegen mit tendenziell entgegengesetzten Eigenschaften.

Besonders Krankenschwestern/Erzieher haben aufgrund ihrer berufsspezifischen Sozialisation, die ein ausgeprägt sozial-ethisches Wertsystem vermittelt, ausgesprochen positive (negative) Vorstellungen in bezug auf Kooperation (Konkurrenz). – Studenten der Wirtschaftswissenschaften hingegen haben nicht so extrem positive (negative) Assoziationen. Dies läßt sich zu einem guten Teil darauf zurückführen, daß den Studenten (wirtschaftliche) Konkurrenz als etwas grundsätzlich Neutrales oder gar Wünschenswertes vermittelt wird.

• Fragt man nach den **sozialen Folgewirkungen der Konkurrenz,** so zeigt sich, daß diese Wirkungen unbefriedigend sind. Dies ergab sich beispielsweise auch in den Experimenten mit Gruppen, die zur Kooperation und solchen, die zur Konkurrenz motiviert wurden. Kooperative Gruppen (also Gruppen, bei denen eine gleichgerichtete Wechselwirkung besteht) weisen im Vergleich zu auf Wettbewerb ausgerichtete Gruppen (kompetitive Gruppen) folgende Eigenschaften auf (51):

- Die **Kommunikation zwischen den Mitgliedern** ist besser! Es werden mehr Ideen verbalisiert, die Gruppenmitglieder sind aufmerksamer zueinander; sie akzeptieren Ideen anderer Gruppenmitglieder leichter und werden stärker von ihnen beeinflußt. Sie haben weniger Schwierigkeiten, sich zu verstehen oder miteinander zu sprechen.
- In den Diskussionen kommen stärker **Freundlichkeit und Hilfsbereitschaft** zum Ausdruck als Hemmung. Die Mitglieder sind mit ihren Lösungen zufriedener und haben von den Beiträgen der anderen Gruppenmitglieder eher einen guten Eindruck. Außerdem schätzen sich Mitglieder kooperativer Gruppen selbst höher ein; einerseits in der Hoffnung, den Respekt ihrer Kollegen zu gewinnen, andererseits in Verpflichtung gegenüber den anderen Mitgliedern.

---

48 vgl. Deutsch (1976), nach Wunderer/Grunwald (1980)
49 Sahm (1977)
50 vgl. Grunwald (1982)
51 Deutsch (1982)

Merkmale	Kooperation	Konkurrenz
Wechselbeziehung Substitutabilität (Bereitschaft, Handlungen eines anderen an die Stelle der eigenen treten zu lassen)	gleichgerichtet positiv	entgegengerichtet negativ
Cathexis (Entwicklung positiver und negativer Einstellung)	positiv	negativ
Induzierbarkeit (Bereitschaft, sich von anderen positiv beeinflussen zu lassen)	positiv	negativ
Stellvertretung, Arbeitsteilung und Rollenspezialisierung	positiv	negativ
Ökonomischer Einsatz von Personal und Mitteln	positiv	negativ
Grundlegung für dauerhafte Beziehungen	positiv	negativ
Kommunikation	offen, aufrichtig	mangelnd oder irreführend Bereitschaft zur Spionage
Wahrnehmung	Sensitivität für Ähnlichkeiten und gemeinsame Interessen, Förderung von Annäherung und Übereinstimmung	Sensitivität für Unterschiede und Gefahren, reduzierte Wahrnehmung von Ähnlichkeiten
Einstellung zueinander	vertrauensvoll, freundlich; Neigung, auf Nöten und Bitten des anderen zu reagieren	mißtrauisch, feindselig; Neigung, Bedürfnisse des anderen auszubeuten und auf Forderungen der Mitmenschen nicht zu reagieren
Aufgabenorientierung	divergierende Interessen werden zu einem Problem; widerstreitende Tendenzen werden eingeschränkt	Ausweitung des Konflikts, Verstärkung der emotionalen Erregungen; beiderseitige Katastrophe ist eher annehmbar als begrenzte Niederlage

Abbildung 3/15: Interaktionsformen: Kooperation und Konkurrenz (Deutsch)

- In kooperativen Gruppen werden die **Bemühungen besser koordiniert!** Es gibt mehr Arbeitsteilung, mehr Leistungsorientierung, geordnetere Diskussionen und höhere Produktivität (wenn die Gruppenaufgabe gute Kommunikation, Koordination der Bemühungen, Arbeitsteilung oder Verteilung von Ressourcen verlangt).
- In kooperativen Gruppen erreicht man eher **Zustimmung, Gleichartigkeit in den Ideen** und mehr Vertrauen in die eigenen Leistungen und in den Wert, den die übrigen Mitglieder diesen Ideen beimessen.

Daß bei Aufgaben, die Zusammenarbeit voraussetzen – wie das im Krankenhaus meistens der Fall ist –, diese Unterschiede noch frappanter werden, liegt auf der Hand. Obwohl die Ablösung des Prinzips der Konkurrenz durch das Prinzip der Kooperation allgemein als das einzig Vernünftige und wirtschaftlich Notwendige erkannt ist, funktioniert Zusammenarbeit in der Praxis selten wirklich gut. Die neue Denkart, die neue Logik der Addition, die im anderen nicht den Rivalen/Konkurrenten, sondern den Kooperationspartner sieht, ist noch immer recht selten anzutreffen. Fragt man sich weshalb, so ist die Antwort darauf sicher nicht einfach. Das Konkurrenzprinzip scheint in unserer Kultur tief in den Menschen verwurzelt zu sein.

Ein Phänomen spielt dabei zweifellos eine wichtige Rolle – ein Phänomen, das bereits unserem Schulsystem zugrunde liegt und den Keim legt für den Konkurrenzkampf: der Kult der Einzelleistung. Der Alleingang sitzt uns allen tief in den Knochen. Der Selfmademan ist das nostalgische Leitbild aus der industriellen Pionierzeit. Mit ihm verbindet sich die Vision einer Welt mit wenigen Gewinnern und vielen Verlierern, das Denken in oben und untern, die Wirtschaft als gigantische Arena mit einem Dauerfreistilringen nach dem Motto «Jeder gegen jeden», in dem sich die Besten aus Heeren von Namen und Gesichtslosen zu einem persönlichen Profil, zu einer eigenen Identität hochboxen.

Das ist – etwas vereinfacht – die Welt, die durch die Prinzipien der sogenannten wissenschaftlichen Betriebsführung zementiert und in unsere scheinbar aufgeklärten Tage hinübergerettet worden ist.

Wir sind zum hierarchischen Denken und zur Einzelleistung erzogen, und wir leben in Organisationen, die hierarchisches Verhalten verlangen und Einzelleistung prämieren (52).

Jeder arbeitende Mensch wünscht sich eine Form der Zusammenarbeit, die sein Selbstwertgefühl stärkt und sein Bedürfnis nach Eigenständigkeit berücksichtigt. Die Zusammenarbeit soll ihm mündiges Handeln, Mitwissen, Mitentscheiden und Mitverantworten ermöglichen. Er hat den Wunsch nach einer Form von Kooperation, in die er auch eigene Interessen, Ideen und Fähigkeiten einbringen und damit seine Persönlichkeit entfalten kann.

Spannungen und unbewältigte Konflikte zwischen den Kooperationspartnern beeinträchtigt das Kooperationsklima und den zwischenmenschlichen Kontakt. Mitarbeiter und Vorgesetzte müssen deshalb lernen, auftretende Spannungen und Konflikte nicht unterdrücken und verdrängen zu wollen, sondern sie konstruktiv und partnerschaftlich anzugehen. Die Kooperationspartner müssen ihr Kooperationsverhalten – insbesondere ihr Verhalten in Spannungs- und Konfliktsituationen beobachten und reflektieren, um es gegebenenfalls korrigieren zu können.

Kooperation anstelle von Konkurrenz – Solidarität anstelle von Rivalität – ein solcher Wandel läßt sich nicht von einem Tag auf den andern herbeiführen; diese Umorientierung setzt sowohl ein gesellschaftliches Umdenken voraus wie auch intensive interaktionelle Lernprozesse, die von Vorgesetzten, Mitarbeitern und Kollegen gemeinsam vollzogen werden müssen.

3.5.5 Teamarbeit

Unter dem Ausdruck Teamarbeit wird hier eine besondere Form der Zusammenarbeit verstanden werden. Die wesentlichsten Merkmale eines Teams sind (53):

- **Kleine, funktionsgegliederte Arbeitsgruppe!** Ein Team ist eine kleine, überschaubare Arbeitsgruppe, in der jedes Mitglied mit jedem anderen «face-to-face» kommunizieren kann. In einem Team erfüllt jedes Mitglied eine spezielle Funktion.
- **Gemeinsame Zielsetzung!** Ein Team ist eine zielstrebig zusammenarbeitende Gruppe, wobei sich die Teammitglieder mit dem Ziel identifizieren können.
- **Relativ intensive wechselseitige Beziehungen!** Die wechselseitigen – arbeitsbedingten und/oder rein menschlichen – Beziehungen sind in einem Team stärker, intensiver als in einer anderen Gruppe.
- **Ausgeprägter Gemeinschaftsgeist** (Teamgeist)! Damit ist die befürwortende Einstellung und die geistige Haltung der einzelnen Mitglieder gegenüber der Arbeit in Gruppen gemeint. Teamgeist ist sowohl durch ein starkes Zusammengehörigkeitsgefühl als auch durch die Bereitschaft zur engen, intensiven und gleichgerichteten Zusammenarbeit mit Engagement gekennzeichnet. Erst eine gewisse Begeisterung, Kontaktfähigkeit und selbsterhaltendes, zielbewußtes Zusammenarbeiten lassen Teamgeist entstehen.
- **Relativ starke Gruppenkohäsion!** Das Team besitzt gegenüber anderen Gruppen einen stärkeren inneren Zusammenhalt.
- **Spezifische Arbeitsform!** Die Arbeitsform (Art der Zusammenarbeit) in einem Team ist spezifisch, d. h. die Teamarbeit (teamwork) stellt eine spezielle Form der Gruppenarbeit bzw. der Zusammenarbeit dar.

---

52 Lauterburg (1980)
53 vgl. Forster (1980)

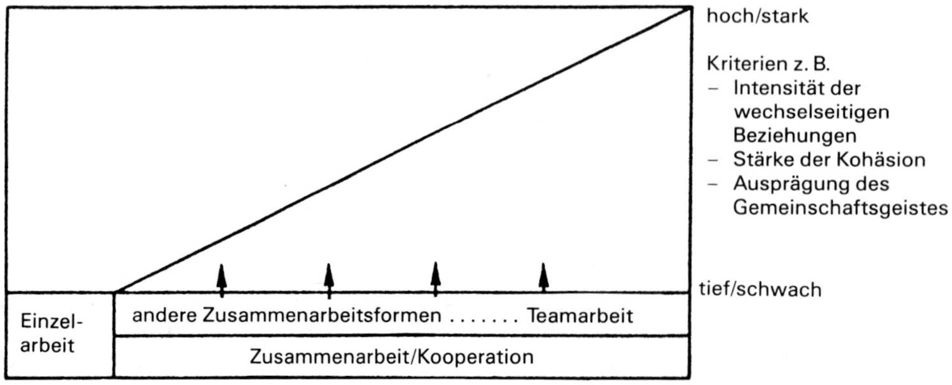

Abbildung 3/16: Teamarbeit als spezielle Form der Zusammenarbeit (Forster)

Teamarbeit stellt also eine spezielle Form der Kooperation dar, bei der versucht wird, durch bewußte Intensivierung der Gruppenprozesse eine zusätzliche Leistungssteigerung gegenüber der sonstigen Arbeit in Gruppen oder anderen Arbeitsformen zu erreichen; siehe Darstellung (Abb. 3/16).

Die Existenz einer Gruppe ist zwar eine günstige Voraussetzung für die Teamarbeit, aber Teamcharakter und Teamgeist können auch dort angetroffen werden, wo keine eindeutigen Gruppenverhältnisse gegeben sind.

• Versucht werden die **Vor- und Nachteile der Teamarbeit gegenüber der Einzelarbeit** aufzuzeigen, so muß man sich bewußt sein, daß diese stark durch die jeweilige Teamsituation (charakteristische Merkmale der Teammitglieder, der Aufgabe, der Teamstruktur oder der Umwelt) bestimmt sind. Die Teameffektivität läßt sich somit aus dem Zusammenspiel der verschiedenen Elemente der Teamsituation erklären. Wichtige **Vorteile eines Teams können sein (53):**

- In einem Team können sich der **unterschiedliche Wissens- und Informationsstand** sowie die verschiedenartigen **Fähigkeiten und Erfahrungen** der einzelnen Teammitglieder bei der Aufgabenerfüllung fruchtbar auswirken.
- Teamarbeit kann zu einem gründlicheren **Durchdenken** und damit u. U. zu einer **Versachlichung, Neutralisierung und Objektivierung** eines anstehenden Problems führen.
- Die **Mitarbeit in einem Team** kann für den einzelnen **motivierend wirken** (wer an der Problemlösung beteiligt wird, ist viel eher bereit, diese Lösung zu akzeptieren und gegebenenfalls in die Tat umzusetzen).
- Teamarbeit bringt für den einzelnen eine zusätzliche **Entfaltungs- und Entwicklungsmöglichkeit.** So ergibt sich z. B. für einen Spezialisten ein Lerneffekt aus der Diskussion mit anderen Spezialisten oder mit Teammitgliedern, die in anderen Bereichen tätig sind.
- Teamarbeit kann dazu beitragen, eventuell bestehende **Hemmungen einzelner Mitglieder** zu vermindern und Sicherheit zu verleihen, was mehr Originalität und Spontaneität nach sich ziehen kann. Der einzelne wird befreit von falschen Zweifeln an der Bedeutung eigener Erfahrungen oder an der Richtigkeit eigener Meinungen.
- Teamarbeit schafft die Möglichkeit, vorhandene **Vorurteile einzuschränken und abzubauen.** Allerdings sollten in einem echten Team keine Vorurteile gegenüber einem anderen Teammitglied bestehen, da sich sonst kein Teamgeist bilden kann.
- Teamarbeit ermöglicht den Teammitgliedern, **kooperative Verhaltensweisen** zu lernen und einzuüben. So kann der einzelne lernen, auf die anderen einzugehen, sich auf knappe, problembezogene und klare Äußerungen zu beschränken, sachlich zu argumentieren und Kritik zu ertragen.
- Durch den direkten Informationsaustausch im Team ergibt sich die Möglichkeit, gewisse **Kommunikationsbarrieren,** die eine hierarchische Organisationsstruktur mit sich bringt, abzubauen.
- Teamarbeit bewirkt ganz allgemein eine **Verbesserung der zwischenmenschlichen Beziehungen** (u. a. die Möglichkeit, sich kennenzulernen, die Förderung des gegenseitigen Verständnisses).

• Neben diesen Vorteilen **der Teamarbeit** gibt es auch Nachteile; die Teamarbeit wirft auch Probleme auf und birgt gewisse Gefahren in sich:

- **Teamarbeit erfordert einen Zeitaufwand,** der bedeutend größer sein kann als bei Einzelarbeit. So brauchen die Teammitglieder eine Anlaufzeit, um sich aufeinander einzustellen (es braucht Zeit, bis eine Gruppe zu einem Team wird). Zudem können Teams in ihrer Arbeitsweise schwerfällig und langsam sein, weil sich unterschiedliche Auffassungen oft erst nach langwierigen Diskussionen koordinieren und in Einklang bringen lassen. Es besteht die Gefahr von weitschweifenden Auseinandersetzungen und Aneinander-Vorbeireden.
- Die relativ starke Kohäsion in einem Team hat den Nachteil, daß die **Argumentationsbreite** abnimmt und die **Unabhängigkeit der eigenen Meinung** verlorengehen kann.
- Bei der Teamarbeit kann auch die **Gefahr der Dominanz eines oder mehrerer Mitglieder** bestehen, sei es aufgrund des Fachwissens, der Redegewandtheit oder anderem mehr. Fühlen sich jedoch einzelne zurückgesetzt, so sind sie u. U. nicht mehr bereit, sich voll einzusetzen, so daß ein Team erst gar nicht entstehen oder aber auseinanderfallen kann.
- Bei der Teamarbeit kann das eigentliche Ziel – nämlich das Erreichen einer optimalen Problemlösung – untergehen, weil einzelne **Mitglieder** bewußt oder unbewußt ihre **eigenen Interessen in den Vordergrund** stellen.
- Teamarbeit stellt **hohe Anforderungen an die einzelnen Teammitglieder,** (insbesondere an den Teamleiter) in fachlicher und vor allem in charakterlicher Hinsicht. Autoritäres Denken, Geltungssucht, Prestigedenken, unkritisches Denken, Mangel an Flexibilität und Anpassungsfähigkeit usw. können eine wirksame Mitarbeit im Team verhindern.
- Teamarbeit kann zu **Unterdrückung von Individualismus** und zu **konformem Verhalten** führen, indem sie von jedem einzelnen eine gewisse Zurückhaltung und Einordnung verlangt.
- Ein Problem der Teamarbeit liegt darin, daß dem einzelnen für seine Leistungen im Team **keine persönliche Belohnung** zuteil wird (fehlender Anreiz). Da in der Regel nur individuelle Leistung individuell honoriert wird, in der Teamarbeit aber das Gegenteil gefordert wird, können sich von daher Konflikte ergeben.

Sollen die Vorteile der Teamarbeit gegenüber der Einzelarbeit zum Tragen kommen und die möglichen Nachteile beziehungsweise Gefahren vermieden werden, so müssen bestimmte Voraussetzungen erfüllt sein. Im Schema 3/8: (Bestimmungsfaktoren der Gruppeneffektivität) sind die wichtigsten Bestimmungsfaktoren der Gruppen- bzw. Teamleistung dargestellt (53).

• Die **Hauptvoraussetzung für den Erfolg der Teamarbeit** ist die positive Einstellung der Teammitglieder und ihre Bereitschaft, miteinander zusammenzuarbeiten. Neben den erforderlichen fachlichen Fähigkeiten müssen die Teammitglieder vor allem auch über bestimmte soziale Fähigkeiten verfügen, die man auch als **Teamfähigkeit** bezeichnet. Insbesondere sollten die Teammitglieder

- ihre Tätigkeit ganz auf die dem Team übertragene Aufgabe konzentrieren bzw. ihre Fähigkeiten ganz in den Dienst der Sache stellen
- sich bewußt sein, daß alles, was sie tun, vom Tun der anderen abhängig ist (und umgekehrt)
- ihr Wissen und Können dem Team uneingeschränkt zur Verfügung stellen
- wissen, daß alles, was vom Team erarbeitet worden ist, dem Team als Ganzem gehört (daß also der einzelne nicht Ruhm und Anerkennung erlangen kann)
- den Teamkollegen ohne Vorurteile und ohne Überheblichkeit gegenübertreten
- den Teamkollegen gegenüber aufrichtig sein und ihnen Vertrauen schenken.

• **Erfolgreiche Teamarbeit setzt Teamführung voraus!** Im Gegensatz zu anderen Gruppenmitgliedern ist der Teamführer «primus inter pares». Seine Rolle ist in erster Linie die eines Moderators und Integrators. Als Führungsfunktionen sind alle Gruppenfunktionen zu verstehen, die der Erfüllung der Teamaufgabe dienen (aufgabenorientierte Funktionen) oder den Zusammenhalt und damit die Arbeitsfähigkeit des Teams stärken (interaktions-orientierte Funktionen):

- **Aufgaben-orientierte Funktionen:** Bekanntgabe der Ziele, Festlegen der Arbeitsmethoden, Koordination einzelner Beiträge, Vorschlagen von Lösungen, Überprüfen vorgeschlagener Lösungen, Zusammenfassen von Ergebnissen, Organisieren des Arbeitsablaufs, In-Gang-Setzen, in In-Gang-Halten der Diskussion, Fassen von Beschlüssen, Gliedern der Aufgabe usw.
- **Interaktions-orientierte Funktionen:** Stille Gruppenmitglieder zum Reden ermutigen, Dauerredner unterbrechen, bei Spannungen ausgleichen und vermitteln, Mißverständnisse klären, Gruppenprozesse beobachten und kommentieren, zur Kooperation ermutigen usw.

4. Der Vorgesetzte

Führung wurde definiert als zwischenmenschlicher Vorgang, bei welchem der Führer den Geführten im Hinblick auf die Erreichung bestimmter Ziele beeinflußt, gleichzeitig aber auch selbst von diesem beeinflußt wird. An dieser Auffassung von Führung als einem dynamischen Wechselspiel wird auch weiterhin festgehalten. Wenn im folgenden der Vorgesetzte in den Vordergrund der Betrachtungen gerückt wird, dann nie der Meinung, daß er allein es ist, der das Verhalten des Mitarbeiters bestimmt. Sein Führungsverhalten stellt vielmehr nur einen Einflußfaktor unter mehreren dar.

Diese Sicht nimmt zwar der Führung ihren bisher elitären Anspruch, soll aber andererseits nicht dazu verleiten, den Einfluß des Vorgesetzten als gering zu betrachten. Ganz im Gegenteil: Vom Führungsverhalten der Vorgesetzten hängt es weitgehend ab, wieweit ein Mitarbeiter Initiative entwickeln, seine Fähigkeiten entfalten, mitwissen, mitdenken, mitbestimmen und mitverantworten kann.

Der Vorgesetzte ist es, der durch sein Verhalten den Mitarbeitern Handlungsspielräume gewährt (oder versagt), Eigenständigkeit zuläßt (oder verhindert), Erfolgserlebnisse ermöglicht (oder erschwert) und Anerkennung gewährt (oder vorenthält).

Nicht nur auf Zufriedenheit, sondern auch auf die Arbeitsleistung des einzelnen Mitarbeiters und der Arbeitsgruppe wirkt sich das Verhalten des Vorgesetzten entscheidend aus. **Es ist alles andere als gleichgültig, wie sich Vorgesetzte verhalten.**

4.1 Rolle des Vorgesetzten

Führen meint in einem gewissen Sinne auch «ausführen» , nämlich den Rollenerwartungen entsprechen, die ein soziales System an den Inhaber einer Führungsposition richtet. Grundlegendes über das Konzept der sozialen Rolle und die Rolle des Führers einer Gruppe ist bereits besprochen worden, so daß im folgenden das Schwergewicht auf einige besondere Aspekte der Rolle des (formalen) Vorgesetzten in einem organisierten System gelegt werden kann.

4.1.1 Beförderung zum Vorgesetzten

Schwester Karin wird eines Tages zur Oberschwester gerufen. Diese eröffnet ihr die Ernennung zur Abteilungsleiterin und gibt ihr am Schluß des Gesprächs folgende Worte mit auf den Weg. «Vergessen Sie nie, daß Sie jetzt mit ganz anderen Augen betrachtet werden als vorher: sie sind nun zur Vorgesetzten aufgerück».

Vorher–Nachher! Welche Konsequenzen hat diese Beförderung für Schwester Karin? Wodurch unterscheidet sich die Abteilungsleiterin Karin von der Mitarbeiterin Karin? Welche Merkmale kennzeichnen einen Vorgesetzten im Vergleich zu einem, ihm unterstellten Mitarbeiter? Wie verändert sich die Rolle eines Mitarbeiters durch die Ernennung zum Vorgesetzten? Das sind die Fragen, die sich schwergewichtig stellen.

Vor der Ernennung hatte Schwester Karin nichts zu sagen, nachher hat sie etwas zu sagen. Diese Redewendung liefert einen Schlüssel zum Verständnis der Veränderung, die mit der Ernennung zum Vorgesetzten verbunden ist: Wer «Etwas zu sagen hat», ist **berechtigt, Weisungen zu geben,** also andere Personen verbindlich zum Handeln aufzufordern. Diese Weisungsbefugnis ist es also primär, die den Vorgesetzten vom Mitarbeiter unterscheidet. Der Unterschied beruht somit in erster Linie auf der Position im hierarchischen System der Organisation: Vorgesetzter-Sein bedeutet Oben-Sein, Übergeordnet-Sein; Mitarbeiter aber sind Untergebene, Nachgeordnete.

Unter dem Aspekt der hierarchischen Position tritt eindeutig das Moment des Elitären hervor, nicht so sehr im Sinne des Ersten bei der Bewältigung von Aufgaben, sondern im Sinne des Obersten. Das Oben-Sein aber ist nicht einfach eine wertfreie Standortbestimmung, sondern zugleich Ausdruck von Einflußmöglichkeiten und Wertschätzung (1). Anders gesagt: Die hierarchische Position ist mit Macht, Status und Prestige verbunden! Die übergeordnete Position ist eine sozial höher bewertete Position, der mehr Ansehen zukommt. Sie ist deshalb auch mit dem Recht gekoppelt, ein mehr an Achtung, Gehorsam uam. zu beanspruchen. In einer formalen Organisation wie dem Krankenhaus spielt diese Komponente eine ganz bedeutende Rolle.

Die Ernennung zur Abteilungsleiterin bringt also für Karin nicht nur eine höhere Position im Machtsystem, sondern auch eine Erhöhung des sozialen Status mit sich. Das heißt beispielsweise, daß Karin nicht nur mehr zu sagen hat, sondern daß sie auch mehr verdient, sich ein anderes Auto leisten kann usw. Auch durch ihren neuen Status unterscheidet sich Schwester Karin somit von ihren früheren Kollegen. Das führt vor allem dann zu Unsicherheiten und Reibereien, wenn Karin selbst dem neuen Status große Bedeutung beimißt und ihn nach außen z. B. durch die Anschaffung von Statussymbolen stark zum Ausdruck bringt.

Eng verbunden mit der Statuserhöhung ist die Prestigezunahme (unter Prestige wird das Ansehen bzw. die gefühlsmäßige Achtung verstanden, die dem Inhaber einer Position entgegengebracht wird). Als Abteilungsleiterin wird Schwester Karin von ihren früheren Kollegen anders betrachtet und behandelt als vorher. Das kommt in den Blicken, Worten und Gesten der ehemaligen Kollegen zum Ausdruck. Eine Mischung aus Vorsicht und Respekt, Bewunderung und Neid, Mißtrauen und Eifer spricht aus den Mienen und Reaktionen ihrer alten Kollegen und macht ihr bewußt, daß sie nicht mehr gleich wie früher zu ihrem Kreis gehört.

Das mit der Führungsposition verbundene Prestige ist eine Erscheinung, die für den betreffenden Vorgesetzten leicht zur Falle werden kann. Die ihm entgegengebrachte Achtung bzw. das Ansehen, das er genießt, verschaffen ihm Bestätigung und das Gefühl, daß er jemand ist. Aus diesem Gefühl heraus entsteht jedoch allzuoft ein gruppen- und leistungsfeindliches Verhalten; das Bedürfnis nach Prestige dominiert dann das Bedürfnis nach Leistung, Zusammenarbeit und sozialem Kontakt. Die Funktion in der Organisation wird dann mehr oder weniger dazu mißbraucht, das persönliche Prestige zu pflegen. Daß ein solches Verhalten sich auf die Arbeitsatmosphäre, Zusammenarbeit, Kommunikation und Arbeitsleistung negativ auswirkt, braucht nicht näher erklärt zu werden. Die Jagd nach Prestige ist eine Sucht, die viele Menschen vergiftet.

- Neben der Veränderung der hierarchischen Position bringt die Ernennung zum Vorgesetzten auch eine **Veränderung der Funktion** mit sich, diese Veränderung besteht grundsätzlich darin, daß zu den Fachaufgaben jetzt noch Führungsaufgaben hinzukommen. Die Bewältigung von Führungsaufgaben erfordert vom Vorgesetzten andere Kenntnisse und Fähigkeiten als die Erfüllung von Fachaufgaben ausführender Art und ist mit anderen Pflichten verbunden. Als gewöhnliche Mitarbeiterin war Schwester Karin verpflichtet, ihr Tagespensum weisungsgemäß zu erledigen; als Fachfrau ist sie nur für ihre eigene Arbeit zuständig. Zum Beispiel ist ein Spitalgärtner für den Bereich des Gartens bzw. den Komplex von Tätigkeiten zuständig, der ihm vom Chef der Gärtnerei zugewiesen worden ist; eine Krankenschwester, der keine Hilfskräfte unterstellt sind, ist für die Abgabe von Medikamenten zuständig; ein Forscher, der ohne Unterstellte an einem Projekt arbeitet, ist für die Erfüllung seiner Forschungsaufgabe zuständig.

Als Fachfrau verfügt Schwester Karin über das erforderliche Wissen und Können, um ihre Arbeit fachkompetent auszuführen. Diese Fachkompetenz nützt ihr jedoch wenig bei der Ausübung ihrer neuen Führungs-Funktion. Hier hat sie sich überwiegend um die Arbeit anderer Personen zu kümmern; sie muß deren Aufgabenerfüllung planen, organisieren, koordinieren und kontrollieren. Um als Vorgesetzte ebenso erfolgreich zu sein wie vorher als fachkompetente Mitarbeiterin, muß Schwester Karin neue Kenntnisse erwerben und andere Fähigkeiten entwickeln. Die Summe dieser zum Führen erforderlichen Kenntnisse und Fähigkeiten wird als **Führungsqualifikation** bezeichnet.

Lange bestand die Ansicht, daß sich Vorgesetzte und Mitarbeiter in einer Reihe von persönlichen Eigenschaften unterscheiden, die in ihrer spezifischen Ausprägung und Kombination diese Führungsqualifikation ausmachen und Voraussetzung für das Erringen einer Führungsposition sind: Führer wird nur der, der gewisse Führungseigenschaften hat. Da sich solche allgemeinen Führer-Charakteristika aber trotz großer Bemühungen nicht identifizieren lassen, gilt der Mythos vom geborenen Führer heute als überholt.

---

1 vgl. Heuberger (1976)

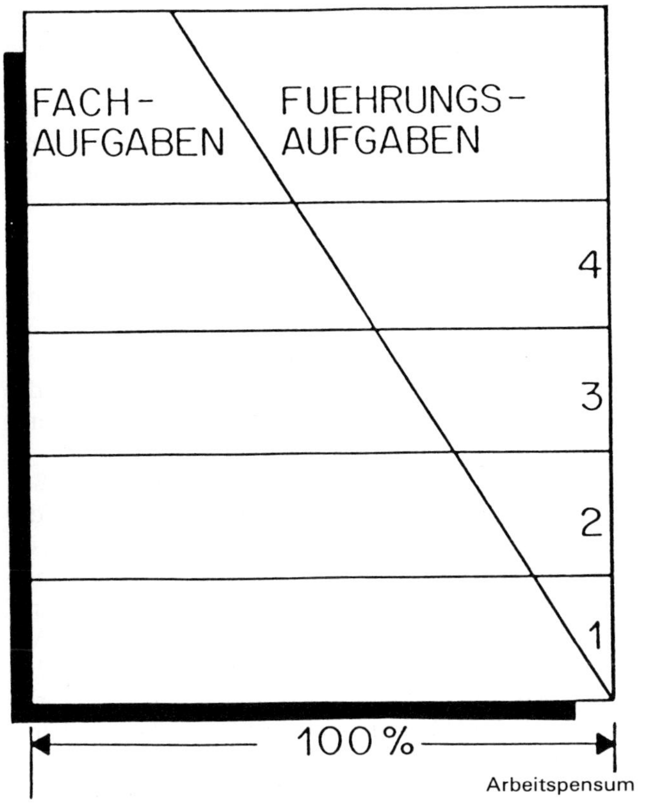

Abbildung 4/1: Fach- und Führungsaufgaben

Führungsqualifikation wird als eine Fähigkeit gesehen, die sich eine Person aufgrund der Interaktion mit ihrer Umwelt erwerben kann, eine Fähigkeit aber auch, die nicht isoliert von der jeweiligen Situation gesehen werden darf.

• **Stellung in der Hierarchie:** Bei der Beschäftigung mit den Begriffen Fachkompetenz und Führungsqualifikation stellt sich die Frage, wie weit die Fachkompetenz des Vorgesetzten reichen soll. Muß ein Vorgesetzter Spezialist sein? Die Abb. 4/1 gibt Antwort auf diese Frage.

Die Diagonale stellt den Aufstieg eines Vorgesetzten in der Hierarchie der Organisation dar. Wie das Schema zeigt, verkleinert sich mit dem Aufstieg die Fläche des Anteils der Fachaufgaben, während die Fläche des Anteils der Führungsaufgaben zunimmt. Mit dieser Darstellung wird ausgedrückt, daß **Vorgesetzte** keine **Spezialisten** sein müssen (und sollen) wie ihre Mitarbeiter, deren Wissen in die Tiefe geht: Sie **wissen,** zugespitzt gesagt, **von immer weniger immer mehr.** Das **Wissen des Vorgesetzten** dagegen soll in die Breite gehen; die Tendenz geht dahin, daß er **von immer mehr immer weniger** weiß.

Den Vorgesetzten kann man somit **im Unterschied zum Spezialisten als Generalisten** bezeichnen; er nimmt übergreifende Aufgaben wahr, die darin bestehen, den Arbeitsprozeß «aus höherer Warte» zu überblicken, die Tätigkeiten der Spezialisten zu organisieren, zu koordinieren und zu kontrollieren. Generalisten und Spezialisten in komplementärer Darstellung zeigt das Schema in Abb. 4/2.

Zur Erfüllung solcher Aufgaben benötigt der Vorgesetzte in erster Linie nicht Fachwissen, sondern Führungswissen. Das Fachwissen, über das ein Vorgesetzter verfügen soll, ist ein Grundwissen über die Tätigkeiten seiner Mitarbeiter. Dieses Wissen soll es ihm ermöglichen, seine Mitarbeiter richtig einzusetzen, sie koordinierend zu unterstützen und ihre Arbeitsergebnisse zu beurteilen.

Vorgesetzte müssen keine Spezialisten sein. Viele Konflikte, viel Unsicherheit, Überforderung und Streß lassen sich vermeiden, wenn ein Vorgesetzter dazu steht, daß er Vorgesetzter ist und nicht versucht, seinen Mitarbeitern ein Spezialwissen vorzugaukeln, das er nicht hat bzw. nicht haben soll, weil zuviel Detailkenntnisse dem Überblick im Wege stehen.

• **Mit der Zuweisung neuer Aufgaben ist auch die Übertragung neuer Verantwortung verbunden.** Auf das Beispiel bezogen, heißt das: als Abteilungsschwester ist Schwester Karin nicht mehr bloß für die Erfüllung ihrer Fachaufgaben, sondern auch zusätzlich für

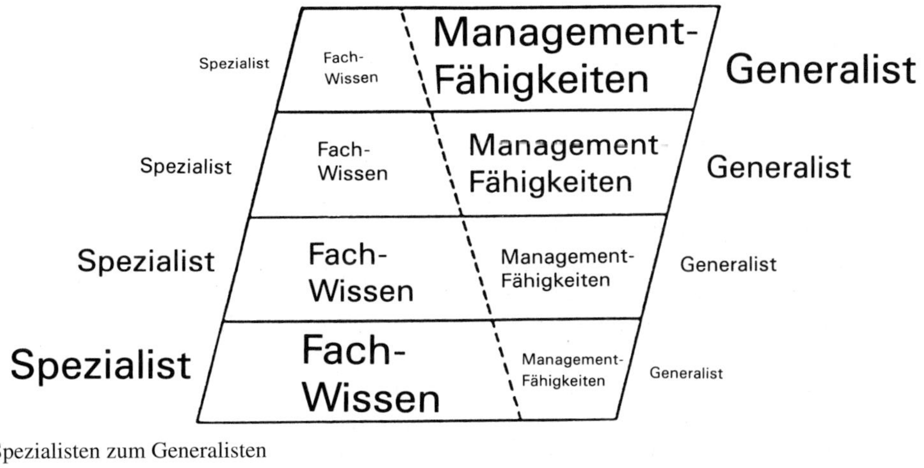

Abbildung 4/2: Vom Spezialisten zum Generalisten

die Erfüllung ihrer Führungsaufgaben verantwortlich. Zur **Handlungsverantwortung, die aus der Fachaufgabe und den damit verbundenen Kompetenzen erwächst,** kommt die **Führungsverantwortung, die aus den Führungsaufgaben und den damit verbundenen Befugnissen** entsteht. Diese Führungsverantwortung des Vorgesetzten erstreckt sich nicht auf alles, was der Mitarbeiter tut, sondern kann u. a. auf folgende Punkte beschränkt sein (2):

- die **Auswahl der Mitarbeiter,** denen er Aufgaben delegiert;
- eine **klare Auftragserteilung,** die erforderliche Information aller Beteiligten und die Koordination der Realisation seiner Weisungen;
- die **Bereitstellung der** ihm zur Verfügung stehenden sachlichen und personellen **Mittel,** die zur Aufgabenerfüllung benötigt werden;
- eine **angemessene Aufsicht** über die Tätigkeit bzw. Kontrolle der Arbeitsergebnisse der Mitarbeiter.

Eine weiterreichende Führungsverantwortung hätte zur Folge, daß der Vorgesetzte sich trotz der Delegation von Aufgaben selber um alles kümmern müßte und daher nicht imstande wäre, seine eigenen Aufgaben zu erfüllen.

Die Führungsverantwortung läßt sich in folgende Worte fassen: Der Vorgesetzte ist für das Ganze, nicht aber für alles verantwortlich, was in seinem Zuständigkeitsbereich geschieht. Die Verantwortung äußert sich rechtlich in der Haftung für verschuldeten Schaden; faktisch kommt sie darin zum Ausdruck, daß der Betreffende gegenüber seinem Vorgesetzten oder gegen außen für die Folgen seines Handelns einzustehen hat.

• Als frisch ernannte Vorgesetzte sieht sich Schwester Karin somit gänzlich unvorbereitet Erfahrungen in dieser neuen Rolle ausgesetzt, die man so zusammenfassen kann (2):

- sie kann plötzlich darüber entscheiden, in welchem Maß andere Mitarbeiter ihren Bedürfnissen entsprechen können;
- sie kann sich nicht mehr so frei wie früher verhalten, da ihr Verhalten automatisch weitere Konsequenzen nach sich zieht;
- andere verhalten sich ihr gegenüber anders als in ihrer vorherigen Rolle;
- was sie sagt, ist automatisch mit Autorität versehen und zeigt irgendwelche Wirkungen.

• **Positionale Veränderung:** Frischgebackene Vorgesetzte merken, daß ihr Verhalten plötzlich Vorgesetztenverhalten ist; sie werden sich überlegen müssen, auf welche Art und Weise sie den neuen Erwartungen gerecht werden wollen.

Durch den Akt der Ernennung zur Abteilungsleiterin ändert sich für Schwester Karin ihre Position, ihr Status und Prestige, ihre Aufgaben und ihre Verantwortung, nicht aber ihre Persönlichkeit; ihr Charakter und ihre Einstellungen bleiben (zunächst) dieselben. Auf die Dauer jedoch prägen die neue Funktion, der höhere Status, das höhere Prestige, die neuen Erfahrungen, Erwartungen, Pflichten, Aufgaben und Normen ihr Denken, Fühlen und Handeln. Das heißt: Kurzfristig ändert sich nur ihre Position und Funktion, langfristig aber ändert sich auch ihre Person. Es ist sehr wichtig, daß sich Vorgesetzte dieser Tatsache bewußt sind. Denn die erwähnte Veränderung kann nicht nur positiver Art sein. Sicher kommt es immer wieder vor, daß ein Vorgesetzter an seiner Aufgabe wächst und reift. Nicht selten aber ist das Gegenteil der Fall: Wesentliche Werte gehen mit der Zeit (oft unmerklich) verloren; die Persönlichkeit entwickelt sich nicht, sondern verkümmert.

Die Erwartungen von oben, unten, innen und außen oder der Zuwachs an Macht und Prestige machen leider häufig aus einem anfänglich engagierten Menschen einen Funktionär, der menschliche Werte, die ihm einstmals wichtig waren, verkümmern läßt und sich Schritt für Schritt von ihnen entfernt. Der Preis für dieses Abweichen ist hoch: Er besteht im (bewußten oder unbewußten) Verlust der Achtung vor sich selbst oder darin, daß jemand allmählich sein altes Selbst verliert und eine neue Identität annimmt.

In diesem Zusammenhang zu stellende **selbstkkritische Fragen** sind:

- Welche **Werte/Vorstellungen/Ideen** waren mir zu Beginn meiner Vorgesetzten-(oder Berufs-)Tätigkeit wichtig? – Welche dieser Werte habe ich unterdessen begraben?
- Ist es richtig, daß ich sie begraben habe? Oder wäre es wichtig, sie wieder auszugraben und wiederzubeleben? Wenn ja – wie?
- Wie habe ich mich in den Augen meiner Familie und Freunde verändert? Was ist meiner Ansicht nach anders geworden? – Welche Veränderungen sind positiv? Welche nicht?

4.1.2 Führungsautorität

• **Formale Autorität:** Im vorhergehenden Abschnitt wurde die formale, positionsspezifische Autorität als untrennbarer Bestandteil der Vorgesetztenfunktion bezeichnet. Es stellt sich die Frage: Reicht die formale Autorität aus, um die Mitarbeiter erfolgreich führen zu können? Dafür gibt es eine klare Nein-Antwort. Die formale Autorität ist zwar eine wichtige Voraussetzung für die Ausübung der Führungsfunktion, aber sie ist keine hinreichende Voraussetzung. Die Hauptgründe für die-

2 vgl. Bosetzky/Heinrich (1980)

ses Nein liegen in den Anforderungen, die sich aus dem heutigen Arbeitsprozeß und den veränderten gesellschaftlichen Anforderungen an die Führung ergeben:

- Vom Mitarbeiter werden Aktivität, Selbständigkeit und Verantwortungsbewußtsein verlangt. **Ein Vorgesetzter, der sich vorwiegend auf seine formale Autorität beruft** und mittels Befehlen und Instruktionen regiert, **erzieht seine Mitarbeiter** zum Gegenteil: **zu Passivität, Unselbständigkeit und zum Abschieben von Verantwortung.**
- Der Vorgesetzte ist nicht mehr unbedingt in allen Fachgebieten der Überlegene. Mitarbeiter besitzen ebenfalls fachliche (und natürlich auch persönliche) Autorität. Der **Grundsatz, daß der Vorgesetzte kraft seiner Position,** die ihm aufgrund seines größeren Wissens übertragen wurde, **das Verhalten seiner Mitarbeiter bestimmt, ist von daher nicht mehr gültig.**
- In vielen Arbeitszusammenhängen ist der **Vorgesetzte mehr von seinen Mitarbeitern abhängig als umgekehrt.** Eine Herrschaft auf der Basis formaler Autorität ist auch aus diesem Grund nicht mehr vertretbar.
- Die **Mitarbeiter haben das Bedürfnis nach Mitsprache, Mitwirkung und Mitverantwortung.** Führung, die nur als Ausübung formaler Autorität verstanden wird, läuft diesem Bedürfnis entgegen.
- Wir leben in einer Zeit, in der die Grundlagen der Ausübung von sozialer Macht ganz allgemein in Frage gestellt werden – in einer Zeit skeptischer, kritischer oder gar feindlicher Einstellung gegenüber den Trägern von formaler Macht. **Autorität, die sich auf Rang oder Position einer Person innerhalb einer Hierarchie gründet, reicht je länger je weniger aus,** um wirksamen Einfluß zu nehmen.

Grundsätzlich verpflichtet formale Autorität, aber sie überzeugt und motiviert nicht.

• **Eine weitere Machtquelle bzw. -grundlage besteht im Sachverstand, in der fachlichen Tüchtigkeit des Vorgesetzten.** Vor allem auf den unteren Führungsebenen ist der Erfolg bei der Ausübung und der Führungsfunktion wesentlich davon abhängig, ob die Mitarbeiter von der Sachkenntnis und den fachlichen Fähigkeiten ihres Vorgesetzten überzeugt sind. Einem Vorgesetzten, der nicht über objektiv bewiesene oder auch nur subjektiv zuerkannte Sachkundigkeit verfügt, folgen die Mitarbeiter nicht gerne, weil sie nicht sicher sind, ob die Wege, auf denen sie geführt werden, auch die richtigen sind, d. h. ob man auf ihnen auch wirklich die gesetzten Ziele erreicht. Sie können auch nicht einsehen und akzeptieren, daß jemand, der nicht über größere fachliche Fähigkeiten verfügt als sie selbst, eine höhere Position bekleidet.

Die fachliche Autorität besitzt wie erwähnt auf den unteren Ebenen der Hierarchie **größeres Gewicht** als auf den höheren Ebenen. Denn je höher der Vorgesetzte in der Hierarchie steht, um so (3):

- weniger fachliche Überlegenheit besitzt er gegenüber den ihm unterstellten Mitarbeitern;
- größer wird der Anteil der Führungsaufgaben gegenüber den eigentlichen Fachaufgaben;
- leichter läßt sich fehlendes Fachwissen oder geringe praktische Erfahrung durch andere, eben Führungsfähigkeiten ausgleichen. Dieser Sachverhalt wird durch den ironisch gemeinten Satz verdeutlicht: «Wer eine Sache beherrscht, erledigt sie selbst; wer keine Ahnung hat, gibt die Sache in Auftrag und läßt sich dann berichten, worum es eigentlich geht!» (3).

• **Persönliche Autorität:** Wie soll sich ein Vorgesetzter verhalten, dem seine Mitarbeiter in ihrem speziellen Aufgabenbereich fachlich überlegen sind? Selbstsicher auftreten – Selbstsicherheit ist alles. Ja nie den Fehler machen, diesen klugen Ratschlag zu befolgen, denn er ist gar nicht klug! Auf die Dauer kann man nämlich fachliche Unsicherheit nicht hinter selbstsicherem Auftreten verstecken. Ein Vorgesetzter, der versucht, seinen Mitarbeitern Fachkenntnisse vorzugaukeln, die er gar nicht hat, erreicht damit genau das Gegenteil: er untergräbt seine Autorität. Der Vorgesetzte aber, der seine allfällige Unerfahrenheit und Lückenhaftigkeit zugibt und sich von seinen Mitarbeitern beraten läßt, weckt dadurch die Bereitschaft der Mitarbeiter zur Zusammenarbeit mit ihm. Jeder macht Fehler! Die Bereitschaft des Vorgesetzten, eigene Fehler, Unzulänglichkeiten und Lücken zu erkennen und offen zu korrigieren, festigt seine persönliche Autorität.

• **Formale Autorität und fachliche Autorität sind Grundlagen,** um das (Leistungs-)Verhalten der Mitarbeiter zu beeinflussen. Das ist keine Frage! Und doch **reichen auch sie noch nicht aus,** um erfolgreich führen zu können. **Die dritte und wichtigste Machtquelle, die sich ein Vorgesetzter** erschließen kann, **liegt in seiner Persönlichkeit; die persönliche Autorität.** Sie ist es, die letzten Endes die Führungsautorität des Vorgesetzten ausmacht und echte Erfolgsgewähr bietet. Der Vorgesetzte, der persönliche Autorität besitzt, wird von seinen Mitarbeitern als Mensch anerkannt; er gilt als Vorbild; man schenkt ihm Vertrauen. Er kann sicher sein, daß seine Mitarbeiter ihm freiwillig folgen.

• Die **Führungsautorität des Vorgesetzten** stellt somit eine Mischung aus den drei Formen von Autorität dar. Auf die Frage, in welchem Mischungsverhältnis die drei Komponenten stehen müssen, läßt sich wiederholend folgendes sagen:

---

3 zit. nach Bordemann

- Die «Formale Autorität» reicht als alleinige Machtgrundlage nicht aus. Vorgesetzte, die sich allein auf sie stützen, dürften wegen der fachlichen und persönlichen Emanzipation der Mitarbeiter scheitern.
- Der «Fachliche Autorität» kommt auf den unteren Ebenen der Hierarchie größeres Gewicht zu als auf den höheren Ebenen.
- Die «Persönliche Autorität» ist auf allen Ebenen von ausschlaggebender Bedeutung.

• Wer ein allgemeingültiges Rezept für die Erfolgsmischung erwartet, wird enttäuscht: Ein solches Rezept gibt es nicht, weil die richtige **Führungsautorität von verschiedenen Variablen (veränderlichen Faktoren) bestimmt** wird. Zunächst spielt natürlich die **Person des Vorgesetzten eine entscheidende Rolle.** So ist es nicht gleichgültig, ob er die **Ausübung von Autorität:**

- **Als Mittel einsetzt, um sein Machtbedürfnis zu befriedigen,** indem er Befehle austeilt, seine (positionale) Überlegenheit ausspielt und sich mit einem Kreis unterwürfiger Opportunisten umgibt.
- **Als legitime Form betrachtet, seine Aggressionen auszuleben** oder sich ein Ventil dafür zu schaffen, die von oben erfahrene Autorität nach unten weiterzugeben.
- **Als Mittel einsetzt, um der grundsätzlichen Faulheit,** Passivität und Verantwortungslosigkeit **der Mitarbeiter zu begegnen.**
- Dazu benutzt, **Voraussetzungen zu schaffen, daß der einzelne Mitarbeiter und die Arbeitsgruppe sich leistungsmäßig optimal entfalten** und eigene Bedürfnisse befriedigen kann.

• **Die Eigenschaften und Erwartungen der Mitarbeiter** oder der Arbeitsgruppe beeinflussen die Autorität in hohem Maße. So spielt es beispielsweise eine Rolle:

- Welche **Form von Autorität die Mitarbeiter erwarten bzw. gewohnt sind;** ein Vorgesetzter, der die Rollenerwartungen seiner Mitarbeiter nicht beachtet, wird große Mühe haben, sich zu behaupten.
- **Wie die Motivation der Mitarbeiter strukturiert ist;** das Bedürfnis nach Autonomie oder Partizipation ist z. B. nicht bei jedem in gleichem Maße ausgeprägt.
- **Wie qualifiziert die Mitarbeiter sind;** der eine vermag z. B. eine Aufgabe selbständig zu erfüllen, während ein anderer auf Instruktionen des Vorgesetzten angewiesen ist.
- **Wie hoch der Kooperationsgrad in der Gruppe ist;** die Art und Häufigkeit der Kommunikation, die Art der Handhabung von Konflikten usw. wirken sich ebenfalls aus.

• Auch **die Erwartungen von seiten der Organisation sind** von Bedeutung. So ist es nicht gleichgültig, welche (schriftlich fixierten oder ungeschriebenen) Führungsgrundsätze gelten und welche Form von Autorität von oben auf den Vorgesetzten ausgeübt wird. Schließlich kommt es auch auf die zu erfüllende Aufgabe an; wenn unter starkem Zeitdruck gehandelt werden muß, etwa in Notfällen, kann der Rückgriff auf formale Autorität sinnvoll sein. Kooperative Aufgaben erfordern eine kooperative Ausübung von Autorität.

Die Frage nach der Erfolgsmischung läßt sich also nicht allgemeingültig beantworten. Die richtige Mischung hängt von der Führungssituation ab, in dem sich der Vorgesetzte befindet. Aufgabe des Vorgesetzten ist es, die situativen Bedingungen zu erkennen und die drei Komponenten der Führungsautorität entsprechend wirksam werden zu lassen.

Aus dem Festgestellten wird deutlich, daß die Führungsautorität in steigendem Maß ihren Herrschaftscharakter verliert. Die Funktion der Führungsautorität besteht nicht mehr darin, durch formalen Druck und Zwang auf die Mitarbeiter Macht auszuüben, sondern sie hat lediglich Voraussetzungen zu schaffen, daß eine zielorientierte Kooperation möglich ist.

Indem die Ausübung von Autorität zur Entfaltung von Fähigkeiten der Mitarbeiter beiträgt, erlangt sie ihre ursprüngliche Bedeutung zurück (lat. augere = mehren, fördern). Führungsautorität in diesem Sinne wird nicht nur akzeptiert, sondern gewünscht, weil sie dem Mitarbeiter hilft, zu seinen eigenen Möglichkeiten zu finden. Führungsautorität als Bedingung der Selbstentfaltung und Selbstverwirklichung des Mitarbeiters kann als kommunikative Fähigkeit gelernt und eingeübt werden (4).

Ein Vorgesetzter, der ein selbständiges und mitverantwortliches Arbeitsverhalten seiner Mitarbeiter erreichen will, vermag dies weniger durch unbekümmerte Selbstsicherheit zu leisten, sondern braucht mehr Problembewußtsein und Selbstkritik gegenüber dem eigenen Autoritätsstil. Eine Autoritätsform, die mehr Menschenkenntnis und Einfühlungsvermögen in den anderen verlangt, setzt mehr Selbsterkenntnis und Beobachtung des eigenen (Führungs-)Verhaltens voraus. Gerade in bezug auf Autorität ist es äußerst wichtig, das eigene Verhalten kritisch zu überprüfen.

Bis hierhin ging es um die Autorität des Vorgesetzten. Der Vorgesetzte ist aber nicht der alleinige Träger von Autorität. **Auch der Mitarbeiter besitzt aufgrund seines Fachwissens und aufgrund von Merkmalen seiner Persönlichkeit fachliche bzw. persönliche Autorität.** Der Mitarbeiter, der in seinem Tätigkeitsbereich selbständig handelt und entscheidet und die ihm übertragenen Aufgaben erfüllt, erwirbt sich dadurch eine Mitarbeiterautorität, die er legalerweise der formalen Autorität des Vorgesetzten gegenüberstellen kann. Dies ist eine sehr wichtige Feststellung. Denn **erfolgreiche Führung basiert auf gegenseitiger Achtung und Anerkennung.**

---

4 nach Sahm (1980)

Die Achtung, die ein Vorgesetzter seinen Mitarbeitern entgegenbringt, ist nicht nur menschlich, sondern auch sachlich begründet: Die Zielerreichung bzw. Aufgabenerfüllung der Organisation ist ein Ergebnis der Zielerreichung und Aufgabenerfüllung der einzelnen Mitarbeiter und ihrer gegenseitigen Zusammenarbeit. Diese Achtung und Anerkennung trägt der Tatsache Rechnung, daß jeder Mitarbeiter auf seinem Platz notwendig ist.

4.1.3 Merkmale der Führungspersönlichkeit

Der Vorgesetzte steht oben, er ist seinen «Untergebenen» vorgesetzt; er hat das «Sagen» – auch wenn er seine formale Überordnung nicht betont. Was unterscheidet den Vorgesetzten von einem Mitarbeiter? Oder allgemein formuliert: Was unterscheidet den Führer von den Geführten? Diese Frage beschäftigt die Menschen, seit es Individuen mit herausragenden Fähigkeiten gibt. So kommen bereits in der Ilias von Homer verschiedene Führungsideale der Antike zum Ausdruck: Gerechtigkeit und Urteilskraft (Agamemnon), Weisheit und Rat (Nestor); Scharfsinn und List (Odysseus), Tapferkeit und Aktion (Achilles). Nach Platon stellte der Staat folgende Eigenschaften eines Führers heraus (5): Wißbegierde, Wahrheitsliebe, besonnene Mäßigung und Abwesenheit aller Gewinnsucht, Abwesenheit von Niederträchtigkeit und Gemeinheit, gerechte und humane Seele, Gelehrigkeit, gutes Gedächtnis und Sinn für schöne Form. Macchiavelli, als einflußreicher politischer Denker der Renaissance forderte folgende Eigenschaften von einem idealen Führer: Kraft/Entschlossenheit, Treue, Milde, Menschlichkeit, Aufrichtigkeit/Redlichkeit, Frömmigkeit/Gottesfurcht, Großmut und Kühnheit.

Die Liste berühmter Namen aus der Geistesgeschichte, die sich mit den Eigenschaften von Führungspersönlichkeiten beschäftigt haben, ließe sich beliebig verlängern. Die Beispiele genügen jedoch, um zu zeigen, daß bestimmte Idealnormen in bezug auf den Führer immer existiert haben.

• In neuerer Zeit wurden viele Untersuchungen durchgeführt mit dem Ziel, jene Persönlichkeitsmerkmale zu ermitteln, die in ihrer spezifischen Ausprägung und Kombination die Führungspersönlichkeit kennzeichnen. Im Jahre 1948 wurden von Stogdill die Ergebnisse von 112 Studien gesichtet und geordnet. Die Zusammenfassung ergab, daß **Personen mit Führungspositionen in bezug auf folgende fünf Faktoren den Durchschnitt der Mitglieder ihrer Gruppe übertreffen** (5):

- **Befähigung** (Intelligenz, Wachsamkeit, verbale Gewandtheit, Originalität, Urteilskraft)
- **Leistung** (Schulleistung, Wissen, sportliche Leistungen)
- **Verantwortlichkeit** (Zuverlässigkeit, Initiative, Ausdauer, Aggressivität, Selbstvertrauen, Wunsch, sich auszuzeichnen)
- **Teilnahme** (Aktivität, Soziabilität, Kooperationsbereitschaft, Anpassungsfähigkeit, Humor)
- **Status** (sozio-ökonomische Position, Popularität)

Eine **Person** wird nicht **aufgrund einer Kombination von Persönlichkeitseigenschaften zum Führer**, sondern durch die **Anordnung und wechselseitige Beziehung der Persönlichkeitsmerkmale des Führers;** diese muß den Zielen der Geführten sowie bestimmten Anforderungen der Situation entsprechen, um wirksam zu sein.

• Eine zweite große Übersicht über weitere 163 Studien wurde 1974 veröffentlicht. Aufgrund dieser Untersuchungen sind Führer durch folgende Eigenschaften charakterisiert (5): **Verantwortungsbewußtsein, Aufgabenerfüllung, Energie und Ausdauer im Hinblick auf die Zielerreichung, Kreativität bei der Problemlösung, Selbstvertrauen; Bereitschaft, Konsequenzen von Entscheidungen zu akzeptieren; Bereitschaft, personalen Streß und Frustration zu ertragen sowie die Fähigkeit, andere zu beeinflussen.**

In einer andern Übersicht wurden schließlich die Ergebnisse von Studien zusammengestellt, die sich mit der Beziehung zwischen Persönlichkeitsmerkmalen von Individuen und deren Führungsverhalten in Gruppen befassen (5): Diese Arbeit von Mann (1959) ist deshalb besonders interessant, weil hier der Aspekt der Gruppe einbezogen wird. Aus der Sammelstudie geht hervor, daß **eine starke positive Beziehung besteht zwischen Intelligenz, Anpassung und Extraversion** einerseits und **Führungsverhalten** andererseits. **Dominanz, Maskulinität und interpersonelle Sensitivität** stehen in einem etwas schwächeren positiven Zusammenhang mit Führung, während Konservativismus mit Führung negativ korreliert ist.

Das Fazit dieser Untersuchungen ist, daß es unbestritten ist, daß Eigenschaften in Führungsbeziehungen eine große Rolle spielen. Lediglich die klassische Version der Eigenschafts-Theorie, wonach Führungsverhalten und -erfolg auf Persönlichkeitseigenschaften der Führer zurückzuführen ist, dürfte als überholt gelten. Es wäre falsch, die jeweiligen Bedingungen wie z. B. **Erwartungen der Interaktionspartner, Günstigkeit der Situation, Art der Aufgaben, vorhandene Arbeitsmittel, organisatorische Gegebenheiten** usw. außer acht zu lassen.

• Bei der **Auswahl von Führungskräften** aufgrund von Persönlichkeitsmerkmalen wird oft übersehen, daß es keine Eigenschaften gibt, die unabhängig von ihrer Beziehung zu den Geführten, zur spezifischen Aufgabe und Situation den Führungserfolg endgültig charakteri-

---

5 vgl. Wunderer/Grunwald (1980)

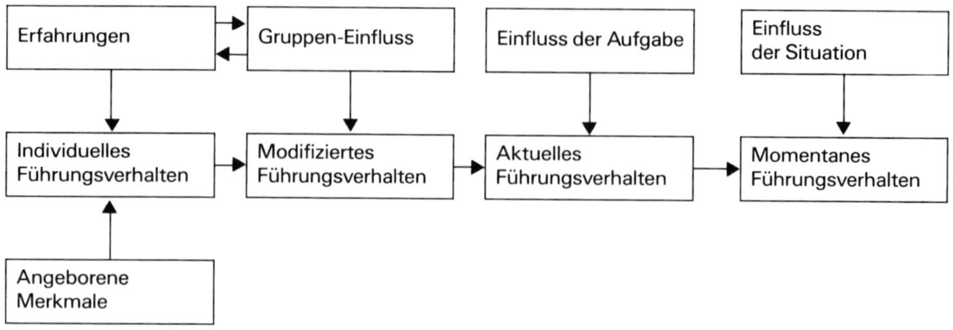

Abbildung 4/3: Einflußkomponenten auf das Führungsverhalten (Withauer)

sieren können. Immer wird es auch auf die zu führenden Mitarbeiter ankommen, auf deren Ziele, Erwartungen und Erfahrungen.

Führungsqualitäten müssen immer im sozialen Kontext gesehen werden. Eigenschaften eines Vorgesetzten haben immer auch einen Bezug zu den Eigenschaften der Mitarbeiter bzw. Arbeitsgruppe. Fragt man verschiedene Arbeitsgruppen in einer Organisation, welche Fähigkeiten und Eigenschaften Vorgesetzte haben sollten, so zeigt sich, daß Führung zu einem großen Teil eine Funktion der jeweiligen Gruppe, ihrer Ziele, Struktur und Situation ist.

• Das tatsächliche, momentane Führungsverhalten eines Vorgesetzten resultiert somit aus dem **Zusammenwirken mehrerer Einflußkomponenten** (6); siehe Abb. 4/3).

Das grundlegende **individuelle Führungsverhalten** wird durch die Anlagen und die Erfahrungen des betreffenden Individuums bestimmt. Angeborene Merkmale lassen sich dabei lediglich vermuten, da stets nur menschliche Verhaltensweisen beobachtet werden können, die bereits durch Interaktionen bzw. Erfahrungen mit der Umwelt geprägt sind.

Hinsichtlich der Führung rühren wesentliche Erfahrungen aus dem Geschehen in Gruppen, denen die führende Person selbst einmal angehört hat. Der Führer einer bestimmten Gruppe zeigt ein Führungsverhalten, das durch den Einfluß der spezifischen Gruppe modifiziert wird und deshalb als **modifiziertes Führungsverhalten** bezeichnet werden kann. Im weiteren ist das **Verhalten des Führenden abhängig von der speziellen Aufgabe und der äußeren Situation,** in der sich die Gruppe befindet. Diese Einflüsse bewirken, daß ein der Führungssituation entsprechendes **momentanes Führungsverhalten zustande kommt.**

4.1.4 Erwartungen an den Vorgesetzten

• Die Rolle des Vorgesetzten ist durch vielfältige, geschriebene und ungeschriebene Erwartungen mehr oder weniger klar umrissen. Beispiele von **Anforderungen an einen Vorgesetzten** sind (7):

- der Vorgesetzte muß ein Führer sein; eine Führungskraft muß die Fähigkeit besitzen, sich ihren Mitarbeitern gegenüber mitteilen zu können
- der Führende muß verantwortungsbewußt und verantwortungsbereit sein; Führungskräfte müssen ein soziales Verantwortungsbewußtsein besitzen
- ein Manager muß nicht nur in der Lage sein, das wissenschaftliche Management, die Management-Techniken zu verstehen; er muß sie auch anwenden können
- eine gute Urteilsfähigkeit und die Gabe zu entscheiden sowie die Fähigkeit zu unterscheiden, was bedeutsam und was unbedeutend ist, sind wesentliche Voraussetzungen einer Führungskraft
- ein Führer ist nicht an seiner Persönlichkeit zu messen, sondern an dem, was er tut, d. h. daran, ob er in jeder Situation das Notwendige und Zweckmäßige tut, usw.

In Seminarunterlagen eines Managementtrainers finden sich folgende Erwartungen an den kooperativen Führer (7): «Die Haltung des kooperativen Führers ist positiv, wenn er Vertrauen in seine Mitarbeiter hat, die Mitarbeiter gut informiert und in seine Überlegungen einbezieht, Verständnis für ihre Lage hat und gerecht ist!»

Des weiteren ist die Haltung des kooperativen Führers positiv, wenn er jedem das Gefühl gibt, gleich wichtig zu sein; für seine Entscheidungen die Verantwortung übernimmt und eigene Fehler eingesteht, sachlich kritisiert und belehrt, und nicht nachträgerisch wirkt; sein besseres Wissen und Können für seine Mitarbeiter einsetzt und vor allem hilfsbereit ist, jeden seinen Fähigkeiten entsprechend einsetzt und fördert.

• Und nicht zuletzt ist die Haltung des Führers positiv, wenn er persönliche Anliegen persönlich behandelt und Vorbild ist. Damit entspricht er den Normen und Erwartungen, die im Betrieb und in der gesellschaftlichen Umwelt heute allgemein anerkannt sind. Der **Kooperative Führer ist natürlich auch Manager:**

- **er bekennt sich zur zielorientierten Leitung,** löst die notwendigen Aktivitäten für die Erreichung der

6 vgl. Witthauer (1981)
7 vgl. Rosner

Ziele aus; weiß, daß er letzten Endes daran gemessen wird, was seine Mitarbeiter tun und was er mit ihnen gemeinsam, kooperativ erreicht hat;
- er **erarbeitet die zu erreichenden Ziele gemeinsam mit seinen Mitarbeitern,** delegiert Aufgaben und Entscheidungsbefugnisse, sorgt dafür, daß seine Mitarbeiter im Rahmen ihrer Delegationsbereiche die Verantwortung für die zu erreichenden Ziele und die getroffenen Entscheidungen übernehmen und bekennt sich, wo immer nur möglich, zum Teamstil und praktiziert ihn.

Es braucht nicht besonders betont zu werden, daß ein solcher Vorgesetzter, wie er hier geschildert ist, nur im Bereich der Wunschwelt existiert.

• In einem dritten Beispiel werden an einen Vorgesetzten folgende Anforderungen gestellt (8):

- Fähigkeit, die Achtung und das Vertrauen der Mitarbeiter zu gewinnen, diese für ihre Aufgabe zu begeistern und sie zu selbständigem, initiativem Denken und Handeln anzuspornen; Fähigkeit im Umgang mit Untergebenen – und Vorgesetzten;
- klares Denken, Sinn für die großen Zusammenhänge und geistige Beweglichkeit; Organisationstalent;
- Sachkenntnis;
- Verantwortungsbewußtsein und Verantwortungsfreude;
- geistige Unabhängigkeit und Mut; Selbstdisziplin;
- echter Humor;
- Sinn für Gerechtigkeit und Verständnis für die Mitarbeiter; Bereitschaft, für seine Mitarbeiter einzustehen;
- die Fähigkeit, seine persönlichen Interessen der Sache unterzuordnen;
- Sicherheit; Durchsetzungsvermögen.

Solche **allgemeinen Erwartungen bzw. Soll-Profile** sind in erster Linie als Absichtserklärungen oder als Forderungskataloge der Leitung der betreffenden Organisation zu verstehen. Sie sind in ihrer generalisierenden und abstrakten Aussage weit weg von der Alltagspraxis und helfen dem Vorgesetzten kaum, seine Führungsprobleme im konkreten Organisationsalltag erfolgreich zu bewältigen.

Der gute Vorgesetzte wird seine Rolle aufgrund der vielfältigen Interaktionen im Arbeitsalltag so modifizieren, daß er als Zielperson der zahlreichen und zum Teil widersprüchlichen Erwartungen seine Aufgabe so gut und so befriedigend wie möglich erfüllen kann.

Ein Vorgesetzter, dem es gelingt, die verschiedenen, teilweise sehr hohen Erwartungen unter einen Hut zu bringen, besitzt jene Merkmale einer Führungspersönlichkeit, die es ihm in der konkreten Situation möglich machen, in hohem Maße zur Aufgabenerfüllung und Zufriedenheit der Gruppe beizutragen, ohne mit den Vorgaben und Erwartungen seiner Vorgesetzten in Kollision zu geraten. Dies wird aber keinesfalls immer möglich sein, und es lassen sich im Grunde genommen auch keine allgemeingültigen Anforderungen formulieren, deren Erfüllung die Bewältigung jeder Führungssituation garantieren würde; denn in jeder spezifischen Situation sind jeweils wieder andere Anforderungsmerkmale entscheidend.

4.1.5 Rechte und Pflichten des Vorgesetzten

Wie die Rolle des Mitarbeiters ist auch die Rolle des Vorgesetzten mit bestimmten Rechten und Pflichten ausgestattet. Unter den **formalen Rechten bzw. Kompetenzen des Vorgesetzten** sind **neben den Eigenkompetenzen** (die auch Mitarbeiter besitzen) vor allem **die Fremdkompetenzen** von Bedeutung, also die Befugnisse, die sich auf die Aufgabenerfüllung anderer Personen beziehen.

• Unter diesen **Fremdkompetenzen, die auch als Führungs-Kompetenzen bezeichnet** werden, lassen sich folgende Arten unterscheiden (9):

- **Integrationskompetenz:** Diese tritt in zwei Formen auf; einerseits in der Strukturkompetenz mit dem Recht, Verteilungs- und Arbeitsbeziehungen in einem System zu regeln; andererseits in der Zielkompetenz mit dem Recht, sich an der Bildung von ökonomischen und sozialen Sach- und Formalzielen zu beteiligen.
- **Koordinationskompetenz:** das Recht, Maßnahmen zur koordinierten Aufgabenerfüllung zu ergreifen.
- **Persönlich-disziplinarische Kompetenz (= disziplinarische Weisungsbefugnis):** das Recht, in Fragen der Umgangs- und Verhaltensnormen bei der Aufgabenerfüllung, der Förderung und Weiterbildung Weisungen zu erteilen.
- **Sachlich-funktionale Kompetenz (= fachliches Weisungsrecht):** das Recht, in fachlichen Fragen Weisungen zu erteilen. Zwei Formen werden unterschieden: die **Anordnungskompetenz** mit dem Recht, eine getroffene Entscheidung durchzusetzen, d. h. andere Personen zur Realisation der Entscheidung zu veranlassen, sowie die **Kontrollkompetenz** mit dem Recht, die Aufgabenerfüllung anderer Personen in fachlicher Hinsicht zu kontrollieren.

• Damit der Vorgesetzte von diesen Kompetenzen Gebrauch machen kann, müssen bestimmte Bedingungen erfüllt sein. **Jedes Recht, das dem Vorgesetzten zusteht,** muß:

---

8 Schweizer Bundesrat
9 vgl. Bleicher/Meyer (1976)

- ihm inhaltlich und formal bekannt sein; er muß genau wissen, wozu er berechtigt oder ermächtigt ist;
- wenn immer möglich, schriftlich fixiert sein, wenn immer möglich durch eine Stellenbeschreibung;
- von Zeit zu Zeit daraufhin überprüft werden, ob es nicht mit Kompetenzen der Mitarbeiter oder anderer Vorgesetzten kollidiert.

Das Einhalten dieser Bedingungen ist die Voraussetzung dafür, daß Entscheidungen und Maßnahmen konsequent realisiert werden und optimal ineinandergreifen. Sind die eigenen Rechte nicht oder nicht genau bekannt, die Kompetenzen unklar, so ergeben sich daraus ebenso häufig Unzufriedenheit, Verwirrung und Fehlentscheidungen, wie wenn der Vorgesetzte seine Kompetenzen vernachlässigt oder überschreitet.

• Neben diesen formalen Rechten hat jeder Vorgesetzte bestimmte rechtliche Verpflichtungen. Im Vordergrund stehen hierbei:

- **die Aufsichtspflicht:** der Vorgesetzte ist verpflichtet, die Prozesse zur Aufgabenerfüllung angemessen zu überwachen und die Arbeitsergebnisse zu kontrollieren;
- **die Fürsorgepflicht:** der Vorgesetzte hat die Pflicht, sich um den Schutz des Mitarbeiters vor Gefahren und um die Erhaltung seiner Gesundheit und seines Wohlbefindens zu bemühen.

In den beiden genannten Pflichten ist die Ursache vielfältiger Konflikte angelegt. Denn die Fürsorgepflicht kann durchaus mit der Aufsichtspflicht oder den Weisungsbefugnissen kollidieren. Manche Anordnung, die der Vorgesetzte an seine Mitarbeiter richten muß, kann deren Bedürfnisse mißachten, verletzen oder sogar in ihre Schutzrechte eingreifen. Auch hier, in dieser doppelten Verpflichtung einerseits der Organisation und andererseits dem Mitarbeiter gegenüber, kommt einmal mehr die konfliktträchtige Position des Vorgesetzten zum Ausdruck.

In der Art und Weise, wie ein Vorgesetzter mit solchen Konflikten umgeht, zeigt sich wie kaum irgendwo sonst, in welchem Ausmaß er seiner Führungsaufgabe gewachsen ist. Ein Vorgesetzter, der nicht fähig ist, für seine Mitarbeiter einzustehen, wirkt unglaubhaft.

• Zu diesen rechtlichen Verpflichtungen kommen auch **persönliche Pflichten.** Wie diese formuliert werden können, wird an einem Beispiel gezeigt (10): Jeder Vorgesetzte ist innerhalb der Verwaltung zugleich auch Mitarbeiter und Kollege. In dieser dreifachen Eigenschaft soll er als **Vorgesetzter:**

- die **Führungsaufgaben unter vollem Einsatz seiner Persönlichkeit** erfüllen; der Vorgesetzte wirkt durch sein Beispiel;
- seinen **Mitarbeitern Anregungen bieten**;
- im Rahmen der allgemeinen Prinzipien **seinen eigenen Führungsstil entfalten;** sich so geben, wie er ist;
- über die eigene Zuständigkeit hinaus **das Ganze im Auge behalten**;
- **klare, präzise Antworten verlangen**; Vorgesetzte müssen fragen können; die Lage reifen lassen, ohne jedoch ihren Entscheid auf die lange Bank zu schieben; zu verantwortende Risiken in Kauf nehmen;
- **klare Forderungen stellen**;
- **Kritik ertragen**; trotz Enttäuschungen und Rückschlägen nicht resignieren;
- um die **Unvollkommenheit menschlichen Handelns,** auch seines eigenen **wissen.**

• Als **Mitarbeiter** soll der Vorgesetzte:

- sich für die **Erfüllung seiner Aufgaben einsetzen**;
- im Rahmen der **Richtlinien selbständig und initiativ handeln** und die Verantwortung für seine Tätigkeit übernehmen;
- **seinen Vorgesetzten beraten**, ihn entlasten und seine Zeit nie unnötig beanspruchen;
- **Vorlagen dem Vorgesetzten rechtzeitig** und in einer Form **unterbreiten**, die ihm den Entscheid erleichtert;
- sich **seinem Vorgesetzten unterordnen**, ohne zum unkritischen Ja-Sager zu werden, er verhält sich ihm gegenüber so, wie er es von seinen Mitarbeitern verlangt.

• Als **Kollege** soll der Vorgesetzte:

- mit allen an der Lösung einer Aufgabe Beteiligten frühzeitig **Kontakt aufnehmen** und mit ihnen eng zusammenarbeiten;
- für **umfassende gegenseitige Information** über alle wesentlichen Tatsachen und Zusammenhänge sorgen;
- eine **kameradschaftliche Haltung einnehmen** und alles tun, um das gemeinsame Ziel zu erreichen;
- die **Leistungen der Kollegen** würdigen;

4.1.6 Dilemmata der Führung

• Zu welchen Konflikten die vielfältigen Erwartungen an den Vorgesetzten führen können, wurde bereits erwähnt. Im folgenden soll auf bestimmte **Grundwidersprüche** eingegangen werden, die untrennbar mit der Rolle des Vorgesetzten verbunden sind (11). Damit wird die abstrakte Rede von den widersprüchlichen Erwartungen von oben bzw. von unten konkreter, und es zeigt sich, daß ein Vorgesetzter notwendig in Widersprüchen leben muß, aus denen es keinen eindeutigen und gesicherten Ausweg gibt:

10 vgl. Schweizer Bundesrat
11 vgl. Heuberger (1984)

- **Objekt und Subjekt:** Hier geht es um die Frage, ob der Vorgesetzte den Mitarbeiter als Mittel oder als Zweck bzw. als Kostenfaktor oder als Mitmenschen und Partner betrachtet. Soll der Vorgesetzte das Arbeitsverhalten des Mitarbeiters von außen her bestimmen oder ihm Selbstbestimmung zuerkennen? Unter den bei uns gültigen Bedingungen kann keiner der beiden Pole vernachlässigt werden, wenn die wichtigsten Aufgaben einer Organisation erfüllt werden sollen.
- **Einzigartigkeit und Gleichartigkeit:** Jeder Vorgesetzte hat es mit Menschen zu tun, von denen keiner dem anderen gleicht. Er hat diese Individualität zu respektieren und die Würde des ganzen Menschen zu achten. Andererseits aber ist dieser ganze Mensch in Organisationen nicht gefragt; nur ein Teil von ihm interessiert die Fähigkeit, die für die Aufgabenerfüllung benötigt wird.
- **Bewahrung und Veränderung:** Damit in der Organisation gegenseitig abgestimmtes Handeln möglich ist, muß man sich aufeinander verlassen und Handlungen vorhersagen können. Dies bedeutet, daß Einstellungs- und Verhaltensregeln erhalten und verankert werden müssen. Konstanz, Stabilität, Tradition schaffen Verhaltenssicherheit; sie gefährden jedoch dann Bestand und Entwicklung, wenn Menschen und Umwelten sich ändern und das Festhalten am Bewährten Anpassung unmöglich macht. Deshalb besteht die Aufgabe des Vorgesetzten nicht nur darin, Strukturen zu erhalten, sondern auch zu erneuern, zu verändern und Entwicklungen einzuleiten.
- **Freiheit und Zwang:** Ein Vorgesetzter ist verantwortlich dafür, daß sich seine Mitarbeiter ordnungsgemäß und regelkonform verhalten. Dies heißt, daß er ihnen Beschränkungen auferlegen muß, weil nur bestimmte Fähigkeiten zu bestimmten Zeiten gefragt sind. Eine solche Reduzierung und Einschränkung bringt die Gefahr mit sich, daß sowohl Leistungspotentiale wie Einsatzfreudigkeit und Kreativität verkümmern.
- **Herausforderung und Fürsorge:** Ein instrumentales und individuales Ziel der Führung ist Zufriedenheit der Mitarbeiter. Wenn Zufriedenheit jedoch den Beigeschmack von Sattheit, Sich-zufrieden-Geben, Sich-Abfinden und Desinteresse bekommt, dann ist es auch eine Führungsaufgabe, herauszufordern, zu belasten, vorübergehend unzufrieden zu machen. Durch die Erfahrung der eigenen Kompetenz und die Steigerung der persönlichen Anspruchsniveaus soll der Mitarbeiter angeregt werden, seine Fähigkeiten und Neigungen zu entwickeln, statt sie bloß zu vermarkten.
- **Zurückhaltung und Offenheit:** Im Sinne einer partnerschaftlichen Führung wird vom Vorgesetzten erwartet, daß er unnötige Fassaden und Panzerungen abbaut und fähig ist, mit seinen Mitarbeitern authentisch, unverstellt, frei und offen zu kommunizieren. Er soll eigene Unwissenheit, Ratlosigkeit, Wünsche und Ängste zugeben können. Andererseits läuft er damit Gefahr, sich auszuliefern und, weil er den verbreiteten Kult der heroischen Selbstdarstellung nicht mitmacht, abgewertet werden.
- **Sachlichkeit und Emotionalität:** Nach verbreiteter Auffassung **geht es in produktiven sozialen Systemen sachlich zu;** Aufgaben und Ziele stehen im Vordergrund, Emotionalität ist tabuisiert. Viele Vorgesetzte sind wie ihre normierte Umwelt selbst versachlicht; sie sind beherrscht, distanziert und neutral; sie leben die Fiktion des «organization man» , der seine Person hinter der Funktion zum Verschwinden gebracht hat; die Inszenierung von Sachlichkeit ist Selbstschutz und Imagefaktor in einem. Die andere Variante wird durch **Vorgesetzte** repräsentiert, **die auf einer persönlichen Ebene Kontakte pflegen** und Wärme, Nähe, Herzlichkeit und Aggressivität unmittelbar ausdrücken. Unter dem Schlagwort des Führungsduals ist die Personalisierung dieses Dilemmas bekannt geworden: In vielen Gruppen gibt es einen Tüchtigen (meist der formale Vorgesetzte) und einen Beliebten.
- **Spezialisierung und Generalisierung:** Von einem Vorgesetzten wird auf der einen Seite Sachverstand und Detailwissen verlangt, um seine Mitarbeiter kompetent beraten und beurteilen zu können. Auf der anderen Seite aber soll er Generalist sein und sich nicht allzusehr in die Einzelheiten vertiefen, damit er den Überblick und die Integrationsfähigkeit nicht verliert.
- **Einzelverantwortung und Gesamtverantwortung:** Insbesondere bei der Verwirklichung des Delegationsprinzips wird festgehalten, der Mitarbeiter sei für die übertragenen Aufgaben selbst voll verantwortlich, der Vorgesetzte habe lediglich die Führungsverantwortung. In der Praxis jedoch läßt sich eine derart säuberliche Trennung nicht vollziehen. Hier wird der Vorgesetzte, zumindest indirekt und langfristig, für ein Versagen seiner Mitarbeiter zur Rechenschaft gezogen; es wird erwartet, daß er sich für alle zu seinem Bereich gehörigen Ergebnisse verantwortlich fühlt.
- **Kontrolle und Selbständigkeit:** Der Vorgesetzte soll im Vertrauen auf Fähigkeiten, Einsatz und Loyalität seiner Mitarbeiter lediglich die vorgelegten Ergebnisse prüfen, ansonsten die Mitarbeiter zur Selbstkontrolle erziehen. Dieses Vorgehen setzt selbständige, kompetente und verläßliche Mitarbeiter voraus; dies ist jedoch für viele Vorgesetzte eine Utopie, weshalb sie häufiger als notwendig kontrollieren.
- **Individuelle und kollektive Entscheidung:** Als allgemeine Empfehlungen sind beide Extremfälle unrealistisch. Ihre Bedeutung erhalten diese polaren Gegensätze aus den Prinzipien, die ihnen zugrundeliegen: während die Allein-Entscheidung dem Modell des Großen Mannes verpflichtet ist, verabsolutiert die Kollektiv-Entscheidung basisdemokratische Überzeugungen.
- **Konkurrenz und Kooperation:** Vom Vorgesetzten wird einerseits Zusammenarbeit, Hilfeleistung und Förderung erwartet; andererseits hängt seine Karriere davon ab, wie geschickt er andere übervorteilt, mani-

puliert und für die eigenen Interessen ausnutzt. Die Formel vom kooperativen Tiger trifft genau den Kern dieses Konflikts. Zudem werden Ergebnisse individualisiert, obwohl allen bewußt ist, daß die meisten Leistungen das Produkt von Zusammenarbeit sind. Den olympischen Mehr-Werten (schneller, höher, weiter) kann man auch andere Werte gegenüberstellen: Freundlichkeit, Genügsamkeit, Geduld, Genuß, Besinnlichkeit, Mitleid, Hilfsbereitschaft usw. Diese oft als weiblich bezeichneten Werte sind für das Überleben und die Leistungsfähigkeit eines sozialen Systems genauso unentbehrlich wie die männlichen Werte der Aggressivität, Dynamik und Durchsetzung.

- **Eigennutz und Gemeinnutz:** Bedingt durch das bestehende System wird ein Vorgesetzter im Interesse der eigenen Karriere bemüht sein, für sich selbst Vorteile zu erringen. Aber er darf dies aus taktischen und grundsätzlichen Überlegungen nicht zu weit treiben, weil er sonst Mißgunst und Gegenstrategien auf sich lenkt. Er wird nicht nur nach seinen Ergebnissen bewertet, sondern, gerade von den Konkurrenten und den Abhängigen, auch nach den Mitteln, die er für seine Zwecke einsetzt.

Zusammengefaßt sind Dilemmata der Führung:

Objekt	Subjekt
Einzigartigkeit	Gleichartigkeit
Freiheit	Zwang
Herausforderung	Offenheit
Zurückhaltung	Fürsorge
Sachlichkeit	Emotionalität
Spezialisierung	Generalisierung
Einzelverantwortung	Gesamtverantwortung
Unselbständigkeit/Kontrolle	Selbständigkeit
Individuelle Entscheidung	Kollektive Entscheidung
Konkurrenz	Kooperation
Eigennutz	Gemeinnutz

Durch diese Grundwidersprüche ist die Vorgesetztenrolle wesentlich bestimmt. Das Führungs-Verhalten wäre nicht rational erklärbar, wenn man es nicht als einen Versuch verstehen würde, diese Konfliktsituation zu bewältigen. Weil in der Vorgesetztenrolle die Verantwortung für diese Bewältigung personalisiert ist, verwundert es nicht, wenn sich die Träger dieser Rolle unter einer starken psychischen Belastung erleben.

• **Vorgesetzter sein ist nicht leicht!** Neben den genannten Grundwidersprüchen, mit denen der Vorgesetzte zu leben hat, machen es ihm oft auch die Bedingungen schwer, unter denen er arbeiten muß. Folgende Problemkreise zeichnen sich dabei ab:

- **Erfolgs-Erlebnisse:** Da die Ergebnisse bzw. Folgen des Führungsverhaltens des Vorgesetzten meist nicht unmittelbar sichtbar, geschweige denn irgendwie meßbar sind, ist es für den Vorgesetzten oft schwierig, den Nachweis einer persönlichen Leistung zu erbringen bzw. ein bestimmtes Ereignis als persönlichen Erfolg zu erleben.
- **Rollen-Mehrdeutigkeit:** Nicht wenige Vorgesetzte beklagen sich darüber, daß ihre Rolle oft mehrdeutig, unklar und unbestimmt umschrieben ist. In einer Befragung zeigte sich folgendes: 35% der Befragten stört die unklare Definition ihres Tätigkeitsfeldes und des Verantwortungsbereiches ihrer Position; 20% beklagen sich über unklare Rollenerwartungen ihrer Mitarbeiter; 38% sind deshalb unzufrieden, weil ihr Informationsbedarf, der nach ihrer Auffassung zur Aufgabenerfüllung notwendig sei, nicht gedeckt werde.
- **Kompetenzen:** Häufig werden die mit der Führungsposition verbundenen Aufgaben nicht von den Kompetenzen abgedeckt, die dem Stelleninhaber eingeräumt werden, so daß die Verantwortung, die sich aus der Aufgabe ergibt, nicht getragen werden kann.
- **Rollen-Konflikte:** Weil die meisten Vorgesetzten Führer und gleichzeitig Geführte sind, ist ihre Position für Rollenkonflikte besonders anfällig.

Diese vier Problemkreise machen u. a. verständlich, weshalb Vorgesetzte öfters unter Überbeanspruchung leiden.

4.1.7 Zur Motivation des Vorgesetzten

Auch bei den günstigsten Voraussetzungen in bezug auf **Merkmale des Vorgesetzten, der Gruppe, der Aufgabe und der Situation kommt eine wirksame Führung nicht zustande,** wenn der betreffende Vorgesetzte zur Führung nicht motiviert ist. Betrachtet man den Vorgang der Führung als solchen und die mit dem Vorgang verbundenen Folgen für den Führenden selbst sowie sein soziales Umfeld, so zeigt sich, daß eine Vielzahl von recht unterschiedlichen Motiven ein Individuum dazu bewegen können, eine Führungsposition anzustreben. Als Motive kommen in Frage:

- **Erwerbs-Motiv:** Führungspositionen sind meist mit guter Entlöhnung verbunden; Menschen mit ökonomischer Einstellung werden von ihnen angezogen. Im instrumentalen Sinne kann das Geld auch als Mittel zur Befriedigung nichtmaterieller Bedürfnisse angestrebt werden.
- **Status-Motiv:** Eine Führungsposition kann das Verlangen nach einem hohen sozialen Status, nach gesellschaftlicher Anerkennung und Prestige befriedigen.
- **Sicherheits-Motiv:** Das Verlangen nach geordneten und gesicherten Verhältnissen und Abläufen kann jemanden zur Übernahme einer Führungsposition bewegen; «lieber trage ich selbst die Verantwortung, daß nichts passiert, als daß ich mich auf andere verlasse!».
- **Leistungs-Motiv:** Hier wird die Führungstätigkeit als solche angestrebt; sie wird als Herausforderung empfunden; die Auseinandersetzung mit ihr besitzt einen Selbstwert und motiviert.

- **Risiko-Motiv:** Führung birgt im allgemeinen ein größeres Risiko als die Arbeit eines Sachbearbeiters. Für manche Menschen ist das Risiko geradezu ein Bedürfnis und kann sie zur Übernahme von Führungsfunktionen motivieren.
- **Selbstachtungs-Motiv:** Ein Individuum kann aus dem Verlangen nach persönlicher Stärke, nach Unabhängigkeit, nach selbständiger Gestaltung der Umwelt eine Führungsposition anstreben.
- **Macht-Motiv:** Eine Führungsposition ermöglicht wie keine andere soziale Position die Befriedigung des Verlangens, andere in seinem Sinne zu beeinflussen. Dabei handelt es sich nicht nur darum, Ziele setzen, organisieren, disponieren und entscheiden zu können, sondern auch um das Bedürfnis, andere von sich abhängig zu wissen, über sie bestimmen zu dürfen, sie sich zu unterwerfen, sie zu beherrschen.
  Menschen mit autoritärer Persönlichkeitsstruktur erleben Befriedigung, wenn man ihnen gestattet, Macht über andere Menschen auszuüben. Diese Befriedigung kann sich aus der Machtausübung als solcher ergeben oder um damit persönliche Ziele erreichen zu können. Dem Machtstreben können, müssen aber nicht, Minderwertigkeitsgefühle oder -komplexe zugrunde liegen, die durch die Ausübung von Macht kompensiert werden.
- **Selbstentfaltungs-Motiv:** Für manche Vorgesetzte stellt die Führungsaufgabe eine Möglichkeit dar, sich selbst zu erfahren, zu entdecken, auszudrücken und zu entwickeln. Für sie ist der Prozeß der Führung von Menschen mit einem Prozeß der Reifung und Differenzierung der Person verbunden. Die Betonung liegt bei dieser Art von Motivation auf der Aktualisierung latenter Fähigkeiten bzw. Fähigkeitspotentiale.

Führung besitzt so viele Seiten und Möglichkeiten, daß durch sie die verschiedenartigsten Motive aktualisiert werden können. Diese Motive können einzeln oder kombiniert und in unterschiedlicher Stärke vorkommen. Welche Motivation eine Person tatsächlich dazu bewegt, eine Führungsposition anzustreben oder zu übernehmen, wird nie eindeutig zu entscheiden sein, weil die Motive selbst nie sichtbar sind und ein und dasselbe Verhalten durch die unterschiedlichsten Motive bedingt sein kann. Die wirklichen Motive sind auch den Vorgesetzten selbst meist nicht bewußt. Zudem werden die eigentlichen Motive sehr häufig kaschiert, um Ansehen und Autorität nicht zu gefährden.

• In einer Umfrage im Jahre 1980 wurden 208 Führungskräfte zwar nicht nach ihrer Motivation zur Führung, aber nach ihrer **Motivation zur Leistung** befragt (12). Die Vorgesetzten hatten zu 16 formulierten Motivationsfaktoren Stellung zu nehmen, die unterschieden wurden nach solchen, die durch äußere Bedingungen gegeben sind (Arbeitsverhältnis zu Kollegen und Vorgesetzten, Einkommen, Sicherheit der eigenen Position) und solchen, die im Individuum selbst entwickelt werden (Selbstbestätigung, Kommunikation). In Abbildung 4/4: **«Faktoren der Leistungsmotivation»** sind diese Faktoren mit ihren möglichen Wechselwirkungen dargestellt.

12 vgl. Sahm (1984)

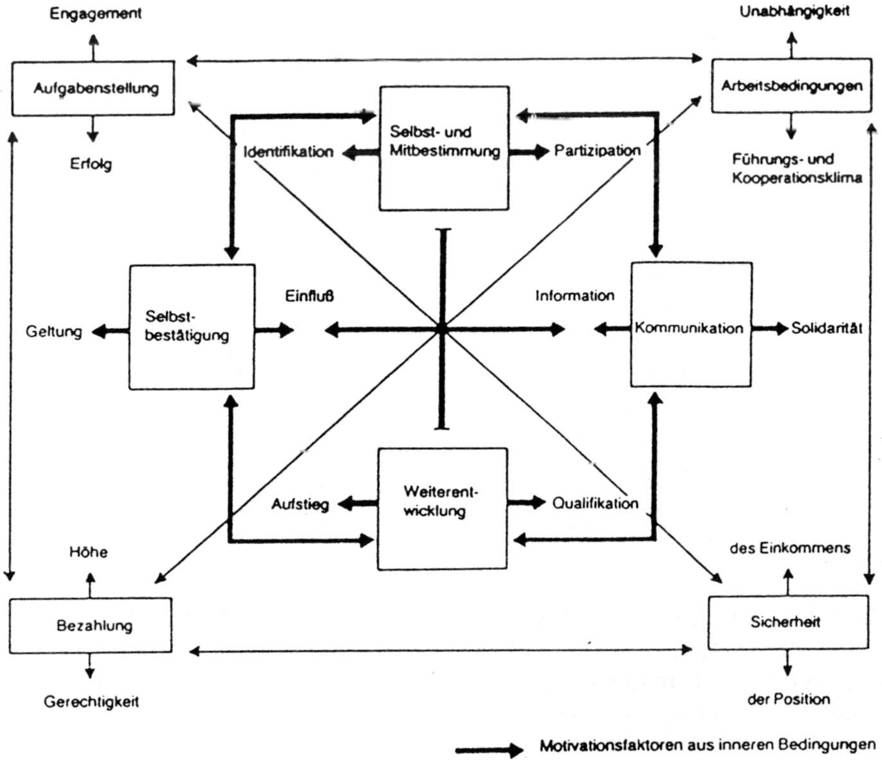

Abbildung 4/4: Faktoren der Leistungsmotivation (Sahm)

• Die «**Selbsteinschätzung der Beurteilung von Motivationsfaktoren»** der Befragten hinsichtlich der prozentualen Wirkung solcher Motivatoren auf Leistung und Zufriedenheit setzte **Erfolge und Verantwortlichkeit, Aufgabe und Anerkennung an die Spitze der Wirkungsskala;** siehe nachfolgende Tabelle (12):

Faktoren der Leistungsmotivation	in %
• Erfolg erzielen	14
• Über ein festes Einkommen verfügen	2
• Anerkennung bekommen	10
• Selbständig Verantwortung tragen	14
• Weiter nach «oben» wollen	4
• Durchblick besitzen	6
• «Besser sein» als andere sein	4
• Das «Sagen» haben	2
• In kollegialer Atmosphäre kooperieren	7
• Keine Rivalen fürchten müssen	1
• Weittragende Beschlüsse fassen	5
• Eine leistungsgerechte Entlöhnung erhalten	7
• Sich auf die Arbeitspartner verlassen	4
• «von der Sache» gefesselt sein	12
• Mehr als andere verdienen	2
• Den Beruf als «Hobby » erleben	6

Werden die **Gewichtungen den Motivatoren und Hygienefaktoren von Herzberg** zugeordnet, so zeigt sich, daß über zwei Drittel der Motivationswirkungen den echten Motivatoren zugerechnet werden können, während knapp ein Drittel den Hygienefaktoren angehören, die zwar als Voraussetzung für die Leistungsmotivation gelten, selbst aber nicht motivatorisch wirksam sind:

• Motivatoren	%	Hygienefaktoren	%
• Selbständig Verantwortung tragen	14	In kollegialer Atmosphäre kooperieren	7
• Erfolg erzielen	14 7	• Leistungsgerechte Entlöhnung erhalten	
• Von der Sache gefesselt sein	10	• Durchblick besitzen	7
• Anerkennung bekommen	12	Sich auf den Arbeitspartner verlassen können	4
• Den Beruf als «Hobby» erleben	6	Das «Sagen» haben	2
• Weittragende Entschl. fassen können	5	Mehr als andere verdienen	2
• Weiter nach «oben» wollen	4	• Über ein festes Einkommen verfügen	2
• Besser sein als andere sein	4	Keine Rivalen fürchten müssen	1
Total	69	Total	31

Werden die Ergebnisse der Umfrage auf das Motivationsschema von Maslow übertragen, so wird deutlich, daß die **Bedürfnisse nach Selbstentfaltung** (hier Selbst-Bedürfnisse) und nach Achtung (Ich-Bedürfnisse) in der Selbsteinschätzung der Führungskräfte eine größere motivierende Bedeutung besitzen als die sozialen Bedürfnisse (Wir-Bedürfnisse) und die Bedürfnisse nach Sicherheit (materielle-Bedürfnisse). Die befragten Führungskräfte beziehen ihre **Leistungsmotivation** demnach **vorwiegend aus den höheren Bedürfnisebenen:**

Selbst-Bedürfnisse		37 %
• Unabhängigkeit	14	
• Engagement	12	
• Identifikation	6	
• Partizipation	5	
Ich-Bedürfnisse		32 %
• Erfolg	14	
• Geltung	10	
• Aufstieg	4	
• Qualifikation	4	
Wir-Bedürfnisse		19 %
• Führungs-Koop. Klima	7	
• Information	6	
• Solidarität	4	
• Einfluß	2	
Materielle Bedürfnisse		12 %
• Gerechtigkeit d. Entlohnung	7	
• Höhe der Bezahlung	2	
• Sicherheit des Einkommens	2	
• Sicherheit der Position	1	

Dies zeigt sich auch in einer bekannten Untersuchung, in der 2000 Führungskräfte nach der Bedeutung gefragt wurden, die sie verschiedenen menschlichen Bedürfnissen beimessen: Die Bedürfnisse der höheren Bedürfnisstufen spielen laut eigenen Aussagen deutlich die größte Rolle. Abb. 4/5 bestätigt diese Beurteilung (13).

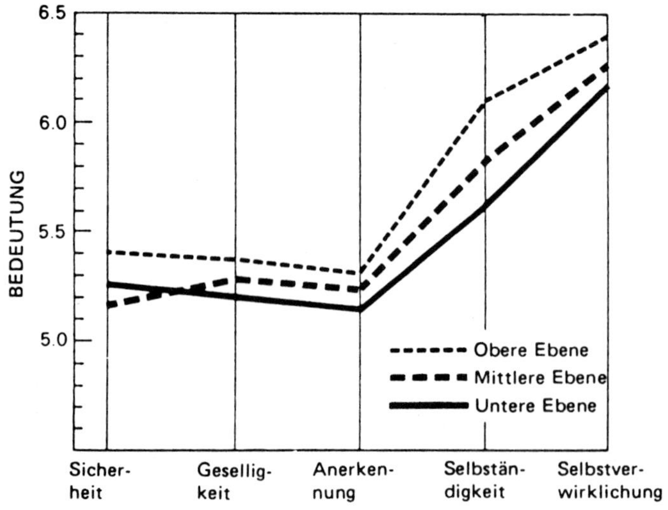

Abbildung 4/5: Wie Führungskräfte sich selbst sehen (Lawler)

13 Lawler (1977)

Obschon sicher von den formulierten Motiven nicht einfach auf die tatsächlichen Motive der Vorgesetzten geschlossen werden darf, so machen die Ergebnisse der Umfrage doch interessante Aussagen darüber, wie Führungskräfte sich selbst sehen. Ist es ein Anzeichen wachsender Humanität in den Arbeitsverhältnissen, wenn Führungskräfte die Grundlagen ihrer Motivation in oberen Etagen der Bedürfnispyramide sehen und darüber zu reflektieren beginnen (12).

4.1.8 Der ideale Vorgesetzte

Nachdem eine Auseinandersetzung mit wesentlichen Problemen der Vorgesetzten-Rolle stattgefunden hat, soll ein Bild eines idealen Vorgesetzten gezeichnet werden. Es handelt sich dabei um ein **Qualitätsprofil eines Vorgesetzten** (14):

- **Echtheit und Offenheit:** Persönliche Interessen, Bedürfnisse, Ziele, Meinungen kalkulierbar machen; selbst überlegte Denkmodelle, Handlungsmaximen, Normen und Grenzen transparent machen; sich öffnen und anfaßbar machen durch Zeigen eigener Gefühle und Empfindungen; Mut zum Außergewöhnlichen besitzen.

- **Handlungsaktivität:** Entscheidungsfähig (entschlossen) sein; Leistungs- und Wirtschaftlichkeits-Denken mit Humanität am Arbeitsplatz verbinden; Impulse geben und proaktiv lenken; den Überblick behalten, um im richtigen Augenblick die richtigen Schritte einzulenken.

- **Integrationstalent:** Mitarbeiter positiv beeinflussen; Teamentwicklung fördern; Gemeinsamkeiten und Experimentiermut, neue Denkrichtungen und Handlungsmaximen unterstützen; in die Mitte treten, ohne die Mitarbeiter in die Ecke zu drängen; Interessen und Neigungen erkennen und berücksichtigen.

- **Konfrontationsstabilität:** Konflikten nicht ausweichen; konsequent sein; Kritische Begegnungen nicht vertagen.

- **Persönliches Engagement:** Nicht nur delegieren, sondern auch selbst einspringen, wenn Not am Mann ist; vorleben, vormachen, Vorbild sein; von Mitarbeitern nur das verlangen, was man selber zu tun bereit ist; sich hinter die Mitarbeiter stellen, auch wenn von oben Druck kommt; nicht über, sondern in dem Geschehen stehen; hinter sich selbst stehen; eigene Überzeugungen nach oben, unten und zur Seite klar vertreten.

- **Positive Ausstrahlung:** Vertrauen in andere setzen; Lern und Entwicklungsprozesse von Mitarbeitern durch positives Unterstützen und Mitmachen begleiten; Krisenstimmung entschärfen, Panik und Streß (psychischen) vermeiden helfen; Kreativität fördern, Experimente zulassen, hoffnungsvoll in die Zukunft blicken.

- **Psychische Stabilität:** Über Kontakt-Aufgeschlossenheit verfügen; sich an anderen Menschen (Mitarbeitern, Kollegen, Vorgesetzten) interessieren; ausgeglichene Gefühlsstimmung besitzen; persönlich eigenständig und zur Selbstkritik fähig sein; auch streckenweise ohne Anerkennung des eigenen Tuns auskommen können; eine positive Grundhaltung ohne Selbstüberschätzung besitzen; Streß-belastbar sein; emotionale Belastungen aushalten; länger anhaltende Spannungszustände durchstehen; mit Aggressionen bei anderen und bei sich selbst umgehen können; ertragen von Mißerfolgen und verkraften von Rückschlägen.

- **Realitätsnähe:** Wunschdenken von Wirklichkeit unterscheiden können; erkennen von Gruppenkonflikten, Machtstrukturen und Rivalitätszonen; Frustrationsphasen von Mitarbeitern aufspüren und bearbeiten, anstatt sie durch Wegschauen ungeschehen machen wollen; erkennen von manipulativen Absichten und taktischen Spielen; unterscheiden zwischen wirklichen und scheinbaren Sachthemen; Kommunikations- und Verhaltensprobleme als Realität akzeptieren, anstatt sie durch Sachbetonung überdecken wollen; akzeptieren, daß der äußere Rahmen den inneren Kern beeinflußt, konkret, daß Arbeitsbedingungen und -klima die Leistung machen oder blockieren können; auch das verstehen, was man selbst nicht erlebt, erfahren, durchgemacht hat.

- **Vertrauen schaffen:** Kalkulierbar und verstehbar sein; an eigenen Zusagen festhalten; die eigene Strategie erkennbar machen; Verspannungen, Ängste, Hemmnisse, Blockaden abbauen; eine Persönlichkeits- und keine Machtautorität sein; verständnisvoll und gerecht sein; auf Tricks und Manöver verzichten; nicht über, sondern mit dem Mitarbeiter sprechen.

- **Verläßlich und gerecht sein:** Sich an gemeinsam Vereinbartes konsequent halten (positiv und negativ); Zusagen so schnell wie möglich machen, aber immer im Rahmen des versprochenen Zeitraums erfüllen; sich für den Mitarbeiter verwenden, ihn stützen und beschützen; auf persönliche Parteinahme verzichten.

- **Bereitschaft zur eigenen Entwicklung:** Sich fachlich weiterbilden und das Verhalten weiterentwickeln; permanent an der eigenen Persönlichkeit arbeiten.

14 Saamann (1984)

4.2 Führungsstile und Führungstechniken

Das Führungsverhalten des Vorgesetzten bewirkt bei den Mitarbeitern Reaktionen. Diese Reaktionen sind abhängig von der Art des Führungsverhaltens. Betrachtet man die mit Führung verbundenen Aktivitäten eines Vorgesetzten, so zeigen sich gewisse typische, regelmäßig wiederkehrende Züge; eine bestimmte Grundausrichtung ist erkennbar.

Dieses charakteristische, überdauernde Gepräge des Führungsverhaltens eines Vorgesetzten wird als Führungsstil bezeichnet. Der Ausdruck «Stil» leitet sich vom lateinischen «stilus» ab; so wurde der Griffel benannt, der zum einritzenden Schreiben auf einer Wachstafel verwendet wurde. Je nach der Art, wie ein solcher Griffel geführt wird, erhält die Schrift ein anderes Gepräge.

Spätere Bedeutungen von Stil betrafen die Schreib- und Redeart, dann auch andere Formen menschlichen Gestaltens. Im folgenden werden einige Grundtypen von Führungsstilen dargestellt und ihre Wirkung auf Arbeitszufriedenheit und -leistung des Mitarbeiters untersucht.

4.2.1 Autoritärer oder kooperativer Führungsstil?

• Die klassische Gliederung von Führungsstilen besteht in der polaren Gegenüberstellung des autoritären und des kooperativen Führungsstils. Mit diesen beiden Grundformen bestehen **extreme Bezugspunkte,** an denen sich die meisten anderen Führungsstile orientieren. Die beiden Grundformen, die ein weites Spektrum an Variationsmöglichkeiten aufweisen, können aufgrund mehrerer Merkmale unterschieden werden (15):

- **Organisatorisch relevante Merkmale des Führungsverhaltens sind:** Art der Willensbildung; Verteilung von Entscheidungsaufgaben, Art der Willensdurchsetzung; Art der Kontrolle; Informations- und Kommunikationsbeziehungen; Formalisierungs- und Organisationsgrad.
- **Als sozial-psychologisch relevante Merkmale des Führungsverhaltens** werden angesehen:

= Einstellung des Vorgesetzten zum Mitarbeiter sowie Einstellung des Mitarbeiters zum Vorgesetzten;
= Grundlage des Kontaktes zwischen Vorgesetztem und Mitarbeiter sowie Häufigkeit des Kontaktes zwischen Vorgesetztem und Mitarbeiter;
= Handlungsmotive des Vorgesetzten sowie Handlungsmotive des Mitarbeiters;
= Bindung der Mitarbeiter an das Führungssystem; Soziales Klima;

Je nach Führungsstil sind diese Merkmale unterschiedlich ausgeprägt. In Abbildung 4/6 und 4/7 sind diese in Form von Polaritätsprofilen abgestuft dargestellt (15). Sie umfassen in den Ausprägungen von 1 bis 7 das gesamte **Spektrum des Führungsverhaltens von extrem-autoritär bis extrem-kooperativ.**

• **Autoritärer Führungsstil:** Ein extrem-autoritärer Führungsstil liegt vor, wenn sämtliche Merkmale in der Ausprägung 1 auftreten. Das Profil des in der Praxis häufig auftretenden **autokratischen, autoritär/imperativen Führungsstils** ergibt kaum ein so extremes Bild. Geht man die schematische Darstellung durch, so ergibt sich folgende **Kennzeichnung:** der Vorgesetzte:

- **Trifft alle Entscheidungen selbst,** während seine Mitarbeiter diese Entscheidungen nur auszuführen haben; trifft auch komplexe Entscheidungen allein ohne Konsultation der Mitarbeiter.
- **Verkehrt mit jedem Mitarbeiter isoliert** und individuell; Gruppenbesprechungen finden nicht statt.
- **Empfängt Informationen nur über den Dienstweg** und gibt sie ausschließlich über diesen ab; er beschränkt sich auf Informationen, die zur Aufgabenerfüllung unbedingt erforderlich sind.
- **Betreibt die Kontrolle der Aufgabenerfüllung ausschließlich als Fremdkontrolle,** ohne daß den Mitartbeitern eine Form der gemeinsamen oder gar Selbstkontrolle eingeräumt wird; den **Mitarbeitern steht kein Kontrollrecht gegenüber ihrem Vorgesetzten zu.**
- Wird, wie seine Mitarbeiter auch, durch eine Vielzahl organisatorischer Regeln eingeengt; es besteht nur ein geringer Spielraum für informale Beziehungen.
- Geht davon aus, daß er **über den höheren Sachverstand** verfügt; er fühlt sich deshalb berechtigt, alle Handlungen seiner Mitarbeiter anzuleiten, zu kontrollieren und mit Mißtrauen zu verfolgen; er ist ein «X-Theoretiker».
- Wird von den Mitarbeitern, sofern diese den größeren Sachverstand anerkennen, fachlich respektiert; andernfalls ist ihre Einstellung eher durch Gleichgültigkeit, Feindseligkeit oder passiven Widerstand bestimmt.
- **Tritt den Mitarbeitern gegenüber distanziert auf;** er betont die formale Autorität; Rang, Status und Prestige sind ihm wichtig.
- Achtet darauf, daß der Abstand nicht durch häufigen Kontakt mit den Mitarbeitern in Frage gestellt wird.
- **Handelt vor allem aus Pflichterfüllung und Leistungsorientierung;** er sieht sich gezwungen, der vermeintlichen Arbeitsscheu seiner Mitarbeiter entgegen zu treten; häufig vermittelt er das Bild eines sich pflichtbewußt aufopfernden, um alle Details kümmernden, überarbeiteten Menschen; er glaubt, daß

---

15 vgl. Baumgarten (1977)

MERKMALE		1	2	3	④	5	6	7	
Art der Willensbildung	individuell								kollegial
Verteilung von Entscheidungsaufgaben	zentral								dezentral
Art der Willensdurchsetzung	bilateral								multilateral
Informationsbeziehungen	bilateral								multilateral
Art der Kontrolle	Fremdkontrolle								Selbstkontrolle
Formalisierungs- und Organisationsgrad	stark								schwach
Einstellung des Vorgesetzten zum Mitarbeiter	Mißtrauen								Offenheit
Einstellung des Mitarbeibeiters zum Vorgesetzten	Respekt, Abwehr								Achtung, Vertrautheit
Grundlage des Kontaktes zwischen Vorgesetztem und Mitarbeitern	Abstand								Gleichstellung
Häufigkeit des Kontaktes zwischen Vorgesetztem und Mitarbeitern	selten								oft
Handlungsmotive des Vorgesetzten	Pflichtbewußtsein, Leistung								Integration
Handlungsmotive des Mitarbeiters	Sicherheit, Zwang								Selbständigkeit, Einsicht
Bindung der Mitarbeiter an das Führungssystem	schwach								stark
Soziales Klima	gespannt								verträglich

Abbildung 4/6: Profil des autoritär-imperativen Führungsstils (Baumgarten)

ohne sein ständiges Eingreifen keine Leistung zustande kommt.

- **Vermag bei seinen Mitarbeitern nur die Bedürfnisse nach Sicherheit zu befriedigen;** Mitarbeiter, bei denen solche Bedürfnisse dominieren, werden zufrieden sein; solche, die nach Erfüllung höherer Bedürfnisse trachten, werden unzufrieden sein.
- **Erreicht bei den Mitarbeitern im allgemeinen eine geringe Bindung an das Führungssystem,** da er ihnen kaum Spielraum für Erfolgserlebnisse, Verantwortung und Initiative gewährt.
- Fördert, bei der Dominanz höherer Bedürfnisse bei seinen Mitarbeitern, ein **soziales Klima, das durch Spannungen und Mißtrauen** geprägt ist; Erscheinungen wie Cliquenbildung oder Isolierung des Vorgesetzten sind häufig.

Der **autokratische Führungsstil** wird im Krankenhaus häufig in modifizierter Form angetroffen. Autokratische Vorgesetzte können es sich heute kaum noch leisten, rein befehlend oder gar herrschend aufzutreten; so sind sie nach außen eher freundlich und liebenswürdig. Sie meiden nicht mehr unbedingt den Kontakt mit ihren Mitarbeitern; statt von Befehl sprechen sie von Empfehlung oder Ratschlag, ohne indes ihre mißtrauische und auf Abstand bedachte Grundeinstellung geändert zu haben. Dieser Führungsstil kann als **humane Variante des autoritären Führungsstils** bezeichnet werden.

• **Kooperativer Führungsstil:** Ist das Merkmal «Art der Willensbildung» so ausgeprägt, daß den Mitarbeitern eine Einflußnahme auf die zu treffenden Entscheidungen gewährt wird, so spricht man von einem **kooperativen Führungsstil.** Der extrem-kooperative Führungsstil, der grundsätzlich keinen Unterschied mehr macht zwischen Führer und Geführten, ist in Organisationen nirgends verwirklicht. Ein Beispiel eines kooperativen Führungsstils, bei dem die Ausprägungen in den einzelnen Merkmalen nicht so extrem sind und der sich deshalb auch in der Praxis realisieren läßt, ist der kooperativ-partizipative Führungsstil; dessen Profil ist in Abb. 4/7 dargestellt.

MERKMALE		1	2	3	④	5	6	7	
Art der Willensbildung	individuell								kollegial
Verteilung von Entscheidungsaufgaben	zentral								dezentral
Art der Willensdurchsetzung	bilateral								multilateral
Informationsbeziehungen	bilateral								multilateral
Art der Kontrolle	Fremdkontrolle								Selbstkontrolle
Formalisierungs- und Organisationsgrad	stark								schwach
Einstellung des Vorgesetzten zum Mitarbeiter	Mißtrauen								Offenheit
Einstellung des Mitarbeiters zum Vorgesetzten	Respekt, Abwehr								Achtung, Vertrautheit
Grundlage des Kontaktes zwischen Vorgesetztem und Mitarbeitern	Abstand								Gleichstellung
Häufigkeit des Kontaktes zwischen Vorgesetztem und Mitarbeitern	selten								oft
Handlungsmotive des Vorgesetzten	Pflichtbewußtsein, Leistung								Integration
Handlungsmotive des Mitarbeiters	Sicherheit, Zwang								Selbständigkeit, Einsicht
Bindung der Mitarbeiter an das Führungssystem	schwach								stark
Soziales Klima	gespannt								verträglich

Abbildung 4/7: Profil des kooperativen Führungsstils (Baumgarten)

- Folgende Kennzeichnung kann diesem Profil-Schema entnommen werden. Der **Vorgesetzte:**

– Ist **in seinem Handeln** vor allem **auf die Integration von Organsisationszielen und individuellen Zielen der Mitarbeiter** ausgerichtet.
– Ist nicht mehr nur der, der entscheidet und Anweisungen gibt, und der Mitarbeiter der, der nur ausführt; die beim autoritären Führungsstil übliche interpersonelle **Trennung zwischen Entscheidung/Anweisung einerseits und Ausführung andrerseits entfällt.**
– **Beteiligt die Mitarbeiter an Entscheidungen;** er berät sich mit ihnen; Lösungsvorschläge werden gemeinsam erarbeitet, Entscheidungen in der Gruppe vorbereitet.
– Bezieht und gibt Informationen über sämtliche Kommunikationswege (vertikal, horizontal, diagonal); **Informationen** sind nicht auf ein Minimum beschränkt, sondern **reichlich vorhanden** und leicht zugänglich.
– Räumt seinen Mitarbeitern ein **ausreichendes Maß an Freiheit** und Selbständigkeit bei der Aufgabenerfüllung zu und beschränkt sich auf die klare Festlegung von Aufgaben, Kompetenzen und Verantwortung sowie auf Verhaltensregeln, die unbedingt notwendig sind.
– **Gesteht seinen Mitarbeitern einen Raum zu, in dem sie selbständig handeln** und sich damit für die Arbeitsergebnisse persönlich verantwortlich fühlen können; damit vergrößert sich die Wahrscheinlichkeit von Erfolgserlebnissen und persönlicher Entfaltung.
– Erreicht durch das **Übertragen von Verantwortung,** das Zugestehen von Eigenständigkeit und durch das

Eingehen auf individuelle Bedürfnisse bei den Mitarbeitern eine positive Einstellung und meist starke Bindung zum Führungssystem.

- Strebt eine **weitgehende Selbstkontrolle der Mitarbeiter** an; seine Aufsicht beschränkt er auf Stichproben; die Ergebniskontrolle führen Vorgesetzter und Mitarbeiter gemeinsam durch.
- Unterhält einen **ständigen und intensiven Kontakt** zu den Mitarbeitern; er weiß über ihre Bedürfnisse, Fähigkeiten und Probleme Bescheid; er beteiligt sich an den Grundprozessen.
- **Führt, ohne seine formale Autorität zu betonen;** einen hierarchischen Abstand betrachtet er im Hinblick auf die Zusammenarbeit eher als hinderlich; Förmlichkeiten und Statussymbole empfindet er als störend und versucht sie so weit wie möglich abzubauen.
- Wird von den Mitarbeitern in erster Linie nicht aufgrund seiner formalen Position respektiert, sondern eher fachlich und/oder persönlich geachtet. **In der Arbeitsgruppe empfindet sich der Mitarbeiter gegenüber dem Vorgesetzten als gleichberechtigt.**
- Läßt sich in seiner Einstellung vom **Prinzip der Partnerschaft** und dem Grundsatz von Vertrauen und Offenheit leiten; durch offene Aussprachen über sachliche und persönliche Angelegenheiten begegnet er der Gefahr, daß Konflikte unterdrückt werden.
- **Fördert ein soziales Klima,** das durch Vertrauen und Offenheit geprägt ist; Rivalitäten, Cliquenbildung und Isolierung des Vorgesetzten treten kaum auf.

Mögliche Auswirkungen autoritärer und kooperativer Führungsstile sind in Abb. 4/8 festgehalten (16):

16 vgl. Kirsten/Müller (1979)

	Der autoritär-imperative Führungsstil und seine Auswirkungen auf die Gruppe		Der kooperativ-partizipative Führungsstil und seine Auswirkungen auf die Gruppe	
	Kennzeichen	Gruppenreaktion	Kennzeichen	Gruppenreaktion
Beziehungen	Furcht Mißtrauen Fassade	Mißtrauen im gegenseitigen Umgang Befürchtung persönlicher Unzulänglichkeit Widerstand gegen Initiativen Formelle Höflichkeit Schutzsuche in der Paarbildung Suche nach Anerkennung Konformes und rituelles Verhalten	Offenheit Vertrauen Selbstvertrauen	Positive Gefühle für Gruppenmitglieder Gefühl persönlicher Zulänglichkeit Akzeptieren der Motive anderer, offener Ausdruck von Gefühlen und Konflikten
Informationen	Strategie Verzerrung Geheimhaltung	Austausch von strategischen Informationen Anwendung von Kniffen und Tricks Geheimhaltung und Verzerrung von Informationen Unterdrückung von Informationen Flüsterpropagande/Gerüchte Verstellung und Vorsicht	Spontanität Wiedergabe Klärung	Offener Austausch von Informationen Akzeptierung neuer Informationen Hohes Ausmaß an gegenseitigem Feedback Die hinter den Zielen liegenden Informationen und Bedürfnisse werden mitgeteilt Hohes Ausmaß an Informationen mit (explizitem) emotionalem Gehalt Abbau eines fassadenhaften Kommunikationsverhaltens
Ziele	Manipulation Überredung Drohung	Aktiver oder passiver Widerstand Geringes Engagement Übersteigerter Ehrgeiz Extrem hektisches oder extrem apathisches Arbeiten Konkurrenz, Rivalität und Eifersucht Rufe nach Autoritäten und Führern	Vereinbarung Anerkennung Problemlösung	Lösung von Konflikten Großes Engagement/starke Beteiligung Gemeinsame Lösungsvorschläge Abbau von Konkurrenzverhalten Solidarität
Organisation	Formalitäten Kontrolle Hierarchie	Besorgnis um Macht und Einfluß in der Hierarchie Formalisierung von Strukturen und Verfahrensfragen Formelle Arbeitsvorschriften Verteilung der Arbeit nach Machtgesichtspunkten Chaos oder rigider Zwang	Sachbezogenheit Aufgabenteilung Interdependenz	Geringes Bedürfnis nach einer Formalisierung der Arbeitsstruktur Die Arbeitsverteilung ist sachorientiert Flexible Organisation der Arbeit Gemeinsame Verteilung der Aufgaben Spontane und kreative Aufgabenlösung Geringes Interesse an Hierarchie- oder Statusfragen

Abbildung 4/8: Auswirkungen autoritärer und kooperativer Führungsstile (Kirsten/Müller)

<table>
<tr><th colspan="8">Kontinuum des Führerverhaltens</th></tr>
<tr><td colspan="4">Entscheidungsspielraum des Vorgesetzten</td><td colspan="4">Entscheidungsspielraum der Gruppe</td></tr>
<tr><td>Verhaltensmuster</td><td>Der Führer fällt die Entscheidung autonom; unter starker Betonung der Positionsautorität versucht er, eine hohe Effizienz zu erreichen (Despotismus)</td><td>Der Führer versucht unter Einsatz der ihm zur Verfügung stehenden Macht (Autorität) seine Entscheidungen zu vermitteln; dabei steht die konsequente Zielerreichung im Mittelpunkt</td><td>Der Führer versucht seine Mitarbeiter von der Richtigkeit seiner Entscheidungen zu überzeugen, wobei der Mitarbeiter durch Fragen etc. selbst zu einem besseren Zielverständnis (Identifikation) gelangen soll</td><td>Der Führer präsentiert einen Entscheidungsentwurf, wobei die Problemidentifikation (Diagnose) und die Problemlösung (Therapie) beim Führer verbleiben; Änderungen sind grundsätzlich möglich</td><td>Der Führer präsentiert das Problem (Diagnose), sammelt Entscheidungsalternativen und entscheidet dann unter Einbeziehung der Mitarbeitervorschläge selbst</td><td>Der Führer umreißt das Entscheidungsproblem, steckt einen Entscheidungsrahmen ab und fordert das Team auf, einen Entschluß zu fassen</td><td>Der Führer gibt einen weitgesteckten Rahmen vor, innerhalb dessen das Entscheidungsteam sowohl die Problemidentifikation als auch die Problemlösung autonom steuert</td></tr>
<tr><th colspan="8">Grundmuster der Führerorientierung</th></tr>
<tr><td>rational-ökonomische Führerorientierung</td><td colspan="2">Die funktionalistische Orientierung steht im Vordergrund; durch Planen, Organisieren und Kontrollieren soll eine effektive Zielerreichung gewährleistet werden; personale Konflikte sollen vermieden werden; irrationales und affektives Verhalten sollen durch organisatorische Gestaltungsmuster unterbunden werden; das Personal wird entsprechend geschult</td><td colspan="5"></td></tr>
<tr><td>soziale Führerorientierung</td><td colspan="2"></td><td colspan="3">Die personale Orientierung bildet neben dem sachlichen Entscheidungsproblem den Schwerpunkt; der Führer besitzt nicht nur Sachkompetenz, sondern ist auch ein kompetenter Menschenführer und Sozialtechnologe; den Gefühlen und Bedürfnissen der Mitarbeiter steht er wohlwollend und offen gegenüber; er versucht, den ganzen Menschen anzusprechen; ein gutes Informationssystem, Gruppen-Anreiz-Systeme etc. sind Voraussetzung bzw. Multiplikator</td><td colspan="2"></td></tr>
<tr><td>sozialpsych. Führerorientierung</td><td colspan="4"></td><td colspan="3">Sinnvolle Aufgabenstellung unter gleichzeitig weitgehender Partizipation der Mitarbeiter an dem Entscheidungsproblem sind das dominierende Merkmal; angestrebt wird eine partnerschaftliche Kooperation, wobei sich der Führer mehr als Katalysator und Förderer begreift; es wird ein Wechsel von extrinsischer zu intrinsischer Motivation angestrebt</td></tr>
<tr><td>komplexe Führerorientierung</td><td></td><td colspan="6">Der Führer ist bestrebt, komplexen Situationen mit jeweils variantem Verhalten zu entsprechen; eine Teilung zwischen aufgabenbezogener und personenbezogener Führungsorientierung entfällt; der Führer ist mehr ein Diagnostiker, der versucht, die der Situation adäquate Therapie anzuwenden; individuelle und situationsbedingte Unterschiede werden nicht als Störfaktoren gesehen; es gibt keinen universal gültigen Führungsstil, keine pauschalen Organisationsschemata und keine uniformen Mitarbeiter</td></tr>
<tr><th colspan="8">Zugundeliegende Menschenbilder</th></tr>
<tr><td>rational-ökonomischer Mensch</td><td colspan="2">Der Mitarbeiter ist charakterisiert durch ein definiertes ökonomisches Selbstinteresse, wobei organisatorische Maßnahmen eine Kollision dieser rationalen egoistischen Interessen verhindern sollen; der Mitarbeiter trennt strikt zwischen Berufs- und Privatleben; er ist zumeist ein angepaßtes, passives, williges Wesen, welches darüber hinaus weitgehend fremdbestimmt ist</td><td colspan="5"></td></tr>
<tr><td>sozialer Mensch</td><td colspan="2"></td><td colspan="3">Der Mitarbeiter ist vorrangig durch soziale Bedürfnisse motiviert; er orientiert sich in seinem Leistungsverhalten eher an internen Gruppennormen als an anderen Anreizsystemen; er sucht eine Art Ersatzbefriedigung (Kompensation) für die von ihm als sinnentleerte bzw. entfremdet wahrgenommene Arbeit in Form sozialer Beziehungen am Arbeitsplatz; er akzeptiert die Führung (Vorgesetzte) unter der Bedingung persönlicher Zuwendung; Anerkennung etc.</td><td colspan="2"></td></tr>
<tr><td>nach Selbstentfaltung strebender Mensch</td><td colspan="4"></td><td colspan="3">Weitgehende Autonomie, Einbringung persönlicher Fähig- und Fertigkeiten sowie ein starker Drang nach Selbstkontrolle sind hier die dominierenden Merkmale des Mitarbeiters; darüber hinaus ist der Mitarbeiter bereit, seine Fähigkeiten zu autonomen, unabhängigem, kreativem und langfristigm orientiertem Handeln einzusetzen; er zeigt eine starke intrinsische Motivation, wobei kein grundsätzlicher Konflikt zwischen Eigenziel (Selbstverwirklichung) und Organisationsziel existiert</td></tr>
<tr><td>komplexer Mensch</td><td></td><td colspan="6">Der Mensch wird in seinem Denken und Handeln durch die Komplexität seiner Umwelt beherrscht; er präferiert Motive und Bedürfnisse entsprechend der jeweiligen Situation und der Bedeutung, die diese für ihn haben, er ist extrem lernfähig und paßt sich jeder neuen Situation schnell an; durch vielfältige situationale Bedingungen entwickelt er eine flexible und vielschichtige Motivationsstruktur; er sucht seine Bedürfnisse nach zwischenmenschlichen Bedürfnissen auch neben offiziellen Führungshierarchien zu befriedigen; er akzeptiert durchaus den Zwangscharakter einer Situation, wobei ihm die Identifikation mit den Organisationszielen nicht als zwingend notwendig unterstellt werden darf</td></tr>
</table>

Abbildung 4/9: Kontinuum des Führungsverhaltens (Tannenbaum/Lilge)

Zwischen den beiden extremen Ausprägungen autoritärer und kooperativer Führung gibt es wie gesagt eine Vielzahl von Übergängen. Diese Tatsache läßt sich anhand einer **kontinuierlichen Skala/Kontinuum** darstellen, bei dem das Leitmerkmal «Art der Willensbildung» datailliert abgestuft ist. Wie stark kooperativ/autoritär geführt wird, bestimmt primär das Ausmaß, in dem dieses Hauptmerkmal ausgeprägt ist. Abb. 4/9 zeigt den Zusammenhang zwischen Führungsverhalten, Führungsorientierung und Menschenbild (17):

- **Situativer Führungsstil:** Im Konzept der situativen Führung werden auf der Basis dieser Einflußskala vor allem drei Führungsstile unterschieden, wie Abb. 4/10 dies zeigt (17).

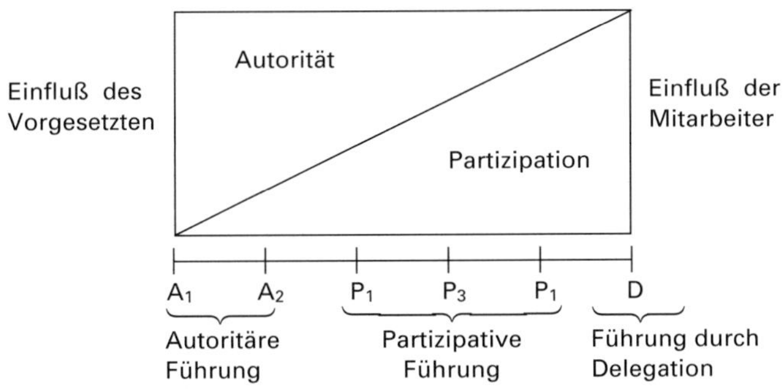

Abbildung 4/10: Situativer Führungsstil (Müller/Hill)

- **Autoritäre Führung:** Ist ein Führungsverhalten, das auf der linken Seite des Einflußkontinuums liegt. Der Einfluß des Vorgesetzten ist dabei allein maßgebend oder aber doch stark vorherrschend für den zu treffenden Entscheid. – Der Vorgesetzte A1 löst das Problem oder entscheidet allein aufgrund der ihm zu diesem Zeitpunkt zur Verfügung stehenden Informationen. Auch der Vorgesetzte A2 entscheidet allein, aber erst nachdem er von seinen Mitarbeitern die notwendigen Informationen eingeholt hat.
- **Partizipative Führung:** Ist das Führungsverhalten, das tendenziell in der Mitte oder auf der rechten Seite des Einflußkontinuums plaziert ist. In der Reihenfolge, in welcher der Einfluß der Mitarbeiter zunimmt, lassen sich folgende Führungsstile beschreiben:
= P1: **Der Vorgesetzte macht seine Mitarbeiter einzeln mit dem Problem bekannt** und fordert sie auf, Ideen und Anregungen zur Problemlösung vorzubringen. Danach trifft der Vorgesetzte den Entscheid, der möglicherweise die Meinung seiner Mitarbeiter widerspiegelt, aber von dieser auch unabhängig sein kann.
= P2: **Der Vorgesetzte macht seine Mitarbeiter als Gruppe mit dem Problem bekannt** und versucht, in der Gruppe Ideen, Vorschläge und mögliche Problemlösungen zu erarbeiten. Den Entscheid jedoch trifft der Vorgesetzte wiederum allein, wobei der Entscheid von der Gruppenmeinung unabhängig sein kann.
= P3: **Der Vorgesetzte** macht seine Mitarbeiter als Gruppe mit dem Problem bekannt und **versucht, in der Gruppe alternative Problemlösungen zu entwickeln** und zu bewerten, bis sich die Gruppe (der Vorgesetzte eingeschlossen) auf eine Lösung einigt (Konsens).
- **Delegation:** Ist das Führungsverhalten, das ganz rechts auf dem Einflußkontinuum liegt: Der Vorgesetzte übergibt das Problem an seine Mitarbeiter. Dabei wird er natürlich alle ihm verfügbaren Informationen zur Lösung des Problems mitgeben, aber der problemlösende Entscheid liegt beim Mitarbeiter.

- **Betriebsklima:** Im Rahmen von Untersuchungen des Betriebsklimas im Krankenhaus wurden verschiedene Funktionsgruppen nach ihrer Meinung über das Führungsverhalten des Vorgesetzten befragt (18). Merkmale der einzelnen Stilvarianten im Fragebogen können wie folgt erläutert werden:

- **Autoritär:** Der Vorgesetzte gibt Anordnungen (Befehle) und duldet ungern Widerspruch. Alle orientieren sich am Chef. Der Vorgesetzte ist wenig selbstkritisch. Er trifft gern einsame Entscheidungen.
- **Formalistisch:** Der Vorgesetzte klammert sich an die Vorschrift, strebt nach Perfektion und entwickelt wenig Eigeninitiative (starr, umständlich, der Paragraph regiert)
- **Kooperativ:** Der Vorgesetzte gibt Empfehlungen und Anregungen statt Befehle; er informiert seine Mitarbeiter und ist gegenüber deren Anregungen zugänglich;
- **Laisser-faire:** Der Vorgesetzte kümmert sich wenig um seine Aufgaben, Verantwortlichkeiten und die ihm unterstellten Mitarbeiter. Er läßt «den Laden laufen» (Hauptsache die Kohlen stimmen).

Die Ergebnisse der Untersuchungen zeigen in fast allen Bereichen ein Überwiegen des kooperativen Führungsverhaltens; Ausnahmen bilden der Wirtschafts- und Versorgungsdienst. In der gleichen Studie wurde auch die Zufriedenheit mit dem Verhältnis zum Vorgesetzten und mit dem Betriebsklima erfaßt. Abb. 4/11 «**Führungsformen**» zeigt die Resultate. Diese sind allerdings vorsichtig zu interpretieren, da es sich beim Krankenhaus um ein Untersuchungsfeld handelt, in welchem der Konformitätsdruck und die Angst vor Indiskretion bei sozialwissenschaftlichen Befragungen hoch ist.

Bei der Gliederung der Führungsstile in autoritäre und kooperative Führungsformen handelt es sich um eine **eindimensionale Betrachtungsweise,** die sich als **Entweder-oder-Standpunkt charakterisieren läßt:** Entweder ist der Führungsstil stärker kooperativ oder stär-

17 vgl. Müller/Hill (1980)
18 vgl. Thiele/Britzke (1974)

1) Zufriedenheit mit dem Verhältnis zu den Vorgesetzten									
	sehr zufrieden %	zu-frieden %	teil-weise zufrieden %	wenig zufrieden %	unzu-frieden %	ohne Antwort %	%	Anzahl	Ausprägung 1 = sehr zufrieden ... bis 5 = unzufrieden
Insgesamt	16	35	26	13	7	3	100	364	2,6
Funktionsgruppen									
ÄD	20	27	30	7	14	2	100	56	2.7
MTA	(15)	(41)	(20)	(20)	(4)	0	100	46	2.6
PFLED	20	36	27	12	4	2	100	168	2.4
VD	13	40	12	15	15	4	100	52	2.8
WVD	(2)	(31)	(40)	(12)	(7)	(7)	100	42	2.9

2) Meinung über das Führungsverhalten des Vorgesetzten (Mehrfachnennungen)							
	autoritär %	formalistisch %	kooperativ %	laissezfaire %	ohne Antwort %	%	Anzahl
Insgesamt	32	21	42	10	3	100	364
Funktionsgruppen							
ÄD	36	11	41	21	0	100	56
MTA	(28)	(17)	(39)	(15)	(4)	100	46
PFLED	34	24	45	5	1	100	168
VD	23	13	48	8	15	100	52
WVO	(36)	(31)	(29)	(10)	(10)	100	42

3) Führungsverhalten Zufriedenheit mit dem Verhältnis zum Vorgesetzten und Betriebsklima			
		Zufriedenheit mit ... (Ausprägung: 1 = sehr zufrieden ... bis 5 = unzufrieden	
Beurteilung des Führungsverhaltens (Mehrfachnennungen)	%	Verhältnis zum Vorgesetzten	Betriebsklimna
Insgesamt	100	2.6	3.0
– autoritär	32	3.1	3.4
– formalistisch	21	3.0	3.2
– kooperativ	42	1.9	2.6
– laissez-faire	10	3.3	3.2
– ohne Antwort	3	–	–

Abbildung 4/11: Führungsformen (Thiele/Brikke)

ker autoritär. Ein Weniger an kooperativer Führung bedeutet automatisch ein Mehr an autoritärer Führung.

In Wirklichkeit vollzieht sich Führung aber nicht nur in dieser einen Dimension, sondern in mehreren, voneinander unabhängigen Dimensionen, wie in Untersuchungen festgestellt wurde. Die Komplexität des Führungsgeschehens läßt sich nicht mit einem einzigen Gegensatzpaar (autoritär-kooperativ) erfassen. Um eine differenzierte Beschreibung des Führungsverhaltens zu erhalten, sind mindestens zwei Dimensionen erforderlich: An die Stelle des «Entweder-oder-Standpunktes» muß der «Sowohl-als-auch-Standpunkt» treten. Im Verhaltensgitter, das im nächsten Abschnitt dargestellt wird, ist diese Forderung verwirklicht.

4.2.2 Verhaltensgitter

Die Amerikaner Blake und Mouton haben eine **zweidimensionale Ordnung von Führungsstilen** entwickelt: das Verhaltensgitter (managerial grid). Die beiden verwendeten Merkmalsdimensionen sind (19):

- **Aufgaben-Orientierung:** Der Grad der Wichtigkeit, den der Vorgesetzte auf die Erfüllung der Aufgabe bzw. die Erzielung von Leistung legt.

19 vgl. Blake/Mouton (1977)

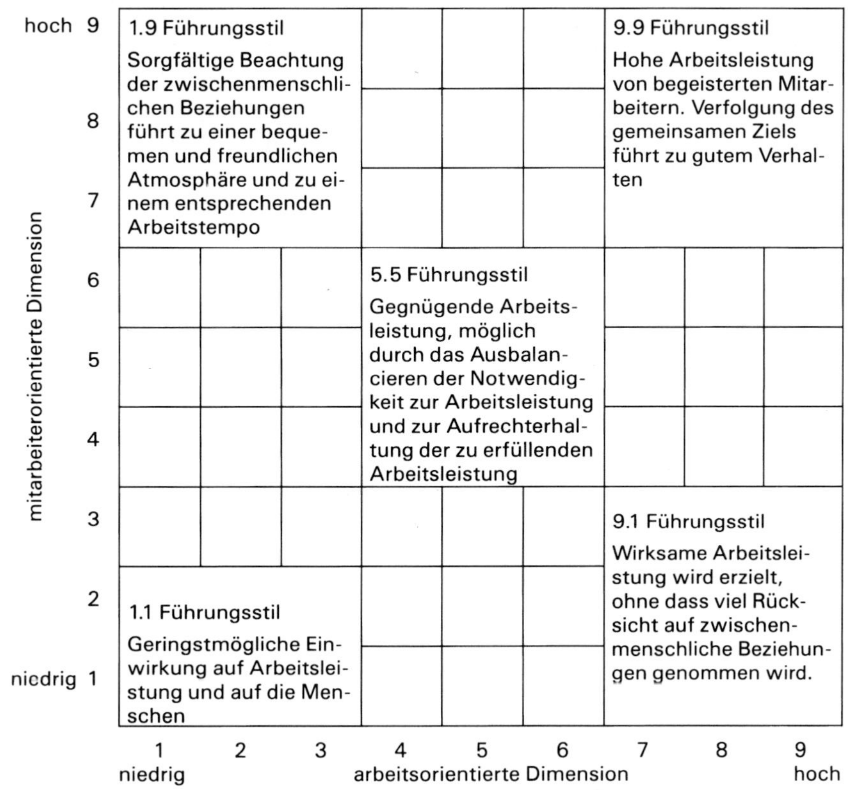

Abbildung 4/12: Verhaltensgitter (Baumgarten)

• **Mitarbeiter-Orientierung:** Der Grad der Wichtigkeit, den der Vorgesetzte auf die zwischenmenschlichen Beziehungen legt.

Die beiden Merkmale treten im **Verhaltensgitter** (Abb. 4/12) in 9 verschiedenen Ausprägungen auf (1 = niedrigste Intensität, 9 = höchste Intensität). Durch Kombination ergeben sich so 9 x 9 = 81 mögliche Führungsstile, die mit Ausdrücken wie 1.1 Führungsstil, 9.1 Führungsstil usw. bezeichnet werden (vor dem Punkt steht die Ausprägung der Aufgaben-Orientierung, hinter dem Punkt die Ausprägung der Mitarbeiter-Orientierung. Von den 81 möglichen Führungsstilvarianten werden aber nur die vier Eckfelder und das Mittelfeld eingehend untersucht.

• Die **einzelnen Führungsstile** lassen sich in Kurzform hinsichtlich der Kriterien **Entscheidung, Überzeugung, Anstrengung, Konflikt, Emotionen** wie folgt **beschreiben:**

– **Ich halte mich heraus (1.1 Führungsstil):** Vorgesetzter akzeptiert die Entscheidungen anderer; er schließt sich den Meinungen, Verhaltensweisen und Vorstellungen anderer an und versucht, nicht Partei zu sein; er strengt sich nur soweit wie unbedingt nötig an; wenn Konflikte auftauchen, versucht er, neutral zu bleiben und sich herauszuhalten; da er sich aus allem heraushält, regt er sich nur selten auf.

Der **1.1-Vorgesetzte** ist in keiner Weise engagiert: Weder interessieren ihn die Arbeitsleistungen noch die Menschen. Aufgrund dieser Gleichgültigkeit vermag er auch niemanden zu überzeugen. Sein einziges Ziel besteht darin, möglichst unauffällig zu bleiben und die Mitgliedschaft zur Organisation aufrechtzuerhalten. Bezeichnend für ihn ist, daß er sich für Fehler in seinem Arbeitsbereich nie verantwortlich fühlt, vielmehr die Schuld immer bei anderen sucht und findet. Meist ist ein solches Verhalten Ausdruck von Resignation: «Ich tue nur soviel, wie unbedingt nötig ist – alles andere führt zu noch tieferer Frustration und Entmutigung». Ein solcher Vorgesetzter verbreitet nur Desinteresse; lustlose und demotivierte Mitarbeiter sind die Folge.

Der **1.9-Vorgesetzte** legt wenig Wert auf Entscheidungen (seid lieb miteinander) vielmehr auf gute zwischenmenschliche Beziehungen; er zieht es vor, Meinungen, Verhaltensweisen und Vorstellungen anderer zu übernehmen, anstatt die eigenen durchzusetzen; er treibt nirgends an, hilft vielmehr überall; er versucht die Entstehung von Konflikten zu verhindern. Wenn trotzdem Konflikte auftreten, versucht er die Wunden zu heilen und eine gute Zusammenarbeit sicherzustellen; er weiß, daß Spannungen Störungen verursachen. Deshalb versucht er auf eine warme und freundliche Art zu reagieren.

Hier handelt es sich um das eigene Gegenteil des extrem Aufgaben-orientierten Verhaltens. Hier steht der Mensch im Mittelpunkt. Die 1.9-Orientierung basiert auf der Annahme, daß ein unaufhebbarer Widerspruch besteht zwischen den Zielen der Organisation und denen der Individuen. Da **für diesen Vorgesetztentyp die Individualziele höher rangieren als die Organisationsziele,** versucht er die Arbeitsbedingungen so zu gestalten, daß die Mitarbeiter daraus ihren höchsten individuellen und sozialen Nutzen ziehen.

Durch sorgfältige Beachtung der zwischenmenschlichen Kontakte strebt der Vorgesetzte eine freundliche und entspannte Atmosphäre an. Insbesondere ist charakteristisch für ihn, daß er herauszufinden sucht, was seine Mitarbeiter gerne möchten, um ihnen dabei helfen zu können. Die Gefahr besteht, daß die Arbeitsziele völlig in den Hintergrund geraten. Eine Leistungsmotivation findet kaum statt. Auch unterbleibt infolge der Konfliktvermeidungs-Strategie jegliche konstruktive Kritik.

- **Nur Autorität und Gehorsam halten die Welt zusammen (9.1-Führungsstil):** der Vorgesetzte legt großen Wert darauf, Entscheidungen zu treffen und durchzusetzen; er tritt für Ideen, Meinungen und Verhaltensweisen ein, selbst wenn er dadurch jemandem auf die Zehen treten muß; er treibt sich und andere an; wenn Konflikte auftreten, beseitigt er sie oder setzt sich durch; wenn etwas schiefläuft, verteidigt er sich, leistet Widerstand oder kommt mit Gegenargumenten.

  Wie der 1.9-Vorgesetzte geht auch dieser Vorgesetzte von der Annahme aus, daß Organisations- und Individualziele sich nicht simultan in höchstem Maße erfüllen lassen. Da für ihn aber die Organisationsziele vorrangig sind, versucht er die menschlichen Elemente daran zu hindern, die Leistung negativ zu beeinflussen. Er wird nur von einem Gedanken beherrscht: **Leistung. Der Mensch spielt nur insofern eine Rolle, wo er Mittel zum Zweck ist;** er wird ersetzt, wenn seine Leistung nicht genügt. Vom Mitarbeiter wird erwartet, daß er sich kommentarlos jeder Anweisung fügt. Seine Arbeit wird ständig überwacht. Der Vorgesetzte läßt keine Gefühle, Wärme oder Kontaktbereitschaft erkennen.

  Aufgeschlossene Mitarbeiter lehnen diesen Führungsstil infolge der ständigen Kontrolle, mangelnden Informationen, der Vernachlässigung des emotionalen Bezuges, der fehlenden Sensitivität für Gruppenprozesse und der Unterdrückung eigener Ideen und Initiative ab.

- **Kompromisse sind alles (5.5-Führungsstil):** der Vorgesetzte legt großen Wert auf Entscheidungen, die durchführbar, wenn gleich nicht immer perfekt sind; bei Meinungen, Ideen oder Verhaltensweisen, die sich von den eigenen unterscheiden, nimmt er eine mittlere Position ein; er versucht, ein gutes und gleichmäßiges Arbeitstempo zu halten; wenn Konflikte auftreten, versucht er, eine für alle Seiten annehmbare Lösung zu erreichen; unter Spannungen fühlt er sich unsicher, welche Richtung er einschlagen soll oder ob er seine Meinung ändern muß, um weiteren Druck zu vermeiden.

  Dieser Vorgesetzte sucht den Kompromiß, um gleichzeitig Organisationsziele und Individualziele erreichen zu können. Seine Haltung gründet sich auf die Erfahrung, daß extreme Positionen nur geringe Chancen der Verwirklichung haben. Entsprechend handelt der 5.5-Vorgesetzte meist sehr routiniert. Dabei stützt er sich stark auf formale Regeln und Anweisungen, was ihn eher als Verwalter denn als Menschenführer kennzeichnet.

  Er vermag seine Mitarbeiter nicht zu begeistern (wie er selbst sich nicht voll engagiert). Neuerungen wird er kaum durchsetzen. Er schafft aber eine recht ausgewogene Atmosphäre, die nicht durch starke Spannungen und Konflikte gekennzeichnet ist.

- **Führen heißt sich-engagieren in Menschen und Aufgaben (9.9-Führungsstil):** der Vorgesetzte legt großen Wert auf schöpferische Entscheidungen, die im Einverständnis getroffen werden; er hört zu und sucht nach Ideen, Meinungen und Verhaltensweisen, die sich von seinen eigenen unterscheiden. Er hat klare Überzeugungen, reagiert aber auf gute Ideen, indem er seine Meinung ändert; er strengt sich selbst sehr an und motiviert dadurch andere; wenn Konflikte auftreten, versucht er, die Gründe herauszufinden und zu beseitigen; wenn er erregt ist, beherrscht er sich.

  Dieser Vorgesetzte hält eine gleichzeitige Erfüllung von Organisations- und Individualzielen für möglich. Unter dem Schlagwort «Integration von Mensch und Arbeit» spezifiziert der 9.9-Führungsstil die Theorie Y. Der Vorgesetzte versucht, seine Mitarbeiter sachlich und persönlich zu motivieren. Er strebt in jeder Situation die bestmögliche Lösung an und übernimmt nicht einfach die, die durch Tradition oder Regeln vorgegeben ist. Er bemüht sich deshalb, Ideen, Fähigkeiten und Initiative der Mitarbeiter im Hinblick auf eine optimale Aufgabenerfüllung zu nutzen. Er versucht, im Prozeß der gemeinsamen Zielfestlegung ein hohes Maß an Verständnis für die Arbeitsziele, die Arbeitsanstrengungen, die Eigenverantwortlichkeiten und die gemeinsame Verpflichtung zu erreichen. Dadurch wird die traditionelle Fremdkontrolle weitgehend überflüssig und durch die gemeinsame Kontrolle ersetzt. Durch die konstruktive Austragung von Konflikten können sich diese schöpferisch auswirken. Es herrscht ein allem Neuen gegenüber aufgeschlossenes Klima.

Grundsätzlich ist das Verhaltensgitter als Anleitung für den Vorgesetzten zu verstehen, sich auf den 9.9-Führungsstil hin zu orientieren und zu entwickeln. Da dieser Führungsstil aber neben tiefgreifenden persönlichen Verhaltensänderungen, Verände-

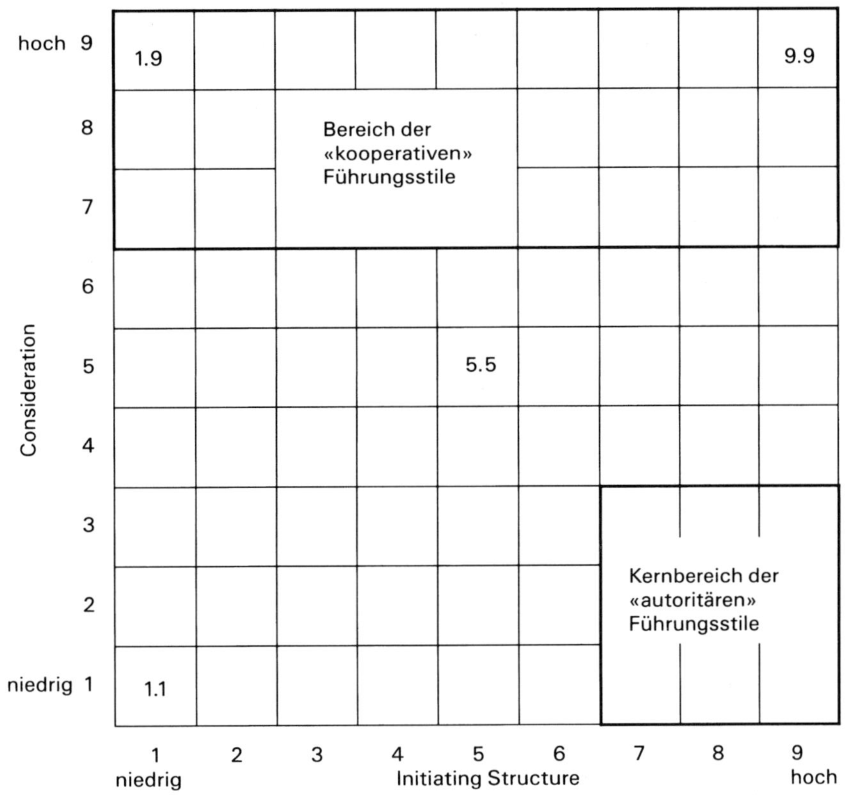

Abbildung 4/13: Bereiche kooperativer und autoritärer Führungsstile im Verhaltensgitter (Baumgarten)

rungen der organisationalen Ziele, hierarchischen Strukturen und Arbeitsprozesse beinhaltet, erscheint seine Verwirklichung unrealistisch. Zudem ist es problematisch, einem bestimmten Führungsstil ganz bestimmte Wirkungen zuzuordnen, ohne die jeweiligen Umstände zu berücksichtigen, unter denen Führungsverhalten auftritt. Je nach Bedingungen kann ein und derselbe Führungsstil nämlich ganz verschiedene Auswirkungen haben.

Versucht man in das **Verhaltensgitter die kooperativen und autoritären Führungsstile** einzuordnen, zeigt sich, daß ein einzelnes Teilquadrat zur Kennzeichnung nicht ausreicht; vielmehr muß für jeden der eindimensionalen Führungsstile ein größerer Bereich reserviert werden; Abb. 4/13 zeigt deutlich diese Situation.

4.2.3 Welcher Führungsstil ist der beste?

Die Auswirkungen verschiedener Führungsstile auf Leistung, Zufriedenheit und Zusammenarbeit sind von zahlreichen Forschern untersucht worden. Abgesehen davon, daß bei solchen Untersuchungen immer die Einstellung des betreffenden Forschers eine maßgebende Rolle spielt, sind die Ergebnisse alles andere als einheitlich. Die umfassendste Auswertung aller Ergebnisse, die vorliegt und in Abb. 4/14 gezeigt wird, läßt bestimmte generelle Schlußfolgerungen zu (20).

- Die **Interpretation der Ergebnisse** läßt folgende Schlüsse zu:

- Die Wirkungen vieler Führungsstile, die einander gegenübergestellt werden, halten sich die Waage (so z. B. die Wirkungen des autoritären und des kooperativen Führungsstils im Hinblick auf die Leistung).
- Auch dort, wo ein Führungsstil dem anderen überlegen ist, zeigen sich keine durchgehenden Gesetzmäßigkeiten. In den weitaus meisten Fällen gibt es neben überwiegend positiven auch negative und neben überwiegend negativen auch positive Befunde.
- Viele Befunde zeigen gar keine Beziehung zu Leistung, Zufriedenheit und Zusammenhalt.
- Die Zufriedenheit ist beim kooperativ-partizipativen Führungsstil im allgemeinen höher als beim autoritär-direktiven Führungsstil.
- Der Zusammenhalt ist beim kooperativ-partizipativen Führungsstil im allgemeinen stärker als bei den übrigen Stilen.

Führungsstil	Anzahl empirischer Befunde mit einer positiven (+), einer fehlenden (0) und einer negativen (–) Korrelation mit:								
	Arbeitszufriedenheit			Zusammenhalt			Produktivität		
	+	0	–	+	0	–	+	0	–
Vorwiegend auf den Mitarbeiter ausgerichtete Stile									
demokratisch	7	1	1	2	1		3	11	
permissiv	8	2	3	2	1	3	7	3	4
mitarbeiterbezogen	13	2	1	3		2	19	5	4
partizipativ	8	3	1	8	2	1	10	5	3
Consideration	12	1	1	5	1		8	8	3
	48	9	7	20	5	6	47	32	14
Vorwiegend nach Leistung strebende Stile									
autokratisch		1	3		1	2	3	10	1
restriktiv			3		1		2	3	1
aufgabenbezogen	2	1	1				3	3	3
sozial, distanzierend		1	1	1	1		16	1	1
direktiv	2	2	2	2	1	1	10	4	1
initation of structure	10	3	1	6			13	5	
	14	8	11	9	4	3	47	26	7

Abbildung 4/14: Der bessere Führungsstil (Lattmann)

- Bei der Arbeitsleistung zeigt sich in beiden Stilgruppen ein sehr hoher Anteil an Befunden, die eine fehlende Korrelation aufweisen. Offensichtlich hängen die Auswirkungen auf die Leistung noch von vielen anderen Faktoren ab.

• Am eingehendsten sind die **Auswirkungen des kooperativ-partizipativen Führungsstils** untersucht worden. Es lassen sich dabei folgende zusammenfassende Feststellungen machen (20):

- Da die Zielfestlegung in Interaktion zwischen Vorgesetzten und Mitarbeitern erfolgt, wird die soziale Distanz abgebaut, was beim Mitarbeiter Zufriedenheit bewirkt.
- Je stärker ein Mitarbeiter die Entscheidungsfindung beeinflussen kann, desto mehr betrachtet er das gesetzte Ziel als sein eigenes und desto mehr strebt er demzufolge danach, es zu erreichen.
- Der Mitarbeiter wird durch den partizipativen Führungsstil nur angesprochen, wenn er sich in der Lage fühlt, mitzuentscheiden und wenn ihn der Gegenstand der Entscheidung genügend betrifft.
- Bei partizipativer Führung sind diejenigen Mitarbeiter am zufriedensten, deren Bedürfnis nach Unabhängigkeit hoch ist.

• Der Grund, weshalb diese Forschungsergebnisse dargestellt werden, ist der: In der Praxis wird – gerade im **Krankenhaus** – häufig eine intensive (und nicht selten sehr emotionale) Auseinandersetzung geführt in der Frage: **autoritär oder kooperativ?** Die Tendenz in die eine oder die andere Richtung ist bei vielen Vorgesetzten zu einer Art «Credo» geworden. **Die Anhänger mehr autoritärer Führungsstile argumentieren** (21):

- Der Vorgesetzte verfüge über die bessere Übersicht, sehe die Zusammenhänge besser und lasse sich weniger durch partikulare (Gruppen-)Interessen leiten; er habe einen besseren Zugang zu den wichtigen Informationen und sei letzlich auch für die Entscheidungen verantwortlich.
- Durch den Einbezug vieler in die Entscheidungsbildung würden die Entscheide verzögert («Es wird zuviel geredet und zu wenig entschieden»), verwässert und verpolitisiert («fauler Kompromiß»); der einzelne fühle sich für die in der Gruppe getroffenen Entscheide nicht mehr verantwortlich.
- Viele Mitarbeiter wünschten sich eine straffe Führung (eine «starke Hand») und wurden durch die Partizipation nur verunsichert.

• **Argumente der Vertreter partizipativer Führung sind:**

- Die Partizipation verbessert sowohl die Qualität von Entscheidungen wie auch die Identifikation der Mitarbeiter mit den Entscheiden und mit ihren Aufgaben.
- Durch die partizipative Führung werden somit die Interessen des Mitarbeiters mit den Interessen der Organisation besser in Einklang gebracht; viele unnötige Konflikte können von vornherein ausgeschaltet werden. Insbesondere wird durch diesen Führungsstil das alte Problem des Widerstandes gegen Veränderungen besser bewältigt, indem die Mitarbeiter an den Neuerungen mitwirken und sich damit eher mit ihnen identifizieren.

---

20 vgl. Lattmann (1981)
21 vgl. Müller/Hill (1980)

- Da sich die Mitarbeiter mit ihren Zielen identifizieren und die notwendige Einsicht in die Zusammenhänge erlangen, können sie selbständiger arbeiten, sich neuen Situationen besser anpassen und ihre Fähigkeiten besser einsetzen; der Entfremdung in der Arbeit wird entgegengewirkt, es wird mehr geleistet und die Zufriedenheit ist höher.
- Die Mitarbeiter können sich durch die Arbeit und in der Arbeit ständig weiterentwickeln; sie denken mit, lernen größere Zusammenhänge zu sehen und anspruchsvollere Aufgaben zu bewältigen; da sie sich mit den Zielen identifizieren, ist auch ihre Lernmotivation hoch. Sie sind bereit, vermehrte Verantwortung zu übernehmen und sich entsprechend weiterzubilden.

• Isoliert betrachtet haben die beiden Argumentationen zweifellos viel für sich. Aus diesem Grund überrascht es eigentlich nicht, daß die Untersuchungsergebnisse so uneinheitlich sind. Ist es somit unmöglich, dem Vorgesetzten klare Verhaltensempfehlungen zu geben? Doch es ist möglich: **Grundsätzlich ist ein kooperativer Führungsstil zu befürworten.** Weshalb kooperative Führungsformen grundsätzlich zu befürworten sind, wird im folgenden näher erläutert. Zunächst einmal ist festzuhalten, daß die Sachzusammenhänge und Arbeitsprozesse im Krankenhaus in weiten Bereichen komplexer und differenzierter geworden sind. Dies stellt höhere Anforderungen an alle Beschäftigten als früher. Solche Anforderungen sind:

- **Lernprozesse:** Um den fachlichen und sozialen Anforderungen in der Dynamik des modernen Arbeitslebens gewachsen zu sein, müssen die Mitarbeitenden ständig zulernen, umlernen und neulernen. Dabei gilt es nicht nur fachbezogenes Wissen und Können zu erwerben, sondern auch persönlichkeits- und gemeinschaftsbezogene Fähigkeiten. Deren Erwerb aber setzt nicht nur individuelle, sondern auch soziale Lernprozesse voraus, die nur in einem kooperativen Sinne vollzogen werden können.
- **Selbständigkeit:** Der Anteil komplexer, nicht vollständig determinierter Tätigkeiten, bei denen das Ziel vorgegeben, die Art und Weise der Ausführung aber dem Mitarbeiter überlassen ist, nimmt zu. Auch Arbeitsbereiche, in denen ein Entscheidungsspielraum über Arbeitsaufgaben und -ziele gegeben ist, nehmen zu. Zudem sind viele Tätigkeiten im Krankenhaus mit hoher Verantwortung verbunden. In qualifizierten Aufgabenzusammenhängen ist der Vorgesetzte je länger je mehr auf das selbständige Funktionieren seiner Mitarbeiter angewiesen. Und zwar nicht nur auf ihre fachlich selbständige Aufgabenerfüllung, sondern auch auf ihr **selbstverantwortliches Handeln,** auf ihre Loyalität und Solidarität.
- **Motivation:** Qualifizierte Arbeitsvollzüge, die von den Mitarbeitern Selbständigkeit und Mitverantwortung erfordern, können nicht durch äußeren Druck gesteuert werden. Hohe Leistungen dieser Art erbringen nur Mitarbeiter, die von innen heraus motiviert sind, also aus eigenen Antrieben ihr Bestes geben.
- **Mitdenken:** Die Komplexität der Aufgaben an sich und ihre gegenseitige Verkettung erfordert vom Mitarbeiter mehr Einsicht in Sachverhalte und Zusammenhänge als früher. Mitarbeiter müssen mitdenken und verstehen, um mitverantwortlich handeln zu können. Weil diese Einsicht nicht mehr ein Privileg des Vorgesetzten ist bzw. sein darf, wird der Abstand zwischen anweisender und ausführender Tätigkeit auf allen Stufen geringer. Gleichzeitig ist auch das Bedürfnis des Mitarbeiters nach Mitsprache und Mitverantwortung gewachsen. Er will mit seiner Arbeit nicht bloß Geld verdienen, sondern in erster Linie das Gefühl haben, mit ihr einen sinnvollen und bedeutenden Beitrag zu erbringen. Dieses Gefühl bekommt er nur dann, wenn man ihn mitdenken und mitwirken läßt. Beides – sachliche Notwendigkeit und menschliches Bedürfnis – macht eine verantwortlichere Partizipation des Mitarbeiters erforderlich.
- **Spezialisierung:** Infolge der Anwendung immer höherer und differenzierterer Technologien kommt es zu immer stärkerer Spezialisierung und Professionalisierung. Durch Einsicht in größere Zusammenhänge vermögen Mitarbeiter der Sinn ihrer eigenen spezialisierten Tätigkeit besser zu erkennen.
- **Qualifikation:** Die bessere Ausbildung und höhere Qualifikation, die aus den veränderten Anforderungen der modernen Arbeitsprozesse resultiert, hat ein anderes Selbstverständnis und Selbstbewußtsein des Mitarbeiters zur Folge. Er will Mitwissen und Mitverantwortung übernehmen. Zudem gibt es nicht wenige Bereiche, in denen er seinem Vorgesetzten überlegen ist, was sich auch auf seine Erwartungen in bezug auf die Führung auswirkt.
- **Integration:** Infolge der wechselseitigen Verkettung der verschiedenen Einzelaufgaben geraten die Tätigkeiten der einzelnen Mitarbeiter in einen stärkeren Kooperationszusammenhang. Die individuelle Tätigkeit ist stärker in die Zusammenarbeit aller integriert. Damit verliert die Arbeit den ausschließlichen Charakter eines Mittels zur persönlichen Bedürfnisbefriedigung; der soziale Aspekt gewinnt an Bedeutung, was sozialere Kommunikation erfordert (22):
- **Kooperationszwang:** Die Erfüllung der Gesamtaufgabe eines Krankenhauses ist viel stärker als früher auf die Zusammenarbeit im Team, die gemeinsame Anstrengung aller angewiesen. Sehr oft ist es gar nicht mehr möglich, von Leistungen einzelner zu sprechen, weil diese Leistungen das Resultat von Teamkooperationen sind, in denen alle Mitglieder voneinander abhängen, aufeinander angewiesen sind. Der hohe Grad an Spezialisierung und Differenzierung zwingt zur Zusammenarbeit, zur Arbeit im Team. Die Teamarbeit wiederum erfordert kooperative Verhaltensweisen, die von Vorgesetzten und Mit-

22 vgl. Sahm (1977)

arbeitern gemeinsam erlernt und eingeübt werden müssen.

– **Verändertes Wertsystem:** Mit der allgemeinen Verbesserung und weitgehenden Absicherung der existentiellen Lebensbedingungen einerseits und der besseren Ausbildung andererseits werden mehr und mehr Bedürfnisse wirksam, die auf die freie Entfaltung der eigenen Fähigkeiten, auf Selbstbestimmung sowie ganz allgemein auf Selbstentfaltung ausgerichtet sind. Die partizipative Führung gibt dem Mitarbeiter die Möglichkeit dazu.

• **Situative Führung:** Ohne Kooperation und gegenseitiges Vertrauen sind die heutigen Aufgaben und Probleme im Krankenhaus je länger je weniger zu bewältigen. **Eine neue Form von Solidarität ist erforderlich.** Echte Kooperation und Solidarität aber können nur auf der Grundlage kooperativer Führung entstehen.

Die Überzeugung, daß der kooperative Führungsstil grundsätzlich der richtige ist, besagt aber nicht, daß er in jeder Situation der richtige ist. Damit kommen wir zum Stichwort **der situativen Führung**. Was ist darunter zu verstehen? Situative Führung bedeutet die Berücksichtigung aller Situationsfaktoren bei der Wahl des Partizipationsgrades (21).

«Partizipative Führung» heißt nicht, daß man in jeder Situation und in bezug auf alle Aufgaben mit allen Mitarbeitern gemeinsame Entscheidungen fällt, sondern daß je nach situativen Gegebenheiten der angemessene Grad an Partizipation gewählt wird. So fallen beispielsweise in einem bestimmten Arbeitsbereich oder auf einer bestimmten Ebene der Hierarchie durchschnittlich mehr oder weniger komplexe, unstrukturierte Aufgaben ab, und die Mitarbeiter erwarten aufgrund ihrer Erfahrung und ihres Ausbildungsstandes mehr oder weniger Partizipation. Es ist eine Erfahrungstatsache, daß die Mitarbeiter um so weniger Partizipation erwarten, je weniger Probleme zu lösen sind, die eine partizipative Führung erfordern und je weniger ihre Ziele durch diese Probleme berührt werden (21).

Der kooperativ-partizipative Führungsstil muß deshalb je nach den **Partizipationsmöglichkeiten** differenziert werden. Diese Möglichkeiten **sind hauptsächlich von den Situationsfaktoren abhängig,** die als Determinanten des Führungsprozesses genannt worden sind:

– Individuelle **Merkmale der Mitarbeiter** (Fähigkeiten, Ansprüche, Erwartungen); Merkmale der Gruppe (Größe, Zusammensetzung, Normen, Rollen, Beziehungen),
– **Merkmale der Aufgabe** (Dringlichkeit, Bekanntheit, Strukturiertheit),
– **Merkmale des sozialen Systems** (Größe, Aufbau-, Ablauf- und Beziehungsstruktur, Führungskonzept),
– **Systemexterne Merkmale** (Wertsystem der Gesellschaft, Anforderungen an das System).

• **Situativ führen heißt flexibel führen:** sich nicht versteifen, sondern bereit sein, auf verschiedene Situationen verschieden zu reagieren. Gerade im Krankenhaus kommt es tagtäglich zu unvorhergesehenen Situationen, die nicht aufgrund starrer Verhaltensseminare zu bewältigen sind, sondern von den Beteiligten ein hohes Maß an Flexibilität erfordern.

Das Schlagwort «situative Führung» ist jedoch nicht ungefährlich, weil durch die situationsspezifische Anwendung einer Vielzahl von Partizipationsgraden die Gefahr besteht, daß gar kein eigentlicher Führungsstil mehr existiert, sondern eine **Führungswillkür,** die:

– Bei den Geführten ein Gefühl der Unsicherheit hervorruft: sie wissen nicht, woran sie sind, weil sich der Vorgesetzte nach «Lust und Laune» verhält.
– Dem Vorgesetzten einen zu großen Kompetenzbereich zugesteht: er entscheidet, wann welcher Partizipationsgrad am Platz ist. So kann er beispielsweise unter dem Vorwand von Krisensituationen seinen Machtwillen durchsetzen.

Situative Führung darf aus diesem Grund nur dort propagiert und angewendet werden, **wo gleichzeitig ein klares Führungskonzept besteht,** in welchem Grundvorstellungen der kooperativ-partizipativen Führung unmißverständlich und verbindlich festgehalten sind.

Der Vorgesetzte besitzt zur Erfüllung seiner Führungsaufgaben einen weiten Spielraum. **Viel wichtiger** als die Anwendungen bestimmter Führungstechniken oder Führungsprinzipien **ist die Art seiner Beziehungen zu den Mitarbeitern und das Vertrauen, das diese in ihn haben.** Das Vertrauen aber hängt nicht von einzelnen Verhaltensformen ab, sondern von der ganzen Persönlichkeit des Führenden. Einem Vorgesetzten, der partizipative Verfahren anwendet, kann es versagt bleiben und einem anderen, der ausgeprägt autoritäre Züge aufweist, rückhaltlos entgegengebracht werden.

Auf die Dauer läßt sich Vertrauen und Glaubwürdigkeit nur erhalten, wenn das vom Vorgesetzten gezeigte Führungsverhalten echt ist, wenn es also mit seinen Einstellungen überein stimmt. Sicher kann er sich ein bestimmtes Verhalten zulegen, das ihm zur Erreichung bestimmter Ziele zweckmäßig erscheint. Eine Zeitlang wird es ihm damit vielleicht sogar gelingen, bei den Mitarbeitern das Bild von sich zu schaffen, das er angestrebt hat. Aber früher oder später, wenn die Mitarbeiter draufkommen, daß er sich lediglich im Hinblick auf bestimmte Zwecke so verhalten hat, wird ein solcher Vorgesetzter seine Glaubwürdigkeit verlieren.

4.2.4 Führung durch Delegation

Delegation bedeutet die Übertragung von Aufgaben, Kompetenzen und Verantwortung auf nachgeordnete Stellen. Delegation hat grundsätzlich zwei Aspekte (23) Sie ist Organisationsprinzip, und sie ist Stilprinzip der Führung von Mitarbeitern.

23 vgl. Sahm (1977)

- **Prinzipiell bedeutet Organisation:**

- Dem Mitarbeiter werden langfristige **Aufgaben** bzw. Aufgabenbereiche zur Erfüllung zugewiesen.
- Der Mitarbeiter erhält die **Kompetenz** (formale Rechte/Befugnisse), die zur ordnungsgemäßen Aufgabenerfüllung erforderlich sind.
- Der Mitarbeiter übernimmt die **Verantwortung,** die mit der Übertragung von Aufgaben und Kompetenzen verbunden ist; der Mitarbeiter erhält damit einen **Zuständigkeitsbereich,** innerhalb dessen er **selbständig zu planen, zu entscheiden und zu handeln berechtigt und verpflichtet ist.** Der Vorgesetzte darf ohne Notwendigkeit in diesen Zuständigkeitsbereich nicht eingreifen.

- **Als Stilprinzip bedeutet Delegation:** Der Vorgesetzte gesteht dem Mitarbeiter einen Raum zu, in dem dieser (teil)autonom handeln und entscheiden kann. Damit trägt der Vorgesetzte dazu bei, daß sich:

- der **Freiheitsgrad** des Mitarbeiters vergrößert;
- die **Bereitschaft und Fähigkeit** des Mitarbeiters **zu selbständigem Entscheiden und Handeln erhöht**;
- das **Selbstwertgefühl und Verantwortungsbewußtsein** des Mitarbeiters **verstärkt.**

- Im folgenden wird auf **die drei Bausteine der Delegation, Aufgabe, Kompetenzen und Verantwortung** näher eingegangen. Auf die Frage, welche Aufgaben delegiert werden können (oder sollen), läßt sich grundsätzlich folgendes sagen: Jede Aufgabe soll delegiert werden, die der betreffende Mitarbeiter aufgrund seiner Person und Position zu erfüllen imstande ist. Nicht delegiert werden können Führungsaufgaben wie Auswählen von Mitarbeitern, Vereinbaren von Zielen, Motivieren und Qualifizieren der Mitarbeiter.

Der **Zuständigkeitsbereich des Mitarbeiters** wird primär durch die Zielsetzung der Aufgabe bzw. die Stellenbeschreibung, allgemeine Vorschriften und Richtlinien umgrenzt. Durch diesen **Handlungsspielraum** unterscheidet sich die Delegation von anderen Weisungsformen, die vom Mitarbeiter die bloße Ausführung einer Arbeit verlangen (die Rolle des Mitarbeiters ist dabei weitgehend die eines Hilfsarbeiters). In diesen Zuständigkeitsbereich (= Delegationsbereich) darf der Vorgesetzte ohne Notwendigkeit nicht eingreifen. Er muß die delegierten Aufgaben respektieren. Er darf in diesem Bereich keine Entscheidungen fällen und dem Mitarbeiter nicht seinen Arbeitsstil aufzwingen wollen.

In zwei Ausnahmefällen ist der Vorgesetzte berechtigt, **in den Kompetenzbereich des Mitarbeiters einzugreifen:** wenn die Fehlleistung eines Mitarbeiters schwerwiegende Folgen hat oder wenn eine Entscheidungssituation eintritt, welche die Kompetenz des Mitarbeiters übersteigt. Ohne diese Befugnis, im Notfall direkt zu intervenieren, könnte der Vorgesetzte seine (Führungs-) Verantwortung für das Ganze nicht tragen. Da jedoch solche Eingriffe die generell festgelegte Ordnung durchbrechen und den Mitarbeiter in seiner Eigenständigkeit und Verantwortung einschränken, muß sich der Vorgesetzte in dieser Hinsicht größte Zurückhaltung auferlegen. In jedem Fall ist er verpflichtet, sein Eingreifen dem Mitarbeiter gegenüber zu begründen. Erst durch diese Rechtfertigungspflicht nach unten werden die Vorteile einer Führung durch Delegation wirksam.

Das Ausmaß der Delegation kann nicht nur dem individuellen Ermessen des Vorgesetzten überlassen werden. Statt dessen sollte bereits bei Gestalten der Organisationsstrukturen, beim Verfassen der Stellenbeschreibung und beim Formulieren der Führungsrichtlinien von folgendem Grundsatz ausgegangen werden. Jede Aufgabe soll von der untersten Stelle im hierarchischen System erfüllt werden, die dazu noch in der Lage ist. Oder anders gesagt (24): «**Jede Entscheidung soll von der untersten Stelle gefällt werden, die noch über den dazu nötigen Überblick verfügt».** Denn dieser Mitarbeiter/Vorgesetzte steht dem betreffenden Problem näher als der nächsthöhere Vorgesetzte und vermag die Folgen verschiedener Entscheidungen besser zu ermessen.

- Im Hinblick auf das Ausmaß der Delegation kommt das sogenannte **Ausnahmeprinzip** zur Anwendung: **Management by exception.** Danach behält sich der Vorgesetzte die Entscheidung in Ausnahmefällen vor und delegiert alle Routinefälle an seine Mitarbeiter. Vor dem Hintergrund dieses Ausnahmeprinzips lassen sich die Aufgaben eines Mitarbeiters also in zwei Gruppen einteilen:

- **Aufgaben im Delegationsbereich:** Das sind Aufgaben, zu deren Erfüllung dem Mitarbeiter die notwendigen Kompetenzen übertragen sind; die Aufgabenerfüllung erfolgt hier völlig selbständig. Solche Aufgaben werden als Normalfälle bezeichnet.
- **Aufgaben außerhalb des Delegationsbereichs:** Das sind Aufgaben, die zwar fachlich in den Bereich des Mitarbeiters gehören; die Entscheidungskompetenzen jedoch sind dem Vorgesetzten oder einer noch höheren Instanz vorbehalten. Solche Fälle werden als außergewöhnliche Fälle bezeichnet.

- Für eine **Delegation im Sinne kooperativer Führung** ist es unerläßlich, daß (25):

- die **Aufgabendelegation mit entsprechenden Kompetenzen** und **entsprechender Verantwortung** verbunden ist;
- die **Delegation entsprechend den Fähigkeiten und Interessen der Mitarbeiter** erfolgt;

24 Hill (1974)
25 vgl. Wunderer/Grunwald (1980)

- **möglichst vollständige Aufgaben** und nicht nur isolierte Teilaufgaben übertragen werden;
- eine **umfassende Information** der Stelleninhaber erfolgt.

• Um die ihm übertragenen Aufgaben erfolgreich bewältigen zu können, benötigt der Mitarbeiter entsprechende **Kompetenzen.** Der Begriff Kompetenz wird in zwei unterschiedlichen Bedeutungen verwendet:

- **Kompetenz als formales Recht/Befugnis,** innerhalb eines Bereichs frei zu handeln und zu entscheiden; diese Kompetenz beruht auf der Position in der Hierarchie der Organisation und wird dem Positionsinhaber von der Organisation verliehen.
- **Kompetenz als personale Fähigkeit/Zuständigkeit in einem bestimmten Fachbereich;** diese (Sach-) Kompetenz beruht auf objektiv bewiesener Sachkundigkeit. Das Individuum hat sie sich durch eigenes Bemühen erworben.

• Die **Delegationsmöglichkeiten hängen in erster Linie vom Grundprinzip ab,** daß die Fachkompetenz eines Mitarbeiters mit seinen formalen Kompetenzen (Befugnissen) im Gleichgewicht sein sollen. Über beide Aspekte von Kompetenz muß ein Mitarbeiter verfügen, um eine ihm übertragene Aufgabe erfüllen zu können:

- Fehlen erforderliche Kompetenzen im Sinne von Befugnissen, dann ist der Mitarbeiter zwar von seinen Fähigkeiten her in der Lage, die Aufgabe zu bewältigen; es fehlen ihm aber die formalen Mittel (Recht auf selbständiges Handeln und Entscheiden).
- Fehlen erforderliche Kompetenzen im Sinne von Fähigkeiten/Kenntnissen, dann ist der Mitarbeiter zwar mit den notwendigen formalen Befugnissen ausgestattet, aber es mangelt ihm an der fachlichen Qualifikation, die es ihm erlaubt, von den Befugnissen sinnvollen Gebrauch zu machen.

Sowohl (formale)Befugnisse wie auch (persönliche) Fähigkeiten sind zur Bewältigung einer Aufgabe notwendig. Die fachlichen Fähigkeiten kann der Mitarbeiter sich durch seine Aus- und Weiterbildung sowie seine Tätigkeit am Arbeitsplatz erwerben. Die Entscheidungs- und Handlungsbefugnisse jedoch müssen ihm von seinem Vorgesetzten übertragen werden.

Der Vorgesetzte der einem Mitarbeiter Kompetenzen delegiert, ist selbst für den betreffenden Bereich nicht mehr zuständig bzw. kompetent und auch nicht mehr handlungsverantwortlich. Er trägt aber weiterhin die übergeordnete Verantwortung (= Führungsverantwortung) für das Ganze.

Kompetent, im Sinne von befugtsein, heißt: persönliche Handlungsfreiheit besitzen. Ein Beispiel: Herr Kauer wird mit der Aufgabe betraut, Sicherheitsmaßnahmen zu ergreifen und durchzusetzen. Seinem Ermessen bleibt es überlassen, wann, wie oft und in welchem Ausmaß er solche Maßnahmen ergreifen will.

Das Ausmaß der Befugnisse, die dem Inhaber einer bestimmten Position verliehen werden, ist von Organisation zu Organisation verschieden: Stationsschwester Margareta im Spital A kann bestimmte Termine selbst festlegen oder verschieben, während Stationsschwester Sabine im Spital B zuerst die Genehmigung der Oberschwester einholen muß. Eine Kompetenz kann zudem von der Befugnis zu einer kommentarlosen Weiterleitung eines Formulars bis zur völlig selbständigen Bearbeitung einer Sache reichen.

• Der **Mitarbeiter** muß grundsätzlich **das Recht** haben, alle Entscheidungen zu treffen bzw. Handlungen zu vollziehen, die zur Erfüllung seiner Aufgaben erforderlich sind. Unter den verschiedenen Arten von Kompetenzen sind insbesondere folgende von Bedeutung:

- **Entscheidungskompetenz:** das Recht, Entscheidungen zu treffen;
- **Anordnungskompetenz:** das Recht, das Verhalten anderer Personen zu bestimmen;
- **Verfügungskompetenz:** das Recht, über Sachen und Werte der Organisation zu verfügen;
- **Informationskompetenz:** das Recht auf alle zur Aufgabenerfüllung erforderlichen Informationen;

• **Verantwortung:** Wer eine Aufgabe und die zu ihrer Erfüllung notwendigen Kompetenzen übernimmt, übernimmt damit auch eine Verantwortung. Verantwortung wird in der Regel nicht speziell übertragen, sondern ergibt sich aus der Übertragung von Aufgaben und Kompetenzen (es gibt keine Aufgabe, die nicht eine Verantwortung mit sich bringt). Verantwortung übernehmen bedeutet: einstehen für das eigene Tun und Lassen. Wer Verantwortung übernimmt und trägt, ist damit eine persönliche Verpflichtung eingegangen, sein Handeln an den möglichen Folgen zu messen und für diese Folgen persönlich einzustehen. Verantwortung ist das Korrelat der Handlungsfreiheit (26); das heißt: Handlungsfreiheit bedingt Verantwortung und Verantwortung bedingt Handlungsfreiheit.

Wenn über die Delegation von Verantwortung gesprochen wird, taucht immer wieder die Frage auf: Kann man Verantwortung denn überhaupt delegieren? Bleibt sie nicht letzlich doch immer beim Vorgesetzten? Muß das nicht auch so sein? Und: Verführt die Delegation von Verantwortung nicht allzu leicht dazu, daß die Vorgesetzten sich bei Fehlschlägen hinter der Delegation von Verantwortung verschanzen können und am Ende dann überhaupt niemand mehr verantwortlich ist? Dazu ist das zu sagen, was bei der Besprechung der Vorgesetzten-Rolle festgehalten wurde:

26 Bordemann (1978)

- Der Mitarbeiter, dem eine Aufgabe mit entsprechenden Befugnissen delegiert wurde, trägt für die Erfüllung dieser Aufgabe die **Handlungsverantwortung;** das ist eine Form der Eigenverantwortung, indem sie sich nur auf die eigene Person bezieht.
- Der Vorgesetzte trägt ebenfalls eine Handlungsverantwortung, die aus der Fachaufgabe und den damit verbundenen Kompetenzen erwächst; zusätzlich aber trägt er **Führungsverantwortung,** die sich aus den Führungsaufgaben und der damit verbundenen Verpflichtung ergibt. Das ist eine Form der Fremdverantwortung, da sie sich auf andere Personen bezieht.

Der Vorgesetzte kann nur dann für Fehlleistungen eines Mitarbeiters in dessen Aufgabenbereich verantwortlich gemacht werden, wenn er seine Führungsaufgaben nicht ordnungsgemäß erfüllt hat. Seine Führungsverantwortung nimmt er wahr, wenn er dafür sorgt, daß die Personen, an die er Aufgaben und Kompetenzen überträgt, über die erforderlichen Voraussetzungen verfügen, und daß durch geeignete Zielsetzungs-, Informations- und Kontrollverfahren die Aufgabenerfüllung sichergestellt wird (24).

• Eine **weiterreichende Führungsverantwortung,** die den Vorgesetzten für jeden Fehler seiner Mitarbeiter verantwortlich machen würde, hätte zur Folge, daß der Vorgesetzte:

- sich trotz der Delegation selber um alles kümmern müßte und daher nicht in der Lage wäre, seine eigenen Aufgaben zu erfüllen;
- für fremdes Verschulden einstehen müßte, was unserem Rechtsempfinden widerspricht;
- seine Mitarbeiter dann kaum selbständig handeln ließe; er würde verständlicherweise sein Risiko durch eine totale Überwachung und ständiges Eingreifen zu mindern suchen. Selbständiges Handeln der Mitarbeiter und Totalverantwortung des Vorgesetzten schließen sich gegenseitig aus.

Man könnte folgendes feststellen: Ein Vorgesetzter ist für das Gesamte, nicht aber für alles verantwortlich, was in seinem Aufgabenbereich geschieht. Ein Bestandteil der Führungsverantwortung des Vorgesetzten besteht darin, die Verantwortungsbereitschaft der Mitarbeiter zu fördern. Die Tendenz, sich der Mitverantwortung zu entziehen, ist heute weitverbreitet.

• Mit der wachsenden Komplexität unserer technisierten Welt werden für den einzelnen die Folgen seines Verhaltens immer weniger abschätzbar. Damit **stellt sich jedem Vorgesetzten die Aufgabe, ein Bewußtsein kooperativer Verantwortung heranzubilden** bzw. eine Verantwortungs-Gemeinschaft aller, in der der einzelne sich zugleich persönlich respektiert, getragen und gefordert erfährt.

Das Grundprinzip der Delegation lautet: Aufgabe, Kompetenzen und Verantwortung müssen sich genau entsprechen bzw. kongruent sein: **Kongruenzprinzip.** Falls sich die drei Elemente nicht decken, hat dies Kompetenzlücken, Kompetenzüberschneidungen, mangelhafte Aufgabenerfüllung, Konflikte oder unverantwortliches Handeln zur Folge. Fälle **nicht-kongruenter Delegationselemente** finden sich in Abb. 4/15.

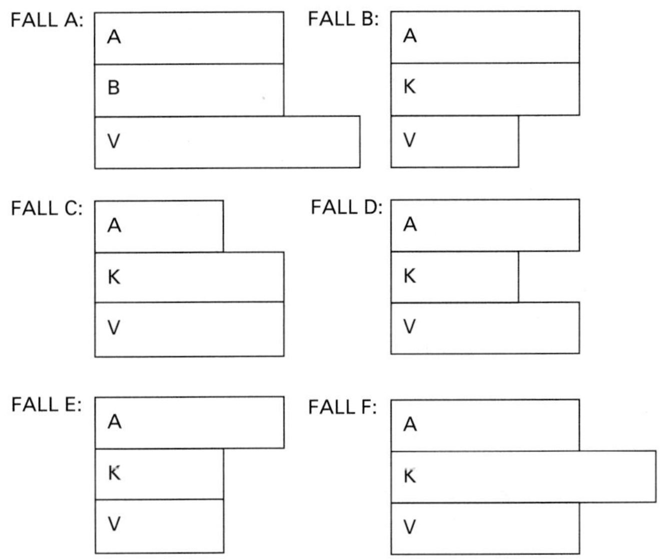

Abbildung 4/15: Fälle nicht-kongruenter Delegationselemente

- **Fall A:** Ein Mitarbeiter versieht im Rahmen seines Aufgabenbereichs verschiedene Sonderaufgaben; er besitzt die zur Erfüllung notwendigen Kompetenzen (Befugnisse und Fähigkeiten). Solange alles rund läuft, sagt niemand etwas. Stirbt ihm jedoch einmal etwas ab, kriegt er (ungerechtfertigte) Vorwürfe. Der Vorgesetzte macht ihn für mehr verantwortlich, als der Mitarbeiter aufgrund seiner Fähigkeiten und Befugnisse vermag. Oder: der Mitarbeiter fühlt sich für mehr verantwortlich, als er eigentlich mußte.
- **Fall B:** Dieser Mitarbeiter ist nicht bereit, für das was er tut, verantwortlich einzustehen; er versucht nach Möglichkeit die Verantwortung auf andere abzuschieben. Mögliche Gründe für ein solches Verhalten wären: Der Mitarbeiter hat Angst vor der Verantwortung, weil er sich nicht genügend kompetent (fähig) fühlt oder tatsächlich nicht genügend Fähigkeiten/Kenntnisse hat. Oder: Der Mitarbeiter verfügt nicht über die Befugnisse, die erforderlich wären, um so zu handeln, wie er es verantworten könnte. Auf jeden Fall bilden Mitarbeiter und Vorgesetzte, die der Verantwortung aus dem Weg gehen, für den Kooperationszusammenhang Krankenhaus eine echte Gefahr, die nicht ernst genug genommen werden kann.
- **Fall C:** Ein Mitarbeiter, der erstens kompetent (fähig) wäre, zusätzliche oder anspruchsvollere Aufgaben zu bewältigen und zweitens bereit, für deren Ausführung auch die entsprechende Verantwortung zu tragen. – Durch die ihm zugewiesenen Aufgaben sind seine Fähigkeiten nicht voll beansprucht. Sein Aufgaben-

bereich müßte erweitert oder bereichert werden. Solche Leute müssen erkannt und gefördert werden. Jeder fähige und strebsame Mitarbeiter wird ständig dazulernen und danach trachten, neue Aufgaben zu übernehmen. Nun ist aber auch eine negative Variante dieses Falles denkbar: der Mitarbeiter fühlt sich kompetent und verantwortlich in Dingen, die ihn gar nichts angehen, die gar nicht seinen Aufgabenbereich betreffen. Daß die Zusammenarbeit mit solchen Leuten alles andere als einfach ist, liegt auf der Hand. Hier hilft nur eines: Aufgaben, Befugnisse und Verantwortung ganz klar und eindeutig festlegen.

- **Fall D:** Ein Mitarbeiter, der die ihm gestellten Aufgaben nicht zu bewältigen vermag; dies kann verschiedene Gründe haben: Entweder reichen seine Befugnisse nicht aus, oder er ist in bezug auf seine Fähigkeiten überfordert, oder es fehlt ihm an beidem. Im ersten Fall müßte er mit zusätzlichen Befugnissen ausgestattet werden; im zweiten Fall könnte er sich die mangelnde Qualifikation mit Hilfe seines Vorgesetzten bzw. mit Hilfe von Schulungsmaßnahmen vielleicht noch erwerben (wenn er wollte); im dritten Fall müßten sowohl zusätzliche Fähigkeiten/Kenntnisse erworben wie auch zusätzliche Befugnisse übertragen werden.
- **Fall E:** Ein Mitarbeiter, dem ein größerer oder anspruchsvollerer Aufgabenbereich zugewiesen ist als er zu bewältigen vermag; der Fall liegt ähnlich wie der vorherige, mit dem Unterschied, daß hier der Mitarbeiter nicht bereit ist, die Verantwortung für seinen Aufgabenbereich voll zu tragen. Entweder spürt er, daß seine Qualifikation nicht ausreicht (wer keine Handlungsfreiheit hat, kann auch die persönliche Verantwortung für sein diktiertes fremdbestimmtes Handeln nicht übernehmen). Falls die mangelnde Aufgabenerfüllung bzw. Verantwortungsbereitschaft nur auf unzureichende Befugnisse zurückzuführen ist, müßten diese den Aufgaben entsprechend erweitert werden.
- **Fall F:** Ein Mitarbeiter mit einem Aufgabenbereich, für den er auch persönlich einsteht; das Problem liegt bei den Kompetenzen; man kann diese Konstellation

Aspekte	Vorteile der Delegation	Nachteile/Gefahren der Delegation
Kapazitätsaspekt	– Entlastung der übergeordneten Stellen von jenen Entscheidungen, die ihrer Leitungsfunktion nicht entsprechen – vermehrte Delegation macht eine wasserkopfartige Stabstruktur überflüssig – Entlastung der Kommunikationskanäle durch Reduktion der notwendigen Anrufungen und Anordnungen	– Vergrößerung des gesamthaften «Entscheidungsvolumens» in der Unternehmung – Bedarf an qualifizierten Mitarbeitern auf unteren Ebenen steigt (kann auch als Vorteil interpretiert werden)
Koordinationsaspekt	– Relativ autonome Handlungsfähigkeit der unteren Stellen durch Übereinstimmung von Aufgaben und Kompetenzen – «Selbstkoordination» der unteren Stellen durch Selbstverwaltung – Zwang zur sorfältigen Analyse des «Entscheidungshaushaltes» im gesamten sozialen System – ermöglicht «Management by exception»	– Abbau der autonomen Entscheidungsfähigkeit der Leitungsspitze (kann auch als Vorteil interpretiert werden) – erhöhtes Konfliktpotential – Notwendigkeit vermehrter Ergebniskontrolle
Aspekt der Entscheidungsqualität	– Konzentration der Leitungsspitze auf wichtige politische und strategische Entscheidungen – Ausnützung des vorhandenen «Human Capital» – Entscheidung dort, wo ihre Folgen unmittelbar wirksam werden – frühzeitiges Entscheidungstraining des Kadernachwuchses	– Homogenität zwischen den verschiedenen Entscheidungen kann verlorengehen (Gefahr der Suboptimierung)
Personenbezogener Aspekt	– Entfaltungsraum für die persönliche Entwicklung nicht nur an der Spitze, sondern auch auf unteren Ebenen – positiver Lernprozeß durch erhöhte Anforderungen an den Stelleninhaber stärkt Leistungsfähigkeit und Leistungsbereitschaft – Ermöglichung psychologischer Erfolgserlebnisse fördert Sicherheit, Selbstvertrauen, Arbeitsbefriedigung	– Gefahr der Überforderung einzelner Stelleninhaber, was zu Mißerfolgserlebnissen, Frustration und damit Reduktion der Leistungsbereitschaft führen kann (negativer Lernprozeß) – erhöhter psychischer Leistungsdruck auf unteren Ebenen (Streß durch Verantwortung)

Abbildung 4/16: Vor- und Nachteile der Delegation (Hill)

auf verschiedene Weise interpretieren: Entweder sind die Fähigkeiten des Mitarbeiters durch die ihm zugewiesene Aufgabe nicht voll beansprucht (er ist unterfordert). Oder ihm sind Befugnisse übertragen, die größer sind, als es seiner Aufgabe entspricht; oder er eignet sich selbst Befugnisse an, die den Rahmen seines Zuständigkeitsbereiches sprengen.

• **Mögliche Vor- und Nachteile** bzw. Gefahren der Delegation **lassen sich zusammenfassen** wie dies Abb. 4/16 zeigt.

• Die **Notwendigkeit der Delegation im Arbeitsbereich Krankenhaus** ergibt sich hauptsächlich aufgrund folgender Sachverhalte:

- Der Freiheitsgrad des Mitarbeiters wird vergrößert, ebenso seine Bereitschaft und Fähigkeit, selbständig und eigenverantwortlich zu handeln und zu entscheiden. Durch die selbständige Bearbeitung von Aufgaben wird die **Leistungsmotivation gefördert.**
- Die Mitarbeiter haben die Möglichkeit, mitzudenken und mitzuwirken. Sie sind nicht mehr bloß Ausführungsorgane; ihre Subjektstellung wird erweitert. **Mitarbeiter können auf diese Weise erprobt und gefördert werden.**
- Das **Verantwortungsbewußtsein und das Selbstwertgefühl werden gestärkt;** die Kompetenzübertragung wird als Vertrauensbeweis empfunden; es besteht mehr Raum für Erfolgserlebnisse.
- Delegation ermöglicht **raschere und sachgerechtere Aufgabenerfüllungen und Entscheidungen.**
- **Der Vorgesetzte wird von Detailaufgaben entlastet** und damit frei für die Erfüllung seiner Aufgaben. Es ist sinnlos, wenn er sich mit Aufgaben überlastet, die ebenso gut von seinen Mitarbeitern bewältigt werden könnten. Wegen mangelnder Bereitschaft und Fähigkeit zur Delegation kommt es oft dazu, daß Vorgesetzte überfordert sind und ihre Führungsaufgaben nur mangelhaft erfüllen.
- Die **zunehmende Spezialisierung und die Arbeitsverkürzung** im Krankenhaus erfordern eine Üebertragung von Aufgaben, Kompetenzen und Verantwortung an die Mitarbeiter.
- Durch die ständig wachsenden Anforderungen kann die volle (Handlungs-)Verantwortung für einen Arbeitsbereich kaum mehr von einem einzelnen getragen werden. Die **Verantwortung muß aufgeteilt bzw. delegiert werden.**
- Der Vorgesetzte kann nicht mehr in allen Fachgebieten seines Verantwortungsbereichs der Überlegene sein. Er hat Mitarbeiter zu führen, die aufgrund ihrer höheren Qualifikation eigenständiger und selbstbewußter werden.

Der Vorgesetzte kann deshalb nicht mehr wie früher nur durch Einzelanweisungen führen, sondern muß **Auftragspakete vergeben und Leistungsziele vereinbaren,** deren Erreichung er der selbständigen Aufgabenerfüllung von Mitarbeitern überlassen muß.

Bei entsprechenden individuellen Voraussetzungen **trägt Delegation wesentlich zur Arbeitszufriedenheit bei.** Arbeitszufriedenheit vermag die Bindung an die Aufgabe und den Betrieb zu erhöhen und der Fluktuation entgegenwirken.

Delegation fördert die Kreativität und erleichtert die Überwindung unvorhergesehener Schwierigkeiten, weil die Mitarbeiter in der Lage sind, eigenständig zu reagieren.

• Obwohl das **Prinzip der Führung durch Delegation** unbestrittene Vorteile bringt, ist es doch **nicht unproblematisch.** Es **besteht die Gefahr**, daß:

- Delegation mit Abschieben von uninteressanten Aufgaben verwechselt wird (dies geschieht sehr oft),
- Vorgesetzte häufig unberechtigt in die Arbeit ihrer Mitarbeiter eingreifen (und damit den Kerngedanken der Führung durch Delegation mit Füßen treten), – zwar das selbständige Denken im eigenen Bereich, nicht aber das übergreifende Denken gefördert wird,
- der Papierkram oft überhand nimmt. Besonders bei Stellenbeschreibungen erfolgt oft eine zu detaillierte Schilderung von Aufgaben – nicht von Zielen, was zu Einengung des Handlungsspielraums und zu Starrheit führt,
- der Vorgesetzte mehr oder weniger immer allein entscheidet und den Mitarbeitern die bloße Ausführung seiner Anordnungen überläßt,
- nach wie vor auf der Grundlage der Zielvorgabe (durch den Vorgesetzten) statt Zielvereinbarung geführt wird,

Aus diesen Gründen wird die Führung durch Delegation von Kritikern auch als « versteckt autoritär » bezeichnet. Je nach Menschenbild bzw. Führungsstil oder -konzept, das der Führung durch Delegation zugrundeliegt, läßt sich Delegation eher als Instrument kooperativer oder als Instrument autoritärer Führung einsetzen.

• Zwischen der Delegation bei nicht-kooperativen und der Delegation bei kooperativen Führungsformen zeigen sich **Unterschiede:**

- **Nicht-Kooperative Führungsformen:** Delegation von Aufgaben und/oder Entscheidungen nur soweit wie nötig, um den Vorgesetzten zu entlasten; – Abgrenzung von Kompetenzen zwischen Vorgesetztem und Mitarbeiter nicht immer präzise und schriftlich geregelt; durch intermittierende Eingriffe des Vorgesetzten erhöhte Unsicherheit und Abhängigkeit der Mitarbeiter; großer individueller Ermessens-Spielraum des Vorgesetzten bei Art und Ausmaß der Delegation; – keine Übertragung von Verantwortung, d. h. keine Übereinstimmung von Aufgaben, Kompetenzen und Verantwortung; – Trennung zwischen Führungs- (Vorgesetzter) und Handlungsverantwortung (Mitar-

beiter); – individuelle Entscheidung des Vorgesetzten über Delegation; – Verlaufskontrolle in Form der Fremdkontrolle.
- **Kooperative Formen:** Delegation so weit wie möglich nach Maßgabe des Subsidiaritätsprinzips unter Berücksichtigung der einschränkenden Bedingungen der Arbeitsteilung und der kooperativen Interaktion; – relativ klare und schriftlich fixierte Kompetenz-Regelungen; – weitgehende Kongruenz zwischen Aufgabe, Komptenzen und Verantwortung; – grundsätzlich Selbstkontrolle.

• **Die fehlende Bereitschaft und/oder Fähigkeit zur Delegation** hat einerseits zur Folge, daß Vorgesetzte vielfach überfordert sind und ihre Führungsaufgaben nur mangelhaft erfüllen. Auf der anderen Seite aber hat sie auch für den Mitarbeiter schwerwiegende Konsequenzen: Ein Mitarbeiter, der nicht gelernt hat, selbständig und eigenverantwortlich zu handeln und zu entscheiden, ist den Erfordernissen des heutigen Arbeitsprozesses je länger je weniger gewachsen. Und wie lernt er, selbständig zu handeln und zu entscheiden? Indem man ihm Aufgaben delegiert!

- Delegieren stellt somit eine Führungsaufgabe dar, um die kein Vorgesetzter herumkommt. Manche Vorgesetzte aber haben Angst, Aufgaben zu delegieren. Sie fürchten, daß:

- der Mitarbeiter es nicht schafft (wer seinen Mitarbeitern nichts zutraut, nimmt ihnen die Möglichkeit, Erfolg zu erleben),
- es der Mitarbeiter nicht gut genug macht (im Gefühl, daß es niemand besser machen kann als sie selbst ...),
- es der Mitarbeiter anders macht (es führen viele Wege nach Rom),
- es der Mitarbeiter besser macht als sie und dadurch mit der Zeit ihre Position gefährdet (sich selber zu überlasten erscheint Ihnen weniger gefährlich),
- sie an Ansehen verlieren, wenn der Mitarbeiter erfolgreich ist (dabei wird durch gut arbeitende Mitarbeiter Ihre eigene Kompetenz als Vorgesetzter bestätigt),
- ihnen etwas abgeht; delegieren bedeutet: ein Stück vom eigenen Boden jemand anderem zur Bearbeitung überlassen (manche brechen lieber fast zusammen, als eine Aufgabe mit anderen zu teilen),
- sie die Kontrolle verlieren (Kontrolle im Sinne von Ausübung formaler Macht bzw. Herrschaft hat mit kooperativer Führung wenig zu tun),
- sie den Überblick verlieren (weil sie mit ihren Mitarbeitern nicht auf der Grundlage gegenseitiger Informationen verkehren),
- ihr Chef wütend reagiert, wenn etwas danebengeht (dabei kann eine solche Angst die Aufgabenerfüllung viel mehr gefährden als jeder Fehler),
- ihre Arbeit sie dann nicht mehr befriedigt, weil es sie mehr befriedigt, alles selber zu machen und sich zu überfordern,
- sie an Autorität verlieren (in Wirklichkeit ist es genau umgekehrt: Wer fähig ist zur Delegation, gewinnt an Autorität).

• **Hemmnisse beim Delegieren gibt es genug!** Um diese Hemmnisse beseitigen zu können, muß der Betreffende wissen, wo sie genau liegen. Bei jedem Vorgesetzten sind solche Hemmnisse wieder anderst gelagert. Deshalb sollte sich jeder, der es schwierig findet, Aufgaben an Mitarbeiter zu delegieren, folgende Frage stellen: Welches Unsicherheit-Angst-Syndrom liegt bei mir vor? Warum sperre ich mich gegen ein Delegieren von Aufgaben?

Was jeder Vorgesetzte lernen muß, ist die besonderen psychologischen Hürden zu erkennen, die er überwinden muß, um mit Erfolg delegieren zu können sowie diese Hürden nach ihrem Schwierigkeitsgrad zu bewerten und sie wenn irgendwie möglich zu überspringen.

- Aber nicht nur Vorgesetzte haben oft **Angst vor der Delegation,** sondern auch Mitarbeiter. Vielleicht wehrt sich ein Mitarbeiter gegen die Delegation, weil er:

- weiß, daß es ihm an fachlichen Qualifikationen fehlt; welche Lernmöglichkeiten kommen in Frage?
- meint, daß er es nicht schafft; Erfolgserlebnisse ermöglichen, das gibt Selbstvertrauen!
- erfahren hat, daß ihm wohl die Aufgaben, nicht aber die entsprechenden Befugnisse übertragen werden; auch dem können Sie abhelfen!
- angst hat vor dem Risiko bzw. vor der Verantwortung; vielleicht sieht er das Problem größer, als es tatsächlich ist.
- überlastet ist; wurde eine Tätigkeitsanalyse durchgeführt?
- keine Einsatzbereitschaft hat, weil er zu bequem ist; wer sich nicht einsetzt, ist nicht motiviert! Wo liegen die Motivationsprobleme?

• Welches auch immer die **Gründe der ablehnenden Haltung gegenüber Delegation** sind, sie reichen nicht aus, das Problem einfach festzustellen und es dabei bewenden zu lassen. Zum Schluß einige **praktische Ratschläge zur Delegation:**

- delegieren ist nicht mit Veranlassen zu verwechseln; Mitarbeitern ist nicht ausschließlich die Ausführung von Aufgaben zu übertragen, sondern nebst der Aufgabe die Entscheidungs- und Handlungsbefugnisse, die erforderlich sind, um die Aufgabe selbständig bearbeiten zu können;
- nicht ohne zwingende Notwendigkeit in den Delegationsbereich des Mitarbeiters eingreifen; falls man zur Intervention gezwungen ist, muß ein Eingreifen dem Mitarbeiter gegenüber begründet werden;
- dem Mitarbeiter ist zu helfen, zu erkennen, wann ein kritischer Ausnahmefall gegeben ist, in dem er den Chef informieren und einschalten muß, um die Zielerreichung sicherzustellen;

- nicht den Fehler machen, Delegation zwangsweise zu verordnen; damit werden Mitarbeiter, die sich nicht fähig fühlen und kein dominantes Bedürfnis nach Eigenständigkeit haben, überfordert;
- sich davor hüten, bei Fehlern innerhalb des delegierten Aufgabenbereiches dem Mitarbeiter persönliche Vorwürfe zu machen oder gar die Delegation zurückzunehmen; sich vielmehr darum bemühen, die Ursachen von Fehlern zu erforschen;
- vereinbaren der Ziele (Was soll erreicht werden?) und der Grundsätze (Innerhalb welchen Rahmens soll gehandelt werden?)
- anbieten von Hilfe, ohne den Mitarbeiter zu bevormunden (und Wort halten);
- übergeben mit der Aufgabe auch sämtliche notwendige Informationen;
- verwechseln der Delegation nicht mit Abschieben von uninteressanten Aufgaben, sonst wehrt sich der Mitarbeiter – zu Recht – dagegen;
- die Aufsichtspflicht nicht als Pflicht zur Dauerüberwachung oder Totalkontrolle verstehen; Aufsicht ist zulässig mit dem Ziel, sich zu informieren, nicht aber, um sich in die Arbeitsweise des Mitarbeiters einzumischen;
- vereinbaren von Erfolgskontrollen, die zeigen, ob oder wieweit die Ziele erreicht wurden; dem Mitarbeiter Rückmeldungen auf seine Arbeit geben;
- Wenn möglich keine Lösungswege vorschreiben; dem Mitarbeiter so viel Spielraum wie nur möglich lassen; akzeptieren zweckentsprechender Lösungen, auch wenn sie anders ausfallen, als vorgestellt; sonst wird die Leistungsbereitschaft und Eigeninitiative gehemmt, statt gefördert.

4.2.5 Führung durch Zielsetzung

Führung durch Zielsetzung = Management by objectives (MbO) stellt die zur Zeit umfassendste und meistdiskutierte Führungstechnik dar. Das Modell existiert in drei Varianten: **Führung durch Zielvorgabe (autoritäre Variante), Führung durch Zielvereinbarung (kooperative Variante)** und **Führung durch Zielorientierung (neutrale Variante).** In diesen Beziehungen drückt sich das Ausmaß der Beteiligung der Mitarbeiter an der Festlegung von Zielen aus. Die Führung durch Zielvereinbarung ist die Variante, die den heutigen Vorstellungen von kooperativer Führung am ehesten entspricht.

Der Kerngedanke des MbO-Modells besteht darin, aufgabenbezogene und mitarbeiterbezogene Ziele in einer Organisation in Einklang zu bringen. Das Verlangen nach Anerkennung individueller Unterschiede, Stolz auf eigene Leistung, Nutzung, Wachstum und Entwicklung der persönlichen Fähigkeiten kann durch MbO angesprochen und erfüllt werden.

Der Prozeß der Führung durch Zielvereinbarung ist stark auf die Mitarbeiter als Individuum bezogen und soll die Ziele so weit als möglich auf die Interessen und Fähigkeiten des Mitarbeiters ausrichten. Diese MbO-Variante ist also von der Grundidee her nicht nur ein leistungs-, sondern auch ein zufriedenheits-orientiertes Führungsmodell, das auch die Selbstentfaltung der Mitarbeiter zu berücksichtigen sucht: Mehr Leistung durch klare Ziele und zielorientiertes Verhalten, mehr Zufriedenheit durch Identifizierung mit den Zielen und Anerkennung und Belohnung der richtigen Leistung (27).

• Die **Grundannahmen der Führung durch Zielvereinbarung** sind (27):

- **Ziele bestimmen das Verhalten!** Das Verhalten eines Menschen wird in ausschlaggebender Weise durch die Ziele bestimmt, die er anstrebt. Damit ein Ziel auf das Arbeitsverhalten des Mitarbeiters bestimmend wirkt, muß es allerdings vom Individuum akzeptiert sein.
- **Ziele erhöhen die Wirksamkeit!** Klare Ziele ermöglichen dem Mitarbeiter einen zweckmäßigen Kräfteeinsatz, was die Effizienz seines Arbeitsverhaltens erhöht.
- **Ziele geben Sicherheit!** Durch klare Ziele erhalten auch die Rollenerwartungen klarere Umrisse, was die Sicherheit in der Interaktion mit der Umwelt erhöht.
- **Ziele ermöglichen eine Erfolgskontrolle!** Indem der Mitarbeiter weiß, was man von ihm erwartet und woran man seine Leistung mißt/bewertet, wird er in die Lage versetzt, sein Verhalten auf der Basis von **Selbstkontrolle** zu steuern. Auch die kombinierte **Selbst- und Fremdkontrolle** der Arbeitsergebnisse erhält mit klar formulierten Zielen und Standards ein festes Fundament.
- **Vereinbarte Ziele fördern die Annahme!** Der Mitarbeiter wird ein Ziel eher akzeptieren, wenn es von ihm vorgeschlagen oder wenigstens unter seiner Mitwirkung bzw. mit seiner Zustimmung vereinbart wurde. Durch die Annahme eines Zieles erhöht sich nicht nur die Arbeitszufriedenheit, sondern über einen gesteigerten Arbeitseinsatz auch die Arbeitsleistung; diese Wirkungen treten natürlich nur dann ein, wenn der Mitarbeiter eine solche Beteiligung wünscht.
- **Schwierige Ziele erhöhen den Anreiz!** Eine Steigerung des Schwierigkeitsgrades der Zielerreichung erhöht den Anreiz, den Einsatz und über diesen die Leistung. Dies ist allerdings nur so lange der Fall, als die Zielerreichung noch möglich scheint; scheint sie hingegen unmöglich, wird das Ziel nicht akzeptiert.
- **Erreichte Ziele verschaffen Erfolgserlebnisse!** Positive Rückmeldungen über erreichte Ziele führen zu höheren Leistungen, wenn sie rechtzeitig erfolgen und eindeutig sind. Ein erreichtes Ziel vermittelt ein **Erfolgserlebnis;** dieses löst ein Gefühl der **Befriedigung** aus, bewirkt eine **Verstärkung** des erfolgreichen Verhaltens und eine Anhebung des Anspruchsniveaus.

27 Hill (1974)

- **Erreichte Ziele verschaffen Belohnungen!** Die Erwartungen einer Belohnung für die Zielerreichung hat eine Steigerung der Leistung zur Folge. Die Belohnung selbst verschafft Befriedigung und kann als Anreiz wirksam werden.
- **Festgelegte Ziele ermöglichen Eigenständigkeit!** Indem die Ziele festgelegt, die Entscheidung über die Wege und Mittel zu ihrer Erreichung jedoch dem Mitarbeiter überlassen wird, ist die Eigenständigkeit größer, als wenn er Arbeiten auszuführen hat, die durch genaue Handlungsprogramme bzw. -anweisungen festgelegt sind. Eigenständigkeit aber löst bei Mitarbeitern, die ein entsprechendes Bedürfnis aufweisen, eine Steigerung der Zufriedenheit und des Einsatzes aus.

Grundgedanke des MbO ist die Überlegung, daß jede Organisation arbeitsteilig aufgebaut ist und daß mit der Arbeits- und Aufgabenverteilung eine entsprechende Zielaufteilung notwendig ist. Das Bestimmen der grundlegenden Ziele erfolgt von der Spitze der Organisation aus, und zwar in einem Kaskadenverfahren (29); siehe Abb. 4/17.

Zunächst formuliert die Leitung der Organisation ihre Globalziele. Diese werden in einem Informationsgespräch an die nächstniedrigere Ebene der Hierarchie übermittelt, wobei diese Übermittlung keine Anweisungen enthält, sondern ein Vertrautmachen mit Zuständen, die erreicht werden sollen. In diesem Gespräch erfolgt auch eine Abgrenzung von Zielen, die noch aushandlungsfähig sind von solchen, die als bereits fixierte Grundelemente dastehen.

Jeder Vorgesetzte der zweiten Stufe entwickelt aufgrund dieser Informationen Ziele, Handlungspläne und Leistungsstandards für seinen eigenen Aufgabenbereich, und zwar **Leistungs- und Entwicklungsziele**. In einer erneuten Besprechung werden diese Ziele mit der obersten Leitung abgestimmt und festgelegt. Der Prozeß der Zielfestlegung verläuft immer in zwei Richtungen gleichzeitig: Einerseits werden vom Mitarbeiter Aufgabenziele und persönliche Neigungs- und Entwicklungsziele formuliert, andererseits werden vom Vorgesetzten Stellen- und Aufgabenziele aus übergeordneten Zielen der Organisation abgeleitet. Zwischen beiden Prozessen findet eine Abstimmung in Form mehrmaliger Treffen statt.

Jeder Vorgesetzte der zweiten Stufe führt seinerseits ein **Informationsgespräch** mit seinen Mitarbeitern und gibt die Ziele und Vereinbarungen bekannt, denen er zugestimmt hat. Gleichzeitig erläutert und verdeutlicht er für jeden seiner Mitarbeiter den Bereich eigener Entscheidungskompetenz. Aufgrund dieses Informationsge-

29 vgl. Steinle (1978)

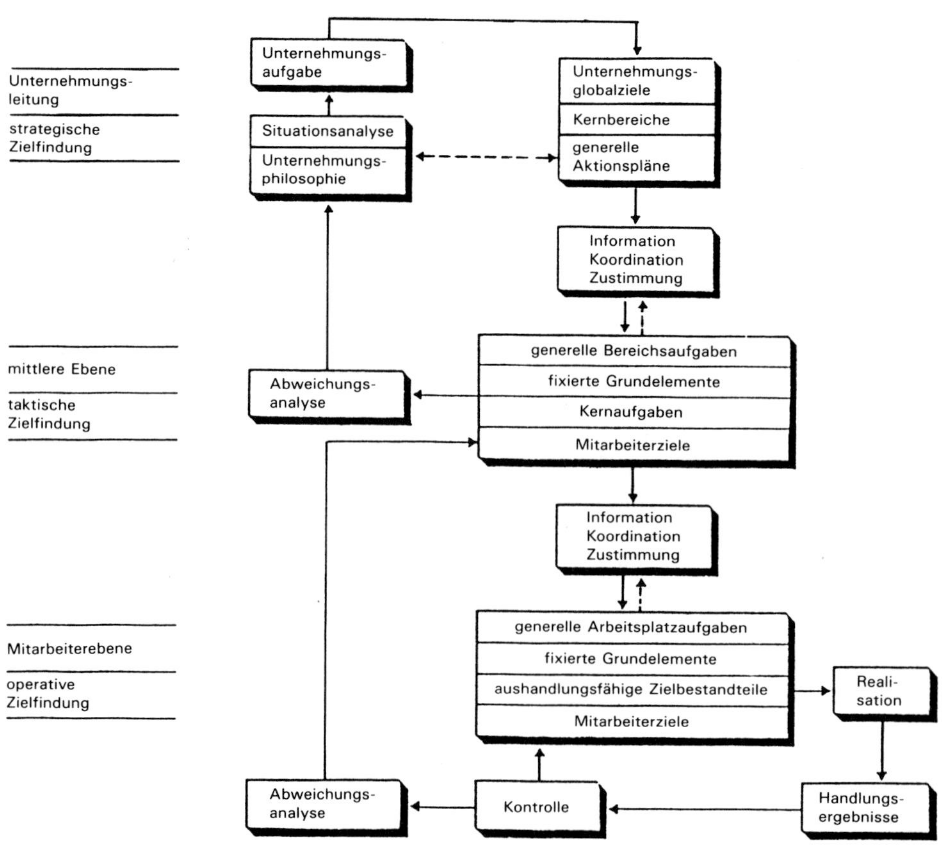

Abbildung 4/17: Arbeitsteilige Organisation zwingt zur Zielaufteilung (Steinle)

prächs bereitet jeder Mitarbeiter der dritten Hierachieebene Ziele und Handlungspläne vor, die in einem nachfolgenden Treffen wiederum abgestimmt und dann fixiert werden.

Dieser Kaskadenprozeß durchläuft die ganze Organisationshierarchie. Dabei wird die Möglichkeit der Realisation individueller Vorstellungen der Mitarbeiter im Basisbereich geringer sein, da der Grad der Spezialisierung der Teilaufgaben mit dem Herabschreiten innerhalb der Hierarchie zunimmt. Ein solcher Prozeß der Zielfestlegung muß einerseits Sachzwänge (die sich aus den abgeleiteten Organisationszielen ergeben) und andererseits die unterschiedlichen Bereitschaften der Mitarbeiter berücksichtigen (nicht jeder ist gleichermaßen bereit, an Zielformulierungen und Entscheidungen mitzuwirken).

• **Instrumente zur Durchsetzung der Leistungsziele** sind nicht Drohung, Bestrafung und formale Autorität, sondern Informationen, Koordination und Zustimmung. Dies zeigt sich ganz deutlich bei der Zielfestlegung, wo – nach ausführlichem Informationsgespräch – eine wechselseitige Übereinkunft, nicht aber eine Durchsetzung via Befehl angestrebt wird. Form und Inhalt des Kaskadenprozeßes bringen die **zentrale Stellung der Information als Machtbasis –** verbunden mit der Überzeugung – ebenfalls zum Audruck. Grundsätzlich werden zwei Arten von Zielen vereinbart:

- **Leistungsziele:** Das sind Ziele, die sich auf die Zweckerfüllung des Krankenhauses beziehen. Zwei Formen von Leistungszielen sind zu unterscheiden: **Routineziele,** die beispielsweise auf die Sicherung eines bestimmten Arbeitsablaufs gerichtet sind, und **Innovationsziele,** die den Mitarbeiter auffordern, mitzudenken und kreativ zu werden.
- **Entwicklungsziele:** Das sind Ziele, die sich auf den Einsatz und die Entwicklung von persönlichen Kenntnissen und Fähigkeiten des Mitarbeiters beziehen.

• Aus der Sicht der Organisation erfüllt die Festlegung solcher Ziele nur dann ihren Zweck, wenn diese den Zielen der Organisation entsprechen. Wenn aber das Streben des Mitarbeiters auf organisationale Ziele gerichtet sein soll, so ist es erforderlich, zwischen diesen und seinen eigenen Zielen einen Einklang zu schaffen. Gemäß der Erwartungstheorie der Motivation **richtet ein Mensch seine Anstrengungen dann auf die Erreichung eines Zieles, wenn folgende Voraussetzungen erfüllt** sind (30):

- **Valenz:** die Erreichung des Zieles muß ihm einen Befriedigungswert vermitteln, also zur Erfüllung eigener Bedürfnisse führen;
- **Instrumentalität:** die Zielerreichung muß von der eigenen Leistung abhängig sein; diese dient dann als Mittel/Instrument zur Zielerreichung;
- **Erreichbarkeit:** die Zielerreichung muß aufgrund der eigenen Anstrengung möglich sein.

• Der angestrebte **Einklang zwischen den Zielen der Organisation und den Zielen des Mitarbeiters** wird also dann zustandekommen, wenn:

- die **Zielerreichung mit Belohnungen verknüpft** wird, die für den Mitarbeiter einen Befriedigungswert besitzen; hier können arbeitsintrinsische Bedürfnisse (interessante Arbeit, Selbstentfaltung) wie arbeitsextrinsische Bedürfnisse (Anerkennung, Beförderung) angesprochen werden;
- die **Zielerreichung bzw. Belohnung von der Leistung des Mitarbeiters abhängt** (eine Gehaltserhöhung, die aufgrund des Dienstalters erfolgt, wird anstrengungslos erreicht; die Leistung ist hier keine Bedingung zur Erlangung von Befriedigung);
- die **Zielerreichung** dem Mitarbeiter **als erreichbar erscheint.**

• **Das Konzept der Führung durch Zielvereinbarung** stellt ein wirksames Führungsinstrument dar. Dies läßt sich anhand folgender Feststellungen verdeutlichen (31):

- **generell werden die höheren Bedürfnisse nach Entfaltung/Wachstum angesprochen:** durch die grundlegende Ausrichtung auf den Mitarbeiter und seine Anerkennung als Individuum wird darüber hinaus jedoch die individuelle Bedürfnisstruktur berücksichtigt;
- **durch den Einsatz und die Förderung von persönlichen Fähigkeiten** wird erreicht, daß sich der Mitarbeiter langfristig auf Entfaltung hin orientiert;
- aufgrund dieses Angebots wird **das Krankenhaus für entfaltungsorientierte und leistungsbezogene Mitarbeiter interessant;** ihr Wunsch nach einem anderen Arbeitsplatz wird gering sein;
- auch **Mitarbeiter, die primär sicherheits-orientiert sind,** können durch die Zielvereinbarung ihr Bedürfnis nach klaren Erwartungen und Maßstaben ausreichend befriedigen;
- **die Mitarbeiter werden in den Prozeß der Willensbildung, Willensdurchsetzung und Willenssicherung mit einbezogen:** Ziele werden nicht einfach vorgegeben, sondern vereinbart; ihre Erreichung wird nicht mittels Befehl, sondern mittels Überzeugung angestrebt; der Erreichungsgrad wird durch eine Kombination von Selbst- und Fremdkontrolle festgestellt.

Das Konzept der Führung durch Zielvereinbarung kann damit als ein wirksames **Instrument kooperativ-partizipativer Führung** betrachtet werden.

30 Vroon (1964), nach Lattmann (1977)
31 vgl. Wunderer/Grunwald (1980)

4.2.6 Führungskonzept – eine wichtige Grundlage

Es gibt wohl keinen Führungsstil, der für alle Mitarbeiter und Vorgesetzten in jeder Situation der richtige wäre. Vielmehr gilt es die spezifischen situativen Bedingungen zu berücksichtigen (Art der Aufgabe, Fähigkeiten/Erwartungen der Mitarbeiter, Zeit, Risiko, Konflikte) und innerhalb dieses situativen Rahmens den jeweils richtigen Partizipationsgrad zu wählen. Wenn trotzdem für das soziale System als Ganzes ein möglichst einheitlicher Führungsstil bestimmt wird, dann ist dies in erster Linie als Ausdruck einer **Tendenz und als genereller Rahmen** zu verstehen. Dieser generelle Rahmen wird in Form von **Führungsrichtlinien oder -grundsätzen** umrissen, die in ihrer Gesamtheit das **Führungskonzept eines soziales Systems** darstellen.

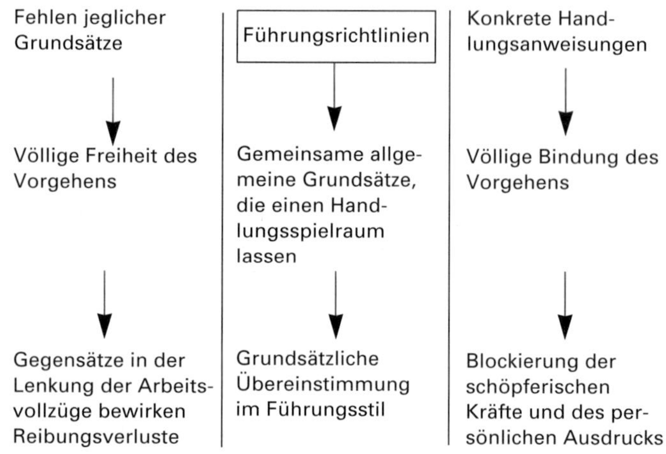

Abbildung 4/18: Führungsrichtlinien als Führungsgrundlage

• Unter **Führungsrichtlinien** ist der Zusammenhang der vom obersten Willensträger des Krankenhauses formalisierten, d. h. schriftlich niedergelegten, Grundsätze zu verstehen, welche von den Führungskräften ihrer Aufgabenerfüllung zugrunde zu legen sind (32). Führungsrichtlinien erfüllen den Zweck, eine gemeinsame Grundlage in bezug auf die Führung zu schaffen und damit jenes Ausmaß an Übereinstimmung von Führungsverhalten sicherzustellen, das erforderlich ist, um Widersprüche in den Arbeitsvollzügen zu vermeiden.

Die **Regelung des Führungsverhaltens durch Führungsrichtlinien,** kann mehr oder weniger weit gehen. Sie bewegt sich zwischen den beiden Polen einer völligen Handlungsfreiheit der Vorgesetzten und ihrer völligen Bindung durch Handlungsvorschriften, die mehr oder weniger jede Verhaltenssituation erfassen. Im ersten Fall ergeben sich aus Gegensätzen bei der Lenkung von Arbeitsvollzügen «Reibungsverluste»; im zweiten Fall werden die schöpferischen Kräfte bzw. die persönlichen Ausdrucksmöglichkeiten des Vorgesetzten blockiert. Führungsrichtlinien müssen das erste dadurch verhindern, daß sie ein Handeln aus einer gemeinsamen Auffassung heraus bewirken, das zweite aber dadurch, daß sie in die Form **allgemeiner Grundsätze** gekleidet werden, die Raum lassen für eine Anpassung an die jeweilige Situation und für eine persönliche Prägung des Vorgehens (32); siehe Abb. 4/18.

Führungsrichtlinien enthalten Forderungen an das Verhalten der Vorgesetzten, d. h. **es sind Normen,** die den richtigen Weg nicht einfach beschreiben, sondern vorschreiben. Diese Normen werden von einflußreichen Mitgliedern der Organisation (der sogenannten Kerngruppe) gesetzt, die ihre bewußten und/oder unbewußten Werte, Absichten, Bedürfnisse, Erwartungen usw. mit einbringen. Diese persönlichen Vorstellungen erfahren von zwei Seiten her eine Einschränkung; einerseits von den organisationsspezifischen Grenzen und Notwendigkeiten her und andererseits von den gesellschaftlichen Werten und Normen her, denen sich der einzelne niemals ganz zu entziehen vermag. Aus dem Zusammenwirken der Wertvorstellungen/Ziele der Organisationsleitung und diesen organisations- und gesellschaftsspezifischen Einflüssen entstehen dann **die Organisationsgrundsätze** (auch Unternehmungsleitbild, Unternehmensphilosophie, Organisationsphilosophie genannt). In ihnen kommt zum Ausdruck, wie die Organisation sich selbst sieht (bzw. gesehen werden möchte) und wie sie ihr Verhältnis zu Gesellschaft, Organisationsmitgliedern, Patienten usw. beschreibt und regelt.

Aus diesen Organisationsgrundsätzen werden dann bestimmte **Verhaltensleitsätze** abgeleitet. Das sind wertorientierte, generalisierte und formalisierte Verhaltenserwartungen zur Sicherung eines erwünschten organisations- und mitgliedergerechten Sozial- und Leistungsverhalten nach einem einheitlichen Kooperations- und Führungskonzept (33). Soweit sich diese Verhaltensleitsätze auf das Führungsverhalten der Vorgesetzten beziehen, stellen sie Führungsrichtlinien dar. Betreffen sie das (Kooperations-)Verhalten der Mitarbeiter, so werden sie als Kooperationsrichtlinien bezeichnet.

In den meisten sogenannten **Führungsrichtlinien** werden **Regeln für das Verhalten von Vorgesetzten und Mitarbeitern** festgelegt, so daß sie besser allgemein als Verhaltensleitsätze bezeichnet würden. Die **Verhaltensleitsätze** bilden die **Grundlage für die Rollenerwartungen der Organisation an ihre Mitglieder.** Der Zusammenhang der Umsetzung von Werten und Normen in Organisationsgrundsätze, Verhaltensleitsätze und Rollenerwartungen ist schematisch in Abb. 4/19 dargestellt (34).

32 Lattmann (1975)
33 Wunderer (1978), zit. nach Wunderer/Grunwald (1980)
34 vgl. Preiser, nach Wunderer/Grunwald (1980)

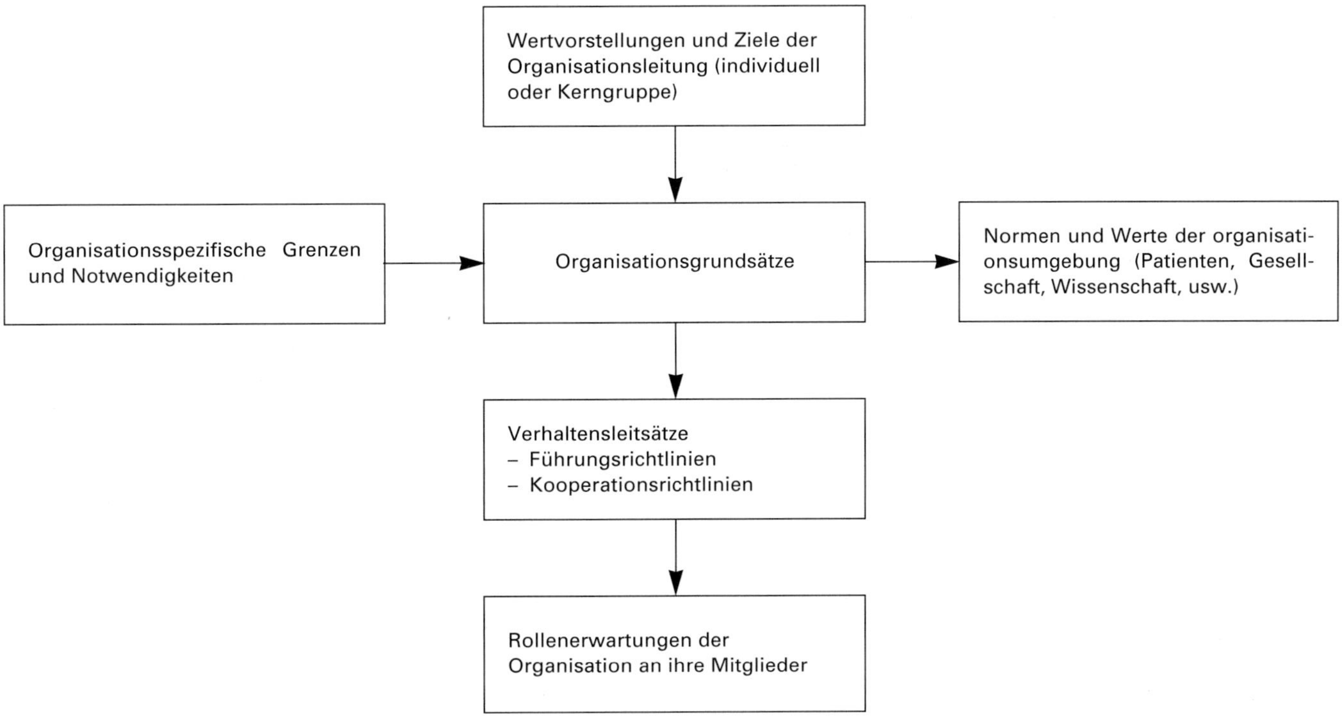

Abbildung 4/19: Umsetzung von Werten und Normen/in Grundsätze, Leitsätze und Erwartungen (Preiser)

• **Informale Führungsnormen:** Daß eine Norm verhaltensbestimmend wirkt, setzt nicht voraus, daß diese Norm formalisiert (schriftlich festgelegt) sein muß. Auch – und vor allem – **informale Normen** können starken Einfluß auf das Verhalten ausüben (vgl. Gruppennormen). Auch dort also, wo ein Krankenhaus keine schriftlich festgelegten Führungsrichtlinien besitzt, sind (informale) führungspolitische Normen wirksam. Andererseits bewirkt die Formalisierung von Normen noch lange nicht zwangsläufig ihre Wirksamkeit: Sie können bloß auf dem Papier existieren und keinen Einfluß auf das Verhalten der Organisationsmitglieder ausüben. Dies zeigt sich insbesondere dort, wo die Führungsrichtlinien – wie dies oft der Fall ist – gewissermaßen als Aushängeschild dienen, um ein gutes Bild der Organisation zu schaffen.

Die Beschränkung auf informale Führungsrichtlinien kann nachteilige Folgen haben: So können sich unzweckmäßige Gewohnheiten und Traditionen oder weit voneinander abweichende Auffassungen entwickeln. Die **Formalisierung von Führungsrichtlinien erfüllt folgende Zwecke** (35):

- **Deklarationszweck:** in der schriftlichen Fassung der Führungsrichtlinien äußert sich der Wille der Krankenhausleitung, sich ihnen entsprechend zu verhalten und für ihre Einhaltung besorgt zu sein;
- **Orientierungszweck:** die Führungsrichtlinien dienen der Orientierung aller Mitarbeiter über die Gestaltung der Führungsaufgaben durch die Führungskräfte (wie es dem Willen der obersten Leitung entspricht);
- **Appellzweck:** die Führungsrichtlinien stellen Forderungen bzw. Erwartungen an das Verhalten aller Vorgesetzten dar;
- **Motivationszweck:** die Führungsrichtlinien sollen die Vorgesetzten zum gewünschten Führungsverhalten motivieren. Dies wird umso eher eintreten, je mehr sie von ihnen innerlich bejaht werden;
- **Koordinationszweck:** die Führungsrichtlinien sollen eine gemeinsame Grundlage und eine einheitliche geistige Ausrichtung des Führungsverhaltens bewirken;
- **Aktionszweck:** die Führungsrichtlinien sollen die Vorgesetzten zum gewünschten Handeln aktivieren. Damit eine solche Wirkung zustandekommt, sind sie als Muß- und nicht als Soll-Normen zu formulieren.

Führungsrichtlinien sollen den Vorgesetzten in seiner Persönlichkeit und Eigenständigkeit nicht einengen und ihn nicht zu einer Art der Aufgabenerfüllung zwingen, die seinem Wesen nicht entspricht. Sie sollen ihm vielmehr – wie der Name sagt – lediglich als Richtlinien dienen, nach denen er sein Verhalten ausrichten kann.

• **Die Inhalte von Führungsrichtlinien** sollen organisationsspezifisch festgelegt werden. Sie beziehen sich auf gleichartige Aufgaben innerhalb der Organisation,

35 vgl. Lattmann (1977/1981)

die somit auch gleichartig geregelt werden können. Vorteile einheitlicher Regelungen der Führungsrichtlinien sind (36):

- **Transparenzeffekt:** der Führungsvorgang wird für Vorgesetzte wie Mitarbeiter durchsichtig/einsehbar/verstehbar;
- **Kontrolleffekt:** der Führungsvorgang ist nicht mehr willkürlich gestaltbar;
- **Wirtschaftlichkeitseffekt:** die einmalige Festlegung von Richtlinien erspart das wiederholte Abfassen von im Grunde gleichen Prinzipien.

Aufgrund der Inhaltsanalyse von Führungsrichtlinien zeigt sich, daß diese hauptsächlich zu folgenden Themenbereichen Aussagen machen: Zielsetzung, Delegation, Information und Kommunikation, Kooperation, Kontrolle, Beurteilung, Entscheidung, Verantwortung, Motivation, Konfliktregelung, Mitarbeiterförderung.

• Der folgende Vorschlag für **Inhalte von Führungsrichtlinien** ist als weiterzuentwickelndes Grundkonzept zu verstehen (36):

- Kriterien des **Führungserfolges;**
- Grundsätze für die **Delegation;** Festlegung von Aufgaben, Kompetenzen und Verantwortung; Trennung Führungsverantwortung – Handlungsverantwortung; Eingriff in den Delegationsbereich nur im Ausnahmefall; Vorgesetzter ist nicht für alle Fehler seiner Mitarbeiter verantwortlich, nur wenn unklare Delegation, mangelhafte Anleitung, ungenügende Auswahl der Mitarbeiter, unzureichende Information und falsche Kontrolle;
- Regelung der **Pflichten des Vorgesetzten,** z. B. Sorge für fachliche Qualifikation der Mitarbeiter, sachliches Lob und Kritik, Förderung der Aus- und Weiterbildung der Mitarbeiter, Schaffung adäquater Leistungsbedingungen, Standortbestimmung (Leistungsbeurteilung) der Mitarbeiter, Vertretung der Mitarbeiter gegen höhere Instanzen;
- Regelung der **Pflichten der Mitarbeiter,** z. B. Selbständigkeit des Handelns im Normalfall, Beratung des Vorgesetzten in außergewöhnlichen Fällen;
- Grundsätze für die **Information** in vertikaler und in horizontaler Richtung;
- Grundsätze zur **Kontrolle:** Art, Ausmaß, Durchführung;
- Grundsätze zur **Gruppenarbeit:** Einschaltung, Ablauf, Ausmaß und Art der Teilnahme der Mitarbeiter an der Zielsetzung, der Festsetzung von Maßnahmen, der Lösung von Einzelproblemen;
- Regelung der **Stellvertretung:** Informationsrechte und -pflichten, Kompetenz- und Verantwortungsabgrenzung.

• Die **Erarbeitung und Inkraftsetzung von Führungsrichtlinien** sollte – im Sinne kooperativer Führung – nicht einseitig durch die Leitung der Organisation, sondern im Rahmen von Aushandlungsprozessen aller interessierten Organisationsmitglieder erfolgen. Dabei treten in der Regel folgende Probleme auf, die Gegenstand des Aushandelns sein sollten (36):

- **Einheitlicher Führungsstil:** Es müssen einheitliche Auffassungen über die wesentlichen Bedingungen des Führungsvorganges formuliert werden ohne der Gefahr zu verfallen, einen Einheits-Führungsstil zu proklamieren, der ein in vielen Bereichen unangemessenes Führungsverhalten institutionalisiert.
- **Umfang und Detaillierungsgrad der Führungsrichtlinien:** Führungsrichtlinien sind oft sehr umfangreich. Vorgesetzte und Mitarbeiter müßten – wollten sie alles richtig machen – ständig mit einem dicken Katalog herumlaufen. Zu umfangreiche Führungsrichtlinien sind wenig praktikabel und werden von den Organisationsmitgliedern nicht beachtet.
- **Formalisierung der Führungsrichtlinien:** Führungsrichtlinien sind häufig sehr formalistisch aufgebaut und berücksichtigen neuere sozialpsychologische Erkenntnisse nur unzureichend. Sie reglementieren zum Teil Einzelheiten, wo Freiheitsräume angebracht wären. Ein allzu starres Festlegen von Aufgaben und Befugnissen fördert weder die Identifizierung mit der Organisation noch das Vertrauen zwischen Vorgesetzten und Mitarbeitern.
- **Verträglichkeit mit anderen Regelungen:** Die in den Führungsrichtlinien enthaltenen Grundsätze dürfen nicht im Widerspruch zu anderen Organisations- und Personalgrundsätzen stehen. Beispielsweise nutzt die Pflicht des Vorgesetzten, die Weiterbildung seiner Mitarbeiter zu fördern, wenig, wenn keine Einsatzmöglichkeiten für besser ausgebildete Mitarbeiter geschaffen werden.
- **Konsequenzen bei Verstoß:** Welcher Stellenwert den Führungsrichtlinien in einer Organisation beigemessen wird, läßt sich am besten an den vorgesehenen Konsequenzen bei Nichtbeachtung ablesen. Bei kooperativer Führung werden informale Sanktionen (Gruppendruck) stärker einsetzen.

• **Führungsrichtlinien/-grundsätze** eines Krankenhauses als Beispiel sind folgende:

- Alle unsere Bemühungen dienen dem Wohlergehen unserer Kranken.
- Wir pflegen – wenn immer möglich – eine kooperative Führung.
- Als Vorgesetzte sind wir zugleich Mitarbeiter.
- Wir sind Menschen mit Unzulänglichkeiten und üben deshalb Toleranz und zeigen Verständnis.
- Wir erhalten oder verlangen die notwendigen Informationen und geben sie nach bestem Wissen und Gewissen weiter.

---

36 vgl. Baumgarten (1977)

- Wir wissen um unsere Pflichten; wir streben aber Handlungs- und Entscheidungsfreiheit im eigenen Aufgabenbereich im Sinne klarer Kompetenzzuteilung (Rechte) an.

- Wir sparen nicht mit der Anerkennung guter Leistungen und kritisieren sachlich und aufbauend.

- Wir wollen uns Zeit nehmen, unsere Mitarbeiter zu verstehen und auf ihre Probleme einzugehen.
- Wir fördern und unterstützen die fachbezogene, wie die persönliche Weiterbildung.
- Wir streben Mitsprache- und ggf. Mitbestimmungsrecht an.

4.3 Kooperative Führung

Seit jeher wird versucht, Individuen, Gruppen und Organisationen durch mehr oder weniger direktive Führung in Richtung auf bestimmte Ziele hin zu beeinflussen. Nachdem sich vielfach gezeigt hat, daß soziale Systeme mit direktiven Führungskonzepten nicht flexibel genug auf die komplexen und dynamischen Anforderungen der modernen Arbeitsprozesse zu reagieren vermögen, verlieren rein autoritär-direktive Führungsformen zunehmend an Bedeutung. Neue Werte wie Kooperation und Partizipation gewinnen an Einfluß und werden als Forderungen immer stärker auch an eine Institution wie das Krankenhaus herangetragen. Dies macht neue, zeitgemäße Führungsformen notwendig, die in der Lage sind, den veränderten technologischen und soziokulturellen Anforderungen zu genügen.

Diese Führungsformen werden gewöhnlich unter dem Sammelbegriff der kooperativen Führung zusammengefaßt. Kooperative Führung ist ein schillernder Begriff; um das Wesen kooperativer Führung zu erfassen, werden im folgenden einige grundlegende Aspekte dieses Konzepts dargestellt.

4.3.1 Grundwerte kooperativer Führung

Die drei sozialethischen Wertgrundlagen kooperativer Führung lauten: **Arbeit und Leistung, Wechselseitigkeit** und **Selbstverwirklichung.** Die Interdependenz dieser drei zentralen Prinzipien zeigt Abb. 4/20; sie werden im folgenden näher untersucht (37).

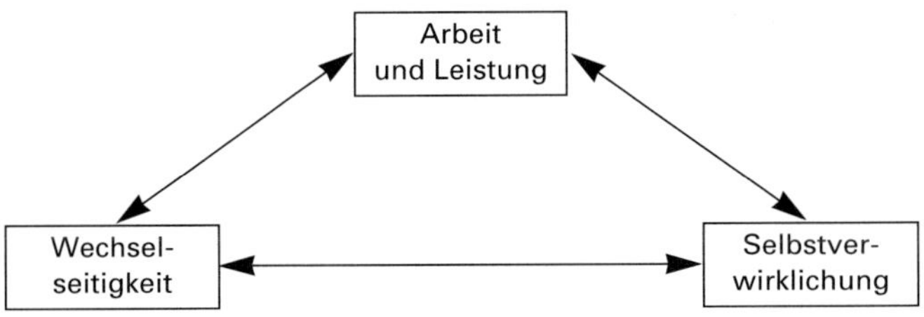

Abbildung 4/20: Interdependenz dreier zentraler Prinzipien (Wunderer/Grunwald)

- **Arbeit und Leistung:** Wie im ersten Kapitel festgestellt wurde, darf Arbeit nicht nur als Mittel zur rein biologischen Existenzsicherung gesehen werden, sondern stellt ebenso einen wesentlichen Bestimmungsfaktor der Persönlichkeitsentwicklung dar. **Arbeit ist** nicht nur Voraussetzung, sondern **auch Ausdruck und Ergebnis menschlicher Entwicklung.** Hinzu kommt das natürliche menschliche Bedürfnis nach Betätigung bzw. der **im Menschen innewohnende Drang nach Arbeit.** Diese Merkmale der Arbeit führen fast zwangsläufig dazu, das Prinzip der individuellen Bedürfnisbefriedigung (Selbstverwirklichung) dem Prinzip der Arbeit gleichberechtigt zur Seite zu stellen. – Eng mit dem Prinzip der Arbeit zusammen hängt das Prinzip der Leistung (Leistung – Arbeit in Zeit), das in unserer Gesellschaft eine so bedeutende Rolle spielt (38).

- **Selbstverwirklichung:** Leistungsprinzip und Selbstverwirklichungsprinzip müssen sich nicht ausschließen: Leistung kann im Dienste der Selbstverwirklichung stehen und umgekehrt. Gerade dieser Wechselbeziehung kommt bei kooperativen Führungsformen große Bedeutung zu, denn trotz kooperativer Strukturen und Beziehungen ist auch bei diesen Führungsformen das Leistungsprinzip nicht aufgehoben. Die Arbeit wird bei kooperativer Führung weder leichter noch weniger – sie kann jedoch einen neuen Sinn erhalten für den, der sie ausführt.

- **Wechselseitigkeit:** Das Prinzip der Wechselseitigkeit ist als Grundwert kooperativer Führung von fundamentaler Bedeutung. Das Prinzip bezeichnet die Gleichgewichtigkeit in interpersonalen Beziehungen, die so umschrieben werden kann: Wenn A sich B gegenüber positiv oder negativ verhält, dann reagiert B gegenüber A in entsprechender Weise. Unter Wechselseitigkeit versteht **man eine symmetrische soziale Beziehung** (jeder Partner hat Rechte und Pflichten), während es sich bei der **Komplementarität** um eine asymmetrische soziale Beziehung handelt (die Rechte des einen Partners sind gleichbedeutend mit den Pflichten des anderen). **Drei Formen der Wechselseitigkeit** sind zu unterscheiden:

- **Generalisierte (Altruistische) Wechselseitigkeit:** A läßt dem B etwas zukommen, ohne etwas von B zu erwarten (z. B. in engen Verwandtschaftsbeziehungen).
- **Gleichgewichtige (ökonomische) Wechselseitigkeit:** die wechselseitigen Zuwendungen von A und B sind äquivalent (z. B. bei Tauschgeschäften).
- **Negative (egoistische) Wechselseitigkeit:** A bereichert sich auf Kosten von B (jeder gegen jeden).

Diese drei Formen spiegeln **unterschiedliche Grade des Vertrauens zwischen Personen** wieder. Auf das

37 Wunderer/Grunwald (1980)
38 vgl. Lilge (1980)

Vertrauen, das für die kooperative Führung von außerordentlicher Bedeutung ist, wird in Abschnitt 4.3.4 speziell eingegangen.

• Auf das kooperative Führungsverhältnis zwischen Vorgesetzten und Mitarbeitern bezogen, bedeutet das, daß **Vorgesetzte und Mitarbeiter in gleichem Maße zum kooperativen Verhältnis beizutragen haben.** In der Regel werden Forderungen zur Verwirklichung kooperativer Führung ausschließlich an Vorgesetzte gerichtet. Damit entstehen bei vielen Vorgesetzten Probleme und Ängste in bezug auf die Realisierung kooperativer Führungsformen; sie werden dadurch noch verstärkt, daß Mitarbeiter zuweilen glauben, aus kooperativen Führungskonzepten lediglich Rechte und Forderungen an ihre Vorgesetzten ableiten zu können (und die Anforderungen an sie selbst übersehen). Besonders deutlich wird das Prinzip der Wechselseitigkeit, wenn man die folgenden zwei Subprinzipien betrachtet (39):

- **Solidaritätsprinzip:** Die Interaktionspartner sind aufeinander angewiesen und üben einen wechselseitigen Einfluß aufeinander aus; entsprechend sind sie zur Solidarität (einer für alle, alle für einen) verpflichtet.
- **Subsidiaritätsprinzip:** Das Subsidiaritätsprinzip (lat. subsidium = Hilfe) besagt, daß der Vorgesetzte nur da helfend eingreifen soll, wo die Fähigkeiten des Mitarbeiters nicht ausreichen, um die gestellten Aufgaben zu erfüllen.

Viele Prinzipien zwischenmenschlicher Beziehungen lassen sich auf den Grundwert der Wechselseitigkeit zurückführen bzw. unter ihm zusammenfassen. Wenn es um kooperative Beziehungen geht, steht vor allem die **Wechselseitigkeit immaterieller Pflichten und Rechte** im Vordergrund, so z. B. gegenseitige Achtung, Toleranz und gegenseitiges Verständnis. Eine an den Prinzipien der Solidarität, Subsidiarität und Wechselseitigkeit orientierte Führung vermag die Mängel jener instrumentalistisch ausgerichteten Führungsansätze zu überwinden, die Mitentscheidung, Pflege zwischenmenschlicher Beziehungen usw. als Mittel zur Manipulation der Mitarbeiter im Interesse der Leistungssteigerung betrachten.

• **Selbstverwirklichung:** Der dritte Grundwert kooperativer Führung bezieht sich auf das Individuum, ohne jedoch die das Individuum beeinflussende Umwelt zu negieren. Hinter dem Begriff der Selbstverwirklichung bzw. Selbstentfaltung steht nach Maslow das Verlangen nach Selbsterfüllung, nach vollem Erblühen der Fähigkeiten und Möglichkeiten der Person; die Tendenz, das wirklich zu werden, was man der Möglichkeit nach ist (40).

Selbstverwirklichung meint die fortschreitende Verwirklichung der Möglichkeiten, Fähigkeiten und Talente, als Erfüllung einer Mission (oder einer Berufung, eines Geschicks, eines Schicksals oder eines Auftrages), als bessere Kenntnis und Annahme der eigenen inneren Natur, als eine nicht endende Entwicklungstendenz zur Einheit, Integration oder Synergie innerhalb der Person (41).

Selbstverwirklichung als Grundwert kooperativer Führung meint nicht, den Organisationsmitgliedern uneingeschränkte Möglichkeiten zu ichbezogenem, asozialem Handeln zu eröffnen. Ein solches Streben nach Selbstverwirklichung stellt ein narzistisches, individualistisches Selbstidealisieren dar, verbunden mit einem schier neurotischen Stolz (42).

Als Grundwert kooperativer Führung muß Selbstverwirklichung im Kontext der jeweiligen gesellschaftlichen und organisationalen Bedingungen und der zwischenmenschlichen Interaktion gesehen werden. Eine Auffassung von Selbstverwirklichung, die nur auf Kosten anderer denkbar ist, kann kein Grundwert kooperativer Führung sein.

Obwohl diese Auffassung von Selbstverwirklichung die Realität und die Diskussion weitgehend beherrscht und im Hinblick auf kooperative Führung abgelehnt werden muß, darf dies doch nicht dazu führen, daß der Gedanke der Selbstverwirklichung als solcher verworfen wird. Selbstverwirklichung bedeutet Verwirklichung/Entwicklung des Selbst, wobei dieses Selbst immer in Interaktion mit seiner Umwelt gesehen werden muß. Selbstverwirklichung in diesem Sinne sollte in jeder Organisation uneingeschränkte Daseinsberechtigung haben und stellt ein zentrales Prinzip kooperativer Führung dar. Stark vereinfacht gesagt gibt es **zwei Typen von Menschen: solche mit aktuellen Bedürfnissen nach Selbstverwirklichung** und **die Mehrheit der anderen, die aufgrund ungünstiger Bedingungen keine Chance hatten, entsprechende Motivationsstrukturen zu entwickeln.** Kooperative Führung muß also Selbstverwirklichung nicht bloß ermöglichen, sondern sie zugleich als gewünschte Wirkung beabsichtigen und anstreben (43).

4.3.2 Merkmale kooperativer Führung

• **Dimensionen:** Kooperative Führung kann man anhand von neun grundlegenden Merkmalen beschreiben. Diese Merkmale dürfen nicht als voneinander isoliert und unabhängig gesehen werden, sondern stellen interdependente Dimensionen dar. Die neun Dimensionen sind stets vor dem Hintergrund der Prinzipien Arbeit und Leistung. Wechselseitigkeit und Selbstverwirklichung zu interpretieren (44):

39 vgl. Staehle (1973)
40 Maslow (1973), nach Lilge (1980)
41 Maslow (1973), nach Wunderer/Grunwald (1980)
42 vgl. Horney (1951), nach Lilge (1980)
43 vgl. Girschner (1978), nach Lilge (1980)
44 vgl. Wunderer/Grunwald (1980)

- **Merkmal 1: Gemeinsame Einflußausübung:** Machtverteilung und Machtgrundlagen werden nicht mehr als feststehende Gegebenheiten, sondern als dynamische, funktionale Beiträge zur Aufgabenerfüllung aufgefaßt. Der jeweils Geeignete soll seinen Einfluß ohne Zwang, Druck oder Manipulation geltend machen können.
- **Merkmal 2: Funktionale Rollendifferenzierung:** Die strikte, situationsunabhängige und auf formale Autorität ausgerichtete Trennung zwischen Vorgesetztem und Mitarbeiter wird aufgegeben und eine für die gemeinsame Aufgabenerfüllung zweckmäßige (funktionale) Rollendifferenzierung angestrebt. Damit rücken situative Bedingungen wie Aufgabenart, Dringlichkeit, Sachautorität ins Blickfeld.
- **Merkmal 3: Multilaterale Informations- und Kommunikationsbeziehungen:** An die Stelle vorwiegend hierarchisch strukturierter (vertikaler) tritt ein umfangreiches Netz vertikaler, horizontaler und diagonaler Informations- und Kommunikationsbeziehungen, um die sachgerechte Aufgabenerfüllung und die sozialen Beziehungen zwischen den Organisationsmitgliedern zu fördern.
- **Merkmal 4: Konfliktregelung durch Aushandeln und Verhandeln:** Anstelle der Konfliktregelung per Dienstweg (einseitige Entscheidungen des Vorgesetzten) wird versucht, die konfliktären Interessen der Organisationsmitglieder in Prozessen des Aushandelns und Verhandelns fruchtbar zu machen.
- **Merkmal 5: Gruppenorientierung:** Die traditionellen Mann-zu-Mann-Beziehungen zwischen Vorgesetztem und einzelnem Mitarbeiter treten zugunsten einer gruppenorientierten Führung zurück. Gruppenstrukturen und -prozesse werden berücksichtigt.
- **Merkmal 6: Vertrauen als Grundlage der Zusammenarbeit:** Wechselseitiges Vertrauen wird als Grundvoraussetzung für eine partnerschaftliche Zusammenarbeit zwischen Vorgesetzten und Mitarbeitern betrachtet und gefördert.
- **Merkmal 7: Befriedigung individueller Bedürfnisse:** Befriedigung persönlicher Bedürfnisse von Mitarbeitern und Vorgesetzten wird nicht nur – im instrumentalen Sinne – als Mittel zur Leistungssteigerung gesehen, sondern auch – im noninstrumentalen Sinne – als Mittel und Ziel der persönlichen und/oder beruflichen Entwicklung der Organisationsmitglieder. Kooperative Führung gilt in dem Maße als erfolgreich, wie sie die Arbeitsleistung und die Arbeitszufriedenheit der Organisationsmitglieder sichert bzw. erhöht.
- **Merkmal 8: Ziel- und Leistungsorientierung:** Autonomie von Organisations- und Individualzielen wie auch Konkurrenz und Unvereinbarkeit wird akzeptiert. Durch aktive Mit- und Selbstbestimmung aller Beteiligten bzw. durch Abbau von Fremdbestimmung können Unvereinbarkeiten gemildert oder aufgehoben werden.
- **Merkmal 9: Bedürfnisorientierte Personal- und Organisationsentwicklung:** Kooperative Führung wird als stetiger Entwicklungsprozeß gesehen, durch den ein bestimmter (jedoch nur selten erreichter) Soll-Zustand angestrebt wird. Es wird von einer ständigen Lernbereitschaft und -fähigkeit der Organisationsmitglieder ausgegangen und versucht, durch Aus- und Weiterbildungsmaßnahmen persönliche/berufliche Entwicklungsziele der Mitarbeiter mit Zielen der Organisation in Einklang zu bringen.

• **Ausprägungsgrad:** Im folgenden wird die Frage untersucht, in welcher Weise ein steigender Ausprägungsgrad der genannten Merkmale die Verwirklichung kooperativer Führung beeinflußt (44):

- **Lineare Beziehung:** Eine lineare Beziehung liegt vor, wenn mit zunehmender Ausprägung eines Merkmals auch der Realisierungsgrad kooperativer Führung proportional steigt. Beispiel: Je größer das gegenseitige Vertrauen, desto ausgeprägter die kooperative Führung. Die lineare Beziehung scheint bei den folgenden Merkmalen vorzuliegen: **Funktionale Rollendifferenzierung, Gruppenorientierung, Vertrauen als Grundlage der Zusammenarbeit und Ziel- und Leistungsorientierung;** siehe Abb. 4/21.
- **Nicht-lineare Beziehung:** Eine nicht-lineare Beziehung, insbesondere eine umgekehrt u-förmige Beziehung scheint bei den restlichen Merkmalen vorzuliegen; eine hinreichende oder günstige Ausprägung die-

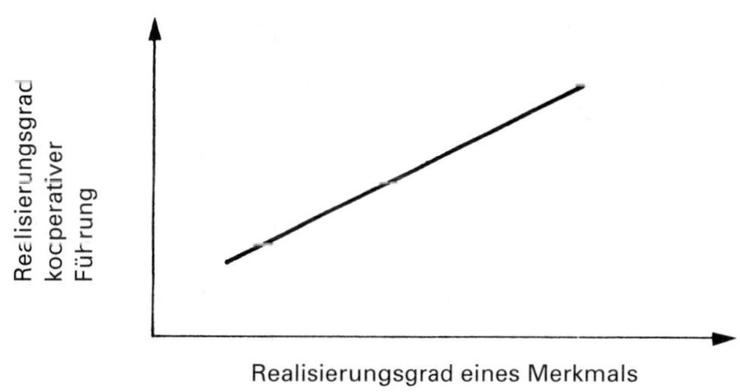

Abbildung 4/21: Lineare Beziehung

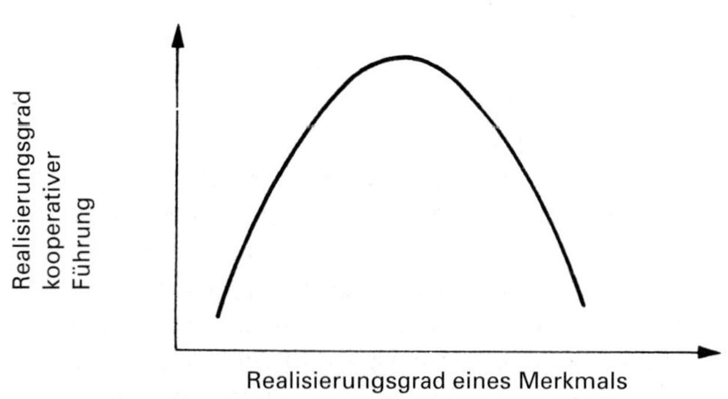

Abbildung 4/22: Nicht-lineare Beziehung

ser Merkmale fördert kooperative Führung; eine zu geringe oder übermäßige Ausprägung hindert sie. Diese Beziehung dürfte bei folgenden Merkmalen zu erwarten sein: **Gemeinsame Einflußausübung, Multilaterale Informations- und Kommunikationsbeziehungen, Konfliktregelung durch Aushandeln, Befriedigung individueller Bedürfnisse** und bedürfnisorientierte Personal- und Organisationsentwicklung;

• **Definition kooperativer Führung:** Die genannten neun Merkmale werden im folgenden in einer Defintion kooperativer Führung berücksichtigt (45):

- **Führung wird verstanden als:**
= **Einflußnahme auf andere Menschen,** die auf Veränderungen ihrer Ziele, Einstellungen und Verhaltensweisen zielt;
= **soziale Einflußnahme** als ein zwischenmenschlicher Vorgang; sie wird durch Personen initiiert und ist persönlich zu verantworten;
= **zielorientierte soziale Einflußnahme:** Führung ist auf die Erreichung von Zielen gerichtet, die von der Organisation als wichtig angesehen werden;
= **zielorientierte soziale Einflußnahme zur Erfüllung gemeinsamer Aufgaben:** Führung dient der Integration von Teilaufgaben in einen übergreifenden Aufgabenzusammenhang;

- **Führung in Arbeitsorganisationen:** Führung erfolgt in einer strukturierten Arbeitssituation, in der bestimmte Einflußmittel, Normen, Aufgaben existieren (Struktur bezieht sich hier ebenso auf soziale wie sachliche Strukturen der Arbeitsbeziehung).
- **Führung mit partizipativem Aspekt:** Führung in den Arbeitsorganisationen geschieht unter wechselseitiger Einflußausübung: Vorgesetzte und Mitarbeiter sind in ihrem Verhalten aufeinander bezogen und nehmen in ihrem Handeln erwartete Reaktionen des anderen vorweg. Die Einflußausübung erfolgt tendenziell symmetrisch. Einzelne Interaktionen zwischen Führer und Geführten sind immer asymmetrisch: Der Führer steuert und koordiniert die Handlungen der Geführten; langfristig jedoch wechseln Führungsfunktionen entsprechend der jeweiligen funktionalen Anforderungen.
- **Führung mit prosozialem Aspekt:** Bei kooperativer Führung werden **Arbeits- und Sozialbeziehungen** gestaltet. Die Mitarbeiter werden nicht auf ihre Leistungsfunktion reduziert, sondern als Individuen mit vielfältigen privaten und beruflichen Interessen. Die Gestaltung der Beziehungen ist auf **Konsens** ausgerichtet. Damit ist für einmal das für jeden sozialen Einfluß notwendige Akzeptieren dieses Einflußes angesprochen: Sowohl Mitarbeiter wie Vorgesetzte akzeptieren die wechselseitigen Abhängigkeiten. Darüber hinaus werden Grundwerte kooperativer Führung angesprochen, auf deren Basis Konsens entstehen kann: wechselseitige Akzeptanz, Toleranz, Unterstützung, Achtung, Solidarität, Empathie, Vertrauen, Sensitivität.

Aus den genannten Elementen ergibt sich eine umfassende Definition **Kooperativer Führung;** Abb. 4/23 zeigt, wie sie verstanden werden kann.

Zielorientierte soziale Einflußnahme zur Erfüllung gemeinsamer Aufgaben	Ziel-Leistungs-Aspekt	Führung in Organisationen
in/mit einer strukturierten Arbeitssituation	Organisations-Aspekt	
unter wechselseitiger, tendenziell symmetrischer Einflußausübung	partizipativer Aspekt (Machtgestaltung)	Qualität kooperativer Führung
und konsensfähiger Gestaltung der Arbeits- und Sozialbeziehungen	prosozialer Aspekt (Beziehungsgestaltung)	

Abbildung 4/23: Definition kooperativer Führung

4.3.3 Soziale Kompetenz

Es ist schwierig, eindeutige Persönlichkeitsmerkmale zu ermitteln, die sich auf die kooperative Führung fördernd oder hemmend auswirken. Vorgesetzte und Mitarbeiter bringen die unterschiedlichsten Lernerfahrungen, Erwartungen und Dispositionen mit, welche die soziale Interaktion innerhalb kooperativer Führungsbeziehungen wesentlich beeinflussen. Man darf auch nie vergessen, daß das Verhalten eines Menschen nicht nur abhängig ist von seiner Persönlichkeit, sondern auch von der Situation, in der er sich befindet. In der bekannten **Formel von Lewin** wird dies so ausgedrückt: V = f (P x U): **Verhalten = abhängig von Person x Umwelt.**

• Im folgenden wird ein Persönlichkeitsmerkmal besprochen, dem in der Kooperation besondere Bedeutung zukommt: die soziale Kompetenz. Darunter versteht man die Fähigkeit, mit Vorgesetzten und Kollegen in sozialen Situationen erfolgreich zu interagieren (45). Sozial verantwortliches Handeln basiert auf sozialer Kompetenz, sozialer Motivation, sozialen Werten und Normen in einer bestimmten sozialen Situation (46):

- **Soziale Kompetenz:** die kognitiven, sprachlichen und interaktiven Fähigkeiten, die für soziales Han-

45 Wunderer/Grunwald (1980)
46 vgl. Preiser (1977), nach Wunderer/Grunwald (1980)

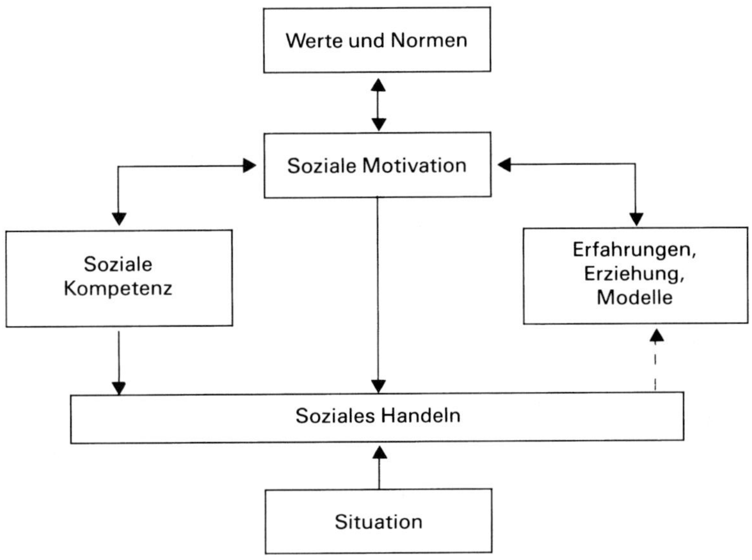

Abbildung 4/24: Zusammenwirken sozialer Komponenten

deln bedeutsam sind; Fähigkeit, die Bedingungen, Alternativen, Ziele und Konsequenzen eigenen und fremden Verhaltens zieläquat zu berücksichtigen;
- **Soziale Motivation:** die Antriebe, Ziele und Absichten einer Person, die ihr soziales Handeln bestimmen;
- **Soziale Situation:** die Interaktionspartner, die besondere Art ihrer Beziehung, die Umweltbedingungen.

Abb. 4/24 zeigt dieses Zusammenwirken sozialer Komponenten, die zum sozialverantwortlichen Handeln führen (46).

Sozial verantwortliches Handeln setzt voraus, daß das Individuum einen Handlungsspielraum hat und die Konsequenzen seines Handelns erkennen/abschätzen kann. So muß ein Mitarbeiter beispielsweise erkennen, in welchem Ausmaß andere Personen bzw. ihre Aufgabenerfüllung von seinen Handlungen oder Unterlassungen (wie Informations-Weitergabe oder Nicht-Weitergabe) betroffen sind. Organisationsmitglieder werden umso stärker sozial verantwortlich handeln, je mehr sie in ihrem Handeln die Ziele und Interessen ihrer Interaktionspartner berücksichtigen.

Soziale Kompetenz ist Voraussetzung für Selbst- und Mitbestimmung, für Selbstkontrolle und verantwortliches Engagement. Wie im Abschnitt 4.1.7 angedeutet, entwickeln sich soziale Kompetenz und soziale Motivation auf der Grundlage sozialer Erfahrungen wie eigene und beobachtete soziale Interaktionen in Familie und Arbeitsorganisation: Hinzu kommen eigene und beobachtete Formen von Engagement und ihre Konsequenzen (z. B. Vorbild des eigenen Vorgesetzten bzw. die Art und Weise, wie seine Vorgesetzten oder andere Gruppenmitglieder auf sein Verhalten reagieren).

Kooperative Führung hat diese Erkenntnis zu berücksichtigen und zur Entwicklung sozialer Kompetenz beizutragen. Dieser Entwicklungsprozeß und die darauf bezogenen Lernziele, zusammenfassend dargestellt, zeigt die Abb. 4/25 **«Soziale Kompetenz als Entwicklungsprozeß»** (47).

4.3.4 Vertrauen – eine Grundkategorie kooperativer Führung

Kooperative Führung bedeutet in der Praxis: **zusammen ein gestecktes Ziel zu erreichen.** Je höher die Spontaneität, Initiative, Leistungsmotivation usw. der Mitarbeiter und je vertrauensvoller und enger die Zusammenarbeit mit ihren Vorgesetzten, desto höher das gemeinsam erarbeitete Ergebnis und desto höher die Zufriedenheit der Mitarbeiter (48).

Kooperation ist ein auf Gegenseitigkeit basierendes Geschehen und kann demnach nicht von einem Interaktionspartner allein – sei es ein Vorgesetzter oder ein Mitarbeiter – sondern nur von allen am Interaktionsprozeß Beteiligten verwirklicht werden. Kooperative Führung kann deshalb nur auf der Basis gegenseitigen Vertrauens gedeihen. Ist kein Vertrauen in die Kooperationspartner bzw. in eine wirkungsvolle Zusammenarbeit vorhanden, wird es auch zu keiner befriedigenden Kooperation kommen. Vertrauen bzw. Mißtrauen ist ein Phänomen, das wie kein anderes zwischenmenschliche Beziehungen beeinflußt.

• **Was ist Vertrauen?** Obschon es sich beim Vertrauen um eine grundlegende Kategorie menschlichen Zusammenlebens handelt, ist eine Begriffsbestimmung nicht

47 Preiser (1977)
48 Neuberger (1972), nach Wunderer/Grunwald (1980)

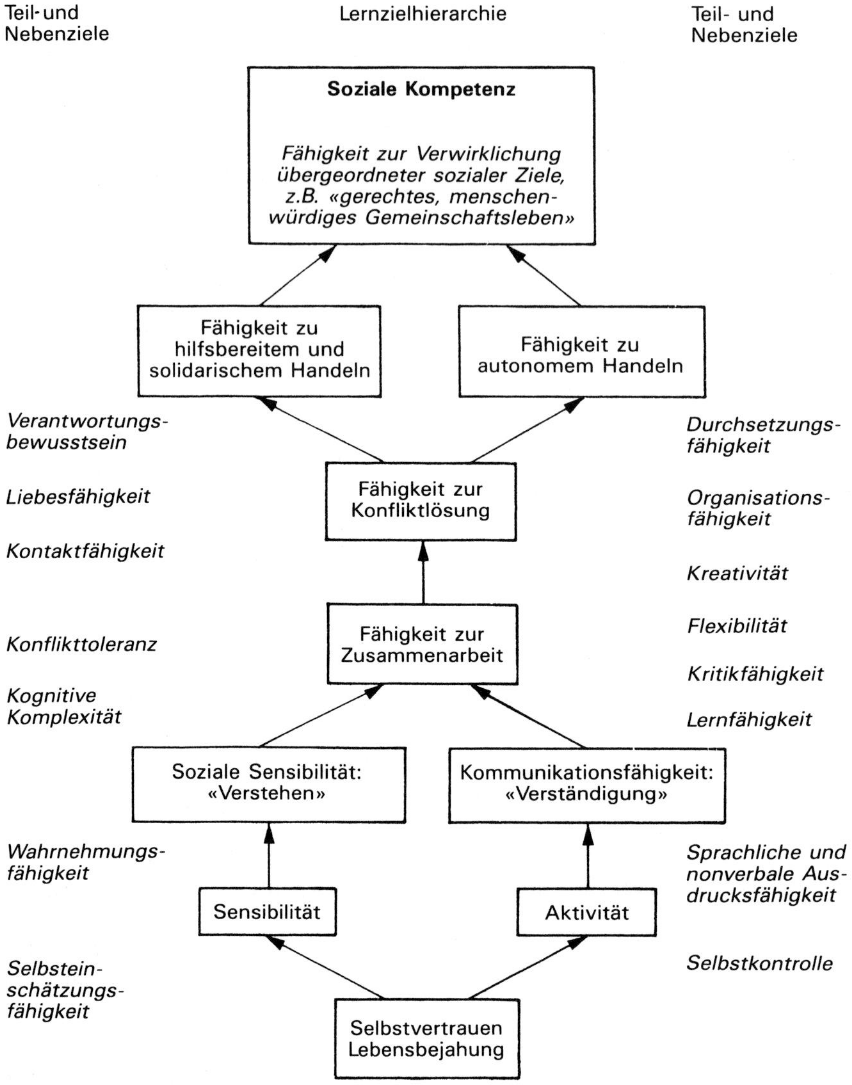

Abbildung 4/25: Soziale Kompetenz als Entwicklungsprozeß (Preiser)

einfach. Ein Versuch lautet: Interpersonales Vertrauen wird hier als eine Erwartungshaltung eines Individuums oder einer Gruppe definiert, wonach man sich auf das gesprochene oder geschriebene Wort eines anderen Individuums oder einer anderen Gruppe verlassen kann (49).

Unter Vertrauensverhalten versteht man eine Verhaltensweise, die die eigene Verwundbarkeit steigert, gegenüber einer Person, die nicht unserer persönlichen Kontrolle unterliegt und in einer Situation besteht, in der der Schaden, den man erleidet, wenn ein anderer die Verwundbarkeit ausnutzt, größer ist als der Vorteil (Nutzen), den man gewinnt, wenn der andere sie nicht ausnutzt.

Vertrauen ist somit nicht ein globales Gefühl der Wärme oder Zuneigung, sondern die bewußte Regulierung der eigenen Abhängigkeit von einem anderen, die mit der Aufgabe, Situation oder anderen Personen variiert. **Drei Probleme des Vertrauens** im täglichen Leben sowie in Führungsbeziehungen sind hier angesprochen:

- **die Verwundbarkeit durch andere;** das Risiko des Mißbrauchs durch andere;
- **die Furcht des Vertrauenden,** daß sich seine Erwartungen nicht erfüllen;
- die Erkenntnis, daß **Vertrauen keine ausnahmslos gültige,** situationsunabhängige **Verhaltensmaxime** ist.

Vertrauen schenken heißt also: ein Risiko eingehen. Dieser Moment der wechselseitigen Risikobereitschaft ist für das Entstehen von Vertrauen unerläßlich. Wer Vertrauen (oder Mißtrauen) hat, wird sich auch vertrau-

49 Rotter, nach (1982)

ensvoll (oder argwöhnisch) verhalten, was wiederum sein Vertrauen (oder Mißtrauen) bestätigt bzw. verstärkt.

Wer einem anderen nicht traut, wird einschlägige Informationen verheimlichen oder verzerren; er wird es vermeiden, Fakten, Ideen, Folgerungen oder Gefühle mitzuteilen, von denen er glaubt, daß sie anderen gegenüber seine Verwundbarkeit steigern. Die Informationen, die er gibt, werden also nicht sehr genau, umfassend und pünktlich sein und sich wenig mit der Wirklichkeit decken. Den Versuchen anderer Personen, Einfluß auf ihn auszuüben, wird er widerstreben oder ausweichen. Ihren Ansichten gegenüber wird er argwöhnisch sein und unempfänglich für ihre Zielvorstellungen, ihre Vorschläge zur Erreichung des Ziels und ihre Definition der Kriterien und Verfahren zur Bewertung der Fortschritte. Obwohl er selbst den Einfluß anderer abweist, wird er von anderen Uebernahme seiner Ansichten erwarten. Schließlich wird er versuchen, sein Angewiesensein auf andere möglichst gering zu halten. In dem Gefühl, sich nicht darauf verlassen zu können, daß sie getroffene Abmachungen einhalten, versucht er ihr Verhalten zu kontrollieren, auch wenn zur Erreichung gemeinsamer Ziele eher Koordination notwendig wäre; er wird aber erschrocken und widerspenstig sein, wenn die anderen ihrerseits sein Verhalten kontrollieren wollen. Wenn die anderen in seinem Verhalten Mißtrauen finden, werden sie ihrerseits zögern, Informationen bekanntzugeben; sie werden Einflußnahmen zurückweisen und Kontrollen ausweichen. Dieses Vertrauensniveau wird den Erfolg der Führung und der gemeinsamen Aufgabenerfüllung vermindern.

Das Zurückhalten und Verzerren von Informationen hat sowohl eine sachliche wie auch eine soziale Ungewißheit zur Folge. Die Wahrscheinlichkeit von Mißverständnissen und Fehldeutungen wird damit größer. Die soziale Ungewißheit macht es wahrscheinlicher, daß latente Probleme nicht entdeckt oder vermieden werden.

Personen, die einander vertrauen, werden einander wichtige, umfassende, genaue und rechtzeitige Informationen geben, die sich mit der Realität decken. Sie werden weniger darum bemüht sein, sich keine Blößen zu geben, die ausgenützt werden könnten, und werden daher dem Einfluß anderer zugänglicher sein. In der Zuversicht, daß die anderen ihr Verhalten selbst im Sinne der getroffenen Abmachungen kontrollieren, werden sie wechselseitige Abhängigkeit akzeptieren und es so weniger nötig haben, den anderen Kontrollen aufzuzwingen.

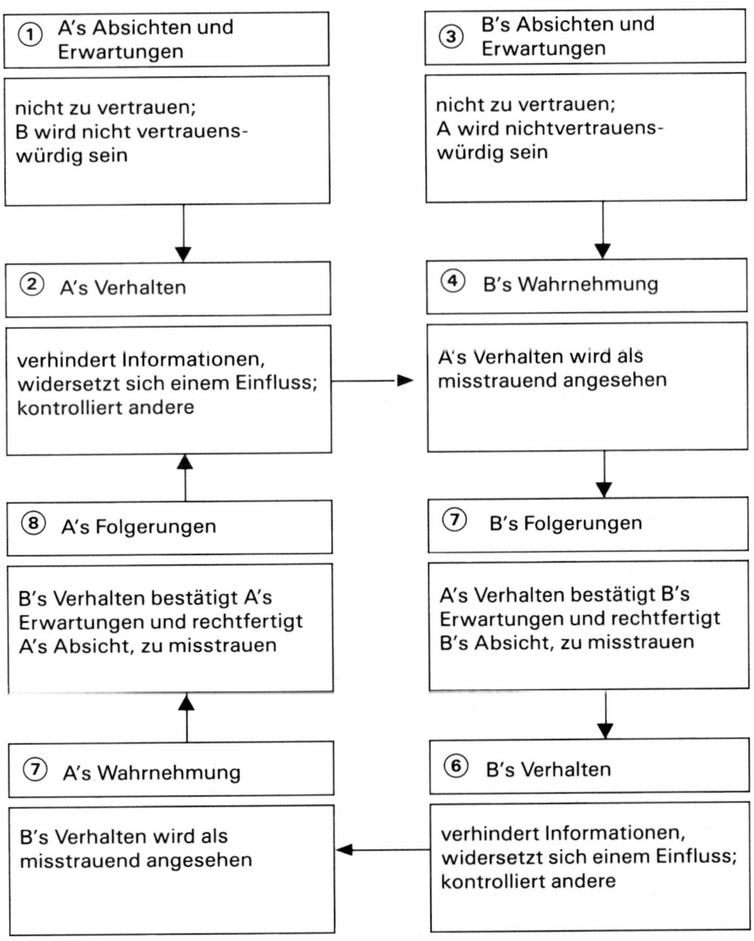

Abbildung 4/26: Verstärkender Prozeß des Mißtrauens (Zand)

Personen mit Vertrauen werden zur Verringerung von Ungewißheit beitragen, und es wird unwahrscheinlicher, daß sie Absichten und Verhalten anderer fehldeuten. Die Wahrscheinlichkeit, daß latente Probleme erkannt und kreative Lösungen gefunden werden, ist erhöht.

Aus dem Prinzip der Wechselseitigkeit folgt, daß eine zuerst gezeigte Verhaltensweise – sei es eine vertrauensvolle oder eine argwöhnische – in der Regel durch entsprechendes Verhalten des Interaktionspartners beantwortet wird. Bezogen auf Vertrauen bzw. Mißtrauen bedeutet das, daß sich in der Interaktion zwischen zwei Personen spiralförmig verstärkende Prozesse des Vertrauens bzw. Mißtrauens vollziehen können.

Ein solches Interaktionsmodell zweier Personen A und B, die eine Beziehung mit der Absicht aufnehmen, sich nicht zu vertrauen und außerdem erwarten, der andere sei nicht vertrauenswürdig, zeigt die Abb. 4/26 **«Verstärkender Prozeß des Mißtrauens»** (50).

Da A beabsichtigt, zu mißtrauen, wird er nur wenig relevante oder präzise Informationen geben. Er wird sich Einflüssen widersetzen und wird Maßnahmen zur Kontrolle von B ergreifen. B erwartet nicht, daß A vertrauenswürdig ist; er stellt fest, daß A's anfängliches Verhalten tatsächlich nicht vertrauensvoll ist; B schließt daraus, daß er mit der Erwartung, A sei nicht zu trauen, Recht hatte; B wird so eine Rechtfertigung für geringes Vertrauen gegenüber A empfinden. A wird B's Verhalten als mißtrauisch ansehen, was wiederum A's anfängliche Erwartung, B sei nicht vertrauenswürdig, bestärkt.

Die Interaktion wird sich in dieser Schleife fortsetzen, indem B und A veranlaßt werden, immer weniger Vertrauen zu zeigen, bis sie sich auf einem Gleichgewichtsniveau befinden, das niedriger ist als ihr anfängliches Vertrauen. Das Modell der spiralförmigen Verstärkung würde sich konstruktiv auswirken, wenn angenommen wird, daß A und B sich zu Anfang ihrer Beziehung gegenseitig vertrauen und gegenseitige Vertrauenswürdigkeit erwarten.

Das Modell zeigt, daß der Vorgesetzte als Multiplikator/Verstärker sowohl einer argwöhnischen wie auch einer vertrauensvollen Atmosphäre wirken kann. Sind seine Erwartungen und Ab- sichten primär von Mißtrauen/Argwohn bestimmt, so ergibt sich trotz äußerlich kooperativem Verhalten keine echte Kooperation. So kann eine scheinbar offene, kooperative Atmosphäre eine innere Verkrampfung des Kooperationspartners zur Folge haben (51). Die mißtrauende Erwartungshaltung des Vorgesetzten oder Mitarbeiters führt zu einem schein-kooperativen Verhalten voller Argwohn und Falschheiten; Konflikte werden nicht konstruktiv ausgetragen, sondern umgeleitet oder unterdrückt. Eine solche Situation läuft den Grundabsichten kooperativer Führung natürlich völlig zuwider.

Vertrauen ist nicht nur eine Bedingung, sondern auch eine Folge kooperativer Führung (51). **Vertrauen als Folge** läßt sich, wie gesagt, zurückführen auf das Prinzip der Wechselseitigkeit, wonach vertrauensvolles bzw. argwöhnisches Verhalten als Bedingung die Basis für ein Grundmerkmal kooperativer Führung bildet, nämlich für eine offene Kommunikation; eine solche kann allerdings nur aufgrund von gegenseitigem Vertrauen entstehen. Die Wechselseitigkeit kommt also auch darin zum Ausdruck, daß Kooperation ebenso vertrauensfördernd wie Vertrauen kooperationsfördernd wirkt.

• Vertrauen läßt sich weder anordnen noch kaufen, Vertrauen kann nur entstehen oder geschenkt werden. Für das Entstehen bzw. für die **Entwicklung vertrauensvoller Beziehungen** scheinen hauptsächlich **folgende Dimensionen** eine wichtige Rolle zu spielen (52):

- **Akzeptierung:** Vertrauen zu sich selbst und gegenüber anderen;
- **Datenfluß:** Kommunikation von Einstellungen, Gefühlen und Wahrnehmungen;
- **Zielbildung:** Problemlösungs- und Entscheidungsverhalten;
- **Kontrolle:** intra- und interpersonale Regulationsmechanismen, die zu koordinierendem Verhalten führen.

Je nachdem, ob manipulativ-autoritäre oder kooperative Techniken in den zwischenmenschlichen Beziehungen vorherrschen, ergeben sich für jede Dimension unterschiedliche Verhaltensweisen. Abb. 4/27 zeigt Dimensionen, Verhaltensweisen und Folgen manipulativer und partizipativer Techniken auf (52).

Dimension	Technik	Verhalten	Reaktion
Akzeptierung	manipulativ partizipativ	Furcht Mißtrauen Selbstvertrauen Vertrauen	Aufbau von Fassaden Zynismus, Argwohn, Vertrauen, Vielfalt, Nutzbarmachung
Datenfluß	manipulativ partizipativ	Strategien Fassaden Offenheit Spontaneität	Umgehung, Verzerrung Feedback, Sich-Öffnen, potentieller Konsens
Zielbildung	manipulativ partizipativ	Manipulation Überredung Selbseinschätzung Problemlösen	Apathie, Flucht, Argwohn, Zynismus, Ich-Stärke, Kreativität
Kontrolle	manipulativ partizipativ	Kontrolle Verhandeln Gewährenlassen Interdependenz	Dependenz, Feindseligkeit partizipative Form, partizipative Funktion

Abbildung 4/27: Dimensionen, Verhaltensweisen und Folgen von Techniken (Gibb)

50 Zand (1973)
51 vgl. Lilge (1980)
52 vgl. Gibb (1964), nach Wunderer/Grunwald (1980)

• Untersuchungen über die **Folgen wechselseitigen Vertrauens** zeigen, daß sich in dem Maße, wie sich das wechselseitige Vertrauen erhöht, auch folgende Faktoren erhöhen (53):

- **Akzeptanz des Einflusses** durch andere, der Motive anderer, der vielfältigen Verhaltensweisen anderer und mißtrauischen Verhaltens anderer;
- **Bedürfnis, eher Kontrolle über Prozesse** als über Personen auszuüben;
- **Freiheit, von der Gruppenmeinung abzuweichen;**
- **Angebote von anderen** zum wechselseitigen Vertrauen;
- **Kommunikation mit anderen,** Austausch persönlicher Meinungen und Werturteile;
- **Sympathien mit den Interaktionspartnern.**

• **Zwischen Kommunikation und Vertrauen besteht eine enge Wechselbeziehung:** Kommunikation kann das Vertrauen erhöhen und Vertrauen erhöht die Kommunikation. Im einzelnen führt wechselseitiges Vertrauen zu:

- **Verringerung der Angst,** daß Selbstöffnung mißbraucht werden könnte;
- **größere Offenheit** gegenüber dem Einfluß anderer Personen;
- **größere Akzeptanz** der Interdependenzen mit anderen;
- **größere Bereitschaft,** richtige und pünktliche Informationen bereitzustellen;
- **Verringerung von Fehlinterpretationen** von Verhalten und Einstellungen;
- **Vergrößerung der Möglichkeit, reale Probleme ausfindig zu machen** und sie in wechselseitig akzeptabler Weise zu lösen.

Auf die situativen Bedingungen kommt es an, ob mehr Vertrauen oder mehr Mißtrauen angebracht ist. Grenzenloses Vertrauen kann genauso falsch sein wie grenzenloses Mißtrauen.

4.4 Kreislauf der Führung

Der Prozeß der Führung von Mitarbeitern vollzieht sich in Teilprozessen/Phasen, die in ihrem logischen Zusammenhang einen Kreislauf ergeben, der sich ständig wiederholt. Dieser Kreislauf der Führung als Ganzes, seine einzelnen Phasen und die Führungsaufgaben, die sich in den verschiedenen Phasen ergeben, werden im folgenden näher beschrieben.

Der Aufgabenerfüllungsprozeß eines organisierten sozialen Systems wie des Krankenhauses kann rein formal aufgefaßt werden als ein fortgesetztes Lösen von Problemen. Um die Struktur dieses Problemlösungsprozesses zu erfassen, gibt es verschiedene Gliederungskriterien.

Betrachtet man die Phasen des Führungsprozesses insgesamt, so ergibt der logische Zusammenhang einen Kreislauf, der als Führungskreislauf bezeichnet wird. Beginnend mit der **Willensbildung,** die wiederum in primär sachliche (Management) und primär verhaltensbezogene (Führung)Teilphasen gegliedert werden kann, folgen **Willensdurchsetzung,** Realisation (Durchführung) und **Willenssicherung;** Abb. 4/28 zeigt diesen Kreislauf der Führung, diesen Führungsprozeß (54).

Wie aus dieser Abbildung/Schema «Führungskreislauf» hervorgeht, werden fünf wichtige Aufgabenbereiche in den einzelnen Phasen des Führungsprozesses unter fünf Kennwörtern zusammengefaßt, die alle mit dem Buchstaben K beginnen: **Kreatives-K, Kommando-K, Koordinations-K, Kontroll-K** und **Korrektur-K**; siehe Abb. 4/29.

Im Zentrum dieses **Führungs-Kreislaufes der 5 K** steht das **K der Kommunikation;** Kommunikation ist das zentrale Instrument, mit dessen Hilfe der Vorgesetzte seine Führungsaufgaben erfüllt bzw. das Medium, in dem sich das Führungsgeschehen vollzieht. Dem «Kommunikations-K», gewissermaßen die «Drehscheibe des Führungsprozesses», ist das 5. Kapitel dieses Buches gewidmet.

4.4.1 Das Kreative-K

Überall, wo Menschen mit Menschen oder Menschen mit Dingen zu tun haben, tauchen Probleme auf – überall, wo versucht wird, bestimmte Ziele zu erreichen. Wer, wie der Vorgesetzte, Probleme zu lösen und Entscheidungen zu fällen hat, dem muß etwas einfallen; er muß fähig sein, Ideen zu entwickeln, die im wesentlichen neu sind und ihm vorher unbekannt waren. Das heißt: Ein Vorgesetzter muß fähig sein, kreativ zu denken und zu handeln.

Zum Thema Kreativität einige grundlegende Gedanken! Kreativität kommt vom lateinischen Verb «creare», was soviel bedeutet wie: zeugen, gebären, erschaffen. Wird weiter gefragt, was denn erzeugt, geboren, erschaffen wird, läßt sich dies am ehesten mit «etwas Neues» umschreiben.

Kreativität ist die Fähigkeit, Ideen zu produzieren, die im wesentlichen neu sind und demjenigen, der sie produziert, vorher unbekannt waren. «Kreativität zeigt sich überall dort, wo **neue Lösungen** gefunden, **neue Verfahren** eingesetzt, **neue Wege** begangen, **bestehende neu gestaltet, neues Denken** eingeschlagen oder **neue Formen** gewählt werden. Das Hervorbringen von Neuem muß als wesentlichstes Merkmal der Kreativität angesehen werden» (55).

53 vgl. Golembiewski (1975), nach Wunderer/Grunwald (1980)
54 vgl. Steinle (1978)
55 Dekhees (1983)

Führungsaufgaben		Führungsverfahren und -Instrumente	Kennwort
Sachbezogen	Verhaltensbezogen		
WILLENSBILDUNG			
Probleme erkennen	Einbezug von Mitarbeiterwissen		
Probleme analysieren		Mitarbeitergespräch	
Ziele formulieren	Forderungen erkennen		
Handlungsalternativen suchen	Ideen suchen	Kreativitätstechniken	Kreatives K
Handlungsalternativen bewerten	Wertkonsens herstellen	Information, Beratung Diskussion der Stellenaufgaben, Konfliktbewältigung	
Entscheiden	Mitwirkungsmodus bestimmen	Entscheidungstechniken Abstimmungsregeln	
WILLENDURCHSETZUNG			
Soll-Werte formulieren	Einsetzen von Machtbasen	befehlen, anordnen, veranlassen, überzeugen	Kommando-K
Informieren	Information, Interpretation	Informationsverfahren Kommunikationstechn.	
Festlegen der Zuständigkeiten planen der Abläufe und Termine	Sach- und Mitarbeiterbezogene Aufgaben- und Ablauforganisation, koordinieren, delegieren	Organigrammme, Organisationsrichtlinien, Stellenbeschreibung, Arbeitsverteilungsübersicht, Funktionendiagramm	Koordinations-K
REALISATION			
Bezugsobjekt der Führung (keine Führungsphase) (Leistungs-)Verhalten des Mitarbeiters Einflussnahme auf Motive, Anreize und Erwartungen			
WILLENSSICHERUNG			
Kontrollobjekte und -Standards bestimmen	Ergebnis- oder Verhaltenskontrolle Fremd- oder Selbstkontrolle	Checklists	
Ergebnisse (Ist-Werte) ermitteln			
Soll-Ist-Vergleich	Fremd- und Selbsteinschätzung	Bewertungsgespräch und -Bogen	Kontroll-K
Lernprozess initiieren		Anerkennen und kritisieren	
Abweichungsursachen ermitteln	Diagnose von Fähigkeitsdefiziten und Mängeln im Arbeitsprozess/-Kontext	Gespräch Checklists	
Korrekturmassnahmen festlegen	Verbesserung des Arbeitsklimas Eingriff in Willensbildung und Realisation Persönliche Entwicklung	Förderungsgespräch Schulung Entwicklungsprogramm	Korrektur-K

Abbildung 4/28: Führungskreislauf (Steinle)

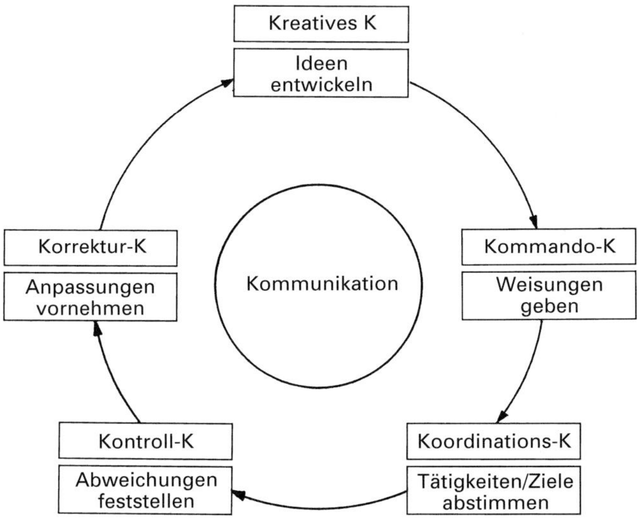

Abbildung 4/29: Die 5 K

• **Kreative Prozesse:** Allen kreativen Prozessen liegt die eine gemeinsame Fähigkeit zugrunde, nämlich die Fähigkeit, Beziehungen zwischen vorher unbezogenen Erfahrungen zu finden, die sich in Form neuer Denkschemata als neue Erfahrungen, Ideen oder Produkte ergeben (56). Diese Feststellung hilft auch, die Bedeutung der Kreativität für die Problemlösung klarer zu erfassen. Denn ein Problem liegt dann vor, wenn ein Individuum ein bestimmtes Ziel erreichen will, jedoch nicht weiß, wie es zu diesem Ziel gelangen kann; d. h. nicht auf wohlbekannte, spezifische Verfahren oder spezifische Techniken und Operationen zurückzugreifen vermag. Wer keine gewohnten Wege einschlagen kann, um ein bestimmtes Ziel zu erreichen, muß neue Wege suchen (und finden); er muß kreativ sein. Dabei stellen sich folgende Fragen:

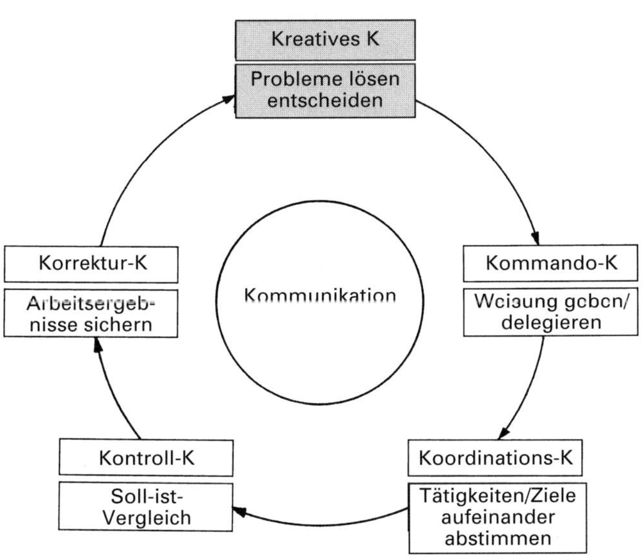

Abbildung 4/30: Kreatives K

- **Gibt es Methoden/Strategien,** um Ideen zu produzieren? Und: Kann man diese erlernen?
- **Kann man lernen,** wie man verschiedene, ungewohnte und nicht-zusammenhängende Elemente zu neuen Strukturen verbindet?
- Kann man die Fähigkeit erwerben, **Informationen anders als sonst üblich zu kombinieren?**

Diese Fragen sind für jeden «Problemlöser» von Bedeutung. Denn allzu oft geht man von der Vorstellung aus, daß Kreativität einigen begnadeten Genies vorbehalten sei, die als Wissenschaftler oder Künstler Neues schaffen oder bereits Geschaffenes in einmaliger Weise darzustellen vermögen. Die noch junge wissenschaftliche Kreativitätsforschung und die Trainingserfahrungen aber beweisen (57):

- **Jeder Mensch hat in** unterschiedlichen Ausprägungsformen ein **kreatives Potential,** das jedoch wenig ausgeschöpft, sondern durch Erziehung, Ausbildung und Umwelt eher blockiert wird.
- **Kreatives Denken** und **Verhalten** kann durch Training, d. h. Erlernen von kreativitätssteigernden Denkmethoden und Verhaltensformen gefördert werden.
- Die **Art der «Spielregeln»** in einer Organisation (Organisationsstrukturen, Führungsstil, Motivationssystem) bestimmt wesentlich die **kreative Leistungsfähigkeit** der Mitarbeiter.

• **Kreative Tätigkeiten:** Kreativität ist somit nicht etwas, was einem in die Wiege gelegt wurde (oder eben nicht) sondern eine Fähigkeit, die in jedem von uns schlummern und geweckt werden kann. Die Fragen, die natürlich am meisten interessieren lauten: Wie kann die Entwicklung der Kreativität gefördert werden? Welche Ansatzpunkte bieten sich an für eine solche Förderung der Kreativität? Im folgenden werden einige wesentliche Ansatzpunkte kurz umrissen (58):

- **Einstellungen:** Sie bestimmen die Reaktionen des Individuums Personen, Gegenstände und Ideen gegenüber in hohem Maße; sie üben eine Filter-Funktion aus: Informationen werden solange «gefiltert», bis eine Konformität mit den eigenen Normen, Meinungen, Handlungen und Erfahrungen erreicht wird. - Diese Filter haben eine Schutzfunktion; sie bewahren das Individuum vor einer permanenten Identitätskrise.

  Die Tendenz von Einstellungen, zu erstarren und Verunsicherungen zu vermeiden, wirkt sich auf die Kreativität negativ aus. Typische Denkkombinationen (stets) und gewohnte Verhaltensnormen (habits) erschweren neue Kombinationen oder verhindern sie

56 Landau (1969)
57 vgl. Sahm (1980)
58 vgl.Sikora (1976)

sogar. Um kreativ zu werden, ist es notwendig, aus gewohnten Denk- und Verhaltensmustern auszubrechen.

- **Motivation:** Hier lautet die Frage: Was motiviert zu Kreativität? Was richtet das Erleben und Verhalten des Individuums auf kreative Leistungen aus? Grundsätzlich sollte die Motivationsstruktur die folgenden zwei Merkmale aufweisen: – **eine größere Sensitivität für die «Lücken» in den eigenen Erfahrungen und für das Fehlen von Geschlossenheit, das in der Umwelt existiert und eine stärkere Leistungsmotivation.** Kreative Menschen haben ein starkes Bedürfnis, die eigenen Leistungen in all jenen Bereichen zu steigern (oder möglichst hoch zu halten), in denen sie eine persönliche Leistungsnorm gesetzt haben.
- **Fähigkeiten:** Für das kreative Denken sind vor allem drei Fähigkeiten von Bedeutung: **Flüssigkeit** (Gesamtzahl der Ideen, die in einem vorgegebenen Zeitraum produziert werden); **Flexibilität** (Anzahl deutlich voneinander zu unterscheidenden Kategorien von Assoziationen); **Originalität** (Seltenheit /Einzigartigkeit von Assoziationen).

  Weitere bedeutende Fähigkeiten sind: **Problem-Sensitivität** (Empfindsamkeit/Offenheit für Probleme; Gespür für Differenzierungen der Wirklichkeit), **Elaboration** (Fähigkeit zur genauen Ausarbeitung einer Sache), **Bewertung** (Fähigkeit, die wesentlichsten Bewertungskriterien für Ideen zu finden). Diese 6 Fähigkeiten lassen sich durch Uebung fördern.
- **Persönlichkeitsmerkmale:** Folgende Persönlichkeitsmerkmale begünstigen Kreativität: **Autonomie im Denken und Verhalten/**Unabhängigkeit in der Urteilsfindung; **Offenheit gegenüber neuen Erfahrungen;** Neigung, vom Herkömmlichen abzugehen und sich nicht in eingefahrenen Gleisen zu bewegen; Nonkonformismus; **Expression innerer Prozesse** (Emotionen, Imaginationen, Denken); **Widerstand gegen Hemmungsvorgänge beim Lernen** (Verhindern von Stereotypen und überstarken Gewohnheiten, Freiheit von Vorurteilen und Tabus); **aktives Verarbeiten von Konflikten; sich besonders von Situationen angezogen fühlen, die von anderen als ausweglos betrachtet werden; produktive Unzufriedenheit mit dem Bestehenden** (ständige Frage: Was kann verbessert bzw. verändert werden?).

Obengenannte Eigenschaften können jedoch keinesfalls als absolute Kriterien betrachtet werden; einen sicheren Nachweis für die Bestimmung der Kreativität einer Persönlichkeit vermögen sie nicht zu liefern.

• **Kreative Prozeßphasen:** Der kreative Prozeß kann in vier Phasen unterteilt werden (59):

- **Vorbereitungsphase:** In dieser ersten Phase erfolgt die Sammlung des vorhandenen Wissens, der Informationen, der Beobachtungen, Feststellungen und Assoziationen, die mit dem Problem irgendwie zusammenhängen. Diese Phase ist mit harter Denkarbeit verbunden.
- **Inkubationsphase:** Dies ist die Zeit des Wartens vom Abschluß der Vorbereitung bis zum Finden von Ideen. Diese Phase verläuft als Zeit der Reifung der Gedanken weitgehend im Unterbewußtsein.
- **Einsichtsphase** (Illuminationsphase): Das ist die Phase des «Aha-Erlebnisses». Hier gelangt der um die Lösung des Problems Ringende zur Lösung selbst.
- **Gestaltungsphase** (Verifikationsphase): In dieser letzten Phase wird versucht, die Lösung in die Wirklichkeit umzusetzen. Die besten kreativen Ideen sind nutzlos, wenn sie sich aufgrund der gegebenen Situation nicht realisieren lassen.

• **Kreativitätsbarrieren:** Wie im Zusammenhang mit den Einstellungen bereits angetönt, gibt es relativ viele Faktoren, die kreative Prozesse erschweren oder sogar ganz verhindern. Solche **Kreativitätsbarrieren lassen sich** grob **in kognitive, emotionale, kulturelle und Organisationale Barrieren** gliedern (58):

- **Unter den kognitiven Barrieren** versteht man Schwierigkeiten mit intellektuellen Fertigkeiten, die das Finden von neuen Lösungen behindern (es heißt dann, daß jemand «vor lauter Bäumen den Wald nicht mehr sieht»). Kognitive Barrieren sind:

= **Wahrnehmungsmäßige Barrieren:** Diese bestehen im Bild, das man sich von einer Szene macht und einen daran hindert, das Problem unbelastet zu betrachten.

= **Funktionale Gebundenheit:** Das bedeutet, daß spezifische Vorerfahrungen das Verhalten in der Problemlösungssituation derart beeinflussen, daß der in einer bestimmten Situation zweckmäßige Weg in einer neuen Situation überhaupt nicht in Erwägung gezogen wird.

= **Lösungsweg-Fixierung:** Darunter versteht man die «mechanische», unreflektierte, starre Vorgehensweise bei der Lösung von Aufgaben.

= **Wenn–dann-Sätze:** Solche werden dann zu Barrieren, wenn einer Aussage keine echte, sondern eine sogenannte Schein-Korrelation zugrunde liegt (wenn also im Grunde genommen gar keine Wenn–dann-Beziehung besteht).

= **Dominante Theorien:** Eine beherrschende Idee kann ein Hindernis statt ein Vorteil sein.

- **Unter emotionalen Barrieren** werden alle die individuellen Ängste, Befürchtungen, Unsicherheiten verstanden, die den einzelnen daran hindern, schöpferisch tätig zu werden. Besonders ausgeprägte emotionale Blockierungen sind:

= **Fehler-Angst:** Die Furcht davor, Fehler zu machen ist zum einen häufig eine Frucht negativer Schulerfahrungen; zum anderen trägt auch das unsere Gesellschaft beherrschende Leistungs- und Konkurrenzprinzip dazu bei.

= **Zeitdruck:** Meist steht der Problemlöser unter Zeitdruck; er soll so schnell wie möglich Lösungsvorschläge entwickeln. Dieses Gefühl, daß hinter einem jemand steht, der auf das Ergebnis wartet, wirkt als Blockade.

= **Sicherheitsbedürfnis:** Übertriebenes Streben nach Sicherheit wirkt sich auf den kreativen Prozeß ebenfalls negativ aus. Wer sich nämlich in den Prozeß des Suchens nach Ideen einläßt, der verliert zumindest für geraume Zeit den festen Boden unter den Füßen. Er bewegt sich in Bereichen und Dimensionen, in denen die Abläufe und Ergebnisse nicht vollumfänglich vorausgesagt werden können. Diese Situation kollidiert mit dem (verständlichen) Bedürfnis nach Sicherheit. So heißt Kreativ-Sein immer: das Wagnis unternehmen, Sachverhalte und sich selbst in Frage zu stellen.

= **Mangelndes Vertrauen:** Viele Menschen trauen sich selbst überhaupt nicht zu, schöpferisch zu sein. Aber wie bereits festgestellt, ist Kreativität nicht einfach nur die Gabe einer guten Fee, die nur wenige beschenkt, sondern eine Art des Denkens, die in der herkömmlichen Erziehung zu wenig ausgebildet, teilweise sogar untersagt wird. Jeder Mensch hat kreative Fähigkeiten, bloß erkennt er sie oft nicht, weil sie selten gefragt, geübt und entwickelt werden.

– **Mit kulturellen Barrieren** sind vor allem kreativitätsfeindliche Normen und Werte gemeint, die im Laufe der Sozialisation der jeweils nachwachsenden Generation vermittelt werden. Kulturelle Barrieren in unserer Gesellschaft sind vor allem:

= **Konformitätsdruck:** Wer die übernommenen Verhaltensnormen einhält (wer tut, was «man» tut), wird belohnt. Wer von solchen Verhaltensmustern abweicht, verunsichert seine Umwelt. Konformismus wird belohnt, Nonkonformismus in der Regel bestraft (wobei gerade Nonkonformismus eine wichtige Voraussetzung für Kreativität darstellt).

= **Trennung von Arbeit und Spiel:** Wer in unserer Gesellschaft Arbeit und Spiel in Verbindung zu bringen wagt, dem wird im positivsten Fall mangelnder Wirklichkeitssinn bescheinigt. Gerade die Trennung dieser beiden Sphären ist eine der grundlegenden Ursachen für mangelnde Kreativität im Berufsleben.

Arbeit bedeutet die mehr oder minder routinierte Handhabung erlernter Methoden und Techniken. Sehr häufig tritt Hilflosigkeit ein, wenn man dabei auf ein Problem stößt, bei dem die gewohnten Lösungswege nicht mit Erfolg eingesetzt werden können.

– **Organisationale Kreativitätsbarrieren:** In jeder Organisation gibt es spezifische organisationale Kreativitätsbarrieren; solche sind:

= **Autoritärer Führungsstil:** Greift der Vorgesetzte ständig in den Aufgabenbereich des Mitarbeiters ein, so kann dieser keine Kreativität entwickeln.

= **Formalisierung:** Richtlinien, Regelungen und Anordnungen, die mehr oder weniger jedes Verhalten vorschreiben, engen den Handlungsspielraum des Mitarbeiters ebenfalls zu stark ein (Kreativität setzt Freiheit voraus).

= **Abblocken neuer Ideen:** «Das ist bei uns nicht möglich» Viele wertvolle Ideen werden durch diese und ähnliche Killerphrasen ums Leben gebracht (siehe unten).

= **Fehlende Anerkennung:** Kreative Ansätze werden entweder gar nicht wahrgenommen oder – wenn sie wahrgenommen werden – wenig geschätzt.

= **Kritik:** Werden Ideen eines Mitarbeiters vor Dritten lächerlich gemacht, so wirkt sich dies extrem negativ aus: Wer sich bloßgestellt fühlt, wird in Zukunft mit eigenen Gedanken zurückhaltend sein.

= **Falsche Kontrolle:** Vorgesetzte, die Aufsicht mit Dauerüberwachung verwechseln, haben eine demotivierende, kreativitätshemmende Wirkung.

= **Demotivierendes Verhalten:** Wie im zweiten Kapitel gezeigt wurde, steht dem Vorgesetzten ein breites Spektrum an Möglichkeiten offen, die (Leistungs-)-Motivation seiner Mitarbeiter negativ zu beeinflussen. Wer nicht motiviert ist, wird nicht mehr tun als unbedingt nötig (und sich auf keinen Fall um neue Ideen, Wege, Verfahren bemühen).

• In den letzten Jahren wurden sehr viele neue Kreativitäts-Methoden-Strategien entwickelt und erprobt; an dieser Stelle wird darauf verzichtet, alle diese Verfahren aufzulisten. Auf drei grundlegende Methoden wird im folgenden näher eingegangen: **Brainstorming, Synektik** und **Morphologische Analyse.**

– **Brainstorming:** Diese wohl bekannteste Methode wurde von Osborn entwickelt; sie besteht in der «Ideenfindungs-Sitzung» einer Gruppe. Diese Sitzung dient dazu, möglichst viele Ideen zu gewinnen, die zur Lösung eines Problems beitragen sollen. **Die vier Grundregeln lauten: – Jede Kritik ist verboten! – Jede Idee ist willkommen;** je spontaner, ungewöhnlicher, verschrobener, unorthodoxer eine Idee ist, desto besser! **So viele Ideen wie nur möglich! – Die Ideen anderer aufnehmen und weiterentwickeln!**
Beim Brainstorming werden drei Phasen unterschieden:

= **Phase 1: Ideensturm:** (Dauer ca. 20 Minuten). Unter Einhaltung der genannten vier Spielregeln werden spontan möglichst viele Ideen «abgefeuert». Die Äußerungen werden entweder notiert oder mittels Tonbandgerät festgehalten.

= **Phase 2: Ventilieren:** Die gewonnenen Ideen werden verbessert und weitere Ideen hinzugefügt. Osborn schlägt vor, jede einzelne Idee unter Verwendung der folgenden Checkliste zu überprüfen (57): – **Anpassen?** Was ist so ähnlich wie die geäußerte Idee?

– **Welche Parallelen** lassen sich ziehen? Auf welche anderen Ideen weist sie hin? – **Verändern?** Kann man einzelne Elemente verändern bzw. umgestalten? – **Vergrössern?** Was kann man hinzufügen? Mehr Zeit? Größere Häufigkeit? – **Verkleinern?** Was kann man wegnehmen? Kleiner? Konzentrierter? Weglassen? Aufteilen? - **Ersetzen?** Was kann man an der Idee ersetzen? Wodurch? Anderes Material? Verlauf anders gestalten? Andere Bedingungen? – **Umstellen?** Kann man Teile austauschen? Andere Teile einfügen? Andere Reihenfolge? Anderer Zeitplan? – **Umkehren?** Kann man Elemente umkehren? Vertauschen? – **Kombinieren?** Kann man Elemente miteinander in Verbindung bringen? Ideen oder Personen in Beziehung setzen? Zusammenfassung? Mischen?
Die Effizienz eines Brainstormings ist wesentlich von der gekonnten Handhabung dieser Checkliste abhängig. Meistens wird dieser Teil der Methode jedoch übergangen, vielfach ist er gar nicht bekannt.

= **Phase 3: Bewerten:** Es empfiehlt sich, die Ideensammlung in vier Gruppen zu gliedern: **– sofort auswertbare Ideen, – später auswertbare Ideen, – noch einmal neu durchzudenkende Ideen, – unbrauchbare Ideen.**

– Die vier eingangs genannten Regeln bilden das **Grundgerüst jedes Brainstormings** Alles andere läßt sich verändern oder variieren. So sind beispielsweise folgende **Varianten** möglich:

= Die Gruppenarbeit wird durch Einzelarbeit oder Inter-Gruppen-Kontakte ergänzt und/oder ersetzt.
= Die verbale Kommunikation wird durch schriftliche Kommunikation ergänzt.
= Der Beginn ohne vorliegende Ideen wird durch einen Start mit einem «Ideenpool» abgeändert.
= Anstelle einer präzisen Problemstellung kann eine bewußt vage gehaltene Problemstellung treten.
= Die Ideensammlung ohne Bewertung wird durch eingeblendete Bewertungsphasen unterbrochen werden (Vorsicht).

– Die einzelnen Elemente können in beliebiger Form miteinander kombiniert werden; jedesmal hat man es mit einer neuen «Technik» zu tun. Diese sollten beinhalten:

= **Vorbereitung:** – Probleme festlegen, nur klar definierte Probleme ergeben brauchbare Resultate; – Teilnehmerkreis festlegen und einladen, 5 bis 12 Personen; – Hilfsmittel vorbereiten (Einführung, Protokoll, Auswertung); – Raum mit Atmosphäre bestellen (bequemes Mobiliar): – keine reguläre Sitzungen zum Brainstorming verwenden.
= **Durchführung:** – Schriftliche Unterlagen zwecks Studium zustellen; – Regeln und Dauer bekanntgeben (max. 20 Min.); – Problem erklären; – Thema «transparent» machen, d. h. von allen akzeptierte Arbeitsdefinition finden; – Ideen gewinnen, Ideen verbinden, alle Ideen festhalten.
= **Regeln:** – Protokollführer (evt. 2) ernennen; – Kritik verboten; – den Gedanken freien Lauf lassen, je spontaner, ausgefallener, ungewöhnlicher, verschrobener, unorthodoxer, skuriler eine Idee ist, desto besser; – jede Idee begrüßen, soviel Ideen wie möglich produzieren, Quantität vor Qualität, bereits vorgebrachte Ideen aufnehmen, fortführen und weiterentwickeln (es gibt kein Urheberrecht).
= **Aufgabe des Moderators:** – Regeln überwachen; – Teilnehmer aktivieren; – Keine Führerrolle – ausgleichend wirken; – Ideenfluß anregen (Pausen, Nachdenken und Ermüdungserscheinungen richtig deuten).
= **Auswertung** (später): – Vorschläge gruppieren und bewerten; – Protokoll durch telefonische Umfrage ergänzen.

– **Synektik:** Der Begriff stammt aus dem Griechischen (Synechie = Zusammenhang). Bei dieser Methode, die von Osborn entwickelt wurde, geht es um das Verbinden von verschiedenen, auf den ersten Blick unzusammenhängenden Elementen. Mit der Synektik-Methode wird versucht, den unbewußt ablaufenden schöpferischen Prozeß bewußt zu simulieren. Die **drei Phasen des Vorgehens** sind:

= Phase 1: Das Problem wird durch Analyse und Erläuterungen bekannt und vertraut gemacht.
= Phase 2: Das Problem wird durch Analogiebildung schrittweise verfremdet.
= Phase 3: Zwischen dem Problem und den Analogien werden Beziehungen gesucht, was zu neuen und überraschenden Lösungsansätzen für das Problem führt.

Schwerpunkt der synektischen Methode ist die Verfremdung durch Analogien oder Metaphern. Analogien sind Übereinstimmungen/Ähnlichkeiten zwischen Dingen (z. B. Vergleich zwischen einem Computer und dem Hirn des Menschen); Metaphern sind bildhafte, übertragene Ausdrücke (z. B. «kalt» für «gefühlslos»).

Vom Vorgesetzten wird nicht nur erwartet, daß er selbst beim Erfüllen seiner Aufgaben kreativ vorgeht, sondern auch, daß er die Kreativität seiner Mitarbeiter fördert. Damit stellt sich ihm die Frage: Wie ist der Mitarbeiter zu führen, damit sich dessen kreatives Potential entfaltet? Um es vorwegzunehmen: Ein Allerweltsrezept für den kreativitätsfördernden Führungsstil gibt es nicht und kann es nicht geben, weil die Problemstellung, die jeweilige Situation und die betreffenden Mitarbeiter immer wieder anders sind. Die folgenden **10 Maximen können helfen, den Mitarbeiter zur Kreativität hinzuführen** (59):

59 vgl. Delhees (1983)

= **Konstruktiv statt destruktiv bewerten:** Wo kreative Bemühungen durch den Vorgesetzten abwertend beurteilt werden und nur ihre Mängel im Zentrum der Beurteilung stehen, herrscht ein destruktives Denken vor, das ausgesprochen kreativitätstötend wirkt.

= **Anreiz und Bestätigung vermitteln:** Die größte Bestätigung für den kreativen Menschen bleibt die kreative Leistung selbst (intrinsische Anreize). Doch stärken äußere Anreize und Belohnungen durch den Vorgesetzten seine Motivation (extrinsische Anreize). Für die Erhaltung der Kreativität ist eine Bestätigung, ein Feedback auf die kreativen Bemühungen wichtig.

= **Aktiv zuhören:** Wer nur mit «halbem Ohr» zuhört und bloß ungeduldig wartet, selber zu Wort zu kommen, vermag die kreativen Gedanken und Empfindungen eines anderen Menschen nicht aufzunehmen und auszuwerten. Er verstößt genau gegen die Regeln, die für das Brainstorming aufgestellt worden sind: verzögerte Bewertung, tolerante Atmosphäre, Quantität vor Qualität, Kombination von Ideen.

= **Toleranz und Interesse für neue Ideen und Lösungen zeigen:** Kreative Ideen sind eher unvertraut und ungewöhnlich; sie stoßen deshalb leicht auf Unverständnis und Intoleranz. Dies mag sich in verstecktem Spott, Ironie, Sarkasmus, Kopfschütteln oder vorschneller Ablehnung äußern. Solchen Demütigungen möchte sich kein Mitarbeiter länger aussetzen; er wird deshalb in seinen kreativen Bemühungen nachlassen.

= **Starre Rangordnung aufgeben:** Die Unterdrückung der eigenen Individualität schwächt die Kreativität. Dies ist überall dort der Fall, wo Rang- und Statusunterschiede betont werden, wo das Denken, wer «mehr» oder wer «weniger» ist, vorherrscht. Individuen mit niedrigerem Rang/Status halten in einem solchen System ihre Ideen zurück, setzen deren Bedeutung herab oder stellen sich hinter die Ideen von Personen mit höherem Rang, damit diese sich nicht angegriffen fühlen.

= **Mißverständnisse ausräumen:** Kreativitätshemmende Reibereien zwischen Menschen sind oft auf Mißverständnisse zurückzuführen. In den seltensten Fällen wird darüber in klärender Weise gesprochen. Der Mißverstandene zeigt sich zunächst destruktiv oder passiv. Er kritisiert laufend konstruktive Vorschläge und blockiert neue Ideen. Dies läßt sich nur verhindern, wenn versucht wird, die bestehenden Mißverständnisse zu beseitigen.

= **Ausreichend informieren:** Jemand, der über wenig Informationen verfügt, kann subjektiv gesehen zwar kreativ sein (indem er die wenigen Daten gut kombiniert). Objektiv gesehen aber werden seine Lösungen weniger fundiert sein als die Lösungen von einem, der auf einem Optimum an Informationen aufbaut. Der Mitarbeiter muß deshalb mit allen Informationen versorgt werden, die für ihn von Bedeutung sind.

= **Kreatives Potential aktivieren:** Der Vorgesetzte muß versuchen, eine besondere Sensibilität für fremde und eigene Fähigkeiten zu entwickeln. Auf die Dauer vermag er die Kreativität seiner Mitarbeiter nur zu fördern, wenn er sich um die Entwicklung seines eigenen persönlichen kreativen Potentials bemüht.

= **Gruppeneinfluß ausnützen:** Die Gruppe kann Kreativität fördern oder hemmen. Wo der eigene kreative Beitrag in ein motivational gleich orientiertes Kraftfeld einmündet, hat die Gruppe einen kreativitätsfördernden Einfluß. Komplexe Probleme können je länger je mehr nur im Team gelöst werden; auf der anderen Seite Spannungen und unterschwellige Konflikte den Ideenfluß und die Lösungsqualität stark hemmen.

= **Eigenart respektieren:** Allzu großer Anpassungsdruck schränkt die Individualität ein, verhindert ein differenziertes Erfassen von Problem und Lösung und hemmt die Eigeninitiative. Es bedarf deshalb einer ständigen Bejahung der eigenen Individualität und der Individualität des Mitarbeiters.

– **Mophologische Analyse:** Darunter versteht man eine von Zwicky entwickelte Technik, im sogenannten «Morphologischen Kasten» die Gesamtheit aller möglichen Lösungen eines gegebenen Problems sichtbar zu machen («morphologisch» bedeutet: die «äußere» Gestalt/den Aufbau betreffend). Die Konstruktion eines «Morphologischen Kastens» und die Auswertung der in ihm enthaltenen Informationen geht so vor sich (60):

= Schritt 1: **Genaue Umschreibung/Definition** sowie zweckmäßige Verallgemeinerung des vorgegebenen Problems.

= Schritt 2: **Genaue Bestimmung und Lokalisierung** aller Umstände, die die Lösung des Problems beeinflussen, d. h. der Bestimmungsfaktoren (Parameter) des Problems.

= Schritt 3: **Aufstellung des «Mophologischen Kastens»** oder des «Morphologischen vieldimensionalen Schemas», in dem alle möglichen Lösungen des Problems ohne Vorurteile eingeordnet werden.

= Schritt 4: **Analyse aller im «Morphologischen Kasten»** enthaltenen Lösungen aufgrund bestimmter gewählter Wertnormen.

= Schritt 5: **Wahl der optimalen Lösung** und Weiterverfolgung derselben bis zu ihrer endgültigen Realisierung oder Konstruktion.

Das Vorgehen, anhand eines Beispiels verdeutlicht, zeigt folgendes Bild:

= **Problemphase:** Wie kann man ein bestimmtes Objekt mit einem Auto von einem Ort A zu einem Ort B bringen? – Verallgemeinernd: Wie kann man ein Ding von einem Ort zu einem anderen bewegen; indem irgendein ein Fahrzeug benutzt wird!

60 vgl. Zwicky (1971), nach Sahm (1980)

= **Parameterphase:** Typ des Fahrzeuges; Medien, in denen ein Fahrzeug operieren kann; Kraftquelle des Fahrzeuges.

= **Phase der Ausprägungen**

Parameter	Ausprägungen		
Typ	Schiff	Flugzeug	Auto
Medium	Luft	Wasser	Öl
Kraftquelle	Druck	Stron	Atomkraft Magnetfeld

= **Analysephase:** Analyse aller möglichen Lösungen (z. B. elektrisch angetriebenes Luftkissenauto); Bewertung der Lösungen gemäß Wertsystem.

= **Phase der Auswahl der besten Lösung** und Entwicklung einer Realisationsstrategie.
Die Erstellung eines **«Morphologischen Kastens»** ist dann möglich, wenn für die Problemlösung nur **drei Parameter von Bedeutung** sind. Die möglichen Ausprägungen der drei Parameter werden in je einer Dimension des Kastens eingetragen. Jeder Würfel des Kastens entspricht einer Kombination möglicher Ausprägungen der Parameter und stellt somit eine Lösung des Problems dar (61); siehe Abb. 4/31.

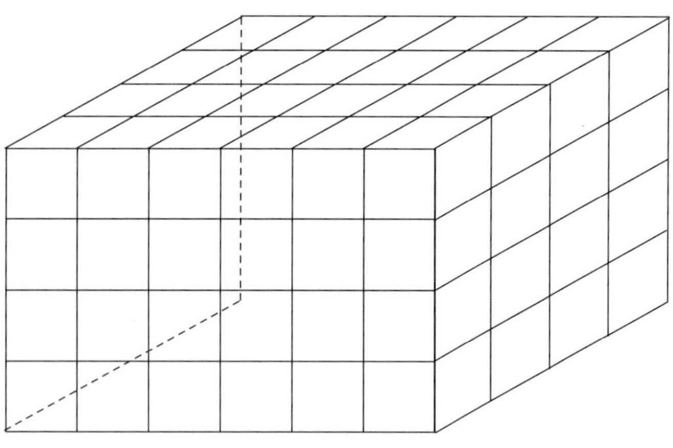

Abbildung 4/31: Morphologischer Kasten (Sahm)

Sind mehr als drei Parameter vorhanden, so ist die Konstruktion eines Kastens nicht mehr möglich. Man muß dann ein Morphologisches Schema konstruieren, in dem die Zeilen die Ausprägungen der Parameter darstellen. Jedes Element einer Zeile kombiniert mit irgendeiner Zusammenstellung der Elemente der anderen Zeilen stellt eine Lösung des Problems dar. Ein Beispiel eines **«Morphologischen Schemas** mit **5 Parametern** mit je **5 Ausprägungen** (61) zeigt Abb. 4/32.

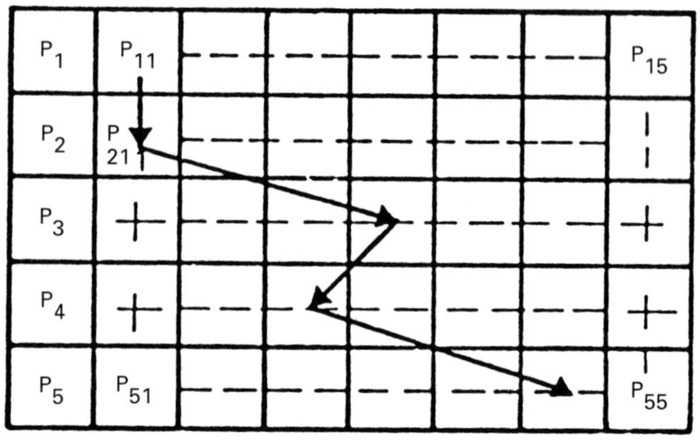

Abbildung 4/32: Fünf Parameter mit fünf Ausprägungen (Sahm)

- **Das Kreative -K – als Entscheidungsvorbereiter**

Im Zentrum des Führungsprozesses steht die Entscheidung, also die bewußte Wahl zwischen verschiedenen Handlungsalternativen. Die der Entscheidung vorgelagerten Phasen können als Entscheidungsvorbereitung (oder -bildung) aufgefaßt werden, die nachfolgenden als solche der Verwirklichung (Realisation) des getroffenen Entscheids. Anhand dieses allgemeinen Problemlösungs- oder Entscheidungsprozesses lassen sich zwei grundlegende Probleme eines produktiven sozialen Systems unterscheiden:

Das Kreative -K läßt sich in folgende 6 Teilschritte zerlegen: Probleme erkennen, Lösungsprozeß initiieren, Probleme analysieren, Ziele formulieren, Ideen entwickeln, Ideen bewerten. Wie beim Führungskreislaufschema darf von der logischen Abfolge her nicht auf die strenge Abfolge geschlossen werden. Im folgenden werden die einzelnen Schritte näher betrachtet.

– **Erster Schritt: Probleme erkennen:** Wird dem allgemeinen Sprachgebrauch gefolgt, liegt ein Problem dann vor, wenn etwas nicht so ist, wie es sein sollte, wenn also ein gegebener Zustand nicht den Vorstellungen entspricht; oder anders gesagt: wenn eine Soll-Ist-Abweichung besteht. Um Probleme als solche erkennen zu können, muß man somit Klarheit über den Soll-Zustand haben sowie den Ist-Zustand aufmerksam beobachten und mit dem Soll-Zustand vergleichen. – Leider ist es in der Praxis selten der Fall, daß der Soll-Zustand ausreichend umschrieben ist. Diese Tatsache macht ein Erkennen (und erst recht ein zielorientiertes Lösen von Problemen) oft nicht leicht. Um gegenüber bestehenden Problemen nicht «blind» zu werden, empfiehlt es sich, für den eigenen Aufgabenbereich eine **Checkliste** anzulegen. Die darin enthaltenen Punkte sollen helfen, den Blick

61 Sahm (1980)

auf «problemverdächtige» Punkte zu lenken und das Auge für die Problemwahrnehmung zu schärfen. Folgende Fragen können als Ausgangspunkt für die Erstellung einer eigenen Checkliste betrachtet werden, die spezifisch auf den anvertrauten Tätigkeitsbereich zugeschnitten ist. Die Fragen lauten:

= Ist der Zustand X/Arbeitsablauf Y noch zufriedenstellend? Wo sind Verbesserungen notwendig?
= Wo können bessere Ergebnisse erzielt werden? Dazu drei Vorfragen: Was weiß ich über das Leistungspotential meiner Mitarbeiter? – Wie groß ist die Differenz zwischen derzeitiger Leistung und optimaler Leistungsmöglichkeit? – Wie intensiv ist das Leistungsinteresse aller Beteiligten?
= Treffen die Voraussetzungen und Ausgangsdaten noch zu, unter denen ein bestimmter Zustand, Arbeitsablauf usw. damals geschaffen wurde?
= Welche Veränderungen haben sich im Bereich X, in der Umwelt, in den personellen Voraussetzungen usw. ergeben?
= Treffen die Voraussetzungen noch zu, die zu den heutigen Vorschriften und Normen geführt haben?
= Welche Änderungen im technologischen Bereich können als Grundlage für Verbesserungen benutzt werden?
= Kann der Aufwand für Material verringert werden?
= Können Geräte besser ausgelastet werden?
= Sind die Arbeitsvollzüge ausreichend aufeinander abgestimmt (koordiniert)?
= Wird zu oberflächlich oder zu perfektionistisch gearbeitet?
= Werden die Vorschriften und Normen eingehalten?
= Stehen die notwendigen Informationen ausreichend und rechtzeitig zur Verfügung?
= Werden die notwendigen Entscheidungen rechtzeitig gefällt?
= Werden Aufträge klar, vollständig und mit angemessenen Terminen erteilt?
= Ist die fachliche Qualifikation der Mitarbeiter ausreichend?
= Sind die räumlichen Voraussetzungen verbesserungsfähig? Sind die gegebenen Räume optimal genutzt?
= Ist die Arbeitsatmosphäre gut?
= Sind die Mitarbeiter genügend motiviert?
= Sind die Mitarbeiter zufrieden?
= Bin ich selbst zufrieden?

Probleme zu erkennen ist einerseits Aufgabe jedes einzelnen, setzt andererseits aber auch die Einsicht weiterer Kreise voraus. Beim Erkennen auf individueller Ebene handelt es sich um ein subjektives Feststellen von Mängeln. Unterschiedliche Menschen aber haben unterschiedliche Einstellungen und Idealvorstellungen und verfügen über unterschiedliche Informationen und Kenntnisse. Dies führt unweigerlich dazu, daß die bestehenden objektiven Zustände unterschiedlich wahrgenommen und bewertet werden.
Obwohl dem individuellen Erkennen von Problemen große Bedeutung zukommt, ist es damit noch nicht getan. Häufig muß – damit sich wirklich etwas ändert – auch **auf kollektiver Ebene ein Problem als solches erkannt werden.** Je mehr Personen der Meinung sind, da müsse man etwas tun, desto größer ist die Wahrscheinlichkeit, daß dann tatsächlich etwas getan wird.
Weichen die Ansichten der einzelnen Beteiligten voneinander ab, so kommt es zu Auseinandersetzungen, die sich auf Problemen sehr fruchtbar auswirken können. Wie immer, wenn man etwas von verschiedenen Seiten betrachtet, vertieft und verbreitet sich die Sicht und allfällige «Sehfehler» können korrigiert werden.
Der Prozeß kollektiver Problemerkennung beinhaltet stets auch politische Momente. So kann z. B. jemand «grundsätzlich» an seinem Standpunkt festhalten, ein anderer diejenigen Aspekte des Problems besonders betonen, die sein Fachgebiet betreffen und wieder ein anderer daran interessiert sein, ein Problem gar nicht erst auftauchen zu lassen. Nicht selten wird durch solche Aktivitäten das Erkennen und die Lösung wichtiger Probleme erschwert oder verhindert.

– **Zweiter Schritt: Lösungen initiieren:** Ist ein Problem – auch von mehreren Personen – als solches erkannt, so heißt das noch lange nicht, daß es auch angepackt wird bzw. angepackt werden kann, denn:
= Der Vorgesetzte, die Arbeitsgruppe, die Abteilung bzw. das soziale System Krankenhaus als Ganzes ist meist mit einer Vielzahl von Problemen konfrontiert, so daß **Prioritäten** gesetzt werden müssen.
= Bei vielen Problemen finden sich **nicht nur Befürworter, sondern auch Gegner.** Diese wehren sich gegen Änderungen, entweder weil sie sie unnötig finden oder weil sie die eigenen Interessen in irgendeiner Weise gefährdet sehen.
= Vielleicht zeigt sich bereits in dieser Phase, daß der Aufwand, den eine Problemlösung erfordern würde, mit den **zu erwartenden Verbesserungen in einem Mißverhältnis** steht. Oder die entsprechenden Änderungen sind mit Folgeproblemen verbunden, deren Ausmaß den jetzigen Zustand als das geringere Übel erscheinen läßt.
Es ist nicht jedes Problem so dringend (oder so reif), als daß es sofort angegangen werden müßte (oder könnte). Ob ein Problem einer Lösung zugeführt werden soll, und – wenn ja – zu welchem Zeitpunkt, das ist ein Grundsatzentscheid, der in dieser Initiierungsphase getroffen werden muß. Um diesen Entscheid fällen zu können, müssen die Chancen und Risiken abgewogen werden, die mit der Inangriffnahme eines Problemlösungsprozesses verbunden sind. In diesem Zusammenhang empfiehlt es sich, zuerst die folgenden Fragen zu beantworten:
= **Frage 1: Muß ich eingreifen?:** Die Erreichung welcher Ziele wird durch das Problem gefährdet? – Welche Auswirkungen/Konsequenzen lassen sich abschätzen? – Wer oder was ist davon betroffen? – Han-

delt es sich bloß um eine Störung, die durch vorübergehende Veränderungen bedingt ist? Ein Hinweis zur persönlichen Problemlösungstechnik gibt folgendes Schema:

= **Frage 2: Wann muß ich eingreifen?:** (diese Frage stellt sich, wenn die erste Frage mit Ja beantwortet wird) Welche Priorität hat das Problem?
Priorität 1: Droht eine unmittelbare Gefahr? Wenn ich unter Zeitdruck stehe und eine unmittelbare Gefahr droht, muß ich unverzügliche Maßnahmen zu ihrer Abwehr ergreifen. Die Beseitigung der Ursachen wird auf später verschoben. Wann will ich das Problem gründlich untersuchen?
Priorität 2: Ist das Problem sehr wichtig/dringend? Dann darf ich mit dem Eingreifen nicht warten, sondern muß mich unbedingt so bald als irgendwie möglich mit dem Problem befassen.
Priorität 3: Ist das Problem wichtig/ziemlich dringend? Wenn noch dringendere Aufgaben zu erledigen sind, kann ich die Bearbeitung dieses Problems zurückstellen. Wann (spätestens) muß eine Lösung gefunden sein?
Priorität 4: Ist das Problem nicht so wichtig/dringend? Wenn eine Lösung zwar erwünscht, aber nicht unbedingt notwendig ist, kann ich die Problembearbeitung auf später verschieben (ohne das Problem ganz «ad acta» zu legen). Wann will ich mich damit befassen?

= **Frage 3: Wen muß ich informieren?:** Wer wird durch das Problem direkt betroffen? – Wer wird durch das Problem am Rande betroffen? – Wann muß ich wem welche Informationen übermitteln?
Wie schon angedeutet, kann die Inangriffnahme eines Problems durch verschiedene Aktivitäten behindert werden. Folgende Barrieren kommen in Betracht:

= **Wissensbarrieren:** Solche können einmal dadurch entstehen, daß jemandem die Informationen fehlen, die für eine richtige Auswertung/Einordnung des betreffenden Problems erforderlich sind. Aber auch ein «Mehrwissen» kann die Initiierung behindern, z. B. das Wissen um negative Nebenwirkungen und Folgeprobleme.

= **Motivationsbarrieren:** Jedes Problem bzw. jeder Lösungsvorschlag wird – bewußt oder unbewußt – auch aufgrund persönlicher Bedürfnisse/Interessen beurteilt. Daß von daher nicht alle Betroffenen in gleichem Maße motiviert sind, das Problem anzugehen, läßt sich nicht vermeiden.

= **Machtbarrieren:** Wissen um die Wichtigkeit eines Problems und Interesse an einer Lösung bleiben ohne Wirkung, wenn die Kompetenz fehlt, die Inangriffnahme zu beschließen. Umgekehrt kann jemand über die entsprechende Befugnis verfügen, diese aber dazu verwenden, eine Problemlösung zu verhindern. Eine besondere Form von Macht können mittlere Instanzen durch Informationsfilterung ausüben: Es werden nur die Informationen weitergeleitet, deren Inhalt den eigenen Interessen dient.

= **Organisationsbarrieren:** Die bestehende Organisationsstruktur kann Problemlösungen erschweren oder verhindern. Wenn z. B. klare Zuständigkeiten fehlen, verläuft manche gute Idee im Sand. Oder wenn die kompetenten Stellen nur über verschlungene «Dienstwege» zu erreichen sind, die vielleicht noch von «Torwächtern» kontrolliert werden. Das betriebliche Vorschlagswesen erfüllt da eine sehr notwendige Funktion.
In der Initiierungsphase ist also eine Reihe von Aktivitäten erforderlich, die sich unter folgenden Stichworten zusammenfassen lassen: **Sensibilisieren (für die Problemstellung), Motivieren (zur Inangriffnahme) und Mobilisieren (von Machtpotentialen).**

– **Dritter Schritt: Probleme analysieren:** Ein Problem ist halb gelöst, wenn es klar formuliert ist! Um herauszufinden, worum es wirklich geht bzw. um von den «Symptomen» zu den Ursachen vorzudringen, ist es notwendig, das Problem möglichst umfassend zu beschreiben (Diagnose). Es empfiehlt sich, hierbei systematisch vorzugehen (sonst besteht die Gefahr, daß nicht alle wesentlichen Informationen beschafft werden). Zu diesem Zweck kann das folgende Fragen-Raster verwendet werden, das aus den wesentlichen Problemdimensionen abgeleitet ist: Wer? Wer ist vom Problem betroffen?

= **Wer?**	**Wer ist vom Problem betroffen?**
= **Was?**	**Welche Ziele** sind durch das Problem gefährdet? Welche Wirkungen sind zu erkennen?
= **Wie?**	**Wie** zeigt sich das Problem genau?
= **Wo?**	**Wo** tritt das Problem auf?
= **Wann?**	**Wann** tritt das Problem auf? Welchen zeitlichen Verlauf hat es?
= **Ausmaß?**	**Welches Ausmaß** hat das Problem?
= **Tendenz?**	**Welche Tendenz** ist erkennbar?

Das **Fragen-Raster** kann als Vorgabe für eine kurze **schriftliche Problembeschreibung** benutzt werden. Insbesondere aber kann es als **Leitlinie für Gespräche** dienen, in denen man sich über ein Problem informieren möchte. Dabei empfiehlt es sich allerdings, durch entsprechende Zusatzfragen jeweils zu prüfen, ob es sich bei den erhaltenen Informationen um Fakten oder um bloße Vermutungen handelt:

= An **wen und wie und worüber** will ich Fragen stellen?

= Sind die **Informationen zuverlässig und ausreichend?**

= **Wie** kann ich die erhaltenen **Informationen** nötigenfalls **noch hinterfragen?**
Nach dieser Definition des Problems gilt es in einem zweiten Teilschritt **das Problem auf seine möglichen Ursachen hin zu untersuchen.** Erst wenn die Ursachen eines Problems zumindest ansatzweise feststehen, können Ideen zu seiner Lösung entwickelt werden (erst die Diagnose, dann die Therapie).

Die **allgemeinste Form der Problemanalyse ist die Problemgliederung.** Hierbei wird das Problem schrittweise in seine Teile zerlegt. Wieder kann ein Fragenraster helfen, die einzelnen Teile bzw. Teilbereiche eines Problems zu erfassen:

= **Aus welchen Elementen** (Teilproblemen) besteht das Problem?
= **Was beeinflußt das Problem/Teilproblem** (personelle, sachliche, zeitliche Einflüsse)?
= **Wovon ist das Problem/Teilproblem abhängig** (personelle, sachliche, zeitliche Abhängigkeiten)?
= **Wurde etwas verändert** (personelle, sachliche, zeitliche Veränderungen)?
= **Wo entstehen Problemeinflüsse,** Abhängigkeiten, Veränderungen)?
= **Wie hat sich das Problem entwickelt?** Wie ist der Werdegang des Problems, von verschiedenen Standpunkten aus betrachtet?
Das Ergebnis der Problemgliederung ist eine übersichtliche Darstellung der Problemteile, die das Finden der Ursachen wesentlich erleichtert (oder erst ermöglicht).
Lösungsideen für Probleme zu entwickeln ist oft schon schwer genug. Häufig sind dann aber noch Schwierigkeiten oder Grenzen menschlicher, organisatorischer oder technischer Art vorhanden, die die Problemlösung hemmen oder zusätzlich erschweren. Solche Lösungshemmnisse gilt es bei der Analyse eines Problems ebenfalls einzukalkulieren (soweit sie sich einkalkulieren lassen). Die beste Voraussetzung dafür, daß ein Hindernis beseitigt oder umgangen werden kann, ist: daß man das Hindernis im voraus kennt; daß man weiß, wo es liegt und wie groß es ist.
Eine Analyse ganz spezieller Probleme stellt die **Störungsanalyse** dar. Sie wird dort angewendet, wo in einem System, das über längere Zeit erfolgreich gearbeitet hat, plötzlich eine Störung aufgetreten ist. Bei dieser Analyse geht man davon aus, daß in einem solchen System nur dann eine Störung auftreten kann, wenn sich etwas verändert hat. Der Störung muß also irgendeine Veränderung zugrunde liegen. Um diese Veränderung herauszufinden, wird am besten folgendermaßen vorgegangen:

= **Beschreiben der Störung.**
= **Suchen nach Veränderungen.** Mögliche Elemente sind: Die beteiligten Menschen, die eingesetzten Sachmittel, die zugrundeliegenden Informationen/Daten, die Regelungen für den Arbeitsablauf, die Aufgabenverteilung, die Umwelteinflüsse.
= **Bilden von Hypothesen** darüber, warum die Veränderungen Störungsursachen sein könnten.
= **Vergleichen der Hypothesen mit den Fakten der Störungsbeschreibung;** aufgrund dieses Vergleichs muß dann auf die wahrscheinlichste Ursache geschlossen werden.
= **Überprüfen der wahrscheinlichsten Störungsursache.**

Werden die Ursachen eines Problems bzw. einer Störung nicht sorgfältig herausgearbeitet, so ist wohl eine «Symptombehandlung», nicht aber eine echte Problemlösung möglich.

– **Vierter Schritt: Ziele formulieren:** Nachdem das Problem sowohl an sich wie auch in allen wesentlichen Zusammenhängen klar ist und auch die Ursachen bekannt sind, muß überlegt werden, was mit der Lösung genau erreicht werden soll. Es geht also jetzt darum, die Ziele und Bedingungen zu formulieren, die mit der Lösung erreicht werden sollen. Auch beim Prozeß der Problemlösung gilt: «Wer nicht weiß, wohin er will, braucht sich nicht zu wundern, wenn er ganz woanders ankommt» (Mager). Ziele sind notwendig, denn:

= **ohne Ziele keine klaren Entscheidungen:** Wenn der Bestimmungsort nicht klar ist, ist auch nicht klar, welche Weichen wann wie gestellt werden müssen. So wird überhaupt nicht, nur zögernd, unsicher, «aufs Geratewohl» oder ganz einfach falsch entschieden;
= **ohne Ziele kein zielgerichtetes Vorgehen:** Man packt das Problem zwar an und arbeitet möglicherweise hart, aber eben ziellos und damit ineffizient;
= **ohne Ziele keine wirksame Erfolgskontrolle:** Wenn der gewünschte Zustand nicht umschrieben ist, kann auch nicht festgestellt werden, ob er mit den getroffenen Maßnahmen erreicht wurde oder nicht.

Ziele sind notwendig, und zwar klare Ziele. Ein Ziel wie «Verminderung der Fluktuation und der Fehlzeiten in Bereich X» ist viel zu vage gefaßt, um wirklich brauchbar zu sein. Ein Ziel ist dann brauchbar, wenn es erreichbar, eindeutig, überprüfbar und der Zeitraum seiner Erreichung festgesetzt ist. Wie schwierig es ist, bei der Festsetzung von Zielen diese vier Forderungen zu erfüllen, soll an einem Beispiel illustriert werden. Das Ziel lautet: «Die Fluktuationsrate in Bereich X soll bis zum 30.6. um 25% gesenkt werden.»

= **Kriterium 1: Erreichbarkeit:** Wie Untersuchungen zeigen, hängt die Fluktuationsrate in einer Organisation von Faktoren wie Arbeitszufriedenheit, Führungsverhalten des Vorgesetzten oder Gruppenzugehörigkeit ab. Das bedeutet, daß das genannte Ziel durch Maßnahmen allein in einem der drei Bereiche nicht zu erreichen ist.
= **Kriterium 2: Eindeutigkeit:** Das Ziel ist eindeutig formuliert.
= **Kriterium 3: Überprüfbarkeit:** Durch die Angabe des Prozentsatzes von 25% kann das Ausmaß der Zielerreichung nicht nur qualitativ, sondern quantitativ erfaßt werden. Die Formulierung solcher meßbarer Ziele ist jedoch bei weitem nicht immer einfach und gestaltet sich vor allem in der sozialen Zieldimension äußerst schwierig.
= **Kriterium 4: Erreichungszeitraum:** Der Zeitraum, innerhalb dessen die Fluktuationsrate gesenkt werden soll, ist festgesetzt: 30. Juni.

Werden Ziele formuliert, die erreicht werden müssen bzw. nicht über- oder unterschritten werden dürfen, so spricht man von Bedingungen.

- **Fünfter Schritt: Ideen entwickeln:** Die Phase des Suchens nach Ideen/Lösungsmöglichkeiten spielt in der Problemlösung eine ganz zentrale Rolle. Die besten Problemanalysen helfen nichts, wenn keine Idee zur Lösung des Problems gefunden wird. Nach Möglichkeit sollten nicht nur eine, sondern **möglichst viele Ideen für Lösungsansätze** gefunden werden. Denn mit zunehmender Zahl an Lösungsvarianten steigt auch die Wahrscheinlichkeit, daß sich eine sehr gute darunter befindet. Eine große Zahl von Lösungsalternativen aber erfordert zahlreiche Ideen. Und diese Ideen zu finden ist nicht immer einfach. Um möglichst viele Alternativen zu erhalten, darf nicht einfach ein Inventar der bereits bestehenden (und oft recht ausgetretenen) Wege erstellt werden. Vielmehr geht es darum, in einem kreativen Akt **möglichst viele neue Ideen** zu entwickeln. Grundsätzlich gilt es hierbei folgende drei Prinzipien zu beachten:

= **Prinzip der Verfremdung:** Es soll versucht werden, sich von der konkreten Problemstellung zu lösen und auch scheinbar unergiebige Assoziationen zu verfolgen. So können Blockierungen, die auf Einstellungen, Gewohnheiten und Traditionen beruhen, aufgelockert und durchbrochen werden.

= **Prinzip der verzögerten Bewertung:** Während der Ideenfindungsphase sollen die auftauchenden Ideen auf keinen Fall bewertet werden. Jede Bewertung unterbricht den Prozeß der Ideenentwicklung. Mit anderen Worten: Es ist völlig unwichtig, ob eine Idee durchführbar oder utopisch, phantastisch oder kurios ist.

= **Prinzip der zufälligen Anregung:** In dieser Phase soll dem Zufall die Tore geöffnet werden, indem jede Äußerung zugelassen wird, wie belanglos und zusammenhanglos sie auch erscheinen mag. Nur so können einem glückliche, unterwartete Entdeckungen zufallen.

- **Sechster Schritt: Ideen bewerten:** Was es in der Phase der Ideenfindung strikt zu vermeiden galt, wird jetzt zur Aufgabe: die Bewertung der vorhandenen Lösungsvarianten, um aufgrund dieser Bewertung die günstigste Variante auswählen zu können. Die einzelnen Alternativen unterscheiden sich aufgrund der Konsequenzen, die sie für die betreffenden Strukturen oder Personen haben.

  Um diese Unterschiede beurteilen zu können, müssen die Konsequenzen der einzelnen Varianten nach einheitlichen Gesichtspunkten geordnet werden, d. h. es sind Kriterien erforderlich. Idealerweise sind solche Kriterien in Form von Zielen vorhanden, die – sofern sie klar formuliert sind – den optimalen Beurteilungsmaßstab abgeben. Dann lautet die zu beantwortende Frage: Welche der zur Auswahl stehenden Lösungsalternativen verspricht anhand ihrer zu erwartenden Konsequenzen auf die angestrebten Ziele die höchste Wirksamkeit?

  Wie festgestellt wurde, ist die Formulierung von Zielen nicht immer einfach, so daß wir bei der Bewertung oft nicht auf Ziele zurückgreifen können. Aus diesem Grund ist häufig so vorzugehen, daß nach Merkmalen zu suchen ist, aufgrund derer sich die vorhandenen Alternativen unterscheiden. Solche Kriterien lassen sich meist ohne große Schwierigkeiten finden. Im Hinblick auf das zu lösende Problem sind dann zu diesen Kriterien Ziele oder Bedingungen zu formulieren, die eingehalten werden müssen.

  In dieser Phase des Problemlösungsprozesses geht es also darum, die Konsequenzen der einzelnen Lösungsalternativen abzuschätzen. Besondere Beachtung muß dabei möglichen **unerwünschten Konsequenzen** geschenkt werden. Zum Erfassen von möglichen Folgeproblemen, Risiken und Schwierigkeiten eignen sich Fragen wie die folgenden:

= Welche Fakten/Zusammenhänge/Annahmen, die der Lösung zugrunde liegen, können sich ändern?

= In welchen Bereichen liegt noch wenig Erfahrung vor?

= Wo gibt es Engpässe?

= Welche Bereiche sind besonders komplex und undurchsichtig?

= Wo gibt es Lücken oder Überschneidungen in den Zuständigkeiten?

= Wo existieren Interessen, die sich gegen die Lösung richten?

= Welche Hemmnisse/Schwierigkeiten personeller, zeitlicher, sachlicher, räumlicher Art sind zu erwarten?

Anhand solcher Fragen lassen sich Lösungsalternativen modifizieren bzw. vorbeugende Maßnahmen einbeziehen, um möglichen Begleit- und Folgeproblemen begegnen zu können.

Um die Kriterien, Ziele und Bedingungen für die Problemlösung sowie die Vor- und Nachteile der einzelnen Lösungsvarianten übersichtlich darzustellen, empfiehlt es sich, folgendes Schema zur Bewertung von Lösungsproblemen zu verwenden:

Zur Veranschaulichung ist nachfolgend die Analyse verschiedener Alternativen am Beispiel «Mietwohnung» aufgeführt:

Anhand einer solchen Aufstellung können die Alternativen schon recht gut überblickt und beurteilt werden. Häufig ist eine derartige Analyse ausreichend, um sich die notwendige Sicherheit für die Entscheidungen zu verschaffen. Will man die Alternativen auch zahlenmäßig bewerten, bietet sich die Bildung von Ziel-Rangreihen an: Die Alternativen werden nacheinander jeweils hinsichtlich eines Zieles verglichen und die Urteile mit Rangzahlen festgehalten (Kolonne «R» im Schema). Im Beispiel käme bei Ziel 8 Wohnung C auf den ersten, A auf den zweiten, B auf den dritten Platz. Das so entstehende Zahlenbild kann das abschließende Urteil wesentlich erleichtern.

Ist dieses Vorgehen zu systematisch? Oder zu aufwendig? Manche Vorgesetzten sind der Meinung, wer entschlossen und fähig sei, Entscheidungen zu treffen, der habe es **nicht nötig, Entscheidungen so systematisch und aufwendig vorzubereiten.** Darauf ist folgendes zu sagen:

= Der Aufwand für die Entscheidungsvorbereitung muß natürlich in einem vernünftigen Verhältnis zur Bedeutung der Entscheidung stehen.
= Die Wahl einer Alternative darf aber immer erst dann erfolgen, wenn man die Möglichkeiten kennt und wenn man weiß, was man will. Wir wissen nicht immer so genau, welche Ziele wir mit unserem Handeln verfolgen (soll die Wohnung möglichst billig oder möglichst groß sein)? Oft verfolgen wir mit unseren Handlungen auch konkurrierende Ziele (die Wohnung soll möglichst billig und zugleich möglichst groß sein).

Charakteristisch für die Phase der Bewertung und Auswahl ist ihre hohe Konflikthaltigkeit. Dies kann darauf zurückgeführt werden, daß:

= die Ziele der Problemlösung nur vage formuliert sind und daher unterschiedlich interpretiert werden;
= unterschiedliche Ansichten über die zu erwartenden Wirkungen der einzelnen Alternativen bestehen;
= auch individuelle Interessen der Beteiligten die Bewertung beeinflussen (Macht/Status/Prestige ...).

Die eigentliche Entscheidung für eine der vorliegenden Lösungsalternativen ist ganz von den Vorarbeiten abhängig: **Je klarer die Ziele und je sorgfältiger die Analyse, um so klarer treten die Unterschiede zwischen den einzelnen Möglichkeiten hervor und um so leichter fällt die Wahl.**

- Kreatives K
- als Entscheidungs-Vorbereiter

- Probleme erkennen
- Lösungen initiieren
- Probleme analysieren
- Ziele formulieren
- Ideen entwickeln
- Ideen bewerten

4.4.2 Das Kommando-K

Eine Lösung für ein Problem zu finden ist oft schon schwer genug. Genauso schwierig jedoch ist es häufig auch, eine gewählte Lösung/getroffene Entscheidung in die Wirklichkeit umzusetzen. Folgende Aktivitäten stehen hier im Vordergrund: Detailliertes Ausarbeiten der Durchführung, Veranlassen der Durchführung, Realisierung (Willensdurchsetzung).

Die Phasen der Willensdurchsetzung stellen den eigentlichen Kern der Führung dar, indem hier die direkte unmittelbare Einflußnahme auf das (Arbeits-)Verhalten des Mitarbeiters stattfindet. Bei der detaillierten Ausarbeitung des Realisationsprozesses – die durch den Vorgesetzten oder einen Mitarbeiter erfolgen kann – geht es in erster Linie darum, die zur Verwirklichung der Lösung notwendigen Arbeitsschritte vollständig zu erfassen, in ihrer Abfolge zu ordnen sowie Termine festzulegen und die verfügbaren Kapazitäten an Personen und Sachmitteln optimal einzusetzen. Die Verwirklichung einer Idee ist letztlich davon abhängig, ob sie von denen, die sie realisieren sollen, akzeptiert wird. Den Mitarbeitern geht es genauso wie den Vorgesetzten: **Eine Idee wird von den Mitarbeitern umso eher akzeptiert, je mehr sie an ihrer Entwicklung beteiligt waren.**

Auf die Phase der Willensbildung, in der es um das kreative Bewältigen von Problemen, das Treffen von Entscheidungen und das Formulieren von Zielen geht, folgt somit die **Phase der Willensdurchsetzung, also die eigentliche Kernphase des Führungsprozesses, in der die unmittelbare Einflußnahme des Vorgesetzten im Mittelpunkt steht.** Wie im ersten Kapitel ausgeführt wurde, ist diese Einflußnahme als eine Form der Machtausübung zu verstehen, wobei Macht ganz allgemein als Möglichkeit gesehen wurde, andere Menschen zu beeinflussen.

Von zentraler Bedeutung ist die Erkenntnis, daß die **Phase der Willensdurchsetzung nicht erforderlich** ist, wenn die Ziele von beeinflussender und beeinflusster Person übereinstimmen (62). Sind nämlich die im Prozeß der Willensbildung erarbeiteten/vereinbarten Zielvorstellungen weitgehend oder völlig gleich, dann wird die Einflußnahme zur Zielerreichung – und damit die Phase der Willensdurchsetzung – überflüssig. Bei einer solchen Zielharmonie könnte Führung sich auf die Koordination und Integration von Teilaufgaben und Teilzielen beschränken, da alle Beteiligten dieselben Ziele verfolgen.

Wie jedoch schon ein Blick auf die Führungswirklichkeit zeigt, ist die Annahme einer solchen Zielharmonie utopisch: Die Ziele der beeinflussenden Person (bzw. der Organisation, der diese ihre Position verdankt) und die Ziele der beeinflußten Person stimmen meistens nicht grundsätzlich überein; der Führungsprozeß ist durch auseinanderklaffende Interessen, durch das Aufeinandertreffen unterschiedlicher Bedürfnisse, Absichten und Erwartungen gekennzeichnet.

Weil dem so ist und die Organisation nicht immer und in jedem Fall mit einem zielorientierten Verhalten ihrer Mitglieder rechnen kann, ist sie auf zielorientierte Einflußnahme (= Führung) bzw. auf Machtausübung angewiesen. Die Möglichkeit, Macht auszuüben und somit

62 vgl. Steinle (1978)

Ziele durchzusetzen, ist an das Vorhandensein von «Machtgrundlagen» gebunden (Information, Sanktion, Sachkenntnis, Legitimation, Identifikation). Zur Durchführung des Beeinflussungsprozeßes kann der Vorgesetzte unterschiedliche **Machtinstrumente** benutzen: **Zwang, Manipulation oder Überzeugung.** Während Überzeugung und Manipulation sich vor allem auf die Machtgrundlagen Information und Identifikation stützen, beruht Zwang primär auf der Verfügbarkeit über (negative) Sanktionen.

Wie gezeigt wurde, sind gute Leistungen und hohe Zufriedenheit hauptsächlich mit den **Machtgrundlagen Information und Identifikation** verbunden; die Willensdurchsetzung sollte demnach in erster Linie von diesen Grundlagen ausgehen. Durch Information als Machtgrundlage wird jene Wechselseitigkeit der Beeinflussung erreicht, die ein Grundelement kooperativer Führung darstellt (Anregungen können auch von «unten» erfolgen). Zudem ist der Vorgesetzte bei dieser Machtgrundlage gezwungen, sein Wissen und Können (den «Gehalt« seiner Machtgrundlage) immer wieder unter Beweis zu stellen, wodurch eine «Legitimation durch Leistung» erreicht und dem Vorgesetzten Fachautorität zuerkannt wird.

Was die Instrumente der Beeinflussung angeht, sollte wenn immer möglich **mit Überzeugung** versucht werden, weil nur dann der Beeinflußte die Beeinflussung freiwillig akzeptiert. Der Einsatz des Machtinstruments Überzeugung gibt dem, der der Macht unterworfen ist, Möglichkeiten, selbstbestimmend agieren, statt nur fremdbestimmt reagieren zu können. Diese Zusammenhänge müssen vor Augen gehalten werden, wenn im folgenden Fragen des Weisungsrechts und der Weisungstechnik behandelt werden.

- Zuvor **eine Bemerkung zum «Kommando-K»:** beim Wort «Kommandieren» wird unwillkürlich ans Militär gedacht. Gesehen wird ein Offizier «alter Schule», der mit bellender Stimme seinen Untergebenen Befehle erteilt. Er befiehlt – sie führen seine Befehle aus. Im Militär, wo es um das Verhalten in Notsituationen geht, mag ein solches autoritär-imperatives Erteilen von Weisungen und Aufträgen notwendig sein. Im Arbeitsalltag des Krankenhauses aber, wo durch das gegenseitige Aufeinander-angewiesensein die echte «Kooperation aller» und die Motivation des Einzelnen eine immer bedeutendere Rolle spielen, haben Vorgesetzte, die ihe Mitarbeiter «herumkommandieren», je länger je weniger Erfolg.

Das lateinische Verb «commendare», auf das das Wort «kommandieren» zurückgeht, bedeutete ursprünglich: anvertrauen, übergeben, Weisung geben, beauftragen. Die heutige Bedeutung des Wortes (= befehlen/befehligen) und dessen autoritärer Beigeschmack haben sich erst durch den militärischen Gebrauch ergeben. Der Grund, weshalb dieses Kapitel mit «Kommando-K» überschrieben wird, liegt einzig und allein in der Prägnanz: der «Führungskreislauf der fünf K»; die Überschrift soll in keiner Weise den autoritär-imperativen Führungsstil verherrlichen; siehe Abb. 4/33.

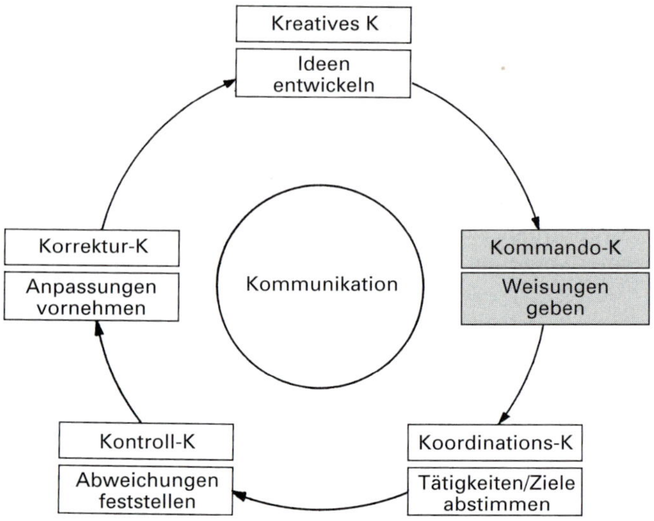

Abbildung 4/33: Kommando-K

Vorgesetzter sein heißt weisungsberechtigt sein! Wie bei der Besprechung der Vorgesetztenrolle ausgeführt wurde, ist das Weisungsrecht des Vorgesetzten untrennbarer Bestandteil seiner Funktion. Grundsätzlich versteht man unter der Weisungsbefugnis das Recht, andere Personen zu einem bestimmten Verhalten zu veranlassen. Dieses formal zugeteilte Recht ist wie gesagt erforderlich, um die Mitarbeiter zu zielorientiertem Handeln zu bewegen bzw. um eine – in der Phase der Willensbildung getroffene – Entscheidung auch durchsetzen zu können (Willensdurchsetzung).

Der Vorgesetzte kann die Funktion nicht ausüben, wenn ihm nicht gleichzeitig das Recht verliehen wird, daß er seine Mitarbeiter veranlassen darf (und auch muß), bestimmte Arbeiten zu erledigen. Wie jede formale Befugnis (Kompetenz) ist auch die **Weisungsbefugnis eine entscheidende Grundlage formaler (positionsspezifischer) Autorität** und damit eine Basis für die Einflußnahme des Vorgesetzten auf seine Mitarbeiter (Machtgrundlage/Legitimation).

• Daß der Vorgesetzte anordnen darf, ist keine Frage: aber wie er es tut, ist oft mehr als fragwürdig. Bevor auf einzelne Probleme der Weisungstechnik eingegangen wird, sollen zunächst einmal die Grenzen der Weisungsbefugnis abgesteckt werden. Hier lassen sich **Geltungsbereich** und **Verfügungsrahmen** unterscheiden (63):

---

63 vgl. Bordemann (1978)

- **Geltungsgebiet:** Der Kreis der Personen, an den ein Vorgesetzter Weisungen richten darf, ist nicht unbegrenzt groß; Weisungen dürfen nur an Personen gerichtet werden, die zum Geltungsgebiet zählen, das der Weisungsbefugnis zugeordnet ist. In der Regel sind alle direkt unterstellten Mitarbeiter auch Weisungsempfänger und dadurch gleichzeitig der arbeitsrechtlich definierten Gehorsamspflicht unterworfen. Immer dann, wenn diese Beziehung zwischen dem Vorgesetzten und dem ihm gegenüber weisungsgebundenen Mitarbeiter nicht klar festgelegt ist, können Schwierigkeiten bei der Ausführung von Anordnungen entstehen. Dies ist beispielsweise bei Praktikanten der Fall, die nur vorübergehend, im Sinne einer Ausbildungsstation, unter einem Vorgesetzten tätig sind.
  Ähnlich kompliziert verhält es sich manchmal bei Mitarbeitern, die mehr als einem Vorgesetzten gegenüber verpflichtet sind (ein typischer Fall ist die Krankenschwester, die sowohl von der Abteilungsschwester wie auch vom Arzt und dem Personalbüro Weisungen entgegenzunehmen hat). Ein Versuch zur Lösung dieses Dilemmas ist die Unterscheidung von zwei Gegenstandsbereichen des Weisungsrechts:

= Das **disziplinarische Weisungsrecht** ist das Recht, in Fragen der Umgangs- und Verhaltensnormen bei der Aufgabenerfüllung, der Förderung und der Weiterbildung Weisungen zu erteilen.

= Das **fachliche Weisungsrecht** ist das Recht, in fachlichen Fragen Weisungen zu erteilen. Hier werden zwei Formen unterschieden: – die **Anordnungskompetenz** gibt das Recht, eine getroffene Entscheidung durchzusetzen, d. h. andere Aufgabenträger zur Realisation der Entscheidung zu veranlassen; – die **Kontrollkompetenz** gibt das Recht, die Aufgabenerfüllung anderer Aufgabenträger in fachlicher Hinsicht zu kontrollieren.

- **Verfügungsrahmen:** Wenn die Personen bestimmt sind, denen der Vorgesetzte Weisungen geben darf und der Gegenstand festgelegt ist, auf den sich die Weisungen beziehen, muß noch der Verfügungsrahmen abgesteckt werden. Mit diesem Begriff soll ausgedrückt werden, daß die **Verfügungsgewalt der Vorgesetzten über die Mitarbeiter nur innerhalb gewisser organisations- und mitarbeiterbedingter Grenzen ausgeübt werden darf.**

= Eine erste äußere **Grenze ist zeitlicher Art:** Nur während der Dienstzeit kann der Vorgesetzte seine Mitarbeiter verbindlich anweisen. Außerhalb der Dienstzeit und in den Arbeitspausen erteilte Anordnungen sind rechtlich nicht verpflichtend.

= Neben der zeitlichen Begrenzung spielt die **biologisch bedingte Grenze der Leistungsfähigkeit jedes Mitarbeiters** eine wichtige Rolle bei der Festlegung der Verfügungsrahmens. Ein Vorgesetzter darf nicht mehr an täglicher Arbeit auf einen Mitarbeiter übertragen, als dieser tatsächlich zu leisten vermag. Aber nicht nur die Menge der angeordneten Arbeit/Arbeitspensum, sondern vor allem auch deren unterschiedlicher Schwierigkeitsgrad und spezifischen Anforderungen müssen den Kapazitäten bzw. Fähigkeiten des Mitarbeiters entsprechen. Konkret heißt das: Erst wenn der Vorgesetzte davon überzeugt ist, daß die vorgesehene Aufgabe vom betreffenden Mitarbeiter auch tatsächlich erfüllt werden kann, quantitativ als Pensum und qualitativ als Beanspruchung von Fähigkeiten, sollte er den Auftrag erteilen. Beachtet er diese Regel nicht, sind mehrere Fälle denkbar, bei denen ungünstige Folgen auftreten (63); siehe Abb. 4/34.
  Die Abb. 4/34 macht deutlich, daß der Vorgesetzte sich ständig bemühen muß, das Pensum des Mitarbeiters richtig zu bemessen und gleichzeitig die Art der Aufgaben an die vorhandenen Fähigkeiten anzupassen, um ein Gleichgewicht zwischen Mensch und Aufgabe herzustellen. Daß die einem Mitarbeiter übertragenen Aufgaben seinen Kapazitäten/Fähigkeiten entsprechen, ist die wichtigste Voraussetzung dafür, daß der Mitarbeiter mit seiner Arbeit zufrieden ist.

Ausfüllung des Verfügungsrahmens durch den Vorgesetzten	Auswirkungen auf den Mitarbeiter quantitativer Aspekt (= Zumessung des Arbeitspensums)	qualitativer Aspekt (= Zuteilung von Aufgabenarten mit unterschiedlicher Schwierigkeit)
Überschreiten des Verfügungsrahmens durch Überschätzung der Kapazität des Mitarbeiters (kein «Blick» für Leistungsgrenzen biologischer Art)	Der Mitarbeiter muß mehr leisten, als er vermag, und wird dadurch überlastet (ansteigende Fehlerquote, Unlust, Dauerschäden an Organen...)	Der Mitarbeiter muß sich mit Aufgaben beschäftigen, die er nicht bewältigen kann und wird dadurch überfordert («halb Arbeit», Versagen, Resignation, Aggression...)
Nicht-Ausfüllung des Verfügungsrahmens durch Unterschätzung der Kapazität des Mitarbeiters	Der Mitarbeiter muß weniger leisten, als er vermag und wird dadurch unterbelastet (Flüchtigkeitsfehler, mangelnde Arbeitsdisziplin, Verwöhnung, Nachlassen der Leistungsmotivation)	Der Mitarbeiter muß sich mit Aufgaben beschäftigen, die ihn unterfordern, so daß er seine Fähigkeiten nicht nutzen kann (sinkendes Selbstwertgefühl, Unlust, Langeweile, Desinteresse, Nachlassen der Leistungsmotivation)

Abbildung 4/34: Auslastung des Mitarbeiters (Bordemann)

Von richtiger Auslastung kann dann gesprochen werden, wenn dem Mitarbeiter weder zuviel noch zuwenig Arbeit übertragen wird. In qualitativer Hinsicht wird der gewünschte Zustand zwischen Überforderung und Unterforderung als richtige Beanspruchung der Fähigkeiten bezeichnet. Damit ein Mitarbeiter weder überfordert noch unterfordert ist, muß der Vorgesetzte seine Leistungsfähigkeit richtig einschätzen. Die optimale Beanspruchung eines Mitarbeiters setzt somit eine genaue Kenntnis seiner Qualifikation und eine richtige Beurteilung seiner Selbständigkeit voraus.

Die bisherigen Überlegungen haben zweierlei deutlich gemacht: Erstens ist das Weisungsrecht des Vorgesetzten ein untrennbarer Bestandteil seiner Funktion, zweitens sind dem Vorgesetzten bei der Ausübung seiner direktiven Befugnisse bestimmte Grenzen gesetzt. Den verschiedenen Weisungsformen bzw. Auftragsarten zugewandt, stellt sich die Frage, welche Form jeweils zweckmäßig und angemessen ist. Die verschiedenen Weisungsformen lassen sich nach den drei folgenden Kriterien unterscheiden: **Geltungsdauer der Weisung. Umfang der angewiesenen Arbeit und Handlungsspielraum des angewiesenen Mitarbeiters** (63). In der Abb. 4/35 werden diese Kriterien mit einzelnen Weisungsformen in Verbindung gesetzt.

Erst wenn der Vorgesetzte sich davon überzeugt hat, daß die von ihm anzuordnende Arbeit von dem dafür vorgesehenen Mitarbeiter auch tatsächlich geleistet werden kann, quantitativ als **Beanspruchung von Fähigkeiten,** sollte er die Anordnung aussprechen.

Daß die einem Mitarbeiter zugewiesenen Aufgaben seinen Kapazitäten/Fähigkeiten entsprechen, ist die wichtigste Voraussetzung dafür, daß der Mitarbeiter mit seiner Arbeit zufrieden ist. Wie stark sich die Arbeitsunzufriedenheit auf die Arbeitsleistung, auf Fehlzeiten und Fluktuation auswirken, ist hinlänglich bekannt.

Von richtiger Auslastung kann dann gesprochen werden, wenn weder zuviel noch zuwenig Arbeit auf den Mitarbeiter übertragen wird. Auf der qualitativen Seite wird der gewünschte Zustand zwischen Überforderung und Unterforderung als richtige Beanspruchung des Fähigkeitspotentials bezeichnet.

Damit ein Mitarbeiter weder überfordert noch unter seiner Qualifikation beschäftigt wird, muß der Vorgesetzte seine Leistungsfähigkeit zutreffend einschätzen. Die optimale Beanspruchung eines Mitarbeiters setzt somit eine genaue Kenntnis seiner Qualifikation und eine richtige Einschätzung seiner Selbständigkeit voraus.

• Der **Dienstweg** ist der für Weisungen, Vollzugsmeldungen und Anträge einzuschlagende Weg. Er ergibt sich aus der hierarchischen Gliederung des Betriebs; er verbindet die einzelnen Führungsstufen ohne Überspringen von Zwischenstellen. Der Dienstweg soll die Aufgabenerfüllung erleichtern. Er ist grundsätzlich einzuhalten, damit der Vorgesetzte erfährt, was in seinem Aufgabenbereich geschieht und damit die Weisungen verschiedener Instanzen sich nicht durchkreuzen.

Die Einhaltung des Dienstweges verliert ihren Sinn, wenn zwingende Gründe (Notfälle) vorliegen; die übersprungene Instanz ist darüber so bald als möglich zu informieren. Die Einhaltung des Dienstweges verliert aber auch ihren Sinn, wenn ein zeitgerechtes Handeln den persönlichen Kontakt des Vorgesetzten mit allen Mitarbeitern oder die enge Zusammenarbeit mit untergeordneten Stellen verunmöglicht.

Ein höherer Vorgesetzter, der sich, z. B. aufgrund einer Reklamation, direkt an Mitarbeiter an der «Basis»

Kriterien zur Einteilung von Weisungsakten	Beispiele für einzelne Weisungsformen		
Dauer der Geltung des Weisungsaktes	«kurzfristig in Kraft»	«mittelfristig in Kraft»	«langfristig in Kraft»
	eiliger Auftrag Notfallmaßnahme Improvisatorische Regelung Ausnahmeregelung	Arbeitsanweisung Projektarbeit Verkaufskampagne	Arbeitsordnung Führungsrichtlinie Direktive organisatorische Regelung
Umfang und Komplexität der auszuführenden Arbeit	«kleine Arbeiten»	«mittlere Aufträge»	«Großaufträge»
	einfacher Vorgang Einzelauftrag Tagespensum Routinearbeit	Delegation umfangreicher oder schwieriger Aufträge	Delegation von ganzen aufgabengebieten Zuteilung von Führungsverantwortung
Striktheit der Geltung und Größe des Handlungsspielraums	«strikte Weisungen»	«verbindliche Anordnungen»	«Ermessens-Akte»
	zwingende Vorschrift direkter Befehl Verbot «Muß-Bestimmung»	Bestimmungen der Arbeitsordnung «Soll-Bestimmung»	Rahmenvorgaben Forschungsaufträge Studien Ratschläge und Anregungen «kann-Bestimmung»

Abbildung 4/35: Weisungsakten und Weisungsformen

wendet und ihnen die Leviten liest oder Weisungen gibt, begeht damit einen krassen Führungsfehler. Wer nachgeordnete Instanzen übergeht und bis zur «Basis» durchregiert, verärgert die sich «übergangen» fühlenden Vorgesetzten und schädigt deren Autorität.

Um die jeweils richtige Weisungsform anwenden zu können, muß sich der Vorgesetzte vorher im klaren sein, was er durch den Weisungsakt bewirken will und welches Arbeitsergebnis erreicht werden soll. Dann kann er überlegen, welche Form von Weisung zweckmäßig und angemessen ist. Eine schriftlich fixierte Richtlinie beispielsweise regelt nicht den konkreten Einzelfall, sondern schreibt bindend vor, wie gleichartige und wiederkehrende Arbeitsvorgänge zu verrichten sind.

• In **Einzelaufträgen** werden **besondere, einmalige und kurzfristige Aufgaben** zur Erledigung übertragen; eventuell notwendige besondere Kompetenzen werden befristet eingeräumt. Einzelaufträge können sich auf außergewöhnliche Fälle, auf zeitlich begrenzte Phasen/Projekte oder Planungsaufgaben beziehen.

Die Erteilung eines Einzelauftrages soll folgende Elemente umfassen: **Zielsetzung, Begründung, notwendige Informationen, Handlungsspielraum, zu übernehmende Verantwortung, Koordination, Anfangs-, Zwischen- und Endtermine.** Dies gilt bei der mündlichen wie schriftlichen Erteilung von Aufträgen.

Eine sorgfältige Vorbereitung der Auftragserteilung ist unerläßlich. Ungenügende Vorbereitung hat meist zur Folge, daß Aufträge nicht oder nur mangelhaft ausgeführt werden. Bei einfachen Aufträgen kann folgendes Frageschema helfen: – Was soll getan werden? – **Wer soll es tun? – Warum soll er es tun? – Wie soll er es tun? – Bis wann soll es erledigt sein?**

Wichtig ist, daß der Vorgesetzte genau weiß, wann er welchen Auftrag an wen mit welchem Termin erteilt hat. Es reicht nicht aus, sich das einfach zu merken. Eine schriftliche Notiz ist unerläßlich. Die Eintragung kann im Terminkalender erfolgen. Es kann aber auch ein spezielles Formular «Erteilte Aufträge» verwendet werden, wie z. B. folgendes:

Wann	Wem	Auftrag	Termin
13.2.	M	Beschwerde von S. Untersuchen	15.2.
13.2.	K	Briefentwurf für Eingabe EDV	18.2.
14.2.	K	Zeitschrift B + V Nr. 15 beschaffen	18.2.
14.2.	L	Gutachten von C einholen	20.2.

Sobald ein **Auftrag** für einen Mitarbeiter erstellt werden muß, ist dieser stichwortartig in die mittlere breite Spalte einzutragen. Nicht zu vergessen ist das Datum der **Auftragserteilung.** Der **Namen des Auftragsempfängers** ist in die Spalte links einzutragen. Wenn der Auftrag erteilt ist, wird in die Spalte rechts der vereinbarte Erledigungstermin eingetragen. Ist der **Auftrag erledigt,** ist in der Mitte ein senkrechter Strich zu ziehen. Wenn der Strich von oben bis unten ganz durchgezogen ist, sind alle Aufträge erledigt (dann kann das Blatt weggeworfen werden.)

Statt einer Liste kann auch für jeden Auftrag ein kleiner **Zettel** ausgefüllt werden. So wird es möglich, die Aufträge nach Mitarbeiter oder nach Erledigungsterminen zu ordnen. In diese Liste können auch **Aufträge von oben an sich selbst** eingetragen werden. Statt des Namen eines Mitarbeiters ist der eigene Namen in die Spalte links einzutragen. Damit ergibt sich eine einfache und wirksame Kontrollmöglichkeit.

• In **Daueraufträgen** werden **gleichartige und wiederkehrende Arbeitsvorgänge** zur Erledigung übertragen. Für jede Stelle im Krankenhaus ergibt sich eine Anzahl **täglich, wöchentlich** oder sonst **periodisch wiederkehrender Aufgaben, die routinemäßig verrichtet** werden. Indem solche Aufgaben in Form von Daueraufträgen verbindlich übertragen werden, wird der **Vorgesetzte wirksam entlastet und sein Weisungsaufwand vermindert.**

Aber nicht nur das! Daueraufträge, die z. B. mit schriftlich fixierten Richtlinien gekoppelt sind, bieten auch **dem ausführenden Mitarbeiter einen festen Halt** in der Vielfalt des täglichen Arbeitsanfalls und machen es ihm einfach, sich selbst zu kontrollieren. Der Vorgesetzte muß allenfalls noch anhand von Stichproben überprüfen, ob die übertragenen Aufgaben weisungsgemäß erledigt werden. Die dadurch gewonnene Zeit läßt sich zur Koordination oder für andere wichtige Führungsaufgaben einsetzen.

Häufige Einzelaufträge, ad-hoc-Maßnahmen, eilige Sachen und improvisierte Regelungen halten den Vorgesetzten übermäßig in Atem und zehren an seiner Kraft. Gegenüber diesem vergleichsweise hohen Aufwand an Zeit und Mühe, den der Vorgesetzte immer wieder von neuem aufbringen muß, nimmt sich der Aufwand für die Erteilung von Daueraufträgen weit niedriger aus. Es ist also auf jeden Fall zweckmäßig, sich die Mühe zu nehmen, Daueraufträge zu formulieren und Richtlinien niederzuschreiben, wo es um gleichartige und wiederkehrende Arbeiten geht.

Was die **Form von Daueraufträgen** betrifft, gilt grundsätzlich dasselbe wie bei der Erteilung von Einzelaufträgen; die gleichen Elemente sind wesentlich. Der Unterschied besteht darin, daß beim Dauerauftrag in Form von Richtlinien/Normen/Rahmenvorgaben bindend vorgeschrieben wird, wie bestimmte Arbeitsvorgänge zu verrichten sind.

– Gegen feste **Richtlinien** wird häufig eingewendet, daß sie zu starr seien und keine Handlungsanleitung für Sonderfälle und Ausnahmesituationen enthielten. Darauf läßt sich nur sagen: Für solche Situationen sind Daueraufträge auch gar nicht gedacht. Sie können und sollen nicht jeden konkreten Einzelfall regeln, sondern die Normen festlegen, nach denen der Mitarbeiter bei der Verrichtung bestimmter Arbeitsabläufe vorzugehen hat.

Regelungen sind Hilfsmittel bei der Auftragserteilung; sie enthalten **Normen,** die den Ablauf von Arbeitsvorgängen regeln. Diese Normen sind für einzelne, mehrere oder alle Stellen verbindlich. Sie werden erlassen in Form von: Richtlinien, Weisungen, Ordnungen, Handbüchern, Reglementen, Bestimmungen und Grundsätzen. **Richtlinien** dienen als **Richtschnur** und haben den Zweck, ein gleichgerichtetes (nicht: gleichgeschaltetes) Verhalten und Handeln aller angesprochenen Mitarbeiter sicherzustellen. Regelungen können beinhalten: Aufgabenpläne, Aufgabenübersichten, Aufgabenverteilungspläne, Organisationspläne (Organigramme), Arbeitsablaufregelungen, Kompetenzordnungen.

- Unter den verschiedenen Arten der Auftragsübermittlung stellt der **Auftrag per Telefon** einen Sonderfall dar. Die Frage, ob sich das Telefon zur Auftragserteilung eignet, läßt sich wie folgt beantworten. Günstig ist diese Art der Auftragserteilung dann, wenn der Auftrag besonders dringend, ein direkter Kontakt mit dem Auftragsempfänger wichtig (aber kein unmittelbarer, persönlicher Kontakt möglich) ist. Eher ungünstig ist der telefonische Auftrag deshalb, weil der Auftragsempfänger «überfallen» wird; er muß sich oft sofort entscheiden, und weil er oft nicht allein ist, kann er möglicherweise nicht frei sprechen.
  Falls ein Auftrag per Telefon zu erteilen ist, sollten folgende Punkte beachtet werden: – Sich die Einführungsworte überlegen – Sich die Stichworte notieren (diese dienen später als Beleg und vermindern die Gefahr, daß Wichtiges vergessen wird); – Sich vergewissern, ob die richtige Person am Apparat ist. – Ist sie frei? Kann frei gesprochen werden? – Ist für das Gespräch genügend Zeit vorhanden? – Ist Notizmaterial vorhanden? – Daten, Vereinbarungen wiederholen lassen! – Langsam sprechen, buchstabieren der wichtigen Passagen! Den Auftrag entweder schriftlich bestätigen oder sich selber eine Aktennotiz schreiben.
- Damit der Mitarbeiter den Auftrag, den er erhält, auch tatsächlich erledigen kann, braucht er dazu die **entsprechende Zeit.** «Ich habe unmöglich Zeit» - «Ich bin doch jetzt schon völlig überlastet» - «Ich weiß nicht, wie der sich das vorstellt» - «Was? Das auch noch, ich kann doch nicht zaubern». Solche und ähnliche Hilferufe bekommt man in unserem streßgeplagten Arbeitsalltag immer wieder zu hören. Ein Grund für die vielerorts herrschende Überlastung besteht sicher darin, daß manche Arbeitsabläufe schlecht organisiert und viele Arbeitsplätze nicht auf den Menschen und seine psycho-physischen Bedürfnisse ausgerichtet sind. Ein anderer Grund aber ist der, daß wir selbst unsere Kräfte oft nicht optimal einsetzen.

In fast jedem Arbeitsablauf gibt es bestimmte schwache Stellen, wo die Kräfte und Mittel nicht optimal eingesetzt sind. Diese Stellen gilt es zu erkennen; sie sind der Ort, wo jeder für sich den «Hebel der Verbesserung» ansetzen kann. **Die beste Methode,** um solchen Schwachstellen auf die Spur zu kommen, ist **die Tätigkeitsanalyse.** Der erste Schritt besteht darin, daß ich mir einen Überblick über alle meine Tätigkeiten verschaffe. Der zweite Schritt ist dann der, daß ich diese Tätigkeiten (vor allem auch die Unterbrechungen) kritisch unter die Lupe nehme. Am besten läßt sich eine solche Tätigkeitsanalyse mit Hilfe eines Formulars durchführen, wie die Abb. 4/36 «Tätigkeitsanalyse» dies zeigt.

Name				Datum	
No.	Art der Tätigkeit	Beginn	Dauer	Unterbrechungen/ Störungen	Verbesserungsmöglichkeiten

Abbildung 4/36: «Tätigkeitsanalyse»

Konkret ist folgendermaßen vorzugehen: - **einmal pro Jahr während einer Woche jeden Tag** ein solches Formular ausfüllen; – **nummerieren der verschiedenen Tätigkeiten** (bei wiederkehrenden Tätigkeiten jeweils nur noch die betreffende Nummer einsetzen); – **vermerken unter Beginn die Zeit,** wann eine Tätigkeit beginnt; – **die Dauer der einzelnen Tätigkeiten** erst am Schluß des Tages aufgrund der aufeinanderfolgenden «Beginn-Zeiten» (in Minuten) errechnen; – **alle Unterbrechungen/Störungen** (auch die kurzen) festhalten, zur Aufzeichnung geeignete Buchstaben (z. B. T = Telefon, P = Pause) verwenden.

Auf einem separaten Blatt **die Tätigkeiten samt der Zeit,** die gesamthaft dafür aufgewendet wurde, **zusammenfassen;** – anschließend **Beurteilen der Tätigkeiten,** dabei sind folgende vier Fragen von Bedeutung: Mußte diese Tätigkeit überhaupt ausgeführt werden? Ist der Zeitaufwand für diese Tätigkeit gerechtfertigt? War die Ausführung zweckmäßig? Mußte die Tätigkeit zu diesem Zeitpunkt ausgeführt werden? – **Beurteilen auch der Unterbrechungen/Störungen** anhand der Frage: Ist diese Unterbrechung bzw. Störung tragbar/unumgänglich oder untragbar/vermeidbar? – Sammeln von Ideen, **suchen nach Verbesserungsmöglichkeiten;** diskutieren von Ideen/Verbesserungsvorschlägen mit den Mitarbeitern bzw. dem Vorgesetzten.

Anhand einer solchen Tätigkeitsanalyse ergibt sich für die Mitarbeiter wie auch für die Vorgesetzten selbst die Möglichkeit, die Arbeitslawine besser in den Griff zu bekommen. Letztere können bestimmte Tätigkeiten aus ihrem Aufgabenbereich an Mitarbeiter übertragen, die freie Kapazitäten gewonnen haben; man kann aber auch die Tätigkeiten der Mitarbeiter besser aufeinander abstimmen. Es ergibt sich die Möglichkeit, überflüssige Tätigkeiten zu streichen. Zudem lassen sich anspruchsvollere Aufgaben einem Mitarbeiter übertragen, der Zeit gewonnen hat und ihn so mit mehr Verantwortung betrauen. **Tätigkeitsanalysen sind ein Aufwand, der sich lohnt!**

• **Elemente eines Auftrags:** Jeder Auftrag muß die folgenden Fragen klar und deutlich beantworten: Was? Wer? Warum? Wann? Wie? Wo?

- **Was?** Bei jeder Auftragserteilung muß klar zum Ausdruck kommen, was mit der Erfüllung des betreffenden Auftrages erreicht werden soll. Früher hieß Mitarbeiterführung (im imperativen Sinne): Aufgaben stellen und dafür sorgen, daß sie erfüllt werden; Anweisungen geben und überwachen, daß sie befolgt werden. Heute, wo kooperative Führungsformen als Voraussetzung gesehen werden, um die komplexen Aufgaben im Krankenhaus zu bewältigen, heißt **Mitarbeiterführung: Ziele aufzeigen und vereinbaren und gemeinsam mit den Mitarbeitern erreichen.**
- **Wer?** Daß es unbedingt nötig ist, den Mitarbeiter der den Auftrag auszuführen hat, eindeutig zu bezeichnen, liegt auf der Hand. (Aufträge, die an die Gruppe adressiert werden, gehen entweder «verloren» oder werden gleich dreifach ausgeführt). Bevor aber einem Mitarbeiter ein Auftrag erteilt wird, hat man sich zu vergewissern, daß die betreffende Arbeit von dem dafür vorgesehenen Mitarbeiter auch tatsächlich geleistet werden kann (sowohl vom Pensum wie vom Schwierigkeitsgrad her). Zweitens muß darauf geachtet werden, daß der Auftrag gerecht zugeteilt ist: Alle Mitarbeiter sollen möglichst gleich ausgelastet sein. Auch sollen nicht immer dieselben Mitarbeiter mit den angenehmen bzw. mit den undankbaren Arbeiten betraut werden.
  Sind klare **Stellenbeschreibungen** vorhanden, entfallt die Wahl des Auftragsempfängers. Der Auftrag geht dann einfach an den Mitarbeiter, zu dessen Aufgabenbereich er gehört. Ist ein Vorgesetzter ausnahmsweise (z. B. aus zeitlichen Gründen) gezwungen, einem Mitarbeiter eine Aufgabe zuzuweisen, die nicht zu dessen eigentlichem Aufgabenbereich gehört, so hat er diese Ausnahme zu begründen; sowohl dem betreffenden Mitarbeiter gegenüber als auch gegenüber demjenigen Stelleninhaber, in dessen Arbeitsbereich die Aufgabe von Rechts wegen gehörte.
- **Warum?** Die wachsende Komplexität der Tätigkeiten an sich und ihre wechselseitige Verkettung sowie die wachsende Emanzipation des Mitarbeiters machen **Mitdenken** erforderlich. Echte Kooperation setzt voraus, daß der Einzelne das Gruppenziel akzeptiert und sich aus eigenem Antrieb dafür einsetzt. Eine solche Motivation aber ergibt sich nur, wenn der Mitarbeiter über das Warum und Wozu Bescheid weiß und das Gefühl hat, mit seiner Arbeit einen für den Betriebserfolg wesentlichen Beitrag zu erbringen. Dieses Gefühl erhält er nur, wenn ihm Einsicht in Sachverhalte und Zusammenhänge gewährt wird. Mitarbeiter müssen verstehen, um mitverantwortlich handeln zu können.
- **Wann?** In jedem Auftrag soll präzis umschrieben sein, wann die Arbeit ausgeführt und wann sie beendet sein soll. Dabei sind folgende Regeln zu beachten: bei feststehenden, unbedingt einzuhaltenden Terminen (z. B. Eilaufträgen) hat der Vorgesetzte dem Mitarbeiter die besonderen Umstände, die zum «diktierten» Endtermin geführt haben, zu erklären. Bei den übrigen Aufträgen soll der Termin wenn möglich gemeinsam vereinbart werden. Der Mitarbeiter soll zumindest eine «freiwillige» Terminzusage geben. Bei schwer überschaubaren Aufgaben (z. B. Untersuchungsarbeiten) werden Zwischentermine festgelegt und ein ungefährer Endtermin vereinbart. Wurde der Auftrag auf den vereinbarten Endtermin erledigt, ist die Einhaltung des Termins nebst der geleisteten Arbeit selbst anzuerkennen.
- **Wie?** Wieweit ein Vorgesetzter seinem Mitarbeiter bindend vorschreibt, wie (auf welche Weise/mit welchen Mitteln) der Auftrag zu erledigen ist, hängt einerseits von der Art der Aufgabe und andererseits von der Selbstständigkeit des Mitarbeiters ab. Den richtigen Weg zwischen Bevormundung und «Laissez-faire» zu finden bzw. den Handlungsspielraum des Mitarbeiters richtig zu bemessen, ist oft nicht leicht. Wichtig ist, daß ein Vorgesetzter davon ausgeht, daß es sein Mitarbeiter «schafft», ihm die Bewältigung der Aufgabe zutraut. Im Sinne kooperativer Führung ist es zudem selbstverständlich, daß der Vorgesetzte den Mitarbeiter auf besonders kritische Punkte, auf Gefahrenquellen und Möglichkeiten zur Arbeitserleichterung hinweist (ohne ihm «von oben herab» Ratschläge zu erteilen).
- **Wo?** In vielen Fällen ist der Ort der Auftragserledigung selbstverständlich und bedarf keiner besonderen Erwähnung oder Erläuterung. Manchmal aber kann es wichtig sein, auch diesen Punkt klarzustellen, um Mißverständnisse auszuschließen.

• Die Frage ist gestellt worauf es in der Praxis ankommt, damit die beabsichtigte **Wirkung der Auftragserteilung** tatsächlich eintritt. Zu diesem Zweck werden die drei Phasen (Ankündigung, Übermittlung und Dialog) während der Auftragserteilung unterschieden (63):

- **Ankündigung:** Indem der Vorgesetzte seinen Mitarbeiter darüber unterrichtet, daß Arbeit auf ihn zukommt (ihn «vorwarnt»), hilft er ihm, seine Arbeit einzuteilen und sein zukünftiges Pensum zu überschauen. Die **Vorankündigung** sollte **rechtzeitig erfolgen;** kommt sie zu spät, fühlt sich der Mitarbeiter «überrumpelt» und meist auch unter Druck gesetzt.

63 vgl. Bordemann (1978)

Klar ist, daß eine solche «Vorwarnung» nicht immer möglich ist. Sie sollte aber, wenn immer die Umstände es erlauben, ausgesprochen werden. Schon in dieser Startphase (wie auch in den folgenden Phasen) spielt neben dem Inhalt die sprachliche Formulierung sowie der Tonfall eine wichtige Rolle.

- **Übermittlung:** In der Übermittlungsphase vollzieht sich der eigentliche direktive Akt oder die mit dem Ausdruck «Weisung» gemeinte Führungsaktivität. Für den Mitarbeiter bedeuten die Worte und Gesten des Vorgesetzten, wenn er die geforderte Arbeit beschreibt und die gewünschten Leistungen bestimmt, gleichsam das **Signal zum Handeln.** Die Übermittlungsphase endet dann, wenn der Vorgesetzte alles ausgesprochen hat, was zum Gegenstand des Auftrages gesagt werden muß.
- **Dialog:** Daß ein Auftrag nur dann richtig ausgeführt werden kann, wenn Auftragserteiler und Auftragsempfänger das gleiche darunter verstehen, bedarf keiner besonderen Erläuterung. Vorgesetzte müssen sich deshalb nach jedem Weisungsakt vergewissern, ob ihr Auftrag auch tatsächlich verstanden wurde. Zu diesem Zweck ist ein Dialog mit dem Mitarbeiter notwendig.

Sinn und Zweck der Dialogphase ist die Sicherung der übermittelten Informationen durch eine Kontrolle ihres Empfangs beim angesprochenen Partner. Indem dem Partner sachliche Kontrollfragen gestellt werden, die den Inhalt der Weisung von anderen Gesichtspunkten aus beleuchtet, kann der Vorgesetzte zwanglos feststellen, ob er die Weisung verstanden hat. Für den Mitarbeiter ist der Dalog mit dem Vorgesetzten eine Gelegenheit, um Einzelheiten der Auftragserledigung anzusprechen und allfällige Unklarheiten zu beseitigen.

• Bis jetzt wurde nur vom Recht des Vorgesetzten gesprochen, seinen Mitarbeitern Weisungen zu erteilen. Vorgesetzte sind aber auch ihren Vorgesetzten gegenüber verpflichtet, Aufträge anzunehmen und auszuführen; also **Vorgesetzte als Weisungsempfänger.** Wird einem Vorgesetzten ein Auftrag erteilt, muß er sich folgende Fragen stellen: – Ist mir **klar, was genau erreicht bzw. getan werden soll?** - Habe ich **die Absichten meines Chefs klar erfaßt;** bestimmten Zielen liegen bestimmte Absichten zugrunde? – **Reichen meine Fähigkeiten, Kenntnisse und meine Kompetenzen** für die Auftragserledigung aus? – **Steht mir die Zeit zur Verfügung,** die erforderlich ist, um den vereinbarten Endtermin einzuhalten? – **Welche Varianten der Durchführung** sind mir innerhalb meiner Kompetenzen möglich? – **Welche Rückfragen** muß ich meinem Chef noch stellen? – Muß ich **Unteraufträge an mir unterstellte Mitarbeiter** weitergeben? – Welche **Informationen** benötige ich noch? – Sind alle notwendigen **Hilfsmittel** verfügbar? Erst wenn diese Punkte geklärt sind, kann die Ausführung angeordneter Arbeiten in Angriff genommen werden.

• Abschließend über Weisungsrecht und Weisungstechnik im Sinne einer Zusammenfassung einige praktische **Ratschläge zur Erteilung von Aufträgen** (64):

- **Machen Sie sich die Grenzen ihrer Weisungsbefugnis** klar. Überschreiten Sie sie nicht. Erteilen Sie Weisungen nur an Personen, die dem Geltungsgebiet Ihrer Befugnis zugeteilt sind.
- **Scheuen Sie sich nicht, die Kapazität Ihrer Mitarbeiter voll auszulasten.** Beachten Sie dabei die Grenzen der individuellen Leistungsfähigkeit, die von biologischen und psychologischen Faktoren abhängig und daher nicht konstant sind.
- **Bemühen Sie sich, die Arbeitspensen gerecht festzusetzen** (gleichmäßige Auslastung des Personals, individueller «Zuschnitt»).
- **Sprechen Sie Weisungen in der richtigen Form aus.** Handelt es sich um eine Maßnahme, die auf schnelle Verwirklichung oder auf eine Dauerregelung wiederkehrender Vorgänge gerichtet ist? Ist die Befolgung der Weisung zwingend vorgeschrieben oder sind Ermessensspielräume beim Vorgehen erlaubt?
- **Achten Sie darauf, Weisungen richtig zu «adressieren».** Sprechen Sie den betreffenden Mitarbeiter mit seinem Namen an.
- Wählen Sie, wenn möglich, **für Ihren Auftrag den richtigen Zeitpunkt.** (Tageszeit, Menge an unerledigter Arbeit ...).
- **Vereinbaren Sie feste Erledigungstermine.** Bei wirklich eiligen Aufträgen hat sich die Frage bewährt: «Bis wann können Sie frühestens damit fertig sein?».
- **Halten Sie den Dienstweg ein.** Vermeiden Sie den Führungsfehler, direkt bis zur «Basis durchzuregieren».
- **Kündigen Sie umfangreiche Aufträge rechtzeitig an.** Der Mitarbeiter kann sich so darauf einstellen.
- **Begründen Sie Sinn und Zweck des Auftrages ausreichend.** Mitarbeiter wollen nicht nur wissen, was sie zu tun haben, sondern auch, warum eine bestimmte Arbeit jetzt in dieser Form ausgeführt werden soll.
- **Formulieren Sie den Auftrag in der Sprache des Mitarbeiters.**
- **Seien Sie sich bewußt, daß der Tonfall,** in dem eine Weisung ausgesprochen wird, oft **eine größere Rolle spielt als ihr Inhalt.**
- **Halten Sie sich an den Grundsatz des «Selbst-Erarbeitens».** Sprechen Sie selbst in der Dialogphase nicht zu viel. Versuchen Sie, den Mitarbeiter durch geeignete Fragen zum Mitdenken anzuregen und seine Leistungsbereitschaft zu wecken.
- **Vergewissern Sie sich, ob Ihr Auftrag tatsächlich verstanden wurde.** Fordern Sie den Mitarbeiter auf, zu fragen, wenn etwas nicht klar ist.

64 vgl. Hill (1974)

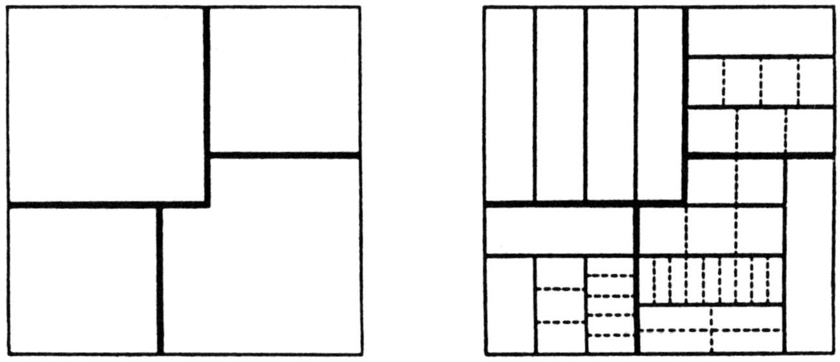

Abbildung 4/37/: Arbeitsteilung (Ulrich)

- **Machen Sie Ihrem Mitarbeiter Mut.** Zeigen Sie ihm, daß Sie ihm die Bewältigung der gestellten Aufgabe zutrauen.
- **Erteilen Sie nur Weisungen, die wirklich notwendig sind.** Vorgesetzte, die Weisungen aus Wichtigtuerei oder aus Mangel an Selbstsicherheit erlassen, werden nicht ernst genommen.
- **Lassen Sie Ihrem Mitarbeiter bei der Ausführung des Auftrages so viel Handlungsspielraum wie möglich.** Allzu enge oder starre Vorschriften töten den schöpferischen Geist. Es ist entmutigend für einen Mitarbeiter, wenn Sie ihn beauftragen, etwas zu tun, was er gerade von sich aus tun wollte.
- **Seien Sie sich bewußt, daß es letztlich die menschlichen Belange sind,** die den entscheidenden Ausschlag geben; sie sind es, die die Bereitschaft der Mitarbeiter zum Engagement sichern; sie sind es, die eine optimale Ausführung des Auftrages gewährleisten.
- **Halten Sie sich die ursprüngliche Bedeutung von «Kommandieren» vor Augen:** Nicht «befehlen», sondern Aufgaben «anvertrauen». Ein Auftrag soll ein Zeichen Ihres Zutrauens sein.

4.4.3 Das Koordinations-K

In jedem Krankenhaus herrscht weitgehende Arbeitsteilung. Das heißt: Die Gesamtaufgabe des Krankenhauses ist in viele verschiedene Teilaufgaben zerlegt, die sich durch Ableitung aus der Gesamtaufgabe ergeben. Abb. 4/37 zeigt ein Beispiel einer Aufgabenhierarchie (Gesamtaufgabe, Abteilungsaufgabe, Gruppenaufgabe, Stellenaufgabe) (64).

• Diese Aufgaben bzw. Teilaufgaben müssen durch das Leisten von Arbeit erfüllt werden, so daß der **Aufgabenteilung eine Arbeitsteilung** entspricht. Arbeitsteilung tritt in zwei grundlegenden Formen auf (65):

- **Berufsdifferenzierung:** Das ist die soziale (berufliche) Arbeitsteilung; sie führt zur Bildung definierter Berufe, deren Inhaber über eine bestimmte Expertenmacht verfügen und als echte Spezialisten bezeichnet werden können.
- **Arbeitszerlegung:** Das ist die rein arbeitstechnische Arbeitsteilung. Ausgehend vom Prinzip der Arbeitsvereinfachung spaltet sie Arbeitsprozesse in elementare, routinemäßig auszuführende Aktivitäten auf; sie schafft damit nicht echte **Spezialisten (Berufsexperten), sondern bloß «Spezialisierte».** Zwei Formen der Arbeitszerlegung sind zu unterscheiden: **mengenmäßige Arbeitszerlegung** (verschieden große Arbeitsteile), die zur Spezialisierung führt.

Die Komplexität vieler Aufgabenbereiche im Krankenhaus ist derart hoch, daß der einzelne nicht mehr in der Lage ist, die gesamten Bereiche zu überblicken und demzufolge von der Sache her ein hoher Grad an Arbeitsteilung erforderlich ist. Spezialisten müssen in Zusammenarbeit Teilbereiche der Gesamtaufgabe bearbeiten, was ein hohes Maß an Koordination notwendig macht.

Bevor auf diese wichtige Führungsaufgabe näher eingegangen wird, noch eine Bemerkung zur Arbeitsteilung: Sie bringt zwar einerseits eine gewaltige Leistungssteigerung mit sich; sie führt aber andererseits dazu, daß für die Mehrzahl der arbeitenden Menschen der Sinnzusammenhang der eigenen Tätigkeit innerhalb des gesamten kompletten Arbeitsablaufs nicht (oder kaum) mehr erkennbar ist und die Selbstbestimmung über Arbeitsinhalt und -ablauf verlorengeht. Auf das Problem der Entfremdung, das damit angesprochen ist, wurde bereits hingewiesen. **Koordination im Sinne des «Zusammenfügens von Teilen» bzw. des «Schaffens von Zusammenhängen»** erfüllt somit auch von daher eine wichtige Funktion; siehe Abb. 4/38.

Mit der Aufgaben- und Arbeitsteilung wird auch eine entsprechende **Zielaufteilung** notwendig. Die **Gesamtzielsetzung** des Krankenhauses, die sich aus seinem Zweck in bezug auf die Umwelt ergibt, wird auf den verschiedenen Ebenen der Hierarchie immer weiter (detaillierter) aufgeschlüsselt, bis dann, in einem letzten Schritt, die **Leistungsziele einzelner Mitarbeiter** festgelegt bzw. vereinbart werden. Das bedeutet aber, daß auf jede einzelne Organisationseinheit (Abteilung, Gruppe, Individuum) nur **Teilziele** entfallen.

65 vgl. Ulrich (1968)

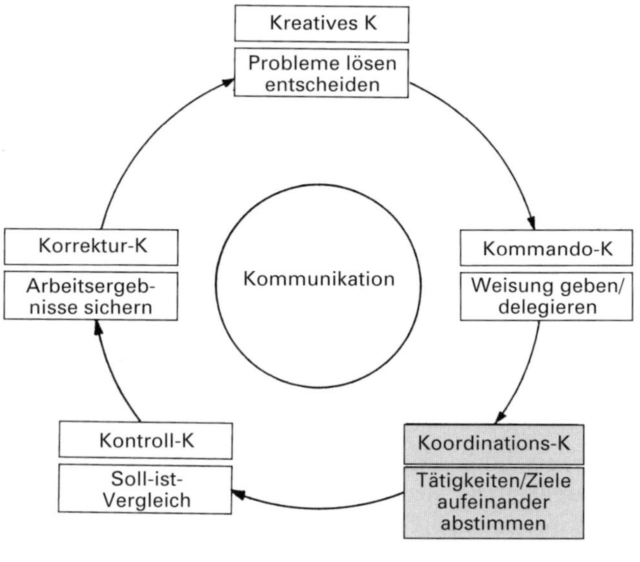

Abbildung 4/38: Koordinations-K

Das Gesamtziel aber wird erst dann erreicht, wenn alle Teilziele erreicht sind. Dazu sind in einem arbeitsteiligen System wie dem Krankenhaus entsprechende Steuerungs-, Integrations- und Koordinationsprozesse und -instrumente erforderlich. – Damit die angestrebten Ziele erreicht werden, müssen die verschiedenen Aufgaben bzw. die einzelnen Vorgänge der Aufgabenerfüllung aufeinander abgestimmt und auf das gesamte Ziel ausgerichtet sein. **Dieses zielgerichtete, gegenseitige Abstimmen verschiedener Faktoren oder Vorgänge nennt man Koordination.** Die Grundfunktion der Koordination kommt schon im Wort selbst zum Ausdruck: Das lateinische Verb «**con-ordinare» bedeutet «zusammen-ordnen,** in ein Gefüge einordnen, aufein anderabstimmen».

Damit aus den verschiedenen Arbeitsteilen ein Ganzes wird, bedarf es einer starken zusammenfassenden Kraft, die die einzelnen Teile in das Gesamtgefüge einordnet, miteinander in Einklang bringt: Ohne Koordination geht es nicht. Koordination fördert den Zusammenhalt, ermöglicht Einsparungen an Energie, Zeit und Geld, vermindert Mißverständnisse und Doppelspurigkeiten, falsche Maßnahmen und Verzögerungen, Spannungen, Reibungen, Konflikte und erleichtert den Arbeitsablauf. Koordination heißt: Die Tätigkeiten der Mitarbeiter aufeinander abstimmen, so daß sie sich gegenseitig ergänzen und verstärken sowie insbesondere sich nicht widersprechen.

Unter Koordination versteht man die sachliche (mengenmäßige, qualitative, terminliche, kostenmäßige) und personale Abstimmung arbeitsteiliger Prozesse und Ergebnisse im Hinblick auf ein gesetztes Ziel (65). Eine andere Definition lautet: «Unter Koordination verstehen wir die mittelbare oder unmittelbare gewünschte **Abstimmung interdependenter sach- und/oder personenbezogener Tatbestände und Prozesse hinsichtlich eines definierten Zieles.** Unter **Koordination von Verhalten verstehen wir die gewünschte arbeitsorganisatorische und psychosoziale Integration interdependenter Aktoren** hinsichtlich eines definierten Zieles (66).

Fragt man nach dem Gegenstand der Koordination, d. h. nach dem, was koordiniert werden soll, so sind es zunächst **Funktionen im Arbeitsprozeß,** dann aber auch **Personen.** Der Mensch als Verursacher und Träger des Arbeitsprozesses tritt hier als Individuum – und damit als schwer kontrollierbarer, kalkulierbarer und koordinierbarer – «Faktor» in Erscheinung. **Weitere Gegenstände der Koordination sind Zeit, Raum und Sachmittel.**

Die wichtigste Ursache der Koordination ist, wie anfangs erwähnt, in der organisationalen Differenzierung zu sehen, also in der Verteilung von Aufgaben (Arbeitsteilung), Information und Macht sowie die Bildung von Subsystemem (66). Auf die Spezialisierung, die mit der Aufgabenteilung verbunden ist, wurde bereits hingewiesen: Der hohe Grad der Spezialisierung macht, gerade im Krankenhaus, vielfältige abstimmende Aktivitäten erforderlich.

• **Mit steigender Differenzierung wachsen auch die funktionalen wechselseitigen Abhängigkeiten** zwischen den Funktionsträgern, was den Koordinationsbedarf ebenfalls erhöht. Im weiteren stellen organisatorisch-strukturelle Interdepenenzen eine grundlegende Koordinationsursache dar. Dabei werden folgende Arten von Interdependenzen unterschieden (66):

- **Gebündelte Abhängigkeiten/Interdependenzen:** Die Subsysteme der Organisation sind aufgrund von knappen Ressourcen (z. B. Dienstleistungen) oder aufgrund von gemeinsamer Beschränkung (z. B. Budget) **wechselseitig voneinander abhängig.**
- **Sequentielle Interdependenzen:** Der Output des einen Subsystems (z. B. Operationssaal) wird zum Input eines anderen Subsystems (z. B. Intensivpflegestation).
- **Reziproke Interdependenzen: Zwischen den Subsystemen bestehen auch unmittelbare Input-Output-Beziehungen** (z. B. sowohl Einsatz als auch Wartung technischer Anlagen).

Die drei Formen sind in der Reihenfolge steigender Abhängigkeit aufgeführt, die zum Einsatz unterschiedlicher Koordinationstechniken führt. Sie erfordern standardisierte Entscheidungsregeln, Pläne und Programme sowie permanente Interaktion. **Als bestimmender Faktor für den Koordinationsbedarf gilt die Größe einer Organisation.** Mit zunehmender Größe (66) **steigt der Grad der Differenzierung** (Funktions- und Positions/Rollen-Differenzierung) – **steigt der Grad der Spezialisierung und Professionalisierung – nimmt die Planung,** Programmierung und damit auch die Formalisierung zu - **erhöht sich die Komplexität der Informations- und Kommunikationsstruktur – nimmt die**

66 vgl. Meier (1969), nach Wunderer/Grunwald (1980)

Anzahl hierarchischer Ebenen zu – steigt das Ausmaß der Entscheidungsdelegation.

• **Eine weitere Ursache der Koordination stellt die Delegation von Aufgaben, Kompetenzen und Verantwortung dar.** Mit der Institutionalisierung von Handlungs- und Entscheidungsspielräumen ist eine größere Eigenständigkeit der Mitarbeiter verbunden, die koordinierende Maßnahmen erfordert (wobei hier die Selbst-Koordination im Vordergrund steht).

Grundsätzlich kann man sagen, daß mit zunehmender Komplexität der Organisation auch der Koordinationsbedarf wächst: Die Anzahl der Elemente eines sozialen Systems sowie deren Verschiedenartigkeit und Veränderlichkeit (= Komplexität) bestimmen Art und Ausmaß der Koordination.

• Unter den **Koordinationsinstrumenten** lassen sich nach der Art ihrer Wirkung auf die Organisationsmitglieder zwei Grundformen unterscheiden:

- **Unmittelbare (interaktionelle) Koordinationsinstrumente:** Hier erfahren die Mitarbeiter die Koordinationsentscheidungen in der unmittelbaren, persönlichen Interaktion. Solche Instrumente sind z. B. persönliche Weisungen/Eingriffe des Vorgesetzten, Konferenzen, Teams.
- **Mittelbare (strukturelle) Koordinationsinstrumente:** Hier erfahren die Mitarbeiter die Koordinationsentscheidungen über organisationale Strukturen/Medien wie Führungsgrundsätze, Richtlinien, Planung, Hierarchie, Standardisierung/Formalisierung des Arbeitsablaufs usw.

• In der nachfolgenden Abb. 4/39 sind verschiedene **Koordinations-Instrumente** schematisch aufgeführt (67):

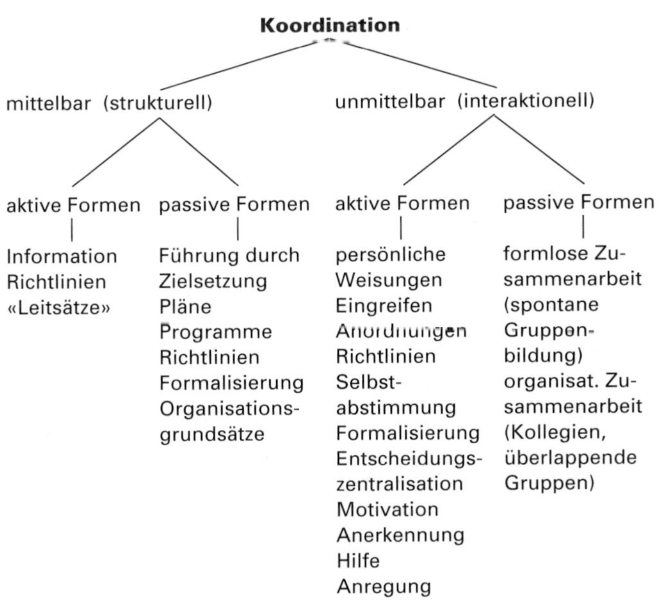

Abbildung 4/39: Koordinations-Instrumente (Wunderer/Grunwald)

Zur Koordination durch **persönliche Weisungen** ist zu sagen, daß diese Koordinationsformen dem partizipativen Aspekt der kooperativen Führung stark zuwiderlaufen kann; sie birgt folgende Gefahren in sich: – Überlastung des Vorgesetzten, – Überlastung vertikaler Kommunikationskanäle, – asymmetrische Kommunikation von oben nach unten.

• Was die Auswahl der **Koordinations-Instrumente** betrifft, so ist, gerade auch im Hinblick auf kooperative Führung, grundsätzlich den interaktionellen Instrumenten der Vorzug zu geben. Hierbei lassen sich drei Formen unterscheiden (68):

- **Sporadische Interaktionen:** Diese laufen nach eigenem Ermessen der Interaktionspartner ab. Sie setzen eine hohe, oft gleichgerichtete Motivation («Wir ziehen alle am gleichen Strang») und die Bereitschaft zur Kooperation voraus. Diese Interaktionsform findet man oft in Verbindung mit der **Koordination durch Selbstabstimmung (Selbstkoordination),** bei der die Koordinationspartner ihre Aktivitäten selbst aufeinander abstimmen. Keine Organisation kann (und soll) für alle auftretenden Probleme Verhaltensregeln angeben, so daß immer ein bestimmtes Ausmaß an sporadischer Interaktion nach eigenem Ermessen erforderlich ist.
- **Fallgebundene Interaktionen:** Hier bestimmen generelle Regeln, wann und in welcher Situation eine Abstimmung stattfinden muß. Darüber hinaus bestehen keine Richtlinien, so daß auch hier, wie bei der Selbstabstimmung, die Modalitäten des Koordinationsablaufs durch die Koordinationspartner selbst festgelegt werden.
- **Institutionalisierte Interaktionen:** Hier handelt es sich um verordnete, fest eingerichtete Interaktionen zwischen Koordinationspartnern. Als permanente Formen sind das «Modell der überlappenden Gruppen» und das **Colleague-Modell** zu sehen. Als temporäre Form kann z. B. ein Kollegium verstanden werden.

• Wie bereits festgestellt, kann die **Funktion der Koordination** nicht nur durch Personen und Regeln ausgeübt werden, sondern **auch durch den Arbeitsprozeß als solchen und durch Maschinen/Apparate.** Normierte Arbeitsprozesse sind so konzipiert, daß personale Entscheidungen hinsichtlich der Koordination der Teilprozesse nicht mehr erforderlich sind. Die Arbeitsabläufe sind in ihren Teilschritten so eindeutig geregelt, daß Varianten gar nicht auftreten können und die Notwendigkeit der Koordination somit entfällt (69).

---

67 Lilge (1982)
68 Wunderer/Grunwald (1980)
69 vgl. Lilge (1982)

• Damit **Interaktionen zwischen den Organisations-Mitgliedern** auf ein Ziel hin koordiniert werden können, ist ein minimaler Konsens zwischen den Koordinationspartnern erforderlich. Folgende **psychologische Bedingungen der Koordination** sind von Bedeutung (66):

- **Gemeinsame Werte:** Wo Rollen und Verhalten vieler Personen aufeinander abgestimmt werden müssen, sind gemeinsame Werte als Grundlage koordinierten Handelns unbedingt notwendig.
- **Vertrauen:** Wie im Hinblick auf die Kooperation gezeigt wurde, ist Vertrauen ein Bedingungsfaktor, der wie kein anderer zwischenmenschliche Beziehungen beeinflußt. Im Falle der Koordination ist es zunächst die koordinierte Stelle (Vorgesetzter bzw. andere Instanz), der Vertrauen entgegengebracht werden soll; dies bringt ihrerseits den Organisationsmitgliedern Vertrauen hinsichtlich der Aufgabenerfüllung entgegen.
- **Toleranz:** Ohne Toleranz, also ohne «aktive Duldsamkeit», aus der heraus andere/gegensätzliche Haltungen oder Auffassungen hingenommen bzw. zugelassen werden, ist eine effiziente Koordination nicht, oder nur beschränkt, möglich.
- **Wechselseitigkeit:** Die als Grundwert kooperativer Führung bezeichnete Wechselseitigkeit stellt auch eine Grundbedingung der Koordination dar. Asymmetrische Beziehungen führen in der Regel zu demotiviertem, unsolidarischem und argwöhnischem Verhalten, das die Koordination erschwert oder verunmöglicht.
- **Selbstkonzept:** Personen mit einem positiven Selbstkonzept, also mit relativ hoher Selbstachtung und Selbstakzeptanz neigen eher dazu, auch andere Personen positiv wahrzunehmen und zeigen damit eine höhere Kooperationsbereitschaft, was sich natürlich auch auf die Koordination äußerst fruchtbar auswirkt.
- **Selbstöffnung:** Aus der Bereitschaft, sich anderen Menschen gegenüber zu öffnen und zwischenmenschliche Nähe zuzulassen bzw. zu entwickeln, erwächst ein reziprokes Verhalten (auch der andere wird sich öffnen), das ein kooperatives und koordiniertes Handeln stark fördert.
- **Empathie:** Die Fähigkeit und Bereitschaft, sich in das Denken und Handeln anderer Menschen einzufühlen, übt ebenfalls einen maßgeblichen Einfluß auf Kooperation und Koordination aus.
- **Loyalität:** Ein weiterer Bedingungsfaktor der Koordination ist die Verbundenheit/Identifikation der Organisationsmitglieder mit ihrer Arbeit und mit den Zielen der Organisation.
- **Akzeptanz:** Die Bereitschaft des Individuums, fremde Ziele anzunehmen und sie in seine eigene Motivationsstruktur einzubauen, kann für kooperativ-koordinierende Interaktionen ebenfalls bestimmend sein.
- **Gerechtigkeit:** Gerechtigkeitsüberlegungen und -bestrebungen im Hinblick auf die Verteilung von materiellen und immateriellen Gütern spielen in allen Bereichen sozialer Interaktion eine wichtige Rolle.
- **Altruismus:** Hier geht es um die – im Gegensatz zum Egoismus stehende – «Selbstlosigkeit» im Denken, Fühlen und Handeln. Sieht man von dieser Idealform ab, so ist darunter ein hilfreiches bzw. helfendes Verhalten zu verstehen, das auch als prosoziales Verhalten bezeichnet wird. Das Entstehen von helfendem Verhalten wird u. a. auf Empathie zurückgeführt und ist sowohl ein Bedingungsfaktor wie auch ein Ergebnis koordinierendem Verhaltens in kooperativer Atmosphäre.

Aufgabe kooperativer Führung ist es, solche kooperations- und koordinationsfördernden Verhaltensweisen in der Interaktion zwischen Vorgesetzten und Mitarbeitern zu erlernen und einzuüben.

• Nach dieser Schilderung psychologischer Bedingungsfaktoren soll noch auf **drei unorthodoxe Techniken der Koordination** hingewiesen werden (66). «Unorthodox» sind sie deshalb, weil sie sich bei der «etablierten Wissenschaft» keiner großen Beliebtheit erfreuen, was aber nicht heißt, daß von ihnen keine brauchbaren Impulse ausgehen können:

- **Modell des Durchwurstelns:** Die Alltagserfahrung zeigt, daß das «Sich-Durchwursteln» eine sehr häufig vorkommende Koordinationsstrategie ist. Weil nur ein Bruchteil des organisationalen Geschehens regelbar bzw. strukturierbar ist, ist die Wahrscheinlichkeit unstrukturierten, nicht-formalisierten und möglicherweise nicht-rationalen Verhaltens groß. – Das Individuum kennt in der Regel die Mechanismen spontanen sozialen Umgangs mit den anderen Organisationsmitgliedern recht gut und weiß sie auch gut zu gebrauchen. Die Trampelpfade, Schleichwege usw. in der Organisation zeigen deutlich die Diskrepanz zwischen formalen und nicht-formalen Beziehungen. Ein unterstützendes Argument für nicht-formalisiertes Durchwursteln liefert eine Untersuchung, wonach jene Organisationsmitglieder, die sich nicht an die formalisierten Regeln hielten, teilweise produktiver waren als ihre angepaßten Kollegen.
- **Modell des Mauschelns**: Darunter wird eine vorübergehende, vertrauliche, arbeitsorientierte Begegnung zwischen Menschen verstanden, also alle möglichen Arten von Treffen, Besprechungen, Verabredungen usw., solange sie informal sind. Diese Begegnungen ereignen sich oft parallel zu formalen offiziellen Treffen, so beispielsweise auf dem Flur, im Waschraum, am Getränkeautomaten usw. und können sehr produktiv sein.
- **Mülleimer Modell:** Wie das Durchwursteln beschäftigt sich auch dieses Konzept mit Problemlösungs-Prozessen, die nicht durch die übliche wohl-definierte «Normalität» gekennzeichnet sind. Im «Mülleimer» (d. h. in einer solchen Entscheidungssituation) sammeln sich unstrukturierte, wechselnde und komplexe

Aufgaben/Probleme; unklare Ziele, Präferenzen und Verhaltensweisen der Organisationsmitglieder; wechselnde Teilnehmer an Entscheidungsprozessen sowie schlecht strukturierte Entscheidungstechniken, die kaum Zusammenhänge zwischen Entscheidungsalternativen und Konsequenzen erkennen lassen.

In diesem Modell wird deutlich, daß auch innerhalb bürokratischer Strukturen bei bestimmten Voraussetzungen ein nahezu anarchisches Individualverhalten von Organisationsmitgliedern zu beobachten ist («organisierte Anarchie»).

Alles in allem enthalten die drei Konzepte zum Teil recht brauchbare Ansätze, die komplexen Funktionen und Interaktionen in den Griff zu bekommen, die durch formale Organisationsstrukturen und -regelungen nicht erfaßt werden können. In vielem scheinen solche Techniken die Organisationsrealität besser zu erfassen, als eine streng formalisierte Struktur.

Die meisten sozialen Interaktionen in einer Organisation sind informaler Art; sie werden durch scheinbar formales und regelkonformes Verhalten kaschiert. Dadurch werden formale Wege «gangbar» gemacht und vermitteln den Eindruck, sie entsprächen den Anforderungen der Realität (69).

• Nach diesem Abstecher in unorthodoxe Techniken der Koordination werden im folgenden einige **orthodoxe Tätigkeiten** genannt, die ein Vorgesetzter zur Erfüllung der Führungsaufgabe «Koordinieren» zu vollziehen hat. Diese Führungsaufgabe hat grundsätzlich die zwei Aspekte Zielorientierung und Harmonisierung:

- **Zielorientierung:** Verschiedene Sachverhalte und Vorgänge müssen auf ein bestimmtes Ziel ausgerichtet werden (damit nicht jeder in eine andere Richtung marschiert) bzw. Teilziele in die Gesamtzielsetzung integriert werden.
- **Harmonisierung:** Verschiedene Sachverhalte und Vorgänge müssen aufeinander abgestimmt, miteinander in Einklang gebracht werden, so daß sie sich gegenseitig nicht behindern, sondern ergänzen und verstärken.

• Die **Koordinations-Aufgaben des Vorgesetzten** bestehen somit im wesentlichen darin, daß er

- **mit seinen Mitarbeitern Ziele vereinbart und diese Ziele in übergeordnete Zielsysteme integriert;**
- **die Aktivitäten seiner Mitarbeiter steuert;** Zielabweichungen feststellt, analysiert und korrigiert;
- **seine eigenen Tätigkeiten plant** und die Mitarbeiter bei der Planung ihrer Arbeit unterstützt;
- **bei sich selbst und bei seinen Mitarbeitern um die Anwendung effizienter Arbeitstechniken bemüht ist;**
- **die verschiedenen Tätigkeiten der einzelnen Gruppenmitglieder** hinsichtlich Raum, Zeit und Sachmittel **aufeinander abstimmt;**
- **die Aktivitäten seiner Arbeitsgruppe auf die Aktivitäten der anderen Arbeitsgruppen innerhalb der Abteilung abstimmt;**
- **die multilaterale Kommunikation unter allen Beteiligten ermöglicht und fördert;**
- **für eine ausreichende Information in allen Richtungen besorgt ist;**
- **in seinem Bereich die Organisationsstrukturen zweckmäßig gestaltet;**
- **Kontakte pflegt zu Personen außerhalb seines Funktionsbereichs,** Vertretern von Personalverbänden, zu den Ausbildungsinstitutionen, aus denen sich die Mitarbeiter rekrutieren usw.;
- **für eine optimale Einarbeitung und Eingliederung neuer Mitarbeiter besorgt ist.**

• **Einarbeitung und Eingliederung neuer Mitarbeiter:** Im folgenden wird auf einen weiteren Punkt näher eingegangen. Koordinieren heißt: verschiedene Faktoren oder Vorgänge aufeinander abstimmen und auf gemeinsame Ziele ausrichten. Einen «Faktor» besonderer Art stellt ein neuer Mitarbeiter dar, der möglichst rasch seinen Platz in der Gruppe bzw. im Arbeitsprozeß einnehmen soll (und auch will). **Einen neuen Mitarbeiter einführen** bedeutet nicht, ihm «Guten Tag» zu sagen, ihm kurz zu erklären, was man darf und was nicht, um ihn dann an seinem Arbeitsplatz sich selber zu überlassen; damit ist es nicht getan.

Die Einführung eines neuen Mitarbeiters ist vom verantwortlichen Vorgesetzten sicher genau so ernst zu nehmen, wie die Inbetriebnahme einer neuen technischen Anlage. Für die spätere Einstellung zur Arbeit, zur Organisation und zum Vorgesetzten spielt die Art und Weise der Einführung eine ganz entscheidende Rolle. Zwei Aspekte lassen sich dabei auseinanderhalten:

- **Einarbeitung:** Unter diesem sachbezogenen Aspekt geht es darum, den neuen Mitarbeiter möglichst rasch und gut mit seinen neuen fachlichen Aufgaben vertraut zu machen. Der «Neue» soll seinen Arbeitsplatz möglichst bald und gut ausfüllen.
- **Eingliederung:** Jede Einführung hat auch einen sozialen Aspekt; der «Neue» muß in die Gruppe aufgenommen/integriert werden; er muß die Normen und Rollen innerhalb der Gruppe kennenlernen und seine eigene Rolle definieren.

• Im folgenden werden bestimmende **Etappen der Einführung** unterschieden und besprochen:

- Der Vorbereitung kann folgende Checkliste dienen:
- Liegt eine **Stellenbeschreibung vor?**
- Gibt es ein **Anforderungsprofil?**
- Ist der vorgesehene **Arbeitsplatz** vollständig eingerichtet?
- Sind alle notwendigen **Arbeitsmittel** vorhanden?
- Was muß ich tun, um allfällige fehlende Mittel zu beschaffen?

- Liegt geeignete **Arbeit** (Arbeit, die der neue Mitarbeiter bewältigen kann) **für die ersten Tage** vor?
- Habe ich für den Neuen am **Tag seines Eintritts genügend Zeit** vorgesehen?
- Wer **begrüßt und informiert den Neuen** im Falle meiner unvorhergesehenen Verhinderung?
- Habe ich den betreffenden Mitarbeiter darüber unterrichtet?
- **Sind die Kollegen** über den Eintritt des Neuen **informiert** worden?
- Wo sind **Schwierigkeiten zu erwarten?**
- Wie kann ich ihnen begegnen?
- **Empfang:** In dieser Ersten Etappe der Einführung geht es darum, dem Neuen ein freundliches, persönliches «Willkommen» entgegenzubringen und sich in seine Situation einzufühlen. Um sich die Situation des neuen Mitarbeiters zu vergegenwärtigen, sollte man sich an die eigenen Gefühle und Gedanken am ersten Tag in einer neuen Stelle erinnern. Man versteht dann auch besser, warum sich der Neue unfrei bewegt und ausdrückt, warum seine Reaktionen manchmal geziert, manchmal übertrieben oder hektisch ausfallen, warum schließlich Kleinigkeiten, wie z. B. eine Tasse Kaffee, eine persönliche Bemerkung, eine interessierte Frage, den Bann brechen und die Stimmung verändern können (70).
- Die **Begrüßung bestimmt sehr wesentlich den ersten Eindruck vom neuen Betrieb,** von den neuen Arbeitsgruppen und vom neuen Vorgesetzten. In dieser ersten Etappe geht es auch darum, dem neuen Mitarbeiter eine Vorstellung von **Aufbau und Arbeit des Krankenhauses** zu vermitteln, ihm **seine Funktion im Arbeitszusammenhang** aufzuzeigen, die wichtigsten **Arbeitsregeln und betrieblichen Einrichtungen** vorzustellen.
  Diese erste Information ist für eine reibungslose Einpassung in die neue Arbeitsumgebung von entscheidender Bedeutung. Schließlich soll der Neue allen Mitarbeitern/Kollegen/Vorgesetzten persönlich vorgestellt werden, mit denen er zu tun hat. Folgende Punkte sind in dieser Etappe zu beachten (70):

= Sorgen Sie dafür, daß Sie **rechtzeitig zur Stelle** sind, wenn der Neue eintrifft. Daraus ersieht er, daß er erwartet wird und willkommen ist.
= Begrüßen **Sie den Neuen mit seinem Namen.** Versuchen Sie, einen persönlichen Kontakt herzustellen.
= Machen Sie mit ihm entweder gleich einen **Rundgang** (da lassen sich viele Dinge unmittelbar veranschaulichen) oder bieten Sie ihm einen Stuhl zum Sitzen an.
= Vergewissern Sie sich immer wieder, daß **der Neue wirklich versteht, was Sie sagen,** nicht nur, wenn er Ausländer ist.
= Sprechen Sie zunächst über **Dinge, die unmittelbar mit dem Arbeitsplatz und den Kollegen zu tun haben;** die Pauseneinteilung interessiert den Neuen weit mehr als die Geschichte des Krankenhauses.
= Bringen Sie deutlich zum **Ausdruck, daß man ihn braucht** und daß es Arbeit für ihn gibt; nichts ist deprimierender als das Gefühl, nutzlos zu sein.
= **Überfordern Sie ihn nicht.** Gerade am Anfang erschlägt ihn die Fülle der Eindrücke und Informationen fast und verhindert, daß er diese Neuigkeiten alle verarbeiten kann.

- **Einarbeitung:** Auf den Empfang bzw. die erste Einführung folgt die wichtige Etappe der eigentlichen Einarbeitung des neuen Mitarbeiters. Der Zweck dieser Phase besteht, wie der Begriff sagt, darin, daß der neue Mitarbeiter seine Arbeit kennenlernt und das Wissen und Können erwirbt, das zur selbständigen Ausführung dieser Arbeit erforderlich ist. Um die Aufgaben in dieser Etappe beschreiben zu können, müssen zwei typische Fälle von neuen Mitarbeitern unterschieden werden:

= Fall A: Der Neue bringt für seine Tätigkeit Erfahrungen und/oder Fähigkeiten und Kenntnisse mit, die er im Laufe seiner Ausbildung und/oder an ähnlichen Arbeitsplätzen erworben hat.
= Fall B: Der Neue steht vor einem absoluten Anfang und hat mit dieser Arbeit noch nie etwas zu tun gehabt.

Im Fall A wird es ausreichen, wenn der Neue nach einer gründlichen Einführung an die Arbeit herangeführt und mit den wichtigsten Unterschieden zu seiner früheren Tätigkeit vertraut gemacht wird. Eine instruktive Beratung und begleitende Betreuung durch den Vorgesetzten oder einen dazu bestimmten erfahrenen Mitarbeiter, einen sogenannten «Paten», muß allerdings gewährleistet sein. – Im Fall B des Mitarbeiters ohne Vorerfahrung ist eine eigentliche **Arbeitsunterweisung** notwendig, bei der der Pate ebenfalls eine wichtige Rolle spielt.

Bei dieser Arbeitsunterweisung kommt es in erster Linie auf folgendes an (70):

= Zuerst muß versucht werden, eine **Verständigungsbasis** im Sinne einer gemeinsamen Sprache zwischen beiden Partnern des Anlernprozesses herzustellen. Erst wenn beide mit denselben Worten die gleichen Dinge bezeichnen, kann der Lernprozeß gelingen.
= In der zweiten Phase geht es darum, die **Aufmerksamkeit des Lernenden** zu wecken und zu lenken. Der Instruktor macht vor, zeigt, erklärt – der Lernende beobachtet und prägt sich die wesentlichen Punkte ein.
= Wenn der Instruktor überzeugt ist, daß der Lernende eine Vorstellung von der Arbeitsausführung hat, läßt er ihn **provisorische Arbeit nachmachen.** In dieser Phase hängt vieles davon ab, daß der Instruktor fähig ist, zu kritisieren ohne zu frustrieren.

---

70 vgl. Bosetzky/Heinrich (1980)

= Jetzt wird **das richtige Nachmachen** dadurch **ergänzt,** daß der Lernende die Zusammenhänge richtig erklärt: Er soll sich seiner Handlungen und der wesentlichen Zusammenhänge bewußt werden.
= Die letzte Phase dient der **Übung und Festigung des Gelernten.** Der Instruktor überwacht den Anfänger nicht mehr direkt, sondern verfolgt seine Tätigkeit sozusagen «aus der Ferne».

– **Eingliederung:** Die dritte Etappe der Einführung eines neuen Mitarbeiters umfaßt dessen **Eingliederung in die Gruppe seiner Kollegen.** Diesem Vorgang kommt überaus große Bedeutung zu, weil in den ersten Tagen und Wochen des Wirkens in der neuen mitmenschlichen Umgebung Grundsteine gelegt werden. Grundsteine für die spätere Grundeinstellung zum Betrieb, zum Vorgesetzten und vor allem zu den Kollegen.
Der Vorgesetzte muß versuchen, diesen Prozeß des Hineinwachsens des Neuen in das soziale Gefüge der Gruppe zu fördern, ohne direkt einzugreifen oder sich mittels formaler Autorität störend einzumischen. Erst wenn der neue Mitarbeiter sich als akzeptiert, angenommen, zugehörig empfindet, beteiligt er sich am Leben der Gruppe und ist mit seiner Arbeitssituation zufrieden. Die «alteingesessenen» Mitarbeiter machen es dem «Neuen» oft nicht leicht, auch wenn sie sich darüber oft nicht ganz im klaren sind und es auch gar nicht beabsichtigen (71).
Einerseits wird erwartet, daß der Neue seinen Arbeitsplatz möglichst bald ausfüllt, Kolleginnen und Kollegen je nach Umständen entlastet oder zumindest vor zusätzlichen Belastungen bewahrt; andererseits ist darüber zu wachen, daß durch ihn Arbeitsgewohnheiten, Beziehungen in der Arbeitsgruppe nicht in Frage gestellt werden.
Vorgesetzte müssen sich bewußt sein, daß die Aufnahme in die Gruppe und die damit verbundene Anerkennung, Zugehörigkeit und Sicherheit für einen Neuen außerordentlich wichtig sind. Der Prozeß der Aufnahme läßt sich dadurch erleichtern, indem folgende Punkte beachtet werden (72):

= **Informieren Sie alle Beteiligten rechtzeitig:** Geben Sie die Ankunft des Neuen vorher bekannt, damit sich die Mitglieder der Gruppe darauf einstellen können. Teilen Sie auch einige Einzelheiten zur Person mit, wie Vorbildung und beruflicher Werdegang, ohne damit Vermutungen oder Erwartungen zu wecken, die den Start belasten; Vorschuß-Lorbeeren sind die schwerste Belastung. Dem «Neuen» wird dadurch etwas der Charakter des «Fremden» genommen:

71 vgl. Bordemann (1980)
72 vgl. Golas (1982)

Maßnahme	Zweck und Ziel	Mittel und Methode
Vorbereitung des Personaleinsatzes Motto:	Schaffung organisatorischer Voraussetzungen und personeller Rahmenbedingungen für den Erwerb der Funktionstüchtigkeit «das Notwendige vorfinden»	Stellengenehmigung Stellenbeschreibung Arbeitsplatzeinrichtung Bestimmung des Paten Unterrichtung der Gruppe
Etappe der Einweisung Motto:	Orientierung über wichtige Arbeitsumstände und Bekanntmachung mit den nächsten Bezugspersonen «sich zurechtfinden»	Einführungsgespräch Kollegenvorstellung Abteilungsrundgang Übergabe an Paten
Etappe der Einarbeitung Motto:	Vermittlung von Kenntnissen und Fertigkeiten zum Aufbau der Funktionstüchtigkeit «die Arbeit lernen»	Arbeitsunterweisung Praxisanleitung Routinierung durch Übung Fachunterricht Theorievermittlung
Prozeß der Eingliederung Motto:	Anschluß an und Einbindung in die Gruppe der Kollegen «aufgenommen werden und dazugehören»	Anknüpfung informeller Kontakte Übertragung informeller Pflichten
Abschluß des Personaleinsatzes Motto:	Aufhebung des Anfänger-Status «fest im Sattel sitzen»	Ende der «Schonzeit» normale Belastung und Zuteilung eines Pensums

Abbildung 4/40: Maßnahmen zur Einführung neuer Mitarbeiter (Bordemann)

= **Beauftragen Sie einen erfahrenen Mitarbeiter,** den Neuen als Paten zu betreuen. Er soll sich in den ersten Tagen und Wochen um den Neuen kümmern und ihn insbesondere mit allem bekannt machen, was er wissen muß, um sich im Betrieb bewegen und heimisch fühlen zu können. Informieren Sie den Paten über alle wichtigen Punkte der Biographie des Neuen und verpflichten Sie ihn zur Verschwiegenheit. Vertrauen Sie ihm den neuen Mitarbeiter richtiggehend an.

= **Halten Sie sich als Vorgesetzter in den ersten Tagen bewußt im Hintergrund,** wenn der Neue sich einzuleben beginnt und dabei nach Anknüpfungspunkten für kollegiale Beziehungen sucht. Die verschiedenen Maßnahmen zur Einführung neuer Mitarbeiter finden sich zusammengefaßt in Abb. 4/40 (70):

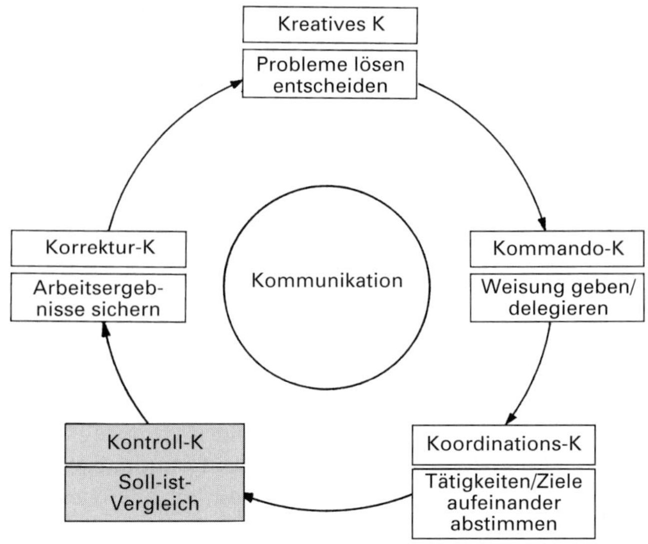

Abbildung 4/41: Kontroll-K

4.4.4 Das Kontroll-K

Das Krankenhaus ist – wie jede Arbeitsorganisation – ein auf die Erreichung von Zielen ausgerichtetes Gebilde. Diese Ziele werden im Prozeß der Willensbildung erarbeitet und in der Phase der Realisation zu verwirklichen versucht. Die im Realisationsprozeß erbrachten **Arbeitsergebnisse** können **infolge von Fehleinschätzungen, unzweckmäßigem Vorgehen** oder **unvorhergesehenen Störeinflüssen von den angestrebten Ergebnissen abweichen.** Diese Abweichungen zu erfassen und zu korrigieren ist notwendig, um die angestrebten Arbeitsergebnisse (Ziele) zu sichern.

Die Phase der Willenssicherung kann somit in zwei Teilphasen unterteilt werden. Kontrolle heißt ermitteln der tatsächlich erreichten Ergebnisse (Ist-Wert) und Vergleichen mit den angestrebten Ergebnissen (Ziel/Soll-Wert), Feststellen von Abweichungen. Korrektur heißt Analyse der Abweichungsursachen und entsprechende Verhaltens-, Situations- und Zielanpassungen. **Die Kontrolle stellt eine Überprüfung bereits erbrachter Ergebnisse** dar und ist damit primär vergangenheitsbezogen; die **Korrektur hingegen beinhaltet Anpassungsmaßnahmen im Hinblick auf künftiges Vermeiden von Abweichungen** und ist damit primär zukunftsorientiert. Endzweck von Kontrolle und Korrektur ist die Steuerung der Arbeitsprozesse. Abb. 4/41 zeigt die Stellung des Kontroll-K innerhalb des Führungskreislaufes.

Bevor eingegangen wird auf die verschiedenen Formen der Kontrolle, einige Gedanken zum Phänomen, daß der Mensch auf Kontrollen im allgemeinen ablehnend reagiert! Die Abneigung gegenüber Kontrollen läßt sich bei den verschiedensten Gelegenheiten beobachten: Bei Paß- und Gepäckkontrollen an der Grenze und auf Flughäfen, bei Fahrscheinkontrollen in öffentlichen Verkehrsmitteln und bei Geschwindigkeitskontrollen auf den Straßen. Bei all diesen «Prüfungssituationen» stellen sich bestimmte Gefühle ein, die eine Mischung aus Furcht, Ärger, Trotz und Zorn bilden und den Vorgang der Kontrolle selber als lästig, ärgerlich oder kränkend empfinden lassen (73).

Die verbreitete Abneigung gegenüber Kontrollen hat auch ihre historischen Wurzeln. Mit der Herkunft des Wortes «Kontrolle» verhält es sich folgendermaßen: Weil die «Gehaltsliste» der mittelalterlichen Landsknechte oft nicht stimmte, sondern «tote Seelen» enthielt, schickte der Kriegsherr, der die Söldnerheere finanzierte, Kommissare zu den Landsknechtführern mit dem Auftrag, die genaue Zahl der Truppen zu ermitteln und dem Landsknechtführer die Gegenliste, die sogenannte «Contre-Rôle» vorzulegen.

Das heutige Wort «Kontrolle» entstand also aus dem «Gegen Register» dessen, der sich versichern wollte, daß er nicht betrogen wurde. Am Anfang der Kontrolle steht so das **Mißtrauen.** Es ist die große Hypothek, die von hier an auf ihr lastet.

• Fragt man nach den **Gründen der negativen Einstellung gegenüber Kontrollen,** so scheinen folgende «Ursachen» im Vordergrund zu stehen:

– **Eingriff in die persönliche Freiheit:** Eine Person, die sich in irgendeiner Form von einer anderen Person abhängig fühlt, muß sich von dieser überwachen, überprüfen, «auf die Finger schauen», lassen. Die Abhängigkeit und die damit verbundene Beschränkung der persönlichen Freiheit bzw. Einengung der Eigenständigkeit wird vom Individuum als bedrohend empfunden. Bei der Selbstkontrolle entfällt diese Wirkung völlig.

73 vgl. Bordemann (1978)

- **Mißtrauen:** Das ursprüngliche Motiv der Kontrolle, nämlich der «Argwohn der Mächtigen gegenüber den unredlichen Abhängigen» spielt bei der Kontrolle durch den Vorgesetzten noch heute mit; dieses Mißtrauen wird als kränkend empfunden. Noch immer gibt es viel «X-Theoretiker» unter den Vorgesetzten, die grundsätzlich davon überzeugt sind, daß der Arbeitswille nachläßt und die Fehler sich häufen, wenn sie den Mitarbeitern den Rücken zuwenden und die «Zügel der Kontrolle» lockern.
- **Sanktionen:** Wenn die Kontrolle für den Mitarbeiter ungünstig ausfällt, stellt dies seine Belohnungen (Anerkennung, Beförderung usw.) in Frage oder zieht sogar unmittelbare Bestrafungen nach sich (Tadel, Versetzung usw.). Darüber hinaus hat sie die Bedeutung eines Mißerfolgserlebnisses. Die Kontrolle wird also auch von daher als bedrohend empfunden.
- **Herrschaft:** Im Wort Kontrolle klingt noch etwas mit, was im englischen Begriff «control» gut zum Ausdruck kommt: «con-trol» bedeutet nicht nur Überwachung und Überprüfung, sondern auch Beherrschung, Macht. Auch dem Sprachgebrauch ist diese Bedeutung nicht fremd: «etwas unter Kontrolle haben» (z. B. den Markt beherrschen), «die Kontrolle (die Beherrschung) verlieren, «außer Kontrolle (außer Rand und Band) geraten». Die ablehnende Einstellung zu Kontrollen hat also auch mit dem Unbehagen gegenüber repressiven Formen der Machtausübung zu tun und ist unter diesem Aspekt als Weigerung zu sehen, sich einer von Menschen beanspruchten Macht zu beugen.
- **Gericht:** Eine Kontrolle wird sehr rasch als «Gerichtssitzung» erlebt, auch wenn sie vielleicht gar nicht als solche gestaltet ist und beeinträchtigt damit das Selbstwertgefühl des Betroffenen in hohem Maße. Selbst wenn dies nicht der Fall ist, fühlt sich der Mitarbeiter durch die Kontrolle als Persönlichkeit in Frage gestellt, weil der Leistung, die ja Gegenstand der Kontrolle ist, in unserer Gesellschaft so hohe Bedeutung zukommt (74).

Diese Überlegungen machen deutlich, daß der Vorgesetzte bei der Ausübung seiner Kontrollaufgabe nicht auf reine Freude und grundsätzliche Zustimmung hoffen kann. Kontrollen werden von den Mitarbeitern entweder als notwendiges Übel betrachtet und widerwillig «Geschluckt» oder als Ausdruck von Mißtrauen, Schikane und repressiver Machtausübung empfunden und innerlich abgelehnt.

• Es drängt sich die Frage auf, ob es möglich ist, die **Notwendigkeit von Kontrollen** so zu begründen, daß diese Ablehnung zumindest teilweise abgebaut wird. Zunächst einmal spielt die «Einstellung» des Vorgesetzten eine ganz entscheidende Rolle.

Im positiven wie im negativen Sinne wird bei Kontrollen das Phänomen der «selbsterfüllenden Vorhersage» in hohem Maße wirksam: Wenn beispielsweise ein Vorgesetzter annimmt, seine Mitarbeiter seien von Natur aus faul und unehrlich (X-Theorie), führt er strenge Kontrollen durch. Die Mitarbeiter «rächen» sich, indem sie sich der Kontrolle entziehen, wo es nur geht und sich vor der Arbeit drücken, sobald die Kontrolle wegfällt (was den Vorgesetzten in seiner negativen Einstellung bestärkt). Den unheilvollen Kreislauf zeigt Abb. 4/42 mit Kontrolle und selbsterfüllender Vorhersage.

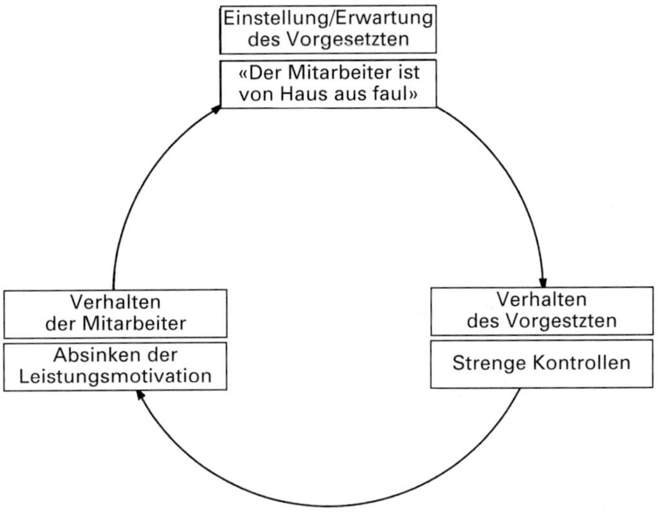

Abbildung 4/42: Kontrolle mit selbserfüllender Vorhersage

• Neben der Einstellung des Vorgesetzten kommt auch pder **Auffassung der Kontrollfunktion** eine große Bedeutung zu. Wird die **Kontrollfunktion des Vorgesetzten als regulierende Funktion** verstanden, so dient sie dazu, den Ablauf von Arbeitsprozessen zu regeln bzw. zu steuern und damit die Arbeitsergebnisse zu sichern. Obwohl diese Auffassung der Kontrollfunktion recht mechanisch ist, so trägt sie doch zu einer Versachlichung des emotional so «heißen» Themas bei. Im Hinblick auf den Zweck der Kontrolle, die Sicherung der angestrebten Ergebnisse, geht es in erster Linie darum, daß die Kontrollfunktion ausgeübt wird; wer sie ausübt, spielt aus der Sicht des Systems, nicht aber aus der Sicht der Mitglieder, eine untergeordnete Rolle. Eine Kontrolle in diesem Sinne dient als:

- **Instrument zur Erfassung des Zielerreichungsgrades:** Soll–Ist-Abweichungen können erfaßt und demzufolge korrigiert werden.
- **Instrument zur rückkoppelnden Information:** Der Mitarbeiter erhält ein Feedback auf sein (Arbeits)-Verhalten (Überlegungen, Entscheidungen, Arbeitsverfahren usw.); er erfährt, wieweit dieses Verhalten zweckmäßig war. Der Vorgesetzte erfährt, wieweit sein (Führungs-)Verhalten (Führungsstil, Entscheidungen, Weisungsform usw.) zweckmäßig war.

---

74 Lattmann (1981)

- **Instrument zur Schaffung von Belohnungsgrundlagen:** Insofern Belohnungen unmittelbar oder mittelbar von der erbrachten Leistung abhängig sind, werden sie durch das Resultat der Kontrolle bestimmt.
- **Instrument zur Schaffung von Beurteilungsgrundlagen:** Ohne Erfassung der Leistungsergebnisse ist keine Beurteilung dieser Ergebnisse möglich.

• Die **Kontrolle der Arbeitsleistung** kann auf unterschiedliche Art und Weise erfolgen. Aufgrund des **Gegenstandes der Kontrolle** lassen sich zunächst Verhaltens- und Ergebniskontrolle unterscheiden.

- **Verhaltenskontrolle:** Das (Leistungs-)Verhalten des Mitarbeiters wird überwacht im Sinne einer Prüfung, wieweit vorgegebene Verhaltensstandards (Regeln, Anweisungen usw.) eingehalten werden.
- **Ergebniskontrolle:** Das Ergebnis des (Leistungs)-Verhaltens wird erfaßt, mit vorgegebenen/vereinbarten Leistungsstandards verglichen und der Grad der Zielerreichung bestimmt.

• Wenn nach dem **Träger der Kontrolle** gefragt wird, können Selbst- und Fremdkontrolle auseinandergehalten werden:

- **Selbstkontrolle:** Die Kontrolle der Arbeitsleistung wird von der Person durchgeführt, die die Leistung erbringt.
- **Fremdkontrolle:** Die Kontrolle wird von anderen Personen vollzogen als denen, die die Leistung erbringen (Vorgesetzter oder spezielle Kontrollinstanzen).

• Eine Kombination der beiden Kriterien **«Gegenstand»** und **«Träger»** ergibt eine Matrix, wie sie in Abb. 4/43 dargestellt ist (75):

Gegenstand der Kontrolle	Träger der Kontrolle	
	Individuum selbst	andere Personen
Ergebnis	1.1	1.2
Verhalten	2.1	2.2

Abbildung 4/43: Kontrollgegenstand und -träger (Steinle)

Die Matrixfelder der ersten Zeile umfassen die ergebnisorientierte Kontrolle, die vom Individuum selbst durchgeführt werden kann (Feld 1.1) oder von anderen Personen durchgeführt wird (Feld 1.2); Zeile 2 umfaßt die verhaltens-orientierte Kontrolle, die wiederum vom Individuum selbst (Feld 2.1) oder von anderen Personen (Feld 2.2) durchgeführt wird.

• **Zentrale Probleme des Kontrollprozesses** sind (74):

- **Zentralisation oder Dezentralisation der Kontrolle?** Soll die Kontrollfunktion an der Spitze der Organisation zusammengefaßt oder soll sie auf allen hierarchischen Ebenen wahrgenommen werden? Diese Frage ist eng mit dem Problem der Selbst- und Fremdkontrolle verbunden. Die Kontroll-Zentralisation an der Spitze entspricht einer extremen Form der Fremdkontrolle; die Überwachung jedes einzelnen Aufgabenträgers durch sich selbst (Kontroll-Dezentralisation) der Selbstkontrolle. – Wie Untersuchungen zeigen, sind Organisationen mit hoher Leistung und Zufriedenheit ihrer Mitglieder durch eine Dezentralisation der Kontrolle über die gesamte Organisationshierarchie gekennzeichnet.
- **Verhaltens- oder Ergebniskontrolle?** Was soll kontrolliert werden: das Leistungsverhalten oder das Ergebnis des Leistungsverhaltens? Im Hinblick auf den primären Zweck der Kontrolle (Sicherung der Arbeitsergebnisse) ergibt sich als grundlegende Anforderung die Ausrichtung des Kontrollprozesses am Leistungsergebnis und nicht am Verhalten, das zu diesem Ergebnis führt (erst der Vergleich des gesetzten Zieles mit dem erbrachten Ergebnis vermag etwas über die Effizienz des Verhaltens auszusagen).
Aber nicht nur im Hinblick auf den primären Zweck der Kontrolle steht das Ergebnis im Vordergrund: Wie bei der Besprechung des Motivationsprozesses gezeigt wurde, ist (Leistungs-Verhalten) nicht an der Einhaltung von Regeln orientiert (was Gegenstand der Verhaltenskontrolle wäre), sondern auf die Erreichung von Zielen gerichtet. Auch die Erkenntnisse der Motivationsforschung sprechen daher eindeutig für eine Ergebniskontrolle.
Andere Forschungsresultate zeigen, daß Ergebniskontrollen vor allem den Bedürfnissen der Gesamtorganisation dienen, während Verhaltenskontrollen hauptsächlich den unterschiedlichen Bedürfnissen der einzelnen Vorgesetzten unterworfen ist. Auch das spricht für eine konsequente Orientierung an Ergebnissen. Schließlich soll nochmals betont werden, daß Ergebniskontrolle auch deshalb grundsätzlich vorzuziehen ist, weil sie die Eigenständigkeit des Mitarbeiters in der Realisation nicht einengt.
Eine Verhaltenskontrolle ist dort zweckmäßig, wo sie Ausbildungszwecken dient. Sie ist zudem nicht zu vermeiden, wenn die Arbeitsleistung in der Durchführung von Verrichtungen, z. B. Überwachung der vitalen Körperfunktionen, besteht. Ein Vorteil der Verhaltenskontrolle besteht darin, daß Fehler bei der Aufgabenerfüllung frühzeitig erkannt und korrigiert werden können. Ein regulierender Eingriff in den Realisationsprozeß ist jedoch, wegen den damit verbundenen negativen Wirkungen, nur bei schwerwiegenden und deutlich erkennbaren Fehlentwicklungen zu befürworten.

75 vgl. Steinle

- **Wer legt den Kontrollstandard fest?** Der **Mitarbeiter selbst, die Arbeitsgruppe** oder **der Vorgesetzte?** Wird der Mitarbeiter maßgeblich an der Festlegung des Kontrollstandards beteiligt, so wird er sich eher mit ihm identifizieren und sein Verhalten eher selbständig an ihm ausrichten; er wird mehr leisten und zufriedener sein.
  Eine Festlegung des Kontrollstandards durch die Arbeitsgruppe führt ebenfalls zu hoher Leistung und Zufriedenheit (bei hoher Kohäsion und akzeptierter hoher Leistungsnorm). Wird der Standard jedoch nur durch den Vorgesetzten festgelegt, so ergeben sich erhebliche Durchsetzungsschwierigkeiten: Widerstandsverhalten, Manipulation von Informationen über Arbeitsergebnisse, was «scharfe» Überwachung notwendig macht, die mit hohen Kosten und hoher Unzufriedenheit verbunden ist.
- **Selbst- oder Fremdkontrolle?** Wer soll die Kontrolle durchführen: der Mitarbeiter oder der Vorgesetzte? **Die Selbstkontrolle weist eine Reihe bedeutender motivationaler Vorteile auf:** Durch die Feststellung des Zielerreichungsgrades erhält der Mitarbeiter eine direkte Rückmeldung über die Wirksamkeit seines Handelns; dies führt zu einer starken inneren Beteiligung am Erfolg bzw. Mißerfolg. Abweichungen von Ergebnis und Standard bewirken charakteristische Änderungen im Verhalten; realistischere Ausrichtung, ausgeprägte Zielorientierung und starke Anstrengungen, das gesetzte Ziel zu erreichen. Diese Änderungen erfolgen jedoch nur dann, wenn der Vergleich zwischen Ergebnis und Standard selbst durchgeführt wird.
  Auf die **Fremdkontrolle durch den Vorgesetzten** kann jedoch nicht völlig verzichtet werden, weil **beim Mitarbeiter die Tendenz besteht, das erbrachte Leistungsergebnis zu überschätzen.** Dem steht allerdings entgegen, daß eine reine Fremdkontrolle durch den Vorgesetzten eher zu einer Unterschätzung der Leistungsergebnisse des Mitarbeiters führt.
  Auf die negativen Wirkungen der Fremdkontrolle auf die Zufriedenheit wurde bereits hingewiesen. Grundsätzlich sollte überall, wo es die Leistungsbereitschaft und -fähigkeit des Mitarbeiters zuläßt, eine weitgehende Selbstkontrolle angestrebt werden; diese ist nicht nur mit erhöhter Leistungsmotivation, sondern auch mit höherer Zufriedenheit verbunden.
- Ein differenziertes Bild des Mitarbeiters als eines Trägers «höherer» Bedürfnisse (nach Leistung, Achtung, Selbstentfaltung) fordert den Einsatz und die Förderung der Selbstkontrolle. Fremdkontrolle ist nur insoweit berechtigt, als sie dazu dient, dem Mitarbeiter zu einer realistischen Einschätzung seines Leistungsergebnisses zu verhelfen.

In Form der «Methode der Kritischen Ereignisse» kann die Fremdkontrolle diesen Zweck am ehesten erfüllen: der Vorgesetzte beobachtet das Leistungsverhalten seiner Mitarbeiter in bezug auf gesetzte Standards; hierbei werden **«kritische Vorfälle» vermerkt,** um sie dann zur Ergänzung der Selbstkontrolle dem Mitarbeiter vorzulegen. Durch die Kombination von Selbstkontrolle und der «Kritischen Vorfall-Methode» kann eine frühzeitige und eigeninitiative Anpassung des (Leistungs)-Verhaltens erfolgen. Auch, und vor allem, der Mitarbeiter, der sich selbst kontrolliert, hat das Bedürfnis nach rückkoppelnder Information, wie seine Leistung von seinem Vorgesetzten bzw. von seiten der Organisation beurteilt wird. Diesem Bedürfnis wird mit der Leistungsbeurteilung entsprochen.

Einen Vergleich verschiedener Formen der Fremdkontrolle aufgrund der Kriterien Kontrolldistanz, Kontrollaufwand und Kontrollobjekt zeigt Abb. 4/44 in tabellarischer Form (75).

Betrachtet man die Praxis der Verlaufs- und Ergebniskontrolle auf einer Pflegestation, so zeigt sich aufgrund von Untersuchungen, daß die Verlaufskontrolle im allgemeinen recht gering ist (76). So antworteten auf die Frage nach der Häufigkeit von Kontrollen nur 6% mit sehr häufig, 28% mit gelegentlich, 45% mit selten und 17% mit nie. Nur 19% geben an, das Gefühl, sich kontrolliert zu fühlen, sei ihnen lästig und unangenehm.

Auf die Frage nach den häufigsten Kontrollpersonen wurde die Stationsschwester mit Abstand an erster Stelle genannt (42%), gefolgt von «anderen Schwestern» (16%) und von Ärzten (12%). Im weiteren zeigt sich, daß in Krankenhäusern mit vorwiegend besser qualifizierten Stationen mehr pflegerische Tätigkeiten in ihrem Ablauf schriftlich geregelt sind, so daß somit Selbstkontrolle einerseits, Kontrolltransparenz andererseits besser gewährleistet sind.

Die befragten Stationsärzte und Medizinalassistenten geben recht häufig an, selbst in wichtigen Aufgaben nur gelegentlich, selten oder nie kontrolliert zu werden. Siehe Schema: Kontrollhäufigkeit durch übergeordnete Aerzte (76). Abb. 4/45 zeigt die Kontrollhäufigkeit durch übergeordnete Ärzte (N / Anzahl = 26).

Zusammenfassend ist festzuhalten, daß auf Stationen, sowohl im ärztlichen wie pflegerischen Berеich, ein «Kontrollvakuum» besteht; daß zumindest in der Krankenpflege die Stationsschwester allein über den Weg der Ergebnisprüfung von ihrem Kontrollvorrecht Gebrauch macht. Die Kontrollintensität korreliert zwar positiv mit der Stationsqualität, aber bei einem Teil der Betroffenen (insbesondere Pflegeschülerinnen und -schüler sowie Medizinalassistenten) besteht in allen Krankenhäusern ein Unbehagen hinsichtlich mangelnder Anleitung und Kontrolle.

76 Bordemann (1978)

Kriterien zur Einteilung von Kontrollmaßnahmen	Beispiele für einzelne Kontrollformen		
1. Kontrolldistanz = relative Nähe des Vorgesetzten zur Gruppe und relative Dauer der Anwesenheit im Kontrollfeld	Vorgesetzter ist physisch anwesend und zeitlich verfügbar	Vorgesetzter ist räumlich nah, aber zeitlich belastet	Vorgesetzter ist räumlich, zeitlich und hierarchisch weit weg
	Augenkontrolle Direktaufsicht regulierende Eingriffe	Stichproben Ergebniskontrollen Rücksprachen	statistische Kontrollen Berichtswesen Zielkontrolle hierarchische Kontrollen durch beauftragte Personen
2. Kontrollaufwand = relative Vollständigkeit, Intensität und Striktheit der überwachenden und regulierenden Maßnahmen des Vorgesetzten	Vorgesetzter strebt lückenlose Überwachung und intensive Dauerkontrolle an	Vorgesetzter übt umfassende Kontrolle mit Unterbrechungen und Lücken aus	Vorgesetzter macht Stichproben und kontrolliert punktuell
	verschärfte Dienstaufsicht strenge Überwachung hoher Kontrollaufwand	systematische und periodische Überprüfung Turnuskontrollen mittlerer Kontrollaufwand	sporadische Kontrolle kollegiale Inspektion geringer Kontrollaufwand
3. Kontrollobjekt = Gegenstand und Zeitpunkt des regulierenden Eingriffs im Hinblick auf die beabsichtigte Wirkung	Vorgesetzter greift dann regulierend in den Arbeitsablauf ein, wenn ihm Fehler und Abweichungen vom Soll auffallen	Vorgesetzter greift nur in Vollzug ein, wenn Mitarbeiter durch Rückmeldungen Abweichungen anzeigt und macht sonst Ergebniskontrollen	Vorgesetzter respektiert Handlungsspielraum des Mitarbeiters und macht nur Erfolgskontrollen
	laufende Überwachung korrigierende Eingriffe Prozeßkontrolle	Stichproben «Aussteuern von Abweichungen» Handlungsspielraum innerhalb von Fehlergrenzen oder methodischen Normen	Endkontrolle Berichterstattung durch den Beauftragten

Abbildung 4/44: Formen der Fremdkontrolle (Bordemann)

Bereiche	immer oder häufig	gelegentlich	selten oder nie
Diagnostik	19	3	4
Therapie	16	5	5
Eingriff auf Station	9	7	10
Krankengeschichte	3	4	19
Arztbriefe	15	2	9

Abbildung 4/45: Kontrollhäufigkeit

Diese Ausführungen lassen eine eigenartige Bilanz erkennen: Während diejenigen Aspekte des Stationsbetriebes, die uns heute als wenig rationale Relikte lang geübter «Meisterwirtschaft» erscheinen, in der funktionellen Pflege noch immer relativ stark ausgebildet sind (Privilegien der Arbeitssituation, Abhängigkeit des Arbeitsstils von Vorgesetzten, familiäre Umgangsformen wie Duzen, feste Sitzordnung beim Essen u. a.), bleiben effizienzsteigende und versachlichende Maßnahmen wie schriftliche Regelungen, Fehlerkontrollen, erhöhte Informationsverteilung auf den untersuchten Stationen zum größten Teil unterentwickelt (77).

• Die Kontrolle ist im Hinblick auf die **Sicherung der Arbeitsergebnisse** eine nicht zu umgehende Maßnahme. Es kann sich also nur darum handeln, ihre ungünstigen Wirkungen so weit wie möglich zu vermeiden. Vorgesetzte, welche die heikle Führungsaufgabe «Kontrollieren» (im Sinne der Fremdkontrolle) zu bewältigen haben, beachten folgende Punkte:

- **Betrachten Sie Ihre (Fremd-)Kontrolle als Feedback für den Mitarbeiter.** Ihre Kontrolle ist nur berechtigt, wenn sie ihm zu einer realistischeren Einschätzung seiner Leistung verhilft. Verwenden Sie hierzu die Critical-Incident-Methode.
- **Kontrollieren Sie in erster Linie die Erreichung von Arbeitsergebnissen** und nicht das Arbeitsverhalten Ihrer Mitarbeiter. Greifen Sie nur bei schwerwiegenden und deutlich erkennbaren Fehlern in den Arbeitsprozeß der Mitarbeiter ein.
- **Fördern und fordern Sie die Selbstkontrolle Ihrer Mitarbeiter.** Sie selbst werden dadurch entlastet; die Mitarbeiter sind zufriedener und strengen sich mehr an, die gesetzten Ziele zu erreichen.

77 vgl. Siegrist (1978)

- **Vereinbaren Sie mit Ihren Mitarbeitern Leistungsstandards.** So lassen sich unrealistische Standards (Unterforderung, Überforderung) vermeiden. Vereinbarte Standards führen zu hoher Leistung und Zufriedenheit.
- **Kontrollieren Sie individuell.** Passen Sie die Kontrollform dem einzelnen Mitarbeiter an, entsprechend seiner Selbständigkeit, Gewissenhaftigkeit, Empfindlichkeit, seinen Gewohnheiten, Fähigkeiten, usw. Die Kontrolle darf den Arbeitsablauf nicht stören; sie darf keine Inspektion sein.
- **Kontrollieren Sie offen.** Der Mitarbeiter soll wissen, daß er kontrolliert wird. Heimliche Überwachung wird als Spionage, als Ausdruck mangelnden Vertrauens empfunden.

Auf Fremdkontrollen durch den Vorgesetzten kann nicht gänzlich verzichtet werden. Ebenso wichtig aber ist es, daß die Zusammenarbeit zwischen Vorgesetzten und Mitarbeitern auf gegenseitigem Vertrauen beruht. Deshalb kann der altbewährte Satz von Lenin «Vertrauen ist gut – Kontrolle ist besser» umgekehrt und festgestellt werden «Kontrolle ist gut – Vertrauen ist besser». In einer Atmosphäre gegenseitigem Mißtrauens kann keine Freude an der Arbeit, kein wirkliches Engagement aufkommen. Wo die zwischenmenschlichen Beziehungen von Mißtrauen geprägt sind, ist keine fruchtbare Zusammenarbeit, keine offene Kommunikation möglich.

Ein Vorgesetzter, der seinen Mitarbeitern nicht traut und sie deshalb «Schritt auf Tritt» beobachtet und überwacht, hat einen ganz wichtigen Führungsgrundsatz nicht begriffen: «Gegenseitiges Vertrauen ist die Voraussetzung und tragende Grundlage einer fruchtbaren Zusammenarbeit und damit einer erfolgreichen Führung. Es muß bewußt und konsequent gefördert werden (78).

• Um **Klarheit über das eigene Kontrollverhalten** zu gewinnen, sollten sich Vorgesetzte von Zeit zu Zeit die folgenden Fragen stellen:

- **Sind die Kontrollen, die ich durchführe, notwendig?** Sollte ich mehr kontrollieren?
- **Führe ich in meinem Zuständigkeitsbereich die erforderlichen Kontrollen auf zweckmäßige Weise durch?**
- **Gehe ich allzusehr auf Einzelheiten ein?** Oder neige ich im Gegenteil dazu, den Dingen ihren Lauf zu lassen?
- **Könnte ich vielleicht gewisse Kontrollen vereinfachen?** Könnte ich eine Kontrolle, die als unangenehm empfunden wird, durch eine angenehmere ersetzen?
- **Habe ich meine Mitarbeiter genügend zur Selbstkontrolle angeregt?**

• **Das Ziel ist Selbstkontrolle!** Die Bedeutung der Selbstkontrolle bzw. der Selbststeuerung soll anhand von drei Thesen deutlich gemacht werden:

- **These 1: Vorgesetzte sind auf die Selbststeuerung ihrer Mitarbeiter angewiesen.** In einem qualifizierten Leistungszusammenhang, wie ihn das Krankenhaus darstellt, ist der Vorgesetzte je länger je mehr auf das selbständige Funktionieren seiner Mitarbeiter angewiesen, und zwar nicht bloß auf ihre fachliche Qualifikation, sondern auch darauf, daß sie ihr Verhalten selbst kontrollieren und steuern.
- **These 2: Selbststeuerung hilft gegen Arbeitsüberlastung.** Unzählige Vorgesetzte und Mitarbeiter klagen über zuviel Arbeit und Streß. Streß resultiert zu einem guten Teil aus der Unfähigkeit, die Mitarbeiter zu selbständiger Aufgabenerfüllung und damit auch zur Selbststeuerung zu motivieren. Gegen Arbeitsüberlastung kann man selbst nur eines tun: sich Maßnahmen zur Selbststeuerung überlegen. Das heißt: das eigene Arbeitsverhalten kritisch überprüfen und korrigieren.
- **These 3: Selbststeuerung fördert die Leistungsmotivation.** Der Mitarbeiter möchte nicht nur als Objekt fremdbestimmt und zum bloßen Gegenstand von Kontrollen gemacht werden. Er strebt vielmehr danach, als Subjekt seine Arbeit selbst zu kontrollieren, selbst zu steuern. Wird diesem Bedürfnis entsprochen, erhöht sich die Selbstverantwortung, die Zufriedenheit und der Leistungseinsatz.

• **Das Ziel aller regulierenden und kontrollierenden Maßnahmen ist somit immer die Selbstkontrolle des Ausführenden.** Wer sein eigenes Arbeitsverhalten überhaupt nicht oder nur sporadisch überprüft, braucht sich nicht zu wundern, wenn sich nicht Wesentliches ändert. Selbstkontrollen haben nur dann eine starke Wirkung, wenn sie täglich, wöchentlich, monatlich, vierteljährlich und jährlich erfolgen. Dabei sind es immer dieselben fünf Fragen, von denen man sich bei der Selbstkontrolle leiten läßt; die gleichen Fragen übrigens, die auch bei der Fremdkontrolle maßgebend sind:

- Welche **Ergebnisse** wurden erzielt? – Welche Ergebnisse hätten erzielt werden sollen?
- Wo, wann, wie sind **Abweichungen vom angestrebten Ergebnis** aufgetreten? – Weshalb? Welche Konsequenzen ergeben sich daraus für die Planung des nächsten Zeitabschnitts?
- Wo, Wann, Wie sind unvorhergesehene **Schwierigkeiten** aufgetreten? Warum? Wie können sie behoben werden?

  Wurden die **Zeiten für Vorgesehenes und Unvorhergesehenes** richtig eingeschätzt? – Wenn nein, was ist zu ändern?

78 Schweizerischer Bundesrat

• Bevor auf die verschiedenen Kontrollformen näher eingegangen wird, noch eine grundsätzliche Bemerkung zu den Zeiträumen, die überprüft werden: Je größer die zu überprüfenden Zeiträume sind, desto:

- **klarer lassen sich bestimmte Tendenzen/**Entwicklungen und Grundprobleme **erkennen**
- **mehr Distanz** besteht aber auch **zu den konkreten Arbeitssituationen,** die in ihrer Gesamtheit die großen Linien prägen. Die täglichen und wöchentlichen Kontrollaufzeichnungen sind deshalb als Grundlage für Kontrollen von größeren Zeiträumen unerläßlich.

• **Tageskontrolle:** Dem täglichen Soll-Ist-Vergleich kommt besondere Bedeutung zu. Jeder Mitarbeiter und (vor allem) jeder Vorgesetzte sollte sich jeden Abend einige Minuten der Kontrolle seiner Tagesergebnisse widmen. Dabei können folgende Testfragen als Hilfe dienen:

- Welche Tätigkeiten waren für heute vorgesehen? Welche **Ziele** wollte ich heute **erreichen?**
- Welche vorgesehenen Tätigkeiten wurden erfolgreich ausgeführt? Welche gesetzten **Ziele** wurden **erreicht?**
- Bei welchen Tätigkeiten sind **Abweichungen vom angestrebten Ergebnis** aufgetreten? Wo, Wann, Wie sind Fehler gemacht worden? Warum? Welche Möglichkeiten bestehen, diese zu korrigieren?
- Welche **unvorhergesehenen Tätigkeiten wurden ausgeführt?** Warum? Waren sie notwendig? War es notwendig, sie gerade heute zu verrichten?
- Welche **vorgesehenen Tätigkeiten wurden nicht ausgeführt?** Warum nicht? (Versäumtes vermerken und nachholen)
- Welche **Störungen/Unterbrechungen/Schwierigkeiten sind aufgetreten?** Warum? Konsequenzen?
- Habe ich die **Zeiten für Vorgesehenes und Unvorhergesehenes richtig eingeschätzt?** Wenn nein: Konsequenzen?

Die Antworten auf diese Fragen liefern wertvolle Informationen für die Planung des weiteren Arbeitsverlaufs bzw. des nächsten Tages: neue Zielsetzungen, Weisungen, Termine usw.

• **Wochenkontrolle:** Eine Woche ist leicht überblickbar und doch so lang, daß sich Fortschritte und größere Schwierigkeiten erkennen lassen. Testfragen zur wöchentlichen Selbstkontrolle sind:

- Welche **Arbeitsergebnisse** wurden erzielt? – Welche Arbeitsergebnisse hätten erzielt werden sollen?
- Wo, wann, wie sind **Abweichungen vom erwünschten Ergebnis** aufgetreten? Warum? Welche Konsequenzen ergeben sich daraus für die Planung der nächsten Woche?
- Welche **unvorhergesehenen Schwierigkeiten** sind aufgetreten? Warum? Wie können sie behoben werden?
- Wurden die **Zeiten für Vorhergesehenes und Unvorhergesehenes** richtig eingeschätzt? Wenn nein: Was ist zu ändern?

• **Monatskontrolle:** Monatskontrollen sollten einen stichwortartigen Bericht über die «gegenwärtige Lage», über größere Schwierigkeiten und wesentliche Fortschritte ermöglichen. Darin sollte alles festgehalten werden, was für die Planung des folgenden Monats wesentlich ist. Als Grundlage dienen in erster Linie die wöchentlichen Kontrollaufzeichnungen, in heiklen Punkten auch die täglichen Notizen. Durch sogenannte **Monats-Kontroll-Listen** läßt sich der Zeitaufwand beträchtlich vermindern. Die Listen sollten auf den betreffenden Arbeitsbereich bzw. die spezifischen Probleme zugeschnitten sein.

• **Vierteljährliche Kontrolle:** Aufgrund der vierteljährlichen Kontrolle, welche die Auswertung der letzten drei Monatsberichte beinhaltet, soll festgestellt werden, ob der «richtige Kurs» zur Erreichung der Jahresziele eingeschlagen ist. Allfällige Kursabweichungen können erkannt und erforderliche Kurskorrekturen vorgenommen werden. Besonders fruchtbar ist diese Form von Selbstkontrolle dann, wenn sie gemeinsam mit den Mitarbeitern vorgenommen wird. Dann können auch die Ziele für die nächste Vierteljahresperiode gemeinsam vereinbart und entsprechende Pläne ausgearbeitet werden. Im Hinblick auf die Jahreszielsetzung wird festgelegt, welche Prioritäten im nächsten Quartal zu setzen, welche Neuerungen einzuführen und welche Mängel auszumerzen sind.

• **Jahreskontrolle:** Anhand der Jahreskontrolle werden langfristige Ziele/Aufgaben/Programme auf ihre Erfüllung hin überprüft! Indem «ich mein Arbeits- bzw. Führungsverhalten alljährlich grundsätzlich hinterfrage/überprüfe, verhindere ich ein unmerkliches Nachlassen meiner Leistungen und ein Verfestigen von unerwünschten Verhaltensmustern». Grundlage für die Jahreskontrolle sind die monatlichen und vierteljährlichen Aufzeichnungen: Aus ihnen ist ersichtlich, «was war»; daraus zeichnet sich eine gewisse Tendenz ab, «was kommt» oder «kommen sollte».

4.4.5 Das Korrektur-K

In der Phase der Willenssicherung folgt auf die Kontrolle die Korrektur. An ihr wird die grundlegende Ausrichtung der Willenssicherung deutlich: Nicht das Feststellen von vergangenen Leistungen steht im Mittelpunkt, sondern die zielorientierte Anpassung des (Leistungs-) Verhaltens, um künftig gute Leistungsergebnisse und hohe Zufriedenheit zu erzielen. Abb. 4/46 zeigt diese bedeutungsvolle Phase innerhalb des Führungs-Kreislaufes.

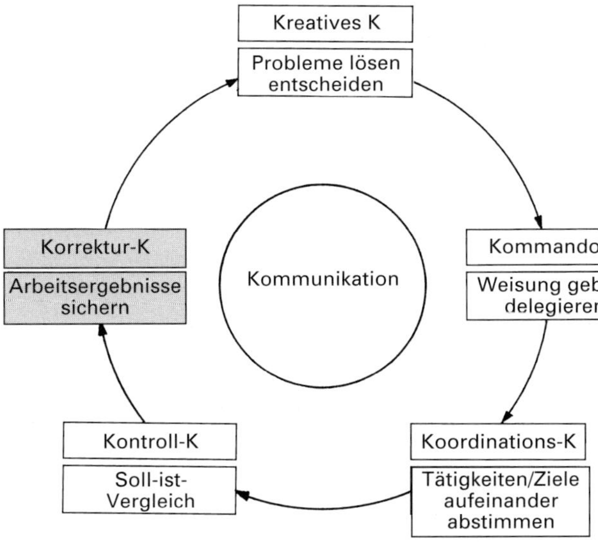

Abbildung 4/46: Korrektur-K

- **Vergleich Leistungsergebnis – Leistungsziel:** Geht man davon aus, daß im Kontrollprozeß ein Vergleich zwischen Leistungsergebnis (Ist-Wert) und Leistungsziel bzw. -standard (Soll-Wert) stattfindet, dann kann dieser Soll-Ist-Vergleich grundsätzlich auf zwei Arten ausfallen:

– **Soll-Ist-Übereinstimmung:** Das Arbeitsergebnis entspricht dem vereinbarten Standard; das Ziel wurde erreicht. Ein solcher (positiver) Ausgang des Soll-Ist-Vergleichs darf nicht einfach als selbstverständlich hingenommen werden, sondern verdient eine ausdrückliche Feststellung und Anerkennung. Erfolgserlebnisse steigern die Selbstsicherheit und Zufriedenheit und stärken das Leistungsbedürfnis. Werden ausschließlich Mißerfolge erfaßt und thematisiert, so sinkt das Selbstvertrauen; der Mitarbeiter wird sein Verhalten auf das Vermeiden von Mißerfolgen ausrichten (Mißerfolgs-Orientierung), statt auf das Erzielen von Erfolgen (Erfolgs-Orientierung). Mißerfolgsorientierung aber hat eine Herabsetzung des Anspruchsniveaus und der Kreativität zur Folge.

– **Soll-Ist-Abweichung:** Das Arbeitsergebnis entspricht nicht dem vereinbarten Standard. Grundsätzlich kommen natürlich sowohl positive wie auch negative Abweichungen vor, also sowohl ein Überschreiten als auch ein Nicht-Erreichen des gesetzten Zieles. Während positive Abweichungen nicht korrigiert, sondern anerkannt bzw. verstärkt werden sollen, ist bei negativen Abweichungen das Gegenteil der Fall. Auch ein solcher (negativer) Ausgang des Soll-Ist-Vergleichs darf nicht einfach übergangen werden, sondern soll den Gegenstand von Kritik bilden.

Die durch die Abweichung und Kritik hervorgerufenen Mißerfolgserlebnisse können (und sollen) aber dadurch aufgefangen werden, daß die ungenügende Leistung nicht bloß festgestellt wird, sondern gleichzeitig Wege zu ihrer Verbesserung gesucht werden.

Soll-Ist-Übereinstimmungen und positive Abweichungen erfordern keine Korrektur des Verhaltens, sondern dessen Wiederholung; negative Soll-Ist-Abweichungen dagegen machen korrigierende Anpassungen notwendig. Mit dem Ausdruck «Korrektur» wird also eigentlich nur eine von zwei möglichen Konsequenzen angesprochen. Dieser Fehler soll korrigiert werden, indem dem wichtigen Thema Anerkennung im folgenden die Beachtung geschenkt wird, die es verdient.

- **Anerkennung und Kritik** sind zwei Formen, auf die Arbeit des Mitarbeiters zu reagieren. Bevor auf diese Formen näher eingegangen wird, werden zur Bedeutung solcher «Feedbacks» einige grundlegende Gedanken gemacht. Jeder ist auf Feedbacks angewiesen. Führung ist ein kommunikatives Geschehen, das sich zwischen Vorgesetzten und Mitarbeitern abspielt: «Ich erfahre dein Verhalten – du erfährst mein Verhalten; dein Verhalten kann ich sehen; deine Erfahrung aber kann ich nicht sehen (ich weiß also nie genau, wie du mein Verhalten auffaßt); was ich sehen, hören oder spüren kann, ist: wie du auf mein Verhalten reagierst (wenn du reagierst); deine Reaktionen sind das einzige, woran ich, wenigstens ansatzweise, erkennen kann, wie mein Verhalten auf dich wirkt. Hält der Vorgesetzte mit solchen Reaktionen zurück, dann:

– **weiß der Mitarbeiter nicht, woran er ist:** Ob sein Chef mit ihm zufrieden ist oder nicht. Unsicherheit aber verhindert gezielten Kräfteeinsatz;
– **ist keine lebendige wechselseitige Beziehung möglich:** Reagieren ist eine Form von Geben. Lebendigkeit erhält sich nur im wechselseitigen Geben und Nehmen;
– **stirbt die Spontaneität:** Spontanes Agieren setzt spontanes reagieren voraus;
– **kann der Mitarbeiter sein Verhalten nur schwer korrigieren:** Oft weiß man selbst nicht, was falsch gemacht wurde, und können es darum auch nicht besser machen;
– **wird dem Mitarbeiter ein Mittel zur Selbsterkenntnis vorenthalten:** Deine Reaktionen geben mir Aufschluß über mich selbst;
– **fehlt dem Mitarbeiter ein richtiger Maßstab:** «Deine Reaktionen liefern mir Kriterien, nach denen ich mein Verhalten beurteilen kann»;
– **stirbt die Kreativität:** «Wenn meine Ideen ohne Resonanz bleiben, werden sie mit der Zeit immer seltener»; Reaktionen stimulieren, fehlende Reaktionen frustrieren;
– **sinkt die Leistungsmotivation:** Wer auf seine Arbeit bzw. «Aktion» keine Reaktion erhält, beginnt am Nutzen dieser Arbeit zu zweifeln;
– **sinkt die Arbeitsleistung:** Untersuchungen haben ergeben, daß die Mitarbeiter lieber noch Nörgeln ertra-

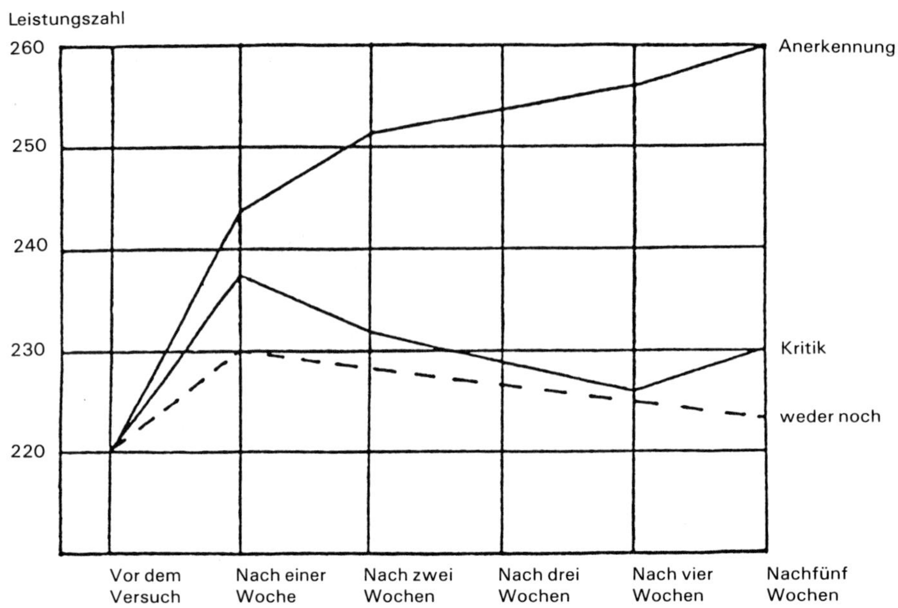

Abbildung 4/47: Rückmeldung und Arbeitsleistung (Infoteam)

gen als in einer kalten, ihnen unheimlichen Atmosphäre zu arbeiten, wo menschliche Reaktionen ganz ausbleiben. Aber die Mitarbeiter sind nicht nur zufriedener, wenn sie Reaktionen auf ihre Arbeit erhalten, sondern sie leisten auch mehr. Das kommt im der Abb. 4/47 mit dem Ergebnis entsprechender Untersuchungen über Rückmeldung und Arbeitsleistung klar zum Ausdruck (79).

Menschen sind auf Reaktionen (Rückmeldungen) ihrer Umgebung angewiesen. Wer vom andern keine Reaktionen bekommt, hat das Gefühl, für diesen gar nicht zu existieren (vom anderen «wie Luft» behandelt zu werden, ist so ziemlich die schlimmste Strafe). Den anderen achten heißt: auf sein Dasein reagieren. Und zwar reichen heimliche Feedbacks nicht aus. Ob wir wollen oder nicht, immer reagieren wir in irgendeiner Form auf unsere Umgebung, auch wenn diese Reaktion nur in einem erhöhten Puls oder einem Kratzen am Kopf besteht. Nicht selten erheben Menschen, bewußt oder unbewußt, den anderen gegenüber die Forderung, daß sie doch fähig sein müßten, solche heimliche Reaktionen wahrzunehmen und richtig zu deuten: «Der müßte doch spüren, daß ich mit ihm zufrieden bin». Eine solche Forderung aber ist einfach eine massive Überforderung.

Sicher ist es wichtig, die Sensitivität für solche nonverbalen Reaktionen bei sich selbst und anderen zu schulen und zu vergrößern (viele Probleme in der zwischenmenschlichen Kommunikation lassen sich auf mangelnde Sensitivität zurückführen). Aber nicht nur beim «Nehmen» (Empfangen) von Feedbacks ist anzusetzen, sondern auch im Geben von Feedbacks.

• **Es genügt** also **nicht, daß Vorgesetzte Eindrücke von der Arbeit ihrer Mitarbeiter** machen, und diese schweigend **mit sich herumtragen.** Mitarbeiter möchten wissen, worin diese Eindrücke bestehen. Sie haben Anspruch darauf, es zu wissen. Wer einzig auf das Spüren angewiesen ist, ist auf die Dauer überfordert und neigt dazu, die Informationslücken auf seine ihm eigene Art zu schließen. Verbale Feedbacks sind notwendig.

• Werden Anerkennung und Kritik als Führungsinstrumente innerhalb einer Organisation eingesetzt, so werden sie als Mittel gesehen, um bestimmte Ziele der Organisation zu erreichen. Diese Ziele können sich sowohl auf die Leistung wie auf die Zufriedenheit der Mitarbeiter beziehen. Will man Anerkennung und Kritik in diesem Sinne einsetzen, so sollte man wissen, wie sie auf menschliches Verhalten wirken, um nicht mit unvorhergesehenen Folgen konfrontiert zu werden. Grundsätzlich lassen sich folgende Wirkungen bzw. Funktionen dieser beiden Formen von Rückmeldungen unterscheiden (80):

– **Informationsfunktion:** Anerkennung und Kritik fungieren als Informationen, die darüber Auskunft geben, wie weit ein Ist-Zustand vom erwünschten Soll-Zustand noch entfernt ist. Allein das Aufzeigen einer solchen Entfernung kann schon motivierende Wirkung haben; auf jeden Fall aber bewirkt es eine Klärung. Anhand von Anerkennung und Kritik erfährt der einzelne, was von ihm erwartet wird und ob das (Leistungs-) Verhalten, das er gezeigt hat, den Erwartungen entspricht. Die Kenntnis dessen, was als

79 Infoteam (1975)
80 vgl. Neuberger (1973). Rosenstiel (1974)

Ergebnis erwartet wird, wirkt sich auf Leistung und Zufriedenheit positiv aus.

- **Lernfunktion:** Lob und Tadel sind seit alters her klassische Instrumente der Erziehung, denen auch in modernen psychologischen Lerntheorien erhebliche Bedeutung beigemessen wird. Dies gilt insbesondere für die Theorie des Lernens am Erfolg: Führt ein Verhalten zum Erfolg, beispielsweise bemüht sich jemand aktiv um die Lösung eines Problems und erhält dafür Anerkennung, so wird er dazu tendieren, dieses Verhalten in Zukunft beizubehalten. Die positive Folge eines Verhaltens bewirkt, daß es in Zukunft mit größerer Wahrscheinlichkeit auftritt; es erfolgt somit eine Verstärkung des Verhaltens.
- **Motivationsfunktion:** Anerkennung und Kritik können als (An-)Reiz fungieren, durch die latente Bedürfnisse aktiviert/aktualisiert und als Motive wirksam werden. So können sie beispielsweise zu einer Erhöhung der Leistungsmotivation beitragen. Das Bedürfnis nach Anerkennung spielt, wie schon mehrmals betont, eine bedeutende Rolle (siehe unten). Seine Existenz ist auch Voraussetzung dafür, daß Anerkennung innerhalb eines Lernprozesses überhaupt verstärkend wirken kann. Erlebt ein Individuum, daß es für ein bestimmtes Verhalten Anerkennung erhält, so kann der aktivierte Wunsch nach Anerkennung zum Vollzug entsprechender Handlungen führen. Andererseits kann der Wunsch, Kritik zu vermeiden, eine Unterlassung entsprechender Handlungen zur Folge haben.
- **Soziale Funktion:** Anerkennung und Kritik haben Auswirkungen auf das Selbstbild des Betroffenen. Personen, auf deren Verhalten häufig Anerkennung und Lob folgten, werden aktiver, selbstsicherer und verbessern sich in ihren Leistungen; Personen, die häufig Kritik und Tadel ausgesetzt sind, zeigen gesteigerte Unsicherheit, geringe Selbsteinschätzung, absinkende Leistung und defensive Reaktionen. Auch im Kontaktverhalten zeigen sich Auswirkungen: Kritik führt, im Gegensatz zur Anerkennung, meist zu einer Anspannung und Abkühlung der Beziehungen. Ein weiterer sozialer Aspekt ist der der hierarchischen Distanz: Bei Anerkennung und Kritik wird eine Bewertung durch einen hierarchisch Höhergestellten vorgenommen; Kritik kann sich zu einem routinemäßigen Ritual entwickeln, bei dem der Vorgesetzte seine Macht demonstriert und der Mitarbeiter sich unterwirft, oder Unterwerfung mimt.

Die beabsichtigte Wirkung von Anerkennung und Kritik wird nur dann eintreten, wenn der Empfänger sie so wahrnimmt, wie sie der Sender gemeint hat. Nun weiß man aber, daß die Wahrnehmung stark durch die individuellen Einstellungen, Motive und Gefühle des Empfängers bestimmt wird. Das kann zur Folge haben, daß eine Anerkennung oder Kritik ganz anders erlebt wird, als sie eigentlich gemeint ist. Erhält ein Mitarbeiter beispielsweise von einem Vorgesetzten Anerkennung, der ihm unsympathisch ist und den er ablehnt, so kann die Anerkennung zum Gegenteil dessen werden, als das sie beabsichtigt war.

Voraussetzung dafür, daß durch Anerkennung und Kritik die beabsichtigte Wirkung erreicht wird, ist ein gleicher Informationsstand von Vorgesetztem und Mitarbeiter über das anerkannte/kritisierte Verhalten sowie ein gleiches Verständnis des Inhalts der Anerkennung/Kritik. Diese Voraussetzung läßt sich nur durch einen echten Dialog herbeiführen, der ein gegenseitiges Feedback bietet.

- **Kritik ist die undankbare Aufgabe,** Fehler und Mängel seiner Mitarbeiter zu kritisieren! Meistens werden unangenehme Gefühle und Assoziationen wach. Die innere Abneigung gegenüber Kritik ist die Regel.

Mit dem Wort «Kritik» verhält es sich ähnlich wie mit dem Wort «Kontrolle»: Es ist belastet. Diese «Hypothek» kommt nur schon in den folgenden Wörtern und Redewendungen zum Ausdruck, die mit dem Verb «kritisieren» sinnverwandt sind: Jemand anfahren, anherrschen, drannehmen, abkapiteln, herunterkanzeln, fertigmachen, heruntermachen, zusammenstauchen, zur Sau machen, ins Gebet nehmen, zurecht stutzen; an jemandem herumnörgeln, kein gutes Haar lassen; auf jemandem herumhacken, herumtrampeln; jemandem etwas an den Kopf werfen, die Leviten lesen, eine Szene machen, den Kopf waschen, einen Rüffel erteilen, eins aufs Dach geben, eins reinwürgen, eine Predigt halten; es jemandem geben.

Die Fülle dieser Ausdrücke macht eines deutlich: Die Auswahl an Möglichkeiten, den andern durch Kritik zu beleidigen, zu demütigen, zu blamieren, zu kränken, zu verletzen, ist groß. Diese Möglichkeiten bzw. entsprechende Erfahrungen sind auch der Hauptgrund dafür, daß das Wort «Kritik» so viel innere Abneigung hervorruft. Die obenstehende Liste von Wörtern und eigene Reaktionen auf Kritik zeigen klar, was durch kritische Äußerungen verletzt werden kann. Das Selbstwertgefühl; man fühlt sich als Person angegriffen, in der Persönlichkeit getroffen. Um diesem Angriff zu begegnen, werden dann jene Abwehrtechniken angewendet, die keinem Menschen fremd sind. Solche defensive Reaktionen sind (81):

- **Vorbeugungstechnik:** Man formuliert etwas sehr vorsichtig, um es bei Angriffen leicht wieder zurücknehmen zu können. So sagt ein Mitarbeiter, der wochenlang sich über ein bestimmtes Problem Gedanken gemacht hat: «Gerade, als ich die Treppe hinaufging, kam mir folgende Idee». Oder wenn man die Formulierung hört, «Darf ich einmal etwas ganz Dummes sagen», so ist das auch ein Indiz, daß die Person Angst vor möglicher Kritik hat.

---

81 vgl. Quiske (1975)882 vgl. Bordemann (1978)

- **Rechtfertigungstechnik:** Wenn man kritisiert wird, gibt man den Kritikpunkt nicht zu, sondern verteidigt das eigene Verhalten, indem man es begründet/rechtfertigt. «Ich mußte diese Maßnahme ergreifen, weil ...» Man verteidigt es auch dann, wenn man insgeheim zubilligt, daß der andere recht haben könnte.
- **Gegenangriffstechnik:** Diese läuft in folgenden Phasen ab: Sie kritisieren den Vorschlag einer Person; Die Person nimmt die Kritik scheinbar gelassen hin; es gehört zum guten Ton, daß man sich kritisieren läßt und diese Kritik verarbeitet; es verstreicht ein bestimmter Zeitraum, eine Stunde, ein Tag, zwei Tage, eine Woche; die kritisierte Person schlägt zurück. Irgendwann zeigt jeder eine Schwäche.
- **Projektionstechnik:** «Das Fehlschlagen dieser Maßnahme ist nicht meine Schuld, schließlich war das Ganze ja Ihre Idee.» Der Angriff auf die eigene Person wird dadurch abgewehrt, daß man sofort beim anderen nach Fehlern sucht.
- **Resignationstechnik:** Man hört überhaupt nicht mehr zu. Der Angriff wird als so ungerechtfertigt erlebt, daß man gar nicht mehr reagiert, sondern aufgibt und sich in sich selbst zurückzieht. Es wäre aber falsch, die Schuld für eine solche Reaktion einfach bei dem zu suchen, der sich so verhält. Er ist auf irgendeine Weise zu diesem Verhalten gezwungen worden; er verteidigt seine Persönlichkeit.

Diese fünf Reaktionstechniken auf Kritik sind Abwehrmaßnahmen zur Sicherung des Selbstbildes, also des Konzeptes, das eine Person von sich selbst hat. Die Absicht desjenigen, der kritisiert, wird nicht erreicht. Der andere verteidigt sich, ohne zu lernen oder sein Verhalten zu ändern. Vielmehr wird das Gegenteil bewirkt. Angreifen, sich angegriffen, ja gar verletzt fühlen und abwehren sind Grundmechanismen falsch «gesendeter» oder falsch «empfangener» Kritik.

Dem Wort Kritik liegt das griechische Verb «krinein» zugrunde, das «scheiden, unterscheiden, trennen, beurteilen» bedeutet. Diese Grundbedeutung kommt darin zum Ausdruck, daß beim Kritisieren gefragt wird, was an einer Tätigkeit bzw. einem Ergebnis richtig oder falsch, recht oder unrecht, zweckmäßig oder unzweckmäßig, gut oder schlecht ist. Der trennende Aspekt der Kritik äußert sich aber auch darin, daß durch den Vorgang des Kritisierens eine klärende Distanz entsteht zwischen uns und unseren Werken: Wir sehen das Ergebnis unserer Bemühungen gleichsam mit den Augen eines anderen und erfahren von ihm, wie gut es gelungen ist.

Diese Feststellung vermittelt eine grundlegende Erkenntnis über Sinn und Wert von Kritik: Kritik soll ein Verhalten nicht schlechtmachen, sondern die Vorteile und Nachteile sichtbar machen, damit es in Zukunft verbessert werden kann; Kritik kann helfen, Stärken und Schwächen zu erkennen, die selbst nicht gesehen werden, weil man zu nahe am Geschehen und zu tief in die Sache verwickelt ist. Damit wird es möglich, die eigenen Kräfte auf den schwachen Punkt im Verhalten zu konzentrieren und gezielt an einer Verbesserung zu arbeiten.

• **Kritik soll dem Mitarbeiter Fehler und Mängel bewußt machen,** ihm zeigen, wie er diese Fehler in Zukunft vermeiden kann sowie den Mitarbeiter aktivieren und stimulieren, nicht frustrieren und deprimieren. «Kritik aktiviert und stimuliert dann, wenn sie den Widerspruch zwischen erreichter Leistung und angestrebtem Ziel bewußtmachen und gleichzeitig die Bereitschaft zur Anstrengung aller verfügbaren Kräfte weckt.» Die aufklärende und anspornende Funktion von Kritik kann aber nur wirksam werden, wenn hinter der Kritik eine gute Absicht und eine positive Einstellung zum Mitarbeiter stehen. Daß ein X-Theoretiker keine aufbauende Kritik äußern kann, liegt auf der Hand. Jeder Vorgesetzte, der das Verhalten oder die Arbeit seiner Mitarbeiter kritisch überprüfen will, sollte sich die folgenden Fragen überlegen (82). Will ich:

- ihm endlich einmal sagen, was mir an ihm nicht paßt?
- ihn dazu bringen, daß er in sich geht und Besserung gelobt?
- frühere Versäumnisse an ihm wiedergutmachen und ihm helfen, seine Arbeitsfehler abzulegen?
- meinen Ärger über eine Panne an ihm auslassen, weil ich von meinem Chef deswegen getadelt worden bin?
- dafür sorgen, daß er meine Autorität anerkennt und sich meiner Zurechtweisung unterwirft?
- verhindern, daß sein schlechtes Beispiel die guten Sitten der anderen Mitarbeiter verdirbt?
- ihm die Augen für ein Arbeitsproblem öffnen und ihm dabei helfen, eine Lösung zu finden?
- ihn anleiten und seine Fähigkeiten durch Information und Übung entwickeln?
- ihn warnen und unter Druck setzen, damit er zur Einsicht kommt und sich mehr anstrengt?

• Erst wenn Vorgesetzte ihr Gewissen durchforscht haben und sich über ihre Absichten klargeworden sind, sollten sie Kritik üben. Von Fall zu Fall ist zu entscheiden, was durch Kritik erreicht werden soll und auf welche Tatsachen man sich stützen kann. Die Abb. 4/48 zeigt eine Liste möglicher Anlässe zur Kritik, wie Kritik zur Erreichung der drei Führungsziele «Leistung», «Verantwortung» und «Zusammenarbeit» beitragen kann (82):

• **Kritik** erfüllt ihre aktivierende und stimulierende Funktion nur dann, wenn sie **sachlich, konstruktiv und offen** ist und unter vier Augen erfolgt. Vier Grundforderungen sind:

---

82 vgl. Bordemann

Kritikmotiv = Anlaß und Beweggrund zur Leistungskritik	Führungsziel = erklärter Richtwert für Führungsmaßnahmen
- unzureichende Leistungsmenge, nicht erfülltes Pensum - unzureichende Arbeitsgüte, Mängel und Fehler in der Ausführung - zu spät abgelieferte Arbeit, nicht erfüllte Erledigungstermine - Nichtbeachtung anderer Normen und Vorschriften, Verstoß gegen Arbeitssicherheitsbestimmungen	**Leistung** = Forderung nach guten Arbeitsergebnissen
- geringe oder fehlende Bindung an die übertragene Aufgabe, mangelndes Interesse an der Sache, schwaches Engagement für den zugeteilten Pflichtenkreis - geringe oder fehlende Bereitschaft, die Folgen von Führungsentscheidungen zu übernehmen, Scheu vor den Konsequenzen aus personellen Verpflichtungen, mangelnde Identifikationen mit Führungsfunktionen	**Verantwortung** = Forderung nach persönlicher Einstehen für eingegangene Verpflichtungen
- mangelnde Bereitschaft zur Verständigung mit anderen Personen in der gleichen Funktionsebene, gestörte oder verzögerte Kommunikation mit Kollegen und Vorgesetzten - mangelnde Bereitschaft zur Entlastung und Hilfestellung bei der gemeinsamen Problemlösung und Aufgabenbewältigung, gestörte oder erschwerte Kooperation mit Kollegen und Vorgesetzten - mangelnde Anteilnahme am Leben der Arbeitsgemeinschaft, Verweigerung des Kontaktes oder Störung des Gruppenlebens durch unkollegiale Handlungen	**Zusammenarbeit** = Forderung nach Verständigung mit und Unterstützung von anderen Personen beim gemeinsamen Wirken

Abbildung 4/48: Kritikmotiv und Führungsziel (Bordemann)

– **Kritik soll sachlich sein!** Damit sich der Mitarbeiter nicht als Person in Frage gestellt oder angegriffen fühlt, sollte versucht werden, die Sache/Leistung und nicht die Person zu kritisieren. In dieser Forderung steckt ein Widerspruch: Auf der einen Seite soll die Sache, hier das fehlerhafte Arbeitsergebnis, von der Person gedanklich getrennt werden. Andererseits aber wird vom Mitarbeiter gefordert, daß er sich mit seiner ganzen Person für eine Sache einsetzt. Dieser Widerspruch würde bestehen bleiben, wenn es tatsächlich gelänge, die **Sache von der Person zu trennen.** Eine solche Trennung ist nur selten möglich; sonst würden nicht so viele Menschen «persönlich» auf sachbezogene Kritik reagieren.
Wer hat nicht schon selbst erlebt, wie Kritik wehtun kann, auch wenn sie nicht der Person gilt, sondern einer Sache. «Je stärker ich mich mit dem Ergebnis meiner Anstrengungen identifiziere, umso mehr werde ich durch Kritik verletzt und in Frage gestellt». Die Arbeit ist ein Stück von sich selbst (bekanntlich liebt man auch die mißratenen Kinder). Die Forderung nach sachlicher Kritik ist also sehr viel schwieriger zu erfüllen, als es auf den ersten Blick aussieht. Ein Ausweg aus dem geschilderten Dilemma ist nur möglich, wenn sich die beteiligten Personen gemeinsam um Klärung der Tatsachen bemühen. Diese Versachlichung kann am besten im Dialog zwischen beiden Partnern eingeleitet werden. Beide müssen sich darauf einigen, welche Tatsachen sie als Fehler, im Sinne von Soll-Ist-Abweichungen, definieren und anschließend nach den Ursachen dafür suchen. Diese gemeinsame Definition des Fehlers und die gemeinsame Suche nach dessen Ursache stellt die Grundlage für eine sachliche Kritik dar, die sich auf konkrete Tatsachen bezieht.

– **Kritik soll konstruktiv sein!** Kritik soll dem Mitarbeiter nicht nur bewußtmachen, wie weit ein Ist-Zustand noch vom erwünschten Soll-Zustand entfernt ist, sondern soll ihm zugleich auch Wege zeigen, den Soll-Zustand zu erreichen. – Sicher kann allein schon das Aufzeigen einer solchen Entfernung motivierende Wirkung haben, aber echt konstruktiv wird Kritik erst, wenn Vorgesetzte mit ihren Mitarbeitern gemeinsam nach Wegen suchen, wie die Distanz verringert oder ein Fehler in Zukunft vermieden werden kann. Sicher kann allein schon das Aufzeigen einer solchen Entfernung motivierende Wirkung haben; echt konstruktiv wird Kritik erst, wenn Vorgesetzte mit ihren Mitarbeitern gemeinsam nach Wegen suchen, wie die Distanz verringert oder Fehler in Zukunft vermieden werden können.
«Kritik, die nicht zugleich konstruktiv ist, setzt ein umständliches Versuch- und Irrtum-Verhalten in Gang, das, neben den möglicherweise negativen motivationalen Rückwirkungen, keine Erfolgsgarantie bietet» (83). Kritik soll auch in einem zweiten Sinne «aufbauend» sein: Sie soll nicht nur Wege aufzeigen, sondern Mitarbeiter auch anspornen und ermutigen, diese Wege zu gehen. Damit eine solche stimulierende Wirkung erreicht wird, muß:

= **die Korrektur des aufgezeigten Mangels für den Mitarbeiter erstrebenswert sein;** es muß für ihn ein Anreiz bestehen, den festgestellten Mangel zu beheben;
= **das erwünschte Verhalten mit dem Mitarbeiter gemeinsam definiert** werden;
= **neben der Kritik der Schwächen auch eine Anerkennung der Stärken erfolgen;**

83 Neuberger (1974), zit. nach Bordemann (1978)

= **der Mitarbeiter über den Erfolg seiner Bemühungen** ein laufendes, unmittelbares Feedback **erhalten;**
= **der Mitarbeiter erkennen, daß ihm die Beseitigung von Fehlern zugetraut wird.**

Weil es bei der Kritik um «wunde Punkte» geht, reicht es nicht aus, diese einfach aufzuzeigen und den Mitarbeiter dann mit seiner schmerzlichen Einsicht «im Stich» zu lassen.

– **Kritik soll offen sein!** Versteckte und indirekte Anspielungen auf Mängel oder Schwächen werden vom Mitarbeiter zwar durchaus wahrgenommen, aber selten akzeptiert und noch seltener zu einer Änderung des Verhaltens führen. Eine klare und deutliche Formulierung wird nicht nur besser verstanden als eine dunkle Andeutung oder ein versteckter Hinweis, sondern wird auch eher akzeptiert. Spricht der Vorgesetzte «durch die Blume», so:

= gewinnt der Mitarbeiter vielleicht daraus den Eindruck, daß die Sache gar nicht so ernst gemeint ist. Die Folge wäre unerwünscht: Der begangene Fehler wird bagatellisiert oder nur oberflächlich korrigiert;
= wirkt sich diese Art von Schonung auf die Beziehung negativ aus: Nur eine Beziehung, die offene Kritik verkraftet, ist auf die Dauer fruchtbar und tragfähig;
= gewinnt der Mitarbeiter keine Klarheit darüber, wie ihn der Vorgesetzte beurteilt und wo seine Schwächen liegen. Die Klärungsfunktion der Kritik kann nicht wirksam werden;
= wird er auf die Dauer unglaubwürdig und verliert seine Autorität. Nur wer den Mut aufbringt, die Dinge beim Namen zu nennen (und sich nicht hinter mehrdeutigen Formulierungen zu verstecken), vermag die Achtung seiner Mitmenschen zu gewinnen.

Kritik offen äußern, bedeutet natürlich nicht, dem Mitarbeiter in verletzender Weise seine Meinung an den Kopf zu werfen. Die Kunst besteht darin, zugleich klar und nicht verletzend zu formulieren.

– **Kritik soll unter vier Augen erfolgen!** Daß öffentliche Kritik verheerende Folgen haben kann, ist allgemein unbestritten. Wer vor anderen kritisiert wird, fühlt sich «bloßgestellt, blamiert, fertiggemacht». Ein Mitarbeiter, der von seinem Vorgesetzten vor den Augen der Kollegen heruntergekanzelt wird, fühlt sich so stark verletzt, daß er diese Blamage kaum je vergessen wird. Kritik vor Kollegen kann auch dazu führen, daß diesen die Bloßstellung peinlich ist und sie sich mit dem Kritisieren gegen den Vorgesetzten solidarisieren. Kritik unter vier Augen schont das Selbstwertgefühl des Mitarbeiters und wirkt sich auch auf die Arbeitsleistung nachhaltig positiv aus.
Kritik kann ihre klärende Funktion nur erfüllen, wenn sich der Kritiker um Objektivität bemüht. Objektivität aber wird nicht erreicht, indem Vorgesetzte Mitarbeitern einfach die Meinung sagen: Diese Meinung ist immer subjektiv, immer gefärbt durch persönliche subjektive Einstellungen, Wertorientierungen, Vorurteile und Gefühle. Objektivität kommt am ehesten dann zustande, wenn Vorgesetzter und Mitarbeiter sich im gemeinsamen Gespräch um eine Klärung der Tatsachen bemühen.

• Zur **Durchführung eines Kritik-Gesprächs** können einige Hinweise von Nutzen sein (84): Vor Beginn des eigentlichen Gesprächs sollte man sich um einen guten Kontakt bemühen. Am besten wird das Gespräch mit einem Hinweis auf die gemeinsamen Ziele eröffnet: «Uns beiden ist an einer guten Zusammenarbeit viel gelegen!» Dann sollte man möglichst rasch «zur Sache» kommen, da der Mitarbeiter vermutlich sowieso weiß, worum es geht. Reden Sie also nicht lange um den heißen Brei herum, beantworten Sie gemeinsam mit dem Mitarbeiter die folgenden drei Fragen: Was ist nicht richtig? Warum ist es nicht richtig? Wie können wir in Zukunft diese oder ähnliche Fehler vermeiden? Diese Fragen, etwas näher erläutert, zeigen, daß es:

– **in der ersten Phase darum geht,** das Problem zu beschreiben. Was ist nicht richtig? Welches Problem liegt vor? Was ist nicht so gelaufen, wie es hätte laufen sollen? Welche Konsequenzen hat das mit sich gebracht? Es geht darum, den Sachverhalt zu klären und alle wesentlichen Tatsachen ans Licht zu bringen. Dabei sind folgende Punkte zu beachten;

= den Mitarbeiter bitten, den Fall/das Problem aus seiner Sicht darzustellen. Viele Vorgesetzte machen den Fehler, gleich mit Vorwürfen «einzufahren»; ein solcher Beschuß zu Beginn macht einen konstruktiven Verlauf des Gesprächs meist unmöglich;
= ihm aufmerksam zuhören, ohne ihn zu unterbrechen; dadurch werden Ansätze zur weiteren Klärung gefunden;
= ihm nicht negative Absichten unterstellen, z. B. den Vorgesetzten übers Ohr hauen zu wollen; es ist davon auszugehen, daß eine solche Unterstellung des Mitarbeiters Verhalten negativ beeinflussen wird; mangelndes Vertrauen ist keine Basis für ein fruchtbares Gespräch;
= sollte der Mitarbeiter Ausflüchte machen, sind diese als natürliche Reaktion zu betrachten; denn niemand gibt gerne Fehler zu. Obendrein sind Ausflüchte oft ein Zeichen für ein gestörtes Vertrauensverhältnis zwischen Mitarbeiter und Führungskraft. Vorwürfe machen es nicht besser;
= ihn nach weiteren Tatsachen fragen; Kritik muß sich auf konkrete Tatsachen, nicht auf Behauptungen, Vermutungen, Verallgemeinerungen beziehen.

– **In der zweiten Phase geht es darum, die Ursachen für die Fehler zu finden;** im Zentrum steht hier die

84 vgl. Strobe (1978)

Frage: Warum ist etwas nicht richtig? Gründe für Abweichungen/Fehler/Mängel können sein:

= **Vorgesetzter selbst:** Jeder macht Fehler (das ist selbstverständlich und braucht nicht verschleiert zu werden); «habe ich den Mitarbeiter falsch eingesetzt? Habe ich ihn nicht ausreichend informiert? Habe ich von meiner Seite alle Voraussetzungen geschaffen, die notwendig sind, um die Aufgabe erfolgreich auszuführen?»
= **Gruppe:** Wurde der Mitarbeiter durch seine Kollegen behindert? Spannungen/Konflikte? Informationsprobleme? Koordinationsprobleme? Personelle Veränderungen?
= **Mitarbeiter:** Sind unvorhergesehene Mängel in der fachlichen Qualifikation zu Tage getreten? Welche Fehler hat er gemacht? Sind es wirklich Fehler? (Den Mitarbeiter nach den Gründen für sein Verhalten fragen; vielleicht gar ist sein Vorgehen effizienter).
= **Situation:** Auch die Situation innerhalb und außerhalb des Betriebes kann Ursache für Zielabweichungen sein, z. B. unvorhergesehen Ereignisse/Zwischenfälle, Patienten, Überbelegung der Abteilung, Veränderungen organisatorischer Art.
= **Mittel und Methoden,** die zur Zielerfüllung notwendig sind; waren sie vorhanden bzw. realistisch geplant?
= **Ziele:** Wurden die Ziele unrealistisch angesetzt, weil die verfügbaren Mittel und Methoden, die äußeren Störungen, die fachliche Eignung und Leistung des Mitarbeiters, der Zusammenhalt in der Gruppe, die Unterstützung durch den Vorgesetzten falsch eingeschätzt wurden?

– **In einer dritten Phase geht es darum, die entsprechenden Folgerungen zu ziehen;** wie können Vorgesetzter und Mitarbeiter gemeinsam in Zukunft diese oder ähnliche Fehler vermeiden? Wie können sichtbar gewordene Mängel behoben werden? Aus der Ursachenanalyse wird gefolgert, was im weiteren zu tun ist. Kritik wird erst dann konstruktiv, wenn sie zukunfts- und nicht vergangenheitsorientiert ist. Konstruktive Kritik bedeutet, gemeinsam mit dem «Blick nach vorn» Maßnahmen zu entwickeln, welche die vorliegende Abweichung korrigieren und ähnliche Abweichungen in Zukunft ausschließen. Nicht aber mit dem «Blick zurück» über etwas klagen, was geschehen ist. In dieser Phase gilt es besonders, folgendes zu beachten:

= **Den Mitarbeiter nicht zu einem Verhalten zwingen,** das erwünscht ist (niemand tut etwas gern, zu dem er gezwungen wird). Der Mitarbeiter sollte deshalb zuerst allein und dann gemeinsam mit dem Vorgesetzten die Frage beantworten: Was will ich (und was wollen wir gemeinsam) tun, um den Ursachen für die Abweichung wirksam zu begegnen?
= **Dem Mitarbeiter offene Fragen stellen,** die ihn nicht einengen und in die Ecke drängen, sondern ihm Impulse geben, sich das zukünftige Verhalten selbst zu überlegen.
= **Mit ihm gemeinsam Ziele und Maßnahmen vereinbaren;** was man selbst erarbeitet, motiviert stärker.
= **Das Gespräch soll sich an den oben aufgeführten Punkten orientieren;** was soll verändert werden bzw. welche Voraussetzungen müssen geschaffen werden bei ihm, bei der Gruppe und beim Vorgesetzten, aber auch bei der Situation, bei den Mitteln und Methoden, bei den Zielen?
= **Vereinbaren, wie die vereinbarten Maßnahmen zu kontrollieren sind;** Motto: So viel Selbstkontrolle wie möglich, so viel Fremdkontrolle wie notwendig.
= **Nicht zu vergessen ist, daß ein echtes Kritikgespräch kein Monolog, sondern ein Dialog ist.**

• **In einem differenzierten und komplexen Kooperationssystem wie dem Krankenhaus hängt der Führungserfolg** immer weniger vom unreflektierten «Durchsetzungsvermögen» ab, sondern **erfordert die Reflexion über Führungsprozeß und Führungsverhalten,** zu der als wichtiger Bestandteil die selbstkritische Konfrontation des Führenden mit sich selbst gehört.

Führung, die ein selbständigeres und mitverantwortlicheres Arbeitsverhalten der Mitarbeiter erreichen will, ist weniger durch unbekümmerte Selbstsicherheit zu leisten, sondern braucht mehr Problembewußtsein des Führenden und Selbstkritik gegenüber dem eigenen Führungsstil (85). Selbstbeobachtung, Selbsterkenntnis und Selbstkritik sind Voraussetzung dafür, daß Vorgesetzte ihr Verhalten wirksam steuern können. Wer nicht fähig ist zur Selbstkritik und seine Mängel oder Fehler hinter selbstsicherem Auftreten zu verstecken sucht, untergräbt damit seine persönliche Autorität. Ein Vorgesetzter aber, der seine allfällige Unerfahrenheit und «Lückenhaftigkeit» zugibt und sich von seinen Mitarbeitern beraten läßt, weckt dadurch die Bereitschaft der Mitarbeiter zur Zusammenarbeit mit ihm.

Keiner ist vollkommen! Wer eigene Fehler nicht zugeben kann, erhebt damit den Anspruch, als «Übermensch» zu gelten. Die Mitarbeiter aber wollen nicht von einem Übermenschen, sondern von einem Menschen geführt werden. **Wer nicht fähig ist, eigene Schwächen zu erkennen und dazu zu stehen, hat auch für die Schwächen anderer kein Verständnis!** Ohne dieses Verständnis aber ist keine humane Führung möglich. Der Vorgesetzte, der bereit ist, eigene Fehler und Mängel zu erkennen und offen dazu zu stehen, wird von seinen Mitarbeitern als Mensch anerkannt: Man achtet ihn, man schenkt ihm Vertrauen!

• **Ratschläge für die Führungsaufgabe «Kritik»:** Kritik birgt immer das Risiko ihres Fehlschlages in sich!

85 Sahm (1979)

Wie sich ein Mitarbeiter in einer konkreten Kritik-Situation tatsächlich verhält, läßt sich kaum abschätzen; selbst wenn man ihn gut zu kennen glaubt. Um das Risiko eines Fehlschlages zu verringern, werden im folgenden einige praktische Ratschläge zur Führungsaufgabe «Kritisieren» formuliert:

- **Bringen Sie den Mut auf, Kritik auszusprechen!** Erstens sind Sie als Vorgesetzter verpflichtet, aus dem Ergebnis Ihrer Kontrollen Konsequenzen zu ziehen. Zweitens haben die Mitarbeiter ein Recht, auf Mängel und Fehler ihrer Arbeit aufmerksam gemacht zu werden. Stillschweigende Kritik schafft Spannungen, die sich auf die Arbeitsatmosphäre weit negativer auswirken, als wenn man die Kritik offen ausspricht.
- **Verlieren Sie den Zweck von Kritik nie aus den Augen!** Kritik soll ein abweichendes Verhalten bewußtmachen und korrigieren und einen Rückfall vermeiden helfen. Kritik soll aktivieren und stimulieren.
- **Stützen Sie Ihre Kritik auf Tatsachen!** Spekulationen, unbewiesene Behauptungen Dritter oder Gerüchte sind nicht geeignet, Kritik zu rechtfertigen.
- **Suchen Sie mit Ihrem Mitarbeiter gemeinsam nach wesentlichen Tatsachen**/Zusammenhängen und möglichen Ursachen! So läßt sich ungerechtfertigte Kritik verhüten. So kann der Mitarbeiter Kritik am ehesten akzeptieren.
- **Kritisieren Sie wenn möglich nicht im Affekt!** Ungeduld, Nervosität und Zorn sind Gift für sachbezogene und aufbauende Kritik.
- **Sprechen Sie nicht «durch die Blume»!** Eine dunkle Andeutung verunsichert weit mehr als eine unmißverständliche, aber rücksichtsvolle Formulierung. Indirekte Kritik in Form ironischer Bemerkungen oder Sticheleien kann ungemein verletzen.
- **Kritisieren Sie immer unter vier Augen!** Denken Sie daran, wie Sie sich bei einer öffentlichen Maßregelung durch Ihren Chef fühlen würden.
- **Geben Sie dem Mitarbeiter Gelegenheit, die Sache aus seiner Sicht zu beschreiben** und die Beweggründe für sein Verhalten zu schildern! Behandeln Sie Fehler oder Mängel als Problem, nicht als Schuld.
- **Beachten Sie auch hier den «Grundsatz der verzögerten Bewertung»!** Zuerst den beobachteten Fehler beschreiben, dann kritisch bewerten. Vermeiden Sie moralisch wertende Äußerungen. Bemühen Sie sich, Kritik so gut als möglich zu entpersonalisieren.
- **Versuchen Sie nicht, den Mitarbeiter zur Selbstkritik zu bringen!** Das wirkt demütigend und schafft Distanz «von oben nach unten».
- **Wählen Sie den richtigen Zeitpunkt!** Einerseits sollte Kritik möglichst unmittelbar auf falsches Verhalten erfolgen, weil sonst der zeitliche Bezug zwischen Fehlleistung und Kritik allzu leicht verlorengeht (was die Wirkung der Kritik stark vermindert). Auf der anderen Seite aber ist ein sachliches Kritikgespräch erst dann möglich, wenn Sie und Ihr Mitarbeiter etwas Abstand zu einem affektgeladenen Problem gewonnen haben. Der Satz: «Schlaf erst mal drüber, morgen sieht vieles ganz anders aus» ist ein kluger Satz.
- **Kritisieren Sie nicht die Gruppe, sondern ein einzelnes Mitglied!** Jede Form von kollektiver Kritik verfehlt ihre Wirkung.
- **Dosieren Sie Ihre Kritik richtig!** Sie sollte der Schwere des gemachten Fehlers und den Umständen bei seiner Begehung angemessen sein. Kritik an allem und jedem verärgert und hat zur Folge, daß sich der Mitarbeiter ein «dickes Fell» zulegt. Wirklich wichtige Kritik wird dann oft nicht ernst genommen und bleibt wirkungslos.
- **Überlegen Sie sich, mit wem Sie es zu tun haben!** Der eine braucht dauernd Ermunterung, der andere nicht. Der eine fühlt sich rasch angegriffen und verletzt, bei einem anderen wird nur mit «gröberem Geschütz» eine Wirkung erzielt. Versuchen Sie sich in die andere Person einzufühlen.
- **Legen Sie Ihrer Kritik konkrete Einzelheiten zugrunde!** Je allgemeiner die Kritik formuliert ist, desto weniger wird sich der Mitarbeiter veranlaßt fühlen, sein Verhalten zu ändern.
- **Ziehen Sie einen Schlußstrich!** Sofern ein Mitarbeiter seinen Fehler eingesehen hat und er unabsichtlich den gleichen Fehler wiederholt, ist es unfair, eine vergangene Geschichte nachzutragen und immer wieder aufzuwärmen (niemand läßt sich gern alte Sünden immer wieder von neuem vorhalten).
- **Betrachten Sie sich nicht als «Außenstehenden»,** dessen Aufgabe es ist, die Fehler anderer aufzuspüren! Seien Sie sich bewußt, daß Ihre Einstellung und Ihr Verhalten das Verhalten Ihrer Mitarbeiter beeinflussen. Verstärken Sie Ihre Bereitschaft, Selbstkritik zu üben und die Kritik anderer zu akzeptieren.
- **Bemühen Sie sich um den richtigen Ton!** «Man sollte die Wahrheit dem anderen wie einen Mantel hinhalten, so daß er hineinschlüpfen kann – nicht wie ein nasses Tuch um den Kopf schlagen» (Max Frisch).
- **Seien Sie sich bewußt, daß eine Kritik der Fehler ohne Anerkennung der guten Leistung wenig wirksam ist!** Untersuchungen zeigen, daß nur 10% der Mitarbeiter lediglich mit dem Hinweis auf Mängel motiviert werden können.
- **Tun Sie alles, um eine Atmosphäre des Vertrauens zu schaffen!** Speziell im Kritikgespräch, wo es um «wunde Punkte» und «schwache Stellen» geht, spielt das wechselseitige Vertrauen zwischen Mitarbeiter und Vorgesetztem eine fundamentale Rolle. Die wahren Ursachen für Fehler zu erkennen ist nur möglich, wenn das Gespräch in einer offenen und akzepierenden Atmosphäre stattfindet. In einem «eisigen» Klima wird sich der Mitarbeiter sofort «einigeln» und in die Defensive gehen.

• **Wiedererwägung, Fachrekurs und Beschwerde:** Wie wichtig es ist, daß der Vorgesetzte «Kritik von un-

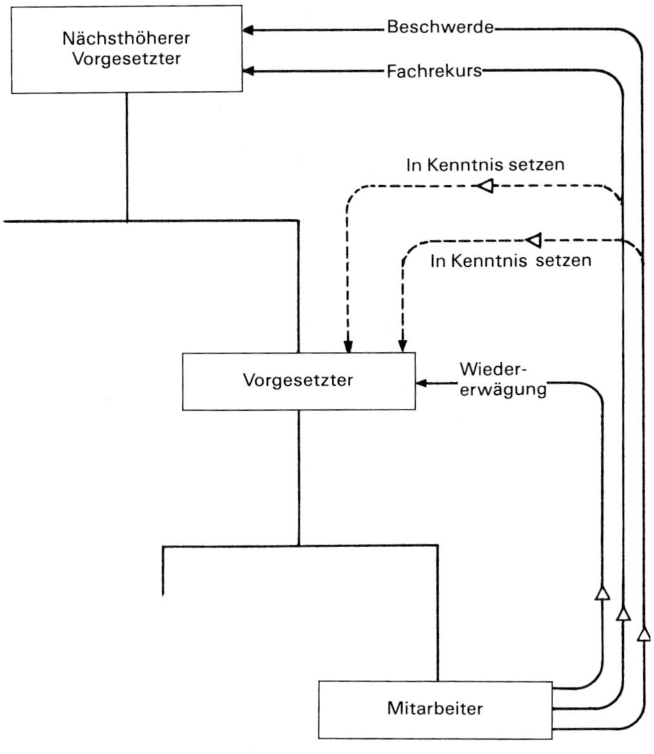

Abbildung 4/49: Wiedererwägung, Fachrekurs und Beschwerde

ten» zuläßt, akzeptiert, ja sogar fordert, braucht nicht nochmals betont zu werden. Im folgenden werden drei formale Möglichkeiten beschrieben, die der «Kritik von unten nach oben» dienen. Abb. 4/49 zeigt diese drei; es sind dies Wiedererwägung, Fachrekurs und Beschwerde.

- **Wiedererwägung:** Der Mitarbeiter hat das Recht, Wiedererwägung zu verlangen, d. h. das Recht, seinen Vorgesetzten aufzufordern, einen Entscheid in Fach- und Führungsfragen zu überprüfen. Die Wiedererwägung ist gerechtfertigt, wenn der Mitarbeiter glaubt:

= den fachlichen und führungsmäßigen Anordnungen seines Chefs nicht Folge leisten zu können;
= sein Chef greife in ungerechtfertigter Weise in seinen Aufgabenbereich ein;
= durch das Verhalten seines Chefs persönlich bloßgestellt oder verletzt zu werden;
= daß durch eine Anordnung oder einen Entscheid einer Stelle, die er aufgabenmäßig beraten mußte, dem Krankenhaus. Schaden erwächst (weil die Anordnung oder der Entscheid nicht seiner Beratung und seinen Anträgen entspricht).

Die Wiedererwägung richtet sich an den Chef oder an die beratende Stelle, unter gleichzeitiger Orientierung des Vorgesetzten. Sie erfolgt normalerweise mündlich.

- **Fachrekurs:** Der Mitarbeiter hat das Recht, beim nächsthöheren Chef mündlich oder schriftlich Rekurs einzureichen. Ein Rekurs ist gerechtfertigt, wenn der Chef auf die Wiedererwägung in Fachfragen nicht eintritt oder am alten Entscheid festhält, ohne den Mitarbeiter von der Richtigkeit des Entscheides zu überzeugen. – In der Regel entscheidet der nächsthöhere Vorgesetzte endgültig, nachdem er die Beteiligten einzeln angehört hat. Er weist den Rekurs entweder ab oder fordert den Chef des Mitarbeiters zur nochmaligen Überprüfung der Angelegenheit auf. In krassen Fällen hat der Mitarbeiter nicht bloß das Recht auf Wiedererwägung und Rekurs, sondern ist dazu verpflichtet. Bei der Einreichung eines Rekurses hat der Mitarbeiter seinem Chef davon Kenntnis zu geben.

- **Beschwerde:** Schließlich hat der Mitarbeiter auch das Recht, beim nächsthöheren Chef mündlich oder schriftlich Beschwerde einzureichen. Eine Beschwerde ist gerechtfertigt, wenn der Mitarbeiter nach der Wiedererwägung einer Führungsfrage, die das persönliche und führungsmäßige Verhältnis zwischen Mitarbeiter und Chef betrifft, nicht befriedigt ist. Er muß seinem Chef davon Kenntnis geben. Der nächsthöhere Chef entscheidet endgültig, nachdem er in der Regel die Beteiligten zuerst einzeln angehört hat. Seinen Entscheid gibt er beiden Parteien gemeinsam bekannt.

• **Willenssicherung durch Kontrolle und Korrektur:** Wird anhand einer Kontrolle eine Soll-Ist-Abweichung festgestellt, so reicht es nicht aus, diese zu kritisieren und zu analysieren, sondern es müssen auch Maßnahmen zu ihrer Korrektur getroffen werden. Kritik macht den Widerspruch zwischen erreichtem Ergebnis und angestrebtem Ziel bewußt. Korrektur dient dazu, das Ergebnis zu verbessern bzw. zu berichtigen und es dem angestrebten Ziel anzunähern. Korrektur ist somit die «regulierende Maßnahme par excellence» (die Wörter «Korrektur» und «Regulierung» gehen beide auf das lateinische Verb «regere» zurück, was «richten, lenken» bedeutet).

Ziel aller korrektiver Maßnahmen oder Eingriffe ist es Abweichungen «auszuregeln» und damit die Arbeitsergebnisse zu sichern. Korrektur bedeutet somit Kursänderung. Erfolgreich den Kurs ändern kann jedoch nur der, dem das Ziel bekannt ist, der richtige Kurs zur Erreichung des Ziels eingeschlagen wird und bei Abweichungen diese kennt. «Ohne dieses Ziel-Wissen und die dazu gehörende Weg-Kundigkeit gleicht der Vorgesetzte einem blinden Lotsen, dessen Nutzen zweifelhaft, dessen möglicher Schaden gewaltig ist!» (86)

---

86 Neuberger (1974)

Jede Korrektur muß sich auf die Ursachen beziehen, die der Zielabweichung zugrundeliegen; ohne Ziel-Ergebnis-Ursachen-Analyse ist keine wirksame Korrektur möglich. Die verschiedenen korrektiven Maßnahmen lassen sich nach den **sechs Faktoren** gliedern, welche **die Zielabweichung beeinflussen** können. Ansatzpunkte zur Korrektur sind somit:

- **Der Vorgesetzte selbst!** Schaffen der inneren und äußeren Voraussetzungen, die dem Mitarbeiter die Zielerreichung ermöglichen bzw. erleichtern. Die Maßnahmen können sich auf bessere Information, verstärkte Motivation und mehr Vertrauen beziehen. Auch die Verbesserung der Auftragserteilung und die Zielvereinbarung anstelle der Zielvorgabe gehören dazu. Nicht zu vergessen sind eine offenere Kommunikation und bessere Koordination.
- **Gruppe!** Maßnahmen zur Verbesserung der Bedingung in der Arbeitsgruppe sind neben vermehrten Kontakten und einer offenen Handhabung von Konflikten gegebenenfalls das Versetzen von Mitarbeitern, die Weiterbildung in der Gruppe sowie die Formulierung von gemeinsamen Zielen.
- **Mitarbeiter!** Maßnahmen, die dazu dienen, Mängel in Eignung und Leistung des Mitarbeiters auszugleichen: zielgerichtete Schulung, Förderung der Selbstkontrolle, Aufgabenbereicherung/-erweiterung, Versetzung usw. Um die richtige Maßnahme anregen bzw. durchführen zu können, ist es wichtig, die Art des Problems zu kennen, mit dem der Vorgesetzte es zu tun hat. Folgende Fragen können dabei helfen: Liegt ein Weiß-nicht-Problem vor? Liegt ein Kann-nicht-Problem vor? Liegt ein Darf-nicht-Problem vor? Liegt ein kombiniertes Problem vor?
- **Mittel und Verfahren!** Beschaffen der Mittel und ermöglichen der Verfahren, die zur Zielerreichung notwendig sind, d. h. neue/andere Mittel und neue/andere Verfahren/Methoden.
- **Situation!** Maßnahmen zur Verringerung negativer bzw. zur Nutzung positiver interner und externer Einflüse. Solche sind organisatorische Änderung, neues Führungskonzept, bessere Informationspolitik, bessere Arbeitsbedingungen.
- **Ziele!** Anpassen der Routineziele, Innovationsziele und Entwicklungsziele.

• **Hilfe an schwächere Mitarbeiter:** Zu den Aufgaben des Vorgesetzten gehört es nicht nur, überdurchschnittliche qualifizierte Mitarbeiter zu fördern, sondern auch schwächeren Mitarbeitern jede erdenkliche Hilfe zukommen zu lassen. Ist aber ein Mitarbeiter trotz aller Unterstützung durch den Vorgesetzten nicht in der Lage, die an ihn gestellten Anforderungen zu erfüllen, so kommt der Vorgesetzte nicht darum herum, ihn zu versetzen oder letztlich zu entlassen. Drängt sich die **Versetzung eines Mitarbeiters** auf, sollten Vorgesetzte abwägen, ob:

- das Arbeitsergebnis durch den Aufwand für die Einarbeitung eines neuen Mitarbeiters und wegen dessen mangelnder Erfahrung gefährdet ist;
- die Zusammenarbeit durch die Störung eingespielter Arbeitsabläufe zu stark gestört wird;
- die Unfallgefahr durch den Einsatz eines neuen Mitarbeiters in unverantwortbarem Maße erhöht wird.

• Möchte ein Mitarbeiter von sich aus versetzt werden, so gilt es abzuklären, ob der Grund, den er für die Versetzung hat, auf richtigen oder falschen Vorstellungen beruht bzw. eine Antwort zu finden auf die Frage: Ist eine Versetzung berechtigt oder nicht? Beim **Durchführen von Versetzungen** ist folgendes zu beachten:

- überlegen, ob eine Versetzung innerhalb der eigenen Abteilung vorgenommen werden kann;
- Probleme, die eine Versetzung aus einem anderen Arbeitsbereich für den betreffenden Vorgesetzten bringt;
- sich mit dem Kollegen verständigen, der einen Mitarbeiter verliert;
- informieren aller beteiligten Mitarbeiter und Vorgesetzten, wenn das Team einen neuen Mitarbeiter «bekommt» bzw. wenn das Team jemanden an einen anderen Bereich abgibt.

• **Anerkennung:** Nach der Darstellung der wenig angenehmen Führungsaufgabe «Kritisieren», wird auf das bedeutend angenehmere Thema «Anerkennung» eingegangen. Darunter wird allgemein jedes Verhalten verstanden, mit dem eine Person einer anderen gegenüber ausdrücken will, daß sie deren Verhalten/Verhaltensergebnis positiv bewertet. Eine spezifische Form der Anerkennung ist das Lob, das ausschließlich als verbale Äußerung verstanden wird, während Anerkennung sich auch auf andere Weise ausdrücken läßt.

Welche Voraussetzungen muß der Vorgesetzte mitbringen, um seinen Mitarbeitern die Anerkennung zu verschaffen, die sie brauchen? Wie soll Anerkennung geäußert werden? In Abb. 4/50 findet sich das Ergebnis

Befragungsergebnisse	Was ist für Sie als Mitarbeiter wichtig	Was glauben Sie als Führungskraft, ist für ihre Mitarbeiter wichtig?
Anerkennung	1	8
Fachwissen	2	10
Unterstützung durch Führungskraft	3	9
Sicherheit	4	2
Bezahlung	5	1
Arbeitsinhalt	6	5
Aufstiegsmöglichkeiten	7	6
Loyalität der Führungskraft	8	6
Arbeitsbedingungen	9	4
Führungsstil	10	7

Abbildung 4/50: Wichtigkeit von Arbeitsfaktoren

einer Befragung von Führungskräften: 10 Faktoren der Arbeit mußten, aufgrund zweier Fragen, nach ihrer Wichtigkeit eingestuft werden. Die Fragen lauteten: «Was ist für Sie als Mitarbeiter wichtig?» und «Was glauben Sie als Vorgesetzter, ist für Ihre Mitarbeiter wichtig?»

Auffallend ist die große Differenz zwischen den Bewertungen für Anerkennung, Fachwissen, Unterstützung durch den Vorgesetzten und Bezahlung. Während die meisten Vorgesetzten Anerkennung von «oben» für sich selbst als sehr wichtig betrachten und auf den ersten Platz setzen, sind sie gleichzeitig der Meinung, für ihre Mitarbeiter stehe die Bezahlung an erster Stelle; der Anerkennung ordnen sie Rang 8 zu. Die Antworten auf die zweite Frage sagen natürlich noch nichts darüber aus, welche Bedeutung die einzelnen Punkte für Ihre Mitarbeiter tatsächlich besitzen.

• **Der Anerkennung durch den Vorgesetzten wird sehr große Bedeutung beigemessen.** Anerkennung braucht jeder. Jeder Mensch braucht Erfahrungen, die ihm das Gefühl vermitteln, daß er etwas wert ist: Erfahrungen, die sein **Selbstwertgefühl** stärken. Solche Erfahrungen sind **bewältigte Aufgaben und deren Anerkennung** durch die Umwelt. Bleiben einem Menschen Erfahrungen dieser Art versagt, beginnt er an seinem Selbstbild zu zweifeln und wird völlig verunsichert.

Bewältigte Aufgaben führen zu Erfolgserlebnissen, die dem Individuum zeigen, daß es etwas kann, daß es fähig ist. Nach Erfolgserlebnissen steigt das Vertrauen, das ein Mensch in sich und seine Fähigkeiten hat, nach Mißerfolgen sinkt es. **Erfolgserlebnisse geben Selbstbestätigung.**

Jeder Mensch braucht aber außer der Selbstbestätigung auch die Anerkennung durch andere Menschen. Daß er sich selbst als wertvoll und fähig erlebt, reicht ihm nicht. Er muß erfahren, daß auch die Umwelt seinen Wert und seine Fähigkeiten erkennt: «Anerkennen» hat sprachgeschichtlich mit innewerden, geistig erfassen, sich erinnern zu tun. Als soziales, auf ein Du bezogenes Wesen ist der Mensch auf solche Anerkennung durch seine Mitmenschen angewiesen. Auch Vorgesetzten wird es kaum genügen, sich selbst als außergewöhnlich fähig zu sehen, während ihnen von den Mitarbeitern keinerlei Anerkennung zuteil wird. Genausowenig reicht es Mitarbeitern zu wissen, daß sie eine gute Leistung vollbracht haben (obwohl sie ein solches Erfolgserlebnis stark motiviert). Sie wollen darüber hinaus noch wissen, daß auch der Vorgesetzte diese Leistung (an-)erkennt.

Ein Mensch, dem Anerkennung vorenthalten wird, fühlt sich allzu leicht als Versager. Aus diesem Gefühl, das womöglich auf die ganze Persönlichkeit übertragen wird, entsteht rasch jener **Teufelskreis, der die Person tatsächlich zum Versager macht.** Abb. 4/51 zeigt dies deutlich.

Aus dem bisher Gesagten geht hervor, daß es nicht genügt, wenn Vorgesetzte nur die sachlichen Leistungen ihrer Mitarbeiter anerkennen. Das Bedürfnis nach Anerkennung zielt darüber hinaus auf eine menschliche Wertschätzung. Jeder Mitarbeiter hofft, als ganzer Mensch, nicht nur aufgrund der Kräfte des Körpers und des Verstandes, sondern auch aufgrund der Kräfte des Herzens und der Seele von Vorgesetzten und Kollegen angenommen und respektiert zu werden (87).

Wie die **Zweifaktorentheorie von Herzberg** zeigt, ist **gezielte Anerkennung nicht bloß ein Hygienefaktor,** der Unzufriedenheit vermeiden hilft, **sondern ein Motivationsfaktor, der zur Leistung motiviert.** Durch diese Forschungsergebnisse wird wissenschaftlich bestätigt, was man selbst auch ohne alle Motivationspsychologie spürt:

- Das **Bedürfnis nach Bestätigung** und Anerkennung spielt bei jedem Menschen eine wichtige Rolle.
- Die **Befriedigung dieses Bedürfnisses** trägt wesentlich zur Zufriedenheit des Menschen bei, spornt ihn an, motiviert ihn.

In welcher Form kann Anerkennung ausgedrückt werden? Für die Anerkennung gilt in besonderem Maße, was zum Geben von Feedbacks allgemein festzustellen ist. Die Auffassung vieler Vorgesetzter, keine Kritik sei auch eine Anerkennung, ist falsch. **Keine Kritik ist noch keine Anerkennung.** Viele Mitarbeiter leiden darunter, daß sie keinerlei Anerkennung bekommen, solange alles rund läuft. Nur wenn etwas schief geht, kriegt man Reaktionen von oben (und dann in Form eines Rüffels). Sonst erfahre ich nie, ob mein Chef mit mir zufrieden ist.

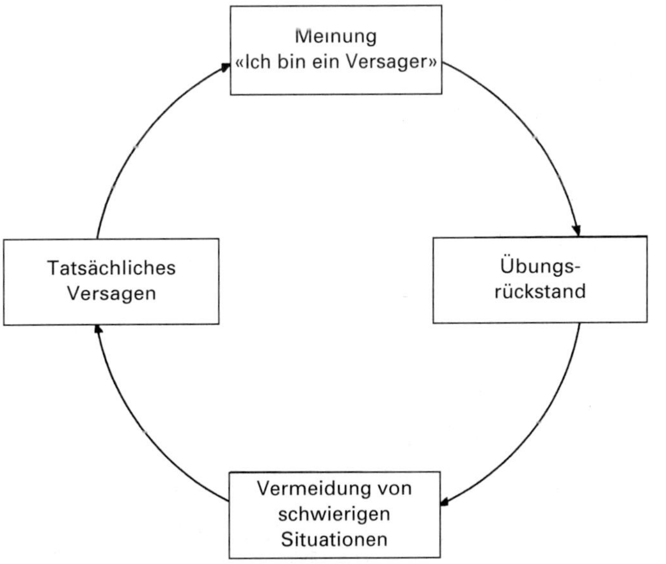

Abbildung 4/51: Teufelskreis des Versagens

87 Sahm (1980)

• **Der Vorgesetzte hat die Pflicht, Anerkennung auszusprechen,** wenn sie der Mitarbeiter verdient hat. Nicht ausgesprochene verdiente Anerkennung ist vorenthaltener Lohn. Auch scheinbar selbstverständliche Leistungen/Verhaltensweisen verdienen Anerkennung. Da kommt es vor, daß jemand Tag für Tag zur Zufriedenheit aller seine Pflicht tut und nie ein anerkennendes Wort zu hören bekommt. Daß in einem solchen Fall Enttäuschung und Frustration die Folge sind, ist klar.

Die verbale Anerkennung ist deshalb von Zeit zu Zeit unerläßlich (nur schon ein ermunterndes Wort kann Wunder wirken). Von daher auch der Ausdruck «jemand seine Anerkennung aussprechen». Daneben aber gibt es **andere Formen der Anerkennung, die in der Regel viel zu wenig bekannt sind** (88):

- ein **beifälliges Kopfnicken, ein freundliches Lächeln,** ein anerkennender Blick;
- eine **positive Haltung in einem Einzelgespräch;**
- Befragung oder **Konsultation des Mitarbeiters,** ihn um seine Meinung/seinen Rat bitten;
- **Übertragung einer anspruchsvolleren Aufgabe;** dies wird vom Mitarbeiter nicht nur als Anerkennung empfunden, sondern regt ihn auch an, das in ihn gesetzte Vertrauen zu rechtfertigen;
- **erweiterte Delegation;** Einschränkung der Fremdkontrolle;
- **Interesse** für die persönliche bzw. private **Situation des Mitarbeiters;**
- **Zuhören!** Zuhören ist eine der schönsten Formen des Streichelns, die ein Mensch einem anderen zukommen lassen kann.

Wichtig ist, daß Vorgesetzte Anerkennung nicht als Methode oder als Technik betrachten, sondern als Ausdruck einer echten persönlichen Auffassung und als menschliche Aufgabe **(eine sehr schöne und dankbare Aufgabe).** Wie jedes Verhalten wird auch das Anerkennungsverhalten stark durch die jeweilige Einstellung beeinflußt. Es ist ganz klar, daß ein X-Theoretiker seinen Mitarbeitern nie die Anerkennung wird geben können, die sie brauchen.

Wie bei der Kontrolle wirkt auch bei der Anerkennung bzw. Kritik die jeweilige Einstellung in der Weise, daß sie das von ihr vorhergesagte Verhalten selbst herbeiführt, im Sinne der sich selbst erfüllenden Prophezeihung. Ein Vorgesetzter, der davon überzeugt ist, daß sich bei seinen Mitarbeitern die Fehler häufen, sobald er ihnen den Rücken kehrt, wird an ihrer Arbeit mehr oder weniger nur Fehler sehen und die Mitarbeiter ununterbrochen kritisieren.

Die Mitarbeiter, die laufend Kritik einstecken müssen, werden dadurch auf die Dauer in ihrem Selbstwertgefühl beeinträchtigt und in der Folge davon ihr Anspruchsniveau senken und in ihrer Leistung nachlassen. Dies wiederum führt beim betreffenden Vorgesetzten zu einer Bestätigung oder Verstärkung seines ursprünglichen negativen Bildes. Die Abb. 4/52 «Selbsterfüllende Vorhersage und Kritik/Anerkennung» vermag diese Tatsache aufzuzeigen.

Auf der anderen Seite wird ein Vorgesetzter, der grundsätzlich von der Leistungsfähigkeit seiner Mitarbeiter überzeugt ist, ihnen für ihre Anstrengungen Anerkennung geben. Dies wird die Mitarbeiter zu hoher Leistung motivieren, was den Vorgesetzten in seiner ursprünglichen positiven Einstellung bestätigt. Die Frage nach der eigenen Einstellung den Mitarbeitern gegenüber ist auch unter diesem Aspekt eine ganz entscheidende Frage.

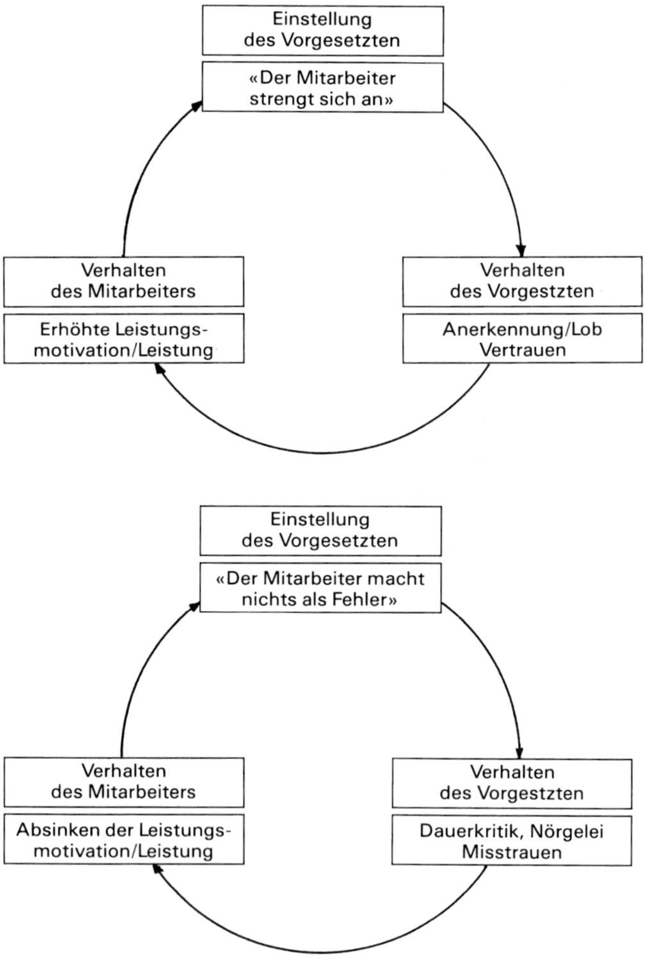

Abbildung 4/52: Selbsterfüllende Vorhersage und Kritik/Anerkennung

88 vgl. Strobe (1978)

- **Praktische Ratschläge zur Anerkennung**

- **Achten und respektieren Sie Ihren Mitarbeiter als Individuum!** Er möchte als Mensch anerkannt, nicht als bloßes Mittel zum Zweck gesehen werden.
- **Bemühen Sie sich, Ihrem Mitarbeiter Aufgaben zu übertragen,** mit denen er sich identifizieren kann; die Anerkennung einer Arbeit kommt primär aus ihr selbst. Stellen Sie ihm Aufgaben, die seinen Fähigkeiten entsprechen. Über- und unterfordern Sie ihn nicht. Zeigen Sie ihm, daß seine Arbeit wichtig ist.
- **Sprechen Sie Anerkennung aus!** Die verbreitete Auffassung, keine Kritik sei auch eine Anerkennung, ist falsch.
- **Sprechen Sie einem Mitarbeiter vor allem dann ihre Anerkennung aus,** wenn er sein Bestes tut, oder getan hat, wenn er sich außergewöhnlich eingesetzt hat, wenn er ernsthafte Schwierigkeiten überwunden hat oder wenn er besondere Leistung erbracht hat.
- **Geben Sie regelmäßig Anerkennung!** Von Zeit zu Zeit möchte der Mitarbeiter bestätigt haben, daß die von ihm geleistete Arbeit den gestellten Anforderungen entspricht. Auch scheinbar selbstverständliche Leistungen verdienen Anerkennung. Regelmäßig anerkennen aber bedeutet nicht, daß Anerkennung zur Routine erstarrt. Jedes anerkennende Wort sollte sich auf die betreffende Person bzw. Situation beziehen.
- **Geben Sie allen Mitarbeitern Anerkennung,** vor allem aber jüngeren Mitarbeitern, Anfängern, Auszubildenden und Unsicheren, die sich oft verkennen und rasch entmutigen lassen.
- **Anerkennen Sie spontan und natürlich!** Komplizierte, konstruierte Anerkennung wirkt unglaubhaft und erweckt leicht Mißtrauen.
- **Anerkennen Sie ehrlich!** Hüten Sie sich davor, den Mitarbeitern mit dem Führungsmittel Anerkennung zu manipulieren (Sie können ja so schön Blumen einstellen, würden Sie nicht in Zukunft ...). Der Mitarbeiter wird Ihnen früher oder später auf die Schliche kommen.
- **Geben Sie nur Anerkennung, die verdient ist!** Der Mensch verdient sich seine Belohnungen lieber, als daß er sie aufgrund einer bevorzugten Behandlung bekommt. Zudem ist Anerkennung mehr, als einfach täglich jedem seine Ration an «Streicheleinheiten» abzugeben.
- **Geben Sie Anerkennung so, daß die dem betreffenden Menschen,** seinem Verhalten und der jeweiligen Situation **angepaßt ist.** Wer übertreibt (Sie sind der Größte) muß damit rechnen, daß der andere mit Mißtrauen oder überhebliche Leichtfertigkeit reagiert.
- **Sprechen Sie persönliche Anerkennung nur unter vier Augen aus!** Öffentliche Anerkennung ruft rasch Neid hervor.
- **Sprechen Sie auch einmal der Gruppe Ihre Anerkennung aus!** Dies wirkt als Düngemittel für den Teamgeist und spornt zu weiteren gemeinsamen Leistungen an.
- **Geben Sie Anerkennung möglichst unmittelbar auf das betreffende Verhalten!** Es ist dies das Gesetz der unmittelbaren Belohnung.
- **Geben Sie auch Ihrem Chef Anerkennung!** Auch er ist, wie jeder andere Mensch, darauf angewiesen. Versuchen Sie es, auch wenn er vielleicht abwehrt, weil er schon lange keine Anerkennung mehr bekommen hat. Haben Sie Ihrem Chef schon einmal gesagt, daß Sie ein bestimmtes Verhalten von ihm gut fanden?

5. Kommunikation/Information

Die Kommunikation stellt eine Grundvoraussetzung für das Funktionieren jedes sozialen Systems dar; ohne diese ist keine Zielerreichung möglich. Im Krankenhaus kommt der Kommunikation hauptsächlich deshalb noch zusätzliche Bedeutung zu, weil das Gelingen oder Mißlingen des Informationsaustausches nicht bloß für Sachen und Mitarbeiter, sondern auch, und vor allem, für den Patienten höchst bedeutungsvoll sein kann.

Ohne Kommunikation ist keine Führung, keine Aufgabenerfüllung möglich; es können weder Informationen beschafft, noch Mitarbeiter motiviert, noch Aktivitäten koordiniert werden. Dabei ist das Krankenhaus als offenes soziales System sowohl auf einen Informationsaustausch mit seiner Umwelt wie auch auf die Kommunikation innerhalb des Systems angewiesen. Während die Informationen aus der Umwelt hauptsächlich dazu dienen, die Ziele des Krankenhauses zu bestimmen, werden mit Hilfe der krankenhausinternen Informationen diese Ziele in konkretes Verhalten der einzelnen Beschäftigten umgesetzt.

Worum geht es eigentlich bei der Kommunikation? Welche Störungen und Probleme treten auf? Wie kann ihnen begegnet werden? Welche Bedeutung hat die Information der Mitarbeiter? Auf diese und ähnlich Fragen wird im folgenden eingegangen.

5.1 Grundlagen der Kommunikation

Bevor auf verschiedene Formen der Kommunikation eingegangen wird, werden einige grundlegende Aspekte der Kommunikation betrachtet. Trotz der hohen Aktualität des Themas Kommunikation haben nämlich bisher die Erkenntnisse der Informations- und Kommunikationstheorie sowie der Kommunikationspsychologie in der Praxis nur sehr spärlichen Niederschlag gefunden.

5.1.1 Begriff und Bedeutung der Kommunikation

Kommunikation stellt eine spezifische Form der Interaktion dar. Während Interaktion eine allgemeine Bezeichnung ist für eine Wechselbeziehung zwischen zwei Systemen oder Personen, meint Kommunikation diejenige Form der Interaktion, die mit Hilfe von Zeichen und Symbolen erfolgt. Diese Zeichen können sowohl sprachlicher wie auch nichtsprachlicher Art sein.

Das Wort Kommunikation leitet sich vom lateinischen «communis» her, was «gemeinsam» bedeutet.

Die ursprüngliche Bedeutung des Wortes «communicatio», das aufgrund seiner Endung «atio» ein Nomen actionis ist, wäre demnach die Bildung einer Verbindung, einer Gemeinsamkeit, eines Zusammenhanges. Eine solche Verbindung kann auf vielfältige Weise zustandekommen: Der Filmheld wirft der Diva einen schmachtenden Blick zu, der Lehrer hebt den Drohfinger, die Kassiererin tippt den Betrag in die Kasse, das Fernsehen überträgt Bilder des Kometen Halley zur Erde, der Leser kommuniziert mit dem Autor durch Lektüre seines Romans.

Trotz der Verschiedenartigkeit der Situation sind in jedem Fall **drei Bestandteile der «Verbindung»** festzustellen. Es gibt mindestens zwei **Kommunikationssubjekte,** die **Kommunikationsobjekte** (Zeichen, Symbole) mit Hilfe eines **Kommunikationsmittels** austauschen.

Unter Kommunikation kann man demnach jede Form der Kontaktaufnahme, jede Form der Verbindung zwischen zwei oder mehr Subjekten verstehen, bei der irgendwelche Zeichen oder Symbole ausgetauscht werden (ob es dabei um den Austausch von Sachinformationen oder von Zärtlichkeiten geht, spielt, von der formalen Definition her, grundsätzlich keine Rolle). Dieser weite Begriff läßt sich einengen, indem die Kommunikationssubjekte näher umschrieben werden. Handelt es sich um Menschen, so spricht man von **personeller Kommunikation;** kommunizieren Apparate/Maschinen miteinander, so wird das als **technische Kommunikation** bezeichnet. Kommen diese Subjekte in kombinierter Form vor, so nennt man das **Mensch – Maschinen-Kommunikation.**

Im Rahmen des Themas «Führung» erfolgt die **Beschränkung auf die personelle Kommunikation;** und Kommunikation wird als Austausch von Nachrichten zwischen Personen verstanden. Dabei ist dieser Austausch, dem Wesen der «communication» gemäß, auf die Bildung einer verbindenden und zusammenhängenden sozialen Einheit gerichtet.

Jedes System ist charakterisiert erstens durch seine Elemente und zweitens durch die wechselseitigen Beziehungen zwischen den Elementen. Die zentrale Funktion der Kommunikation in einem sozialen System besteht darin, **informationelle Beziehungen** zwischen den einzelnen Elementen herzustellen, so daß diese in gemeinsamer Aufgabenerfüllung die Ziele des Systems erreichen können und durch die Schaffung zwischenmenschlicher Kontakte eine soziale Einheit entsteht.

Die zentrale Bedeutung der Kommunikation in einem hochkomplexen Kooperationssystem wie dem Krankenhaus ergibt sich in erster Linie aus der weitgehenden Differenzierung, also aus der Verteilung der Aufgaben (Arbeitsteilung), Information und Macht an Subsysteme und einzelne Aufgabenträger. Die **Spezialisierung,** die mit der hochgradigen Aufgabendifferenzierung verbunden ist, **erschwert die gegenseitige sachliche und menschliche Verständigung** und macht sie gleichzeitig wegen der wechselseitigen Abhängigkeit im Hinblick auf die Aufgabenerfüllung notwendiger denn je. Die Tatsache, daß viele Sachverhalte und Zusammenhänge für den einzelnen nicht mehr überschaubar sind, hat nicht nur eine mehr oder weniger starke Entfremdung von der Arbeit zur Folge, sondern stellt auch eine Quelle vieler Spannungen und Konflikte dar.

Aus der Sicht des Individuums kommt der Kommunikation hauptsächlich deshalb ein so großer Stellenwert zu, weil das Bedürfnis nach sozialen Kontakten in großen Organisationen besonders ausgeprägt ist. Dazu kommt, daß sich der Mitarbeiter je länger je weniger mit der bloßen Hinnahme von Sachverhalten und Vorgängen begnügt, sondern nach begründeter Erklärung und Mitgestaltung verlangt, was wiederum Kommunikation erforderlich macht.

• Entsprechend der **Gliederung in eine instrumentale und eine non-instrumentale Zieldimension,** lassen sich zwei **Grundorientierungen von Kommunikationszielen** unterscheiden:

- **Instrumentale Kommunikationsziele:** Die Kommunikation soll einerseits dem einzelnen Aufgabenträger das zweckbezogene Wissen vermitteln, das er zur Erfüllung seiner Arbeitsaufgabe und zur Zusammenarbeit mit anderen Aufgabenträgern benötigt (Leistungsaspekt).
- **Non-Instrumentale Kommunikationsziele:** Die Kommunikation soll andererseits das menschliche Bedürfnis nach Wissen, Verstehen und Kontakt befriedigen und damit zur Zufriedenheit beitragen (Zufriedenheitsaspekt).

• Fragt man nach den **Funktionen der Kommunikation,** die sich vor dem Hintergrund dieser Zielsetzung ergeben, so lassen sich folgende vier Grundfunktionen unterscheiden (1): **Orientierung und Information,** insbesondere für neue Mitglieder, **Anordnung und Anweisung, Koordination** der verschiedenen Aktivitäten, **Herstellung informaler Interaktionen.**

• Für die verschiedenen **Richtungen der Kommunikation** innerhalb der Hierarchie des Systems stehen **unterschiedliche Inhalte und Funktionen** im Vordergrund (2):

- **Abwärtskommunikation** beinhaltet hauptsächlich Informationen über Aufgaben, Maßnahmen, Praktiken, Bewertung von Leistungen, Übermittlung von Zielvorstellung, usw.
- **Horizontalkommunikation** beinhaltet vor allem die Koordination von Aufgaben sowie sozialemotionale Unterstützung der Mitglieder.

1 vgl. Zeidler (1974), Wiswede (1981)
2 vgl. Wiswede (1981)

- **Aufwärtskommunikation** beinhaltet zur Hauptsache Information über die eigene Leistung («Berichte»), Ereignisse im Arbeitsprozeß, sachliche, und persönliche Probleme, vielfach auch «Gerüchte».

• **Funktionierende Kommunikation:** Ob die Kommunikation die ihr zugewiesenen Funktionen auch tatsächlich erfüllen und die genannten Ziele erreichen kann, hängt von der Wirksamkeit des Kommunikations- bzw. Informationssystems, insbesondere aber von den kommunikativen Fähigkeiten der Interaktionspartner ab.

Kommunizieren ohne zu führen, ist möglich; aber führen ohne kommunizieren ist undenkbar. **Führen heißt Menschen beeinflussen!** Das Medium, durch welches der Vorgesetzte das Verhalten seiner Mitarbeiter beeinflußt, ist die Kommunikation. Ob er mit seinen Mitarbeitern Ziele vereinbart, Probleme löst, sie motiviert, ihnen Anweisungen gibt, sie beurteilt oder kritisiert, die Erfüllung aller Aufgaben eines Vorgesetzten erfolgt mit Hilfe von Kommunikation. Darum spricht man auch von der **Flaschenhalsfunktion der Kommunikation.** Jeder einzelne Führungsakt eines Vorgesetzten wird nur über Kommunikation wirksam. Die Bedeutung der Kommunikation als Medium der Führung kommt auch in der Zeit zum Ausdruck, die ein Vorgesetzter täglich für kommunikative Aktivitäten aufwendet.

Wieviel Zeit verbringt ein Vorgesetzter täglich mit Gespräch, Besprechungen, Konferenzen oder Anweisungen, mit Rapporten, mit Telefonieren oder mit der Erledigung von Korrespondenz?

Wahrscheinlich mehr als man glaubt. Untersuchungen haben ergeben, daß viele **Vorgesetzte 70% ihrer gesamten Arbeitszeit mit kommunikativen Tätigkeiten** beschäftigt sind. Und daß sich demzufolge viele der täglich anfallenden Probleme letzten Endes als Kommunikationsproblem erweisen.

• **Führungsaspekte der Kommunikation:** Betrachtet man Kommunikation speziell unter dem Aspekt der Führung, so beabsichtigt der Sender (der Vorgesetzte) den Empfänger (den Mitarbeiter) in einer bestimmten Richtung zu beeinflussen. Folgende Zwecke der Kommunkation stehen hierbei im Vordergrund (3):

- **Steuerung:** Die Kommunikation erfüllt dann den Zweck einer Steuerung, wenn der Sender den Empfänger verbindlich zu einem bestimmten Verhalten veranlassen will, wie z. B. bei Anordnungen, Zielsetzungen, Aufträgen, organisatorischen Regelungen. Es kann sich dabei um eine sachbezogene Kommunikation handeln z. B. über Art, Umfang und Durchführung einer bestimmten Tätigkeit; die Kommunikation kann sich aber auch auf das soziale Verhalten des Mitarbeiters beziehen.
- **Instruktion:** Hier geht es darum, den Empfänger zu unterrichten, ihm notwendige Kenntnisse und Arbeitstechniken zu vermitteln. Bei diesem Kommunikationszweck steht das «Wie», die Art und Weise der Aufgabenerfüllung im Vordergrund, wobei der Grad der Verbindlichkeit sehr verschieden sein kann.
- **Mitteilung:** Kommunikationen zum Zwecke der Mitteilung sind für den Empfänger unverbindlich; es bleibt offen, wie sich der Empfänger aufgrund der übermittelten Informationen verhalten wird. In einer rein mitteilenden Kommunikation vermittelt der Sender Informationen über bestimmte Fakten, Geschehnisse oder Zusammenhänge und zwar ohne den Versuch zu machen, den Empfänger zu diesem oder jenem Verhalten zu bewegen.
- **Motivation:** Hier steht die Absicht im Vordergrund, auf die Gefühle, Einstellungen, Neigungen und Beweggründe des Empfängers in einer bestimmten Richtung Einfluß zu nehmen; der vom Sender anvisierten Handlungsalternative soll der Vorrang gegeben werden.

In sehr vielen realen kommunikativen Situationen ergeben sich die verschiedensten Kombinationen dieser vier Kommunikationszwecke. So steht beispielsweise bei einer wirksamen Weisung eines Vorgesetzten die Steuerung im Vordergrund, doch umfaßt die Begründung normalerweise auch Fakten, also Mitteilungen sowie Elemente der Motivationsbeeinflussung und oft auch der Instruktion über die zweckmäßigste Art des Vorgehens. Zudem kann auch die Kommunikation zwischen Vorgesetzten und Mitarbeitern ohne jegliche Absicht erfolgen, den anderen zu beeinflussen.

Kommunikation in diesem Sinne stellt dann allerdings kein Medium der Führung dar, sondern einen Selbstzweck: Die beiden kommunizieren um der Kommunikation willen. Für die Beziehung zwischen Mitarbeiter und Vorgesetztem und die Zufriedenheit der Beteiligten ist es von großer Wichtigkeit, daß Spielräume existieren, in denen eine solche zweckfreie Kommunikation möglich und akzeptiert ist.

Nicht nur für den Vorgesetzten, sondern auch für den Mitarbeiter hängt vom Gelingen der Kommunikation vieles ab. Ob er sich um eine Stelle bewirbt, Bedürfnisse äußert, Rückfragen stellt, sein Verhalten begründet, mit anderen Problemen löst, Beziehungen pflegt oder Konflikte austrägt, Ideen vorbringt, Feedback gibt oder Mitsprache ausübt, immer handelt es sich um kommunikative Vorgänge.

• **Arbeitszufriedenheit:** Es ist erwiesen, daß die Zufriedenheit eines Mitarbeiters entscheidend von den sozialen Kontakten bzw. von der Kommunikation bei der Arbeit abhängt. So zeigte sich beispielsweise in Untersuchungen eine ganz klare Beziehung zwischen Fehlzeiten, die bekanntlich als Gradmesser für die Arbeitszufriedenheit gelten, und der subjektiv vermuteten Gesprächsbereitschaft des Vorgesetzten. Abb. 5/1 zeigt deutlich diese Tatsache.

3 vgl. Stärkle/Jäger (1972)

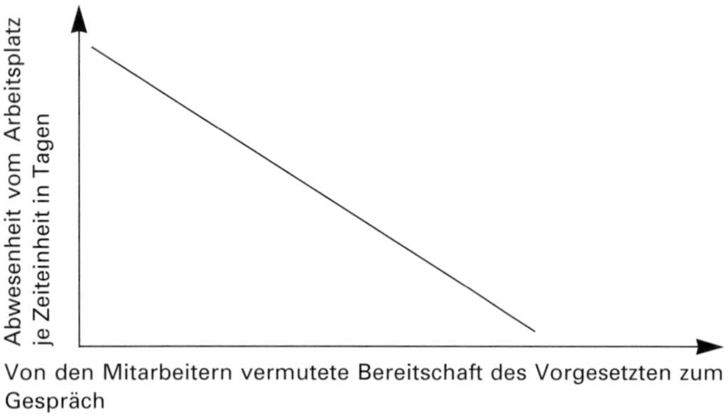

Abbildung 5/1: Fehlzeiten – Gradmesser für Arbeitszufriedenheiten

Je mehr die Mitarbeiter das Gefühl haben, mit ihrem Vorgesetzten über wichtige Probleme sprechen zu können, desto seltener bleiben sie dem Arbeitsplatz fern.

Auch zwischen guter Verständigung und guter Atmosphäre in der Gruppe besteht eine positive Wechselwirkung: Je häufiger die kommunikativen Akte unter den Mitgliedern einer Gruppe sind und je befriedigender sie von ihnen erlebt werden, desto besser ist das Arbeitsklima. Untersuchungen zeigen, daß Kommunikationsbeschränkungen nicht nur die Zufriedenheit, sondern ebenso die Arbeitsleistung (4) beeinträchtigen. Die durch Kommunikationsbeschränkungen verursachte Unzufriedenheit wirkt sich zudem negativ auf die Fähigkeit zur Problemlösung aus. Andere Studien weisen nach, daß die Zufriedenheit mit der Aufgabe und die Bereitschaft zur kooperativen Aufgabenerfüllung mit dem Grad der Kommunikationsfreiheit wachsen.

«In hohen qualifizierten Leistungszusammenhängen wird der Stil der betrieblichen Zusammenarbeit, die menschliche Atmosphäre in den Arbeitsgruppen, das Führungsverhalten der Vorgesetzten aller Ebenen immer entscheidender für den Kooperationserfolg. Vorgesetzte müssen nicht nur die Methoden, sondern auch die Verhaltensformen ihrer Zusammenarbeit lernen. Diese Lernprozesse können nur gemeinsam und im Kontakt miteinander durchgeführt werden. Das Lernziel aller ist: zwischenmenschliche Kommunikation als Voraussetzung für eine verantwortliche Partizipation und humane Kooperation im beruflichen Leistungsprozeß! (5)».

Dazu kommt, daß die meisten Vorgesetzten und Mitarbeiter im Krankenhaus in mehr oder weniger direkter Kommunikation mit den Patienten stehen, das heißt mit Menschen, die aufgrund ihrer Situation besonders empfindlich und auf humane Kommunikation besonders angewiesen sind. Die Arbeitsatmosphäre auf der Abteilung, der Kommunikationsstil innerhalb der Pflegegruppe, innerhalb der Ärztehierarchie und zwischen den verschiedenen Funktionsgruppen wird von den Patienten sehr intensiv wahrgenommen und trägt wesentlich zum Sichwohlfühlen im Krankenhaus bei.

Die quantitative Bedeutung der Kommunikation im Verhältnis zum gesamten Tätigkeitsspektrum wurde im Rahmen einer Studie an einer Universität erfaßt (6). Die Bedeutung der Kommunikation im Pflegebereich wurde festgestellt, indem unterschieden wurde zwischen der reinen Kommunikation, der Kombination von Kommunikation mit einer körperlichen Verrichtung, der reinen körperlichen Verrichtung und dem Abwesendsein, u.a. auch Pausen.

Der nachfolgenden statistischen Darstellung, Abb. 5/2, ist zu entnehmen (6), daß die überwiegenden Aktivitäten im Pflegebereich reine Kommunikation (39,9%) oder mit Kommunikation (37,1%) verbunden sind. Diese Werte wurden weiter nach Kommunikationspartnern und der jeweiligen Erscheinungsform differenziert. Wie vermutet überwiegt die mündliche Kommunikation (63,4%). Die meisten Kommunikationsbeziehungen bestehen zwischen dem Pflegepersonal (45%); zu beachten ist auch der hohe Anteil der schriftlichen Kommunikation zwischen dem Pflegepersonal (19,7% ausführliche Übergabeberichte und Kurvenführung).

Kommunikationsform:	%	
Reine Kommunikation	39,9	
Kommunikation und körperliche Verrichtung	37,1	
Körperliche Verrichtung ohne Kommunikation	14,1	
Abwesend	8,9	(100 %)

Die Verteilung von Kommunikation, differenziert nach Kommunikationspartnern und der Erscheinungsform

Es kommunizierten	mündlich %	schriftlich %
Die Pflegekräfte untereinander	25,3	19,7
Die Pflegekraft mit dem Patienten	23,3	0,9
Die Pflegekraft mit den Stationshilfen	0,5	
Die Pflegekraft mit dem Arzt	4,9	2,8
Die Pflegekraft mit anderen Bereichen	8	4,6
Die Pflegekraft gemeinsam mit dem Arzt mit anderen Bereichen		8,6
sonstige Kommunikation	1,4	
Total	63,4	36,6

Abbildung 5/2: Kommunikationsanteil am Tätigkeitsspektrum des Pflegepersonals

Obschon die zentrale Bedeutung der Kommunikation für Führung, Zusammenarbeit, Arbeitsleistung und Arbeitszufriedenheit der Mitarbeiter (und Vorgesetzten) sowie für die Befindlichkeit der Patienten weitgehend erkannt ist, macht man doch tagtäglich die Erfahrung, daß in der zwischenmenschlichen Kommunikation vieles nicht klappt (7).

4 vgl. Bräumgam (1972)
5 Sahm (1976)
6 vgl. Thiel/Trill (1984)
7 vgl. Thiel/Trill (1984)

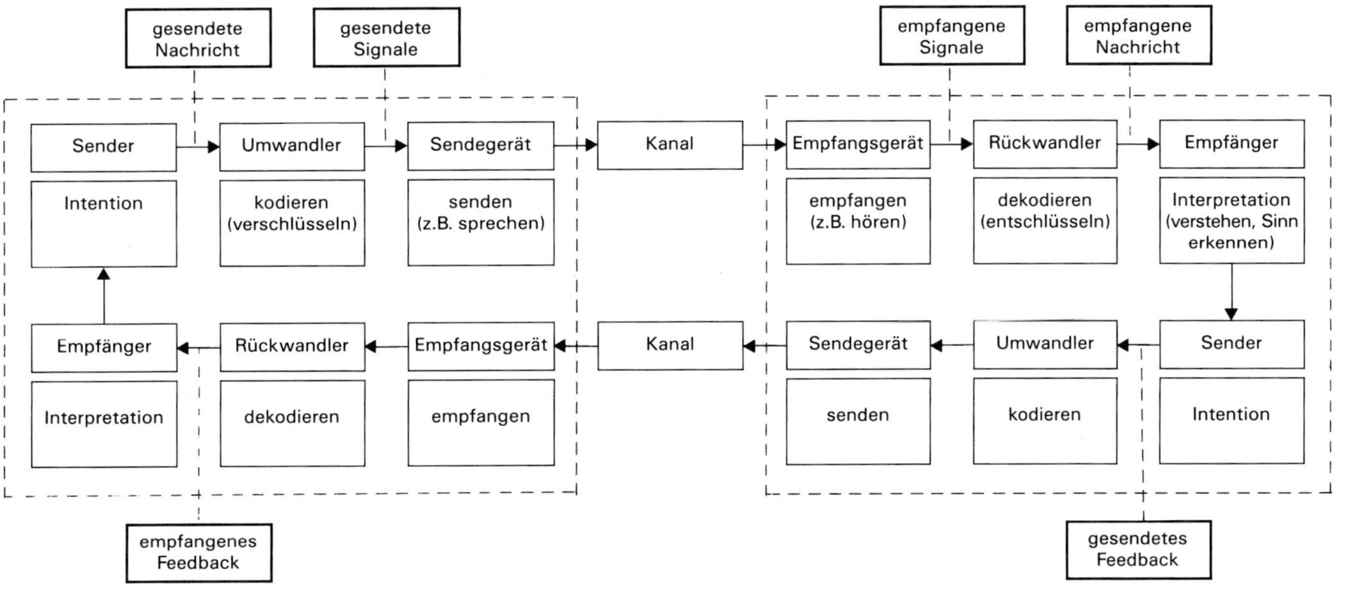

Abbildung 5/3: Grundmodell eines Kommunikationsprozesses mit Rückmeldung (Wiswede)

5.1.2 Kommunikationsprozeß

Kommunikation vollzieht sich in den verschiedensten Formen und bedient sich der verschiedensten technischen Hilfsmittel. Um den Vorgang der Kommunikation als solchen zu verstehen und mögliche Störquellen des Kommunikationsprozesses zu ermitteln, ist es notwendig, die Elemente zu erkennen, die allen denkbaren Kommunikationsbeziehungen gemeinsam sind. Zu diesem Zweck wurde von der Informationstheorie ein Grundmodell des Kommunikationsprozesses entwickelt, das in zahlreichen Varianten kursiert.

Unglücklicherweise sind die meisten dieser Varianten als «Einbahnstraßen-Modell» (ohne Rückmeldung) konzipiert. Da es sich aber bei der Kommunikation um ein wechselseitiges, interaktionelles Geschehen handelt, das auf gegenseitige Verständigung gerichtet ist, kommt der Rückmeldung (Feedback) ganz wesentliche Bedeutung zu. Abb. 5/3 zeigt ein **Grundmodell eines Kommunikationsprozesses mit Rückmeldung** (8).

• **Einzelne Kommunikationselemente:** Nach obigem Grundmodell läßt sich jeder Kommunikationsvorgang durch die sieben folgenden Elemente beschreiben: Sender, Umwandler, Sendegerät, Kanal, Empfangsgerät, Rückwandler, Empfänger. Bei der Mensch-Mensch-Kommunikation sind Sender und Umwandler sowie Rückwandler und Empfänger je eine Einheit; bei der Mensch – Maschine-Kommunikation (z. B. bei Einsatz von Computern) hingegen erfolgt die Umwandlung (Kodierung) und Rückwandlung (Dekodierung) durch die Maschine nach vorgegebenen Regeln.

Bei interpersoneller verbaler Kommunikation, bei der zwei oder mehr Personen «face-to-face» miteinander kommunizieren, ist der Sender die Person, die eine bestimmte Nachricht (Denkinhalt) durch den physiologischen Umwandler (Gehirn) kodiert (verschlüsselt) und dann mit Hilfe des physiologischen Sendegerätes (Sprechapparat) in Form von hörbaren Zeichen/Signalen von sich gibt; die drei Elemente sind hier in eine Sender – Umwandler – Sendegerät-Einheit integriert. Als Kanal fungiert in diesem Fall die Luft, mittels derer die akustischen Signale geleitet werden. Die einzelnen Elemente sind (9):

- **Sender:** Als Sender wird diejenige Person bezeichnet, die eine Nachricht an eine andere Person übermittelt. Der Sender hat eine bestimmte Nachricht, die er mitteilen bzw. eine bestimmte Absicht (Intention), die ihn zur Kommunikation veranlaßt. Dieser Absicht kann eine Idee, ein Gedanke, eine Meinung, ein Gefühl oder ein Ereignis, ein Wunsch, ein Problem zugrundeliegen.
- **Umwandler:** Der Inhalt der Nachricht (Denkinhalt), den der Sender übermitteln will, wird durch einen Umwandler kodiert (verschlüsselt), das heißt: in eine bestimmte Form gebracht. Diese «Formgebung» hängt ab von dem zu wählenden Kommunikationsmittel (akustisch, optisch, taktil) und hat Rücksicht zu nehmen auf den Empfänger (seine Intelligenz, Stellung, Situation, Eigenart), damit die Nachricht von diesem möglichst genau verstanden wird. Jede Nachricht wird so in bestimmte Signale umgewandelt.

---

8 vgl. Althoff (1978), nach Wiswede (1981)
9 vgl. Stärkle/Jäger (1972)

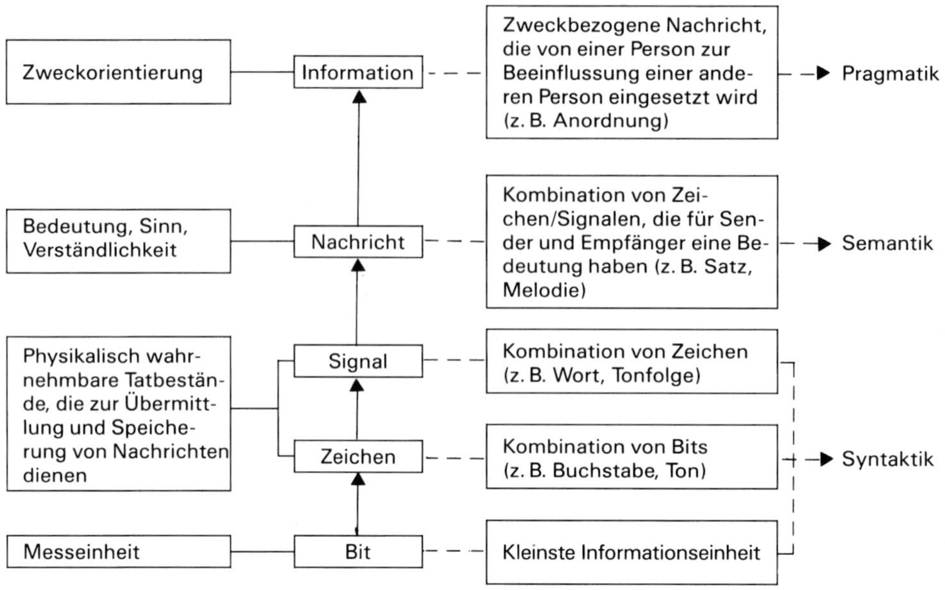

Abbildung 5/4: Betrachtungsebenen (Stärkle)

- **Sendegerät:** Die Zeichen/Signale, die die verschlüsselte Nachricht enthalten, werden mit Hilfe eines Sendegerätes gesendet. Im Falle mündlicher Kommunikation sendet der Sender die Nachricht in Form von hörbaren Lauten, Worten oder Sätzen; im Falle schriftlicher Kommunikation verwendet er sichtbare Zeichen, also geschriebene Buchstaben oder Wörter.
- **Kanal:** Der Kommunikations- oder Übertragungskanal ist das Medium, das der Übertragung der Signale/Zeichen vom Sender zum Empfänger dient. Bei der face-to-face-Kommunikation ist dies wie gesagt die Luft (Schallmedium), bei der schriftlichen Kommunikation das Papier oder bei der telefonischen Übermittlung das Telefonkabel.
- **Empfangsgerät:** Die gesendeten Zeichen/Signale werden vom Empfänger mittels eines Empfangsgerätes aufgenommen (Rezeption). Bei der face-to-face-Kommunikation dient das Ohr als Empfangsgerät, bei der schriftlichen Kommunikation das Auge.
- **Rückwandler:** Mit dem Rückwandler werden die eingehenden Zeichen/Signale dekodiert (entschlüsselt), das heißt wieder in die Form der Nachricht umgesetzt, die dann vom Empfänger verstanden werden kann.
- **Empfänger:** Als Empfänger wird diejenige Person bezeichnet, die die von einer anderen Person übermittelten Zeichen/Signale/Symbole aufnimmt, versteht, interpretiert. Der Empfänger ist in der Regel auch als Sender aktiv, indem er der anderen Person mittels einer Rückmeldung zu verstehen gibt, wie deren Nachricht bei ihm «angekommen» ist.

Mit Hilfe dieses Modells läßt sich jede Art von Kommunikationsbeziehung beschreiben. Das Modell sagt allerdings nichts aus über das Wesen der Kommunikation und die miteinander in Beziehung stehenden Personen, sondern stellt lediglich ein Schema dar, das den Ablauf eines Kommunikationsprozesses anhand von 7 formalen Merkmalen darzustellen versucht.

- **Drei Betrachtungsebenen:** Je nachdem, an welchem Punkt der Übertragung welche Frage untersucht wird, unterscheidet man drei Betrachtungsebenen, die alle Teilaspekte der Lehre von den Kommunikationszeichen darstellen (9); siehe Abb. 5/4.

- **Formale Beziehungen zwischen sprachlichen Zeichen** (Syntaktische Ebene): In den Bereich der Syntaktik gehören «bits», Zeichen und Signale. Mit dem technischen Ausdruck «bit» (binary digit) wird die kleinste Informationseinheit bezeichnet; mehrere bits bilden ein Zeichen (z. B. Laut, Buchstabe, Ziffer, Stromstoß). Die Kombination von mehreren Zeichen ergibt das Signal (z. B. Wort, Zahl, Tonfolge). Zeichen und Signale sind physikalisch wahrnehmbare Tatbestände, die zur Übermittlung und Speicherung von Nachrichten dienen.

Auf syntaktischer Ebene werden vor allem Zeichen und Signale im Übertragungskanal zwischen Sende- und Empfangsgerät erfaßt. Es geht hier insbesondere um die technische Frage: Wie genau können Zeichen übertragen werden? Diese Frage interessiert in erster Linie Nachrichtentechniker und Spezialisten der Elektronischen Datenverarbeitung (EDV).

- **Bedeutung sprachlicher Zeichen:** Auf der semantischen Ebene geht es um die Beziehung zwischen den Zeichen und den Tatbeständen, die sie bezeichnen (= Designate). Jede Nachricht enthält eine bestimmte Bedeutung, einen bestimmten Sinn. Ein Satz, der uns durch Zeichen und Signale (Buchstaben und Worte) übermittelt wird, sagt etwas über einen Sachverhalt, einen Zustand, einen Vorgang aus. Ist diese Aussage aber nicht sinnvoll und kann den Signalen keine Bedeutung zugeordnet werden, so ist der Satz vielleicht syntaktisch richtig, aber dennoch keine Nachricht. Für den Erfolg der Kommunikation ist es entscheidend, daß Sender und Empfänger oder beide einem Signal die gleiche Bedeutung beilegen. Voraussetzung dazu ist, daß die Kommunikationspartner über einen gemeinsamen Zeichenvorrat verfügen und, daß sie die gleichen Regeln zur Verknüpfung von Zeichen und Bezeichnetem kennen und benutzen (das ist weitgehend ein Sprachproblem). – Die Semantik befaßt sich hauptsächlich mit der Frage: Wie genau übermitteln die gesendeten Zeichen und Signale den gewünschten Sinngehalt? Semantische Probleme spielen bei Kommunikationsstörungen in der Organisation eine wichtige Rolle.

- **Beziehungen zwischen sprachlichen Zeichen und ihren Benutzern:** Auf dieser Ebene tritt die Zweckorientierung der Nachricht hinzu. Eine Nachricht, die auf einen bestimmten Zweck ausgerichtet ist, wird als Information bezeichnet. Strenggenommen wird eine Nachricht sogar erst dann zu einer Information, wenn sie die Beeinflussung des Empfängers nicht bloß anstrebt, sondern wenn tatsächlich eine Verhaltensänderung des Adressaten stattfindet. Eine Beeinflussung des Verhaltens kann bestehen in der Auslösung von Entscheidungen, in der Initiierung von Informationsverarbeitungs- und speicherungsprozessen, in der Motivation des Empfängers, in der Beseitigung von Nicht-Wissen oder in der Weiterleitung der Information. Auf der pragmatischen Ebene steht folgende Frage im Vordergrund: Wie wirksam beeinflußt die empfangene Nachricht das Verhalten des Adressaten in der gewünschten Weise? Entsprechend der genannten Betrachtungsebenen kann auf grundlegende Formen von Kommunikationsstörungen hingewiesen werden. Nach ihren Grundursachen lassen sich drei Gruppen von Kommunikationsstörungen unterscheiden (10):

= **Technische Störungen:** Diese betreffen Verzerrungen der Signale während der Phase des Informationstransports und treten als Kodierungs- und Dekodierungsfehler sowie in Form von zusätzlichen Geräuschen während der Übertragung im Kommunikationskanal auf. Sie werden als technische Störungen bezeichnet, weil ihre Ursachen in den technischen Kommunikationsmitteln begründet sind. Diese Art von Kommunikationsstörungen gewinnt durch des verstärkten Einsatzes moderner Informationstechnologien immer mehr an Bedeutung.

= **Semantische Störungen** (sprachliche Zeichen): Solche liegen dann vor, wenn falsche Beziehungen zwischen Signalen und korrespondierenden Nachrichten vom Sender und/oder Empfänger hergestellt werden. Dies ist vor allem dann der Fall, wenn der gemeinsame Zeichenvorrat von Sender und Empfänger zu klein ist (etwa als Folge zunehmender Spezialisierung, fehlender Eignung der Mitarbeiter, unterschiedlicher Ausbildungsgrade usw.). Semantischen Störungen kann begegnet werden durch störungsfreie Übertragungskanäle, Vereinbarung eines Codes zwischen Sender und Empfänger oder durch Übermittlung von Signalen anstatt mehrdeutigen Symbolen.

= **Psychologische Störungen:** Diese Kommunikationsstörungen sind besonders häufig, weil Sender wie Empfänger unterschiedliche (bewußte oder unbewußte) Bedürfnisse, Werte, Interessen, Einstellungen, Absichten, Erwartungen, usw. hegen, welche die Informationsaufnahme und -abgabe in vielfältiger Weise behindern oder verzerren können. Verglichen mit den technischen und semantischen Störungen sind die sozialpsychologischen Störungen vor allem deshalb problematisch, weil ihre Ursachen, wie z. B. soziale Konflikte, Konkurrenz- und Statusdenken, Arbeitsentfremdung, usw. schwerer erkennbar sind und im allgemeinen nur innerhalb gewisser Grenzen reduziert werden können.

• **Mögliche Kommunikationsstörungen** lassen sich nach den verschiedenen Elementen gliedern, die am Kommunikationsprozess beteiligt sind:

- **Sender:** Seine Absicht (Intention) kann es beispielsweise sein, die Nachricht bewußt zu verfälschen oder den Kommunikationspartner irrezuführen.
- **Umwandler:** Die Umwandlung der Nachricht kann z.B. zu abstrakt oder zu komplex sein, so daß die gesendeten Signale nicht oder kaum verstanden werden können.
- **Sendegerät:** Der Sender kann sich z. B. versprechen, vertippen oder einen Sprachfehler haben.
- **Kanal:** Der Kommunikationsweg kann beispielsweise zu lang sein, so daß die Signale nicht, unvollständig oder verändert ankommen.
- **Empfangsgerät:** Der Empfänger kann z. B. aufgrund seiner begrenzten Aufnahmekapazität nicht in der Lage sein, die gesendeten Signale wahrzunehmen.
- **Rückwandler:** Verfügt der Empfänger z. B. über einen Zeichenvorrat, der vom Zeichenvorrat des Senders abweicht, so wird er die eingehenden Signale anders entschlüsseln.
- **Empfänger:** Daß der Empfänger eine eintreffende Nachricht aufgrund seiner Beziehung zum Sender, seiner Einstellungen, Erwartungen usw. falsch interpretiert, kommt sehr häufig vor. Auch kann sein Feedback z. B. unverständlich oder vieldeutig sein.

10 vgl. Cönenberg (1966) und Grunwald (1983)

5.1.3 Anatomie der Nachricht

• **Viele Botschaften in einer Nachricht:** Eine Kommunikation kann dann als erfolgreich bezeichnet werden, wenn eine Verständigung zwischen Sender und Empfänger zustandegekommen ist. Grundsätzlich ist eine Verständigung dann erreicht, wenn die gesendete und die empfangene Nachricht im wesentlichen übereinstimmen. Nun ist aber diese «Nachricht» alles andere als ein einfach strukturiertes Gebilde: In ein und derselben Nachricht sind viele Botschaften gleichzeitig enthalten. Die «Anatomie» der Nachricht läßt vier psychologisch bedeutsame Aspekte an ihr unterscheiden. Sachinhalt, Selbstoffenbarung, Beziehung und Appell; an einem **«Psychologischen Modell der Kommunikation»** in Abb. 5/5 läßt sich dies zeigen (11).

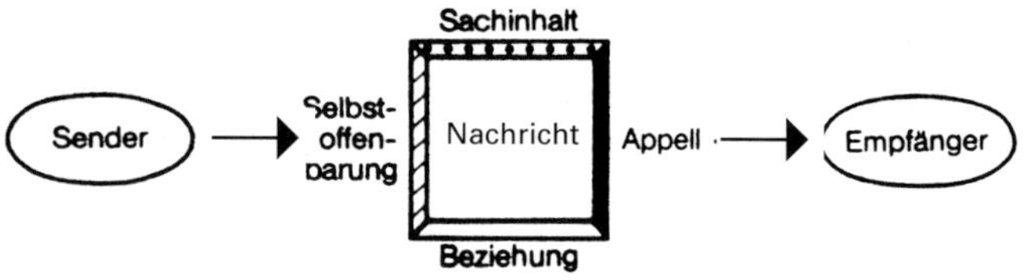

Abbildung 5/5: Psych. Modell der Kommunikation

- **Sachinhalt:** Jede Nachricht enthält einen sachlichen Inhalt. Die gelungene Übermittlung von Sachinformationen innerhalb des Betriebes gehört zu den Grundpfeilern der Arbeit. Wenn hier die Kanäle (d. h. die Verbindung zwischen Sender und Empfänger) «verstopft» (vorenthaltene Informationen), die Nachrichten falsch (Fehlinformationen), unverständlich («Fachchinesisch») oder zu zahlreich (Papierflut) sind, dann ergeben sich Fehlentscheidungen, Arbeitsverzögerungen und persönlicher Verdruß.
- **Selbstoffenbarung:** Jede Nachricht enthält ein Stück Selbstoffenbarung des Senders. Als Empfänger kann man aus dem, was jemand sagt und wie er es sagt, auf sein derzeitiges Zumutesein («Er ist anscheinend gereizt») und auf seine Fähigkeiten und Eigenschaften schließen («Er drückt sich gelehrt aus, offenbar ein kluger Kopf»).
  Im Zusammenhang mit dem Karriere-Wettlauf und der Leistungsbewertung gewinnt die Selbstoffenbarungs-Seite im Betrieb eine erhebliche Bedeutung: Die Angst vor Blößen und die Hoffnung auf positive Selbstdarstellung behindern oft eine offene, echte Kommunikation und bedingen Kommunikationstechniken, die dem Verbergen eigener Schwächen und dem imponierhaften «Sich produzieren» einen höheren Stellenwert einräumen als der sachgerechten Auseinandersetzung.
- **Beziehung:** Jede Nachricht enthält eine Demonstration dessen, wie der Sender seine Beziehung zum Empfänger sieht, wie er zu ihm steht, was er von ihm hält. Aufgrund solcher Signale fühlt sich der Empfänger bestätigt und vollwertig behandelt oder aber etwa « von oben herab» bevormundend oder abwertend behandelt («Wie redet der eigentlich mit mir?»).
  Nicht nur das emotionale Geschehen, sondern auch die Aufgabenerfüllung hängen in starkem Maße von der Bewältigung der Beziehungsproblematik ab. Die Erkenntnis, daß sachliche Zusammenarbeit nur dann möglich und effektiv ist, wenn die Beziehungsebene stimmt. Diese Erkenntnis stellt für den Vorgesetzten eine große Verführung dar, das Beziehungsgeschehen zu manipulieren, um es in den Dienst der Effektivität und der Machtausübung zu stellen, etwa nach dem Motto: «Mitarbeiter arbeiten besser und williger, wenn man sie freundlich und wertschätzend behandelt und ihnen das Gefühl von Mitverantwortung gibt. Also handeln mit Menschlichkeit!». Daß eine solche «Sozialtechnologie» nicht nur menschenverachtend ist, sondern auch nicht wirklich erfolgreich sein kann, braucht nicht weiter ausgeführt zu werden.
- **Appell:** Jede Nachricht enthält (meistens) einen Appell, d. h. die Aufforderung, in bestimmter Weise zu handeln, zu denken oder zu fühlen. Auch diese Seite wirft manche Probleme auf. Manche Appelle sind sehr verdeckt («Appelle auf leisen Sohlen»), etwa weil der Sender zwar Einfluß nehmen, aber nicht als Urheber dieses Einflusses dastehen möchte. Eine andere Frage lautet: Wie muß ich kommunizieren, damit meine Appelle gehört werden und nicht an der Wand von Durchsetzungswiderständen abprallen?

• **Botschaften-Paket:** Jede Nachricht erweist sich aus dieser Sicht heraus als ein Paket, in dem mehrere Botschaften gleichzeitig enthalten sind. Anhand eines Beispiels aus dem Arbeitsalltag wird ein solches Paket mit folgender Situation unter die Lupe genommen: Herr Luchsinger ist verspätet. Es ist drei vor neun, und um neun sollte er an einer Konferenz im Trakt D sein. «Wie vergiftet» sucht er nach einer wichtigen Aktennotiz, die er für die Konferenz unbedingt braucht. Im letzten Moment findet er das Blatt. Bevor er aus dem Büro stürmt, ruft er Frau Gerber, seiner Sekretärin, noch zu: «Ich wäre dann schon froh, wenn Sie mir in Zukunft wenigstens meine Akten an einem Ort ablegen würden, wo ich sie auch wieder finde». Frau Gerber bekommt einen hochroten Kopf. – Was hat sich da abgespielt? Was steckt in dieser alltäglichen Nachricht? Dies wird anhand der genannten vier Aspekte untersucht:

- **Sachinhalt** (Worüber man informiert): Die Mitteilung von Herrn Luchsinger enthält die Sachinformation, daß Frau Gerber eine Aktennotiz falsch abgelegt hat. Immer wenn es «um die Sache» geht, steht diese Seite der Nachricht im Vordergrund, oder sollte es zumindest sein.

11 vgl. Schulz von Thun (1981)

- **Selbstoffenbarung** (Was man von sich selbst kundgibt): Dem Beispiel kann in dieser Hinsicht nicht sehr viel entnommen werden, weil Herr Luchsinger nicht unmittelbar erlebt wird. Er kann nicht gesehen oder gespürt werden, wie es ihm zumute ist, höchstens ahnen. Informationen über sich selbst vermittelt der Sender sehr oft über nichtsprachliche Kanäle (Tonfall, Mimik, Gestik). Aufgrund der Mitteilung ist annehmbar, daß Herr Luchsinger offenbar deutschsprachig ist und daß er wach und innerlich «da» ist.
- **Beziehung** (Was ich von Dir halte und wie wir zueinander stehen): Wie der Sender zum Empfänger steht, geht oft aus der gewählten Formulierung hervor, aus dem Tonfall und anderen non-verbalen Äußerungen. Für diese Seite der Nachricht hat der Empfänger ein besonders «feines Gehör», denn hier fühlt er sich als Person in einer bestimmten Weise «behandelt». – Im Beispiel gibt Herr Luchsinger Frau Gerber zu verstehen, daß er sie nicht gerade für sehr fähig hält. Der Tonfall und der Gesichtsausdruck weisen ebenfalls darauf hin. Frau Gerber lehnt sich gegen dieses Bild, gegen diese Art von Behandlung auf, indem sie einen roten Kopf bekommt.
- **Appell** (Wozu ich Dich veranlassen möchte): Schließlich sind, vor allem in der funktionalen Kommunikation, fast alle Mitteilungen darauf ausgerichtet, den andern zu beeinflussen. – Im Beispiel ist der Appell offensichtlich. Frau Gerber soll in Zukunft alle Akten richtig ablegen. Aber der Appell ist so gesendet, daß sich Frau Gerber herabsetzend behandelt fühlt: («...wenn Sie mir in Zukunft wenigstens meine Akten an einem Ort ablegen würden, wo ich sie auch wieder finde.» («Wenn Sie schon sonst nicht viel können, dann wenigstens das» – könnte man noch beifügen.)

Je nach der Art/Funktion der Mitteilung wird die eine oder andere Botschaft im Vordergrund stehen. Bei einem Referat über Hygiene (hoffentlich) der Sachinhalt, bei einer Bitte um Hilfe die Appell- und Selbstoffenbarungs-Seite. In jeder Mitteilung aber ist jede dieser vier Seiten irgendwo vorhanden. Da also alle vier Seiten einer Botschaft immer gleichzeitig im Spiel sind, müssen sie alle beherrscht werden.

Einseitige Beherrschung schafft Störungen in der Kommunikation und behindert das Erreichen des Kommunikationsziels. Denn es nützt beispielsweise wenig, sachlich recht zu haben, wenn gleichzeitig auf der Beziehungsseite Unheil angestiftet wird. Genausowenig nützt es, sich auf der Seite der Selbstoffenbarung als gescheit zu zeigen und dabei in der Sach-Botschaft unverständlich zu bleiben.

- **Nachrichten aus der Sicht des Empfängers:** Bis hierher wurde das Nachrichten-Quadrat hauptsächlich aus der Sicht des Senders betrachtet. Aus der Sicht des Empfängers sieht die Nachricht folgendermaßen aus: Den Sachinhalt versucht er zu verstehen; auf der Selbstoffenbarungs-Seite fragt er: «Was ist das für eine(r)»? «Was ist los mit ihm/ihr»? Durch die Beziehungs-Seite ist er persönlich besonders betroffen: «Wie steht der Sender zu mir? Was hält er von mir? Wie fühle ich mich behandelt»? Die Appell-Seite empfängt er unter der Frage «Wo will er mich hinhaben»? Empfänger brauchen also im Grunde vier Ohren – ein Ohr für jede Seite (11).

Was die zwischenmenschliche Kommunikation so schwierig macht, ist: Der Empfänger kann frei wählen, welche Seite der Mitteilung er hervorheben und auf welche Seite er reagieren will. Im Beispiel reagiert Frau Gerber vorwiegend auf den Beziehungs-Aspekt der Mitteilung (sie fühlt sich schlecht behandelt und bekommt einen roten Kopf). Sie hätte auch auf den Sachinhalt reagieren können. («Ich sehe, ich habe eine Akte falsch abgelegt.») Oder auf die Selbstoffenbarung («Herr Luchsinger ist anscheinend im Druck»), oder den Appell (indem sie sich einfach vornimmt, das nächste Mal besser aufzupassen). Frau Gerber hat also auf den Beziehungs-Aspekt besonders gehört, hat diesen Teil der Mitteilung betont und darauf reagiert. Die ganze Mitteilung stand für sie somit unter diesem Aspekt.

Die freie Auswahl des Empfängers führt zu mancher Störung. Vor allem dann, wenn der Empfänger auf eine Weise reagiert, auf die der Sender das Gewicht nicht legen wollte. Oder wenn der Empfänger überwiegend nur mit einem Ohr hört und damit taub ist (oder sich taub stellt) für alle Botschaften, die sonst noch ankommen. Auf solche einseitigen Empfangsgewohnheiten wird im folgenden etwas näher eingegangen werden. Bei vielen Empfängern ist, unabhängig von den Situationserfordernissen, ein Ohr auf Kosten der anderen besonders gut ausgebildet. Bei den einzelnen Ohren kann sich das folgendermaßen auswirken:

- «**Sach-Ohr**»: Viele Empfänger, vor allem Männer und Akademiker, sind darauf geeicht, sich auf die Sachseite der Nachricht zu stürzen. Dies kann verhängnisvoll sein, wenn beispielsweise die eigentliche Botschaft nicht auf der Sach-, sondern auf der zwischenmenschlichen Ebene liegt. Beispiel: Frau: «Liebst Du mich noch»? Mann: «Ja, weißt du, da müßten wir zuerst einmal den Begriff Liebe definieren.»
- «**Beziehungs-Ohr**»: Bei manchen Empfängern ist das auf die Beziehungsseite gerichtete Ohr so groß und überempfindlich, daß sie alles auf sich beziehen, alles «persönlich nehmen» und sich sofort angegriffen und beleidigt fühlen. Wenn jemand lacht, fühlen sie sich ausgelacht. Wenn jemand guckt, fühlen sie sich kritisch gemustert. Sie liegen ständig auf der «Beziehungslauer». Beispiel: Kursteilnehmer A: «Die Gruppenarbeit gefällt mir gar nicht.» Teilnehmer B: «Wenn sie lieber mit jemand anders in der Gruppe sein wollen?»
- «**Selbstoffenbarungs-Ohr**»: Verglichen mit dem überempfindlichen Beziehungs-Ohr kann es seelisch gesünder sein, ein gut gewachsenes Selbstoffenba-

rungs-Ohr zu haben, welches die Nachricht unter dem Aspekt aufnimmt: Was sagt sie mir über dich? Eine wichtige Kommunikationsfähigkeit nämlich ist das aktive Zuhören. Hier wird das Selbstoffenbarungs-Ohr dazu eingesetzt, sich in die Gefühls- und Gedankenwelt des Senders nichtwertend einzufühlen. Es wäre viel gewonnen, wenn der Empfänger, bevor er seine eigenen Gedanken dazu gibt, zunächst einmal in der Lage wäre, sich in die Welt des anderen einzufühlen und diese Welt gleichsam mit dessen Augen zu sehen (Empathie).

- «**Appell-Ohr**»: Von dem Wunsch beseelt, es allen recht zu machen und auch den unausgesprochenen Erwartungen der Mitmenschen zu entsprechen, ist manchem Empfänger mit der Zeit ein übergroßes Appell-Ohr gewachsen. Kleinste Signale werden auf ihre Appell-Komponente hin untersucht. Beispiel: Dr. Alper fragt: «Ist noch Kaffee in der Kanne?» Schwester Sandra: «Ich koche sofort noch welchen.»

Die Nachricht «hat es in sich». Eine Vielfalt von Botschaften auf allen vier Seiten steckt darin, teils explizit, teils implizit, teils absichtlich vom Sender hineingetan, teils unabsichtlich mit «hineingerutscht». Dieses ganze Paket kommt beim Empfänger an; aber im Unterschied zu Paketen, die mit der Post ankommen, ist hier der empfangene Inhalt nicht gleich dem abgesendeten Inhalt. Es wurde deutlich, was der Empfänger allein schon dadurch mit der Nachricht alles machen kann, daß er seine vier Ohren in unterschiedlich starkem Maße auf Empfang schaltet. Jetzt kommt noch dazu, daß der Empfänger einige der Seiten der Nachricht in den «falschen Hals» kriegen kann.

• Um zu kommunizieren, muß der Sender seine zu übermittelnden Gedanken, Absichten, Kenntnisse, kurz: einen Teil seines inneren Zustandes in vernehmbare Zeichen übersetzten. Diese **Übersetzungstätigkeit heißt**, wie erwähnt, «**Kodieren**». Die Zeichen/Signale sind es, die zum Empfänger «auf die Reise» geschickt werden. Was nicht mit auf die Reise gehen kann, das sind die Bedeutungen, die der Sender mit den Zeichen verbindet. Vielmehr ist ein empfangendes Gehirn notwendig, das in der Lage ist, Bedeutungen in die Zeichen neu hineinzulegen.

Diese **Empfangstätigkeit** heißt «**Dekodieren**». Bei diesem Akt der Bedeutungsverleihung ist der Empfänger in starkem Maße auf sich selbst gestellt: Das Ergebnis der Dekodierung hängt ab von seinen Erwartungen, Befürchtungen, Vorerfahrungen, also von seiner ganzen Person. Die empfangene Nachricht ist zu einem guten Teil «sein eigenes Werk».

Das folgende Beispiel zeigt, wie sich eine gesendete Nachricht von der empfangenen stark unterscheiden kann. Der Mann fragt beim Mittagessen: «Was ist denn das Grüne hier in der Sauce»? Die Frau: «Mein Gott, wenn es dir hier nicht schmeckt, kannst du ja woanders essen gehen.» Die Annahme, daß der Mann eine reine Informationsfrage stellen wollte (Kapern sind ihm unbekannt), dürfte richtig sein. Der geschilderte Vorfall läßt sich analysieren, indem die gesendete und die empfangene Nachricht einander gegenübergestellt werden. Abb. 5/6 «**Gesendete und empfangene Nachricht**» zeigt diese Analyse (11).

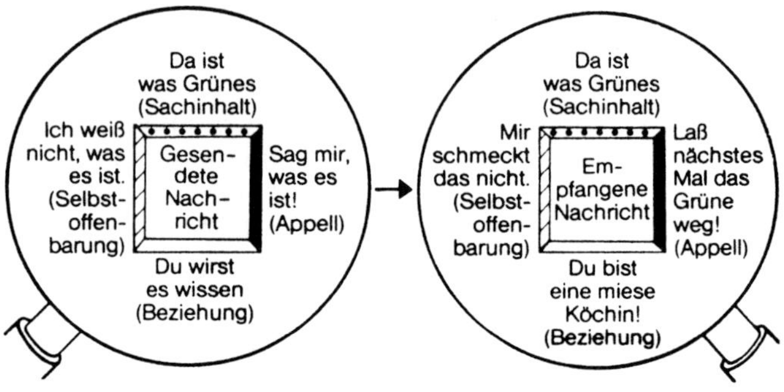

Abbildung 5/6: Gesendete und empfangene Nachricht

Reagieren konnte die Frau natürlich nur auf die empfangene Botschaft. Auf welchen Teil der Mitteilung hat sie reagiert? Auf den Beziehungsteil wie Frau Gerber: «Er findet mich eine miese Köchin!»

• **Störquellen:** Wenn die Nachricht anders ankommt, als sie gemeint war, kann das sehr verschiedene Ursachen haben. Häufige Störquellen sind (11):

- **Selbstbild des Empfängers:** Jemand, der nicht viel von sich hält, neigt dazu, auch akzeptierende und harmlose Botschaften so auszulegen, daß sie sein negatives Selbstbild bestätigen.
- **Bild, das der Empfänger vom Sender hat:** «Ich weiß, wie er es meint; ich kenne ihn!» Das Bild, das ich vom anderen habe, liefert mir den Schlüssel für die Interpretation seiner Nachrichten. Oft gründet sich das Bild vom anderen auf wenige Informationen. Aufgrund der Kleidung, des Geschlechtes, des Alters und einiger Lebensäußerungen neigen wir dazu, das unvollständige Bild zu ergänzen. Die wenigen Informationen zeigen, in welche «Schublade» wir ihn tun sollen; diese Schublade enthält ergänzende Informationen und Vermutungen, so daß sich das Bild vervollständigt.

Schon die empfangene Nachricht ist also ein «Machwerk» des Empfängers. Erst recht gilt dies für seine innere Reaktion auf die empfangene Nachricht. Diese innere Reaktion ist das Ergebnis einer Wechselwirkung zwischen der «Saat» (gesendete Nachricht) und dem psychischen «Boden», auf den diese Saat beim Empfänger fällt. **Was die Nachricht bewirkt, ist eine Art «Psycho-chemische Reaktion»,** die entsteht, wenn zwei «Stoffe» zusammenkommen. Beispiel: Wenn ein

Empfänger kritisiert wird, der sehr stark von der Überzeugung durchdrungen ist, daß es schlimm ist, Fehler zu machen, dann wird Verwundung oder Aggression als psycho-chemische Reaktion auftreten; er wird «explodieren». Trifft dieselbe Kritik auf einen Empfänger, der es sich zugesteht, Fehler zu machen, wird die Reaktion harmloser und konstruktiver ausfallen.

• Für die innere Klarheit des Empfängers und für seine Fähigkeit zum Feedback ist es von großer Bedeutung, daß er **drei verschiedene Vorgänge** unterscheidet, aus denen sich seine innere Reaktion aufbaut:

- **Wahrnehmen:** Etwas sehen, z. B. einen Blick, oder hören, z. B. die Frage: «Was ist das Grüne in der Sauce?»
- **Interpretieren:** Das Wahrgenommene mit einer Bedeutung versehen, z. B. den Blick als abfällig deuten oder die Frage nach dem Grünen in der Sauce als Kritik. Diese Interpretation kann richtig oder falsch sein.
- **Fühlen:** Auf das Wahrgenommene und Interpretierte mit einem eigenen Gefühl antworten, wobei die eigene seelische «Bodenbeschaffenheit» mit darüber entscheidet, was für ein Gefühl ausgelöst wird, z. B. Wut angesichts des «abfälligen» Blickes.

In der Regel sind die Menschen wenig geübt, diese drei Vorgänge in sich auseinanderzuhalten. Beispiel: Eine Frau berichtet ihrem Mann über eigene Pläne. Als er die Stirn ein wenig runzelt, versetzt sie wütend: «Nun mach doch nicht gleich wieder so ein angewidertes Gesicht!» Ihre Rückmeldung ist ein Verschmelzungsprodukt aus Wahrnehmung, Interpretation und eigenem Gefühl. Es ist deshalb so wichtig, diese inneren Vorgänge auseinanderzuhalten, damit der Empfänger sich darüber im klaren ist, daß seine Reaktion immer seine Reaktion ist, mit starken innerern Anteilen. Und damit er Ansatzpunkte sieht, diese eigenen Anteile gegebenenfalls zu überprüfen: «Du runzelst die Stirn, paßt dir das nicht, was ich vorhabe?» Jetzt kann er bestätigen oder korrigieren oder auch bei sich selbst nachschauen.

Kommunikation ist nicht damit beendet, daß der eine etwas von sich gibt und beim anderen etwas ankommt. Der Empfänger reagiert, wird dadurch zum Sender und umgekehrt, und beide nehmen aufeinander Einfluß. Das ist Interaktion! Gemäß der gewohnten Sichtweise suchen und finden Menschen die Bestimmungsfaktoren des Verhaltens im Individuum selbst. Jemand sei dominant, sagen sie, ein anderer unverschämt, Ernst sei ein Dauerredner. Die moderne Kommunikationspsychologie sieht die Sache anders; sie erklärt persönliche Eigenarten auch als Ausdruck der derzeitigen kommunikativen Verhältnisse und sagt: Es gehören immer mindestens zwei dazu, wenn einer sich in zwischenmenschlicher Hinsicht so oder so verhält.

Dieses Wechselwirkungsdenken, anhand einiger Beispiele gezeigt: Jemand ist ein Dauerredner: Wo sind die, die ihm schweigend und geduldig zuhören? Dauerredner gibt es allerdings nur so lange, wie andere sich komplementär verhalten. Jemand anders ist dominant: Wer sind die, die sich unterdrücken lassen? Jemand anders ist «unverschämt»: Offenbar gibt es Mitspieler, die sich alles bieten lassen. Diese interaktionistische Sichtweise ist:

- **Ent-indivisualisierend:** Verhaltensweisen werden nicht mehr in erster Linie aus den Eigenarten des Individuums erklärt, sondern aus den ungeschriebenen Regeln der gegenseitigen Interaktion.
- **Ent-moralisierend:** Nach der alten Sichtweise gibt es oft einen «bösen» Täter und ein «armes» Opfer; «dieser Dauerredner redet mich tot!». Da aber der Böse nur böse sein kann, wenn das arme Opfer sich zum Mitspielen bereit erklärt, ist eine moralische Bewertung unangemessen. Es handelt sich um ein gemeinsames Spiel mit verteilten Rollen, und nicht selten hat das arme Opfer einiges Interesse daran, seine Rolle beizubehalten. Für manche mag diese Sichtweise befremdlich und unbequem sein. Denn wo sie früher nur den bösen, gestörten und kranken anderen Menschen gesehen haben, sollen sie nun den eigenen «Mitspiel-Beitrag» ins Auge fassen.

Indem ich meinen eigenen Mitspiel-Beitrag erkenne, bin ich dem «schwierigen anderen» nicht mehr einfach ausgeliefert. Ich komme aus der Opfer-Rolle heraus, die mich zwar von Verantwortung entlastet und mir moralisch Überlegenheit sichert, die mich dafür aber auch leiden und nicht erwachsen werden läßt. Daß dieser Sichtweise für die Kommunikation im Arbeitsteam große Bedeutung zukommt, dürfte klar geworden sein. Wie steht es aber bei realen Abhängigkeitsbeziehungen? Ist ein Mitarbeiter z. B. nicht zwangsläufig Opfer eines tyrannischen Vorgesetzten? Die Chancen, auf die Interaktion Einfluß zu nehmen, sind hier nicht gleich verteilt. Dennoch zeigt sich bei näherem Hinsehen fast regelmäßig: Wo jemand Tritte austeilt, gibt es welche, die mehr als erzwungenermaßen «Tretfläche» bieten.

Fragt man nach den «Heilmitteln» für die Therapie kranker, gestörter Kommunikation, so steht die sogenannte **Metakommunikation** im Vordergrund. Gemeint ist eine Kommunikation über die Kommunikation, also eine Beschäftigung mit der Art und Weise, wie wir miteinander umgehen, und über die Art, wie wir die gesendeten Nachrichten gemeint und die empfangenen Nachrichten entschlüsselt und darauf reagiert haben. Zur Metakommunikation begeben sich die Partner gleichsam auf einen Feldherrnhügel, um Abstand zu nehmen von dem Getümmel, in das sie sich verstrickt haben und in dem sie nicht mehr (oder nur zäh und schwierig) weiterkommen.

Gute Metakommunikation verlangt in erster Linie den Mut zur Selbstoffenbarung. Das Thema «Was geht hier und jetzt in mir vor, wie erlebe ich dich, was spielt sich zwischen uns ab?» stellt eine direkte Konfrontation mit der oft als peinlich erlebten Realität dar (eine solche Konfrontation wird deshalb meist vermieden). Als Preis winkt allerdings eine Befreiung von unausgedrückter

Spannung und die Chance, aus der Störung dadurch herauszukommen, daß man wirklich «hindurchgegangen» ist.

Zum Schluß ein Beispiel für eine Metakommunikation in einem Arbeitsteam: In dem Team hatte es sich so eingebürgert, daß unangenehme Aufgaben durch «Ausgucken» verteilt wurden, und in einer Mischung aus Ernst und Spaß wurde der «Dumme» mit viel Lob über seine «besonderen Fähigkeiten für gerade diese Aufgabe» entschädigt: – A: «Ich weiß nicht recht, ob ich mich über ihr Lob freuen kann. Ich habe den Verdacht, daß wir jemanden immer dann hochloben, wenn wir einen Dummen gefunden haben!». – B: (lacht): «Ob Sie da wohl von sich auf andere schließen»? – A: «Sie erleben das anders?» – B: «Ach, ich sehe das alles nicht so verbissen; klar, wenn wir zu jemandem sagen, Sie sind für diese Aufgabe doch besonders gut geeignet, dann weiß jeder, daß das vor allem gesagt wird, um jemanden zu motivieren. Das Auge zwinkert sozusagen dabei; das ist so 'ne Art Spiel, finde ich!» – A: «Vielleicht nehme ich das zu ernst; aber irgend etwas ärgert mich doch daran!». – C: (zu A): «Ich bin froh, daß Sie das mal angesprochen haben. Ich finde, wir haben oft so eine Art zu witzeln, wenn es heikel wird. Ich mache da dann oft mit, obwohl ich ein ungutes Gefühl habe. Zum Beispiel neulich ...!» usw.

5.1.4 Ein Grunddilemma

• **Ausdrucks- und wirkungsorientierte Sender:** Ein Grunddilemma der zwischenmenschlichen Kommunikation im allgemeinen und in der Kommunikation in der Arbeitswelt im besonderen besteht darin, daß es immer zugleich um Ausdruck und Wirkung geht. Die eine Funktion der Kommunikation liegt darin, auszudrücken, was ist. Kooperation und Mitmenschlichkeit leben davon, daß wir uns gegenseitig auf dem laufenden halten, was in uns vorgeht.

Selbstausdruck und Anteilnahme gehören zu den vitalen Lebensbedürfnissen des Menschen. Die andere Funktion besteht darin, Wirkungen zu erzielen bzw. zu beabsichtigen. **Sender und Empfänger** stehen **vor der Wahl,** auf welchen Aspekt sie sich schwerpunktmäßig hin orientieren:

- **Der ausdrucksorientierte Sender** legt alles darauf an, das, was in ihm ist, auszudrücken. Es kommt ihm nicht primär darauf an, eine bestimmte Wirkung zu erzielen.
- **Der wirkungsorientierte Sender** hingegen fragt sich immer zunächst, teils bewußt und teils unbewußt: «Was will ich erreichen bzw. verhindern?» Er versucht dann, seine Nachricht so zu gestalten, daß sie für diese Zielerreichung optimal erscheint.

Für den Empfänger kann die Frage sehr wichtig werden, ob der andere ausdrucks- oder wirkungsorientiert kommuniziert. Ein Mitarbeiter mag sich fragen: «Lobt mich der Chef, weil er Freude an meiner Leistung hat, oder hat er in einem Kurs zur Motivationstechnik gelernt, daß ein Lob zur Leistungssteigerung beiträgt?» In Abb. 5/7 finden sich einige Beispiele für Verhaltensweisen, die mehr oder weniger ausdrucksorientiert oder wirkungsorientiert gesendet oder empfangen werden können (11):

Kriterien	Ausdruck	Wirkung
Selbstoffenbarung	Weinen	Auf die Tränendrüse drücken
Beziehung	Loben	Streicheleinheit verpassen
Sachinhalt	Berichten	Tendenziös informieren (mit Manipulationsabsicht)
	Erzählen	«Moral von der Geschichte» vermitteln

Abbildung 5/7: Verhaltensweisen

Wenn Menschen im Arbeitsleben miteinander in Kontakt treten, dann steht der Wirkungsaspekt der Kommunikation ganz im Vordergrund. Die Absicht bzw. der Zweck der Kommunikation mit Mitarbeitern, Vorgesetzten und Kollegen besteht darin, eine bestimmte Wirkung zu erzielen. Die Kommunikation soll den anderen in irgendeiner Form verändern. Dies mag vereinfacht klingen, ist es aber nicht. Denn genau darauf läuft die Kommunikation in der Arbeitswelt letzten Endes hinaus. Die Änderung mag einfach oder kompliziert zu beschreiben sein; sie kann mit dem zu tun haben, was ein Mensch denkt, weiß oder fühlt; sie kann mit seinen Einstellungen oder Fähigkeiten zu tun haben. Eines jedoch ist klar: Der Zweck des Versuchs, mit einem andern Menschen auf der Arbeitsebene zu kommunizieren, besteht tatsächlich darin, diesen Menschen zu ändern.

Für den Vorgesetzten, dessen Aufgabe darin besteht, seine Mitarbeiter in Richtung auf ein bestimmtes Ziel hin zu beeinflussen, trifft dies in extremer Weise zu: Wenn er seine Mitarbeiter informiert, so beabsichtigt er damit, ihren Informationsstand oder ihre Einstellung zu ändern; kritisiert er sie, so soll dies zu einer Veränderung ihres Arbeitsverhaltens führen; gibt er ihnen einen Auftrag, so hat dies eine Veränderung ihrer Arbeit zur Folge. Zu welchem Zweck auch immer der Vorgesetzte im Sinne der Führung mit seinen Mitarbeitern kommuniziert: Der Zweck des Versuchs besteht letzten Endes immer darin, das zu ändern, was der Mitarbeiter denkt, fühlt, weiß oder tut. **Der Vorgesetzte ist demnach als extrem «wirkungsorientierter Sender» zu betrachten.**

Dieser Wirkungsaspekt der Kommunikation ist allerdings keineswegs auf die funktionale Kommunikation in der Arbeitswelt beschränkt, sondern prägt die zwischenmenschliche Kommunikation in allen Bereichen sozialen Lebens in hohem Maße. Der Wirkungsaspekt macht sogar zu einem guten Teil das Wesen der Kommunikation aus. Betrachtet man nämlich den Vorgang der Kommunikation, so zeigt sich, daß das Verhalten des Senders, seine Worte, Gesichtsausdrücke, Gebärden

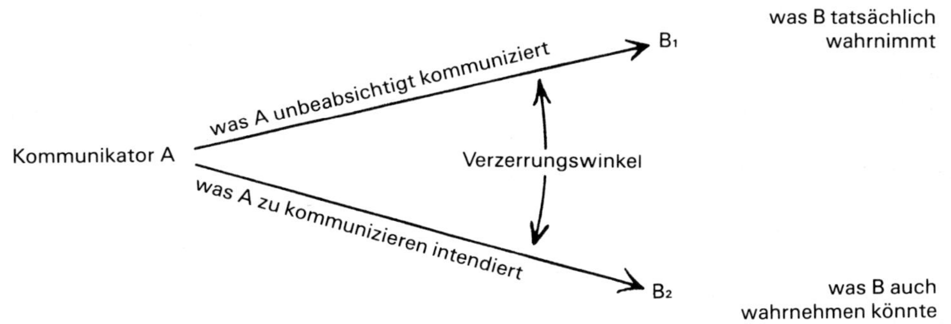

Abbildung 5/8: Verzerrungswinkel der Kommunikation (Antons)

und Sprechpausen vom Empfänger wahrgenommen und für ihn zu einer Erfahrung werden.

• **Verzerrungswinkel der Kommunikation:** Kommunikation heißt: «Ich erfahre Dein Verhalten, Du erfährst mein Verhalten!» Diese Erfahrung bleibt nicht etwa «still», sondern «sie beeinflußt mein Verhalten Dir gegenüber; je nachdem, wie ich Dich erfahre, werde ich mich Dir gegenüber so oder anders verhalten!» Auf jeden Fall nicht mehr genau gleich wie vor der Erfahrung! «Und nicht nur Dir gegenüber werde ich mich anders verhalten, sondern auch anderen Menschen oder Dingen meiner Umwelt gegenüber; ich denke anders, empfinde anders, weiß andere, neue Dinge, handle anders; d. h. die Erfahrung verändert mich!»

Das «Den-andern-Ändern» ist somit etwas, was sich nicht bloß in der Arbeitswelt, sondern auch in allen anderen Bereichen des Lebens ereignet. Nur geschieht es in den privaten Bereichen oft unbewußt, während es im Arbeitsbereich in der Regel mit bewußter Absicht als Mittel eingesetzt wird, um ein bestimmtes Ziel zu erreichen. Damit die Kommunikation in diesem (funktionalen) Sinne erfolgreich ist, muß die beim anderen hervorgerufene Wirkung der Absicht des Senders entsprechen. Nun wird diese Wirkung aber sehr oft nicht im beabsichtigten Sinne erreicht, weil sich ein Verzerrungswinkel ergibt zwischen dem, was der Sender zu senden beabsichtigt, und dem, was er unbeabsichtigt ausdrückt (12); Abb. 5/8 zeigt dies deutlich.

Dieser Verzerrungswinkel ist zum einen bestimmt durch die prinzipielle Mehrdeutigkeit von Signalen; Schwitzen kann zum Beispiel Angst und Unsicherheit, Angespanntheit, aber auch erhöhte Raumtemperatur signalisieren. Stimmlage, Tonfall, Mimik und Gestik können eine beabsichtigte Botschaft verändern. Auf der anderen Seite ist der Verzerrungswinkel durch unterschiedliche Motive, Einstellungen, Erfahrungen und Interessen der Kommunikationspartner bedingt.

• **Ausdruck:** Die Tatsache, daß beim Kommunizieren immer auch unbeabsichtigte Signale ausgedrückt werden, leitet über zur anderen Dimension der Kommunikation, nämlich zum Ausdruck; und dies zum beabsichtigten Ausdruck im Sinne der Selbstdarstellung. Sowohl Kooperation wie auch Mitmenschlichkeit sind darauf angewiesen, daß sich die Kommunikationspartner gegenseitig zeigen, was in ihnen vorgeht, was sie denken oder fühlen. Jeder Mensch hat das Bedürfnis, einerseits sich selber «auszudrücken» und andererseits die «Ausdrücke» des Mitmenschen aufzunehmen und damit an dessen Leben teilzunehmen. «Funktionalitätsvergiftung» besteht dann, wenn der Sender überwiegend wirkungsorientiert sendet oder, was ebenso vergiftend ist, der Empfänger dies unterstellt.

Die Gefahr der «Funktionalitätsvergiftung» ist in der Arbeitsorganisation in hohem Maße vorhanden: Vorgesetzte haben gelernt, so zu kommunizieren, daß die Mitarbeiter am ehesten bereit sind, ihre Arbeitskraft dem Betrieb energievoll zur Verfügung zu stellen. Wer aber, bewußt oder unbewußt, nur auf Wirkung hin orientiert ist und dabei den authentischen Ausdruck vernachlässigt, entfremdet sich von sich selbst und von den anderen, macht den Mitmenschen zum bloßen Objekt seiner Beeinflussung bzw. seiner Manipulation. Durch eine solche «Behandlung» aber wird eine humane Kooperation verunmöglicht; bei Funktionalitätsverdacht kann sich kein gegenseitiges Vertrauen entwickeln (13).

5.1.5 Stichwort: Feedback/Rückmeldung

Die empfangene Nachricht ist also zu einem guten Teil das Werk des Empfängers: Er entschlüsselt die ankommende Nachricht aufgrund seiner persönlichen Erfahrungen und Einstellungen; er wählt aus, auf welche Seite der Nachricht er reagieren soll: Als Sender tappe ich somit ziemlich im Dunkeln, wie das, was ich von mir gebe, bei anderen ankommt und was ich mit meiner Nachricht beim Empfänger anrichte. Wie der andere meine Nachricht empfängt, werde ich nie wirklich erfassen.

---

12 Antons (1978)
13 Schulz von Thun (1981)

«Ich erfahre dein Verhalten, Du erfährst mein Verhalten; Dein Verhalten kann ich sehen, wie Du meines auch. Deine Erfahrung aber kann ich nicht sehen, und Du meine auch nicht; d. h.: Ich kann meine Worte, Gesten, Handlungen nie so erleben, wie Du sie erlebst; aus dem einfachen Grund, weil ich nicht Du bin. Ich werde also nie wirklich wissen, wie das auf Dich wirkt, was ich sage oder tue. Ich kann Deine Erfahrungen nicht erfahren; Du kannst meine Erfahrungen nicht erfahren. Wenn ich Dir eine Nachricht übermittle, weiß ich nicht wirklich, wie Du meine Mitteilung empfängst. Das, was ich darüber weiß, weiß ich aufgrund Deiner Antworten/Reaktionen. Deine Reaktionen geben mir Hinweise darauf, wie mein Verhalten, meine Nachricht auf Dich wirkt oder wie sie bei Dir angekommen ist!»

Diesen Rückmeldungen, von den Kommunikationsforschern als Feedbacks bezeichnet, kommt deshalb eine so zentrale Bedeutung zu, weil ich ihnen entnehmen kann, wieweit der andere mich verstanden hat bzw. wie wirksam meine Botschaft ist. Feedback ist eine Mitteilung an eine Person, die diese Person darüber informiert, wie ihre Verhaltensweisen von anderen wahrgenommen, verstanden und erlebt werden (14). Für Feedback-Prozesse innerhalb einer Gruppe scheint die folgende **Definition** geeignet: **Feedback** ist eine Information darüber, wie A das Verhalten einer anderen Person B wahrnimmt und/oder erlebt, und/oder eine Information darüber, welche Reaktionen dieses Verhalten bei A auslöst auf der Verhaltensebene und/oder auf der Gefühlsebene und/oder der Beziehungsebene (15).

Stellt sich aufgrund der Reaktionen des Kommunikationspartners heraus, daß er meine Nachricht nicht verstanden bzw. meine Botschaft nicht die gewünschte Wirkung hat, so kann ich mein (Kommunikations-)Verhalten entsprechend anpassen, um damit einer Verständigung bzw. der beabsichtigten Wirkung näherzukommen. Das Feedback stellt somit die einzige Grundlage für eine Anpassung des interaktionellen Verhaltens bzw. für zwischenmenschliche Lernprozesse dar.

• **Johari-Modell:** Um die Bedeutung von Feedbacks zu erhellen, wird im folgenden das «Johari-Modell» skizziert; dieses basiert auf der Vorstellung, daß sich unsere zwischenmenschlichen Beziehungen in einem Rahmen abspielen, den man als Fenster mit vier Flügeln bezeichnen kann. Nach seinen Erfindern Joe Luft und Harry Ingham wird dieses Fenster «Johari-Fenster» genannt (16) und in Abb. 5/9 dargestellt.:

- **Flügel A: Die «Öffentliche Person»** ist der Teil unseres Selbst, der uns und anderen bekannt ist. Er ist der Bereich unseres freien Handelns, in dem wir nichts vor anderen verbergen.
- **Flügel B: Der «Blinde Fleck»** in unserem Verhaltensfenster bedeutet, daß andere oft mehr über uns wissen als wir selbst; ihr Fremdbild über uns stimmt also nicht mit unserem Selbstbild überein. Flügel B enthält alle unsere unbewußten Gewohnheiten, Vorurteile und Zuneigungen. Wir sind oft sehr überrascht, wenn andere uns darauf aufmerksam machen, uns die Augen öffnen über eine Stelle in unserem Bild, die wir selbst noch nicht entdeckt haben.
- **Flügel C: Die «Private Person»** ist der Bereich unseres Denkens und Handelns, den wir bewußt vor anderen verbergen; unsere heimlichen Wünsche vielleicht oder Dinge, die wir verheimlichen, weil hier unsere «empfindlichen Stellen» liegen, oder weil wir glauben, daß sie von anderen abgelehnt werden.
- **Flügel D: Der «Bereich des Unbewußten»,** der weder uns noch anderen zugänglich ist (außer im Traum).

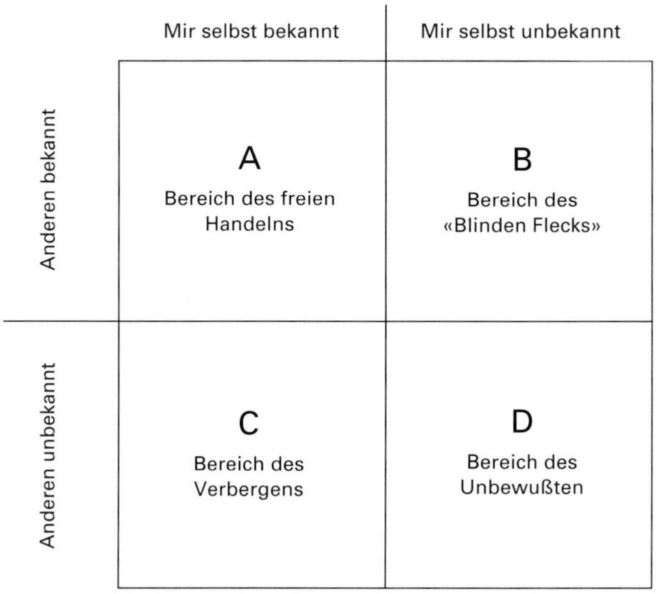

Abbildung 5/9: Johari-Fenster

In Abb. 5/10 werden vier verschiedene Fenster, mit unterschiedlich großen Flügeln, dargestellt (16).

- **Fenster 1 zeigt die typische Situation eines Menschen in einer ihm fremden Gruppe.** Der Bereich A ist hier sehr klein. Er weiß noch nicht, was die anderen von ihm halten und was er von seiner «privaten Person» hier preisgeben darf. Die Frage «Wie kann/darf/soll ich mich verhalten?» ist noch nicht gelöst. Deshalb bedeuten fremde Menschen und Gruppen anfangs immer eine Art Bedrohung für uns. Der Bereich unseres freien Handelns (A) ist entsprechend eingeschränkt. Wenn wir davon ausgehen, daß

14 Antons (1976)
15 Lehmenkühler (1975), zit. nach Sader (1976)
16 vgl. Kirsten/Müller (1979)

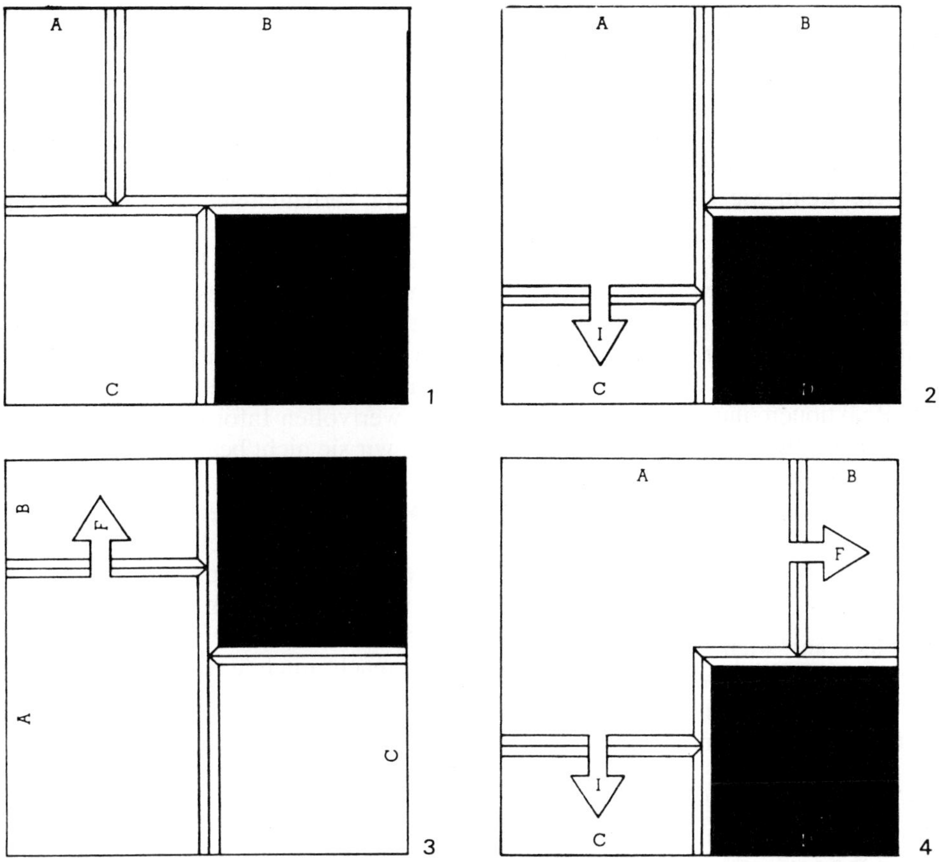

Abbildung 5/10: Johari-Fenster mit unterschiedlich großen Flügeln (Kirsten/Müller)

jeder Mensch das Bedürfnis hat, seinen Flügel A auszuweiten, sehen wir sofort, daß wir dafür die Bereiche B und C einschränken müssen. Dies fällt uns oft schwer, weil wir gelernt haben, anderen Menschen zunächst einmal mit Mißtrauen zu begegnen. Wir müssen deshalb bewußt daran arbeiten, die Bereiche B und C zu verkleinern.

- **Im Fenster 2 ist der C-Bereich «Private Person» schon etwas abgebaut.** Der Pfeil I steht für Information. Er soll deutlich machen, daß wir Bereich C nur abbauen können, wenn wir bereit sind, «Privates» preiszugeben. Diese wichtige Fähigkeit, anderen Informationen über sich selbst geben zu können, heißt Vertrauen.
- **Im Fenster 3 ist der «Blinde Fleck» kleiner geworden.** Der Pfeil F steht für Feedback. Unser Verhalten (z. B. Offenheit, Vertrauen) löst entsprechende Reaktionen bei anderen aus, auf die wir wiederum reagieren (Interaktion). Wir sehen, daß wir den Bereich des «Blinden Flecks» nur abbauen können, wenn wir erstens lernen, über uns selbst zu sprechen, und zweitens uns darum bemühen, die Meinung anderer über uns zu erfahren. Anderen Dinge über sich selbst mitzuteilen (Informationen geben) ist ein Ausdruck von Vertrauen. Die Frage: «Was denkst Du eigentlich von mir?» ist eine Art Bitte um Vertrauen.
- **Fenster 4 zeigt: Informationen über sich preisgeben und Informationen über sich einholen** sind die einzigen wirksamen Verhaltensweisen, die den Bereich unseres freien Handelns im sozialen Raum vergrößern können. Umgekehrt können wir es natürlich anderen Menschen auch ermöglichen, uns gegenüber aufgeschlossenener zu werden, uns zu vertrauen, wenn wir sie um Informationen über sich bitten und ihnen ein Feedback über ihr Verhalten geben. Wir vergrößern damit den Bereich A beim anderen.

Das Feedback hilft bzw. ermöglicht, den blinden Fleck in unserer Persönlichkeit aufzuhellen. Das ist jedoch nicht die einzige Funktion, die Feedback haben kann. Mittels Feedbacks kann ein Kommunikationspartner mir mitteilen daß er: – meine Äußerungen nicht verstanden hat («Wie meinst du das?»); – nicht einverstanden ist, mit dem was ich tue («Hör auf damit.»); – mein Verhalten positiv bewertet («Das hast du gut gemacht»).

- **Feedback – ein Kontrollinstrument:** Aus diesen Informationen kann ich ersehen, inwieweit die Auswirkungen meines Verhaltens meinen Absichten entsprechen. Feedback kann also für mich ein Kontrollinstrument im sozialen Bereich sein. Ein Feedback gibt die Möglichkeit, in einer Beziehung Störungen zu erkennen, die durch das Verhalten ausgelöst werden. Wir bekommen dadurch Informationen, die für die Entwicklung von Beziehungen und für die Entwicklung unserer Persönlichkeit wichtig und hilfreich sein können. Folgendes Beispiel mag bezeichnend sein: Immer wieder erleben Sie, daß Menschen sich von Ihnen abwenden und desinteressiert scheinen, wenn Sie zu reden beginnen. Stellen Sie sich weiter vor, daß der Grund dafür Ihre ständigen Wiederholungen sind. Nur ein offenes Feedback kann Ihnen solche Informationen geben. Wenn Ihnen keiner die Wirkung Ihres Verhaltens auf sich mitteilt, beziehen Sie die Reaktionen der anderen vielleicht auf Ihr Aussehen, Ihre mangelnden Kenntnisse, oder Sie interpretieren diese Reaktionen nur als «Die anderen mögen mich nicht!». Ohne offenes, konkretes Feedback haben wir keine Möglichkeit, soziale Erfahrungen realitätsgerecht zu verarbeiten.

• **Die positiven Wirkungen von Feedback sind vielfältig! Feedback:**

- hellt den blinden Fleck auf: «Ich entdecke Teile von mir selbst, die mir vorher unbekannt waren!»
- verstärkt positive Verhaltensweisen: «Da ich für mein Verhalten Anerkennung erhalte, werde ich mich weiter so verhalten!»
- hilft uns selbst und unsere Umwelt realistisch wahrzunehmen; «Ich weiß, weshalb du so auf mein Verhalten reagierst!»
- ermöglicht die Korrektur von Verhaltensweisen, die dem Betreffenden nicht weiterhelfen oder die der eigentlichen Absicht nicht genügend entsprechen. «Ich weiß, was ich falsch gemacht habe, so kann ich es in Zukunft besser machen!»
- hilft, den anderen besser zu verstehen: «Ich weiß, wie du das auffaßt, was ich sage oder tue; Deine Reaktionen sind mir nicht mehr so unverständlich!»
- verschafft Sicherheit: «Ich weiß, wie ich mich in deiner Gegenwart verhalten kann!»
- ermöglicht unser Verhalten zu überprüfen: «Ich erfahre, wieweit die Auswirkung meines Verhaltens meinen Absichten entspricht!»

Nur wenn die Kooperationspartner, also Mitarbeiter und Vorgesetzte, bereit sind, Feedback zu geben und zu empfangen, ist es möglich, wirklich voneinander und durch-einander zu lernen. **Ohne Feedback ist kein soziales Lernen möglich!** «Das habe ich getan!» sagt mein Gedächtnis. «Das kann ich nicht getan haben!», sagt mein Stolz und bleibt unerbittlich. Gähnen Sie? Wenn Sie beim Lesen dieses Buches das «große Gähnen» befällt, stellt dieses Gähnen ein Feedback auf unsere Nachricht dar; es sei denn, Sie hätten letzte Nacht zuwenig geschlafen.

Feedback über die Auswirkungen unseres Verhaltens erhalten wir von anderen Menschen in allen möglichen Formen: Eine Rückmeldung kann bewußt («Wie bitte?») oder unbewußt (einschlafen), spontan («Vielen Dank») oder erbeten («Ja, es hat geholfen»), verbal («Nein») oder nonverbal (das Zimmer verlassen), formal (Fragebogen) oder nicht formal (Beifallklatschen) erfolgen.

Wenn wir uns verständigen bzw. unsere Nachricht wirksam übermitteln wollen, müssen wir aufmerksam sein. Vielleicht sagt Ihnen der andere nicht mit Worten, wie ihr Verhalten auf ihn wirkt. Vielleicht sagt er es, indem er die Arme verschränkt, mit dem Kugelschreiber spielt oder sich am Kopf kratzt. Auf jeden Fall treten überall dort, wo Menschen miteinander kommunizieren, auch Rückmeldungen auf, mit denen der eine dem anderen bewußt oder unbewußt zu erkennen gibt, was er denkt oder empfindet. An uns liegt es, daß wir uns solche wertvollen Informationen nicht entgehen lassen, indem wir sie nicht beachten.

• **Mißverständnisse:** Verbale Feedbacks sind also nicht die einzigen Rückmeldungen, die wir tagtäglich von anderen bekommen. Im Umgang mit anderen Menschen erfolgt das Feedback meist in einer nicht sprachlichen, indirekten Form. Der andere sagt nicht: «Das, was Du tust, macht mich ärgerlich!», sondern er verhält sich so, wie ärgerliche Menschen sich verhalten (indirekter Ausdruck von Gefühlen durch das Verhalten). Uns bleibt es überlassen, ihre indirekten Botschaften zu übersetzten und herauszufinden, warum sie ärgerlich sind, und ob und wie wir diesen Ärger vermeiden können. Die **Mißverständnisse** in einem solchen Prozeß der Kommunikation **sind vielfältig** (16). Wir:

- interpretieren ihre Gefühle falsch; sie sind vielleicht nicht ärgerlich, sondern traurig oder verletzt.
- beziehen die Reaktionen der anderen auf unser Verhalten, obwohl das in keinem Zusammenhang mit ihren Gefühlen steht. Ein anderer Mensch ist vielleicht gar nicht ärgerlich unseretwegen, sondern wegen eines Erlebnisses mit seinem Chef.
- beziehen die Reaktionen der anderen auf bestimmte unserer Verhaltensweisen, die diese Reaktionen gar nicht ausgelöst haben. Ein anderer Mensch ist nicht deswegen ärgerlich, weil wir Behauptungen aufstellen, die er für unvernünftig hält (unsere Interpretation), sondern vielleicht, weil wir soviel reden und ihn nicht zu Wort kommen lassen.

Da ein indirektes Feedback oft zu Mißverständnissen führt, ist es wichtig zu lernen, das Feedback in einer direkten Form zu geben, indem wir es in Worten ausdrücken. Nur so können Mitteilungen gemacht werden, die soziales Lernen möglich machen. Worte sind wichtig, das ist keine Frage. Sie stellen oft so etwas wie «Fixpunkte» dar, an denen wir uns halten und auf die wir uns beziehen. Die große Bedeutung der Worte darf uns aber nicht darüber hinwegtäuschen, daß das Wesentliche in der zwischenmenschlichen Kommunikation sich oft neben oder zwischen den Worten ereignet. Worte sind nicht so zuverlässig, wie es auf den ersten Blick scheint. Ein Grund dafür ist der, daß die Menschen ihre wahren Gefühle und Reaktionen so lange zu verbergen suchen, bis sie sich sicher fühlen. Sicher fühle ich mich dann, wenn ich zum anderen Vertrauen habe. Und Vertrauen ist etwas, was nicht gefordert, sondern nur geschenkt werden kann.

• **Interpretation von Feedbacks:** Wenn Sie deshalb ein verbales Feedback von jemandem erhalten, brauchen diese Worte nicht unbedingt das auszudrücken, was er in Wirklichkeit denkt oder empfindet; wie viele Menschen sagen «Hat mich sehr gefreut!» und denken «Hat mich sehr geärgert!». Was wir lernen müssen, ist zu hören, was gemeint ist, nicht was gesagt wird. Nonverbale Feedbacks sind häufig die wertvollsten Reaktionen. Gähnen, Auf-die-Uhr-Schauen oder Mit-den-Füßen-Scharren sagen oft mehr als viele «schöne» Worte. Sie sind in der Regel zuverlässiger als Worte, weil sie sich weniger gut kontrollieren lassen. Die Sprache «abseits der Worte» aber versteht nur der, der gelernt hat, sie wahrzunehmen und richtig zu deuten.

Nehmen wir an, ich erzähle eine, wie ich meine, interessante Geschichte und bemerke, daß einer der Zuhörer anfängt zu gähnen (17). Mein Gehirn nimmt die Information «gähnen» auf und deutet diese als «Langeweile». Ist mir der Zuhörer wichtig, versuche ich jetzt, seine Aufmerksamkeit wieder zu gewinnen. Ein einfaches Nachfragen hätte unter Umständen ergeben, daß der Zuhörer sich zwar für die Erzählung interessiert, aber einen sehr anstrengenden Tag hinter sich hat.

Wir können also Reaktionen falsch deuten und erhalten damit ein falsches Feedback. Sehen wir uns nochmals die drei Empfangsvorgänge an, die oben unterschieden wurden: Wahrnehmen, Interpretieren und Fühlen; es ist sehr wichtig, diese Vorgänge auseinanderzuhalten. Es geht nicht darum, Interpretationen zu vermeiden. Dies ist weder möglich noch wünschenswert, denn erst die Interpretation eröffnet die Chance, das Eigentliche zu verstehen. Vielmehr geht es um das Bewußtsein, daß es sich um eine Interpretation handelt und diese daher richtig oder falsch sein kann.

Was wir können, ist, uns zu vergewissern, ob wir die Signale des anderen richtig interpretieren. Als Erzähler hätte ich also beispielsweise fragen können: «Ich sehe, daß Sie gähnen. Ist Ihnen meine Geschichte zu lange geworden?» Diese Frage erscheint banal; aber wie oft hat man Hemmungen, eine solche oder ähnliche Frage zu stellen. Der Zuhörer hat jetzt Gelegenheit, zu antworten, und kann damit verhindern, daß ich seine Reaktion falsch interpretiere: «Ich interessiere mich sehr für das, was Sie erzählen. Aber ich bin jetzt zu müde und kann deshalb nicht mehr folgen. Es wäre mir lieber, Sie würden mir morgen weitererzählen!»

In einer gut funktionierenden Arbeitsgruppe sollte offenes Feedback selbstverständlich sein. Wenn es erst einmal geübt wurde, wird der Vorteil von offenen Rückmeldungen auch schnell erkannt. Die Gruppe arbeitet reibungsloser zusammen, weil Differenzen sofort geklärt werden können, bevor sie zu Aggressionen oder strategischen Abwehrmaßnahmen führen. Wir dürfen aber nicht vergessen, daß wir das richtige «Feedback-Geben» nicht gelernt haben und es uns vielleicht sogar zunächst peinlich ist (18).

• **Regeln für das Geben von Feedback:** Sie helfen, anderen gegenüber die richtigen Worte zu finden:

- **Prüfen Sie die Aufnahmebereitschaft des Empfängers!** Einem anderen Feedback geben, heißt ihm gegenüber offen sein. Prüfen Sie daher das Maß und den Zeitpunkt Ihrer Offenheit. Ungewohnte Offenheit kann schockierend sein und die Bereitschaft des anderen, Ihnen zuzuhören, blockieren. Prüfen Sie die Offenheit des anderen. Zwingen Sie ihm Ihre Informationen nicht auf.
- **Feedback soll so konkret wie möglich sein!** Sagen Sie nicht allgemein «Sie sind dominant!», sondern beziehen Sie sich auf einen bestimmten Vorgang: «Jetzt haben Sie mich unterbrochen!»; «Ich fühle mich übergangen!»
- **Feedback soll so ausführlich wie möglich sein!** Feedback ist keine Information, die man dem anderen «vor die Füße knallt», um sich dann aus dem Staub zu machen, oder die man schnell am Telefon andeutet, um dann den Hörer aufzulegen. Feedback ist der Anfang eines Dialogs zwischen zwei Menschen.
- **Zwischen Wahrnehmungen, Vermutungen und Gefühlen ist zu unterscheiden!** Sichtbar wurde, wie gefährlich es werden kann, wenn wir beispielsweise unsere eigenen Gefühle als Eigenschaften anderer wahrnehmen und sie indirekt ausdrücken. Seien Sie sich bewußt, daß Ihre Interpretationen richtig oder falsch sein können.
- **Ein Feedback auf die «Hier-und jetzt-Situation» beziehen!** Feedback ist dann am wirksamsten, wenn es sich nicht auf früheres Verhalten, sondern auf das aktuelle Verhalten «hier und jetzt» bezieht.
- **Feedback soll möglichst unmittelbar erfolgen!** Ein Mensch kann besser lernen, wenn die Rückmeldung auf sein Verhalten unmittelbar und sofort erfolgt. Lassen Sie Ihren Ärger nicht gären.
- **Ihr Feedback soll den andern nicht analysieren!** Machen Sie klar, daß Sie es sind, den beispielsweise etwas stört. Wenn Sie Aussagen über das Verhalten des anderen und seine Motive machen, wird nicht mehr deutlich, daß Sie ein Problem mit ihm haben. Versuchen Sie nicht, die Rolle des »Mini-Psychoanalytikers« bei anderen einzunehmen.
- **Ihr Feedback soll umkehrbar sein!** Was A zu B sagt, muß auch B zu A sagen können. Ein Mitarbeiter könnte kaum zu seinem Chef sagen: «Halten Sie den Mund!», während sich manche Vorgesetzte so äußern.

---

17 vgl. Kirsten/Müller (1979)
18 vgl. Antons (1976), Kirsten/Müller (1979), Schwäbisch/Siems (1979)

Die Forderung der Reversibilität ist meist dort verletzt, wo es Rangunterschiede gibt und ein Partner sich wichtiger fühlt als der andere.

- **Die Aufnahmekapazität des andern ist zu beachten!** Denken Sie daran, daß ein Mensch nur ein bestimmtes Quantum an Informationen in einer gewissen Zeitspanne aufnehmen kann.
- **Geben Sie auch positives Feedback!** Feedback soll nicht nur dann erfolgen, wenn etwas schiefgegangen ist. Es hat noch nie jemand daran gelitten, daß er zu häufig gelobt wurde; eher daran, daß er zuwenig erfahren hat, daß er positive Gefühle in anderen auslöst.

• **Regeln für das Empfangen von Feedback** (18):

- **Sind Sie offen gegenüber spontanem Feedback!** Schulen Sie Ihre Wahrnehmungsfähigkeit für «kleine», nicht-sprachliche Rückmeldungen. Entwickeln Sie ein Gespür für das Nicht-Gesagte.
- **Bitten Sie andere möglichst oft um Feedback!** Denken Sie daran, daß andere Sie anders sehen als Sie sich selbst. Im Feedback liegt für Sie die einzige Chance, zu erfahren, wie Ihr Verhalten auf andere wirkt.
- **Sagen Sie konkret, welche Informationen Sie erwarten!** Sagen Sie also nicht allgemein: »Wie wirke ich auf Sie?«, sondern: »Fühlen Sie sich durch das, was ich gesagt habe, überfahren?«
- **Hören Sie zunächst einfach zu!** Fragen Sie nach, wenn Ihnen etwas nicht klar ist. Gehen Sie auch bei einem Angriff nicht sofort zum Gegenangriff über. Vermeiden Sie es, zu argumentieren oder sich zu verteidigen.
- **Überprüfen Sie die Bedeutung von Informationen!** Fragen Sie sich, was der andere mit seiner Information über Sie eigentlich ausdrücken wollte. Bitten Sie ihn, Ihr Verhalten möglichst konkret zu beschreiben. Seien Sie sich bewußt, daß der andere mit seinem Feedback auch etwas über sich selbst mitteilt.
- **Teilen Sie Ihre Reaktionen mit!** Die anderen werden wahrscheinlich zunächst Hemmungen haben, Ihnen offen zu sagen, was sie über Sie denken. Sie können ihnen helfen, wenn Sie ihnen sagen, wie Sie eine Äußerung über sich aufgenommen haben.

Es ist ganz klar, daß es nicht möglich ist, alle die hier aufgeführten Regeln immer zu beachten. Dennoch sollten diese Regeln Orientierungspunkte sein, nach denen Sie sich ausrichten können!

5.1.6 Soziale Wahrnehmung

In vielen Situationen, wo Menschen miteinander kommunizieren, taucht immer wieder das Problem des Sich-nicht-Verstehens, des Erstaunens, der Entrüstung und Frustration über die Andersartigkeit des »anderen« auf. Wir wundern uns immer wieder, wie andere die Dinge so ganz anders sehen als wir selbst. Aber eben: »Ich sehe die Dinge mit meinen Augen, du siehst die Dinge mit deinen Augen. Ich kann die Dinge nie so sehen, wie du sie siehst; dies aus dem einfachen Grund, weil ich sie nicht mit deinen Augen sehen kann, weil ich nicht Du bin!»

Was hier am Beispiel der Augen auf eine einfache Formel gebracht wurde, gilt auch für andere Wahrnehmungsbereiche wie Hören und Fühlen: Die Wahrnehmung, besonders im zwischenmenschlichen Bereich, ist keineswegs ein fotografisch-objektives Registrieren der Umwelt, sondern ein Blick durch die persönliche (subjektive) «Brille». Nach der Wahrnehmungstheorie wird das entstandene Wahrnehmungsbild, die im Subjekt abgebildete Wirklichkeit, nicht nur vom wahrgenommenen Gegenstand, sondern auch von der wahrnehmenden Persönlichkeit bestimmt. Die Wahrnehmung hat den Charakter einer aneignenden Tätigkeit.

• **Vier Hauptformen der Beeinflussung der Wahrnehmung** durch den Tätigkeitscharakter lassen sich unterscheiden (19):

- **Selektion:** Die Wahrnehmung ist selektiv, insofern sie aus dem umfangreichen Angebot an Umweltreizen immer nur eine bestimmte Auswahl ins Bewußtsein rückt, nach Gesetzen, die gar nicht immer so vernünftig sind.
- **Akzentuierung:** Die Wahrnehmung bildet die Wirklichkeit nicht immer in ihren objektiven Größenverhältnissen ab, sondern verzerrt diese: das Bedeutsame läßt sie größer, das Unwichtige kleiner erscheinen.
- **Interpretation:** Aus dem Bedürfnis heraus, alles zu erkennen und in die bisherige Erfahrung einzuordnen, deutet und ergänzt die Wahrnehmung die Wirklichkeit dort, wo diese sich nicht eindeutig und unzweifelhaft zu erkennen gibt.
- **Strukturierung:** Die Ordnung der Wirklichkeit in unserer Wahrnehmung ist zu einem guten Teil unser eigenes Werk: Wir machen aus chaotischen Reizmustern «Gestalten».

Wenn zwei Menschen ihr «Augenmerk» auf ein und denselben Gegenstand richten und dennoch nicht dasselbe sehen, so kann das zunächst eimal durch anatomisch-physiologische Gegebenheiten bedingt sein: Die Ursache für die unterschiedliche Wahrnehmung kann in allen Organen bzw. Funktionen liegen, die am Wahrnehmungsprozeß beteiligt sind. So führt starke Belastung und Übermüdung häufig zum Verlust der Tiefenwahrnehmung: die Wahrnehmungsobjekte verschwimmen.

• Unter den **psychologischen Gegebenheiten, die die Wahrnehmung beeinflussen,** spielen vor allem die Bedürfnisse eine wichtige Rolle: Jemand, der Hunger hat,

19 vgl. Bosetzky/Heinrich (1980)

wird seine Umgebung in erster Linie unter dem Aspekt «Was ist eßbar?» betrachten. Solche Effekte zeigen sich aber nicht nur bei den biologischen Grundbedürfnissen, sondern auch bei höheren Bedürfnissen (19). Bei starker Ausprägung des Bedürfnisses nach Anerkennung (Geltungsdrang) beispielsweise nimmt der Betreffende seine Umgebung (etwa das Verhalten seiner Kollegen und Vorgesetzten) nur noch unter dem Gesichtspunkt des Bezugs zur eigenen Person wahr: Alle für ihn unwichtigen Verhaltensweisen werden übersehen (Selektivität), eigene Leistungen und Lob von anderen werden in ihrem Ausmaß überhöht (Aktzentuierung); Tuscheln von anderen wird automatisch als Kritik an der eigenen Person gedeutet (Interpretation). Oder denkt man an einen Vorgesetzten, in dessen Abteilung etwas mißlungen ist. Wenn er die Neigung hat, die Schuld eher bei anderen als bei sich selbst zu suchen, was ja nicht selten der Fall ist, wird er jetzt das Verhalten seiner Mitarbeiter primär unter dem Gesichtspunkt einer «Suche nach dem Sündenbock» betrachten.

Ein weiterer wichtiger Faktor sind die bisherigen Ehrfahrungen. Jeder Mensch macht im Laufe seines Lebens bestimmte ganz persönliche, subjektive Erfahrungen. Aus diesen Erfahrungen resultieren gewisse Einstellungen, die von Mensch zu Mensch sehr verschieden sind. Diese Einstellungen beeinflussen unsere Wahrnehmung in hohem Maße. Einerseits helfen sie uns, aus der unübersehbaren Flut von Informationen, die tagtäglich auf uns einstürzen, eine Auswahl zu treffen (wir würden sonst ertrinken). Sie helfen uns auch, Informationen zu entschlüsseln und sie für uns brauchbar zu machen. Sie bestimmen auch die Bedeutung, den Wert, den Sinn, den etwas oder jemand für mich hat. Andererseits aber wirken sie wie ein Filter, durch den wir unsere Umwelt erstens nur ausschnittsweise und zweitens immer gefärbt wahrnehmen. Auf die Wahrnehmung unserer Mitmenschen übertragen bedeutet das: Jeder sieht die anderen Menschen in seiner eigenen Weise. Dementsprechend fällt jedem auch bei einem Menschen, dem man begegnet, Unterschiedliches auf.

Auch **Gefühle und Stimmungen** üben auf die Wahrnehmung einen Einfluß aus (20). Dazu ein Beispiel: Herr X kommt aus einem aufregenden Kriminalfilm. In einer einsamen, dunklen Gasse kommt ihm ein Mensch mit hochgeschlagenem Mantelkragen entgegen. Sofort vermutet X irgendwelche böse Absichten und macht einen möglichst großen Bogen um ihn. Auf Herr Y, der etwas später auf dem Heimweg von einem Rendevous durch diese Straße kommt, macht jener verdächtige Mann keineswegs einen furchterregenden Eindruck; unbefangen geht er an ihm vorüber.

Daß Liebe blind macht, ist bekannt. Daß wir bei jemandem, der uns sympathisch ist, nach Kräften seine Fehler übersehen, wird im Zusammenhang mit der Mitarbeiterbeurteilung festgestellt. Erstens übersehen wir seine Fehler und zweitens sind wir übersichtig oder hellhörig für alles Positive: Die ganze Person erscheint in einem «Rosa-Licht».

Legen Sie einmal das sog. Rubinsche Pokalbild (21) verschiedenen Leuten vor und fragen Sie sie, was auf dem Bild dargestellt ist. Das gleiche Bild: Die einen sehen zwei Gesichter, während andere eine Vase zu sehen glauben. Ähnlich wie dieses Bild werden auch oft unsere Absichten und Handlungen von verschiedenen Leuten unterschiedlich aufgefaßt. Meine Absicht ist es beispielsweise, einem anderen zu zeigen, daß ich ihn mag. Meine Handlung kann jetzt darin bestehen, daß ich es ihm sage, ihn zum Essen einlade, ihm meinen Arm um die Schultern lege oder ihm etwas schenke. Ich habe also verschiedene Möglichkeiten zur Verfügung, meine Absicht in einer bestimmten Handlung zu verschlüsseln. Angenommen, ich drücke meine Zuneigung dadurch aus, daß ich ein Geschenk mache. Der andere kann meine Absicht erkennen. Er könnte aber auch denken: «Er will mir Eindruck machen!»; «Er will mich verpflichten!» oder «Er will sich dafür bedanken, daß ich ihm gestern geholfen habe!».

Weil verschiedene Menschen unterschiedliche Schlüssel benutzen bzw. unterschiedliche Brillen tragen, dürfen wir nicht davon ausgehen, daß unsere Absichten immer die gewünschten Auswirkungen haben. Unsere Handlungen haben keine einzige und konstante Bedeutung, sondern sind vieldeutig. Oft ist es deshalb notwendig, dem anderen die eigenen Absichten klar und deutlich mitzuteilen und ihn nach seinen Absichten und Reaktionen zu fragen.

- **Selbstbild:** Jeder hat ein Bild von sich selbst. Jeder schreibt sich selbst gewisse Merkmale zu, die er zu besitzen glaubt. Diese Meinung von sich selbst, dieses Selbstbild hat auf die Wahrnehmung und das Verhalten des Individuums ganz entscheidenden Einfluß. Jemand, der nicht viel von sich hält, neigt dazu, auch seine Umwelt negativ wahrzunehmen. Er zieht sich entweder entmutigt zurück oder ringt, in ständiger Beweisnot um den eigenen Wert und vergeudet den größten Teil seiner seelischen Energie auf den Kampfplätzen der Rivalität und der imponierhaften Demonstrationen (22). Menschen mit einem positiven Selbstbild, d. h. mit relativ hoher Selbstachtung und Selbstakzeptanz dagegen, haben die Tendenz auch andere positiv wahrzunehmen.

Dieses Selbstbild wird durch die Erfahrungen bestimmt, die ein Mensch in der Interaktion mit seiner Umwelt macht. Auf der Suche nach seiner Identität («Wer bin ich?») erhält das Individuum von seiner Umwelt unzählige Hinweise, die sich dann zu der Schlußfolgerung verdichten: «So einer bin ich also». Unser Selbstbild hängt somit ab von dem Bild, das andere vermeintlich von uns haben. Genauer gesagt hängt es nicht davon ab, wie andere uns wirklich sehen, dem objekti-

---

20 vgl. Heuberger (1973)
21 vgl. Wieringa (1981)
22 vgl. Schulz von Thun (1981)

ven Fremdbild, sondern von dem Fremdbild, das unserer Meinung nach andere von uns haben. Von diesem vermuteten Fremdbild wird ein großer Teil unseres sozialen Verhaltens beeinflußt. Auch wenn jemand sagt: «Die Meinung anderer Menschen kümmert mich nicht!», wird das Bild, das er von sich selbst hat, doch wesentlich von dieser Meinung bestimmt, ob ihm das nun paßt oder nicht.

Faßt man alle geschilderten Effekte nochmals ins Auge, so zeigt sich mit aller Deutlichkeit, daß das Bild, das wir von der Umwelt nehmen, kräftig mitgestalten, daß es zu einem guten Teil unser eigenes Werk ist. Von objektiver Wahrnehmung kann, vor allem im Bereich der sozialen Wahrnehmung, keine Rede sein. Vor dem Hintergrund dieser Subjektivität der Wahrnehmung brauchen wir uns nicht mehr zu wundern, daß andere die Dinge so ganz anders sehen als wir selbst sie sehen.

5.2 Information

Informationen und Informationssysteme sind für die Koordination arbeitsteilig strukturierter sozialer Systeme unerläßlich. Sowohl die Erreichung von Krankenhaus- wie auch von Individualzielen hängt in hohem Maße von einem gut funktionierenden Informationssystem ab.

Information ist nicht mit Kommunikation zu verwechseln: Kommunikation ist ihrem Wesen nach auf eine zwischenmenschliche Verständigung, auf die Bildung einer verbindenden und zusammenhängenden sozialen Einheit ausgerichtet (lat. communis = gemeinsam). **Information hingegen bedeutet** übersetzt **«Auskunft», «Aufklärung», «Unterricht»;** von einer gegenseitigen Verständigung bzw. von Gemeinsamkeit ist dabei nicht die Rede. Während Kommunikation eine spezifische Form der Interaktion darstellt und durch eine Bewegung der Wechselseitigkeit charakterisiert ist, stellt Information grundsätzlich einen einseitigen Vorgang dar: Eine Person informiert eine andere; im Unterschied dazu kommuniziert eine Person mit einer anderen.

Ohne Zweifel ist jede Organisation auf ein gutes Informationssystem angewiesen. Noch wichtiger aber ist ein gutes Kommunikationssystem. Hier besteht häufig erheblicher Mangel. Wenn Vorgesetzte «Untergebene», unter sich wissen wollen, dann reicht Information völlig aus. Allerdings muß dann solchen Untergebenen auch zugestanden werden, immer und überall Fehler zu produzieren, wo die Information fehler- oder lückenhaft ist. Wenn Vorgesetzte hingegen «Mit-Arbeiter» wollen, Menschen also, die mit-denken und sich mit-verantwortlich fühlen, dann ist das nur mit Kommunikation zu erreichen.

5.2.1 Begriff und Bedeutung der Information

• **Information – ein immaterielles Arbeitsmittel:** Information ist nach herrschender Meinung weder Materie noch Energie, sondern ein immaterielles Arbeitsmittel eigener Art, mit dessen Hilfe Organisationsziele erst erreichbar werden. Der Begriff «Information» wird in verschiedenen Bedeutungen angewendet:

- **Information im Sinne von Nachricht,** d. h. als Folge von Zeichen/Signalen, die für einen Sender und/oder Empfänger eine bestimmte Bedeutung, einen bestimmten Sinn haben (semantische Ebene). «Hast Du diese Information über die Heirat von Prof. Theiger von Eva?»
- **Information im Sinne von zweckbezogener Nachricht,** d. h. als Nachricht, die nicht nur verständlich ist und eine bestimmte Bedeutung hat, sondern auch auf einen bestimmten Zweck ausgerichtet ist und zur Beeinflussung einer oder mehrerer Personen verwendet wird (pragmatische Ebene). Zum Inhalt kommt somit die Adressierung der Nachricht hinzu. «Haben Sie mir noch zusätzliche Informationen zu diesem Fall?»
- **Information im Sinne von Informieren.** d. h. als Tätigkeit, die darin besteht, eine oder mehrere Personen mit zweckbezogenen Nachrichten zu versorgen, die deren Wissensstand erhöhen. «Hast Du die anderen der Gruppe informiert?»
- **Information im Sinne von Informiertsein,** d. h. als Ergebnis der Gewinnung, Übermittlung und Verarbeitung von zweckbezognen Nachrichten. «Wann fängt denn das Ganze an? Ist da eigentlich niemand richtig informiert?»

• **Information als Nachricht:** Im Rahmen betrieblicher Information ist es sinnvoll, zwischen Information und Nachricht zu unterscheiden und Information als zweckorientierte und entscheidungsorientierte Nachricht zu verstehen, die beim Empfänger zu einer Erhöhung seines Wissensstandes führt bzw. seine Ungewißheit vermindert (23).

Verhaltenswissenschaftliche Erkenntnisse und betriebliche Erfahrungen zeigen klar, daß der **Information im Krankenhaus zentrale Bedeutung zukommt.** Die unumgängliche Arbeitsteilung, Spezialisierung und Rationalisierung, die enge Verkettung und gegenseitige Abhängigkeit vieler Arbeitsprozesse machen einen Austausch von Informationen notwendiger denn je; auf der anderen Seite aber wird dieser Austausch gerade durch Arbeitsteilung und Spezialisierung erheblich erschwert.

Dadurch, daß viele Zusammenhänge nicht mehr überschaubar sind, **entstehen oft Konfliktsituationen** die häufig damit zusammenhängen, daß die Beteiligten

---

23 vgl. Saamann (1984)

nicht ausreichend informiert sind. Die Komplexität der Tätigkeiten an sich und ihre gegenseitige Verkettung erfordern vom Mitarbeiter mehr Einsicht in Sachverhalte und Zusammenhänge als früher. Mitarbeiter müssen mitwissen und verstehen, um selbständig und mitverantwortlich entscheiden und handeln zu können.

Die heutigen Arbeitssysteme erfordern neben der formalen auch die informale Kooperation. Für diese spontane Zusammenarbeit benötigt der Mitarbeiter mehr als nur jenes Minimum an Informationen, das die Durchführung eines Auftrages erfordert. Er braucht Begründungen, Wissen und Sachverhalte/Zusammenhänge und Hintergrundinformationen.

Parallel zu dieser sachlichen (objektiven) Notwendigkeit ist auch das **subjektive Bedürfnis des Mitarbeiters nach Mitwissen und Mitsprache** gewachsen. Immer seltener begnügt sich der Mitarbeiter damit, Aufträge einfach hinzunehmen und auszuführen. Er verlangt nach Begründungen, Erklärungen, Einsicht in Zusammenhänge. Er will das Gefühl haben mit seiner Arbeit einen für den Betriebserfolg wesentlichen Beitrag zu leisten. Dieses Gefühl bekommt er nur, wenn man ihn auch mitwissen läßt.

Das Betriebsklima und die individuelle Arbeitszufriedenheit sind stark **vom Informationssystem abhängig.** Ein interessanter Aspekt in diesem Zusammenhang ist der, daß jemand, der nicht informiert ist, ohne rational begründbare Sicherheit vertrauen, glauben und für richtig halten muß, was eine erhebliche Vertrauensbelastung der Mitarbeiter bedeutet. Diese Belastung kann durch Information vermindert und damit zugleich echtes Vertrauen gefestigt werden (24).

Untersuchungen haben zudem gezeigt, daß ein klar erkennbarer **Zusammenhang besteht zwischen Information und Leistung**. Der Mitarbeiter leistet mehr, wenn er rasch und oft über die Ergebnisse seiner Anstrengungen informiert wird (Feedback). Seine Leistungsmotivation ist größer, wenn er Vorgänge und Zusammenhänge überblickt und versteht, warum er etwas macht; nur der setzt sich voll ein, der überzeugt ist von dem, was er tut. Kurz gesagt: Das Erfüllen qualifizierter Aufgaben erfordert Mitdenken. Mitdenken aber erfordert Mitwissen; Mitwissen entsteht durch Information.

Mit dem Wachsen des objektiven Informationsbedarfs der Organisation und der subjektiven Informationsbedürfnisse der Mitarbeiter nehmen aber zugleich die Informationsschwierigkeiten zu; dies kann jeder aus eigener Erfahrung bestätigen. Bevor konkrete Maßnahmen zur Verbesserung der Information ins Auge gefaßt werden, muß man sich über das Wesen innerbetrieblicher Information im klaren sein. Es besteht einerseits in der Übermittlung von Sachmitteilungen, Gedanken und schöpferischen Ideen, genauso aber auch im Beachten und Beeinflussen von Kontakten, Verhaltensweisen, Gefühlen, Einstellungen und Meinungen. Insofern sind Informationen sehr wohl Sachmitteilungen, Erklärungen, Berichte, Anordnungen und Anweisungen, zugleich aber auch Akte mitmenschlicher Begegnung mit und durch das Wort. Im Informieren liegt deshalb sowohl Rationales als auch Emotionales, wodurch sich das bloße zweckdienliche Mitteilen in eine sozialpsychologische Urfunktion verwandelt, die als Kommunikation bezeichnet wird, die der eigentliche Träger des sozialen Geschehens ist (24).

• **Innerbetriebliche Information und zwischenmenschliche Kommunikation:** Ob innerbetriebliche Information in echte zwischenmenschliche Kommunikation mündet, hängt in erster Linie vom Vorgesetzten ab. Er ist es, der zweckdienliche Mitteilungen in Akte mitmenschlicher Begegnung verwandeln kann. Er ist es, der erstens Interesse an menschlichen Kontakten haben und zweitens dieses Interesse auch konkret ausdrücken muß. Und zwar nicht, weil es taktisch klug ist, sondern weil er von der Bedeutung solcher Kontakte überzeugt ist und diese Überzeugung auch engagiert vertritt.

Im Vordergrund der Information steht das Verständlich-Machen von Sachverhalten und Zusammenhängen. So wesentlich indes das Verständlich-Machen ist, so sehr kommt es letzten Endes auf das Verstehen an. Der Empfänger ist es schließlich, der eine Information verstehen und akzeptieren soll. Daß ein Mitarbeiter die Anordnung seines Vorgesetzten akzeptiert, hängt wohl von rationalen, viel stärker aber von emotionalen Faktoren ab. Der Vorgesetzte ist es, der durch sein gesamtes Verhalten und Akzeptieren von Informationen sehr wesentlich mitbestimmt.

Innerbetriebliche Information als Gesamtheit aller mündlichen, schriftlichen, bildlichen und verhaltensmäßigen Äußerungen, die im Betrieb von Mensch zu Mensch direkt oder indirekt fließen, strebt Mitwissen, Mitdenken und Mitverantwortung an und darf nicht als Mittel zur Manipulation der Organisationsmitglieder eingesetzt werden (25). Denn nur der kann verantwortlich handeln, der wahr und uneingeschränkt informiert ist. **Zusammengefaßt sind innerbetriebliche Informationen** (24):

- **Absichts- und Willenskundgaben** mit dem Ziel, die betrieblichen Aufgaben klarer zu begreifen und besser zu bewältigen. In diesem Sinne sind alle Informationen aufgabenbezogen.
- **Aufhellungsmöglichkeiten,** die es den Mitarbeitern ermöglichen, sich sinnvoll in das Ganze eingeordnet zu fühlen. Daraus kann sich Verständnis, Kooperationsbereitschaft, Mitverantwortung und Selbstständigkeit entwickeln.
- **Mitmenschliche Begegnungen,** die über Sachmitteilungen hinaus den Gedanken der Solidarität verfolgen. Der Vorgesetzte läßt den Mitarbeiter an seinen

24 vgl. Grunwald (1983)
25 vgl. Bräumgam (1975)

Gedanken/Ideen/Vorstellungen teilhaben und gibt ihm damit die Möglichkeit zum Anteilnehmen und mitdenken.
- **Ausdruck, Wertschätzung und Achtung** den Mitarbeitern gegenüber. Information in diesem Sinne beweist, daß der Mitarbeiter nicht nur als Mittel zum Zweck betrachtet, sondern als Individuum respektiert wird.

Daß durch Informationen, die diese Aufgaben erfüllen, vermehrt Verständnis, echte Mitarbeit, Solidarität und Vertrauen entsteht, ist offensichtlich.

5.2.2 Informationsbedürfnisse

• **Funktionale und sozio-emotionale Informationen:** Wie Untersuchungen zeigen, betrachten Mitarbeiter ihre Informationswünsche häufig als nicht ausreichend befriedigt. Andererseits betonen Vorgesetzte immer wieder, daß sie ihre Mitarbeiter mit allen Informationen versorgen, die für die Aufgabenerfüllung notwendig sind. Dieser Widerspruch löst sich auf, wenn man zwischen funktionalen und sozio-emotionalen Informationen unterscheidet:

- **Funktionale Informationen** dienen dazu, den objektiven Informationsbedarf der Aufgabenträger zu decken und damit zu einer optimalen Aufgabenerfüllung bzw. Zielerreichung beizutragen.
- **Sozio-emotionale Informationen** dienen dazu, die subjektiven Informationsbedürfnisse der Organisationsmitglieder zu befriedigen und damit zu ihrer Zufriedenheit beizutragen.

• Es mag durchaus zutreffen, daß ein Mitarbeiter über alle funktionalen Informationen verfügt, die er benötigt, um seine Aufgabe zu erfüllen; und doch fühlt er sich nicht ausreichend informiert. Hinter den subjektiven Informationsbedürfnissen stehen grundlegende **menschliche Bedürfnisse:**

- **Bedürfnis nach Anerkennung**/Wertschätzung: Wie sehr das Nicht-für-Wert-Befinden für Informationen kränkt, ist bekannt (Und ich weiß natürlich wieder einmal von nichts).
- **Bedürfnis nach Kontakt:** Mit der Erfüllung dieses Bedürfnisses kann der Mensch Isolierung und Einsamkeit überwinden; ich bin nicht allein. Auch das Bedürfnis, irgendwo dazuzugehören, ist in diesem Zusammenhang zu sehen.
- **Bedürfnis nach Sicherheit:** Wissen ist eine Urmöglichkeit des Menschen, sich in seiner Umwelt zurechtzufinden, sich zu orientieren (Man hat mich ja gar nicht orientiert).
- **Bedürfnis nach Macht**/Überlegenheit: Wissen verschafft Ansehen, Macht, Geltung und Einfluß; nicht umsonst ist die Informationsbereitschaft der Führenden und Wissenden oft so gering.
- **Bedürfnis nach Wissen**, Erkennen und Verstehen: Die Suche nach Erkenntnis im weitesten Sinne ist ein zutiefst menschlicher Drang.

Solche Bedürfnisse und Wünsche sind kognitive und emotionale Kräfte, die die Arbeitssituation mindestens ebenso stark beeinflussen wie sach-rationale Gegebenheiten. Dessen muß sich jeder Vorgesetzte bewußt sein und über den aufgabenbezogenen Informationsbedarf hinaus auch die personenbezogenen Informationsbedürfnisse berücksichtigen. Welche Informationsbedürfnisse haben die Mitarbeiter? Ohne Antwort auf diese Frage ist keine erfolgreiche Information möglich. Denn, «Wie soll ich meine Mitarbeiter ausreichend informieren, wenn ich nicht weiß, was ausreicht?»

Der Bedarf eines Mitarbeiters nach aufgabenbezogenen Informationen hängt hauptsächlich von seiner Aufgabe, seiner Stellung in der Hierarchie und seiner Selbständigkeit ab; der eine Mitarbeiter ist dankbar für Informationen, die einem anderen das Gefühl von Bevormundung vermittelt. Das Bedürfnis nach personenbezogenen Informationen ist umso größer, je mehr ein Mitarbeiter mit rein ausführenden Tätigkeiten betraut ist. Natürlich ist auch dieses Informationsbedürfnis individuell verschieden ausgeprägt: Der eine ist z. B. an der Kenntnis gewisser Zusammenhänge brennend interessiert, während ein anderer sich kein bißchen darum kümmert. Beim einen steht das Bedürfnis nach Geltung im Vordergrund, während er einem anderen einfach um den persönlichen Kontakt geht. Die Informationsbedürfnisse der Mitarbeiter sind von ihrer Tätigkeit, ihrer Position, ihrer Selbständigkeit/Emanzipation abhängig; sie sind individuell verschieden, d. h. unterschiedlich gelagert wie auch unterschiedlich stark; auch sind sie Schwankungen unterworfen («Was mich heute interessiert, kann mich morgen kühl lassen! Daneben aber gibt es Dinge, über die ich immer informiert sein möchte!»

• **Fünf konzentrische Kreise:** Aus dem bisher Gesagten ergibt sich, daß die Informationen nicht auf die bloße Aufgabenerfüllung allein beschränkt bleiben dürfen. Andrerseits aber ist genauso unzweckmäßig, zu breit gestreut zu informieren. Als Anhaltspunkt für die Erfassung von Informationsbedürfnissen eignet sich das Konzept der fünf konzentrischen Kreise (26); siehe Abb. 5/11.

- **Funktionale Informationen**

= Kreisring 1: Informationen, die zur Aufgabenerfüllung unmittelbar notwendig sind und sich aus der Aufgabenstellung bzw. Zielsetzung ergeben.
= Kreisring 2: Informationen, die zur selbständigen Aufgabenerfüllung erforderlich sind; zusätzliche Hinweise und Erläuterungen, die dem Mitarbeiter helfen,

26 vgl. Kaufmann (1963)

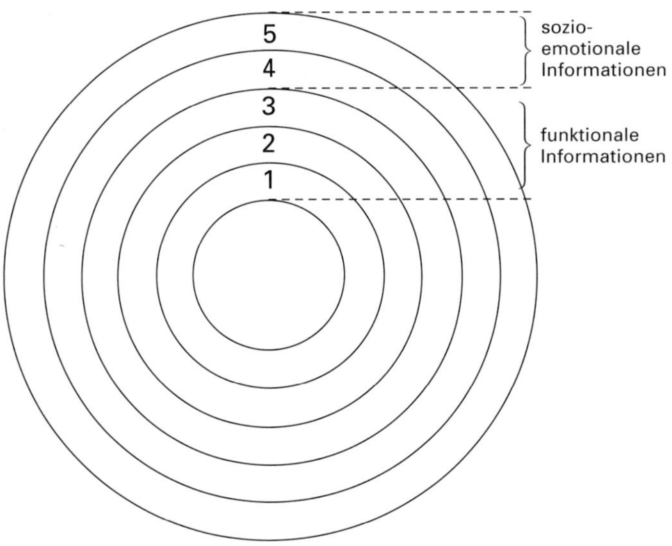

Abbildung 5/11: Konzept der fünf konzentrischen Kreise (Kaufmann)

auch Zweifelsfälle ohne viel Rückfragen zu erledigen. Die Inhalte ergeben sich aus den Sachgebieten.
- Kreisring 3: Informationen über andere Stellen, die für eine gute Koordination erforderlich sind, und mit der eigenen Aufgabe zusammenhängen.
  Solche Informationen sind direkt aufgabenbezogen. Sie wirken sich auf die Aufgabenerfüllung unmittelbar aus. Werden sie vernachlässigt, kommt es zu mangelhaften Arbeitsergebnissen.

- **Sozio-emotionale Informationen**
= Kreisring 4: Informationen über das Krankenhaus mit seinen personellen und sozialen Problemen, Zielen und Arbeitsergebnissen, Organisation, Führungsproblemen und Betriebspolitik.
= Kreisring 5: Informationen über die Umwelt des Krankenhauses, seine Stellung und Geltung, gesundheitspolitische Fragen usw.

In solchen Background-Informationen werden Sinn- und Wertaspekte der Arbeit angesprochen; sie wirken sich auf die Zufriedenheit unmittelbar, auf die Aufgabenerfüllung mittelbar aus. Werden sie vernachlässigt, kommt es zu Gerüchten, Verwirrung, Spannungen und Unzufriedenheit. Diese Informationen sollten auf den Standort und die Auffassungsgabe der Mitarbeiter zugeschnitten sein. Dabei ist nicht zu eng zu verfahren, weil allein schon die Existenz der Information einen stimulierenden Effekt hat.

Eine solche Informationsphilosophie (Kooperative Führung) erfordert sicher mehr Zeit als ein anderer Führungsstil, besonders wenn ein solcher Informationsstil neu eingeführt wird. Nach der Anlaufphase sinkt jedoch der dafür benötigte Aufwand. Der Ertrag zugunsten der Arbeitszufriedenheit bringt aber eine belegbare Rendite.

• **Das Ergebnis umfassender Informationen** sind bessere Arbeitsergebnisse und zufriedenere Mitarbeiter. **Wenn** nämlich diese **Informationen fehlen:**

- werden Aufträge nicht, nur mangelhaft oder zu spät ausgeführt; Delegation ohne entsprechende Information ist sehr riskant;
- kommt es zu Verwirrungen, Spannungen und Konflikten, weil nicht klar ist, wer was wann wie tun soll;
- geht wertvolle Zeit verloren: Aufträge werden doppelt ausgeführt oder der Mangel an Informationen wird durch falsche, aufwendige Kreativität kompensiert;
- entstehen Unsicherheit, Ungewißheit, Gerüchte, Mißtrauen und Angst;
- fehlen notwendige Grundlagen für Entscheidungen;
- sinkt die Leistungsmotivation, das Interesse an der Arbeit, die Bereitschaft, Verantwortung zu tragen und die Bindung an Aufgabe und Krankenhaus;
- ist es unmöglich, verschiedene Tätigkeiten und Aufgaben zu koordinieren.

Mangel an Informationen ist der größte Feind richtigen Handelns!

5.2.3 Informationsfluß

Soll die Betriebliche Information ihre Zwecke erfüllen, müssen die Informationen fließen; sie dürfen weder unterwegs steckenbleiben oder irgendwo versanden, noch sich so verändern, daß man sie am Ziel kaum mehr wiedererkennt. Grundvoraussetzung dafür ist natürlich die Bereitschaft aller, Informationen anzufordern, abzugeben und weiterzuleiten. Betrachtet man den Informationsprozeß, so lassen sich verschiedene Phasen logisch unterscheiden: Informationsaufnahme und -verarbeitung, Informationsspeicherung und Informationsübermittlung (27).

• **Informationsaufnahme und -verarbeitung:** Der Mensch verfügt als informationsverarbeitendes System nur über eine begrenzte kognitive Verarbeitungskapazität, aufgrund derer innerhalb einer gegebenen Zeitspanne nur eine begrenzte Informationsmenge aufgenommen, gespeichert, verarbeitet und reproduziert werden kann. Dies ist ein wichtiger Grund für die Tatsache, daß der Mensch vor dem Hintergrund seiner Einstellungen, Werte usw. zur Reduktion von Umweltkomplexität neigt, das heißt dazu tendiert, komplexe Sachverhalte zu vereinfachen. Dabei werden Informationen ausgewählt, akzentuiert, generalisiert und bewertet. Eine Informationsüberlastung wird relativ schnell erreicht.

27 vgl. Grunwald (1983)

Bei der Informationsaufnahme und-verarbeitung kommen vielfältige **Informationsverzerrungen** vor, eine Auswahl davon ist:

- Verkürzung, Vereinfachung, Verdichtung, Weglassen von Details; Output in der Regel kürzer, einfacher, weniger detailliert als Input;
- Der mittlere Teil einer Information geht oftmals verloren bzw. wird schlechter erinnert;
- Tendenz zur Geschlossenheit, Symmetrie, Kategorisierung: Unvollständige Informationen werden im Sinne einer guten Gestalt ergänzt. Die Tendenz zur Simplifizierung und Kategorisierung durch Hervorhebung bestimmter und Vernachlässigung anderer Aspekte ist dominant;
- Tendenz zur Mitte: Es ist dies eine Tendenz, unter unterschiedlichen extremen Informationen mittlere Informationen zu bevorzugen;
- Annäherung an die ersten Informationen: Tendenziell werden Mitteilungen im Sinne zuerst empfangener Informationen interpretiert;
- Positive Färbung: Tendenz, Informationen für den Adressaten positiv zu färben, um ihm zu gefallen (kommt bei Vorgesetzten wie bei Mitarbeitern vor);
- Bewertung: Jede Information wird bewertet (gut/schlecht, schön/häßlich, viel/wenig usw.), wobei eine Tendenz zur zweiwertigen Logik besteht (Dichtomotisierung);
- Überbetonung einer einzigen Informationsquelle unter Vernachlässigung weiterer Informationsquellen, wobei konkrete Informationen stärker beachtet und behalten werden als abstrakte Informationen;
- Tendenz zur Konformität mit Gruppennormen: Informationen, die mit den Gruppennormen nicht im Einklang sind, werden weniger beachtet oder abgewehrt.

• **Informationsspeicherung:** Als Informationsspeicherung wird der Vorgang der zeitlichen Übertragung von Informationen bezeichnet; diese Phase beinhaltet die Informationseingabe, -aufbewahrung und -entnahme. Ziel jedes betrieblichen Informationssystems, ist die Minimierung der Übermittlungszeit von Informationen. Da jedoch ein kontinuierlicher Informationsfluß aufgrund zeitlicher Differenzen zwischen Informationsentstehung, -übermittlung und -verwendung relativ selten ist, müssen Informationen gespeichert werden. Die natürliche Speicherform des menschlichen Gedächtnisses reicht hierfür in der Regel nicht aus, so daß künstliche (technische) Speicher, etwa elektromechanische, fotomechanische und elektronische Verfahren notwendig sind.

Grundsätzlich lassen sich **zentrale und dezentrale Informationsspeicherung** unterscheiden; beide Formen haben Vor- und Nachteile. In der Praxis finden sich zumeist Mischformen mit einer Tendenz zur Informations- und Entscheidungszentralisation analog der betrieblichen Hierarchie. Angesichts der höheren Qualifikation der Mitarbeiter und der zunehmenden Vergrößerung der Handlungs- und Entscheidungsspielräume im Rahmen kooperativer Führung ist jedoch eine gewisse Dezentralisierung im Gange.

• **Informationsübermittlung:** Aus verschiedenen Gründen ist es auch im Krankenhaus erforderlich, wichtige Sachverhalte und Vorgänge schriftlich festzuhalten. Aufgrund des zunehmenden Einsatzes benutzerfreundlicher Computertechnologien wird sich künftig der Anteil schriftlicher Informationen zu lasten mündlicher Informationen noch erhöhen. Bei der Betrachtung der Vor- und Nachteile beider Arten der Informationsübermittlung sollten jedoch nicht nur technologische und betriebswirtschaftliche Aspekte, sondern auch lern- und motivationspsychologische Erkenntnisse berücksichtigt werden. So steht beispielsweise fest, daß bei aktiver Informationsverarbeitung Informationen besser im Gedächtnis behalten werden als bei passiver (rezeptiver) Informationsaufnahme. Die durchschnittlichen Gedächtnisleistungen betragen: 10 Prozent des Gelesenen; 20 Prozent des Gehörten; 33 Prozent des Gesehenen; 50 Prozent des Gesehenen und Gehörten; 70 Prozent des Selbstgesprochenen; 90 Prozent des Selbstausgeführten!

• **Informationsfluß in drei Richtungen:** Auf die Wege, auf denen die Informationsübermittlung erfolgt bzw. auf die Kommunikationskanäle und -strukturen wird in Kapitel 6 eingegangen. Der Erfolg der Aufgabenerfüllung im Krankenhaus und die Zufriedenheit der Mitarbeiter und Vorgesetzten hängt wesentlich davon ab, daß der Informationsfluß in folgende drei Richtungen gewährleistet ist: abwärts, aufwärts und seitwärts (28):

- **Informationen von oben nach unten:** Der Fluß bestimmter Informationen von oben nach unten wird durch das hierarchische Gefälle begünstigt. Das kommt auch in Untersuchungen zum Ausdruck, die deutlich zeigen, daß zwischen Personen mit unterschiedlichen Rängen häufiger ein Informationsfluß von oben nach unten als von unten nach oben stattfindet. Inhaltlich handelt es sich bei den Abwärtsinformationen einerseits um direkt arbeitsorientierte Mitteilungen, die sich auf Aufgaben, Arbeitsziele und -verfahren beziehen (Aufträge, Weisungen, Anordnungen, Ratschläge, Hinweise).
  Andererseits hat der Vorgesetzte seinen Mitarbeitern auch Hintergrundinformationen zu liefern, mit denen er sie über wesentliche Zusammenhänge, Begründungen, Absichten und Motive in Kenntnis setzt. Einmal mehr sind auch die Feedbacks zu erwähnen, die sich auf Arbeitsverhalten und -ergebnisse beziehen.

28 vgl. Lattmann (1981), Grunwald (1983), Bräutigam (1982)

Daß ein Vorgesetzter seine Mitarbeiter informiert, heißt noch nicht, daß diese seine Informationen auch aufnehmen: Sind die Informationen unmittelbar arbeitsbezogen, so erhöhen sie die Rollenklarheit des Mitarbeiters und stoßen daher auf sein Interesse. Handelt es sich dagegen um Hintergrundinformationen, so ist die Aufnahme weniger gesichert, entweder weil das Interesse fehlt oder weil Mißtrauen gegenüber dem Vorgesetzten oder der Krankenhausleitung vorhanden ist.
Bei Informationen, die über mehrere Stufen nach unten fließen, besteht bei den einzelnen Stationen die Tendenz zur Zurückhaltung von Informationen; ihr Besitz bringt Macht und Ansehen und erhöht die soziale Distanz zu den Untergebenen. Dies trifft besonders für Hintergrundinformationen zu, während unmittelbar arbeitsbezogene allein schon deshalb abgegeben werden, weil die zweckmäßige Aufgabenerfüllung des Mitarbeiters im Interesse des Vorgesetzten ist.

– **Informationen von unten nach oben:** Diese Informationen fließen in der Gegenrichtung des hierarchischen Gefälles und müssen sich sozusagen gegen dieses durchsetzten. Es ist denn auch eine alltägliche Erfahrung der Vorgesetzten, daß die Aufwärtsinformationen viel spärlicher fließen, als es eigentlich notwendig wäre. Inhaltlich geht es hier einerseits um Informationen, die die Aufgabenerfüllung des Vorgesetzten betreffen, indem sie ihm Grundlagen für Entscheidung und Planung liefern. Andererseits beziehen sich die Informationen auf die eigene Aufgabenerfüllung, sowohl im Sinne von Berichten wie auch im Sinne von Anregungen, Beschwerden oder Veränderungswünschen, die über den eigenen Aufgabenbereich hinausgehen können und auch sollen.

Hier hat der Status der beteiligten Organisationsmitglieder besonders großen Einfluß auf das Informationsverhalten. Es ist vielfach nachgewiesen worden, daß das Hierarchie- bzw. das Statussystem eine Verzerrung aufwärtsgerichteter Informationen begünstigt. Mitarbeiter tendieren dazu, jene Informationen nach oben zu unterdrücken bzw. zu filtern, aufgrund derer beim Vorgesetzten negative Reaktionen zu erwarten sind. Je größer die Statusunterschiede, desto verzerrter der Informationsfluß von unten nach oben. Daß diesem Effekt im Krankenhaus besondere Bedeutung zukommt, braucht nicht weiter begründet zu werden.
Ausmaß und Art der Aufwärtsinformationen werden besonders beeinflußt durch: Art, Ausmaß und Glaubwürdigkeit der von oben erhaltenen Informationen («Echowirkung»); Vertrauen in den Vorgesetzten; die Macht des Vorgesetzten, zu belohnen oder zu bestrafen (in den Augen der Mitarbeiter); die Aufstiegsbedürfnisse der Mitarbeiter.

Generell bedingt die Hierarchie, daß Personen mit hohem Status mit Gleichgestellten häufiger Informationen austauschen als mit Untergebenen; diese streben ihrerseits stärker einen Informationsaustausch mit Personen höherer Positionen an als mit ihresgleichen.

– **Horizontale Information:** Beim Informationsaustausch zwischen gleichgestellten Personen fällt das hierarchische Gefälle weg, was aber nicht heißt, daß auch das Statusgefälle beseitigt ist. Je nach den beteiligten Trägern des Informationsaustauschs zeigen sich starke Unterschiede im Informationsverhalten:
= **Informationsfluß in Arbeitsgruppen:** Diese Form des Informationsaustauschs ist die häufigste Form. Dies beruht einerseits auf der Notwendigkeit der Kooperation und andererseits auf der sozio-emotionalen Bedeutung des Austauschs von Informationen für die Zufriedenheit. Unter Mitgliedern einer Arbeitsgruppe ist Informationsbereitschaft grundsätzlich hoch, kann aber durch Statusunterschiede beeinträchtigt werden.
= **Informationsfluß zwischen Arbeitsgruppen:** Obschon ein solcher Informationsfluß aufgrund weitreichender Arbeitsteilung sehr notwendig ist, fehlen hier häufig die formalen Informationswege. Ein wesentliches Hemmnis dieser Form des Informationsaustauschs ist häufig das Wir-Gefühl der beteiligten Gruppen/Abteilungen (Eigengruppe/Fremdgruppe). Dazu kommt, daß die Art der Tätigkeit die Wahrnehmung beeinflußt: Je unterschiedlicher die Tätigkeiten sind, desto ausgeprägter sind die Wahrnehmungsunterschiede, die in einer entsprechend selektiven Informationsverarbeitung zum Ausdruck kommen.
= **Informationsfluß zwischen Linie und Stab:** Da Stäbe meist nur Entscheidungen vorbereiten, jedoch keine Entscheidungs- und Anordnungskompetenzen haben, ist diese Form des Informationsaustauschs häufig mit Konflikten belastet.

• **Information von und nach Außen:** Neben diesen drei Hauptrichtungen innerbetrieblicher Information spielen auch die folgenden beiden Richtungen eine bedeutende Rolle:

– **Information von außen:** Mitarbeiter/Vorgesetzte informieren sich über Sachverhalte, Meinungen, Forschungsergebnisse usw., die für die Erfüllung der betrieblichen Aufgaben von Bedeutung sind.
– **Information nach außen:** Geeignete Personen, die zur Information der Öffentlichkeit, anderer Krankenhäuser oder sonstiger interessierter Stellen befugt sind, vermitteln diesen regelmäßige, sachliche Informationen. Solche Information schafft Vertrauen in das Krankenhaus. Sie zeigt der Öffentlichkeit, wie das Krankenhaus seine Aufgaben erfüllt und hilft, Vorurteile und Clichés abzubauen. Da die Wichtigkeit der Pflege der öffentlichen Beziehungen allgemein erkannt ist, wurden zur Erfüllung dieser Aufgabe vielerorts eigene Public-Relations-Stellen geschaffen. Diesen stehen folgende Informationsmittel zur Verfügung: Benützung der Massenkommunikationsmittel, wie Presse, Radio, Fernsehen oder Film; gezielte Mit-

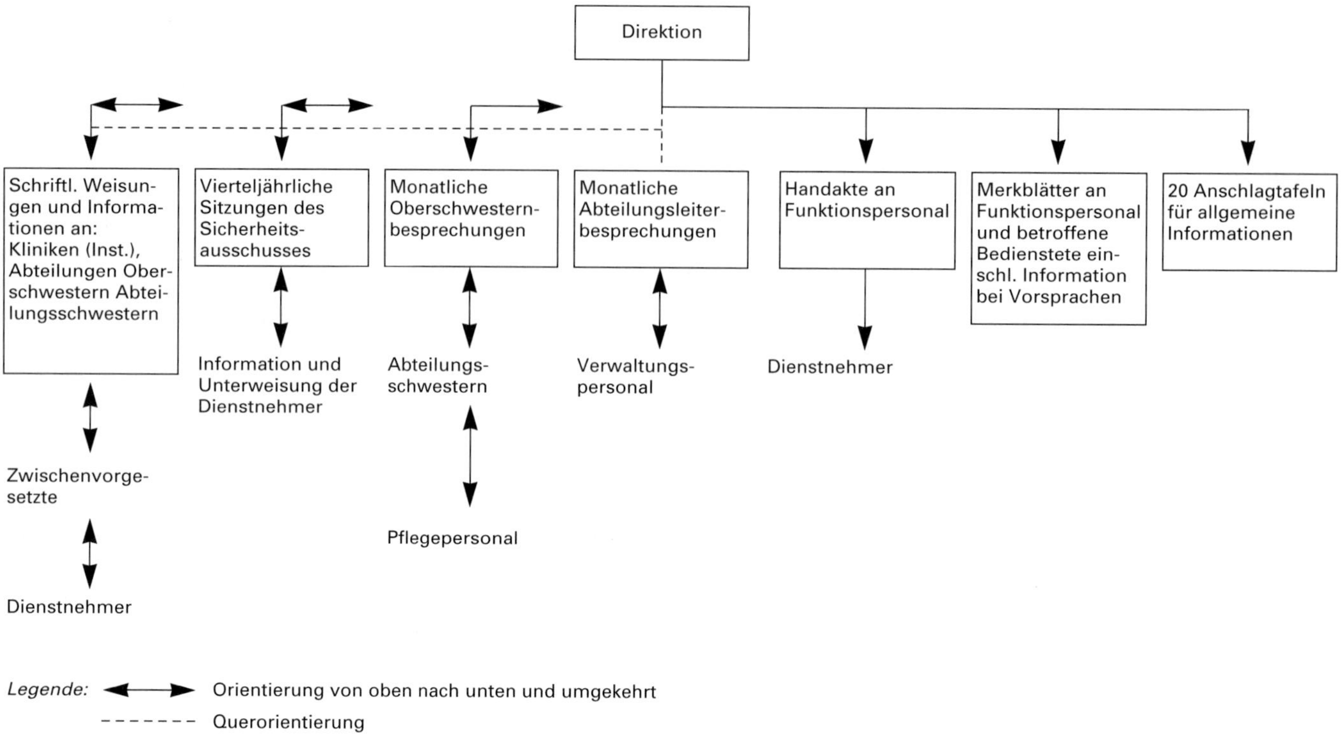

Abbildung 5/12: Informationsplan

teilungen an bestimmte Kreise; Betriebsbesichtigungen («Tag der offenen Tür»).

• **Informationsplan:** Damit der Informationsfluß wenigstens formal gesichert ist, sollte ein Informationsplan bestehen, in dem die wichtigsten Informationswege eingezeichnet sind. Abb. 5/12 zeigt ein Beispiel.
Betrachtet man die Informationsverteilung auf einer Station, so läßt sich zunächst einmal eine Zentrierung der relevanten «Außeninformationen», vom Arzt, von der Oberschwester, von zentralen Einrichtungen usw., in den Händen der Stationsschwester feststellen (29). Wie bei jeder höheren Position ist es aber auch hier so, daß Informationen nicht bloß bei dieser Position zusammenfließen, sondern daß sie häufig auch monopolartig dort verbleiben, selbst dann, wenn dies dem gesamten Arbeitsablauf nicht zugute kommt. Nachgeordneten Positionen ist nicht nur der Zugang zu Informationen erschwert, sondern sie erhalten Informationen prinzipiell auch mit zeitlicher Verspätung und nach vorgängig möglicher Selektion.

• **Prozeß der Informationsstauung:** Der Prozeß der Informationsstauung selbst läßt sich schwer erfassen, wohl aber sein Ergebnis: das positionsspezifisch verteilte Maß der Informiertheit; drei Bereiche wichtiger Informationen werden unterschieden:

- Bereich A: Medizinische Angaben zu den Krankheiten der Patienten und zur medizinischen Arbeit des Arztes;
- Bereich B: Angaben zur Organisation des Pflegedienstes;
- Bereich C: Angaben zum Krankenhaus als rechtlichen und ökonomischem Betrieb.

Aus Abb. 5/13 (29) geht hervor, daß der Grad der Informiertheit bei den unmittelbar gegebenen Gegenständen des Arbeitslebens größer ist als bei den stationsfernen betrieblichen Angelegenheiten. Daß Personen in höherer Position besser informiert sind, kommt ebenfalls klar zum Ausdruck. Die Frage nach der Informationsquelle zeigt ein analoges Bild. So sind Stationsschwestern und ihre Stellvertreterinnen über medizinische Maßnahmen bei Patienten beinahe exklusiv dadurch informiert, daß der Arzt von sich aus ihnen diese Angaben macht (50% der Nennungen), oder aber, daß sie den Arzt fragen (75% der Nennungen). Untere Ränge beschränken sich meist auf Fragen an die Pflegevorgesetzten oder auf die Möglichkeit des Nachlesens.

• **Informiertheit über wichtige berufliche Belange:** Die unterschiedliche Wissensverteilung ist eine Quelle ständiger Störungen und Unterbrechungen, eine Quelle mühsamen Rück- und Nachfragens, ja möglicherweise auch erhöhter Fehler und Pannen bei der Informationsübermittlung. So führen bezeichnenderweise nur 10%

29 vgl. Siegrist (1978)

Informiertheit über wichtige berufliche Belange
(N = 119 Anzahl Befragte)

Informiertheit	keine/ gering	mittel	gut/ sehr gut	
A				
Krankheiten der Patienten	18	43	36	(100%)*
Arbeit des Arztes	40	33	24	(100%)
B				
Dienstplan	35	25	36	(100%)
Aufgaben der Oberin	49	38	10	(100%)
C				
Personalrat	67	20	5	(100%)
finanzielle Lage	76	15	5	(100%)
* fehlende Prozentwerte zu 100: keine Angaben	%	%	%	

Informiertheit über Patienten und Position des Pflegepersonals
(N = 115 Anzahl Befragte)

Informiertheit	wenig/ gar nicht		einiger-maßen		gut sehr gut		ab-solut	%
Stationsschwester/ Zweitschwester	0	0	6	26	17	74	23	(100)
diplomierte Schwester	2	6	19	54	14	40	35	(100)
pflegerische Hilfskräfte	9	41	6	27	7	32	22	(100)
Schüler	10	29	20	57	5	14	35	(100)
N (Absolut in %)	21	%	51	%	43	%	115	%

Abbildung 5/13: Grad der Informiertheit (Siegrist)

der Stationsschwestern an, es belaste sie ziemlich stark oder sehr stark, daß sie soviel nachfragen müßten. Dagegen sind es 31% der nachgeordneten Schwestern und 44% der Schüler(innen), die dies angeben.

Der Vorgesetzte informiert seine Mitarbeiter; die Mitarbeiter informieren ihren Vorgesetzten; jeder braucht bloß an seinem Platz zu warten, bis ihm die Informationen, die er braucht, serviert werden. Sollten die bisherigen Ausführungen zu diesem Schluß verleiten, dann ist dies unrichtig. In einem komplexen Leistungszusammenhang, wie ihn das Krankenhaus darstellt, reicht es nämlich nicht aus, daß der einzelne Informationen abgibt, weiterleitet und empfängt. Die selbständige Bewältigung qualifizierter Aufgaben setzt vielmehr voraus, daß sich Vorgesetzte und Mitarbeiter auch selbst um die Beschaffung der erforderlichen Informationen bemühen.

- Dies bedeutet, daß sich der **Vorgesetzte** Informationen beschafft: – von unten: er hat das Recht, sich in seinem ganzen Zuständigkeitsbereich direkt zu informieren; – von oben: er ersucht seine Vorgesetzten um Informationen, die er zur Bewältigung seiner Fach- und Führungsaufgaben benötigt; – horizontal: er fordert von seinen Kollegen Informationen an, die für seinen Arbeitsbereich von Bedeutung sind; – von außen: er sorgt dafür, daß er über Fragen, die seine Tätigkeit betreffen, auf dem laufenden ist.
- Der **Mitarbeiter** beschafft sich Informationen: – von oben: er ersucht seinen Chef um Informationen, die er, subjektiv und objektiv gesehen, braucht; – von Kollegen: er fordert selbständig von Kollegen Informationen an; – von außen: er bemüht sich selbst anhand von Massenmedien, Literatur, Kursen usw. um Informationen, die für seine Tätigkeit im Betrieb wesentlich sind.

Jeder Vorgesetzte und Mitarbeiter hat sich also, falls erforderlich, von sich aus die Informationen zu beschaffen, die er benötigt. Keiner darf in wichtigen Fragen einfach zuwarten, bis er irgendwann von irgendwoher irgendwelche Informationen erhält («und wenn sie die Informationen nicht bekommen haben, dann warten sie noch heute!»). Informieren heißt auch: sich selbst informieren. Sich selbst informieren aber bedeutet – aktiv werden. Der Vorgesetzte wäre überfordert, wenn man ihm einseitig die «Bringpflicht» zuschieben würde. Es ist nicht möglich, daß er immer an alles denkt, und ihm würde zu Unrecht die ganze Verantwortung aufgebürdet, wenn infolge mangelhafter Information etwas schiefgeht. Er sollte deshalb mit seinen Mitarbeitern vereinbaren, daß diese im Hinblick auf die Beschaffung von Informationen eine «Holpflicht» haben. Das bedeutet, daß die Mitarbeiter lernen müssen, Fragen zu stellen und grundsätzlich keinen Auftrag zu übernehmen, ohne nach dem Warum und anderen Hintergrundinformationen gefragt zu haben; außer das Warum sei völlig klar.

Anderseits muß sich der Vorgesetzte daran gewöhnen, nach Gründen und Hintergründen seiner Aufträge gefragt zu werden. Um als Vorgesetzter zu wichtigen Informationen zu gelangen, muß ich: – genau beobachten (Genaue Beobachtung erlaubt sichere Führung); – Fragen stellen (Offenes Fragen verschafft Klarheit); – zuhören können (Ohne aufmerksames Hinhören keine wesentlichen Informationen); – Aufgeschlossen sein (Offenens Verhalten fördert die Bereitschaft zur Information).

• **Zweck der Information:** Der Zweck der Übermittlung einer Information besteht letztlich immer darin, den anderen in irgendeiner Form zu verändern: Er soll andere/neue Sachverhalte kennen, anders denken, sich anders einstellen, anders handeln. Der Nutzen einer Information entscheidet sich in ihrer Wirksamkeit: Die Übermittlung erfüllt ihren Zweck nur dann, wenn durch sie beim Empfänger das angestrebte Verhalten (im weitesten Sinne) ausgelöst wird. Damit Informationen ankommen, müssen sie (30):

- **Auf den Adressaten bezogen sein:** Die Sprache des anderen finden.

30 vgl. Schulz von Thun (1981), Bräutigam (1978)

- **Verständlich sein**: Die vier Verständlichmacher sind: Einfachheit (Gegenteil: Kompliziertheit); Gliederung/Ordnung (Gegenteil: Unübersichtlichkeit, fehlender Zusammenhang); Kürze/Prägnanz (Gegenteil: Weitschweifigkeit); zusätzliche Stimulanz: soll den Empfänger anregen (Gegenteil: keine zusätzliche Stimulanz).
- **Wenn möglich, unmittelbar interessenbezogen sein:** Was den Empfänger nicht interessiert, wird weder beachtet noch behalten (und wenn, dann schnell wieder vergessen).
- **Mit dem bereits Gewußten in einen verstehbaren Zusammenhang gebracht werden können:** Einmalige und zusammenhangslose Informationen sind in ihrer Wirkung von vornherein beschränkt. Wiederholungen und Fortsetzungen dagegen steigern die Wirkung.
- **Wahr sein:** Unaufrichtige Informationen schaffen Mißtrauen und wirken sich auf die Informationsbereitschaft und das Kooperationsklima negativ aus.
- **Sachgerecht sein:** Vollständig und ausführlich, frei von Manipulation und Übertreibung.
- **Zum richtigen Zeitpunkt erfolgen:** Trifft eine Information zu früh ein, ist sie vielleicht vergessen, wenn sie gebraucht wird. Kommt sie zu spät, ist der falsche Entscheid vielleicht schon gefallen.

Der Informationsfluß kann durch zahlreiche Hindernisse erschwert, verlangsamt, umgeleitet oder gar gestoppt werden. Auf einige solcher Hindernisse wurde bereits hingewiesen. In Abb. 5/14 sind in der linken Spalte weitere mögliche Barrieren aufgeführt. Die rechte Spalte enthält kurze Hinweise, wie diesen Barrieren begegnet werden kann:

Fehlt das Vertrauen in die Leitung der Organisation bzw. in den Vorgesetzten, so hat der Mitarbeiter als Empfänger von Informationen die Tendenz, sich auch zur Information negativ einzustellen (31). In vielen Fällen ist tatsächlich der Vorgesetzte selbst die eigentliche Informationsbarriere. Dies ist vor allem dann der Fall, wenn es ihm an innerer Freiheit fehlt, infolge von Mißtrauen, Angst, Eifersucht oder Ehrgeiz. Sich-wichtig-Machen, Bequemlichkeit, Furcht vor dem Chef oder vor tüchtigen Mitarbeitern wirken sich ebenfalls störend aus.

Blockierungen entstehen auch dort, wo die Weiterleitung von Informationen mit eigenen Interessen kollidiert, so daß Informationen zurückgehalten oder beschönigt werden. Der sehr ehrgeizige oder machthungrige Vorgesetzte, der nur das weitergibt, was ihm nützt, ist dafür ein treffendes Beispiel.

• **Gerüchte:** Im Zusammenhang mit dem Informationsfluß ist auch auf eine besondere und «berüchtigte» Art von Information einzugehen: das Gerücht. «Ein Gerücht ist eine unkontrolliert, meist mündlich verbreitete, unverbürgte Nachricht, die zwar meist auf Tatsachen zurückgeht, diese aber oft verzerrt, entstellt, verfälscht» (32).

Führungsbarrieren	Gegenmaßnahmen
Unklarheit über die Zielsetzung	Ziele, Leistungsstandards und Kontrollverfahren vereinbaren
Unkenntnis der Informationsbedürfnisse	Informationsbedürfnisse erfassen
Unkenntnis vorhandener bzw. Wählen ungeeigneter Informationsquellen	alle inner- und außerbetrieblichen Quellen erfassen: Abteilungen/Krankenhäuser, Literatur, Amtsstellen . . .
mangelnde persönliche Kontakte infolge Zeitmangels oder häufiger Abwesenheiten	Kontaktsituationen schaffen, persönliche Arbeitstechnik effizienter gestalten, Arbeitsabläufe besser organisieren, Aufgaben delegieren, Tätigkeiten aufeinander abstimmen
mangelnde Abgrenzung von Aufgaben/Kompetenzen/Zuständigkeiten	Aufgaben/Befugnisse klar und eindeutig festlegen, Aufgabe, Befugnisse und Verantwortung zur Deckung bringen
falsche Auswahl von Informationswegen	Kriterien für die Auswahl beachten: Informationsbedürfnisse und gesetzte Ziele
fehlende Informationskanäle	Leistungsfähigkeit bestehender Kanäle steigern, neue Kanäle schaffen
zu lange Informationswege	möglichst direkte/kurze Informationswege schaffen
Unklarheit über das Recht auf Mitsprache	Recht auf Mitsprache ist das Korrelat der Pflicht zur Selbständigkeit
Unklarheit über das Ausmaß der Geheimhaltungspflicht bzw. Pflicht zur Information	klare informationspolitische Richtlinien der Krankenhausleitung, Schweigepflicht klar umschreiben

Psychologische Barrieren	Gegenmaßnahmen
mangelnde Fähigkeit zum Zuhören	aktives, aufmerksames Zuhören schulen
mangelndes Einfühlungsvermögen	vor dem Bewerten jedesmal den Standpunkt verlagern
mangelndes Vertrauen	Voraussetzung schaffen, daß Vertrauen entstehen kann
Rivalität anstelle von Solidarität	gemeinsame Ziele setzen, Kooperation fördern
Verschlossenheit und Hemmungen	Voraussetzung für Vertrauen schaffen
Unaufrichtigkeit	Ursachen erforschen: Angst? Bedürfnis nach Anerkennung?
Angst vor Kritik	sachlich und aufbauend kritisieren
Macht- und und Geltungsstreben, Neigung zum Zurückhalten, Filtern und Umformen	andere Informanten benutzen, weitergeleitete Informationen mit den empfangenen vergleichen

Abbildung 5/14: Informations-Barrieren

31 vgl. Bräutigam (1972)
32 Stroebe (1977)

Geht man dem Wesen von Gerüchten auf den Grund, so stellt man fest, daß es Versuche sind, eine Informationslücke zu schließen. Damit ist auch schon das Stichwort gegeben, wo mit Maßnahmen gegen Gerüchte angesetzt werden muß: bei der Information. Die Strategie gegen Gerüchte ist: regelmäßige und ausreichende Information. Nur mittels regelmäßiger und ausreichender Information läßt sich die entscheidende Voraussetzung für Gerüchte eliminieren: das ungestillte Bedürfnis nach Information.

Auch hier gilt: Vorbeugen ist besser als heilen. Weil sich nämlich Gerüchte vor allem horizontal verbreiten, können Vorgesetzte nur beschränkt Sofortmaßnahmen ergreifen. Sie können meist nur mit zeitlicher Verzögerung reagieren; und dann ist es oft schon zu spät.

Zwischen der Information und dem Betriebsklima bestehen Wechselbeziehungen. So übt in jedem Krankenhaus das praktizierte Informationssystem einen wesentlichen Einfluß auf das Betriebsklima aus. Umgekehrt findet ein gutes oder schlechtes Betriebsklima im Informationssystem einen augenfälligen Niederschlag. Mangel an Informationen oder unklare, unaufrichtige Informationen beeinträchtigen das gesamte Gefüge der Interaktion und münden in **Unsicherheit und Mißtrauen.**

Bei Sachverhalten, über die der Mitarbeiter nicht ausreichend informiert wird, beginnt er Vermutungen anzustellen und diese Tatsachen zu vermischen. Bei der Weitergabe werden aus den **Vermutungen** Aussagen über Tatbestände; es kommt zu Gerüchten. Noch ungünstigere Wirkungen ergeben sich dort, wo sich die Betriebsleitung des Informationswesens bedient, um die **Mitarbeiter zu manipulieren.** So können unrichtige Informationen abgegeben werden, um die Motivation der Mitarbeiter zu beeinflussen. Die Vorgesetzten können sich auch des Informationssystems bedienen, um auf ihre Mitarbeiter Druck auszuüben.

- **Die Gestaltung des Informationssystems:** Zwischen der Gestaltung des Informationssystems und dem Verhalten der Mitarbeiter bestehen Wechselbeziehungen. Bei einem schlechten Betriebsklima können diese Wechselbeziehungen zu einem «circulus vitiosus» führen, der das Betriebsklima immer weiter belastet. Meist zeigen sich dabei folgende Stadien:

- In dem Maße, in dem Informationen gefiltert bzw. zensuriert werden, verlieren sie an Glaubwürdigkeit. Das Mißtrauen springt vom Einzelfall auf das gesamte Informationssystem über und richtet sich schließlich auf das Verhalten der Leitung.
- Die Aufmerksamkeit richtet sich vom Informationsinhalt auf die der Information zugrundeliegende Absicht. Der Informationsinhalt und in der Folge in steigendem Maße jegliches Verhalten der betreffenden Vorgesetzten wird zum Zeichen, dem ein Bedeutungswert zugeschrieben wird.
- Das eigene Verhalten und insbesondere die eigene Abgabe von Informationen wird mit dieser Beziehungshaltung in Einklang gebracht: Anfragen werden nicht mehr sachlich beantwortet, sondern im Hinblick auf die hinter der Anfrage gewitterte Absicht.

- Das gegenseitige **Vertrauen, das ein gutes Betriebsklima** kennzeichnet, fördert sowohl die Bereitschaft zur Abgabe wie auch zur Aufnahme von Informationen. Das mit einem schlechten Betriebsklima verbundene Mißtrauen führt zwangsläufig dazu, daß der einzelne sehr genau abwägt, bevor er etwas sagt oder fragt.

- Die **Gestaltung des betrieblichen/krankenhausinternen** Informationssystems stellt eine zentrale Aufgabe der Krankenhausleitung dar. Sie ist es, die durch ihre Informationspolitik die Wege vorzeichnet, auf denen die Führungsaufgabe «Information» angegangen werden soll. Sie ist es auch, die durch ihre informationspolitische Haltung das Informations- und damit auch das Betriebsklima entscheidend beeinflußt. Der Personalstelle fallen in dieser Hinsicht folgende Aufgaben zu:

- Abgeben bzw. Gestalten von sozio-emotionalen Informationen, sowohl aus eigener Kompetenz als auch auf Veranlassung der Leitung.
- Beobachten des Informationsklimas und zu dessen positiver Gestaltung beitragen, teils durch eigene Maßnahmen.
- Auslösen von Informationsmaßnahmen bei den Vorgesetzten.
- Fördern der Informationsbereitschaft und der entsprechenden Fähigkeiten bei den Vorgesetzten durch ihr eigenes Beispiel, ihren Rat und Maßnahmen zur Kaderschulung.

- Die **Gestaltung der funktionalen Information** fällt nicht in den Aufgabenbereich der Personalstelle. Sie ist aber häufig in der Lage, Mängel in der funktionalen Information aus den Haltungen der Mitarbeiter frühzeitig zu erfassen und kann durch Ausübung ihres Einflusses und durch ihren Rat zu deren Behebung beitragen. Zum Abschluß eine Checkliste zum Thema: **Mangel an Information ist der größte Feind richtigen Handelns:**

- Haben Sie schon untersucht, wieviel Schaden in Ihrem Verantwortungsbereich durch Mangel an Informationen entsteht? – Warum ist diese Verspätung aufgetreten? – Zuwenig Informationen bereits in der Planungsphase? – Zuwenig Informationen während der Realisierung wegen mangelhafter Kontrolle? – Zuwenig Informationen über die aufgetretenen Schwierigkeiten? – Warum streiten zwei Mitglieder Ihrer Gruppe, statt zu arbeiten? – Wegen verschiedenen Ansichten, die aus Mangel an Informationen entstanden sind? – Vergeudet man in Ihrer Abteilung zuviel Zeit mit falscher Kreativität, die den Mangel an Informationen ersetzen soll? – Findet jeder die gewünschte Information, ohne lange suchen zu müssen? – Werden Sie vom gleichen Mitarbeiter mehrmals in Ihrer Arbeit durch Anfragen gestört, nur weil Sie die erste Information unvollständig abgegeben haben?

– Würgen Sie nicht selbst den Informationsfluß ab? – Können Sie aufmerksam zuhören? – Trennen Sie die Suche nach Ideen von deren Bewertung? – Manchmal muß man aus Takt oder Taktik die Wahrheit verschleiern; tun Sie es so oft, daß Sie als eine unzuverlässige Informationsquelle angesehen werden? – Lassen Sie zu, daß durch Unordnung in der Dokumentation benötigte Informationen nicht einfach und schnell gefunden werden können? – Erteilen Sie Informationen verständlich? – Überzeugen Sie sich konsequent, daß die Information richtig verstanden wurde? – Information ist Macht; versuchen Sie nicht, zuviel dieser Macht selbst zu behalten?
– Respektieren Sie die Autorität der Tatsachen? – Ertragen Sie Tatsachen! – Meinungen sind nur dann wichtig, wenn es keine entsprechenden Tatsachen gibt? – Versuchen Sie Tatsachen auszuschmücken oder anderweitig zu verstümmeln, wenn Sie Ihre Mitarbeiter, Kollegen oder Ihren Vorgesetzten informieren? Tun Sie es nicht; Tatsachen werden früher oder später doch bekannt! – Wenn Sie den Tatsachen gegenübergestellt werden, wiegen die Tatsachen mehr, als Ihre ganze Persönlichkeit; lernen Sie deswegen mit den Tatsachen zu operieren.

5.2.4 Informationsmittel

Neben dem Verhalten von Sender und Empfänger spielt natürlich auch das verwendete Informationsmittel eine wichtige Rolle: Ob Sie mit Ihren Mitmenschen mittels Fernsehen, Telefon oder Briefen Informationen austauschen oder ihnen im persönlichen Gespräch begegnen, ist nicht dasselbe. Nachfolgend findet sich in Abb. 5/15 eine Übersicht über die gebräuchlichen **Mittel und Methoden der innerbetrieblichen Information** (33).

Abteilungsversammlung	Laufzettel
Anleitungsschrift	Lautsprecher
Anschlag	Leuchtsignale
Anschlagbrett	Lohntütennotiz
Ansprache	Megaphon
Anstellungsgespräch	Merkblatt
Arbeitsordnung	Mitarbeiterbefragung
Auftragserteilung	Mitarbeiterbesprechung
Aushang	Mitarbeiterbrief
Ausstellung	Personalzeitung
Bericht	Pfeifen
Besprechung	Plakat
Besichtigung	Panelgespräch
Betriebsfibel	Podiumsgespräch
Betriebsfilm	Rahmenabkommen
Betriebsfunk	Rapport
Betriebsdokumentation	Referat
Betriebshandbuch	Reglement
Betriebsordnung	Rohrpost
Betriebskommissionsbesprechung	Rufanlagen
Betriebsversammlung	Rundschreiben
Brief	Schaukasten
Briefkasten	Schautafeln
Diktaphon	Schilder
Dokumentation	Schwarzes Brett
Einführungsschrift	Selbstdarstellung
Einzelgespräch	Signale
Flugblatt	Sonderbericht
Flugschrift	Sprechanlage
Formulare	Statistik
Gebotstafeln	Statuten
Gesamtarbeitsvertrag	Telefon
Geschäftsbericht	Television
Graphik	Tonband
Gruppengespräch	Tonbildschau
Handzettel	Tonfilm
Hinweistafeln	Verbotstafeln
Jahresbericht	Versammlungen
Jahresrechnung	Verträge
Informationsnetz	Videosystem
Informationswand	Vortrag
Jubiläumsschrift	Wandschrift
Kaderkonferenz	Zahltagstascheneinlageblatt
Kassetten-Tonbänder	Zirkular
Konferenzgespräch	Zwischenbericht
Krankenhausbericht	

Abbildung 5/15: Mittel und Methoden der innerbetrieblichen Information

• Die **Informationsmittel** werden in **die drei Gruppen: visuelle, auditive und audiovisuelle Mittel, eingeteilt:**

– **Visuelle** (optische **Informationsmittel:** Hier lassen sich zwei Kategorien auseinanderhalten: – stationäre, für Dauerinformationen, Rahmeninformationen, z. B. Schaukasten, Plakat, Schild, Schwarzes Brett, Briefkasten, Rohrpost; – bewegliche, für inhaltlich wechselnde Informationen, z. B. Laufzettel, Leuchtschrift, Bildschirm. – Hinweise zu visuellen Informationsmitteln sind: Allein die Größe des Krankenhauses macht eine nur-mündliche Information gar nicht mehr möglich. Schriftliche Informationen sind notwendig. Auch gibt es bestimmte Normen und Regelungen, die in schriftlicher Form vorliegen müssen: was «schwarz auf weiß» dasteht, ist meist weniger verrückbar als «Mündliches»:

= **Hauszeitung:** Unter den schriftlichen Informationsmitteln nimmt die Hauszeitung einen besonderen Platz ein. Ihr Zweck besteht darin, breiteste Hintergrundinformationen zu bieten, um damit die Informationsbedürfnisse der Mitarbeiter zu befriedigen und die Solidarität zu fördern. Der Betrieb soll «durchsichtiger» gemacht und dadurch das Verständnis für betriebliche Belange vergrößert werden. Diesen Zweck erfüllt eine Hauszeitung aber nur, wenn eine möglichst intensive Mitwirkung möglichst vieler Betriebsangehöriger angestrebt und auch erreicht wird. Die Informationsbedürfnisse müssen sorgfältig ermittelt und diejenigen ausgewählt werden, die nicht durch ein anderes Informationsmittel, z. B. das persönliche Gespräch, wirksamer zu befriedigen wären.

33 Thommen (1981)

Die unterschiedlich gelagerten Interessen der verschiedenen Mitarbeitergruppen gilt es zu berücksichtigen. Im weiteren soll die Hauszeitung ansprechend gestaltet sein. Die Wirksamkeit dieses Informationsmittels ist stark davon abhängig, daß von seiten der Krankenhausleitung die Bereitschaft zur Informationsabgabe nicht nur in Worten besteht.
Das Verfassen einer Hauszeitung stößt nicht selten auf folgende Schwierigkeiten: Große Unterschiede in den Interessen der verschiedenen Mitarbeitergruppen; es zeigt sich z. B., daß das ohnehin gut informierte Kader an den allgemeinen Informationen weniger interessiert ist als Mitarbeiter ohne Führungsfunktion. Schwierigkeiten bereitet auch die lange Zeitdauer zwischen den Erscheinungsdaten der einzelnen Nummern.
Im Hinblick auf die Aktualität der Informationen ist es deshalb wichtiger, eine Hauszeitung häufiger erscheinen zu lassen, anstatt sie möglichst umfangreich zu gestalten. Insbesondere fällt es oft schwer, wichtige Geschehnisse mitzuteilen, bevor sie auf anderen, z.B informellen) Wegen bekannt geworden sind. Im weiteren kann der Mangel an Stoff zum Problem werden: Je enger die persönlichen Kontakte sind, desto weniger wird es an Informationen fehlen.

= Periodische **Rundbriefe, Hausmitteilungen** oder **wöchendliche/vierzehntägige Informationsblätter** sind zweckmäßiger als eine Hauszeitung, die nur zweimal jährlich erscheint. Sie bieten raschere und aktuelle Informationen ohne großen Aufwand und werden auch meist sofort gelesen. Sie fördern den schnellen Informationsfluß; Schwerfälligkeit und Umständlichkeit werden vermieden. Im Brief der Krankenhausleitung wendet sich die Leitung in einer persönlichen Form an die Mitarbeiter.
Voraussetzung dafür, daß sich die Mitarbeiter angesprochen fühlen, ist, daß die enthaltenen Informationen für sie von Bedeutung sind, daß Vertrauen in die Leitung besteht. Vertrauen läßt sich allerdings nicht managen; es entsteht nicht durch Worte, sondern durch Taten. Der häufige Gebrauch dieses «Briefes» mindert seine Wirkung: Er sollte nur bei besonderen Anlässen verwendet werden.
= **Anschlagbrett/Schwarzes Brett:** Dieses stellt noch immer ein wichtiges Informationsmittel dar. Die Vorteile sind, daß die Kosten der Information selbst minimal sind und auch keine Unterbrechungen in den Arbeitsabläufen entstehen. Das Anschlagbrett steht jederzeit zur Verfügung, so daß Informationen rasch durchgegeben werden können. Die Informationen stehen allen Betriebsangehörigen zur Verfügung, womit der breitestmögliche Adressatenkreis angesprochen wird. Informationen können über längere Zeit am Anschlagbrett belassen und dadurch mehrmals zur Kenntnis genommen werden.

Allerdings läßt sich bei der Information mittels Anschlagbrett nur sehr schwer feststellen, ob/von wem die Informationen gelesen wurden und welche Wirkungen durch die Informationen erzielt worden sind. Diese Vorbehalte gelten bei jeder schriftlichen Information, sofern nicht die Kenntnisnahme quittiert oder sonst eine Reaktion gezeigt werden muß.
Bei der Information via Anschlagbrett ist folgendes besonders zu beachten: Die Informationen müssen das Interesse der Adressaten ansprechen, ja «fesseln», sonst wird ihnen kaum Zeit geopfert, außer die Mitarbeiter werden zum Lesen der Anschläge verpflichtet. Die Informationen müssen knapp, prägnant und anschaulich gestaltet sein. Zu viele Informationen werden nicht mehr beachtet. Zudem ist die Aushangsdauer zu begrenzen; der neueste Aushang soll gekennzeichnet sein.
= **Plakat:** Hier wird der Mitarbeiter durch das Mittel des Bildes angesprochen. Damit ein Plakat die angestrebte suggestive Wirkung erzielt, muß es eindeutig verstehbar sein, als Blickfang wirken und einprägsam sein. Was zur Information am Anschlagbrett bemerkt wurde, gilt grundsätzlich auch für die Plakatinformation.
= **Briefkasten:** Dieses Informationsmittel kann bei der Information «von unten nach oben» gute Dienste leisten. Vorschläge oder Mitteilungen können entweder anonym erfolgen oder müssen unterzeichnet werden, wenn darauf eingegangen werden soll. Damit der Briefkasten seinen Zweck erfüllt, muß er als «Institution» bekannt sein; vor allem neue Mitarbeiter sind zu orientieren. Er muß an einem leicht zugänglichen Ort angebracht sein, und die Benützung soll unauffällig erfolgen können. Wichtig ist, daß die eingegangene Post rasch verarbeitet wird. Unterzeichnete Mitteilungen, Fragen oder Vorschläge müssen beantwortet werden; sonst spricht es sich herum, daß «alles im Papierkorb landet».
= **Meinungsumfrage:** Sie dient der Umfassung von Einstellungen, Meinungen, Motiven und Erwartungen der Mitarbeiter. Sie ist zu einem speziellen Zweig der Sozialforschung geworden, in welchem Methoden entwickelt wurden, die von der statistischen Auswertung bis zur tiefenpsychologischen Analyse reichen. Die Meinungsforschung bedient sich teils des Fragebogens, teils der standardisierten/gelenkten oder freien Gespräche. Solche Untersuchungen erfordern eine sehr gründliche Vorbereitung. – Eine noch so ausgefeilte Befragungsmethode aber wird keine wesentlichen Informationen liefern, wenn die Mitarbeiter nicht bereit sind, sich offen zu äußern. Diese Bereitschaft hängt weitgehend davon ab, ob sie überzeugt sind, daß ihre Äußerungen anonym bleiben.
= **Merkblatt:** Auf Merkblättern werden die wesentlichen Punkte eines Vorgangs oder Sachverhaltes kurz und prägnant festgehalten. Beispiele: Merkblätter über die Bedeutung der Farbsymbole beim Kardexsystem, die Signalisation beim Tablettensystem, die Anstellungsbedingungen, das Verhalten bei Krankheit und Unfall, über interne Tarife.

= **Schriftliche Richtlinien:** z. B. für standardisierte Behandlungs- und Untersuchungsmethoden, über das Vorgehen bei Aufnahme von Notfallpatienten außerhalb der normalen Arbeitszeit oder die Abweisung von Patienten, welche ohne Zeugnis kommen.

= **Verteiler oder Umläufe/Rundschreiben:** Vorteile sind: Kürze, jederzeit greifbar; Berichte lassen sich überdenken. Nachteile sind die Eingleisigkeit, ohne Kontrolle über Reaktion beim Empfänger; sie sind zu starr und begrenzt durch die geschriebenen Worte.

= **Protokollauszüge:** Die Abgabe von Protokollauszügen oder ganzer Protokolle kann ebenfalls ein geeignetes Informationsmittel sein.

= **Aktenzirkulation:** Das Zirkulierenlassen von Akten mit namentlicher Auflistung der Adressaten und Quittieren derselben nach Kenntnisnahme findet häufige Anwendung.

= **Formale Berichte:** Solche können sehr umfassend sein; das Material kann ohne Zeitdruck zusammengetragen werden; durch Vervielfältigung ist eine breite Streuung möglich. Es gibt allen Mitarbeitern Gelegenheit, zu zeigen, was sie können. Nachteilig ist, daß sie viel Zeit zum Verfassen und später zum Lesen erfordern.

– **Auditive/Akustische Informationsmittel**: Hier lassen sich unterscheiden: natürliche, z. B. mündliche Informationen; künstliche, z. B. Telefon, Lautsprecher, Suchanlage. Wie bei der Besprechung der zwischenmenschlichen Kommunikation festgestellt wurde, kommt der mündlichen Information deshalb erstrangige Bedeutung zu, weil sie einen unmittelbaren persönlichen Kontakt ermöglicht:

= **Persönliches Gespräch:** Im persönlichen Gespräch kann ich direkt erfahren, ob/wie der andere meine Informtion auffaßt (unmittelbare Rückkoppelung). So lassen sich Mißverständnisse leichter und schneller feststellen und korrigieren. Fehlende Informationen können sofort ergänzt werden. Individuelle Informationsbedürfnisse können unmittelbar ermittelt werden. Eigentlich müßte das persönliche Gespräch unter den audiovisuellen Informationsmethoden eingereiht werden, da neben den auditiven auch die visuellen Informationen von Bedeutung sind.

= **Telephon-Gespräch:** Die Hauptvorteile der telefonischen Informationen bestehen in der Möglichkeit, rasch Kontakt aufzunehmen, sofort zu fragen und zu antworten. Aber auch die Gefahren dürfen nicht übersehen werden: Daß der Angerufene bei einer wichtigen Arbeit unterbrochen wird und daß keine Notizen gemacht werden.

= **Sprechanlage:** Sprechanlagen sollten so installiert sein, daß von einem zentralen Büro aus einzelne Räume erreicht werden können. Auch hier besteht der Hauptvorteil in der raschen Kontaktaufnahme.

– **Audiovisuelle Informationsmittel**, (z. B. Televisionssysteme, Videoverfahren, Kassetteninformationen). Obwohl die audiovisuellen Informationsmedien und -verfahren in ihrer Bedeutung weitgehend erkannt sind, werden sie trotzdem noch immer recht selten eingesetzt.

= **Tonbildschau:** Hier tritt zusätzlich zum Bild noch das auditive Element hinzu. Die Tonbildschau findet als Informationsmittel je länger je mehr Verwendung. Das liegt auch am betriebspädagogischen Akzent, der z. B. bei Einführungen oder Ausbildungsfragen gut zu nutzen ist.

= **Tonfilm:** Was für die Tonbildschau gilt, trifft auch für den Tonfilm zu, wobei das Angebot an qualitativ hochstehenden Film zu den sehr unterschiedlichen betrieblichen Themen immer noch klein ist.

Alle diese Informationsmittel stehen zur Verfügung, um den Informationsfluß nach allen Richtungen hin zu gewährleisten. In der Praxis verhält es sich meistens so, daß verschiedene Mittel/Medien miteinander kombiniert werden, um die größtmögliche Wirkung zu erzielen.

Nicht jedes Mittel eignet sich für jede Art von Information bzw. Kommunikation. Das gleiche gilt für die vielen verschiedenen Methoden der innerbetrieblichen Information. Oft überschneiden sich informationspolitische Mittel und Methoden; gelegentlich ist ihre Wirksamkeit kontrovers zu beurteilen. Es gilt die Methoden und Mittel zu suchen, auszuprobieren, einzusetzen, die dem jeweiligen Zweck am besten entsprechen.

5.3 Gespräche

Die direkteste und unmittelbarste Form zwischenmenschlicher Kommunikation ist das persönliche Gespräch. Ein Gespräch findet statt, wenn zwei oder mehr Personen miteinander sprechen. Im Gegensatz zum Referat ist das Gespräch eine dialogische Form des Sprechens: Das Wort der einen Person fordert die Antwort der andern Person. Worte gehen hin und her: **Rede – Gegenrede.** Das ist die Bewegung, die das Gespräch bestimmt.

Es ist nicht gleichgültig, in welcher Form Menschen miteinander kommunizieren. Ob Sie sich mit Ihren Mitmenschen mittels Radio, Fernsehen, Telefon oder Briefen verständigen oder ihnen im persönlichen Gespräch begegnen, ist nicht dasselbe. Als Mensch bin ich auf das Du ausgerichtet, auf persönliche Kontakte angewiesen. Das Bedürfnis nach sozialen Kontakten gehört zu den vitalen Grundbedürfnissen des Menschen. Diese erwiesene Tatsache ist an sich Grund genug, dem Gespräch überall dort einen zentralen Platz einzuräumen, wo Menschen mit Menschen zu tun haben.

Im **persönlichen Gespräch** ist vieles möglich, was in anderen Formen von Kommunikation nicht, oder nur schwer möglich ist: Im persönlichen Gespräch können wir mit andern Menschen in «Berührung» bleiben und damit die Gefahr der Isolation verringern, die Bedürfnisse, Probleme, Ansichten, Gedanken des anderen unmittelbar kennenlernen, mögliche Spannungen und Konflikte rechtzeitig erkennen (und dadurch eher in den Griff bekommen). Im persönlichen Gespräch erfahren wir direkt, ob (und wie) der andere unsere Idee/unseren Entscheid auffaßt (unmittelbare Rückkoppelung) und können ihn wirksamer beeinflussen; durch meine körperliche Präsenz kann ich viel stärker wirken als durch die Präsenz in Form von Buchstaben.

Das direkte Gespräch (Meinungs- und Ideenaustausch) erleichtert, Lösungen zu finden und Entscheidungen zu treffen; es fördert die Zusammenarbeit, die Koordination und vertieft das Verständnis für die Aufgaben und Probleme anderer Menschen/Stellen. Das Gespräch zwischen Mitarbeiter und Vorgesetztem verbessert das Verständnis für getroffene Entscheide und Maßnahmen und erhöht die Akzeptanz; es ermöglicht Mitsprache und erzieht zur Mitverantwortung.

Überall, wo es auf den menschlichen Kontakt und das Überzeugen ankommt, ist das persönliche Gespräch das wirksamste und befriedigendste Mittel. Direkte, unmittelbare, persönliche Kontakte lassen sich durch nichts ersetzen, weder durch Briefe noch durch das Telefon: Wir brauchen Gespräche!

5.3.1 Kunst des Zuhörens

Wenn man ein Gespräch zwischen zwei Menschen auf Tonband festhalten und das Band so schneiden würde, daß man zuerst die Sätze des einen und dann alle Sätze des andern zusammenklebt; das Ergebnis bestände in vielen Fällen aus zwei Monologen anstatt aus einem Dialog. Deshalb müssen wir unsere Gedanken zur «Kunst der Gesprächsführung» mit Gedanken zur «Kunst des Zuhörens» beginnen.

Ein bekanntes Bild: Ein Diskussionsteilnehmer hat gesprochen. Nun lehnt er sich in seinem Stuhl zurück, macht es sich bequem und beschließt, von jetzt an der Diskussion nur noch dösend zu folgen. Ein häufiges, aber falsches Verhalten, das uns allen bestens vertraut ist: «Ich habe gesagt, was ich sagen wollte. Jetzt spricht ein anderer, also habe ich im Augenblick nichts zu tun!». Ein echtes Gespräch ist ein Dialog; auf eine Rede folgt eine Gegenrede, auf ein Wort folgt eine Antwort. Und meine Antwort muß Bezug nehmen auf Dein Wort. Sonst sprechen wir nicht miteinander, sondern aneinander vorbei; und das ist kein Gespräch.

«Damit ich Bezug nehmen kann auf das, was Du gesagt hast, muß ich wissen, was Du gesagt hast. Ich muß Dir zuhören. Zwar bedeutet Zuhören nicht, daß ich einfach still bin und Deine Worte über mich ergehen lasse, ohne Dich zu unterbrechen. Zuhören bedeutet mehr; zuhören heißt, daß ich mich auf das, was Du sagst, konzentriere. Daß ich mich bemühe, Dich zu verstehen!». Wirkliches Zuhören ist ein aktiver Vorgang, der ein eingehendes Bemühen verlangt. Dies drückt sich aus in der Haltung, in den Augen, im Gesicht eines Menschen, der wirklich zuhört. Er stellt vielleicht zwischendurch kurze Fragen oder bestätigt durch Kopfnicken, daß er das Gesagte versteht.

Aktiv Zuhören-können ist keine einfache Sache, sonst gäbe es mehr gute Zuhörer. Im wesentlichen werden folgende Fähigkeiten verlangt: «Zunächst einmal muß ich die Laute (Worte) wahrnehmen und die Bedeutung der Laute (Worte) verstehen können. Als nächstes muß ich die Zusammenhänge erkennen (kombinieren) und das Wesentliche vom Unwesentlichen trennen können. Gedanken und Fakten erscheinen im Laufe ihrer Darstellung oft nicht dort, wo sie eigentlich (logisch) hingehören. Dann muß ich das Gesagte bewerten, objektivieren können und fähig sein, zwischen Fakten und allem anderen zu unterscheiden. Nicht-Fakten sind Meinungen, Überzeugungen, Ansichten, Gerüchte, Hoffnungen und Wünsche. Ich muß sie als das erkennen, was sie sind, aber auch sehen, was sie nicht sind. Ich muß das Nicht-Gesagte wahrnehmen und interpretieren können. Ich muß mich auf den Sprechenden konzentrieren können, und mich nicht von eigenen Gedanken oder Gefühlen ablenken lassen. Ich muß mich in den Sprechenden hineinversetzten, hineinfühlen können, das ist das Schwierigste. Aber den anderen wirklich verstehen heißt, die Dinge mit seinen Augen sehen!»

Die Bereitschaft und Fähigkeit, sich in andere Menschen einfühlen zu können, wird als Empathie bezeichnet und stellt eine fundamentale Voraussetzung für eine humane Kommunikation und Kooperation dar. Folgende **Aspekte** lassen sich hier unterscheiden: die Fähigkeit, sich selbst aus der Sicht anderer zu sehen, die Fähigkeit, andere aus der Sicht anderer zu betrachten, die Fähigkeit, andere aus ihrer eigenen Sicht zu sehen. Empathie ist nicht nur eine Sache des Könnens, sondern auch des Wollens. Eine besonders wichtige Rolle spielt diese Eigenschaft dann, wenn unterschiedliche Ansichten und Verhaltensweisen aufeinandertreffen; dann ist es besonders wichtig, die Dinge auch mit den Augen des anderen zu sehen.

• **Hindernisse beim Zuhören:** Zuhören ist nicht einfach. Oft steht einem vieles im Weg. Um wirklich erfassen zu können, was der andere sagt, muß versucht werden, diese Hindernisse zu beseitigen. Solche Barrieren sind:

- **Vorurteile für oder gegen den Sprechenden** aufgrund seiner Einstellung, seiner Kleidung, seiner Stellung, seiner Art zu sprechen usw. Vorurteile sind wie ein Filter, durch den wir alles gefärbt wahrnehmen, was der andere äußert; von vornherein ist entweder alles gut, was der andere sagt, oder alles schlecht; da braucht man gar nicht mehr wirklich zuzuhören. Vorurteile können Menschen völlig beherrschen und unfähig machen, dem andern auch nur eine Sekunde lang offen zuzuhören.

- **Sympathie/Antipathie** wirkt sich ähnlich aus wie Vorurteile. Viele Menschen weigern sich innerlich, einem Menschen zuzuhören, den sie nicht sympathisch finden; dabei hängt das Sympathisch-finden oft von vielen Äußerlichkeiten ab.
- **Ich-Bezogenheit:** Jeder Mensch ist egozentrisch; das ist eine Tatsache, die wir nicht leugnen können. Jeder Mensch setzt das, was er erlebt, in Beziehung zu dem, was er schon erlebt hat. Seine bisherigen Erfahrungen bilden den Bezugspunkt, auf den er alle neuen Erfahrungen bezieht. Wenn diese Tatsache aber einen Menschen daran hindert, einem anderen wirklich zuzuhören, dann ist ein fruchtbares Gespräch unmöglich.
- **Festgefahrenheit:** Ein Mensch, dessen Standpunkte und Meinungen so fixiert sind, daß er sich jedem neuen Gedanken gegenüber als unzugänglich zeigt, ist natürlich ein denkbar schlechter Zuhörer.
- **Unsicherheit:** «Wenn alles, was Du sagst, mich unmittelbar in Frage stellt und ich mich dauernd angegriffen fühle, werde ich mich entweder ununterbrochen verteidigen oder innerlich die Ohren zumachen. Wirklich zuhören aber kann ich Dir nicht!»
- **Gleichgültigkeit:** «Wenn ich mich für Dich oder das Thema nicht interessiere, schalte ich innerlich ab und warte eigentlich nur noch drauf, bis das Gespräch (ein Monolog) zu Ende ist!»
- **Müdigkeit:** «Wenn ich müde, überarbeitet oder sonstwie nicht voll bei Kräften bin, fällt es mir natürlich schwer, dir aufmerksam zuzuhören!»
- **Körperliche Bedürfnisse:** «Es ist klar, daß ich Mühe habe, mich auf Deine Botschaft zu konzentrieren, wenn mir der Magen knurrt, die Zunge am Gaumen klebt oder ich dringend die Toilette aufsuchen muß!»
- **Probleme:** «Wenn ich persönlich Probleme habe, die mich gefangennehmen, bin ich nicht frei, mich mit Dir und Deinen Ideen zu befassen!».
- **Ungeduld:** Ungeduldigen Menschen fällt es nicht leicht, sich auf den Beitrag eines anderen zu konzentrieren, währenddem sie selbst darauf brennen, sich zu äußern.
- **Art der Durchführung:** Einem Menschen zuzuhören, der immer im gleichen Tonfall spricht, keine Pausen macht und seine Gedanken ohne innere Überzeugung vorbringt, ist schwieriger, als wenn einer seine Idee interessant und lebendig bringt und selbst bei der Sache ist.
- **Unverständlichkeit:** Ist das Thema zu schwierig, zu komplex oder unverständlich dargestellt, schaltet der Zuhörer innerlich ab.
- **Äußere Einflüsse:** «Wenn ich Dir zuhören will und neben mir zwei über einen Film reden, draußen ein Lastwagen nach dem anderen hin und her fährt und alle fünf Minuten ein Flugzeug über das Haus donnert, dann nützt der beste Wille nichts!» Nicht nur störende Geräusche können das Zuhören erschweren, sondern auch das Wetter, die Tageszeit, die Umgebung, die Luft, die Stühle usw.

Es gibt vieles, was einen am Zuhören hindern kann; die Liste ließe sich noch verlängern. Da hilft nur eines: «Wir müssen versuchen, die Hindernisse in uns und um uns zu erkennen und aus dem Weg zu räumen!» Das ist allerdings, wie so vieles, leichter gesagt, als getan.

• **Jede Botschaft hat vier Seiten** (34): Dazu kommt wie gesagt, daß jede Botschaft vier Seiten hat: **Sachinhalt, Selbstoffenbarung, Beziehung und Appell.** Um ganz erfassen zu können, was der andere sagt, reicht es nicht, daß ich nur die Sachinformationen wahrnehme, die er mir vermittelt. Dann habe ich nur einen Teil seiner Botschaft gehört; vielleicht den wichtigsten, vielleicht aber auch den unwichtigsten. Ganz zuhören bedeutet, auf alle vier Seiten einer Botschaft zu hören.

Die Sachinformationen, die «Du mir vermittelst, versuche ich zu verstehen!» Ich versuche die einzelnen Tatsachen zu begreifen, die Zusammenhänge zu erkennen und die richtigen Schlüsse zu ziehen. «Die Seite der Selbstoffenbarung gibt mir Antwort auf die Frage: Was bist Du für einer? Was ist los mit Dir? Hier bin ich also diagnostisch tätig. Ich versuche, mir ein Bild von Dir zu machen. Dazu noch eine Bemerkung: Je mehr ich Dir wirklich zuhöre, und das Zuhören nicht bloß vortäusche, desto mehr wirst Du Dich verstanden fühlen!» Und wer sich verstanden fühlt, braucht nicht mehr Angst zu haben, seine Gefühle und Gedanken preiszugeben. Wirkliches Zuhören kann demnach zu einem offenen Gespräch, zu einer Atmosphäre des Vertrauens viel beitragen.

«Auf der Beziehungsseite bin ich als Zuhörer persönlich betroffen: Hier erfahre ich, was Du von mir hälst!». Für diese Seite der Botschaft besitzt der Zuhörer, wie gesagt, oft besonders feine Antennen. Manche Menschen nehmen alles persönlich und sehen in (fast) allem einen Angriff auf ihre Fragen. Sie liegen ständig auf der Lauer, ob nicht ein Pfeil auf die schwachen Stellen zielt und sehen oft auch dort Pfeile, wo keine sind. Diese Überempfindlichkeit ist keinem ganz fremd; sie ist der Todfeind jedes sachlich und zwischenmenschlich befriedigenden Gesprächs.

«Auf der Appellseite schließlich versuche ich als Zuhörer herauszuhören, was Du von mir willst, wo Du mich hinhaben möchtest!». Schwierig wird es hier, wenn der Appell nicht so offensichtlich ist, wenn er auf leisen Sohlen erfolgt, so daß ich ihn als Zuhörer leicht überhöre. Hier heißt es, aufmerksam sein. Wenn ich einen solchen versteckten Appell nicht wahrnehme, kann es sein, daß mir damit die Hauptbotschaft, d. h. das Eigentliche, entgeht. Und noch etwas kann passieren: daß ich dem Einfluß eines solchen Appells unterliege, ohne es zu merken; daß ich manipuliert werde. Es ist deshalb wichtig, daß man sich bewußt ist, was an Appellen in einer Botschaft steckt. Erst dann können wir entscheiden, ob wir diesen Appellen nachkommen wollen oder nicht.

34 vgl. Schulz von Thun (1981)

Diese Überlegungen zeigen nochmals mit aller Deutlichkeit, daß Zuhören ein aktiver Vorgang ist. «Ich muß mich aktiv bemühen, alle vier Seiten einer Botschaft zu erfassen. Nur mit «halbem Ohr» dabei zu sein, reicht nicht.

Durch Zuhören lernen wir! «Indem ich dir zuhöre, erfahre ich dich, vor allem deine Kenntnisse, Fähigkeiten, Gedanken, Einstellungen usw. Falls ich Dir interessiert zuhöre und Deine Botschaft stark ist, verändert mich diese Erfahrung. Das, was Du sagst oder wie Du es sagst prägt sich mir ein und beeinflußt mich. Ich weiß beispielsweise mehr als vorher. Ich verstehe Zusammenhänge, die mir vorher unklar waren. Ich kann ein Problem bewältigen, das mir vorher unüberwindbar schien. Ich denke über die gleichen Dinge anders als vorher. Meine Einstellung gegenüber bestimmten Dingen hat sich verändert. Ich fühle mich besser als vor dem Gespräch, ich habe mehr Selbstvertrauen, ich unternehme mehr. Ich verhalte mich Dir oder anderen Mitmenschen gegenüber anders als vorher. Ich verstehe Dich besser und begegne Dir anders als vor dem Gespräch!».

«Als Zuhörer kann ich also vieles lernen!» Auf eine Lernmöglichkeit, das Feedback, soll nochmals besonders hingewiesen werden. «Ein Teil von dem, was Du sagst, stellt ja eine Reaktion auf mich, d. h. meine Botschaft dar. Wenn ich als Zuhörer diese Feedbacks überhöre, kann ich in bezug auf mein eigenes Verhalten auch nichts lernen. Denn wie soll ich mich in meinem Verhalten verbessern, wenn ich nicht weiß, wie dieses Verhalten auf Dich wirkt? Wir sind eine geräuschvolle, hektische Gesellschaft!» Von all den Äußerungen unter uns geht viel mehr ungehört und ungesehen verloren, als wir glauben. Menschen, die wirklich zuhören können, gibt es eigentlich wenige; die Kunst des Zuhörens ist nicht so «in» wie die Kunst des Redens. Unser Leben aber wird reicher, wenn wir mehr Zeit mit echtem Zuhören verbringen. Das dürfte im Laufe dieser Ausführungen klar geworden sein.

5.3.2 Ziel – Verständigung

In jedem Gespräch geht es grundsätzlich darum, sich zu verständigen. Daß diese Verständigung nicht immer gelingt, erfahren wir tagtäglich. Wie bei der Besprechung der selektiven Wahrnehmung deutlich wurde, ist es alles andere als selbstverständlich, daß wir einander verstehen. Von jedem von uns braucht es einiges Bemühen. Bei der Vermittlung von Sachinformationen passiert es sehr oft, daß nur ein Bruchteil der gesendeten Informationen verstanden und behalten wird. Der Hauptgrund dafür liegt darin, daß viele Botschaften schwer-verständlich oder unverständlich abgefaßt sind. Wie ist dem abzuhelfen?

Vor allem **die vier folgenden Verständlichmacher** sind es, die darüber entscheiden, ob eine Botschaft gut verstanden und behalten wird (34):

- **Einfachheit:** Gemeint damit sind kurze Sätze, bekannte Wörter, anschauliche und verständliche Formulierungen. Das Gegenteil sind Kompliziertheit, lange Schachtelsätze, viele unbekannte und Fremd-Wörter, unanschauliche Formulierungen etc.
- **Gliederung/Ordnung:** Die Sache ist übersichtlich, längere Ausführungen sind in Unterabschnitte gegliedert. Als Zuhörer findet man sich gut zurecht. Gegenteil davon: Unübersichtlichkeit, Zusammenhanglosigkeit, Wirrwar, keine Gliederung, Wichtiges von Unwichtigem nicht getrennt, Zusammenhänge unklar.
- **Kürze/Prägnanz:** Beschränkung auf das Wesentliche. Das Gegenteil sind Weitschweifigkeit, umständliche Formulierungen, abschweifende Darstellungen (vom Hundertsten ins Tausendste), unwichtige Einzelheiten.
- **Zusätzliche Stimulanz:** Darunter fallen alle Mittel, die ich benutzen kann, um die Zuhörer zu motivieren und die Sache interessant zu machen: Beispiele sind Bilder, Vergleiche, Medien usw. Das Gegenteil besteht einfach im Verzicht auf zusätzliche Stimulanz, wie z. B. nüchterne, neutrale, unpersönliche Darstellungsweise.

Da sich unsere Sprachgewohnheiten jahrelang eingeschliffen haben, ist es schwierig, diese zu ändern und erfordert sehr viel Übung. Insbesondere müssen wir uns von der, an sich billigen, Vorstellung lösen, daß es immer am anderen liegt, wenn er uns nicht versteht. Oft liegt der Fehler nämlich bei uns selbst.

Diese Situation am Beispiel einer Arbeitskonferenz aufgezeigt: Herr Lauber hat Herrn Boser mit einem abwertenden Kommentar bloßgestellt. Der Betroffene geht hoch erregt und mit laut werdender Stimme zum Gegen-Angriff über. Jemand sagt: «Ich verstehe, daß Sie sich ärgern; «Ich», Herr Boser unterbricht erregt: «Ich ärgere mich überhaupt nicht. Im Gegenteil, mich amüsiert das Ganze. Es geht mir einfach darum, die Sache richtigzustellen». Diese Aussage von Herr Boser steht in deutlichem Gegensatz zum inneren Erleben, wie es für alle andern wahrnehmbar ist. Entweder versucht Herr Boser seine Wut zu verbergen, oder seine Wut ist ihm gar nicht bewußt; er glaubt selbst, was er sagt. Auf jeden Fall stimmt das, was er fühlt, nicht mit dem überein, was er mitteilt. Seine Aussage wirkt somit unecht. Unechte Aussagen bewirken leicht Mißtrauen und Unsicherheit: Der Zuhörer weiß nicht recht, woran er ist. Je echter jemand spricht, desto klarer und eindeutiger ist die Aussage für den Zuhörer zu verstehen. Sicher ist es oft schwierig oder taktisch unklug, das zu zeigen, was man innerlich fühlt. Echte Aussagen aber wirken letzten Endes immer überzeugender.

- **Bedeutung der Frage:** Im Hinblick auf eine Verständigung kommt der Frage eine ganz besondere Bedeutung zu. Sie ist ein direkter Appell an den Gesprächspartner, sich zu äußern. Jede echte Frage ist auf eine Antwort gerichtet. Einen echten Dialog ohne Frage gibt es nicht. Jede Frage verfolgt einen bestimmten Zweck: Wir stellen Fragen, um uns zusätzliche Informationen zu verschaffen, um Unklarheiten zu beseitigen, um die Aufmerksamkeit auf uns oder unsere Botschaft zu ziehen, um den anderen aus dem Busch zu klopfen, um ihn zu überrumpeln, ihn zu täuschen, ihn zu lenken, resp. abzulenken, ihn zu verunsichern, ihn zum Denken anzuregen, ihn zu motivieren, ihn zu aktivieren oder um unsere Wirkung zu überprüfen.

• Fragen dienen also bei weitem nicht nur dazu, etwas zu erfahren. Und bei weitem nicht jede Frage wird in der Absicht gestellt, die gegenseitige Verständigung zu erleichtern. **Fragen können sehr verschiedene Ziele verfolgen.** Entsprechend verschieden sind auch die Frage-Formen:

- **Geschlossene Sachfrage:** «Was verstehst Du unter...?» – «Wann hast Du ihm geschrieben?» Mit dieser Frage will man Auskunft, Verständniskontrolle.
- **Offene Sachfrage:** «Welches sind Deiner Ansicht nach die Ursachen, die dazu geführt haben»; – «Welche typischen Verhaltensweisen hast Du bei neu eintretenden Patienten beobachtet?» – «Wie begründest Du das?» Der Anwendungsbereich beinhaltet: Erhellen von Ursachen/Gründen, Wirkungen, Zusammenhänge und Verständniskontrolle.
- **Persönliche Frage:** «Warum hast Du eine solche Abneigung gegen Karl?» – «Warum, glaubst Du, hat Robert dies getan?» – «Welche Erfahrungen hast Du damit gemacht?» – «Warum zitterst Du?» – «Wie empfindest Du unser Gespräch?» Die persönliche Frage zielt nicht auf eine Sache, sondern auf einen Menschen; sie fragt nach seinen Erfahrungen, Meinungen, Gefühlen, Stimmungen. Anwendungsbereich: Überall, wo es um zwischenmenschliche Kontakte geht.
- **Provokatorische Frage:** «Leistet man unter Druck am meisten? – Wie denken Sie darüber?» – «Halten Sie die Diktatur für die beste Staatsform?» Die provokatorische Frage zielt darauf, den andern herauszufordern, Widerspruch zu wecken. Anwendungsbereich: Beleben eines Gesprächs, In-Gang-Bringen einer Diskussion.
- **Suggestive Frage:** «Das ist doch eine gute Idee, nicht wahr?» – «Dies zeigt doch ganz deutlich, daß Du nicht richtig zugehört hast, oder?» In der suggestiven Frage ist die gewünschte Antwort schon enthalten. Anwendungsbereich: Lenken des Gesprächspartners.
- **Rhetorische Frage:** «Hat das nicht schon Paracelsus gesagt?» – «Sollten wir das nicht noch etwas genauer unter die Lupe nehmen?» Die rhetorische Frage ist eigentlich eine in Frageform gekleidete Behauptung und nicht wirklich auf eine Antwort gerichtet. Anwendungsbereich: Beleben, betonen einer Aussage, Aufforderung.
- **Banale Frage:** «Was tun Sie, wenn Sie müde sind?» Da wird nach etwas gefragt, was jedermann weiß. Anwendungsbereich: Ausgangspunkt für eine Argumentation, Lenken des Gesprächs auf das Wesentliche.

• **Zu Beachten sind beim Stellen von Fragen:**

- **Aktives Zuhören** erspart manche (Rück-Frage).
- Formulieren **der Frage klar und eindeutig;** der Gesprächspartner muß erkennen, was man von ihm will.
- Stellen **nur einer Frage aufs Mal;** zwei oder mehr Fragen in einem Satz verwirren meistens (keine Fragebatterien).
- **Sich kurz fassen;** bei langen Fragen wird kaum mehr als ein Teil behalten (und beantwortet).
- **Sich auf wichtige Fragen vorbereiten;** unkompliziert formulieren, vermeiden doppelter Verneinungen («Welche Gründe sprechen gegen eine Entlassung?») und Verschnörkelungen («Gehe ich fehl in der Annahme, daß...?»).
- **Variieren der Formulierungen,** damit nicht der Eindruck eines Kreuzverhörs entsteht.
- Wenn möglich **konkrete Fragen stellen,** die in einem direkten Bezug zur Erfahrungswelt des Gesprächspartners stehen.
- «Heikle» **Fragen so formulieren,** daß eventuell vorhandene Widerstände beim anderen abgebaut werden.
- **Antworten bewerten;** nicht jede Antwort für «bare Münze» nehmen; daran denken, daß wir als Menschen gelernt haben, unsere wahren Gedanken und Gefühle zu verbergen.

Das Gespräch ist eine dialogische Form des Sprechens. Wenn: «Deine Antwort in keinem für mich erkennbaren Bezug steht zu meinem ‹Wort›, dann fühle ich mich mißverstanden oder frustriert. Damit eine wirkliche Verständigung erreicht wird, genügt es nicht, das zu sagen, was ich mir vorgenommen habe oder wozu es mich drängt. Meine Äußerungen müssen in einem Bezug stehen zu Deinen Äußerungen. Voraussetzung dafür, daß ich auf Deine Äußerungen eingehen kann, ist natürlich, daß ich Dir zuhöre. Und daß ich versuche, die Dinge mit deinen Augen zu sehen. Obwohl mir das nie wirklich gelingen wird (ich kann deine Erfahrung nicht erfahren), kann und muß ich es doch zumindest versuchen!»

• **Effizienzkiller und Effizienzsekundanten:**

- **Effizienzkiller** (35): Es lassen sich zahlreiche Beispiele von Gesprächssituationen finden, die scheinbar effektiv – weil knapp, klar und präzise (wie von autoritären Vorgesetzten gern formuliert) – sind, in Wirklichkeit aber «hinter der Kulisse» für Verwirrung, Unmut und Widerstand sorgen. Die Effektivität ist somit nur von kurzer Dauer. Wenn das Gesprächsklima nicht stimmt, sind meist folgende Effizienzkiller be-

35 vgl. Saamann (1984)

teiligt: – Permanenter Kampf des Mitarbeiters gegen Repressalien und um Autonomie; – Angst, die verunsichert und die Fehlerhäufigkeit erhöht; – Überzogene Erwartungen an den Vorgesetzten, z. B. in allen erdenklichen Fragen sofort umsetzbare Handlungshilfen zu bekommen; – Mitarbeiter hört nur schlecht zu; – Mitarbeiter fühlt sich nicht verstanden und baut Vergeltungswünsche auf; – Mitarbeiter teilt dem Vorgesetzten nicht alle Fakten mit; er taktiert zum Zwecke des Selbstschutzes; – Mitarbeiter baut Ressentiments gegenüber dem Vorgesetzten auf; – Mitarbeiter verdeckt den Kern des Problems, indem er um das eigentliche Thema herumredet.

– **Effizienzsekundanten** können sein: – Herstellen gegenseitigen Vertrauens und einer entspannten Gesprächsatmosphäre; – Systematisches Erarbeiten differenzierter Fakten und Besprechung aller wichtiger Kriterien ohne Verhör- oder Befehlscharakter; – aktives Zuhören, Hineinhören, Klärung auf beiden Seiten, vorurteilsfreies Wahrnehmen; – Gemeinsames Suchen von Ursachen und Begründungen; Vermeiden von vorschnellen Be- und Verurteilungen; – Gefühlsreaktionen (Körpersprache) beim Mitarbeiter und bei sich selbst beachten und darauf eingehen. – Gemeinsame Orientierung und Ergebnissuche; nachfragen und vertiefen; – Auch Schweigen hat eine dialogische Funktion; nach schwergewichtigen Aussagen Zeit zur Verarbeitung nehmen und geben; – Sprechzeit kontrollieren; Marathongespräche führen selten zu besseren Ergebnissen; In der Kürze liegt nicht immer die Würze; – Verzicht auf maßregelnde und vorwurfsvolle Formulierungen: «das hätten Sie sich doch denken können, das ist jedem klar, Ihnen offenbar nicht»! – Eigenes Verhalten beachten: Stimme, Haltung, Körpersprache; – Botschaft klar adressieren!

• **Ungeschickte Verhaltensweisen:** Gespräche leiden häufig unter ungeschickten Verhaltensweisen der Gesprächspartner. Dazu gehören Verhaltensweisen wie: – **Dirigieren:** Mahnungen und Befehle aussprechen, Ratschläge erteilen, fertige Lösungen vorgeben, zu Überredung und Manipulation greifen; – **Debattieren:** sich in Streitgespräche verwickeln, rechthaberisches Vertreten des eigenen Standpunktes; – **Dogmatisieren:** irgendwelche Lebensweisheiten, Bibelzitate, Dichterworte, Sprichwörter, usw. zitieren, um seine eigene Idee zu «zementieren»; – **Diagnostizieren:** schnell verallgemeinernde und endgültige Schlüsse ziehen, so daß der andere in seiner Freiheit eingeschränkt wird; – **Interpretieren:** einen Sachverhalt subjektiv auslegen, Dinge hineintragen oder herauslesen, die nicht wirklich enthalten sind; – **Bagatellisieren:** ein Problem oder Gefühl des anderen verniedlichen und als geringfügig ansprechen; – **Moralisieren:** positive oder negative Werturteile aussprechen; – **Monologisieren:** viel und langatmig reden und dabei die andern vergessen; – **Emigrieren:** innerlich oder äußerlich sich nicht mehr beteiligen, gleichgültig sein.

• **Allgemeingültige Merksätze:**

– **Schöne Worte sind nicht wahr, wahre Worte sind nicht schön!** Wir müssen bereit sein, die Wahrheit zu hören, auch wenn diese nicht immer schön tönt. Andererseits heißt es auch aufgepaßt, wenn der andere mir Worte ins Ohr legt, von denen er annimmt, daß ich sie gerne höre.
– **Durch Schweigen zu Wissen!** Indem ich den andern reden lasse, gewinne ich wertvolle Informationen. Wenn ich wenig rede, wird die Chance größer, daß meine Botschaft beim andern ankommt.
– Es ist eine Art **Habsucht, alles sagen und nichts hören zu wollen!** Habsucht ziert keinen Menschen; habsüchtige Menschen stoßen ab.
– **Wie der Mensch selbst, so ist auch seine Rede!** Ein bewußter Mensch spricht nicht mehr als nötig. Er bringt seine Gedanken klar, ruhig und übersichtlich «zur Sprache». Ein nervöser Mensch spricht schnell und hastig. Ein zerstreuter Mensch spricht durcheinander und schafft es oft nicht, den angefangenen Satz auch zu beenden.
– **Sage nicht immer alles, was Du weißt, aber wisse immer, was Du sagst!** Nur Schwätzer sagen alles, was sie wissen. Wer viel spricht, sagt oft Sachen, die er nicht versteht oder nicht genau kennt. Kluge Leute sagen nur das, was wichtig ist.
– **Mangel an Mut und Überempfindlichkeit gegenüber Ablehnung** sind meistens die Ursachen von Kontaktschwierigkeiten.
– **Die Frage ist das Kontaktmittel par excellence!** Gibt es überhaupt ein besseres?
– **Im Gespräch** soll nicht nur das Ziel, sondern **auch der Mensch erreicht werden.**
– **Im Kampf** zwischen Säbel und Geist **wird** letzten Endes immer **der Geist den Sieg davon tragen.**
– Es ist erwiesen, daß es nicht die Hände sind, sondern das **Lächeln, womit die Menschen einander ergreifen werden.**
– **Die Gabe, sich widersprechen** zu lassen, ist wohl überhaupt eine Gabe, die **unter Gelehrten nur die Toten haben.**

5.3.3 Führungsgespräche

Das Gespräch zwischen Vorgesetztem und Mitarbeiter ist für beide und für die gemeinsame Tätigkeit von außerordentlicher Bedeutung. Die Aufgabe des Vorgesetzten besteht darin, die Mitarbeiter auf bestimmte Ziele hin zu beeinflussen. Wie in der Einleitung festgestellt wurde, ist die direkteste und wirkungsvollste Form der Beeinflussung das persönliche Gespräch. Das Gespräch kann somit als «Führungsmittel par excellence» bezeichnet werden. Man kann sogar noch einen Schritt weitergehen und sagen: Es ist unmöglich, andere Menschen zu führen, ohne mit ihnen zu reden.

Chef 1:	«Frau Meier, ich seh grad, die Akte Hühnermann ist falsch eingeordnet. Vertriebsangelegenheiten kommen in den roten Ordner.»	Der Chef gibt zu erkennen, daß Fehler sein dürfen und behandelt die Sekretärin kollegial-sachlich. Sie reagiert vermutlich gefühlsmäßig positiv oder neutral.
Chef 2:	«Frau Meier, darf ich Ihnen das mal zeigen. Sehen Sie mal hier: Akte Hühnermann. Das ist eine Vertriebsangelegenheit. Sie haben das nun in den blauen Ordner geheftet. Aber sehen Sie mal: Vertriebsangelegenheiten sind im roten Ordner bei uns. Habe ich Ihnen damals erklärt, wissen Sie noch? Also roter Ordner – können Sie sich das merken? Nicht? Das müssen Sie sich gut einprägen, sonst haben wir hier bald ein Chaos, nicht?»	Freundlich, aber der Chef nutzt ein kleines Versehen für eine umständliche Lektion. Die Sekretärin wird wie eine Schülerin behandelt. Ihre Fähigkeit zur Informationsverarbeitung wird eher niedrig eingeschätzt («können Sie sich das merken?») Das Versehen wird ziemlich breitgetreten – der Chef hebt seine Überlegenheit in diesem Punkt stark hervor. Sie reagiert vermutlich gefühlsmäßig negativ.
Chef 3:	«Frau Meier? Kommen Sie doch mal bitte, ja? Wie lange sind Sie eigentlich schon bei uns? Sehen Sie mal hier. Was ist das? Nun? Fällt Ihnen nichts auf? Aha. – Aus Versehen, aus Versehen. Aus Versehen legt sich der Igel auf die Bürste. Bei uns gibts keine Igel, Frau Meier, haben wir uns da verstanden? Na hoffentlich.»	Der Chef demütigt die Sekretärin durch inquisitorisches und schulmeisterliches Verhalten; er stellt ihr ihr Versagen drastisch vor Augen und würdigt die Entschuldigung durch einen Witz herab, der durch seine grobe Schlagfertigkeit zusätzlich demonstriert, wer hier Herr der Lage ist. Sie reagiert stark negativ auf diesen unverschämten Ton.
Chef 4:	«Frau Meier. (Pause). Die Akte Hühnermann im blauen Ordner. Ich such mich halbtot. Mir steht die Arbeit weiß Gott bis zum Hals (seufzt) – Bitte geben Sie mir eine Kopfschmerztablette, ja?»	Die wehleidig-anschuldigende Art sagt: «Ich leide, und zwar durch deine Schuld». Das ruft Schuldgefühle und innere Empörung hervor.
Chef 5:	«Frau Meier, es ist mir nicht angenehm, die Sache anzusprechen. Aber es ist Ihnen da wieder eine – äh – gewisse – äh – Ungenauigkeit unterlaufen. – Ist irgend etwas nicht in Ordnung – Sorgen in der Familie? Sie können offen sprechen, jeder von uns hat ja seine Tiefpunkte, nicht wahr, und ...»	Er gibt zu erkennen, daß er in dem Fehler der Sekretärin etwas Pathologisches sieht, gefällt sich in der Pose des gönnerhaften Therapeuten. Reaktion der Sekretärin: vermutlich stark negativ.
Chef 6:	«Frau Meier, Ihre Sorgfalt ist wirklich eindrucksvoll. Selbst die Akte Hühnermann hier im blauen Ordner wirft nur einen leichten Schatten auf diesen Charakterzug.»	Etwas von oben herab, aber ansonsten wegen der Ironie sehr uneindeutig. Heißt der Klartext: «Ich halte Sie für eine große Belastung, daß ich nur noch mit Galgenhumor über die Runden komme?» Auch die Sekretärin wird unsicher sein, wie sie den Beziehungsaspekt deuten soll. Es sei denn, sie kennt den Chef und weiß, wie es gemeint ist.

Abbildung 5/16: Reaktionen von Chefs

- **Im persönlichen Gespräch kann der Vorgesetzte:**

– **seinen Mitarbeiter informieren!** Informationen aus «erster Hand» sind sehr viel wert.
– **ihn instruieren!** Im Gespräch läßt sich leichter erkennen, ob eine Weisung/eine Sache verstanden wurde oder nicht.
– **ihn kennenlernen!** Dadurch, daß der Vorgesetzte die Ansichten, Gedanken, Probleme, Bedürfnisse seines Mitarbeiters kennt, kann er sich in ihn einfühlen.
– **ihn beurteilen und fördern!** Im Beurteilungs- und Entwicklungsgespräch können Entwicklungsmöglichkeiten und -maßnahmen besprochen werden.
– **ihn möglicherweise mitbestimmen lassen!** Ihm die Erfahrung vermitteln, daß in wichtigen Fragen nicht entschieden wird, bevor er nicht seine Meinung geäußert hat.
– **ihn Ideen entwickeln lassen!** Viele Ideen und Anregungen treten erst im persönlichen Gespräch zutage.
– **des Mitarbeiters Erfahrungen und Kenntnisse fruchtbar werden lassen!** Wie viele Fähigkeiten von Mitarbeitern liegen ungenutzt brach, einfach, weil sie nicht «gefragt» sind.
– **ihn kontrollieren!** Im Gespräch lassen sich Arbeitsziele vereinbaren und allfällige Probleme und Fragen im Zusammenhang mit der Erreichung besprechen.
– **ihn motivieren!** Die Mitarbeiter anzuspornen und mitzureißen ist eine wichtige Führungsaufgabe, die auf schriftlichem Weg kaum zu erfüllen ist.
– **ihm Gelegenheit geben, sich auszusprechen!** Eine offene Aussprache ist besser, als die «Faust im Sack».

Aus all dem wird klar, daß Vorgesetzte und Mitarbeiter miteinander reden müssen. Tun sie es nicht, zu wenig oder falsch, so wirkt sich das auf die Zufriedenheit und auch auf die Arbeitsleistung sehr negativ aus.

- Von außerordentlich großer Bedeutung in der Kommunikation zwischen Vorgesetzten und Mitarbeitern ist die **Beziehungsseite der Nachricht.** «Wie redet der eigentlich mit mir?» haben Sie selbst vielleicht auch schon gedacht, als Sie sich von Ihrem Chef herablassend behandelt fühlten. Sie haben damit nicht auf das reagiert, was der andere gesagt hat, sondern darauf, wie er es gesagt hat. Durch dieses Wie hat er Ihnen zu verstehen gegeben, wie er zu Ihnen steht, wie er Sie sieht, was er von Ihnen hält.

Wie unterschiedlich die Beziehungsseite bei etwas gleichem Sachinhalt und gleichem Appell ausfallen kann, wird an einem Beispiel gezeigt: der Chef merkt, daß seine Sekretärin eine Akte falsch eingeordnet hat. In Abb. 5/16 sind die Reaktionen von sechs verschiedenen Chefs aufgezeichnet und mit einem Kommentar versehen; der Tonfal, der auch eine wichtige Rolle spielt, kann hier leider nicht mitgeteilt werden.

- **Herabsetzung und Bevormundung:** Untersuchungen zur Vorgesetzten – Mitarbeiter-Beziehung zeigen, daß es hauptsächlich zwei Techniken gibt, den Mitarbeiter auf der Beziehungsseite zu mißhandeln, einerseits die Herabsetzung und andrerseits die Bevormundung:

– **Herabsetzung:** Damit ist gemeint, daß der Vorgesetzte den Mitarbeiter als eine Art minderwertige Person behandelt: abweisend, herabsetzend, demütigend, emotional kalt, von oben herab. Weiter gehören dazu: nicht ernst nehmen, lächerlich machen, beschämen, Abneigung zeigen.
Gegenteil dazu ist **Wertschätzung:** In dem, was der Vorgesetzte und wie er es sagt, bringt er zum Ausdruck, daß er den Mitarbeiter als achtenswerte, vollwertige, gleichberechtigte Person ansieht. Dazu gehören Höflichkeit und Takt, freundliche Ermutigung und Reversibilität (Umkehrbarkeit) im Sprachverhalten. – Der Vorgesetzte spricht zum Mitarbeiter in einer Weise, wie der Mitarbeiter auch umgekehrt zum Vorgesetzten sprechen dürfte, ohne die Beziehung zu gefährden.
Die **Geringschätzung** ist im Gegensatz dazu durch Irreversibilität gekennzeichnet: Der Vorgesetzte verhält sich dem Mitarbeiter gegenüber in einer Weise, wie es sich dieser ihm gegenüber nicht erlauben dürfte.

– **Bevormundung:** Damit ist ein Verhaltensstil gemeint, der darauf angelegt ist, den Mitarbeiter in seinem Denken und Handeln möglichst weitgehend unter den eigenen Einfluß zu bringen: durch dauernde Anweisungen, Vorschriften, Fragen, Verbote usw. Er hat dauernd das Gefühl, daß der Vorgesetzte ihm über die Schulter schaut. Wenig Lenkung und Bevormundung liegt vor, wenn der Vorgesetzte dem Mitarbeiter zu verstehen gibt, daß er ihm weitgehend eigene Entscheidungen und selbstständige Aktivitäten einräumt.
Bevormundung löst vielfach inneren Widerstand aus: «Ich habe keine Lust, mir dauernd Vorschriften machen zu lassen». In einer solchen Äußerung kommt der Wunsch nach Selbstbestimmung, Eigeninitiative und freier Entfaltung zum Ausdruck. Ein Wunsch, der in jedem Mensch steckt und den der Vorgesetzte nicht einfach übergehen darf.

Die **Kombination von Herabsetzung und Bevormundung** ergibt das **Verhaltenskreuz** in Abb. 5/17, einem Koordinatenkreuz, bei dem in der Abszisse die emotionale Dimension (Wertschätzung/Geringschätzung) und in der Ordinate die Lenkungsdimension (Lenkung/Bevormundung) vermerkt ist (34):

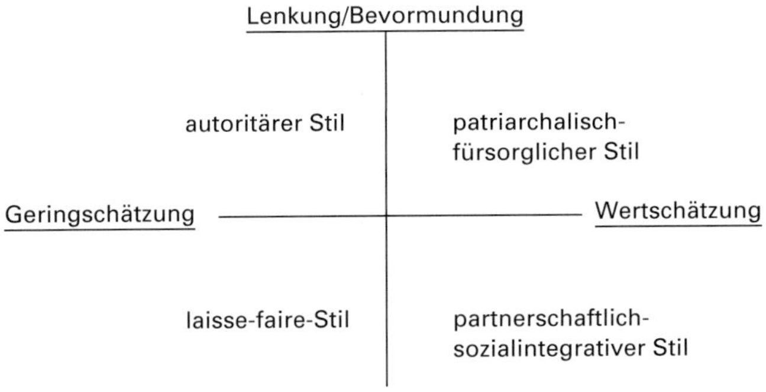

Abbildung 5/17: Verhaltenskreuz

Das Verhaltenskreuz zeigt die folgenden vier reinen Typen; natürlich gibt es viele Mischformen:

– Typ 1: Der **Patriarch:** Das ist der Vorgesetzte, der in seiner Art zu kommunizieren dem Mitarbeiter viel Wertschätzung ausdrückt, gleichzeitig aber stark lenkend, bevormundend und kontrollierend ist.
– Typ 2: Der **Herrscher:** Das ist der Vorgesetzte, der seine Mitarbeiter stark dominiert (beherrscht), sie einengt und sie gleichzeitig geringschätzend und herabsetzend behandelt.
– Typ 3: Der **Gleichgültige:** Das ist der Vorgesetzte, der den Mitarbeiter nicht sehr achtet und ihm gegenüber Abneigung zum Ausdruck bringt; gleichzeitig nur wenig lenkt, kontrolliert und bevormundet; eine Art «Laissez-faire» nach dem Motto: Mach, was du willst.
– Typ 4: Der **Partner:** Das ist der Vorgesetzte, der den Mitarbeiter als vollwertigen Partner behandelt, ohne ihn zu bevormunden und durch dauernde Vorschriften einzuengen.

Für diese beiden Behandlungsformen, Herabsetzung und Bevormundung, haben Mitarbeiter mit gutem Grund ein besonders feines Gehör. Wenn ein Vorgesetzter mit seinen Mitarbeitern nicht auf der Ebene gleichberechtigter Partner (sondern von oben herab) spricht, dann ist sein hierarchisches Sprachverhalten durch folgende Charakteristika gekennzeichnet (36): Er befiehlt,

36 vgl. Müller-Wolf (1977)

kommandiert, warnt, droht, ermahnt, gibt Hinweise, moralisiert, predigt, redet zu, gibt Ratschläge, ohne darum gebeten zu sein, belehrt, lobt von oben herab, stellt bloß, macht lächerlich, beschämt, verhört, forscht, fragt, kitzelt etwas heraus, was der andere ursprünglich nicht sagen wollte, zieht sich bei unangenehmen Themen oder Fragen zurück, lenkt ab, heitert auf, zerstreut.

Diese hierarchische Sprache kann beim Mitarbeiter folgende Reaktionen hervorrufen: Widerstand, Trotz, Auflehnung; – Ärger, Zorn, Feindseligkeit; – Aggression, Vergeltungsmaßnahmen, Zurückschlagen; – Lügen, Empfindungen verbergen, innerer Rückzug, andere denunzieren, beschuldigen, klatschen; – selbst dominieren wollen, herumkommandieren, tyrannisieren; – siegen-müssen, in ständiger Angst leben, unterlegen zu sein; – Überanpassung, Fügsamkeit, Gehorsam, Unterwerfung bis zum Speichellecken, aufgeben der eigenen Persönlichkeit; – sich einschmeicheln, um Gunst buhlen; – Angst, etwas Neues zu versuchen, Mangel an schöpferischer Kraft.

In Krankenhäusern, in den einzelnen Abteilungen und Arbeitsteams, wo Vorgesetzte ihre Mitarbeiter als untergeordnet behandeln und von oben herab mit ihnen reden, sind solche Reaktionsweisen eine alltägliche Erscheinung, die eigentlich niemandem mehr besonders auffällt (oder doch?). Jeder Vorgesetzte sollte sich von Zeit zu Zeit die Frage stellen: Wie rede ich mit meinen Mitarbeitern? (Nehmen Sie einmal Ihre eigene Umgangs-Sprache unter die Lupe).

• **Ich-, Du-, Wir-, Man-Botschaften:** Ein Kapitel für sich stellt die Unterscheidungen von Ich-, Du-, Wir-, Man-Botschaften dar, die in unserer Sprache Klarheit schaffen (sollten). Häufig wird durch unangebrachte Man-Botschaften oder Wir-Formulierungen der babylonischen Sprachverwirrung Tür und Tor geöffnet. Wenn während einer Konferenz jemand sagt: «Man sollte das Fenster zumachen» oder «Man sollte den Sachverhalt prüfen», so ist das verwirrend. Gemeint ist: «Mich stört das offene Fenster, und ich möchte, daß es ein anderer schließt» oder: «Wir (alle) oder Sie (bestimmte Person) oder ich (selbst) sollte(n) den Sachverhalt prüfen!».

Damit die genannten vier Formen zu einer Klarheit und nicht zu einer Verwirrung in der Kommunikation beitragen, müssen sie dem Sinn bzw. dem Zweck der jeweiligen Nachricht entsprechen. Im folgenden wird untersucht, wann grundsätzlich welche Form angebracht ist (35):

- **Man-Botschaften:** Man-Formulierungen sind im Interesse einer wirksamen Verständigung nur dann angebracht, wenn die Botschaft an unbestimmte Adressaten gerichtet ist, die sie ohnehin nicht empfangen. «Man müßte dafür sorgen, daß die Weltmächte abrüsten» ist z. B. eine solche anonyme Botschaft. «Man sollte weniger Auto fahren». Jeder, der diese Mitteilung hört, nickt – niemand bezieht sie auf sich selbst. Auch Normen werden in Man-Formulierungen gekleidet («das tut man nicht»). Weil niemand eine solche Nachricht auf sich bezieht, ist eine Man-Botschaft auch nicht nur ungenau, sondern auch unwirksam und sollte nach Möglichkeit in der Arbeitssprache vermieden werden.
- **Du-Botschaften:** «Du bist heute schlechter Laune»; «Für dich ist es das beste, wenn . . .!» Du-Botschaften sind verbindlicher als Man-Botschaften, aber sie sind in gewissem Sinne immer bedrängend; und alles Bedrängende löst zunächst einmal Abwehr aus. Mit einer Du-Botschaft wird häufig die Autonomie des anderen beschnitten. Anstatt: «Sie müssen sich ändern» kann der Vorgesetzte sagen: «Ich akzeptiere Ihr Verhalten nicht» (Ich-Botschaft). Bei «Sie müssen . . . !» neigt der andere zum inneren Widerspruch: «Ich weiß selbst, was ich muß». Diese Botschaft führt bei dem anderen also zwangsläufig zu einer Gegenbotschaft, ausgesprochen oder gedacht, sie hindert ihn daran, die Botschaft wirklich aufzunehmen und zu akzeptieren.
Du-Botschaften sind ein akzeptables Mittel bei der Zuweisung von Aufgaben bzw. der Erteilung von Anweisungen. Ungeeignet sind sie hingegen bei der Klärung von Sachverhalten und in allen Gesprächen, wo es um persönliche Fragen geht. Du-Botschaften haben die Tendenz, den Handlungsspielraum des anderen einzuengen und ihm ein Stück von der Verantwortung für sich selbst zu nehmen.
- **Wir-Botschaften:** «Wie geht es uns?» ist die häufig zu hörende und ebenso unsinnige Frage von Ärzten. Wir-Botschaften haben da ihren Platz, wo der Sender sich selbst und andere zusammen meint. Der Arzt auf der Rehabilitationsstation, der fragt: «Was haben wir heute erreicht?» formuliert nur dann korrekt, wenn er sich selbst miteinbezieht. Will er dagegen wissen, was seine Mitarbeiter geleistet haben, kann er das sinnvoll nur mittels einer Du-Botschaft («Was haben Sie erreicht?») oder einer Ich-Botschaft («Mich interessiert das Ergebnis der Gruppe») in Erfahrung bringen. «Wir haben ein Problem», heißt immer: «Sie und ich haben ein und dasselbe Problem». «Wir müssen den Konflikt lösen» bedeutet: «Ich und andere müssen den Konflikt lösen!»
- **Ich-Botschaften:** Die Ich-Form ist die sinnvollste Form, sich sprachlich auszudrücken, soweit es um die Handhabung von Konflikten, die Klärung von Situationen oder die Abgrenzung von Standpunkten geht. In der Ich-Form macht der Sender Aussagen über sich selbst, über sein Erleben, sein Empfinden, seinen Standpunkt, seine Meinung. Der Grund für die Wirksamkeit dieser Form liegt darin, daß der andere nicht widersprechen kann, weil er keinen Anlaß dazu hat. «Ich bin mit diesen Röntgenbildern nicht zufrieden» beschreibt ohne Umweg das, was der Sender empfindet bzw. meint. In der Aussage «Diese Bilder sind nicht in Ordnung» steckt eine Wertung, die den anderen leicht zum Widerspruch, zur Verteidigung reizt.

Die Formulierung «Ihre Bilder sind nicht in Ordnung» (Du-Botschaft) stellt nochmals eine Steigerung an Angriff und Wirkungslosigkeit dar. Anstatt einsichtig zu werden und über das Gesagte nachzudenken, wird der Mitarbeiter seine ganze Energie darauf verwenden, sich dem Vorgesetzten gegenüber zu rechtfertigen.

• **Man, Wir, Du, Ich:** Die Bedeutung der richtigen Adresse einer Botschaft darf nicht von dem ablenken, worauf es in der Kommunikation zwischen Vorgesetzten und Mitarbeitern im Eigentlichen ankommt: auf die Grundhaltung des Vorgesetzten. Der Kern des humanen und wirksamen Führungsgesprächs liegt darin, daß der Vorgesetzte den Mitarbeiter als gleichwertigen und eigenständigen Kommunikationspartner betrachtet und behandelt. Diese Grundsätze gilt es als Vorgesetzter beim Gespräch mit Mitarbeitern zu verinnerlichen:

- **Achten Sie Ihren Mitarbeiter** als gleichwertigen, eigenständigen Menschen mit eigenen Ansichten, Gefühlen, Bedürfnissen, Ideen und Problemen.
- **Hören Sie ihm** wirklich und aktiv **zu!** Vermeiden Sie es, ihren Gesprächspartner zu unterbrechen; versuchen Sie in ihn hineinzuhören.
- **Täuschen Sie Interesse nicht vor!** Jeder hat Kenntnisse, Gedanken, Fähigkeiten, die zu erfahren sich lohnt.
- **Stellen Sie Fragen,** um ihn besser zu verstehen; nicht um Informationen zu erhalten, die Sie in geeigneten Momenten gegen ihn verwenden können.
- **Räumen Sie Ängste und Befürchtungen aus dem Weg!** «Ich freue mich, daß Sie so offen mit mir darüber reden» (aber sagen Sie das nur, wenn Sie sich wirklich freuen).
- **Veranlassen Sie den Partner zum Sprechen!** «Es würde mich interessieren, was Sie darüber denken!». «Zum Beispiel?» «Erzählen Sie mir mehr darüber!» **Mißbrauchen Sie die Offenheit des Partners nicht!** Es wäre höchst unfair, sich zuerst das Vertrauen des Mitarbeiters zu erschleichen, um es dann zu verwerten (sprich: zu mißbrauchen).
- **Verschaffen Sie sich ein Feedback!** (Es kommt oft nicht von selbst): «Es würde mich interessieren, wie meine Entscheidung auf Sie gewirkt hat!».

5.3.4 Gesprächsformen

Ein Gespräch findet statt, wenn zwei oder mehr Personen miteinander sprechen, wurde definiert. Dieses Miteinander-Sprechen kann frei oder formstreng, geleitet oder ungeleitet, geplant oder ungeplant erfolgen. Gespräch ist also ein Oberbegriff für verschiedene Arten und Formen des Miteinander-Sprechens.

• **Nach der Funktion**/dem Zweck, den ein Gespräch erfüllt/erfüllen soll, lassen sich folgende Gesprächsformen unterscheiden:

- **Informationsgespräch:** Die Teilnehmer tauschen untereinander (Sach-)Informationen aus.
- **Kontaktgespräch:** Hier tauschen die Gesprächspartner untereinander ihre Erfahrungen, Gedanken, Gefühle usw. aus, mit dem bewußten oder unbewußten Ziel, sich näherzukommen und den persönlichen Kontakt zu pflegen.
- **Instruktionsgespräch:** Hinter dem Instruktionsgespräch steht die Absicht, einem oder mehreren Teilnehmern bestimmte Kenntnisse, Fertigkeiten oder Verhaltensweisen beizubringen.
- **Überzeugungsgespräch:** Hier versucht einer den anderen von einer Idee zu überzeugen.
- **Klärungsgespräch:** Im Klärungsgespräch geht es darum, bestehende Unklarheiten oder Mißverständnisse zu beseitigen.
- **Hilfsgespräch:** Der eine versucht dem anderen bei der Lösung von dessen Problemen zu helfen.
- **Erkundungsgespräch:** Die Meinung, die Kenntnisse oder Fähigkeiten eines Gesprächspartners sollen erforscht werden.
- **Ideengewinnungs-Gespräch:** Wie der Name sagt, dient ein solches Gespräch dazu, neue Ideen oder Gedanken zu entdecken.
- **Entscheidungsgespräch:** Entscheidungen sollen erarbeitet und getroffen werden.
- **Führungsgespräch:** Hier wird das Gespräch als Führungsinstrument eingesetzt; um Weisungen zu erteilen, Kritik zu üben, anzuspornen.
- **Streitgespräch:** Die Funktion des Streitgesprächs liegt tatsächlich im Streiten, besser gesagt im Auseinandersetzen verschiedener, zuerst entgegengesetzter Standpunkte, um diese Standpunkte zu verdeutlichen; eine Übereinkunft wird meistens nicht angestrebt.
- **Problemlösungs-Gespräch:** Die Teilnehmer versuchen gemeinsam bestimmte Probleme zu analysieren und Lösungsmöglichkeiten zu finden.

• **Gesprächsformen nach Teilnehmerzahl, Organisation und Gesprächstemperatur:** Gespräche lassen sich nicht nur nach ihrer Funktion unterscheiden, sondern auch nach Gesichtspunkten wie Teilnehmerzahl, Organisation oder Gesprächstemperatur:

- Das **Gespräch** im engeren Sinn zeichnet sich aus durch einen kleinen Teilnehmerkreis. Der Gesprächston ist meist ruhig, das Thema selten umstritten. Ein solches Gespräch wird von niemandem (offiziell) geleitet – es nimmt seinen Lauf, ohne festes Ziel, ohne feste Form. Grundsätzlich kann es jede der erwähnten Funktionen erfüllen: es kann informativ, lehrreich und hilfreich sein, es kann klären, überzeugen, Entscheidungen herbeiführen uam.
- Die **Aussprache** findet meist nur zwischen zwei Menschen statt. Der eine, meist jüngere, hat das Bedürfnis, sich vor dem anderen auszusprechen (Ein-

drücke, Gefühle, Probleme). Das Sich-Aussprechen kann zur Klärung eines Problems viel beitragen. Betriebliche Aussprachen haben meist dieselbe Funktion: Über etwas reden, was einen belastet.

- Die **Verhandlung** ist ein Gespräch mit dem Ziel, eine Übereinkunft zu erreichen. Im Gegeneinander ihrer Argumente versuchen die Verhandlungspartner, eine Sache auszuhandeln.
- Die **Besprechung** ist auch auf eine Sache bezogen und ebenfalls darauf gerichtet, zu einem Ergebnis zu kommen.
- Die **Beratung** ist auf eine Entscheidung bezogen, die durch die Beratung erleichtert werden soll.
- Die **Diskussion** ist in der Regel durch einen größeren Teilnehmerkreis, ein umstrittenes Thema und eine recht hohe Gesprächstemperatur gekennzeichnet. Ziel einer Diskussion ist es, ein Problem zu analysieren, zu bewerten und Lösungen zu erarbeiten. Diskussionen können unter straffer Leitung oder frei stattfinden, je nachdem wie die Ziele gesetzt sind.
- Die **Debatte** ist in erster Linie an ihrer hohen Gesprächstemperatur zu erkennen. Das Thema ist sehr umstritten, und die Teilnehmer versuchen einander mittels ihrer Argumente zu besiegen. Debatten mit vielen Teilnehmern erfordern eine sehr straffe Leitung.
- Die **Konferenz** ist in der Regel eine formstrenge und gut organisierte Zusammenkunft. Konferenzen können für die verschiedensten Zwecke einberufen werden (Informationen, Problemlösung, Entscheidungsvorbereitung, Koordination).

• Auch dieser Begriffskatalog weist auf die riesige Vielfalt an Möglichkeiten hin, die im Gespräch angelegt ist; an den Gesprächsteilnehmern liegt es, diese Möglichkeiten zu nutzen. Ein Gespräch wird selten nur eine einzige Funktion erfüllen. So ist es beispielsweise fast unmöglich, sich an einem Austausch von Sach-Informationen zu beteiligen, ohne dabei etwas zu lernen. Ein Gespräch wird auch selten in einer einzigen festen Form verlaufen. So kann eine Diskussion zur Plauderei herabsinken, zur hitzigen Debatte ausarten oder in eine echte zwischenmenschliche Begegnung münden. Eines jedoch ist sicher: Unter den zahlreichen Formen menschlicher Kommunikation kommt dem persönlichen Gespräch eine ganz hervorragende Bedeutung zu. Im folgenden werden **zwei Gesprächsformen** näher beschrieben: das Abteilungsgespräch und das freie Gespräch.

- **Abteilungsgespräch:** Durch das Abteilungsgespräch kann die Kommunikation unter dem Pflegepersonal, wie auch zwischen Ärzten und Pflegepersonal, nachhaltig gefördert werden. Gute Kommunikation innerhalb eines Arbeitsteams ist neben fachlichem Können eine wichtige Voraussetzung für die gute Betreuung des Patienten. Das Abteilungsgespräch wird bei Bedarf einberufen, z. B. bei Therapieproblemen, Konfliktsituationen auf der Abteilung oder zur fachlichen Weiterbildung des Personals. Der Gesprächsleiter beschafft Unterlagen und Informationsmaterial und gibt Zeitpunkt und Thema des Abteilungsgespräches rechtzeitig bekannt.
  Die Leitung übernehmen grundsätzlich, auf der Stufe Abteilung im Pflegedienst, die Abteilungsschwestern/Pfleger, allenfalls ein Teammitglied, welches sich als Gesprächsleiter eignet. Die Themenwahl richtet sich nach aktuellen Bedürfnissen der Abteilung. Vorschläge können von allen Teammitgliedern gemacht werden. Beispiele sind: – **Austauschen von Informationen** über einzelne Patienten (Anamnese, Diagnose, Verhalten auf der Abteilung, Beziehung zu Mitpatienten, Pflegepersonal, Angehörigen usw.); – **Planen von speziellen Therapien,** Beschäftigungs- und Unterhaltungsmöglichkeiten, Ausflügen, Festen, Sport usw.; – **Diskutieren von Strukturproblemen** der Abteilung oder von zwischenmenschlichen oder Inter-Gruppen-Konflikten innerhalb der Abteilung; – **Weiterbildung der Abteilungsmitarbeiter,** evtl. unter Beiziehung entsprechender Fachkräfte, wie Arzt, Psychologe, Pfarrer, Ergotherapeutin, Physiotherapeutin usw.
- Ein möglicher **Ablauf des Abteilungsgesprächs** ist: Orientierung über Thema und Zielsetzung des Gesprächs durch den Gesprächsleiter; – Diskussion des Themas mit Ausarbeitung von Vorschlägen zur Problemlösung; – Zusammenfassung der Diskussionsergebnisse durch den Gesprächsleiter; – Planung der praktischen Durchführung, Aufgabenverteilung an die einzelnen Teammitglieder und Orientierung der zuständigen Stellen; – Erfolgskontrolle von in früheren Abteilungsgesprächen getroffenen Maßnahmen.
  Als Teilnehmer an einem Abteilungsgespräch sollten Sie folgendes beachten:

= Halten Sie sich vor Augen, daß durch gemeinsame geistige Arbeit mehr erreicht werden kann, als wenn jeder einzelne für sich denkt; dies unter der Voraussetzung, daß die Zusammenarbeit funktioniert.
= Achten Sie die Meinungen und Überzeugungen des anderen; jeder Mensch hat seine Würde, seinen einmaligen Wert.
= Denken Sie daran: Als Gesprächsteilnehmer sind Sie mitverantwortlich für den Erfolg oder Mißerfolg der Zusammenarbeit in der Gruppe.
= Helfen Sie nach besten Kräften mit, die betreffenden Aufgaben zu lösen.
= Ertragen Sie, daß nicht alle mit ihren Gedanken einverstanden sind; ertragen Sie auch, daß ein einmal geäußerter Gedanke nicht mehr Ihnen allein gehört, sondern dem ganzen Team; vorgebrachte Gedanken sollen gemeinsam geprüft und erwogen werden.
= Tragen Sie mit ihren persönlichen Erfahrungen zur gemeinsamen Arbeit bei und halten Sie keine wertvollen Informationen zurück.
= Üben Sie Selbstdisziplin, indem Sie sich kurz fassen und die anderen auch zu Wort kommen lassen.

= Akzeptieren Sie persönliche Verschiedenheiten; hören Sie den anderen zu und versuchen Sie, sie zu verstehen.
= Tragen Sie zur Klärung von Begriffen bei und nicht zur Verwirrung; helfen Sie mit beim Zusammenfassen und Ordnen von Gedanken.
= Denken Sie daran: Eine Abteilungsarbeit gedeiht am besten in einer Atmosphäre des freien Gedankenaustausches.

Der **Gesprächsleiter schafft eine Atmosphäre**, in der die Teilnehmer sich wohl fühlen; er spürt die Bedürfnisse, Probleme, Wünsche der Teilnehmer auf; er ermutigt alle, sich am Gespräch zu beteiligen; er verhindert, daß einer das Gespräch an sich reißt. Des weiteren gibt der Gesprächsleiter seine eigene Ansicht erst dann bekannt, wenn keine Gefahr mehr besteht, die Meinungsbildung der anderen zu beeinflussen; er hilft der Gruppe, die gestellten Fragen abzuklären und steuert das Gespräch auf eine Lösung der Aufgabe hin; er achtet darauf, daß das Gespräch praxisbezogen bleibt, sich nicht im allgemeinen verliert und sich nicht in Details festhakt.

Zudem sorgt der Gesprächsleiter dafür, daß das Gespräch beim Thema bleibt und jeder Punkt zu Ende besprochen wird, bevor man den nächsten Punkt in Angriff nimmt; er läßt zu, daß die Führung des Gesprächs von einem zum andern wechselt und nicht das Vorrecht eines einzelnen Teilnehmers wird; er hilft, die Gedanken zu ordnen und zu gliedern, faßt, wenn nötig, Teilergebnisse und Beiträge zusammen.

Und nicht minder bemüht sich der Gesprächsleiter, allfällige Unstimmigkeiten auszugleichen und Konflikte/Spannungen nicht zu überspielen; er denkt daran, daß gegebenenfalls Hilfsmittel/Medien oder Sachverständige eingesetzt werden können.

– **Freies Gespräch:** Das freie, unbeabsichtigte Gespräch ist kein Mittel, um ein bestimmtes Ziel zu erreichen. Das Ziel des Gesprächs liegt in ihm selbst. Es läßt sich nicht planen, weil man nicht voraussehen kann, wann es dazu kommt und wie es verläuft. Es läßt sich auch nicht absichtlich herbeiführen. Es ereignet sich einfach. Im freien Gespräch erfahren wir uns selbst und andere, ohne daß wir unter dem Druck stehen, ein bestimmtes Ziel erreichen zu müssen. Wir sind frei, etwas zwischen uns entstehen zu lassen: das Zwischenmenschliche.

  Welches sind denn die Voraussetzungen, daß ein solches Gespräch entstehen kann? Eine Voraussetzung ist: Zeit. Und Zeit ist in unserer streßgeplagten Arbeitswelt ja bekanntlich schwer aufzutreiben. Deshalb müssen wir uns die Zeit dazu nehmen. Wenn nämlich Menschen keine Zeit mehr haben zum freien Gespräch, zerstören sie sich eine urmenschliche Möglichkeit. Die andere Voraussetzung ist: Vertrauen. Vertrauen entscheidet letzten Endes darüber, ob ein solches Gespräch entsteht oder nicht (und ob es zu einer echten menschlichen Begegnung kommt). Nehmen Sie sich die Zeit und halten Sie sich offen.

5.3.5 Leitung von Gesprächen

• **Aufgaben:** Ein Gespräch zu leiten bedeutet harte Arbeit; der Gesprächsleiter muß unentwegt zuhören, mitdenken und vorausschauen, die Aufträge erfüllen und die Vorschriften beachten. Im einzelnen stellen sich ihm folgende Aufgaben:

– Er muß sich über die **Ziele** im klaren sein, die mit dem Gespräch erreicht werden sollen, die Gesprächsthemen gründlich vorbereiten und den Ablauf des Gesprächs planen (Programm erstellen, das besagt, wann Vorträge, Diskussionen, Teamarbeiten usw. stattfinden, die Gesprächsteilnehmer rechtzeitig orientieren und einladen.
– Er muß die **technischen Bedingungen** für die Durchführung des Gesprächs schaffen (Raum, Teilnehmer-Unterlagen, Medienhilfen usw.); das Gespräch eröffnen und schließen, das Gespräch in Richtung auf das angestrebte Ziel steuern, Entscheide herbeiführen, Fragen der Teilnehmer beantworten und Unklarheiten beseitigen.

• Wo der **Gesprächsleiter gleichzeitig Vorgesetzter** ist, wird er seine Mitarbeiter orientieren, instruieren und beauftragen müssen. Zudem hat er zu kontrollieren, ob Weisungen verstanden und Aufträge ausgeführt wurden. Er bestimmt in der Regel, wann und wo das Gespräch stattfindet und worüber gesprochen wird, wer teilnehmen darf (oder muß), wer wann sprechen darf, ob ein Gesprächsthema sich im abgesteckten Themenkreis bewegt und wie lange der einzelne Beitrag sein darf. Darüber hinaus hat er eine bestimmte Ordnungsgewalt. Er kann die Teilnehmer zur Ruhe mahnen, einen Redner auffordern, zur Sache zu sprechen, einen Redner zur Sache mahnen, einem Redner das Wort entziehen, eine Pause verfügen, das Gespräch vertagen oder das Gespräch auflösen.

Der Gesprächsleiter muß sich ähnlich vorbereiten wie der Teilnehmer, nur noch viel gründlicher. Zunächst einmal muß er sich entscheiden, welche Gesprächsformen er einsetzen will. Er kennt das Ziel, das mit dem Gespräch erreicht werden soll. Aufgrund dieses Ziels muß er entscheiden, ob beispielsweise Vorträge gehalten werden oder Gruppengespräche stattfinden sollen. Dann folgt die Entscheidung darüber, wie das Gespräch ablaufen soll. Es muß ein Programm geschaffen werden, das besagt, wann Referate, Gruppen- und Plenumsdiskussionen, Demonstrationen usw. stattfinden.

Die Art und Weise, wie der Gesprächsleiter das Gespräch eröffnet, beeinflußt den Charakter des ganzen Gesprächs. Die ersten Minuten sind deshalb so entscheidend, weil hier so etwas wie eine Grundstimmung für das Gespräch geschaffen wird. Diese Grundstimmung stellt gewissermaßen den Hintergrund dar, vor dem das Gespräch stattfindet. Eine Gesprächsatmosphäre, die von Mißtrauen, Unterdrückung und Unsicherheit geprägt ist, wirkt sich lähmend aus; die Chancen für ein fruchtbares, schöpferisches Gespräch sind klein.

Auch die Eröffnung muß den Zielen entsprechen, die mit dem Gespräch verfolgt werden. Wenn Sie eine gemütliche Plauderei anstreben, eröffnen Sie das Gespräch anders, als wenn es darum geht, ein dringendes Sachproblem zu lösen. Üblicherweise wird so vorgegangen: Die Teilnehmer begrüßen, das Gespräch formell eröffnen, kurz erklären, worum es geht (auf die Bedeutung hinweisen, die das Thema für die Teilnehmer hat), die Ziele fomulieren, die Teilnehmer über das Programm orientieren und sie anspornen, das Gespräch auslösen.

Die **grundlegende Regel** für den Gesprächsleiter lautet: «Halten Sie sich möglichst im Hintergrund!». Die Aufgabe des Gesprächsleiters besteht ja nicht darin, eine möglichst gute Show abzuziehen, sondern die Voraussetzungen zu schaffen, daß das Gesprächsziel erreicht wird. Daneben sind folgende Punkte besonders zu beachten:

- Reden Sie selber wenig! Lassen Sie die anderen reden. Hören Sie ihnen zu und halten Sie mit eigenen Ansichten zurück.
- Aktivieren Sie alle Teilnehmer, durch Ermunterungen, Aufforderungen, Fragen, geschickte Problemstellungen usw.
- Lassen Sie das Gespräch sich entfalten! Verlieren Sie das Ziel nicht aus den Augen, aber fixieren Sie sich nicht krampfhaft auf den geplanten Weg (Umwege führen oft genauso zum Ziel).
- Sorgen Sie dafür, daß nicht allzu weit abgeschweift wird! Holen Sie Teilnehmer, die sich allzu weit vom Thema entfernen, zurück; heben Sie Wesentliches heraus.
- Ordnen Sie die geäußerten Gedanken von Zeit zu Zeit; fassen Sie bei langen Beiträgen die wichtigsten Punkte zusammen! Ziehen Sie von Zeit zu Zeit Zwischenbilanz; leiten Sie zur nächsten Phase über.
- Wischen Sie Konflikte nicht unter den Tisch! Spannungen und Konflikte, die man zu überspielen sucht, gehen in den Untergrund und stören von dort aus den Verlauf des Gesprächs.
- Lassen Sie auch kleinere Schweigezeiten zu! Diese können sich auf das weitere Gespräch durchaus positiv auswirken und ein Gespräch neu in Gang bringen.
- Machen Sie Notizen! Notieren Sie Äußerungen, die in einer späteren Phase bedeutsam sind; halten Sie alles stichwortartig fest, was Ihnen wichtig erscheint (Voten, Fragen, Einwände usw.); verdanken Sie Voten, die vorauseilen und stellen Sie sie auf später zurück!
- Stellen Sie bei Unklarheiten Rückfragen; verdeutlichen Sie eine Äußerung dadurch, daß Sie sie selbst nochmals (anders) formulieren (aber nur wenn es wirklich nötig ist); leiten Sie Fragen, wenn möglich, an andere Teilnehmer weiter!
- Hüten Sie sich vor der Bemerkung «Das gehört nicht hierher»; überbrücken Sie Stockungen; lassen Sie bestimmte Gedanken verdeutlichen oder durch Beispiele illustrieren; stellen Sie geschickte (weiterführende) Fragen.
- Achten Sie darauf, daß Sie durch Ihre Worterteilungen, Zusammenfassungen, Rückfragen usw. den Gesprächsfluß nicht hemmen; muntern Sie stille Teilnehmer zum Sprechen auf, Dauerredner und Monopolisten gilt es zu bremsen; vereinbaren Sie, sofern nötig, mit den Teilnehmern eine Redezeitbeschränkung.
- Geben Sie Ideen! Werfen Sie (Teil-)Themen auf, die von den Teilnehmern noch nicht beachtet worden sind. Stellen Sie Lösungsmöglichkeiten zur Diskussion; geben Sie dem Protokollführer Gelegenheit, seine Notizen zu kontrollieren und abzurunden.
- Verkörpern Sie selbst die Regeln, die für jedes Gespräch gelten! Einander zuhören, auf das eingehen, was der andere sagt; sich auf das Thema konzentrieren; das, was man sagt, begründen; bereit sein, sich überzeugen zu lassen; die Sache, nicht die Person kritisieren; nur etwas sagen, was man auch tatsächlich meint.

• Im Arbeitsleben sind **Gespräche meist Bestandteil eines ganzen Arbeitsablaufs.** Wenn das Ziel eines Gesprächs zum Beispiel darin bestand, einen Beschluß zu fassen, geht es nach dem Gespräch darum, diesen Beschluß dann auch zu verwirklichen. Vermeiden Sie es deshalb, das Gespräch zu schließen, ohne die Teilnehmer in irgendeiner Weise anzuspornen. Es empfiehlt sich, ein Gespräch so abzuschließen: Bedanken Sie sich für die Gesprächsbeiträge; wiederholen Sie ganz kurz die wichtigsten Punkte des Gesprächs. Stellen Sie fest, was erarbeitet wurde, wie weit die Ziele erreicht worden sind und was verschoben werden muß. Fragen Sie nach Hinweisen, Anregungen, Kritik, Wünschen usw. Geben Sie bekannt, wann und wo das nächste Gespräch stattfindet. Schließen Sie formell. Verabschieden Sie sich; zum Beipiel mit guten Wünschen an die Teilnehmer.

Von einem Gesprächsleiter wird einiges verlangt; das ist im Laufe dieser Ausführungen deutlich geworden. Um die vielen Aufgaben und Probleme nebeneinander meistern zu können, braucht er eine rasche Auffassungsgabe, innere Sicherheit und Ruhe sowie viel Energie. In erster Linie aber kommt es auf seine innere Haltung an. Weil der Mensch in wesentlichen Punkten mehr von seinen Gefühlen als von seinem Verstand bestimmt wird, spielt diese Haltung eine entscheidende Rolle. Voraussetzung für die richtige innere Haltung ist ein Verständnis für seine Umwelt. Dieses Verständnis für menschliche, oft allzu menschliche Bedürfnisse, Reaktionen, Äußerungsformen, Verhaltensmuster usw. drückt sich in einer **mitmenschlichen Haltung** aus, die einen **zwischenmenschlichen Kontakt** ermöglicht. Ohne diesen persönlichen Kontakt aber findet höchstens ein nüchterner Austausch von Sachinformationen statt, der niemanden wirklich befriedigt.

5.3.6 Sieben Ratschläge

Im folgenden werden sieben Regeln wiedergegeben, deren Beachtung die Interaktion bzw. Kommunikation wesentlich erleichtern und verbessern kann (37). Nur werden solche Regeln von den meisten Menschen als dermaßen trivial empfunden, daß sie als hilfreiche Ratschläge gar nicht ernst genommen werden.

- **Sprechen Sie kürzer!** Kaum jemand kann und will Monologe aufnehmen, die er für zu lang hält. Ein Gespräch mit kurzen Redelängen ist für alle Beteiligten leichter aufnehmbar, daher nützlicher und auch angenehmer.
- **Verlangsamen Sie das Interaktionstempo!** Es ist in Gesprächen vielfach üblich, spätestens dann mit dem Reden zu beginnen, wenn der Vorredner gerade aufgehört hat. Das bedeutet, daß man seine Antworten bereits dann formulieren muß, wenn der Vorredner seine Gedanken gerade erst darstellt. Verlangsamung der Interaktion bedeutet Zeit gewinnen für Denkpausen; man sollte Denkpausen nehmen, und man sollte sie geben. Bei besonders hitziger Diskussion hat sich die Einführung von Schweigeminuten bewährt, die allen Beteiligten gleichzeitig Denkpausen geben.
- **Handeln Sie mitverantwortlich!** In Gruppen mit Leiter wird zu leicht die Verantwortung auf diesen abgewälzt; in Gruppen ohne einen Leiter kann sich jeder hinter dem anderen oder der Gruppe verstecken. Verantwortung tragen aber auch die Teilnehmer, die Erwartbares unterlassen, also keine Ideen beitragen, nicht auf Fehler aufmerksam machen, nicht das Führungsverhalten unterstützen.
- **Äußern Sie Ihre Interessen!** Seien Sie sich bewußt, daß Sie und Ihre Partner verschiedene Menschen sind, die zum Teil gleiche und zum Teil unterschiedliche Interessen haben. Akzeptieren Sie diese Verschiedenheit und machen Sie weder sich selbst noch Ihren Partnern Vorwürfe, wenn sich die Interessen unterscheiden. Äußern Sie frei Ihre Interessen, aber erwarten Sie nicht, daß Ihre Partner diese stets so erfüllen, wie Sie es sich vorstellen. Vertrauen Sie hingegen darauf, daß gemeinsame Lösungen für Konflikte gefunden werden können, die den Interessen der Beteiligten gerecht werden.
- **Ich statt Man oder Wir!** Sprechen Sie nicht per Man oder Wir, weil Sie sich hinter diesen Sätzen gut verstecken können und die Verantwortung nicht zu tragen brauchen für das, was Sie sagen. Zeigen Sie sich als Person und sprechen Sie per Ich. Außerdem sprechen Sie in Man- oder Wir-Sätzen für Ihre Partner mit; Sie wissen aber gar nicht, ob die andern Gesprächsteilnehmer dies wünschen.
- **Sprechen Sie direkt!** Wenn Sie jemandem aus der Gruppe etwas mitteilen wollen, so sprechen Sie ihn direkt an, zeigen Sie ihm durch Blickkontakt, daß Sie ihn meinen. Sprechen Sie nicht über einen Dritten zu einem anderen und sprechen Sie nicht zur Gruppe, wenn Sie eigentlich einen bestimmten Menschen meinen.
- **Eigene Meinungen statt Fragen!** Wenn Sie eine Frage stellen, dann sagen Sie, warum Sie diese stellen. Auch Fragen sind oft eine Methode, sich und seine Meinung nicht zu zeigen. Außerdem können Fragen oft inquisitorisch wirken und den anderen in die Enge treiben. Äußern Sie aber Ihre Meinung, hat der andere es viel leichter, Ihnen zu widersprechen oder sich Ihrer Meinung anzuschließen.

Es kostet nur wenige Minuten, diese Regeln zu lesen. Den wesentlichen Inhalt kann man sich vermutlich in einer halben Stunde einprägen. Aber es ist ein langwieriger Prozeß von Monaten, zu lernen, sich nach diesen Regeln in all den Fällen zu richten, in denen man das selbst für erwünscht oder sachlich geboten hält. Die Veränderung von eingeschliffenen Verhaltensgewohnheiten durch Einsicht ist ein mühsames Geschäft und erfordert viel Training.

5.4 Konferenztechnik

Konferenz - Eine wirksame Zusammenarbeit? Ein uferloses Gerede? Zeitverschwendung? Ein wertvoller Gedankenaustausch? Versteckte Machtkämpfe? Die Konferenz ist eine Form von Gespräch, die sich vor allem durch ihre Organisation von anderen Gesprächsformen unterscheidet. Das Meiste, was zum Thema Gespräch gesagt wurde, gilt somit auch für die Konferenz.

5.4.1 Konferieren - Die Kunst des Leerlaufs

Würde man die verschiedenen Tätigkeiten eines führenden Mitarbeiters benoten, kämen die Konferenzen mit Sicherheit schlecht weg. Woran liegt das? – Dies ist die Frage, mit der wir uns zuerst befassen. Wenn man Teilnehmer befragt, was sie an Konferenzen oder Besprechungen stört, tauchen immer wieder die gleichen Klagen auf (38). Abweichung vom Thema, zu lange Monologe, Weitschweifigkeit, unklare Gedanken, verwirrende Sprache, Besprechung von Nebensächlichkeiten, Festhaken am Detail, mangelnde Vorbereitung, ungleicher Informationsstand, versteckte Machtkämpfe, unnötige Länge, mangelnde Ergebnisorientierung, zu lange Anlaufzeit, zuviel Sitzen – zuwenig Handeln, passive, abwehrende Teilnehmer.

---

37 Sader (1976)

38 vgl. Altmann (1978)

Im Mittelpunkt der Kritik stehen fast immer die drei gleichen **Vorwürfe: Ergebnislosigkeit** (kein konkreter Aktionsplan), **Langeweile** (fehlende Motivation) und **Zeitverlust** (zu viele und zu lange Konferenzen). Die Folge: Es entsteht ein Teufelskreis. Man kommt frustiert von der letzten Konferenz (38) und geht schon resigniert in die nächste Konferenz. Die schlechte Stimmung überträgt sich auf das Gespräch, so daß dann wieder ein frustrierendes Konferenzergebnis zustandekommt; Muß das so sein?

• **Ursachen** für das unbefriedigende Verhalten der Konferenzteilnehmer sind hauptsächlich folgende Gründe:

- **Strenge Hierarchieordnung:** Ausrichtung auf den Ranghöchsten, Amtsautorität vor Fachautorität, Anspruch auf Führungsrolle durch den Vorgesetzten, Karrierebewußtsein der Mitarbeiter vor Verantwortungsbewußtsein;
- **Fixierung auf Einzelleistungen:** Erziehung und Karriere sind auf Einzelleistungen ausgerichtet;
- **Konkurrenzverhalten:** Einzelverantwortung und Einzelkarriere führen zum Kampf um Aufstieg und Arbeitsplatz;
- **Machtkämpfe:** Der Einzelne will seine Position, seine Ansichten und Standpunkte durchsetzen;
- **Profilierungsbedürfnis:** Der Einzelne muß immer wieder beweisen, wie gut er ist, denkt, handelt;
- **Unterschwellige Konflikte:** Konflikte, die nicht offen liegen und nicht durchschaubar sind, können nicht gelöst werden; sie machen aggressiv und führen zu Resignation;
- **Mangel an Kooperation:** Der Einzelne hat es nicht gelernt, mit anderen konstruktiv zusammenzuarbeiten; Kooperation wird sozial nicht honoriert;
- **Mangel an Vertrauen:** Wer prinzipiell im anderen den Konkurrenten vermutet, kann nicht offen sein;
- **Mangelnde Informationsbereitschaft:** Wissen ist Macht; diese Macht will ausgeübt bzw. nicht preisgegeben werden;
- **Höflichkeitsriten:** Stimmungen und Wünsche der Gruppe treten nicht zutage;
- **Fehlende Teamarbeit:** Unflexibles Mobiliar, keine Hilfsmittel und Techniken, keine gemeinsamen Spielregeln.

• **Notwendigkeit von Konferenzen:** Angesichts der vielen Probleme und Schwierigkeiten, die den Verlauf einer Konferenz belasten, könnte man sich fragen, ob es denn überhaupt sinnvoll ist, unter diesen Bedingungen noch Konferenzen durchzuführen? Geht es nicht ohne Konferenzen? Es gibt ja auch noch andere Mittel, um miteinander zu kommunizieren: z. B der schriftliche Informationsaustausch (Korrespondenz) oder das Telefonieren. Ist es da noch notwendig, daß Menschen sich zu Konferenzen treffen? – Ja, es ist notwendig! Denn die direkten, unmittelbaren, persönlichen Kontakte lassen sich durch nichts ersetzen: weder durch Briefe noch durch das Telefon. Konferenzen sind notwendig (auch wenn sie mit Schwierigkeiten verbunden sind). Konferenzen sind so wichtig, daß sie häufig als Drehscheiben innerbetrieblicher Kommunikation bezeichnet werden. Diese Drehscheiben aber erfüllen ihren Zweck nur, wenn sie funktionstüchtig sind, und sich nicht im Leerlauf drehen.

• **Nutzbringende Konferenzen:** Die meisten Konferenzen erfordern viel Aufwand; viel Zeit, Geld und persönliche Kraft. Dieser Aufwand sollte in einem richtigen Verhältnis zum Ertrag stehen, das heißt: er sollte einen entsprechenden Nutzen bringen. Um Konferenzen nutzbringend gestalten zu können, sollten folgende Punkte beachtet werden:

- Veranstalten Sie nur dann eine Konferenz/Sitzung, wenn keine andere, weniger aufwendige Möglichkeit besteht, das gesteckte Ziel zu erreichen; vieles läßt sich beispielsweise auch im Zwiegespräch erledigen.
- Klare, kontrollierbare Ziele erleichtern die Vorbereitung, Durchführung und Auswertung.
- Sparen Sie nicht bei der Vorbereitung; sparen am falschen Ort erhöht die Kosten. Eine gründlich vorbereitete Konferenz dauert weniger lang und bringt bessere Ergebnisse.
- Eine zielgerichtete Leitung motiviert die Teilnehmer, beschleunigt den Ablauf und erlaubt eine rasche Auswertung.
- Detail- und grundsätzliche Streitfragen sollten vor oder nach der Konferenz behandelt werden.
- Hilfsmittel wie Medien, gute Unterlagen, Bilder usw. können die Verständigung wesentlich erleichtern und den Ablauf der Konferenz beschleunigen.
- Schriftliche Stellungnahmen der Teilnehmer vor Konferenzbeginn tragen ebenfalls zu einem rascheren Ablauf bei.
- Vor jeder Konferenz soll der Zeit- und Kostenaufwand geschätzt und mit dem erwarteten Nutzen verglichen werden.
- Die Regeln für die Vorbereitung, Durchführung und Auswertung von Konferenzen sollen helfen, das Problem von Aufwand und Ertrag in den Griff zu kriegen.
- Noch ein Tip: Konferenzen per Telefon klappen überraschend gut und sparen viel Zeit und Geld; die Teilnehmer werden zu konzentriertem und zielgerichtetem Reden motiviert.

Auf die meisten dieser zehn Punkte wird in den folgenden Abschnitten näher eingegangen. Fragt man nach den hauptsächlichen Funktionen von Konferenzen, so stehen zwei im Vordergrund: die Mitarbeiter für Beschlüsse gewinnen und Grundlagen für Entscheidungen sammeln!

5.4.2 Gründliche Vorbereitung

Grundsätzlich gilt: Je gründlicher die Vorbereitung, desto kürzer und erfolgreicher ist die Konferenz. Der erste Schritt bei der Vorbereitung einer Konferenz besteht darin, daß der Konferenzleiter, Traktanden sammelt. Wichtig ist die Tatsache, daß es sich bei der Traktandenliste noch nicht um eine Zielsetzung handelt: Die Traktandenliste zeigt, was behandelt wird; die Zielsetzung zeigt, was in den einzelnen Themenbereichen erreicht werden soll. Beide Angaben sind für eine gute Vorbereitung der Konferenz und der Teilnehmer notwendig.

Für eine Konferenz ist es von besonderer Bedeutung, daß klare Ziele formuliert werden, weil sonst die Gefahr besteht, daß sie im Dschungel der Beiträge und Traktanden untergehen. Die Ziele einer Konferenz sollen so formuliert sein, daß jeder Teilnehmer weiß, was durch die Konferenz erreicht werden soll; daß jeder Teilnehmer sich gezielt auf die Konferenz vorbereiten kann, und daß nachher eindeutig entschieden werden kann, ob die Ziele erreicht wurden. Komplexe Konferenzziele müssen in überschaubare Teilziele gegliedert werden (diese sind ebenfalls genau zu umreißen). Die Reihenfolge der Themen (Traktandenliste) soll so sein, daß die Ziele am ehesten erreicht werden.

Eine Konferenz soll nur einberufen werden, wenn ein gleichzeitiges persönliches Gespräch zwischen mehreren Personen notwendig ist, um das Ziel zu erreichen. Wenn an einer Konferenz effiziente Ergebnisse erzielt werden sollen, ist es natürlich keineswegs gleichgültig, wer an der Konferenz teilnimmt. So wäre es völlig sinnlos, wenn an einer Konferenz, die Entscheidungen fällen soll, nur Leute teilnehmen, die nicht über die notwendigen Entscheidungskompetenzen verfügen. Die Grundregel für die Auswahl der Teilnehmer lautet: Es sollen nur Leute an der Konferenz teilnehmen, die zum Erreichen der Konferenzziele etwas beizutragen haben. Das heißt: Es darf niemand fehlen, der zum Erfolg der Konferenz beitragen kann und niemand eingeladen werden, der dann während der Konferenz bloß anwesend wäre.

Die Einladung muß alles Wichtige enthalten. Aus der Einladung muß jeder Teilnehmer mühelos feststellen können, wann und wo die Konferenz stattfindet, welche Themen zur Sprache kommen, welche Ziele erreicht werden sollen, wer an der Konferenz teilnimmt, wie er sich vorbereiten soll und welche Unterlagen er mitzubringen hat. Die Teilnehmer müssen rechtzeitig im Besitz der Einladung und allfälliger Unterlagen sein, damit sie sich gründlich vorbereiten können. Auf der Liste der Anwesenden sollen unbekannte Teilnehmer und Referenten kurz vorgestellt werden (berufliche Tätigkeit, Ort der Tätigkeit, Spezialgebiet).

Schon in der Vorbereitungsphase sollte der Konferenzleiter dafür sorgen, daß die Teilnehmer ihre Beiträge auf das Thema ausrichten und aufeinander abstimmen. Ein Tip: Überzeugen Sie sich kurz vor der Konferenz davon, daß die Referenten auch tatsächlich erscheinen. Falls durch ein Nicht-Erscheinen das Erreichen des Konferenzzieles gefährdet ist, muß die Konferenz abgesagt werden. Der Berichterstatter/Protokollführer muß vor der Konferenz ausreichend über seine Aufgabe orientiert werden. Konferenzraum, Sitzordnungen, Medien usw. sind ebenfalls Punkte, die in die Vorbereitung miteinzubeziehen sind; die Teilnehmer sollen sich wohlfühlen.

Wenn bekannt ist, welche Themen auf der Traktandenliste stehen, welche Ziele erreicht werden sollen, wer an der Konferenz teilnimmt, von wem welche Beiträge zu erwarten sind und wann und wo die Konferenz stattfindet, dann kann ein Fahrplan für den Ablauf aufgestellt werden. «Habe ich nichts Wichtiges vergessen? » Diese Frage belastet fast jeden Konferenzleiter, bevor er die Konferenz eröffnet. Damit Gedächtnis und Nerven nicht allzu stark strapaziert werden, empfiehlt es sich, eine Checkliste zu verwenden.

5.4.3 Ablauf einer Konferenz

Jede Konferenz wird ab einem bestimmten Punkt ihr Eigenleben entwickeln und von der Tagesordnung abweichen. Aber genauso, wie ein Fahrplan sinnvoll ist, wenn gleich die Züge manchmal Verspätung haben, so sollte der Konferenzleiter einen Ablaufplan für die Konferenz zurechtlegen. Der folgende Plan kann dabei helfen (38): (Seite 278).

5.4.4 Leitung einer Konferenz

• Grundsätzlich lassen sich **zwei Formen der Konferenzleitung** unterscheiden: die straffe und die zurückhaltende Leitung (39):

• **Bei der straffen Leitung** führt der Konferenzleiter mit straffer Hand, indem er alle Teilnehmer auf das festgesetzte Ziel hinlenkt, die Beiträge dementsprechend einordnet, das Wort erteilt und entzieht, mäßigend oder anregend eingreift, durch eigene Aussagen bereits die Weichen stellt, zustimmende Ausführungen bekräftigt, ablehnende kritisiert. Das wichtigste Merkmal einer solchen Konferenzleitung ist das Kommunikationsmuster des Sterns. Das heißt: Der Leiter hat das Gespräch fest unter seiner Kontrolle. Er erteilt das Wort. Die Teilnehmer sprechen überwiegend zu ihm, weniger zu den andern Teilnehmern. Man diskutiert kaum, sondern gibt Stellungnahmen, Meinungen, Informationen ab. Der Leiter behält sich die endgültige Entscheidung selbst vor oder läßt nach Mehrheit abstimmen, verteilt die Verantwortlichkeit und Aufgaben, weist Kontrollen an. Lösungsvorschläge werden abgefragt und erläutert, nicht allgemein diskutiert.

39 Baumgarten (1977)

– **Phase 1: Einführung:** Der Konferenzleiter der Konferenz:

Thema	– nennt Grund, Bedeutung, Wichtigkeit dieser Konferenz
Planung	– stellt die Tagesordnung vor; – fragt nach zusätzlichen Diskussionspunkten; – spricht den Zeitplan (mit Pausen) durch; – fragt, ob alle Teilnehmer die notwendigen Unterlagen haben
Vorstellung	– nennt die wichtigsten Beiträge (Referate); – stellt unbekannte Teilnehmer vor
Ziel	– orientiert die Teilnehmer über das, was heute erreicht werden soll
Motivation	– zeigt die Bedeutung dieser Konferenz

Am Ende dieser Einführung sollte jeder Teilnehmer wissen, warum die Konferenz angesetzt wurde, welche Bedeutung sie für ihn hat, was von ihm erwartet wird und welche Zeiteinteilung vorgesehen ist.

– **Phase 2: Problemanalyse:** Der Konferenzleiter

Definition	– stellt das Problem dar; – Was ist das Problem? – Wie ist es entstanden? – Warum ist es wichtig? – Wie sieht der Soll – Zustand aus? – Welche Hindernisse sind vorhanden?

Nach der Problemanalyse sollte jeder Teilnehmer genau wissen, um welches Problem es geht.

– **Phase 3: Informations- und Lösungssuche:** Die Teilnehmer werden gefragt

Information	– nach allen Informationen zu diesem Problem (Tatsachen, Erfahrungen. Beobachtungen ...)
Lösungsvorschläge	– nach Ideen und Vorschlägen, wie das Problem gelöst werden könnte

In der Phase der Informations- und Lösungssuche werden alle Teilnehmer aufgefordert, ihre Informationen auf den Tisch zu legen und nach Problemlösungen zu suchen.

– **Phase 4: Bewertung:** Gemeinsam werden

Bewertung	– die verschiedenen Lösungen bewertet; – die Folgen und Auswirkungen untersucht; – die Schwierigkeiten und Widerstände geprüft – die verschiedenen Lösungen abgewogen
Bestlösung	– gemeinsam wird die beste Lösung formuliert

In der Bewertungsphase werden die verschiedenen Lösungen beurteilt.

– **Phase 5: Beschlußfassung:** Gemeinsam wird festgelegt

Aktionsplan	– wer was tut; – wann; – wie und womit
Perspektiven	– Der Konferenzleiter stellt fest, was heute entsprechend der Zielsetzung erreicht worden ist; – was verschoben werden muß

Erfahrungsgemäß verläuft eine gute Konferenz zeitlich etwa folgendermaßen: Einführung 1/10 der Zeit, Problemanalyse 1/10, Informations- und Lösungssuche 2/10, Bewertung 4/10, Beschlußfassung 2/10.

Diese Art der Konferenzleitung ist in Krisensituationen notwendig, in normalen Zeiten von hohem informatorischem Wert. In kurzer Zeit kann viel mitgeteilt werden. Nachteilig ist, daß das Interesse der Gruppe schnell nachläßt, Unbehagen sich einstellt, da die Dominanz des Leiters leicht erdrückend und die fehlende Aussprache sich schnell frustrierend auswirkt. Solche Konferenzen sind deshalb möglichst kurz zu halten.

• **Bei der zurückhaltenden Leitung,** die als Moderation der Konferenz bezeichnet wird, hält der Leiter sich zurück. Seine Aufgabe beschränkt sich darin, zu fragen, Denkanstöße zu geben, Impulse zu vermitteln, Teilnehmer um ihr Urteil und ihre Lösungsvorschläge zu bitten, bisherige Meinungen zusammenzufassen bzw. gegenüberzustellen. Das heißt: Er braucht ein hohes Maß an Geschick auf der einen Seite, die Teilnehmer zur Diskussion, zur Mitarbeit und zur gemeinsamen Problemlösung zu motivieren, auf der anderen Seite aber doch den roten Faden durch logische Zusammenfassungen, Zielsetzungen und Überleitungen zu schaffen.

Der Hauptunterschied zur straffen Leitung besteht darin, daß der Moderator der Gruppe keine vorgefaßte Meinung/Problemlösung aufzwingen will, sondern daß die Gruppe selbst die Problemlösung erarbeiten und sich mit ihr identifizieren soll; daß der Moderator nicht abfragt, sondern nur Denkanstöße gibt oder Klarstellungen vermittelt; und vor allem, daß das Gespräch im Kreis hin- und hergeht, ohne daß jedesmal das Wort erteilt wird oder sich der Moderator einschaltet.

Ein Moderator wird bei Bedarf auch Kleingruppen bilden und sie eigenständig Ergebnisse erarbeiten lassen sowie alle möglichen Formen der Arbeitsteilung verwenden. Sein Ziel ist die kreative, schöpferische Problemlösung, mit der sich möglichst alle Teilnehmer identifizieren sollen.

Diese Art von Konferenzleitung ist vorteilhaft, wenn es um neue Problemlösungen geht, die Kreativität und Engagement verlangen und die von möglichst vielen Teilnehmern getragen werden sollen, damit sie auch in der Praxis wirkungsvoll realisiert werden können und nicht an den geheimen Widerständen letztendlich scheitern.

• **Konferenzstil:** Nach dem angewendeten Konferenzstil richten sich auch die Mittel, die ein Konferenzleiter/Konferenzmoderator (Abb. 5/18) einsetzt:

• **Die Hauptaufgaben,** die sich dem Konferenzleiter in den verschiedenen Phasen einer Konferenz stellen, sind:

- In der **Einführung** stellt er die Weichen für das Konferenzklima: Eine unfreundliche, unpersönliche Begrüßung schafft eine unfreundliche, unpersönliche Startatmosphäre.
- Während der **Arbeitsphasen** hat er sich auf **drei Aktivitäten** zu konzentrieren; er:

= steuert die Konferenz in Richtung auf das Ziel! Er greift ein, wenn die Diskussion in eine Sackgasse oder auf Abwege gerät, wenn Emotionen die Arbeit am Sachthema behindern, wenn ein Beitrag zu lang oder unverständlich ist. Er faßt zusammen, wirft gezielte Fragen auf, schafft Verbindungen.

= aktiviert die Teilnehmer! Er ermuntert, fragt, fordert auf, bringt geschickte Problemstellungen, schlägt Brücken. Schüchterne Teilnehmer klopft er zum Busch heraus, geschwätzige bremst er.

= sorgt für die Einhaltung der Konferenzregeln!

Konferenzleitung	Konferenzmoderation
– Leitung wird von Anfang bis Ende nicht aus der Hand gegeben	– Leitung wird auch an Kleingruppen zur Lösung und Vorstellung von Detailproblemen abgegeben
– Leiter legt Zeitplan und Themen vor, bestimmt und beschließt, entscheidet und überantwortet	– Moderator schlägt vor, stellt zur Diskussion, fordert auf, holt Meinungen hervor, stellt konträre Meinungen gegenüber, regt Diskussionen und Entscheidungsfindung an
– Teilnehmer erhalten Feedback durch Leiter, weniger durch die anderen Teilnehmer	– Teilnehmer erhalten Feedback fast ausschließlich durch die anderen Teilnehmer, vom Moderator nur in der Rolle als Teilnehmer
– Straffe Meinungsfestlegung: «Das Problem ist wie folgt zu sehen...»	– Bestätigung unterschiedlicher Meinungen: «Wir haben bisher zwei unterschiedliche Meinungen dazu: erstens ... zweitens ...»
– Sternschaltung: «Das Wort hat jetzt Herr Meier ...»	– Ringschaltung: «Zur Diskussion steht jetzt das Problem ...»
– Direkte Fragen: «Wie hoch war die Ausschußquote, Herr Meier?»	– Aufforderung zur Diskussion: «Wer hat nähere Informationen über die Ausschußquoten ...?»
– Bildhafte Darstellung der Informationen und Problemlösungen	– Bildhafte Darstellung der Informationen, Problemlösungen und der gegensätzlichen Meinungen
– Vorbereitete Problemlösung: «Nach meiner Meinung besteht die einzige Lösung ...»	– Gemeinsame Erarbeitung der Problemlösung: «Wie sehen Ihre Vorschläge aus?»
– Entscheidung durch den Leiter oder nach dem einfachen Mehrheitsbeschluß: «Damit steht fest ...»	– Bemühen um eine möglichst große Übereinstimmung aller Teilnehmer bei der Entscheidungsfindung

Abbildung 5/18: Konferenzleitung und -moderation (Altmann)

Der Stil eines Konferenzleiters ist nicht einfach eine Eigenschaft seines Charakters, sondern Ausdruck einer inneren Haltung. Entscheidend ist, daß sich jeder über seinen Konferenzstil, den er bewußt, halb bewußt oder unbewußt ausübt, im klaren ist (ein Konfernzleiter muß wissen, in welcher Haltung er auf die Teilnehmer losgeht). Dies erfordert die Fähigkeit zur Selbstbeobachtung und Selbstkritik sowie den Mut, sich der Beurteilung durch die Teilnehmer zu stellen.

• Wenn man sich die verschiedenen **Klippen** vorstellt, an denen jede **Konferenz** scheitern kann, dann sind es nicht wenige. Um diesen Klippen wirkungsvoll begegnen zu können, hilft es, sich die möglichen Situationen vorher durch den Kopf gehen zu lassen und entsprechende Strategien zu entwerfen. Die Leitfrage lautet: Mit welchen **Reaktionen der Teilnehmer** habe ich, als Konferenzleiter zu rechnen? Folgende Situationen sind denkbar (38):

- Die Teilnehmer beanstanden etwas, mit Recht, aber aggressiv! Tip: Hören Sie nicht mitten im Satz auf, entschuldigen Sie sich auch nicht. Bedanken Sie sich für den Hinweis und gehen Sie mit einem ganzen Satz darauf ein.
- Die Teilnehmer lehnen einen gut durchdachten Vorschlag ab! – Tip: Sie fordern alle Teilnehmer auf, sich mit Ihnen gemeinsam einmal die Vorteile und Nachteile einer solchen Aktion vor Augen zu führen.
- Die Teilnehmer stellen unerwünschte Forderungen! – Tip: Sie verschieben diesen Punkt auf die Diskussion. Oder: Sie lehnen ab.
- Ein Teilnehmer redet zu lang, zu viel, zu umständlich! – Tip: Machen Sie ihn auf Wortmeldungen anderer Teilnehmer aufmerksam und fordern Sie ihn auf, das Wesentliche in einem Satz zusammenzufassen.
- Ein Teilnehmer stellt unangenehme Fragen! – Tip: Sie spielen den Ball an die anderen Teilnehmer weiter; oder Sie verschieben die Antwort auf später.
- Ein Teilnehmer kritisiert die Richtigkeit Ihrer Aussagen! – Tip: Sie fragen zurück; «Welche Erfahrungen haben Sie denn gemacht?»; Sie fordern auch die andern auf, ihre Erfahrungen zu äußern.
- Die Diskussion hakt sich an einem Punkt fest! – Tip: Sie weisen auf wichtige Traktanden hin und stellen die Diskussion über diesen Punkt zurück.
- Einige Teilnehmer stellen sich völlig quer, werden unsachlich! – Tip: Sie schlagen vor, eine Pause einzulegen; Sie bitten die Unruhestifter einzeln zu einem persönlichen Gespräch; oder Sie isolieren einen aus der Gruppe und fordern ihn auf, einmal klipp und klar zu sagen, wie er selbst sich die Sache denn konkret vorstellt.
- Die Diskussion flaut ab! – Tip: Sie sprechen einzelne Teilnehmer persönlich (mit Namen) an und fragen sie nach ihrer Meinung, ihren Erfahrungen; oder Sie fordern die Teilnehmer auf, mit Ihnen gemeinsam eine Zwischenbilanz zu ziehen; oder Sie stellen eine provozierende Frage; oder Sie bilden Kleingruppen mit speziellen Aufgaben.
- Wie man eine Diskussion beendet! – Tip: Sie appellieren an das Gemeinschaftsgefühl; meistens haben sich «einige Teilnehmer darauf eingerichtet, daß die Konferenz/Sitzung pünktlich beendet wird»; oder Sie weisen darauf hin, daß der Raum ab einer bestimmten Zeit anderweitig belegt ist.

• **Kenntnis der Konferenzteilnehmer:** Viele Konferenzen harzen, scheitern oder frustrieren, weil der Konferenzleiter nicht fähig ist, die einzelnen Teilnehmer richtig zu behandeln. Der Konferenzleiter sollte deshalb versuchen, sich von den verschiedenen Teilnehmern ein Bild zu machen: von ihren Kenntnissen, ihren Fähigkeiten, ihren Stärken und Schwächen, ihren Motiven. Konferenzteilnehmer möchten, daß sie als Einzelne oder als Mitglied einer Gruppe begrüßt werden, in ihren Beiträgen für wichtig und ernst genommen werden un in ihren Ansichten bestätigt werden.

Die Teilnehmer einer (Abb. 5/19) Konferenz unterscheiden sich nach der Art ihrer Beteiligung. Um eine effiziente Diskussion zu gewährleisten, muß der Konferenzleiter sich auf die einzelnen Teilnehmertypen einstellen.

- **Der Vielredner:** Er hat zu allem etwas zu sagen und fürchtet, einen Gedanken zu vergessen, wenn er ihn nicht sofort loswerden kann. Er muß vom Diskusionsleiter im Redefluß gestoppt werden, damit die anderen Teilnehmer nicht unwillig werden. Mittel dazu sind: Redezeitbegrenzung (z. B. Einführung der 30-sec-Regel); Unterbrechung von seiten des Diskussionsleiters, kurze Kommentierung des zuletzt Gesagten und Fortsetzung des Themas.

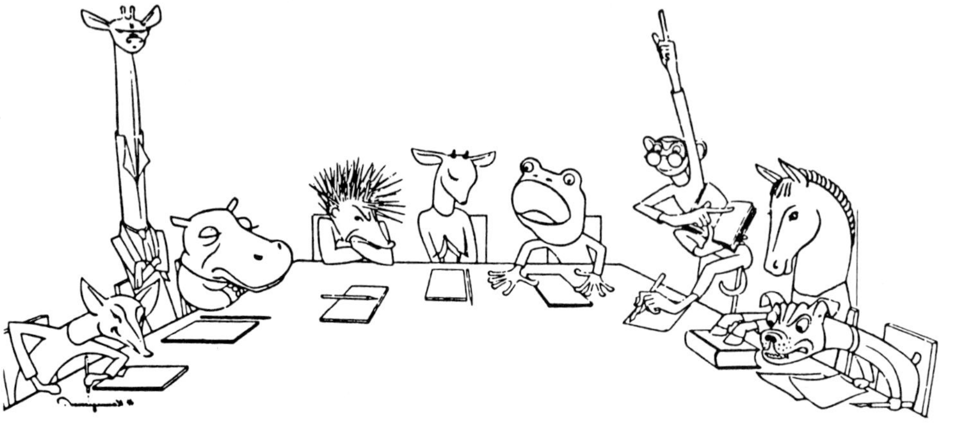

Abbildung 5/19: Teilnehmertypen an Konferenzen

- **Der Besserwisser**: Gruppe zu einer seiner Behauptungen exemplarisch Stellung nehmen lassen und ihn so mit seiner Wirkung auf andere konfrontieren.
- **Der Uninteressierte:** Als Diskussionsleiter gezielt nach seinen Aufgaben fragen und Beispiele aus seinem Interessenbereich bringen lassen.
- **Der Ängstliche:** Mittel sind: – leichte Fragen stellen; – Beitrag durch Lob zu verstärken; – Selbstbewußtsein heben.
- **Der Positive:** Er ist am Thema interessiert und trägt positiv zur Diskussion bei. Mittel sind: – ihn bewußt in die Diskussion einschalten; – ihn Ergebnisse zusammenfassen lassen.
- **Der Negative:** Er hält von Gruppenarbeit sowieso nichts und versucht, die Sitzung auffliegen zu lassen. Ein Mittel ist, als Diskussionsleiter seine Kenntnisse, Fähigkeiten und Erfahrungen anerkennen und versuchen, sie bewußt einzusetzen.
- **Der Resolute:** Er folgt zunächst der Diskussion mit mehr oder weniger Geduld. Dann aber steht er auf und sagt, was er eigentlich von der ganzen Sache hält. Damit scheint das Problem endgültig gelöst zu sein. Ein Mittel ist, als Diskussionsleiter die «Ja-aber-Technik» anzuwenden.
- **Der Bedeutsame:** Tritt von oben an das Problem heran. Mittel sind: – Bewußt Gegenmeinung aufbauen; – «Ja-aber-Technik» anwenden.

Jeder Typ, besser gesagt jeder Teilnehmer erfordert die Behandlung die ihm entspricht. Eines darf dabei nie vergessen werden: Eine Konferenzrunde ist ein Arbeitsteam; in einem Arbeitsteam aber sind unterschiedliche Charaktere und Begabungen erwünscht; Persönlichkeitsunterschiede fördern die Teamarbeit.

• **Kritische Situationen:** Zwischen der völligen Über einstimmung aller Teilnehmer in einem Diskussionspunkt und der totalen Uneinigkeit gibt es viele Zwischenstufen. In allen kritischen Situationen, auch wenn die Ansichten diametral entgegengesetzt sind, sollte der Konferenzleiter folgenden Grundsatz beachten: Nach Gemeinsamkeit suchen (nach gemeinsamen Erfahrungen, Zielen, Vorstellungen, Hoffnungen, Problemen). Wir haben doch alle dasselbe Ziel: – «Was machen wir, um dieses Ziel zu erreichen? – Wir sind zusammengekommen, um gemeinsam eine Lösung zu finden! – Was nützt uns ein Abbruch des Gesprächs?»

Wichtig ist auch hier, daß Konferenzleiter und Konferenzteilnehmer auftauchende Konflikte nicht als peinliche Zwischenfälle betrachten, sondern als normale soziale Erscheinungen. Wenn man sie als solche anerkennt und sie als solche behandelt, so können sie sich konstruktiv auswirken. Die folgenden **Verhaltensregeln** mögen helfen, mit Konfliktsituationen in Konferenzen sinnvoll umzugehen (39):

- Bannen Sie die Gefahr! Versuchen Sie zu vermeiden, daß einzelne Teilnehmer in Igelstellung gehen, die Nerven verlieren, Tumult erzeugen oder bloß noch ihre Macht demonstrieren; – unterbrechen Sie energisch; – weisen Sie auf das gemeinsame Ziel hin; – erinnern Sie an die Konferenzregeln; – fordern Sie die stillen Teilnehmer auf, Lösungsvorschläge zu machen; – beziehen Sie selbst keine Stellung.
- Identifizieren Sie den Konflikt! Versuchen Sie, den Konflikt nicht zu überspielen, sondern ihn zu erkennen und zu klären; – fordern Sie die Teilnehmer auf, sich bewußt zu machen, wie der Konflikt entstanden ist; – gemachte Äußerungen sind zu differenzieren (sich genauer auszudrücken); – das Wesentliche ist herauszuarbeiten; – es ist beim Thema zu bleiben; – gemachte Aussagen sind zu würdigen; – hören und sehen, was die Teilnehmer zu sagen haben (und wie sie sich verhalten).
- Fassen Sie zusammen, damit die gegensätzlichen Standpunkte klar zutage treten. Die Teilnehmer sollen erkennen, daß sie vom Gesprächsleiter verstanden wurden, er sich um Klärung und Ordnung bemüht und versucht, herauszufinden, wo allfällige Widersprüche in ihren Aussagen liegen.
- Erarbeiten Sie Lösungsvorschläge! Fordern Sie die Teilnehmer auf, Vorschläge zur Lösung der Krise zu machen, oder machen Sie selber Vorschläge.
- Entscheiden Sie sich über das weitere Vorgehen! Diskutieren Sie gemeinsam mit den Teilnehmern die gemachten Vorschläge und versuchen Sie einen Punkt zu erreichen, von dem aus das Gespräch weitergeführt werden kann.

Der Konferenzleiter sollte sich möglichst im Hintergrund halten. Falls erforderlich, kann er seine eigene Meinung äußern, etwa indem er: – kommentiert, anerkennt oder kritisiert; – Erklärungen abgibt, Entscheidungen fällt; – informiert; – eigene Vorschläge macht.

• **Die offizielle Autorität des Konferenzleiters:** Die Macht seiner Stellung bietet noch keine Gewähr dafür, daß er von den Konferenzteilnehmern auch respektiert wird. Nur wenn er auch über persönliche Autorität verfügt, bringen ihm die Teilnehmer wirklichen Respekt entgegen. Die folgenden Tips enthalten sicher nicht Allerweltsheilmittel für den Erfolg. In der Praxis haben sie sich aber immerhin bewährt:

- Halten Sie Augenkontakt mit den Teilnehmern; – eröffnen Sie eine Diskussion, am besten mit einer konkreten Frage; – sprechen Sie anfangs möglichst langsam; – machen Sie Pausen;
- Übergehen Sie Versprecher (bitten Sie nicht um Entschuldigung); – reagieren Sie bewußt (nicht eilfertig); – lassen Sie Einwände möglichst durch Teilnehmer wiederlegen; – bleiben Sie immer wach und konzentriert auf Empfang eingestellt;
- Lassen Sie sich nie auf das Niveau unhöflicher Teilnehmer ziehen; – nehmen Sie die Teilnehmer ernst, ihre Persönlichkeit, ihre Ansichten! Und die Teilnehmer werden Sie ernstnehmen!

• **Protokollführung:** Neben dem Konferenzleiter spielt der Protokollführer/Berichterstatter eine wichtige Rolle. Er hat folgende Aufgaben: – überwachen des Einhaltens der Tagesordnung (einschließlich Pausen); – zusammenfassen der einzelnen Beiträge, ohne den Sinn zu entstellen; – notieren nur das, was er auch wirklich versteht, andernfalls stellt er präzisierende Fragen; – notieren der Fragen, die offen bleiben; – unterstützen des Konferenzleiters bei den Zusammenfassungen; – notieren, was für die spätere Auswertung der Konferenz nützlich sein könnte.

Das Protokoll leistet aber nicht nur als Grundlage für die Erfolgskontrolle gute Dienste. Es ist auch:

- Auftragssammlung: Es sagt, was von wann bis wann erledigt werden soll;
- Kontrollhilfe: Anhand des Protokolls kann die vorgesetzte Stelle überprüfen, welche Aufgaben von wem auszuführen sind;
- Informationsmittel: Es ist nicht immer möglich und zweckmäßig, daß alle interessierten Stellen an einer Konferenz teilnehmen. Oft genügt es, wenn sie nachher über das Wesentliche informiert werden. Das geschieht anhand des Protokolls;
- Arbeitsunterlage: Die Mitarbeiter, die durch die Konferenz zu einem Tun aufgefordert werden, entnehmen dem Protokoll nicht nur den Auftrag, sondern auch die Absicht und die Gedankengänge, die zum Auftrag geführt haben.

Soll ausführlich protokolliert werden oder so knapp wie möglich? Welche Protokollart ist die Zweckmäßigste? Solche Fragen bereiten manchem Protokollführer Kopfzerbrechen. Die richtige Antwort findet er nur, wenn er genau weiß, wozu sein Protokoll den Konferenzteilnehmern und dem Betrieb dienen soll. Bei innerbetrieblichen Konferenzen sind genaue Ablaufprotokolle meist nicht gefragt. An ihre Stelle treten Beschlußberichte oder Kurzprotokolle. Folgende Informationen sollte jedes Protokoll enthalten: – Ziel der Konferenz/Sitzung; – Datum, Dauer und Ort; – Namen der Teilnehmer; – Leiter; – Ergebnisse; – offene Fragen.

Für den Protokollführer gilt der Grundsatz: Protokollieren Sie wahr, knapp und klar. Um eine Konferenz sachlich korrekt protokollieren zu können, muß der Protokollführer unparteiisch und unabhängig sein, die Sache genau kennen, sich konzentrieren und einfühlen können und eine gewisse sprachliche Gewandtheit besitzen.

5.4.5 Verhalten als Konferenzteilnehmer

Es liegt natürlich nicht nur am Konferenzleiter oder am Thema, wenn eine Konferenz mühsam ist oder scheitert. Es wurde bereits darauf hingewiesen, wie stark das Verhalten der Teilnehmer den Verlauf (und das Ergebnis) einer Konferenz beeinflußt. Da über die Kunst der Gesprächsführung an anderer Stelle gesprochen wurde, werden hier nur kurz einige Regeln angeführt (38):

- **Halten Sie sich an die Regeln!** Die Grundregel für das Konferenzverhalten lautet: – Es spricht immer nur Einer! – Den Sprecher ausreden lassen! – Wortmeldungen erfolgen erst, nachdem der Sprecher aufgehört hat! – Keiner sollte (von begründeten Ausnahmen abgesehen) länger als 30 Sekunden ohne Unterbrechung sprechen.
  Auf Ausführungen des Vorredners erfolgen keine Gegenbehauptungen, sondern Fragen nach dem Warum, Wieso, Weshalb! – Kritik sollte sich immer auf die Sache, nicht auf die Person richten! – Nur wer unmittelbar zum vorliegenden Thema etwas zu sagen hat, sollte sich zu Wort melden! – Kritik sollte nur vorgebracht werden, wenn man sich zuvor vergewissert hat, ob man den Vorredner so richtig verstanden hat; «Habe ich richtig gehört, Sie sagten, daß ..?»
- **Bereiten Sie sich vor!** – Sammeln Sie Informationen zum Thema! – Bereiten Sie Ihre eigenen Beiträge vor! – Bestätigen Sie die Einladung des Konferenzleiters und orientieren Sie ihn eventuell über Ihren Beitrag!
- **Beachten Sie das Gleichgewichtsgesetz!** – Verhalten Sie sich den anderen gegenüber so, wie Sie von Ihnen behandelt werden möchten!
- **Versuchen Sie den anderen zu verstehen!** – Versuchen Sie die Dinge auch mit seinen Augen zu sehen! – Lassen Sie andere Meinungen gelten!
- **Machen Sie sich verständlich!** – Formulieren Sie Ihre Aussagen klar und genau! – Vergewissern Sie sich, daß Sie auch verstanden wurden! – Lassen Sie Nebensächlichkeiten beiseite, – beschränken Sie sich auf das Wesentliche!
- **Äußern Sie sich nur, wenn Sie zum Thema etwas zu sagen haben!**
- **Halten Sie keine langen Monologe!** – Gehen Sie kurz auf die Äußerungen der anderen ein! – Fassen Sie sich kurz, andere haben vielleicht auch noch Dinge zu sagen, die ebenso wichtig sind, wie Ihre eigenen Gedanken!
- **Verwechseln Sie die Konferenz nicht mit einem Kampfplatz!** Eine Konferenz ist nicht der geeignete Ort, um Machtkämpfe, Rivalitäten, Streitigkeiten auszutragen und schlechte Stimmungen oder Frustationen auf Kosten anderer, und auf Kosten der Sache, loszuwerden!
- **Nehmen Sie die anderen Konfernzteilnehmer ernst!** – Akzeptieren Sie die Eigenart der anderen, ihre eigenen Gedanken, Gefühle und Meinungen!

5.4.6 Konferenzformen

Nach der **Funktion, die eine Konferenz zu erfüllen hat,** lassen sich verschiedene Konferenzformen unterscheiden, die im folgendem kurz beschrieben werden (38):

– **Informationskonferenz:** Bestimmte Leute, meist Spezialisten, treten zusammen, um gemeinsam Lösungsvorschläge zu erarbeiten und Entscheide vorzubereiten. Der Konferenzleiter muß das Thema bis in alle Einzelheiten kennen. Andernfalls hat er kompetente Fachleute als Referenten beizuziehen und sich auf eine kurze Einführung zu beschränken.

– **Problemlösungs- oder Entscheidungsvorbereitungs-Konferenz:** Bestimmte Leute, meist Spezialisten, treten zusammen, um gemeinsam Lösungsvorschläge zu erarbeiten und Entscheide vorzubereiten. Durchführungsvarianten (V) sind:

= V 1: Zuerst wird das Problem definiert und analysiert, dann werden Lösungen gesucht und Maßnahmen empfohlen.
= V 2: Zuerst wird ein Brainstorming veranstaltet, dann werden die verschiedenen Ideen bewertet.
= V 3: Der Leiter macht Vorschläge, die dann diskutiert werden (Vor- und Nachteile, Alternativen, Wirkungen).
= V 4: Die Teilnehmer lösen sich vom gegebenen Problem und entwickeln scheinbar absurde und fremde Analogien, die dann als Ansatzpunkt für die eigentliche Problemlösung dienen können.
Diese Konferenzform dient speziell der Schulung der Teamarbeit und eignet sich vor allem für das Training höherer Vorgesetzter.

– **Entscheidungskonferenz:** In bestimmten Problembereichen sollen Entscheidungen gefällt, Beschlüsse gefaßt werden. Durchführungshinweise sind:

= Die Teilnehmer müssen vor der Konferenz im Besitz der schriftlichen Entscheidungsunterlagen sein.
= Mit der Einladung sind die Auftrage bekanntzugeben.
= Über jeden Antrag wird einzeln diskutiert und abgestimmt. Die Beachtung folgender Regel ist sinnvoll: Der Antrag muß klar formuliert sein; die Frage des Leiters, bei offener Abstimmung lautet: «Wer stimmt für den Antrag?» Darauf werden die Stimmen gezählt und protokolliert. «Wer ist gegen den Antrag?» Es zählen nur Ja-und Nein-Stimmen; Stimmenthaltungen zählen nicht. Der Leiter stellt fest, mit welcher Stimmverteilung der Antrag entgegengenommen oder abgelehnt ist.

Verhandlungskonferenz: Zwischen verschiedenen Stellen soll eine Übereinkunft erzielt werden. Ein geeigneter Ablauf gliedert sich in 4 Phasen:

= Kontaktphase: Die Verhandlungspartner nehmen Kontakt auf und versuchen, das Interesse und die Aufmerksamkeit des anderen zu gewinnen.
= Argumentationsphase: Die Partner stellen die Sache aus ihrer Sicht dar und machen Vorschläge. Die Vor- und Nachteile werden diskutiert.
= Überzeugungsphase: Die Partner versuchen, die Widerstände beim anderen zu beseitigen.
= Abschlußphase: Die Partner einigen sich oder schließen die Verhandlung so ab, daß sie jederzeit wieder aufgenommen werden kann.

– **Interpretationskonferenz:** Bestimmte Maßnahmen werden erläutert, damit die Teilnehmer diese besser verstehen und ihnen zustimmen.

– **Mitarbeiterkonferenz:** Unter einer Mitarbeiterkonferenz versteht man die Zusammenkunft des Vorgesetzten mit seinen direkt unterstellten Mitarbeitern; diese Konferenzform:

= dient dem Vorgesetzten als Mittel zur Weitergabe von Informationen, die alle Mitarbeiter betreffen. Beispiel: Mitteilungen der Krankenhausleitung, Weisungen, Entscheide des Vorgesetzten, Ein- und Austritte von Mitarbeitern, Beförderungen.
= dient dem Vorgesetzten als Entscheidungshilfe! Er kann sich mit seinen Mitarbeitern beraten, bevor er Entscheidungen fällt.
= gibt den Mitarbeitern die Möglichkeit, sich auszusprechen! Gewisse Mitarbeiter werden in Gesellschaft ihrer Kollegen eher den Mut haben, auf Mißstände hinzuweisen und Unzufriedenheit zu äußern, als wenn sie dem Chef allein gegenüber treten müßten.
= gibt dem Vorgesetzten die Möglichkeit, Lernprozesse in Gang zu setzen! Er kann auf gewisse Vorkommnisse hinweisen, die nicht in Ordnung sind, die aber in einem Kritikgespräch heikel zu behandeln sind und oft sämtliche Mitarbeiter betreffen (zu lange Kaffeepausen, zu viele und zu lange private Telefongespräche, nicht aufgeräumte Schreibtische usw.)
= fördert den Erfahrungsaustausch, der in gewissen Berufen sehr notwendig ist.
Mitarbeiterkonferenzen sollten regelmäßig abgehalten werden. Die Praxis zeigt, daß Konferenzen bald wieder einschlafen, wenn sie nicht zu einer regelmäßigen Institution werden. Der Vorgesetzte darf nicht der Meinung sein, wenn er selbst nichts mitzuteilen habe, sei die Konferenz überflüssig. Seine Mitarbeiter könnten wichtige Dinge zu besprechen haben.

– **Kommissionen:** Unter einer Kommission oder einem Beratungsausschuß ist eine Gruppe von Sachverständigen zu verstehen, die mit einer zeitlich begrenzten Aufgabe betraut wird. Die Kommission hat die Aufgabe, Probleme, die von einer Person allein nicht gelöst werden können, zu bearbeiten, Lösungen vorzuschlagen oder bereits vorhandene Lösungen zu beurteilen und über bestimmte Gebiete eine Aufsicht auszuüben.
Die Vorteile einer Kommission bestehen darin, daß die geistigen Potentiale der Mitglieder, die Ansichten/Interessen verschiedener Stellen in der Kommissions-Arbeit Berücksichtigung erfahren.
Für jüngere Mitglieder bietet die Mitarbeit in Kommissionen gute Entwicklungs- und Schulungsmög-

lichkeiten. Eine Gefahr von Kommissionen besteht darin, daß bei unklarer Zielsetzung, schlecht qualifizierten Mitgliedern und schwacher Führung die Arbeit leicht in Leerlauf ausartet. Die Kosten für den Einsatz einer Kommission sind recht hoch, wenn man die Gehälter der Mitglieder in Betracht zieht.

- **Schlichtungskonferenz:** Der Zweck einer Schlichtungskonferenz besteht darin, daß zwischen zwei streitenden Parteien eine Einigung erzielt werden soll.
- **Koordinationskonferenz:** Unter einer Koordinationskonferenz versteht man eine Konferenz von Mitarbeitern auf gleicher hierarchischer Stufe aus verschiedenen Bereichen, die am gleichen Arbeitsablauf beteiligt sind. Die Koordinationskonferenz hat den Zweck, den Arbeitsablauf zwischen verschiedenen Bereichen zu koordinieren und auftretende Probleme zu lösen. Solche Konferenzen können periodisch abgehalten oder jeweils bei Bedarf eingesetzt werden. – In Krankenhaus ergeben sich zwischen verschiedenen Abteilungen und Stellen vielfältige wechselseitige Abhängigkeitsbeziehungen, die eine Abstimmung auf verschiedenen Ebenen der Hierarchie erforderlich machen.
- **Sonderformen von Konferenzen:**

= **Bildungskonferenz:** Die Teilnehmer sollen neue Kenntnisse, Fähigkeiten, Einstellungen, Verhaltensweisen erwerben.
= **Brainstorming:** Die Teilnehmer sollen spontan möglichst viele Ideen zu einem Problem äußern.
= **Betriebsrapport:** Diese Form der Zusammenkunft hat den Zweck, die Mitarbeiter zu informieren und Aufträge zu erteilen. Hinweise zur Durchführung: Meldungen und Aufträge an einzelne Mitarbeiter gehören nicht in den Rapport; persönliche Differenzen sollen unter vier Augen bereinigt werden.
= **Mitarbeiterbesprechung:** Dies ist keine eigentliche Konferenz, weil sie dann stattfindet, wenn (und wie) die Arbeit es erfordert. Sie ist auch an kein Programm gebunden.

5.4.7 Umgebungsbedingungen

Stellen Sie sich vor, Sie seien zu einer Konferenz eingeladen: Nach langem Suchen finden Sie endlich das Sitzungszimmer. Hier stellt sich heraus, daß dieses schon besetzt ist. Nach einer Viertelstunde meldet der Konferenzleiter strahlend, er habe einen andern Raum gefunden. Als Sie sich dort einfinden, ist die Luft «zum Abbeißen» dick. Sie öffnen die Fenster, setzen sich und legen Ihre Unterlagen bereit. Der Tisch ist klebrig (Ihre Akten jetzt auch); in einer Vase stehen ein paar verwelkte Blumen. Nach und nach treffen alle Teilnehmer ein. Jetzt geht es los: Der Konferenzleiter begrüßt die Anwesenden (und der Monteur im Nebenraum setzt seine Bohrmaschine in Gang ...) Zugegeben: So kraß geht es selten zu. Trotzdem sollten Sie die äußeren Bedingungen einer Konferenz nicht vernachlässigen; sie haben auf die inneren Bedingungen der Teilnehmer oft einen größeren Einfluß als man glaubt.

Vor der technischen Vorbereitung in einer Konferenz muß klar sein, welche Funktion sie zu erfüllen hat. Folgende Fragen sind in diesem Zusammenhang von Bedeutung: – Was ist der Zweck der Veranstaltung? (Anweisungen geben; Erfahrungen austauschen; Besucher orientieren) – Wer nimmt daran teil? – Wann findet der Anlaß statt? – Wie lange wird er dauern? – Wie sieht das Programm aus? Erst wenn diese Fragen beantwortet sind, kann die Gestaltung des Anlasses geplant werden, denn jeder Anlaß erfordert den Rahmen, der ihm entspricht. Eine Problemlösungskonferenz ist nicht das gleiche, wie ein Presseempfang.

• **Raumwahl:** Zunächst geht es darum, den passenden Raum zu wählen; dieser soll:

- angenehm sein: Die Atmosphäre eines Raumes wirkt sich stärker auf die Menschen aus, als man allgemein meint. Angenehme Farben, Pflanzen, Bilder usw. können zu einer Atmosphäre beitragen, in der sich die Teilnehmer wohlfühlen.
- genügend Platz bieten, so daß alle Teilnehmer bequem sitzen können.
- in einem Verhältnis zur Teilnehmerzahl stehen; eine Aussprache unter sechs Teilnehmern wird man nicht in einem Saal durchführen.
- den Teilnehmern die Möglichkeit bieten, Notizen zu machen (Stühle mit Schreibgelegenheit, Tische).
- eine gute Akustik besitzen; feststellen, ob eine Lautsprecheranlage gebraucht wird.
- eine gute Beleuchtung aufweisen; ungenügende Beleuchtung hat Ermüdung zur Folge. Auch allzu grelles künstliches Licht ist zu vermeiden.
- richtiges Sitzen ermöglichen; ungünstig sind Sessel mit starker Neigung der Sitzfläche, Die Teilnehmer lehnen sich nach hinten und verfallen in die wohlbekannte passive Konsumhaltung.
- so gelegen sein, daß die Teilnehmer weder durch Lärm gestört, noch durch Ereignisse außerhalb des Raumes abgelenkt werden. Der Blick auf Wiesen macht ruhig.
- einen wirkungsvollen Einsatz der Medien erlauben (Verdunkelungseinrichtungen, Projektionswand, elektrische Anschlüsse).

Die Luft im Konferenzraum hat frisch, kühl und normal feucht zu sein. Bei Mangel an Sauerstoff ermüden die Teilnehmer rasch. Was das Rauchen betrifft, so ist es am besten, dieses Problem gleich zu Anfang der Konferenz mit den Teilnehmern zu besprechen. Es gilt eine Form zu finden, in der sich sowohl Nichtraucher als auch Raucher wohlfühlen.

Die Umgebung wirkt oft mehr, als die Konferenz selbst. deshalb, wenn immer möglich einen Ort in ruhiger, ansprechender Lage wählen. Auch dafür sorgen, daß genügend Parkplätze vorhanden und alle Räumlichkeiten gut gekennzeichnet sind. In den Pausen sollen die Teilnehmer Gelegenheit haben, sich zu erfrischen (Toiletten, Getränkeautomat, Restaurant). In Veranstaltungen, die sich über mehrere Tage erstrecken, ist es wichtig, daß die Teilnehmer ihr Bedürfnis nach Erholung und Ausgleich befriedigen können (Wandern, Schwimmen, Kegeln).

• **Sitzordnung:** Je nach dem Zweck der Veranstaltung muß auch die geeignete Sitzordnung gewählt werden. Manchmal müssen die Konferenzteilnehmer auch entsprechend ihrem Rang plaziert werden: Der Gesprächsleiter, der Referent oder Ehrengast sitzt dann am oberen Ende des Tisches. Rechts von ihm ist der zweithöchste Teilnehmer, links von ihm der dritthöchste! So geht es weiter bis zum Ende des Tisches.

• **Einladung:** Die Einladung muß alles Wichtige enthalten (Art der Veranstaltung, Zweck, Ziele, Datum, Zeit, Dauer, Ort, Straße, Hausnummer, Gebäude, Raum, Anmarsch vom Bahnhof, Hinweis auf Parkplätze, Tagesordnung, Programm, Traktandenliste, Erwartungen an die Teilnehmer in bezug auf Vorbereitungen, mitzubringendes Material, Kleidung uam., eventuelle Unterkunft, finanzielle Regelungen, Bitte um Anmeldung, Bitte um Teilnahme.)

• **Schriftliche Unterlagen:** Ein wichtiger Punkt sind auch die schriftlichen Unterlagen, die benötigten Arbeitsmaterialien und Medien (40). Es sind dies vor allem:

– Unterlagen für die Teilnehmer: Bereit halten für die Teilnehmer je nach Veranstaltung folgende Unterlagen: Tagesordnung; Teilnehmerliste; Texte der Referate; Schriftliche Informationen, Skizzen, Darstellungen.
– Unterlagen fur den Konferenzleiter: Er braucht Organisationsunterlagen, Arbeitsunterlagen und Auswertungsunterlagen. Die folgende Liste soll Ihnen helfen, das bereitzustellen, was an der von Ihnen organisierten Veranstaltung nötig ist: Einladung, Tagesordnung, Ablaufplan, Referentenliste (mit Adressen), Sitzplan, Liste der Wortmeldungen, Manuskript des eigenen Referates, Gutachten, frühere Protokolle, Aktennotizen, Presseartikel, Statuten, Gesetze, Anträge, Gästeliste, Entschuldigtenliste.
– Material für alle: Meistens benötigt man bei einer Konferenz Schreibblock, Schreibzeug, Unterlagen zu den einzelnen Traktanden (am besten in einer Mappe mit Nummern), Büroklammern, Sichtmappen, Uhr, Termin, Notizbuch.
– Medien: – Hellraumprojekter (volle Cellophanrolle, lose Folien, Ersatzstifte, Ersatzbirne, Leinwand); – Diaprojekter (Ersatzbirne); – Leinwand; – Tafel (nasser Schwamm, trockener Lappen, Kreiden); – Tonbandgerät (Ersatzbänder), – Zeigestab; – Verlängerungskabel; Mehrfachstecker! Alle Geräte sind vor Beginn der Veranstaltung auf ihre Funktionsfähigkeit zu überprüfen, ebenso das Mikrofon (falls eines verwendet wird) und das Rednerpult.

Jede Konferenz bringt gewisse Ergebnisse, gute und auch weniger gute, beabsichtigte und unbeabsichtigte. Versuchen Sie auch nichtgeplante Resultate oder Wirkungen zu erfassen; es ist erstaunlich, was dabei manchmal zum Vorschein kommt. Ob die Auswertung rationell verläuft, hängt vor allem von folgenden Punkten ab: – klare kontrollierbare Ziele, – gute eigene Notizen, – gute Protokollführung, – konkret formulierte Aussagen, Schlußfolgerungen und Beschlüsse.

5.5 Verhandlungstaktik

Verhandlungen sind Gespräche, in denen die Partner im Gegeneinander ihrer Argumente eine umstrittene Sache aushandeln. Bei allen Formen von Verhandlungen treten sich Menschen mit unterschiedlichen Interessen und gegensätzlichen Ansichten gegenüber. Dabei kommt es oft weniger auf die Qualität der Argumente an, als darauf, daß man die Verhandlung richtig führt.

In Verhandlungen hilft es wenig, Tatsachen und Recht auf seiner Seite zu haben, wenn es nicht gelingt, den Gesprächspartner zu überzeugen, vielmehr erfordert es das Geschick, Verhandlungen richtig zu führen. Die Erfüllung von Führungsaufgaben sowie das Treffen und Durchsetzen von Entscheidungen hängen vielfach von der Fähigkeit ab, sich unmißverständlich auszudrücken und sich in den Auseinandersetzungen mit den verschiedenartigsten Partnern zu behaupten.

Dazu gehört das wirksame Verhandeln, ohne das es nicht gelingt, eigene Absichten erfolgreich zu verwirklichen. Im einzelnen geht es darum, Verhandlungen sorgfältig vorzubereiten, taktisch geschickt zu führen, mit seinen Argumenten durchzudringen und die Partner zu überzeugen.

• Grundsätzlich ist zwischen Sach- und Interessenverhandlungen zu unterscheiden: Während **Sachverhandlungen** der Klärung von Sachverhalten dienen, soll in **Interessenverhandlungen** ein Ausgleich zwischen divergierenden Interessen der Verhandlungspartner erreicht werden.

– In **streitigen Interessenverhandlungen** wird offen gegeneinander gekämpft, und zwar sowohl in der Sache, wie auch in der Form; Kinder kämpfen miteinan-

40 vgl. Weilenmann (1974)

der um Spielzeuge, Verwandte um das Erbe. Gerichtsprozesse sind zivilisierte Formen von streitigen Interessenverhandlungen. Meist entscheidet eine neutrale Instanz von Amtes wegen über den Streitausgang (Urteil).

- Bei **unstreitigen Interessenverhandlungen** geht es friedlich zu, obwohl auch hier scharf gefochten werden kann. Verkaufsgespräche und Schlichtungsverhandlungen sind die typischen Vertreter dieser Gruppe. Bei Vergleichsverhandlungen werden die gegenseitigen Interessen auf einen Nenner gebracht. Bei Verkaufsverhandlungen werden letztlich, wenn das Kaufinteresse geweckt wurde, die Vorteile des Angebotes mit dem dafür zu bezahlenden Preis durch den Käufer aufeinander abgestimmt. Erfolgreich verhandeln heißt im Grunde genommen, den Verhandlungspartner dazu bringen, daß er in meinem Sinne denkt und handelt. Es ist darum sinnvoll, sich für die erfolgreiche Führung von Verhandlungen die dafür erforderlichen Kenntnisse und Methoden anzueignen.

5.5.1 Innere Haltung ist entscheidend

Wie bei jedem Gespräch spielt auch bei der Verhandlung die innere Haltung der Gesprächspartner eine ganz entscheidende Rolle. Ein Mensch kann soviel von Verhandlungstaktik wissen wie nur möglich; ohne persönliche Motivation nützt ihm das gar nichts. Er besitzt dann lediglich potentielle Fähigkeiten; ihm fehlen jedoch Antrieb, Energie und Dynamik. Ein anderer, der ein Ziel so klar vor Augen hat, daß er es sozusagen schon greifen kann, ist dem weit voraus, der zu einer Handlung angespornt werden muß.

• **Verhandeln ist harte Arbeit!** Und wer in dieser harten Arbeit bestehen will, muß ein Motiv/einen Grund haben, damit er diese Arbeit durchsteht und die Hindernisse und Widerstände überwindet. Der Mensch ist dann am stärksten motiviert, wenn die Sache für ihn selbst von Bedeutung ist. Wenn durch Ihr Wohnzimmer eine Autobahn geplant wird, fehlt es Ihnen kaum an Motivation für Verhandlungen.

«Es geht ja sowieso nicht!» Ein Mensch, der mit einer solchen Einstellung ins Rennen steigt, hat natürlich von vornherein weniger Chancen, das Rennen zu gewinnen, als einer, der einen Sieg für möglich hält. Wenn man ständig nach Gründen sucht, warum etwas nicht geht, dann kreist man an Ort und ist nicht fähig, einen Weg wirklich in Angriff zu nehmen.

Eine positive Grundeinstellung hat viel mit Selbstvertrauen zu tun, das ist klar. Wer sich selber etwas zutraut, ist für eine Verhandlung besser gerüstet als einer, der das Gefühl hat: «Das schaffe ich nie!» Denken Sie jedenfalls immer daran, daß Ihr Verhandlungspartner auch nur ein Mensch ist. Ein Mensch wie Sie selbst, mit Wünschen, Problemen, Stärken und Schwächen. Lassen Sie sich von seiner Stellung, seinem Wissen oder seinem Auftreten nicht zu stark beeindrucken. Vor der Tatsache, daß auch er nur ein Mensch ist, kommt solchen Merkmalen nämlich nicht mehr die Bedeutung zu, die man ihnen meistens gibt.

«Der will mir ja doch nur schaden!» Wer seinen Verhandlungsparter im voraus als Feind oder als Dummkopf betrachtet, hat ebenfalls keine günstige Ausgangslage. In einer Verhandlung geht es ja eigentlich darum, eine Übereinkunft zu erzielen, das heißt: das Gespräch zu einem guten Ende zu führen. Damit das geschehen kann, ist es notwendig, daß ich auch beim anderen diesen Willen voraussetze. Man sollte deshalb grundsätzlich davon ausgehen, daß auch der Verhandlungspartner eine Übereinkunft in irgendeiner Form anstrebt; sonst würde er nicht verhandeln.

Den anderen grundsätzlich als Person zu akzeptieren, fällt nicht immer leicht. Manchmal hat man mit Menschen zu tun, die es einem wirklich schwer machen. Wie soll man sich solchen gegenüber verhalten? Zumindest sollte der Versuch gemacht werden, dem anderen wirklich zuzuhören und seinen Standpunkt zu verstehen. Wer versucht, sich einmal ganz kurz in die Haut des anderen zu versetzen, der findet manches nicht mehr so gemein oder dumm, wie er es vorher gesehen hat. Jeder sieht die Welt durch seine Brille, jeder ist eine Erfahrungswelt für sich. Überlegt man sich, warum soviele Verhandlungen und Konferenzen scheitern, so liegt der Hauptgrund darin, daß die Teilnehmer sich viel zu sehr mit sich selbst und viel zu wenig mit den anderen beschäftigen. Jeder denkt nur an seine Meinung, seine Ansicht, sein Ziel. Die Meinung des anderen wird, soweit sie der eigenen entgegenkommt, kurz bestätigt, soweit sie ihr zuwiderläuft, abgelehnt.

• **Akzeptanz des Andern:** Je weniger ein Individuum sich von den anderen akzeptiert sieht, umso mehr wird es (eigensinnig) auf seiner eigenen Meinung beharren und die Meinungen anderer ebenso behandeln, wie sie seine behandelt haben oder wie er glaubt, von ihnen behandelt worden zu sein. Das Wesen der sozialen Interaktion besteht darin, daß eine wechselseitige Beeinflussung stattfindet. Konkret kann das folgendes heißen: wenn der eine Gesprächspartner das Wort Ich dauernd verwendet, wird es unbewußt auch der andere tun. Wenn der eine Gesprächspartner den anderen häufig unterbricht, wird es auch der andere häufig tun! Wenn der eine Gesprächspartner kein Veständnis für den Standpunkt des anderen zeigt, wird sich auch der andere versteifen und kompromißlos werden!

Nur wer den Versuch macht, den Standpunkt des anderen einzunehmen und die Dinge mit seinen Augen zu betrachten, wird vermeiden können, was so viele Verhandlungen und Konferenzen so frustierend und unproduktiv macht. Man versteht sich nicht, weil man für den Standpunkt des anderen kein Verständnis hat! Man hört dem anderen nicht zu, weil man für die Bedürfnisse des anderen kein Ohr hat! Man begreift den anderen nicht, weil man nur mit den eigenen Begriffen denkt!

5.5.2 Vorbereitung einer Verhandlung

Wer eine Verhandlung beginnt, ohne sich über Eröffnung, Verhandlungsziel und Verhandlungsstrategien Gedanken zu machen, gleicht jemandem, der in irgendein Theater geht und dann enttäuscht ist, wenn er statt des erwarteten Lustspiels ein Trauerspiel sieht. Der Erfolg oder Mißerfolg einer Verhandlung hängt stark davon ab, wie man sich auf die Verhandlung vorbereitet.

• **Wichtige Fragen bei der Vorbereitung sind** (34):

– **Was will ich erreichen?** Wie lautet mein Auftrag? Was wird von mir erwartet? Zu diesen Fragen ein Tip: Es ist gut, sich nicht nur ein, sondern vier Verhandlungsziele auszudenken und diese Ziele nach ihrer Qualität und möglichen Durchsetzbarkeit zu ordnen: – Ziel A, die bestmögliche, aber kaum durchsetzbare Lösung; – Ziel B, die akzeptable und realistische Lösung; – Ziel C, die unbefriedigende, jedoch rasch durchsetzbare Lösung; – Ziel D, die unerträgliche, allerdings problemlose Lösung. Das Hauptaugenmerk soll bei der Verhandlung auf die akzeptable Lösung gerichtet werden bzw. auf den Versuch, dieses Ziel zu erreichen.
– **Was ist das Kernproblem?** Jeder Verhandlung liegt ein Kernproblem zugrunde; es ist dies das eigentliche, tiefere Problem, um das es im Grunde genommen geht. Die Kenntnis dieses Problems ist Voraussetzung dafür, daß realistische Ziele gesetzt werden können.
– **Was will der andere erreichen?** Worauf will er hinaus? Im Rahmen der Vorbereitung einer Verhandlung ist es wichtig, sich auch über Absichten, Interessen und Ziele des Verhandlungspartners Gedanken zu machen.
– **Kenne ich die Fakten?** Sicher ist es möglich, mit Verhandlungstricks Erfolge zu erzielen. Sicher muß man es verstehen, seine Meinung taktisch richtig zu vertreten. Aber die Grundlage des Erfolges ist doch das gründliche Wissen um die Tatsachen. Hier geht es darum, alle erreichbaren Unterlagen zu studieren; die Argumente zusammenzutragen, die für das eigene Ziel sprechen; sich Argumente zu überlegen, die gegen das eigene Ziel ins Feld geführt werden können; Beispiele zu finden für die Pro- und Kontra-Argumente; Fragen an den Verhandlungspartner vorzubereiten; sich Fragen zu überlegen, die der andere stellen könnte und Antworten darauf vorzubereiten.
– **Wer ist mein Verhandlungspartner?** Klarheit über die Person bzw. die Gruppe, mit der zu verhandeln ist, spielt eine wichtige Rolle. Folgende Punkte sind dabei besonders zu beachten: Wer ist vollständiger Gegner – teilweiser Gegner, – neutral, – teilweiser Befürworter, – vollständiger Befürworter? Wer ist sachkundig? Wer ist verhandlungstaktisch geschickt? Wer ist Meinungsführer/Mitläufer/Sprecher? Welche Schwächen und Stärken haben die Gegner? Über welche Informationen verfügen sie, über welche nicht?
– **Welches sind meine Möglichkeiten?** Wo liegen meine Stärken/Schwächen, bzw. die Stärken und Schwächen meiner Gruppe? Welche Mittel stehen zur Verfügung? Wie fühle ich mich, sicher oder unsicher? Warum? Über- oder unterlegen? Warum? Wie ist meine Stellung? In welchem Bereich habe ich Entscheidungsfreiheit/Kompetenzen? Wie ist mein Verhandlungsspielraum (Zeit, Minimum-Bedingungen/Maximum-Bedingungen, Kompromiß)? Welche Vorschriften muß ich beachten? Im Anschluß an die Beantwortung dieser Fragen sollen die Mittel des Gegners, insbesondere seine Argumente und Beweise, mit den eigenen Mitteln verglichen werden.
– **Wie sind die Operationsmöglichkeiten?** Was kann der Gegner tun, um mich am Erreichen meines Zieles zu hindern? Was kann ich tun, um die Hindernisse des Gegners zu überwinden? Was kann ich tun, um den Gegner am Erreichen seiner Ziele zu hindern? Welche taktischen Schritte des Gegners sind für mich am gefährlichsten? Welche Einigungsmöglichkeiten bestehen?
– **Wie will ich vorgehen?** Wenn die Lage bekannt ist, muß man sich überlegen, auf welchem Weg das Ziel erreicht werden soll. Es geht um eine Antwort auf die Frage: Welches Vorgehen verspricht den größten Erfolg? Das folgende Konzept für ein Verhandlungsgespräch wird in der Praxis häufig angewendet: Kontakt schaffen, die Wünsche des Partners kennenlernen, auf die Wünsche eingehen,Vorschläge darlegen, Einwände entkräften, Vorteile zusammenfassen, Ergebnisse festhalten.

Es ist klar, daß sich ein solches Konzept nie einfach Punkt für Punkt abwickeln läßt. Denn eine Verhandlung ist schließlich kein Vortrag, sondern ein Gespräch. Einzelne Stationen dieses Konzepts werden wahrscheinlich mehrere Male und in verschiedener Reihenfolge angesteuert. Wichtig ist, alle diese Schritte zu kennen und die einzelnen Phasen wirkungsvoll zu gestalten (siehe nächster Abschnitt).

• **Was muß ich organisieren?** Wer soll auf meiner Seite an der Verhandlung teilnehmen, falls ich nicht solo verhandle? Wen soll ich als Gesprächspartner auswählen, falls das möglich ist? Wann soll die Verhandlung stattfinden (Datum, Dauer)? Wo soll das Gespräch stattfinden? Was soll die Einladung beinhalten? Welche Unterlagen muß ich bereitstellen? Welche allfälligen weiteren Hilfsmittel sind erforderlich (Pläne, Tafeln, Dias, Proki-Folien usw.)? Welche Sitzordnung ist günstig? Wie steht es mit der Verpflegung?

5.5.3 Aufbau einer Verhandlung

• Die einzelnen Punkte des erwähnten Verhandlungskonzepts sind:

– **Kontakt schaffen!** Wie bei einer Konferenz kommt es auch bei einer Verhandlung zunächst einmal darauf

an, eine günstige Ausgangsbasis zu schaffen (der Bauer muß auch zuerst das Feld pflügen, bevor er säen kann). Bevor mit dem eigentlichen Verhandeln begonnen wird, soll also versucht werden, einen menschlichen Kontakt mit ihrem Partner herzustellen und ihm das Gefühl zu geben, daß er grundsätzlich als Person akzeptiert und nicht als Dummkopf oder Feind betrachtet wird.
In dieser ersten Phase geht es auch darum, eine gemeinsame, positive Grundstimmung zu erzeugen. Das ist nicht immer einfach; der eine Verhandlungspartner hat vielleicht eine Viertelstunde vor dem Gespräch noch eine heftige Auseinandersetzung mit seinem Chef gehabt, während der andere sich riesig freut, daß er letzte Nacht Vater geworden ist. Eine solche gemeinsame Grundstimmung läßt sich am besten dadurch herbeiführen, daß man gemeinsam etwas tut; z. B etwas ißt und Kaffee trinkt; oder über etwas redet, was beide gleichermaßen betrifft; nicht umsonst beginnen viele Unterhaltungen mit einem Gespräch übers Wetter.
Auch bei Verhandlungen gilt: Von den ersten Minuten hängt vieles ab. Wenn eine Verhandlung in einer gespannten, negativen Atmosphäre beginnt, ist ihr weiterer Verlauf von Anfang an überschattet. So ist es wichtig, den Partner freundlich zu begrüßen und bei der Eröffnung die Punkte der Übereinstimmung hervorzuheben. Bereits am Anfang sollen endgültige und sture Formulierungen vermieden und Bereitschaft zu Zugeständnissen gezeigt werden. Die Verhandlungspartner sollten sich bemühen, ruhig und langsam zu sprechen. In der Eröffnungsphase ist die Versuchung am größten, den anderen durch unechte Komplimente zu seiner Person einzuwickeln. Wird Heuchelei aber als solche erkannt, so bewirkt dies Mißtrauen.

- **Die Absichten des andern kennenlernen!** Wie der Arzt im Anamnesegespräch dem Patienten Fragen stellt, um dessen Leiden und Probleme kennenzulernen, sollen im Verhandlungsgespräch Fragen gestellt werden, um die Wünsche, Interessen und Absichten des Verhandlungspartners kennenzulernen. Je nach der Information, die benötigt wird, kann die Frage in unterschiedlicher Form formuliert werden. Gezielte Sachfragen muß man vorbereiten.
- **Auf den andern eingehen!** Es soll nochmals betont werden, wie wichtig es ist, den Standpunkt des Verhandlungspartners einzunehmen und die Dinge einmal mit seinen Augen zu betrachten. Grundsätzlich gilt: Nicht mein Ziel soll im Mittelpunkt stehen, sondern das Ziel des anderen. Selten wird eine Übereinkunft erreicht, ohne daß beide Seiten Zugeständnisse machen müssen. Der andere wird aber nur dann zu Zugeständnissen bereit sein, wenn er sich in seinen Ansichten, Vorstellungen und Wünschen verstanden fühlt oder zumindest das Bemühen spürt.
- **Vorschläge darlegen!** Ein weiterer Schritt besteht darin, dem anderen zu zeigen, wie man sich eine Lösung des Problems vorstellt. Hier geht es also darum, Vorschläge zu machen und diese Vorschläge mit Argumenten zu untermauern. Taktisch geschickt ist es, mit den schwächsten Argumenten zu beginnen, und nicht schon in der ersten Runde mit schwerem Geschütz aufzufahren. Zudem ist es ratsam, wenn möglich immer noch einige Argumente in Reverse zu behalten. Wichtig ist, daß in den Argumenten immer auch die Vorteile zum Ausdruck kommen, die für den anderen entstehen, sofern er den Vorschlag akzeptiert. Deshalb empfiehlt es sich, schon in der Vorbereitung jeweils die Auswirkungen der einzelnen Argumente in einer Liste (Abb. 5/20) festzuhalten:

Argumente/Begründungen	+	–	Auswirkungen für den Partner

Abbildung 5/20: Argumentenliste

- **Einwände entkräften!** Daß sich der eine Verhandlungspartner von den Argumenten des anderen einfach so überzeugen läßt, ohne seinerseits Gegenargumente vorzubringen, wird kaum der Fall sein (sonst ist es keine Verhandlung). Einwände gehören in eine Verhandlung (wie das Salz in die Suppe). Deshalb ist es so wichtig, sich schon im voraus auf mögliche Einwände vorzubereiten und nach Möglichkeiten zu suchen, diese Einwände zu widerlegen oder zu entkräften. Zu diesem Zweck kann ebenfalls eine Liste (Abb. 5/21) verwendet werden:

Einwände	Entgegnungen
1.	....
	....
	....
2.	....
	....
	....

Abbildung 5/21: Liste möglicher Einwände

Auf Einwände sollte rasch und richtig reagiert werden. Zu diesem Zweck muß man erkennen, ob sich der Einwand gegen die Sache oder gegen die Person richtet. Falls der andere sachlich etwas einzuwenden hat, kann man den Einwand mit sachlichen Argumenten zu widerlegen suchen. Falls es sich aber um einen Einwand gegen die Person handelt, nützen sachliche Argumente wenig. In diesem Fall muß man herauszufinden versuchen, wo der Haken liegt, um sein Verhalten darauf einstellen zu können; vielleicht fühlt sich der andere übergangen oder angegriffen. Auch hier empfiehlt es sich, wenn möglich mit denjenigen Einwänden zu beginnen, die am schwersten zu widerlegen sind; die schwächsten Einwände kann man sich für den Schluß aufsparen.

- **Vorteile zusammenfassen!** In einer nächsten Phase ist es günstig, die Hauptpunkte der eigenen Argumentation nochmals kurz und bündig darzustellen. Dabei gilt es die Vorteile des eigenen Vorschlags deutlich hervorzuheben; beispielsweise indem die positiven und die negativen Aspekte gegeneinander abgewogen werden. Dann muß die Aufforderung an den Verhandlungspartner erfolgen, den Vorschlag zu akzeptieren; ein Appell an die Gefühle hat dabei oft eine größere Wirkung als ein Appell an die Vernunft. Falls der andere zögert, kann man versuchen, ihn durch die eigene Begeisterung mitzureißen.
- **Ergebnisse festhalten!** In dieser letzten Verhandlungsphase gilt es das Erreichte zusammenzufassen und festzuhalten. Noch offene Punkte können durch Alternativ-Fragen geklärt werden: «Wollen Sie den Verwaltungsleiter über unsere Abmachung orientieren oder soll ich das tun?» Am Schluß des Gesprächs soll auch nicht versäumt werden, dem Verhandlungspartner für das offene und faire Gespräch zu danken, wenn es wirklich offen und fair war.

5.5.4 Verschiedene Verhandlungspartner

Es gibt verschiedene Verhandlungspartner, aber nur ein einziges Ziel: die Verhandlung zu einem erfolgreichen Abschluß zu führen. Wie gesagt kann man davon ausgehen, daß die meisten Verhandlungspartner, mit denen man es zu tun hat, grundsätzlich guten Willens sind. Sie verfolgen zwar ihre eigenen Ziele, sind aber durchaus bereit, vernünftige Lösungen zu suchen. Verhältnismäßig selten haben wir mit wirklich schwierigen Partnern zu verhandeln. Um aber auch da die Verhandlung zu einem guten Ende zu führen, muß man auch mit solchen Elementen richtig umgehen können.

Zunächst einmal ist es von entscheidender Bedeutung, den anderen als eigenständige Persönlichkeit zu akzeptieren. Wissen Sie, ob Sie selbst für die anderen ein schwieriger Verhandlungspartner sind? Sie sind vielleicht sogar stolz darauf, daß Sie zäh, unnachgiebig, manchmal spöttisch, manchmal sogar etwas hinterlistig sind. Auch ihr schwieriger Partner ist vielleicht auf seine Taktik stolz. Oder er weiß es nicht, daß er schwierig ist. Auf alle Fälle ist auch er ein Individuum mit eigenen Zielen, Vorstellungen und Bedürfnissen. Gestehen Sie ihm deshalb auch das Recht zu, eigene Gedanken, Gefühle und Motive zu haben.

Selbst wenn der andere sich als äußerst schwieriger Verhandlungspartner zeigt, sollte versucht werden, ruhig zu bleiben und bewußt (kontrolliert) zu reagieren; das heißt nicht, daß man nicht auch mal wütend sein darf; sich aber nicht vom Zorn zu Aussprüchen, Handlungen und Reaktionen hinreißen lassen, zu denen man im nüchternen Zustand nicht stehen kann.

Warum macht der Verhandlungspartner Schwierigkeiten? Das ist die erste Frage, die wir uns in einer solchen Situation stellen müssen. Liegt es an mir? Nur die allerwenigsten Menschen wollen unangenehm sein; sie sind es, weil sie etwas bedrückt (ein Mensch mit Sorgen ist oft sehr aggressiv). Häufig sind es eigenartige Gründe, die einen Menschen unnachgiebig, verstockt oder arrogant machen (vielleicht ist der Verhandlungspartner ungenügend vorbereitet und fühlt sich dadurch unsicher, vielleicht hat er Angst). Auf jeden Fall sollte immer zuerst versucht werden, den Gründen auf die Spur zu kommen, warum der andere sich so oder anders verhält.

Wenn man weiß oder zumindest ahnt, weshalb der andere Schwierigkeiten macht (oder Schwierigkeiten hat), kann man sich in seinem Verhalten darauf einstellen. Wenn Sie z. B. glauben, Ihr Partner fühle sich Ihnen gegenüber unterlegen und sei deshalb so aggressiv, dann sorgen Sie dafür, daß er dieses Gefühl nicht mehr zu haben braucht. Eine andere Möglichkeit ist die, das Verhalten des anderen zu identifizieren (40). Es ist erstaunlich, wie oft es hilft, wenn man einem Menschen auf den Kopf zusagt, wie sein Verhalten auf einen wirkt. Wenn beispielsweise ein Partner grundsätzlich jeden Gedanken angreift, den Sie äußern, können Sie sagen: «Sie wirken heute auf mich sehr angriffig, Herr Wolfer». Entweder hört er auf, oder er explodiert mit den Worten: «Es ist aber auch wahr – das ist doch lauter Unsinn, was Sie da erzählen!» Dann wissen Sie, woran Sie sind und können Ihr Vorgehen entsprechend ändern!

- **Typen, deren Grundzüge sich in manchem Verhandlungspartner erkennen lassen** (40):

- **Alleswisser:** Lassen Sie dem Alleswisser seine Befriedigung. Regen Sie sich nicht auf. Er wird gerne Ihre Gedanken übernehmen und für seine eigenen ausgeben (da haben Sie doch nichts dagegen?) Auf den Ausgang der Verhandlung kommt es schließlich an. Da können Sie beim Ablauf doch ruhig einiges in Kauf nehmen.
- **Geschwätzige:** Unterbrechen Sie ihn laufend durch Fragen. So können Sie ihn mit der Zeit auf Ihr Ziel hin lenken.
- **Meckerer:** Lassen Sie den Meckerer meckern. Er wird Ihre wiederholten Argumente doch aufnehmen, weil er langsam merkt, daß sein Meckern gegen Ihre ruhige, sachliche Argumentation lächerlich wirkt.
- **Unentschlossene:** Ihm müssen Sie genügend Zeit einräumen. Verabreichen Sie ihre Argumente in kleinen Portionen und mit viel Geduld. Reden Sie nicht viel (durch Ihr Schweigen zwingen Sie den Zögernden zu Aktionen.)
- **Salamitaktiker:** Will Ihnen schrittweise kleine Zugeständnisse abverlangen, die Ihr Gesamtziel ernsthaft bedrohen. Führen Sie immer wieder das anzustrebende Gesamtergebnis ins Feld und weigern Sie sich konsequent, Teilfragen als definitiv abgeschlossen zu betrachten.

---

40 vgl. Weilenmann (1974)

- **Unfaire:** Gegen ihn können Sie nur mit äußerster Selbstkontrolle und mit wiederholten sachlichen Argumenten etwas ausrichten.

• **Unterschiedliche Verhandlungspartner** verwenden auch unterschiedliche Mittel, um ihre Ziele zu erreichen bzw. um die Zielerreichung des Partners zu verhindern. Im folgenden finden sich verschiedene taktische Tricks, die man kennen muß, um richtig darauf reagieren zu können: Der Verhandlungspartner:

- versucht, Sie unter Druck zu setzen! Er spielt seine Autorität aus, droht, erweckt Mitleid, appelliert an edle Gefühle, schmeichelt.
- versucht, Sie zu verunsichern! Er zeigt Desinteresse, wendet sich demonstrativ ab, spielt gelangweilt mit dem Kugelschreiber, stellt Fangfragen, lächelt hintergründig.
- stiftet Verwirrung! Um Zeit und Überblick zu gewinnen, unterschiebt der andere Ihnen Dinge, die Sie gar nicht gesagt haben oder vermischt verschiedene Argumente miteinander.
- versucht, Sie zu reizen, und entschuldigt sich nachher! Durch zweideutige Bemerkungen, durch persönliche Angriffe oder indem er auf dem wunden Punkten herumreitet, versucht er Sie in Wut zu bringen, damit Sie die Berrschung verlieren. Dann kann er Sie besser angreifen, denn Entrüstung führt zu Entrüstung.
- verdreht Ihre Aussagen, indem er Behauptungen, die sich auf Einzelfälle beziehen, verallgemeinert! Oder indem er zu allgemeinen Äußerungen kritische Einzelfälle bringt.
- benutzt Präzedenzfälle! Um Sie zu beeindrucken und einzuschüchtern, zeigt er, daß seine Ideen auch von anderen Leuten geteilt werden; er benützt zum Beispiel Aussagen bekannter Autoritäten. Er zeigt, daß seine Lösung in anderen Fällen gute Erfolge erzielt hat.
- bemerkt, daß Ihre Vorschläge theoretisch gut, aber praktisch undurchführbar sind! Mit diesem Argument versucht der Gegner, Ihre Argumentation zum Einsturz zu bringen, ohne wirklich darauf einzugehen.
- lenkt ab! Wenn er merkt, daß seine Stellung unhaltbar wird, beginnt er von etwas anderem zu sprechen. Er sucht sich vielleicht bei Ihnen eine schwache Stelle aus und beginnt, diese zu bearbeiten.
- verzögert die Verhandlung! Er spricht lange, stellt viele Fragen, verlangt Pausen und Abstimmungen, stellt Ordnungsanträge; das alles, um Entscheide zu verhindern oder Zeit zu gewinnen.

Was immer auch man von solchen Methoden hält, es ist eine Tatsache, daß solche Mittel eingesetzt werden; wahrscheinlich haben Sie damit auch schon Ihre Erfahrungen gemacht. Wenn Sie sich solchen Schlingen entziehen wollen, müssen Sie wissen, wo sie liegen und wie sie aussehen.

5.5.5 Auswertung

«Ich habe zwar nicht das erreicht, was ich wollte, aber nächstes Mal wird es schon besser gehen!» Wer sich mit einer solchen Feststellung begnügt, wird mit großer Wahrscheinlichkeit beim nächsten Mal genauso scheitern, wie er dieses Mal gescheitert ist. Wurden die gesteckten Ziele erreicht? Das ist wieder die Kernfrage; diese läßt sich aber nur beantworten, wenn die Ziele vorher klar und eindeutig formuliert wurden. Welche nicht beabsichtigten Resultate wurden erzielt?

Jedes Gespräch, so auch jede Verhandlung, führt zu Ergebnissen, die nicht geplant worden waren. So kann es zum Beispiel vorkommen, daß die gesteckten Ziele zwar nur teilweise erreicht wurden, daß aber im Laufe des Gesprächs ein wertvoller menschlicher Kontakt zwischen den Verhandlungspartnern entstanden ist; der in dieser Weise nicht beabsichtigt oder gar geplant war, aber sehr erfreulich ist. Es sollte versucht werden, auch solche nicht geplanten Ergebnisse zu erfassen, da sie wichtige Hinweise über sich selbst und den Partner geben können.

In einem weiteren Schritt gilt es, gemachte Fehler zu erkennen. Die Frage, wo, wann und wie ein Fehler entstanden ist, kommt vor der Frage nach dem Warum. Dann müssen auch die Auswirkungen der Argumente betrachtet werden. Welche Argumente haben welche Wirkung erzielt? Welche Argumente haben eingeschlagen, welche nicht?

Auch die Wirkung der gegnerischen Argumente gilt es zu ermitteln und zu analysieren; «Warum bin ich da so wütend geworden?». Im weiteren ist das eigene Vorgehen und das Vorgehen des Gegners zu analysieren. Welches Vorgehen hat was bewirkt? War mein Vorgehen grundsätzlich richtig? Habe ich mich in den einzelnen Situationen richtig verhalten? Habe ich die richtigen Mittel eingesetzt?

Was die Person des Verhandlungspartners betrifft, so sind insbesondere folgende Fragen von Bedeutung: «Hat er mir in die Augen geschaut? Worauf hat er wie reagiert? Was hat ihn kalt gelassen? Hat er mir zugehört? Hat er mich verstanden? Wußte er in Sachfragen gründlich Bescheid? Macht er klare und direkte Aussagen, oder hat er unverbindlich gesprochen? Ist er sicher aufgetreten? Welche Stärken und Schwächen hat er gezeigt? Hat er nach meinen Problemen und Wünschen gefragt? Hat er meine Argumente und Einwände ernstgenommen?»

Aber nicht nur das Verhalten des Verhandlungspartners, sondern auch das eigene Verhalten gilt es zu beurteilen. «Habe ich mich grundsätzlich sicher gefühlt? Habe ich, ohne zu zögern, immer treffende Beweise und Argumente anführen können? In welchen Situationen war ich unsicher? Warum? Habe ich die richtigen Fragen gestellt? Bin ich auf die Argumente, Einwände und Wünsche meines Partners eingegangen? Habe ich versucht, die Dinge mit seinen Augen zu sehen? Habe ich meinen Partner richtig eingeschätzt? Habe ich mich selbst richtig eingeschätzt?»

Alle Anstrengungen, die Verhandlungen zu analysieren, Fehler zu ermitteln und Ursachen zu ergründen, sind natürlich ziemlich sinnlos, wenn daraus nicht die entsprechenden Konsequenzen gezogen werden. Die Konsequenzen ziehen, heißt hier in erster Linie: aus Erfolgen und Mißerfolgen, zu lernen. Lernen aber bedeutet: sein Verhalten ändern oder, wenn es erfolgreich war, beizubehalten. «Aus Fehlern lernen kann ich nur, wenn ich weiß, was ich falsch gemacht habe!». Deshalb darf die Auswertung einer Verhandlung auf keinen Fall vernachlässigt werden. Die Konsequenzen ziehen heißt natürlich auch, daß beide Verhandlungspartner die Beschlüsse und Vereinbarungen auch durchführen.

Für die Auswertung einer Verhandlung stehen verschiedene Hilfsmittel zur Verfügung: das Gedächtnis, die eigenen Notizen sowie je nachdem auch Verhandlungsunterlagen, schriftlich niedergelegte Vereinbarungen, Aktennotizen und Protokolle. Nicht jede Verhandlung wird protokolliert. Und wenn ein Protokoll gemacht wird, dauert es manchmal sehr lange, bis es erscheint. Manchmal ist es unvollständig oder sogar falsch.

Wichtigste Grundlage für die Auswertung bilden immer die eigenen Notizen, in denen folgendes festgehalten wird: Reaktionen des Partners auf bestimmte Argumente; Argumente oder taktische Ideen, die Ihnen während der Verhandlung in den Sinn kommen; Meinungen/Ansichten des Gegners; Eigenschaften/Verhaltensweisen des Gegners, die Ihnen auffallen, taktische Züge, die Sie beobachten; Beschlüsse/Abmachungen, die Sie selbst treffen. Vor allem bei kleineren Verhandlungen ist es nicht immer möglich, während des Gesprächs alles Wichtige zu notieren. Die wesentlichen Punkte müssen dann unmittelbar nach dem Gespräch festgehalten werden, solange das Ganze noch warm ist.

5.6 Redetechnik

Die Sprache stellt das wichtigste Kommunikationsinstrument dar; vom gekonnten Einsatz dieses Instruments ist der Erfolg der Kommunikation in entscheidendem Maße abhängig. Jeder, der wirksam mündlich kommunizieren will, ob er nun informiert, verhandelt, predigt, lehrt oder diskutiert, muß überzeugend reden können. Wenn man genau festhält, wie oft man in die Situation gerät, das Wort zu ergreifen, dann stellt sich das Reden nicht selten als eigentliche Hauptbeschäftigung heraus.

Für den Vorgesetzten spielt die Fähigkeit, sich überzeugend äußern zu können, aber eine ganz besondere Rolle! Kein Vorgesetzter wirkt glaubwürdig, wenn er nicht vor seine Mitarbeiter treten und ihnen seine Gedanken in freier Rede mitteilen kann. Kein Chef vermag seine Mitarbeiter wirksam zu führen, wenn er nicht in der Lage ist, seine Pläne und Ideen überzeugend zu äußern. In vielen Situationen des privaten, beruflichen oder öffentlichen Lebens kommt es nicht nur darauf an, was einer inhaltlich zu sagen hat, als vielmehr darauf, wie überzeugend er es versteht, seinen Standpunkt darzulegen. Das ist eine Tatsache, die nicht einfach ignoriert werden kann.

«Auch meine Zufriedenheit ist untrennbar verknüpft mit der Fähigkeit, daß ich das, was ich denke und fühle, meinen Mitmenschen gegenüber glaubhaft auszudrücken vermag; Reden zu können ist deshalb für jeden Menschen nicht bloß wünschenswert, sondern sehr oft lebensnotwendig!»

5.6.1 Stichwort – Selbstoffenbarung

Die Vorstellung, vor einer Gruppe von Leuten reden zu müssen, ist für viele Menschen mit unangenehmen Gefühlen verbunden; viele haben eigentliche Angst davor. Woher kommt diese Angst? Was kann man dagegen unternehmen? Das sind Fragen, die für den einzelnen oft brennender sind als die Frage nach dem optimalen Aufbau eines Referates.

Wie bei der Anatomie der Nachricht festgestellt wurde, sind in jeder Botschaft, die ein Sender einem Empfänger mitteilt, nicht nur Informationen über die mitgeteilte Sache, sondern auch Informationen über den Sender selbst. In jeder Botschaft steckt somit ein Stück Selbstoffenbarung; dieser Begriff schließt sowohl die beabsichtigte Selbstdarstellung, wie auch die unbeabsichtigte Selbstenthüllung ein.

«Jede Botschaft, die ich Dir mitteile, ist somit in einem gewissen Sinne eine Kostprobe meiner Persönlichkeit!» Diese Tatsache macht vielen Menschen Angst. «Wie stehe ich in den Augen des anderen da?» «Zeitweise spüren wir diese Angst sehr deutlich, etwa am Herzklopfen, bevor wir uns in einer größeren Gruppe zu Wort melden! (40)».

• **Die Entstehung der Rede-Angst** wird folgendermaßen erklärt: Ein Kind merkt sehr bald, daß nur gewisse Teile seiner Persönlichkeit akzeptiert werden. Daß es beispielsweise Anerkennung findet, wenn es gut ist, daß es aber auf Ablehnung stößt, wenn es unfähig ist, bestimmte Aufgaben zu meistern. Mit der Zeit macht sich das Kind die Bewertungsmaßstäbe seiner Umwelt zu eigen und wendet sie ebenfalls an; anderen gegenüber und gegenüber sich selbst. Je stärker ein Jugendlicher oder Erwachsener die gesellschaftlichen Bewertungsnormen verinnerlicht, desto mehr:

- sieht er seine Mitmenschen in der Rolle von strengen Richtern, vor deren Augen er zu bestehen hat. Er hat Angst, sich offen zu zeigen, sich zu «enthüllen», da ihm dies die Anerkennung kosten oder eine schlechte Qualifikation einbringen könnte;
- faßt er auch ganz harmlose Situationen als eine Art Prüfung auf, wo man versagen oder sich bewähren kann;

- sieht er in dem anderen den Rivalen und fürchtet, als Unterlegener dazustehen.

Alltägliche Erfahrungen, etwa in der Schule oder am Arbeitsplatz, beweisen, daß diese Welt von Richtern und Rivalen kein reines Phantasieprodukt ist. Es ist zum Beispiel bekannt, daß Schüler, die im Leistungswettbewerb versagen, nicht nur auf den Aufstieg verzichten müssen, sondern auch Geringschätzung ihrer Person durch Lehrer, Eltern und Mitschüler erfahren. Die Angst vor Richtern und Rivalen kommt also nicht von ungefähr. Und sie ist zu einem guten Teil auch begründet (34).

Unsere Gesellschaft ist eine Gesellschaft von Richtern und Rivalen. Und solange die heute geltenden Beurteilungsnormen unser Leben beherrschen, ist es tatsächlich nicht ungefährlich, sich offen, ohne Fassade oder Maske, zu zeigen. So haben die Menschen gewisse Techniken entwickelt, die darauf abzielen, bestimmte Teile der eigenen Person zu verbergen oder zu tarnen (34). Sie bemühen sich, keine Gefühle, keine Schwächen zu zeigen; sie machen gute Miene zum bösen Spiel. Sie legen ein professionelles Gehabe an den Tag! Sie entwickeln eine konfliktscheue Pseudo-Freundlichkeit! Sie verstecken sich hinter einer gefühlsarmen, wohlpräparierten Sachlichkeit! Sie schweigen und vermeiden es auch, Fragen zu stellen; sie wollen sich nicht blamieren!

• Die Norm fassadenfreier Selbstoffenbarung nach dem Motto: In der Blöße liegt die Größe, die manche Selbsterfahrungsgruppe beherrscht, hat weder dort, erst recht aber in der Arbeitswelt nichts verloren. Vielmehr gilt es von Situation zu Situation zu spüren und zu entscheiden, wieviel fassadenfreie Offenheit möglich ist. Daneben aber ist es für die seelische Gesundheit jedes Menschen von größter Bedeutung, daß er sich Orte schafft, wo er seine Gedanken und Gefühle frei äußern kann, ohne auf der Hut sein zu müssen. Denn eines darf nicht übersehen werden: Indem Menschen Gefühle und Gedanken vor einander geheimhalten, tragen sie zu der Isolation bei, unter der sie oft leiden:

- **«Ich kann keine Rede halten!»** ist eine weitverbreitete Meinung! Darauf läßt sich nur sagen: «Handle mutig und du wirst mutig!» (William James). Der einzige Weg, es zu lernen, besteht darin, sich zu überwinden und es zu versuchen. «Wessen Herz voll ist, dem geht der Mund über!» so ungefähr lautet doch eine alte Sprechweise. Wer von einer Sache überzeugt ist, vermag sich auch auszudrücken. Zu bedenken ist, daß es nur ganz wenige brillante Redner gibt. Es wäre falsch, brillant sein zu wollen; sich selber sein zu wollen, reicht völlig aus. Denn das ist die beste Ausgangslage für den ganz eigenen persönlichen Redestil, auf den es schlußendlich ankommt. Ich will und ich kann reden. Dieser Vorsatz sollte zu einer eingefleischten Gewohnheit werden.
- **Lampenfieber,** die Angst vor öffentlichem Auftreten, ist keine Eigenschaft, die man hat oder nicht hat und die man ein für allemal überwindet, sondern ein Gefühl, das bei ungewohnten Situationen immer wieder auftreten kann. Jeder von uns hat damit seine Erfahrungen gemacht; es gibt selbst Schauspieler, die noch nach 20 Jahren nicht davon geheilt sind. Die folgenden Tips sollen helfen, mit dem Lampenfieber besser zurechtzukommen:

= **Fordern Sie Situationen heraus,** die für Sie mit Lampenfieber verbunden sind; zumindest weichen Sie solchen Situationen nicht aus!
= **Sprechen Sie über ein Thema, das Sie persönlich sehr gefühlsmäßig berührt,** etwas, wofür Sie sich begeistern, worüber Sie sich aufregen, ärgern können!
= **Nehmen Sie auch den kleinsten Erfolg nicht als selbstverständlich,** sondern freuen Sie sich darüber, daß Sie z. B. die Einleitung eines Vortrags geschafft haben!
= **Bereiten Sie sich vor!** Bereiten Sie sich auch darauf vor, daß Sie Fehler machen werden.
= **Zu sich selber stehen,** ist ein großes Wort! Eine große Aufgabe, mit der sich manche Menschen bis an ihr Lebensende beschäftigen. Im Zu-sich-selber-Stehen aber liegen auch entsprechend große Möglichkeiten, so auch die Möglichkeit, sich von belastenden Hemmungen zu befreien. Denn Hemmungen haben ihre Ursache, grob gesagt, darin, daß ich ein anderer sein möchte als ich bin. Menschen sind gehemmt, weil sie sich klein, zu dick oder häßlich vorkommen, weil sie nicht so gescheit daherreden können wie andere, weil sie nicht so gut angezogen sind wie andere usw.

- Einer **Hemmung** liegt immer ein Vergleich zugrunde! Ich vergleiche mich mit geltenden Normen, mit anderen Menschen; dabei stelle ich fest, daß ich mich von diesen unterscheide. Und zwar so unterscheide, daß ich mir unfähig, unterlegen oder minderwertig vorkomme. Daß ich dadurch meine eigenen Werte, meine eigenen Stärken, meine eigene Persönlichkeit nicht erkenne oder zu verleugnen suche, ist klar. Um von Hemmungen frei zu werden, müssen wir:

= die **Hemmungen erkennen!** Wir müssen lernen, den Ursachen auf die Spur zu kommen; und nicht versuchen, die Hemmungen zu ignorieren oder ängstlich zu verbergen.
= **zu sich selber stehen!** Es ist keine Schande, dick oder klein oder impulsiv zu sein. Es sind die Eigenschaften, die jeden von uns zu jener unverwechselbaren Persönlichkeit machen, die er ist. Eine Schande hingegen ist es, nicht zu sich selbst stehen zu wollen und ein anderer sein zu wollen als der, der man ist.
= **sich in Gesellschaft begeben!** Menschen mit Hemmungen sollten ihr Schlupfloch öfters verlassen. Die Fähigkeit, sich frei bewegen und frei reden zu können, ist zu einem guten Teil auch eine Sache der Übung.
= **die eigenen Stärken entwickeln!** Jeder Mensch hat seine schwachen Seiten, seine Grenzen. Und niemand

kann über den eigenen Schatten springen. Jeder Mensch hat aber auch seine starken Seiten und ist fähig, auf seinem Gebiet Großes zu leisten. Diese Stärken gilt es zu erkennen und zu entwickeln; dies ist besser, als sich dauernd mit den Schwächen herumzuplagen.

5.6.2 Aufbau einer Rede

Mit dem Wort Rede ist im folgenden nicht nur die Rede im engeren Sinn gemeint, sondern auch das Referat, der Vortrag oder der größere Beitrag in einer Diskussion.

• **Am Anfang stehen fünf Fragen!** Es empfiehlt sich, die Vorbereitung einer Rede immer mit diesen Fragen zu beginnen:

- **Wozu halte ich eine Rede?** Um meinen Mitarbeitern ein neues Projekt vorzustellen? Um sie von der Notwendigkeit einer Maßnahme zu überzeugen? Die Antwort auf diese erste Frage gibt Ihnen Klarheit über Zweck/Funktion und Ziel der Rede.
- **Wer sind die Adressaten?** (Vor wem werde ich sprechen?) Je mehr Sie über Ihre Zuhörer wissen, desto besser werden Sie auf diese eingehen können: auf ihren Erfahrungsbereich, ihre Interessen, Wünsche, Erwartungen usw.
- **Was will ich sagen?** Welche Ideen will ich darstellen? In welchem Zusammenhang steht diese Idee? Was ist wichtig? Was kann ich weglassen? Die Themen müssen wichtig sein, die Interessen der Zuhörer berühren; sie müssen verstehbar sein; den Erfahrungsbereich bzw. die Aufnahmefähigkeit der Zuhörer nicht übersteigen. Eng im Zusammenhang mit der Was-Frage steht die Frage nach dem Wie. Die Antwort hängt einerseits vom Thema ab und andrerseits von der Zeit, die zur Verfügung steht.
- **Wo werde ich sprechen?** Wie ist der Rahmen, der Raum, die Umgebung, wo ich sprechen werde? Welche Möglichkeiten / Grenzen ergeben sich daraus?
- **Wann werde ich sprechen?** Früh am Morgen oder spät abends? Bin ich der einzige Redner, oder stehen noch andere auf dem Programm? Wer spricht vor mir, wer nach mir? Die Antwort auf die letzte Frage kann mir wichtige Hinweise liefern: Wenn ich beispielsweise weiß, daß vor mir ein langweiliger Referent die Zuhörer ermüdet hat, werde ich meiner Rede etwas Pfeffer geben.

• **Vorbereitung einer Rede in zwölf Schritten** (34): Die Vorbereitung einer Rede läßt sich in zwölf Schritte gliedern:

- **Fachen Sie Ihre Phantasie an!** Sammeln Sie zuerst einmal Gedanken und Ideen zu Ihrem Thema und halten Sie diese schriftlich fest. Notieren Sie sich auch alle Fragen und Antworten, die Ihnen spontan einfallen.
- **Ordnen Sie Ihre Notizen!** Gehen Sie jetzt daran, die notierten Gedanken und Fragen grob zu gliedern. Folgende Fragen haben sich als Gliederungskonzept bewährt: – Warum ist dieses Thema aktuell/wichtig/interessant? – Wie ist die gegenwärtige Situation? Welche Konsequenzen/Folgen ergeben sich aus dieser Situation (negativ: Gefahren, Bedrohungen, Schäden; positiv: Hoffnungen, Chancen, Lösungen etc.)? – Wie lassen sich diese Konsequenzen beweisen (Tatsachen, Statistiken, Graphiken, Aussagen uam.)? – Was ist zu tun (Vorteile und Nachteile)? Wie können wir vorgehen (Appell, Aktionsplan, Maßnahmen)?
- **Suchen Sie nach Fragen, Beweisen und Beispielen!** Gehen Sie Ihr erstes Gliederungskonzept nochmals durch. – Welche Fragen fehlen noch? – Welche Beweise, Tatsachen und Aussagen fehlen noch? – Notieren Sie alle Fragen, auf die Sie noch Antworten brauchen.
- **Beschaffen Sie das fehlende Material!** Eigene Aufzeichnungen, Fachzeitschriften, Zeitungsartikel, Fakten aus dem Betriebsalltag, Bücher uam.
- **Suchen Sie nach persönlichen Erlebnissen!** Durchforschen Sie Ihr Leben nach Erfahrungen, die Sie persönlich zu diesem Thema gemacht haben: Erfahrungen zuhause, in der Schule, im Krankenhaus.
- **Leben Sie mit dem Thema!** Tragen Sie Ihr Thema mit sich herum. Diskutieren Sie es mit Kollegen, Bekannten, Fachleuten und Praktikern. Fragen Sie sie um Ihre Meinung zu bestimmten Problemen.
- **Nehmen Sie die endgültige Gliederung vor!** Bringen Sie jetzt Ihr gesamtes Material in die richtige Reihenfolge. Zuletzt schreiben Sie alle Gliederungspunkte zur besseren Übersicht auf eine Seite. Erst jetzt formulieren Sie Einleitung und Schluß.
- **Überlegen Sie sich, welche Hilfsmittel Sie einsetzen wollen** (Schriftliche Unterlagen, Bilder, Medien, etc.).
- **Halten Sie einen ersten Probevortrag!** Schreiben Sie noch kein Manuskript, sondern versuchen Sie, den Stoff zu beherrschen. Sprechen Sie mit Hilfe Ihrer geordneten Stichwort-Zettel. Das hat den Vorteil, daß Sie den Stoff schon kennen, bevor Sie das Manuskript schreiben. Zudem werden Ihnen während des Redens neue Einfälle und Gedanken kommen. Sie hören auch, wie die Rede klingt.
- **Überarbeiten Sie Ihre Notizen!** Vielleicht sind bestimmte Passagen umzuändern, zu ergänzen oder zu streichen.
- **Verfassen Sie das Manuskript!** Wie man das machen kann, wird weiter unten beschrieben.
- **Merken Sie sich die Rede!** Für das Auswendiglernen einer Rede gibt es verschiedene Systeme.

• **Die Gliederung einer Rede** sollte nie Selbstzweck, sondern immer nur Hilfsmittel für den logischen und psychologischen Fluß der Rede sein. Im folgenden werden zwei Gliederungen vorgestellt, die sich in der Praxis bewährt haben:

- **Antike Redegliederung:** Die klassische Gliederung einer Rede stammt aus der Antike und wird noch heute vielfach verwendet. Sie basiert auf den menschlichen Verhaltens- und Reaktionsweisen und kann als eine Art Grundlage psychologischer Menschenbehandlung bezeichnet werden.

  Die Grundfunktion einer Rede, die darin besteht, den Zuhörer zu überzeugen, kommt in dieser Gliederung treffend zum Ausdruck; ihr liegt die Auffassung zugrunde, daß eine Rede nie als Angriff aufgebaut sein darf; es soll alles vermieden werden, was Widerstand schaffen und mögliche Gegner in ihrem Standpunkt fixieren könnte. Der Aufbau umfaßt 8 Stufen:

= Wohlwollen der Zuhörer gewinnen! Vor Beginn der eigentlichen Botschaft soll die Sympathie der Zuhörer gewonnen werden.

= Gegenwärtige Situation darlegen! Hier wird der Tatbestand/Ausgangslage dargestellt und auf sachliche Weise gezeigt, welches Thema die Rede zur Sprache bringt. In dieser Phase gilt es immer noch Vertrauen zu schaffen. Es dürfen auch Aspekte erwähnt werden, die den eigenen Standpunkt nicht unbedingt unterstützen.

= Neue Möglichkeiten aufzeigen! Aufgrund der gegenwärtigen Situation werden Fragen aufgeworfen, mögliche Konsequenzen gezogen, Folgen aufgezeigt und verschiedene Möglichkeiten/Vorschläge formuliert.

= Vorschläge begründen! In dieser Phase geht es darum, die eigenen Vorschläge zu begründen und ihre Vorteile aufzuzeigen. Dabei wird mit den schwächsten Argumenten begonnen. Die stärksten Argumente werden dann sehr ausführlich ausgeschlachtet.

= Mögliche Einwände vorwegnehmen! Gegenargumente möglichst genau darstellen und widerlegen. Am besten wird mit den schwer zu widerlegenden Argumenten begonnen und versucht, deren Wirksamkeit zu schwächen. Die schwächsten gegnerischen Argumente spart man sich auf den Schluß. Je schwächer ein Gegenargument ist, desto ausführlicher wird darauf eingegangen und desto schärfer wird es widerlegt. So lassen sich die Zuhörer stufenweise für die Sache des Redners gewinnen.

= Tatsachen zusammenfassen! Die Hauptpunkte der Rede bzw. die Hauptargumente werden nochmals kurz dargestellt. Zusammenfassend werden die eigenen Gedanken den gegnerischen gegenüber gestellt. Die Vorteile der eigenen Idee und die Nachteile der Idee des Gegners werden nochmals ganz kurz, klar und deutlich zum Ausdruck gebracht.

= Zuhörer begeistern! Jetzt werden die Zuhörer aufgefordert, zwischen den dargestellten Möglichkeiten zu wählen. Der Redner macht sie auf die schlimmen Folgen eines allfälligen Fehlentscheides aufmerksam. Dabei appelliert er weniger an die Vernunft, als an die Gefühle der Zuhörer.

= Zur Tat aufrufen! In knapper Form werden die Zuhörer zum Handeln aufgefordert.

- **Fünf-Punkte-Gliederung:** Für Stegreif-Redner oder Vorträge mit kurzer Vorbereitungszeit empfiehlt es sich, folgende Gliederung zu verwenden: Interesse wecken; Kerngedanken nennen; Vorschläge begründen; Beispiele bringen; zum Handeln auffordern.

• **Welche Manuskript-Form ist die beste?** Es gibt wenige Menschen, die fähig sind, ganz frei, ohne Manuskript eine gut aufgebaute, wirksame Rede zu halten. Das Verfassen eines Manuskriptes bringt vor allem drei Vorteile: – Dadurch, daß ich einen Gedanken formuliere und umformuliere, wird er mir selber klarer. – Während ich ein Manuskript für einen Vortrag erarbeite, merke ich mir gleichzeitig dessen Inhalt. – Während des Vortrages benutze ich das Manuskript als Gedächtnisstütze. Aus diesen Gründen ist es empfehlenswert, ein Manuskript zu verfassen.

Es gibt verschiedene Grundformen von Manuskripten; am einzelnen Redner liegt es dann, die eine oder andere Form auszuprobieren und im Laufe der Zeit seine eigene Form zu entwickeln, die Ihnen persönlich am besten dient.

- **Wort-für-Wort-Manuskript:** Die Rede wird wortwörtlich aufgeschrieben. Die Vorteile dieser Form sind: Durch die intensive Ausarbeitung macht sich der Referent den Inhalt zu eigen; ungeübte Redner fühlen sich sicherer; die Rede/der Vortrag kann leichter gedruckt werden; die Stärken/Schwächen der Rede lassen sich leichter analysieren (Erfolgskontrolle). Die Nachteile bestehen darin, daß das Manuskript zum Ablesen verleitet und die Umsetzung der Schriftsprache in die Mundart oft recht schwierig ist.

  Geeignete Unterstützungshilfen sind: Die wichtigsten Stellen im Manuskript farbig markieren (nur soviel Wörter, als auf einen Blick erfaßbar sind). Die Schrift muß genügend groß sein, um aus Hand – Gesicht-Distanz mühelos gelesen werden zu können. Als Beispiel diene: «Zuallererst möchte ich alle Schwestern und Pfleger ganz herzlich willkommen heißen. Ihnen vor allem gilt unser heutiges Pesonalfest. Sie dürfen stolz sein auf Ihr Wirken und Können. Ebenso stolz sind wir vom Hilfsverein für cerebralgeschädigte Kinder. Nicht ohne Opfer haben wir uns seinerzeit an den Bau dieses Heimes gewagt. Doch das Werk ist geglückt, und wir hoffen, es auch in Zukunft erfolgreich weiterführen zu können!»

- **Stichwort-Manuskript:** Hier werden auf einzelnen Zetteln oder Karten die wesentlichen Gedanken in Stichwörtern festgehalten. Vorteile dieser Form sind: Sie erlaubt eine völlig freie Gestaltung der Rede (keine Gefahr des Ablesens); neue Gesichtspunkte oder aktuelle Aspekte lassen sich leicht noch einfügen; auf Publikumsreaktionen kann eingegangen werden. Nachteile sind: Es ist keine durchgehend präzise Formulierung möglich, da streckenweise frei formuliert wird; die Gefahr besteht, daß gewisse Themen aus dem Moment heraus zu lang behandelt oder aber zu wenig ausführlich besprochen werden. Diese Form setzt eine große Vertrautheit mit dem Thema und eine große Sicherheit beim Reden voraus; sie eignet sich deshalb nur für geübte Redner.

Es empfiehlt sich, Briefkarten im Format A6 zu verwenden; die Karten sind zu numerieren; Wortgruppen sollen mit einem Blick erfaßt werden können; die Schrift muß genügend groß sein; Beginn und Schluß der Rede sind auszuformulieren. Ein Beispiel ist: «Schwestern und Pfleger, stolz sein auf Wirken und Können! – Auch wir vom Hilfsverein sind stolz! – Hoffen auf gleichen Erfolg wie bisher!»

- **Kombiniertes Manuskript:** Hier werden die beiden erwähnten Formen kombiniert: auf der linken Seite des Manuskript-Blattes werden die der Stichwörter notiert; rechts daneben steht der volle Text der Rede. Die Vorteile dieser Form sind: Ein geübter Redner kann seine Rede frei gestalten; solange alles gut geht, hält er sich an die Stichwörter; im Notfall kann er auf den Text zurückgreifen; das Wissen, die Rede im vollen Wortlaut zur Verfügung zu haben, beruhigt; der Redner kann entspannter auftreten. Ein Nachteil ist der große Zeitaufwand für die Erstellung eines solchen Manuskriptes. Weniger geübte Redner unterliegen oft der Versuchung, den Text abzulesen. Hinzuweisen ist, daß es sich empfiehlt, ein A4-Blatt zu verwenden; im ersten Drittel werden die Stichwörter notiert, auf dem Rest der Seite steht der volle Text.

Wichtig ist die Berücksichtigung der ersten rhetorischen Grundregel: Halten Sie mit den Zuhörern Augenkontakt; das Auge ist das Fenster der Seele! Benutzen Sie deshalb das Manuskript immer nur als Hilfe, und werden Sie nicht zu seinem Sklaven.

- **Der erste Eindruck entscheidet – der letzte bleibt!** Das ist eine alte Weisheit. Von der Einleitung einer Rede/eines Vortrags hängt tastsächlich vieles ab. Als Redner muß ich in den ersten paar Minuten versuchen, die Zuhörer auf meine Botschaft einzustimmen; der Zuhörer schätzt es nicht, von einem Fremden überfallen zu werden. Dieses Einstimmen hat auch etwas mit Einfangen zu tun. Mit meiner Einleitung versuche ich den Zuhörer zu wecken bzw. seine Aufmerksamkeit zu gewinnen; wie es einen Blickfang gibt, gibt es auch einen Hörfang.

In der Einleitung kommt es vor allem darauf an, ein gutes Verhältnis zu den Zuhörern zu erlangen. Hierzu stehen verschiedene Möglichkeiten zur Verfügung: Humor, Reim, Zitat; Anknüpfung am Versammlungsort, Zuhörer, Situation; Gemeinsamkeit, Überraschung; persönliches Erlebnis; aktuelles Ereignis; Geschichte, Anekdote, Beispiel. Was auch immer in der Einleitung gebracht wird, es sollte in einem Zusammenhang mit dem Thema stehen.

Auch der Schluß einer Rede sollte sorgfältig vorbereitet werden. Denn was zuletzt gesagt wird, bleibt am längsten im Gedächtnis haften. Beim Schluß kommt es darauf an, den Kerngedanken der Rede nochmals in einem einprägsamen Bild, einer leicht verständlichen Formel, in einem prägnanten Appell zu steigern und zu verdichten. Das kann auf folgende Arten geschehen: Zusammenfassung, dramatische Steigerung, Aufforderung, Ausblick, Nutzanwendung des Gehörten, Formel, Schlagwort, Zitat. Wie die Einleitung, sollte auch der Schluß wortwörtlich aufgeschrieben werden.

Anschauliche Bilder wie Anekdoten, Vergleiche oder andere Rhetorische Stilmittel findet man (leider) in den vielen Reden, Vorträgen und Diskussionen unserer Krankenhauswelt nur spärlich; in öffentlichen Reden sind sie auch nicht dichter gesät. Das ist nicht nur schade, sondern auch unklug. Denn der Zuhörer ist weniger an unfehlbarer Logik als an einer frischen, lebendigen, von originellen Einfällen und Ideen sprudelnden Botschaft interessiert. Eine farbige, lebendige Rede kommt deshalb bei ihm viel leichter und besser an, als ein noch so gut fundierter nüchtern-sachlicher Bericht. Möglichkeiten, eine Botschaft zu schmücken und auch zu verstärken, gibt es viele. Beispiele sind Humor, Bild, Analogie; Gleichnis; Gegensatz, Vergleich; Steigerung; Überraschung; Wortspiel.

- **Fallstricke beim Aufbau einer Rede:** Beim Aufbau eines Vortrages/einer Rede sind drei Fallstricke besonders zu beachten. Wer diese Fallen nicht sieht, tappt in sie hinein, ohne es zu merken:

- **Weniger ist oft mehr!** Zuviel Stoff bekommt keiner Rede gut. Denken Sie daran: Die meisten Zuhörer wollen zuerst unterhalten und dann erst informiert werden. Verwenden Sie deshalb mehr Zeit auf alles, was Ihre Rede lebendig, unterhaltsam und persönlich macht, als auf die Jagd nach trockenen Informationen. Arbeiten Sie lieber einen Gedanken lebendig heraus, als zehn Gedanken lustlos anzuführen.
- **Sagen Sie nicht alles!** Das Geheimnis, zu langweilen, besteht darin, alles zu sagen (Voltaire). Haben Sie Erbarmen mit Ihren Zuhörern. Und wenn Sie kein Erbarmen kennen, haben Sie Angst davor, Sie zu langweilen! Stellen Sie bei der Stoff-Auswahl eine Priorität auf. Am wichtigsten sind Ihre eigenen persönlichen Gedanken, dann die Brückenschläge zur Situation der Zuhörer, dann Beispiele, Beweise, Anekdoten, Erlebnisse; und erst zum Schluß die sogenannten harten Tatsachen. Denken Sie daran, was über die Gedächtnisleistungen gesagt wurde: 20% des Gehörten, 33% des Gesehenen, 50% des Gesehenen und Gehörten.
- **Halten Sie sich Ihr Ziel vor Augen!** Wer kein Ziel hat, kann auch nicht treffen. Das wurde schon mehrmals betont. Schreiben Sie deshalb, noch bevor Sie mit dem Aufbau Ihres Vortrages beginnen, das Ziel in Großbuchstaben auf. Zum Beispiel: Ich will meine Zuhörer dazu bringen, am Ende meiner Rede meinen

Vorschlag (Senkung der Krankenkassen-Prämien) anzuwenden. Legen Sie dieses Ziel sichtbar vor sich auf den Schreibtisch.

- **Wie man sich eine Rede merkt:** Für das Auswendiglernen einer Rede gibt es verschiedene Systeme. Eigentlich ist der Ausdruck Auswendiglernen falsch. Die einzige sinnvolle Art, sich eine Rede zu merken, besteht nämlich darin, sie inwendig zu lernen. Dies ist mehr als nur ein Wortspiel; das bedeutet: Wenn Sie sich während des Ausarbeitens Ihrer Rede mit dem Thema wirklich vertraut machen, wenn Sie sich in das Thema versenken, werden Sie nachher kaum Mühe haben, über dieses Thema zu sprechen. Weil dann die Botschaft in Ihnen drin ist.

Konzentrieren Sie sich deshalb nicht darauf, die Erinnerungsfähigkeit Ihres Gehirns zu trainieren, sondern darauf, sich die Botschaft wirklich einzuverleiben; als Denkgerüst oder Rettungsanker steht Ihnen ja immer noch das Manuskript zur Verfügung. Was zu üben ist: die richtigen Stichwörter oder Stichwortgruppen im richtigen Moment in einem kurzen Blick zu erfassen. Lernen Sie also einen Vortrag nicht auswendig, sondern befassen Sie sich intensiv mit dem Themeninhalt und proben Sie den Vortrag. Sie können sich vor einen Spiegel stellen und Ihre Rede so lernen. Oder Sie können einen Bekannten bitten, Ihrem Probevortrag zuzuhören. Ein Tonbandgerät kann Ihnen ebenfalls helfen, sich selbst und Ihre Botschaft zu überprüfen.

5.6.3 Zehn Grundregeln der Rhetorik

- Beherrschen Sie das Thema! Nur wer die Sache kennt, über die er spricht, kann andere davon überzeugen. Nur wer eine Sache wirklich versteht, kann die Sache so darstellen, daß auch andere sie verstehen.

- **Gewinnen Sie die Sympathie!** Einem Menschen, der uns nicht sympathisch ist, schenken wir auch keinen Glauben. Deshalb muß ein Redner zuerst die Sympathie seiner Zuhörer gewinnen. Sympathie ist die Voraussetzung für jede Tiefenwirkung. Wer Antipathie erzeugt, erzeugt automatisch Abwehr. In gleichem Maße schwindet auch seine Überzeugungskraft. Sympathie können Sie sich als Redner dadurch erwerben, daß Sie sich am Anfang Ihrer Rede mit den Zuhörern identifizieren. Oder anders gesagt: daß Sie Gemeinsamkeiten betonen.
- **Gemeinsamkeiten im äußeren Verhalten:** Durch Ihre Kleidung, Ihre Sprache, bringen Sie zum Ausdruck, wie weit die Normen der Zuhörer Ihre eigenen sind. Fachausdrücke sind nur im Kreis von Fachleuten zu verwenden, Fremdwörter nur dann zu benutzen, wenn sie zum allgemeinen Sprachgebrauch gehören.
- **Gemeinsamkeiten bei Werten und Vorstellungen:** Ein Redner wird nur dann verstanden, wenn bestimmte Grundbegriffe von Ihnen wie von den Zuhörern inhaltlich gleich interpretiert werden.
- **Gemeinsamkeiten bei den Problemen und Bedürfnissen:** Am besten wird der Redner ankommen, der es versteht, die Probleme und Bedürfnisse der Zuhörer beim Namen zu nennen und sich zu ihrem Sprachrohr zu machen.
- **Werden Sie persönlich!** In den meisten Vorträgen und Referaten werden persönliche Erlebnisse und Erfahrungen peinlich ausgeklammert. Dabei vermag nur der Redner zu überzeugen, der sich selbst als Mensch mit Gefühlen, Erlebnissen, Wünschen und Enttäuschungen zeigt und sich nicht hinter blutleeren, lebensfremden Formulierungen versteckt.
- **Schaffen Sie einen Kontakt!** Ein guter Redner zeichnet sich vor allem dadurch aus, daß er fähig ist, zu jedem Publikum einen intensiven Kontakt herzustellen. In kurzer Zeit vermag er sich in die Stimmung, in die Erwartungen seiner Zuhörer hineinzufühlen und darauf zu reagieren. In kurzer Zeit gewinnt er, ohne plumpe Anbiederung, Kontakt zu seinen Zuhörern, und jeder einzelne fühlt sich von ihm persönlich angesprochen. Sprechen Sie deshalb immer wieder bestimmte Personen und Zuhörergruppen persönlich an und nennen Sie sie mit Namen. Halten Sie Blickkontakt.

- **Gewinnen Sie Aufmerksamkeit:** – Konzentrieren Sie sich kurz vor Ihrem Auftritt auf den ersten Sprecheinsatz! Wiederholen Sie mehrmals den autosuggestiven Satz: Ich spreche jetzt. – Bringen Sie Abwechslung in Ihre Stimme, Ihre Gestik! Setzen Sie je nachdem verschiedene Medien ein. – Machen Sie es spannend! Versprechen Sie ein Rezept, verraten Sie ein Geheimnis, spannen Sie die Zuhörer auf die Folter. – Reden Sie anschaulich! Bringen Sie eindrückliche Bilder, Beispiele und Vergleiche. – Fürchten Sie sich nicht vor Wiederholungen! Napoleon hat gesagt: «Ich kenne nur eine rhetorische Figur – die Wiederholung!» – Sprechen Sie Grundmotive an! Es gibt bestimmte Grundmotive, die in einem gewissen Maße alle Menschen gemeinsam haben, zum Beispiel der Wunsch, geachtet zu werden, wichtig zu sein, dazu-zu-gehören. Wenn es Ihnen gelingt, solche Grundmotive anzusprechen, wird sich die Chance, bei Ihren Zuhörern anzukommen, beträchtlich erhöhen. – Sprechen Sie Gefühle an! Verwenden Sie möglichst plastische Bilder, die die Phantasie und Vorstellungskraft der Zuhörer anregen. Mit diesen Bildern soll der Zuhörer an bestimmte Situationen erinnert werden, in denen er die gleichen Gefühle empfand, die er jetzt empfinden soll. Dazu ein Beispiel aus der Küche eines Politikers: Der Lohnsteuerzahler darf nicht ständig zur Melkkuh der Nation gemacht werden. Sachlich könnte man das Gleiche auch so ausdrücken: Der Lohnsteuerzahler darf vom Staat nicht dauernd überfordert werden.

Engagieren Sie sich! Wirklich überzeugen kann schließlich nur der, der selber überzeugt ist von dem, was er sagt. Das gibt ihm die nötige Kraft, das nötige Feuer; wie können wir im anderen ein Feuer anzünden, wenn in uns selbst kein Feuer brennt? Die Zuhörer merken recht rasch, ob ein Redner hinter dem steht, was er sagt oder ob ihn das Thema im Grunde genommen gar nicht interessiert, und darum auch nicht berührt. – Überzeugen Sie den Zuhörer von den Vorteilen Ihrer Idee! Damit die Zuhörer Ihre Idee akzeptieren, müssen Sie sich von den Vorteilen dieser Idee überzeugen. Die Zuhörer werden ein bestimmtes Ziel um so stärker anstreben, je überzeugender der Redner darauf hinweist, daß das Ziel unmittelbare Vorteile bringt, daß es wichtig ist und daß es leicht zu erreichen ist. – Kontrollieren Sie Ihre Wirkung! Beobachten Sie immer wieder die Zuhörer, um an deren Verhalten Ihre Wirkung festzustellen. Und schauen Sie den Zuhörern in die Augen.

5.6.4 Zur Kunst des Redens

Es sind nicht nur die Worte eines Redners, welche auf den Zuhörer wirken. So ist beispielsweise die Wirkung groß, wenn ein Redner diszipliniert mit sparsamen Gesten spricht, dann plötzlich explodiert und mit beiden Fäusten auf den Tisch trommelt. Der Blick, die Gebärden, die Bewegungen des Körpers sprechen oft eine viel eindrucksvollere Sprache als die Worte. Diese Sprache abseits der Worte kann die Botschaft eines Redners unterstützen und verstärken. Sie kann sie aber auch behindern oder in Frage stellen.

• **Non-verbale Rede:** Deshalb muß ein Redner versuchen, auch diese nonverbalen Botschaften in den Griff zu bekommen. Jeder Zuhörer ist auch ein Zuschauer. Wie gesagt, eine Rede kann noch so gut aufgebaut sein, sie erzielt nicht die gewünschte Wirkung, wenn der Redner durch sein Auftreten die Zuhörer ablenkt, verunsichert oder verärgert:

- Der gute Redner steht aufrecht da und schaut seinen Zuhörern in die Augen. Die Bewegungen seiner Hände führen vom Mund weg, als ob er seine Worte ins Publikum werfen möchte. Machen Sie nicht den Fehler, daß Sie mit der Hand, oder beiden Händen, in der Hosentasche referieren. Ihre Daumen in die Hosentasche hängen oder die Finger in die Innentaschen Ihrer Jacke schieben; mit den Augen am Manuskript kleben; sich häufig mit der Hand den Mund bedecken; mit dem Kugelschreiber, der Brille, der Pfeife oder anderen Gegenständen spielen; dauernd auf der Wanderschaft sind; stehen Sie aber auch nicht stocksteif da.
- Sie dürfen durchaus hin und wieder einen Schritt zur Seite oder gegen das Publikum tun. Machen Sie auch nicht den Fehler, sich hinter dem Pult zu verstecken oder sich daran festklammern oder ständig mit erhobenem Zeigefinger sprechen. Beobachten Sie sich selbst oder lassen Sie sich durch andere auf solche störenden Gewohnheiten und Ticks aufmerksam machen.
- Ein Pantomime vermag auch ohne Worte alles auszudrücken, was ihn bewegt. Jeder Redner ist in einem gewissen Maße auch Pantomime. Nur sollte er es bewußt sein und nicht unbewußt alles ausdrücken, was in jedem Augenblick in ihm vorgeht; denn das könnte seine Botschaft empfindlich stören. Jede Gebärde drückt irgendetwas aus, jede Gebärde kann irgendwie gedeutet werden. Dieser Tatsache muß sich der Redner bewußt sein.

  Es wäre aber sicher falsch, die Bedeutungen von Gebärden auswendig zu lernen und die verschiedenen Gebärden an den entsprechenden Orten im Vortrag zu plazieren. Nur das nicht. Denn solche auswendiggelernten Gesten wirken ganz und gar unnatürlich und unecht. Sie stehen dem Redner bloß im Weg, sich selbst zu sein und seine eigene, persönliche Gebärdensprache zu entwickeln.
- Konzentrieren Sie sich vielmehr darauf, sich selber zu beobachten und auch die Beobachtungen anderer zur Kenntnis zu nehmen. Aufgrund dieser Selbst- oder Fremdbeobachtungen können Sie dann versuchen, Ihre Gebärden zu deuten, das heißt, zu untersuchen, welche Einstellung oder welches Motiv dieser oder jener Gebärde zugrundeliegen könnte. Wenn Sie sich dann über diese Einstellungen und Motive Gedanken machen, kann das für Sie selbst sicher sehr aufschlußreich sein. Eines jedoch steht fest: Eine Gebärde wirkt nur dann überzeugend, wenn sie echt ist; wenn sie das ausdrückt, was Sie tatsächlich denken oder empfinden.

• **Verbale Rede:** Nach diesen Bemerkungen über das nonverbale Reden jetzt zum eigentlichen Reden. Eine ganz **zentrale Bedeutung kommt dem richtigen Atmen zu.** Überlegen wir uns zunächst kurz, wie die Worte eigentlich zustandekommen, die dann beim Zuhörer landen sollen: Im Gehirn wird ein Gedanke geboren und formuliert. Vom Gehirn aus ergeht dann der Befehl an die Muskulatur der Stimmbänder, sich zu bewegen. Die Bewegung erzeugt eine Schwingung. Und diese Schwingung wird mit Luft zusammen zum Ton. Die Luft/der Atem transportiert den Ton vom Kehlkopf in die Mundhöhle. Hier wird er durch die Sprechwerkzeuge zum Vokal geformt. Und der Vokal wird dann schließlich durch den Atem aus der Höhle gestoßen.

Diese Darstellung soll nur zeigen, welche Bedeutung die Luft/das Atmen für das Sprechen eigentlich hat. Ein Redner braucht aus vier Gründen eine richtige Atemtechnik: um auch längere Sätze in einem Atemzug durchzustehen; um die verschiedenen Resonanzräume im Körper zum Klingen bringen zu können; um geräuschlos ein- und ausatmen zu können; um den erforderlichen Sauerstoffwechsel besser aktivieren zu können (34).

Atmen ist an sich eine natürliche Bewegung, die aber

in unserer Zeit bei vielen Menschen nicht mehr natürlich richtig funktioniert. Unsere hektische, gestreßte Lebensweise zeigt auch da ihre Wirkungen; Naturvölker haben sich über das richtige Einatmen wohl kaum den Kopf zerbrochen. So beschränkt man sich häufig allein auf die Brustatmung, das heißt auf einen kurzen Luftschnapper, bei dem man die Schultern hochzieht. Richtig wäre eine Atemweise, bei der man beide Lufträume füllt: die Brust und den Bauch. Wenn wir liegen, atmen wir richtig: mit dem Bauch. Versuchen Sie sich an diese Atemweise zu erinnern und sie bewußt nachzuvollziehen.

Die Resonanz macht den Ton! Wie die Saiten einer Geige ohne Gehäuse nicht tönen, sind auch Stimmbänder auf Resonanzräume angewiesen: den Brustkorb und die Bauchhöhle für die tiefen Töne, den Kopf mit der Mundhöhle für die hohen Töne. Damit die Resonanzräume wirklich zum Tönen kommen, sind zwei Voraussetzungen nötig: genügend Luft und offene Durchgangswege; ein heiserer Hals beispielsweise stellt eine Sperre dar.

Der Resonanzboden des Körpers sind die Knochen. Sie geben die Resonanz weiter. Wenn Sie Ihre Resonanzräume richtig ausnützen, vibriert Ihr ganzer Körper mit; wenn Sie auf einem guten Holzboden stehen, schwingt sogar der Boden mit. Neben der Körperresonanz spielt natürlich auch die Raumresonanz eine Rolle. Treffen Schallwellen auf schwingungsfähige Materialien auf, so schwingen diese mit und helfen dadurch, eine Stimme zu verstärken; zu den besten Resonanzträgern gehört Holz.

- Um Ihre Stimme zum Tönen zu bringen, können Sie folgendes tun: **Beginnen** Sie Ihre **Rede mit einer so tiefen Stimme wie möglich.** Benützen Sie Pausen, um Hals und Sprechwerkzeuge zu entspannen. Artikulieren Sie deutlich: Vor allem die Geräuschlaute (p, t, k, f, pf, ch . . .) sollten Sie besonders stark betonen. Sprechen Sie extravertiert durch ein bewußtes Aussprechen, Hinaus-sprechen, und durch gespitzte Lippen. Für die Artikulation gilt Belastung der Lippen, mäßige Belastung der Zunge und geringste Belastung der Halszone. Dehnen Sie die einzelnen Silben zeitlupenartig; lassen Sie die einzelnen Vokale voll ausklingen. Um den Hals zu reinigen, empfiehlt es sich, statt sich bis zur Heiserkeit zu räuspern und zu husten, geeignete Tabletten zu lutschen. Tragen Sie keine einengenden Kleider. Überladen Sie sich nicht den Magen vor dem Reden. Atmen Sie bei jeder Gelegenheit: nach jedem Komma, jedem Punkt, jedem Abschnitt.
- Nichts langweilt und ermüdet den Zuhörer mehr, als wenn **ein Redner monoton,** im immer gleichen Tonfall, spricht. Variieren Sie deshalb das Sprechtempo. Unterbrechen Sie Ihren Redefluß durch verschieden lange Pausen. Variieren Sie die Stimmlage. Modulieren Sie Ihre Stimme: eine ruhige und tiefe Stimme im Erregungs-Tief, eine hohe Stimme im Erregungs-Hoch (nicht blechern). Variieren Sie die Lautstärke von leise bis laut (nie zu laut). Variieren Sie die Betonung. Betonen Sie nicht mehr als ein Wort in jedem Satz (den Gipfel).
- **Sprechen Sie langsam!** Schnelles Reden ist der größte Feind der guten Aussprache, führt zu Monotonie, Farblosigkeit, zu Aussprachefehlern und erfordert auch mehr Kraft. Die Zuhörer verstehen schlecht, haben keine Zeit, einen Gedanken wirklich aufzunehmen, können sich keine Notizen machen, werden schneller müde und schalten schneller ab. Schnelles Reden wirkt zudem nervös. Die Zuhörer haben das Gefühl, der Redner sei unsicher und wolle sich so schnell als möglich über die Runden bringen. Deshalb: Sprechen Sie langsam; man spricht selten zu langsam.
- **Pausen haben es in sich!** Die meisten Redner haben keinen Mut zur Pause. Sie befürchten, die Zuhörer könnten das Schweigen als Steckenbleiben interpretieren. Dabei können richtige Pausen die Wirkung einer Botschaft gewaltig erhöhen: Die Zuhörer brauchen eine gewisse Zeit, um das Gehörte wirklich aufnehmen und verarbeiten zu können, sie hinken stets etwas hinter dem Redner her. Zudem wird eine Aussage durch die Pause hervorgehoben, betont. Der Redner kann sich für einen Augenblick entspannen und seine Gedanken ordnen.

Richtige Pausen machen heißt: die Spannung und das Interesse erhöhen. Wann aber ist eine Pause richtig? Erstens wenn der Zeitpunkt stimmt und zweitens wenn der Blickkontakt mit den Zuhörern aufrechterhalten wird. Pausen sind angebracht vor bzw. nach einem Höhepunkt, einer wichtigen Erklärung, einem Sinnabschnitt, einer Zusammenfassung oder wenn das Publikum unruhig wird. Keine Pause ist angebracht vor und unmittelbar nach Aussagen, die für das Publikum unangenehm sind. Der Augenkontakt mit den Zuhörern darf während der Pause nicht abreißen. Als Redner dürfen Sie die Zuhörer keinen Augenblick aus Ihrem Bann entlassen. Pausen sind wichtig. Denn vieles, was der Redner sagt, wirkt erst durch die Pause. Deshalb: Haben Sie den Mut, Pausen zu machen.

- Ein wichtiger Punkt betrifft die **Verständlichkeit!** «Die auf uns, in Verbindung mit dem Omega-5-Programm, das wir in den letzten Tagen ausführlich besprochen haben, in Zukunft zukommenden Aufgaben sind nur durch gemeinsame, das heißt, alle Mitarbeiter unseres Hauses betreffende Anstrengungen, zu lösen!». Ein solcher Satz dürfte in keinem Referat vorkommen. Er ist schlicht eine Zumutung für den Zuhörer.
- **Die wichtigsten Regeln für einen guten Satzbau** sind: Pro Satz nicht mehr als eine Tatsache, einen Gedanken, eine Personen-, Zeit- oder Ortsangabe. Wählen Sie aktive statt passive Formulierungen. Sprechen Sie in der Sie-Form. Gebrauchen Sie kurze Sätze, maximal 25 Wörter, sowie griffige Bilder und Formeln.

Der oben zitierte Gedanke läßt sich auch so ausdrücken: Wir haben in den letzten Tagen ausführlich über das Omega-Programm gesprochen. Sie kennen es jetzt. Wir wissen jetzt auch, welche Aufgaben auf Sie zukommen werden. Geben wir uns einen Ruck. Wenn jeder sein Bestes gibt, werden wir es schaffen.

- **Wie verhält man sich bei Pannen?** Was tun, wenn man bei einem Vortrag plötzlich den roten Faden verliert und nicht mehr weiter weiß? Am besten ist es, den letzten Satz nochmals ganz langsam nachzusprechen. Wenn Sie jetzt den roten Faden noch nicht gefunden haben, wiederholen Sie den Satz halt noch ein zweites oder ein drittes Mal, diesmal in veränderter Form, zum Beispiel als Frage. Wenn es jetzt immer noch nicht klappt, wechseln Sie mit einem eleganten Übergang zum nächsten Stichwort. Denken Sie daran: Sie können auf einer Bühne alles machen, sofern Sie so tun, als sei es das Selbstverständlichste der Welt. Sagen Sie deshalb Ihren Zuhörern nie, daß Sie den Faden verloren haben, steckengeblieben sind oder ein Stichwort vergessen haben.
  Was tun Sie, wenn Sie sich versprochen haben? Sagen Sie auf keinen Fall Entschuldigung, sondern wiederholen Sie ganz einfach das Wort nochmals, wenn es wichtig ist, oder sprechen Sie weiter, als wenn nichts passiert wäre. Auch Zwischenrufe aus dem Publikum können einen aus dem Konzept bringen. Überlegen Sie sich am Anfang Ihrer Rede, ob Sie überhaupt auf Zwischenrufe oder Fragen eingehen wollen; es erfordert allerdings einige Erfahrung. Vereinzelte Zwischenrufe überhören Sie einfach. Sind es mehrere, versuchen Sie, zu verschieben: «Ich komme in meinem Referat bestimmt noch auf einige Punkte zu sprechen, die Sie jetzt beschäftigen. Sollten am Ende noch Fragen offen sein, bin ich gerne bereit, darauf einzugehen. Ich bitte Sie, sich solche offenen Fragen bis zur Diskussion aufzuheben!».
- **Fülllaute wie äh, gell, nicht wahr oder mmm!** Solche Fülllaute können eine Rede zu einer echten Strapaze für die Zuhörer werden lassen. Bemühen Sie sich deshalb, solche schlechten Gewohnheiten auszumerzen oder gar nicht erst aufkommen zu lassen. Wer das Gefühl hat, er rede manchmal zu wenig fesselnd, der soll das bewegungsloseste Gesicht im Raum suchen, seine Worte an dieses Gesicht richten und versuchen, es zu einer Reaktion zu bewegen. Dann gibt es immer noch die Möglichkeit, ein neues Problem in Form einer Frage zur Sprache zu bringen, und diese Frage dann zu beantworten.
- **Eine Bemerkung zu den Medien!** «Ich bin ganz Ohr!» Dieser Ausdruck besagt, daß jemand ganz bei der Sache, ganz auf Empfang eingestellt ist. Nicht jeder Mensch nimmt gleich auf wie der andere. Der eine ist mehr ein Augenmensch, der andere eher ein Ohrenmensch. Um die Verständigung zu erleichtern und die Wirkung einer Botschaft zu verstärken, ist es deshalb manchmal notwendig, die «auditive» Botschaft mit visuellen oder audio-visuellen Hilfsmittel/Medien zu unterstützen.
  Medien können die Vermittlung einer Botschaft erleichtern, unterstützen und ergänzen; daran gibt es nichts zu rütteln. Diese Erkenntnis hat aber manche Leute dazu gebracht, in den Medien das Allerweltsheilmittel für den Erfolg zu sehen. Ein Hellraumprojektor muß her, ein Vortrag ohne Hellraumprojektor ist kein richtiger Vortrag. Wer so redet, vergißt, worauf es bei einem Vortrag letzten Endes ankommt: auf den Mensch, der ihn hält.
  Der Mensch aus Fleisch und Blut ist es, der durch seine Persönlichkeit, sein Engagement, seine Überzeugungskraft die Wirkung einer Botschaft am stärksten bestimmt. Damit soll die Bedeutung der Medien nicht herabgemindert werden, ganz und gar nicht. Es wäre oft bitter nötig, daß ein Referent sein trockenes Referat durch den Einsatz von Medien etwas ansprechender gestalten würde. Nur: Ein Medium ist ein Hilfsmittel, eine Garantie für den Erfolg aber ist es nicht.

6 Organisationsstrukturen

Organisationsstrukturen im allgemeinen und Leitungsstrukturen im besonderen sind Instrumente zur Erreichung der Krankenhausziele. Sie schaffen die formalen Voraussetzungen für eine strukturierte, koordinierte und integrierte Erfüllung der Krankenhausaufgaben. Aufgrund sinnvoller organisatorischer Gestaltung der Aufgabenbereiche, der Arbeitsabläufe und der Kommunikation können die als Aufgabenträger eingesetzten Personen und die zur Aufgabenerfüllung erforderlichen Sachmittel als leistungsfähige Aktionseinheiten zur Zielerreichung beitragen.

6.1 Grundlagen

Bis anhin wurde der Begriff der Organisation vorwiegend im institutionellen Sinne verwendet und damit ein organisiertes, soziales System bezeichnet, das durch bestimmte Merkmale gekennzeichnet ist.

In diesem letzten Kapitel steht die instrumentale Bedeutung von Organisation im Vordergrund: **Organisation als Tätigkeit des Organisierens** und **Organisation als formale Struktur** bzw. als das Resultat dieser Tätigkeit.

6.1.1 Organisation als Tätigkeit

Betrachtet man die Herkunft des Wortes Organisation, so ergeben sich daraus bereits einige interessante Hinweise über Sinn und Zweck des Organisierens. Das Wort Organisation leitet sich vom griechischen «herr», was ursprünglich «Werkzeug» bedeutete. Daran schließen sich dann die vielfach übertragenen Bedeutungen des Wortes in den verschiedenen Bereichen an. So wird in der Medizin mit Organ ein Teil des Körpers mit einer bestimmten Form und Funktion bezeichnet.

Im Ausdruck «Sprechwerkzeuge» läßt sich die ursprüngliche Bedeutung des «organon» unmittelbar fassen. Übrigens: Von daher erhält das «Organ» dann die Bedeutung «menschliche Stimme» bzw. «Sprachrohr», durch welches sich im öffentlichen Leben eine Gruppierung zu Worte meldet («Parteiorgan»).

Organisieren meint demnach eigentlich «mit Organ versehen», das heißt: mit funktionellen Teilen, die als Werkzeuge zur Erfüllung bestimmter Aufgaben dienen (wie das Organ Lunge als Werkzeug zur Atmung dient). Diese Teile sollen so zusammengefügt werden, daß sie ein einheitliches, lebensfähiges Ganzes bilden: einen «Organismus».

• Der kurze etymologische Hinweis läßt die **drei grundlegenden Problembereiche der Organisation** bereits deutlich erkennen:

- **Organisieren heißt strukturieren:** Ein komplexes System wird in einzelne Teilsysteme bzw. funktionelle Einheiten gegliedert, die als Werkzeuge zur Zielerreichung des gesamten Systems dienen.
- **Organisieren heißt koordinieren:** Da die Funktion eines Werkzeugs von der Funktion anderer Werkzeuge abhängt (Interpendenz), müssen die Aktivitäten der verschiedenen Einheiten aufeinander abgestimmt werden.
- **Organisieren heißt integrieren:** Damit aus der Summe der verschiedenen Teile ein lebensfähiger «Organismus» wird, müssen diese Teile in ein übergeordnetes Ganzes eingefügt werden, so daß eine funktionelle Einheit entsteht.

• Was versteht man unter **dem Begriff Organisation?** Im folgenden werden einige Definitionen vorgestellt. «Unter Organisation soll die Gesamtheit der auf Erreichung von Zwecken und Zielen gerichteten Maßnahmen verstanden werden, durch die ein soziales System strukturiert wird und die Aktivität der zum System gehörenden Menschen, der Einsatz von Mitteln und die Verarbeitung von Informationen geordnet werden!» (1):

- «Organisation ist die integrale Strukturierung von Ganzheiten; es erfolgt eine auf Dauer gerichtete systematische, planvolle Koordination von Menschen und Menschen, Menschen und Sachen sowie von Sachen und Sachen zur Erreichung gesetzter Zwecke!» (2).
- «Organisation bedeutet die Schaffung eines Systems von Regelungen, welche die Ausrichtung mehrerer Aufgabenträger und ihrer Arbeitsleistungen auf eine zu lösende Hauptaufgabe bezwecken!» (3).
- «Organisation ist als Strukturierung von Systemen zur Erfüllung von Daueraufgaben zu bezeichnen!» (4).
- «Organisation ist ein System dauerhaft angelegter Regelungen, das einen möglichst kontinuierlichen und zweckmäßigen Arbeitsablauf sowie den Wirkzusammenhang zwischen den Trägern betrieblicher Entscheidungsprozesse gewährleisten soll, gleichgültig, ob diese Regelungen schriftlich fixiert vorliegen oder nicht!» (5).

• Wie auch immer Organisation definiert wird: Die **Kernbegriffe Strukturieren, Koordinieren und Integrieren** tauchen in den verschiedenen Formulierungen immer wieder mehr oder weniger ausdrücklich auf. Im weiteren wird hier der Definition gefolgt: Organisation ist die Strukturierung von Systemen zur Erfüllung von Daueraufgaben. Diese Definition beinhaltet eine beabsichtigte Doppelfunktion:

- **Strukturierung als Zustand:** Unter diesem Aspekt meint Organisation die Gesamtheit der gestalteten Teile eines Ganzen bzw. die Anordnung dieser Teile zueinander. Die Art der Gestaltung kann in verschiedenen Formen dokumentiert sein; Beispiele sind Organigramm, Organisations-Richtlinie. Daneben gibt es auch Gestaltungen, die auf keinem Datenträger festgehalten sind, z. B. «Informale Strukturen». Für Organisation in diesem Sinne wird meist der Ausdruck Organisationsstruktur verwendet.
- **Strukturierung als Tätigkeit:** Organisation als Tätigkeit bezeichnet die Gestaltung eines Systems bzw. ein gestaltendes Aktiv-sein. Ergebnis dieser Tätigkeit ist dann die Organisationsstruktur, z. B. die Neugestaltung einer Stelle führt zu einer Veränderung ihrer Struktur. Für Organisation in diesem Sinne verwendet man meist das Verb «Organisieren».

• Wenn Organisation als **Strukturierung von Systemen** bezeichnet wird, so heißt das auch, daß der Begriff der Struktur nicht auf soziale Systeme beschränkt ist. Das Phänomen der Struktur findet sich überall: Auch ein Kristall oder ein Baum besitzt eine Struktur, einen geordneten, gegliederten inneren Aufbau.

Was eine organische Struktur von einer anorganischen unterscheidet, ist die Tatsache, daß zwischen den

1 Hill (1974)
2 Akademie (1971)
3 Ulrich (1968)
4 Grochla (1982)
5 Schwarz (1970)

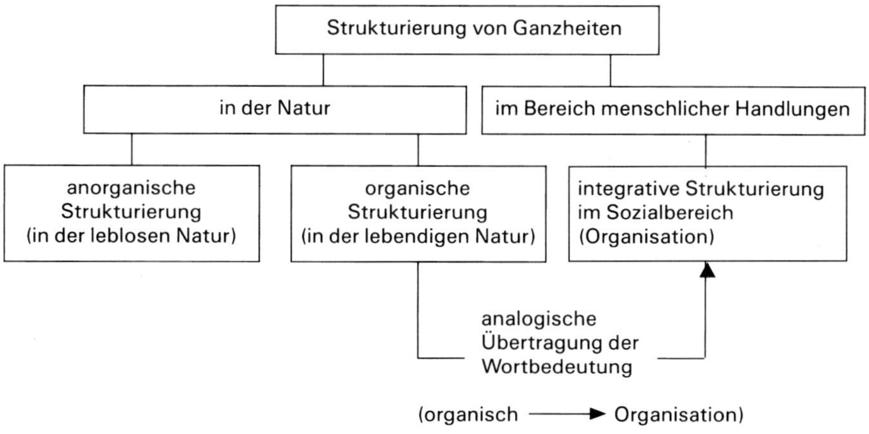

Abbildung 6/1: Strukturierung von Ganzheiten (Kosiol)

einzelnen Elementen einer organischen (lebendigen) Struktur ein Zusammenhang besteht, der als Integration bezeichnet wird. Unter Integration versteht man eine spezifische Form der Verknüpfung von Elementen zu einem übergeordneten Ganzen. Die Anordnung der einzelnen Elemente erfolgt in der Weise, daß Veränderungen eines Elements nicht auf dieses beschränkt bleiben, sondern sich auch auf andere Elemente des Systems und damit auf das System insgesamt auswirken.

In der belebten Natur führt diese spezifische Form der Verknüpfung zu einem «organisch» gegliederten Ganzen, zu einem «Organismus». Organisation stellt damit eine Nachahmung der Gestaltungsprozesse dar, die sich in der Natur abspielen. Allerdings ist das Ergebnis dieser Nachahmung keine Kopie der Natur, denn organisatorische Strukturen sind keine Organismen, sondern künstliche, von Menschen geschaffene Gebilde eigener Art. Unter dem Begriff der Nachahmung wird hier lediglich darauf hingewiesen, daß beide Gestaltungsvorgänge wesentliche Gemeinsamkeiten, analoge Eigenschaften aufweisen. Der Zusammenhang läßt sich schematisch mit der Abb. 6/1 darstellen (6).

6.1.2 Organisieren – ein mehrdimensionales Problem

• Der Aufgabenbereich «Organisieren» weist mehrere Dimensionen auf, die in ihrem Zusammenhang betrachtet werden müssen. Die Dimensionen sind: Objekte, Stufen und Logik. Diese reichlich abstrakte Aussage wird im folgenden erläutert. Nach dem Objekt (Gegenstand) des Organisierens können folgende Bereiche unterschieden werden:

- **Aufbauorganisation:** Die Aufbauorganisation befaßt sich mit der Gestaltung der Gebildestruktur; sie wird deshalb auch als Gebildestrukturierung bezeichnet. Bei der Aufbauorganisation geht es um die Gliederung des Betriebs in aufgabenteilige, funktionsfähige Teileinheiten und deren Koordination! (ausführlich in Abschnitt 6.3).
- **Ablauforganisation:** Die Ablauforganisation befaßt sich mit der räumlichen und zeitlichen Strukturierung der zur Aufgabenerfüllung des Betriebs erforderlichen Arbeitsprozesse; sie wird deshalb auch als Prozeßstrukturierung bezeichnet (ausführlich in Abschnitt 6.4).
- **Beziehungsorganisation:** Unter dem Begriff Beziehungsorganisation wird die organisatorische Gestaltung bzw. Strukturierung der materiellen und immateriellen Beziehungen zwischen den Elementen eines sozialen Systems verstanden. Beide Arten von Beziehungen können sowohl unter einem aufbau- als auch unter einem ablauforganisatorischen Aspekt betrachtet werden: Die Strukturierung der Verbindungswege ist ein aufbauorganisatorisches Problem; die Strukturierung der Vorgänge, die sich über diese Wege vollziehen, ist ein Thema der Ablauforganisation.
  Da im Rahmen der Ablauforganisation üblicherweise nur die materiellen Beziehungen geregelt werden, wird hier die Gestaltung der informationellen Beziehungen als Beziehungsorganisation im engeren Sinne bezeichnet (vgl. Abschnitt 6.5). – Der Zusammenhang zwischen den genannten Begriffen wird in Abb. 6/2 schematisch dargestellt:

• Nach der Stufe, auf der ein organisatorisches Problem geregelt wird, lassen sich zwei Ausprägungen unterscheiden:

- **Rahmenstruktur:** Zunächst werden auf einer global-prinzipiellen Ebene Grundsatzentscheidungen über die wesentlichen Merkmale der angestrebten organisatorischen Struktur getroffen. Diese grundsätzlichen

6 vgl. Kosiol (1962)

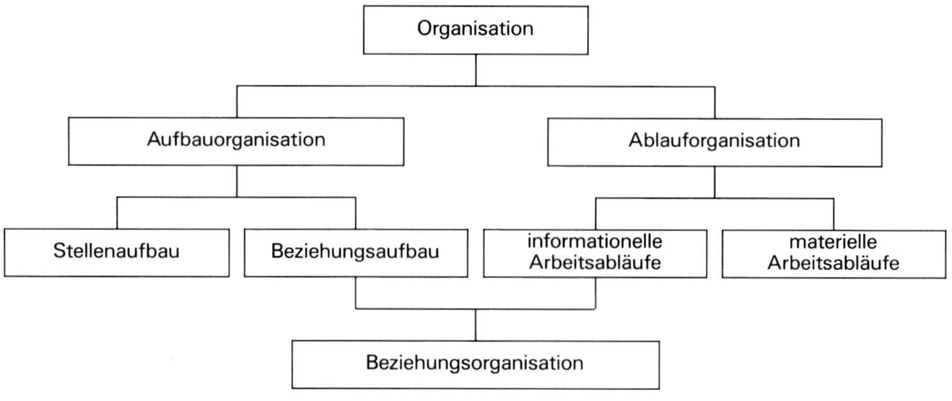

Abbildung 6/2: Objekte der Organisation

Entscheidungen bilden den Rahmen für weitere organisatorische Regelungen und sind von der Tendenz her auf längere Geltungsdauer gerichtet.

- **Detailstruktur:** Auf einer detailliert-speziellen Ebene werden die Einzelheiten der Aufbau-, Ablauf- und Beziehungsorganisation festgelegt. Dabei werden die organisatorischen Handlungsspielräume, die durch die Rahmenstruktur gegeben sind, weiter gestaltet. Das Ziel ist, ein funktionsfähiges System organisatorischer Regeln zu schaffen.

Auch werden beim Organisieren verschiedene Ebenen der Logik unterschieden. Während Organisieren meist ausschließlich als rationale, sachlogische Aufgabe betrachtet wird, weiß jeder erfahrene Organisationspraktiker, daß dieser sachlich-logische Prozeß überlagert wird von offenen oder verdeckten Konflikten und Machtkämpfen sowie von Beeinflussungsaktivitäten der daran beteiligten Personen, um bestimmte organisatorische Veränderungen zu forcieren oder zu verhindern.

Solche Aktivitäten sollen im Unterschied zu den sach-logischen als psychologische Aktivitäten bezeichnet werden. Sie sind dadurch motiviert, daß Veränderungen der Organisationsstruktur im Krankenhaus oft auch Veränderungen der Machtstruktur und/oder des Statussystems bedeuten. Organisation ist deshalb immer sowohl ein sach-logischer als auch ein psycho-logischer Problemlösungsvorgang.

Die Organisationspraxis zeigt immer wieder, daß es oft wesentlich schwieriger ist, sachlich richtige organisatorische Lösungen zu «verkaufen», als diese Lösungen zu entwickeln. Nur zu oft kommt es vor, daß wegen unüberwindbarer Widerstände einflußreicher Personen sachlich notwendige organisatorische Anpassungen im Betrieb unterbleiben oder zumindest aufgeschoben werden. Auch werden oft sachlich zweckmäßige organisatorische Lösungskonzepte in einer Weise abgewandelt, daß sie kaum noch den ursprünglichen Intentionen entsprechen und nur teilweise den bestehenden Zustand der Organisationsstruktur verändern.

Diese Tatsachen gilt es beim Organisieren zu berücksichtigen. Geht es beispielsweise darum, einen Teilbereich neu zu strukturieren, so sind vor der Entscheidung für ein bestimmtes Lösungskonzept nicht nur die Wirkungen auf die sachliche Aufgabenerfüllung, sondern auch die Wirkungen auf die Mitarbeiter/Vorgesetzten abzuschätzen.

Die drei Problemdimensionen des Aufgabenbereichs Organisation lassen sich graphisch in Form eines Würfels darstellen, wie Abb. 6/3 zeigt (4).

6.1.3 Ziele des Organisierens

Die Organisationsstruktur bildet einen Beitrag zur Erreichung der Systemziele. Damit ist das Ziel des Organisierens ganz grob umrissen. Um genaueren Aufschluß über die Zielsetzung zu erhalten, müssen wieder Sachziel und Formalziel unterschieden werden.

- **Das organisatorische Sachziel** legt die Leistung fest, die durch die Organisationsstruktur erbracht werden soll; allgemein läßt sich das Sachziel so formulieren: Auf der globalen Ebene (Rahmenstruktur) sollen mit der Gestaltung der Organisationsstruktur die Anforderungen des sozialen Systems in prinzipielle organisatorische Regeln umgesetzt werden. Diese Regeln sollen die Voraussetzung schaffen, daß die Leistungspotentiale des Systems im Sinne der verfolgten Ziele bzw. der zu erfüllenden Zwecke eingesetzt werden. Auf der detaillierten Ebene (Detailstruktur) sollen die prinzipiellen Regeln und die Anforderungen der Teilaufgaben in detaillierte Regeln umgesetzt werden. Diese Regeln umfassen die Arbeitsteilung und Koordination in den Teilbereichen sowie deren Konfiguration (Anzahl der Hierarchieebenen, Größe der Leistungsspanne) (7).

7 vgl. Oechsler (1980)

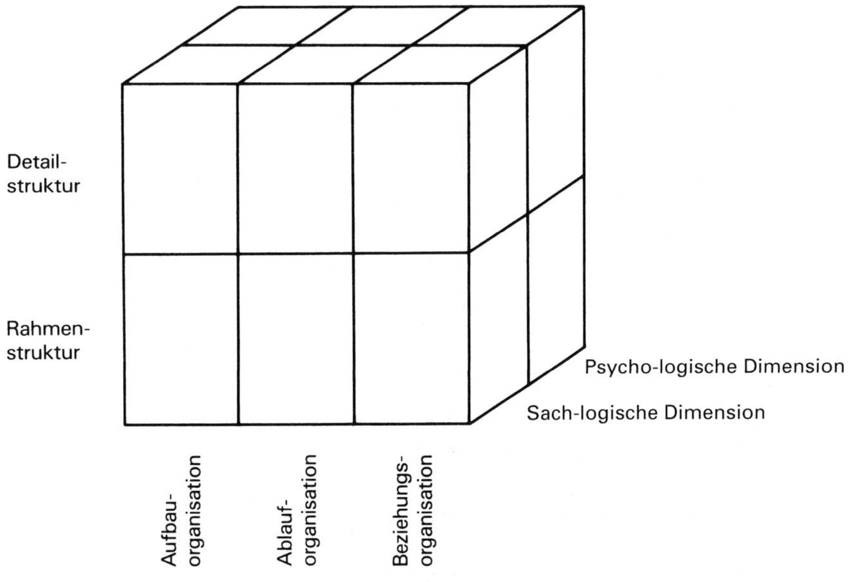

Abbildung 6/3: Drei Problemdimensionen der Organisation

• Neben dem Sachziel sollen mit der Gestaltung der Organisationsstruktur auch bestimmte **Formalziele** verfolgt werden. Im Vordergrund stehen dabei (7): wirtschaftliche Aufgabenerfüllung, hohe Arbeitszufriedenheit und Motivation der Vorgesetzten/Mitarbeiter sowie Sicherung einer angemessenen Anpassungsfähigkeit des Betriebs. Diese Ziele ergeben sich aus den drei fundamentalen Zielkategorien: den sachlich-ökonomischen Zielen, den individual-sozialen Zielen und dem Flexibilitätsziel:

- Aus dem **Ziel wirtschaftlicher Aufgabenerfüllung** ergeben sich bespielsweise folgende Anforderungen: Spezialisierungseffekte nutzen, Synergieeffekte ausschöpfen, hohen Koordinationsaufwand vermeiden, Transparenz und Kontrollierbarkeit des Betriebs gewährleisten, vorhandene Ressourcen wirtschaftlich einsetzen.
- Im Hinblick auf das **Ziel hoher Arbeitszufriedenheit und Motivation** soll nochmals betont werden, daß Zufriedenheit und Motivation nicht ausschließlich unter instrumentalen Gesichtspunkten betrachtet werden dürfen: Der Mitarbeiter stellt nicht nur ein Instrument zur Zielerreichung des Systems dar, sondern ist genauso als eigenständiges Subjekt, als Träger persönlicher Bedürfnisse und Erwartungen zu sehen (non-instrumentaler Aspekt).

Die Mitarbeiter/Vorgesetzten stellen die eigentlichen Träger des betrieblichen Arbeitsprozesses dar. Sie haben demzufolge ein unbedingtes Recht darauf, daß ihre Bedürfnisse und Erwartungen als Individuen und als Mitglieder von Gruppen berücksichtigt werden. Außerdem erreichen organisatorische Regeln ihr Ziel erst dann, wenn sie befolgt werden. Und befolgt werden sie nur dann, wenn die Systemmitglieder motiviert sind, sich den Regeln entsprechend zu verhalten.

• Im Rahmen organisatorischer Regelungen kommt es in erster Linie darauf an, für die Mitarbeiter/Vorgesetzten Handlungs- und Interaktionsspielräume zu schaffen (7). Der Handlungsspielraum setzt sich zusammen aus dem Tätigkeitsspielraum und dem Entscheidungs- und Kontrollspielraum:

- **Tätigkeitsspielraum:** Er bezieht sich auf konkrete Arbeitsinhalte und Rollenerwartungen und stellt die ausführende Komponente des Handlungsspielraums dar. Seine Festlegung erfolgt durch die Stellenbeschreibung. Im Sinne partizipativer Führung ist es wünschenswert, Ziele zur Kennzeichnung von Aufgabeninhalten zu verwenden, weil dadurch Soll-Zustände formuliert, die Wege zu ihrer Erreichung jedoch offengelassen werden.
- **Entscheidungs- und Kontrollspielraum:** Durch den Entscheidungsspielraum wird die Teilnahmemöglichkeit an Entscheidungen festgelegt. Die organisatorischen Regelungen sollen gegenseitige Einflußmöglichkeiten in Form freier Kooperation und Koordination zulassen. Der Kontrollspielraum gibt dem Mitarbeiter Möglichkeiten zur Selbstkontrolle.
- **Interaktionsspielraum:** Er soll den Bedürfnissen nach sozialen Kontakten Rechnung tragen sowie die Vorteile von Gruppenprozessen wirksam werden lassen. Die organisatorischen Bedingungen sollen offene Kommunikationsbeziehungen zulassen und kurze Informationswege vorsehen. Organisatorische Bedingungen, die solche Bewegungsspielräume ermöglichen und damit tendenziell Voraussetzungen für partizipative Führung schaffen, sind in Abb. 6/4 zusammenfassend aufgeführt (7).
- Dem dritten organisatorischen Ziel, der **Anpassungsfähigkeit des Betriebes,** kommt im Zeichen zunehmender Umweltdynamik und -komplexität große Be-

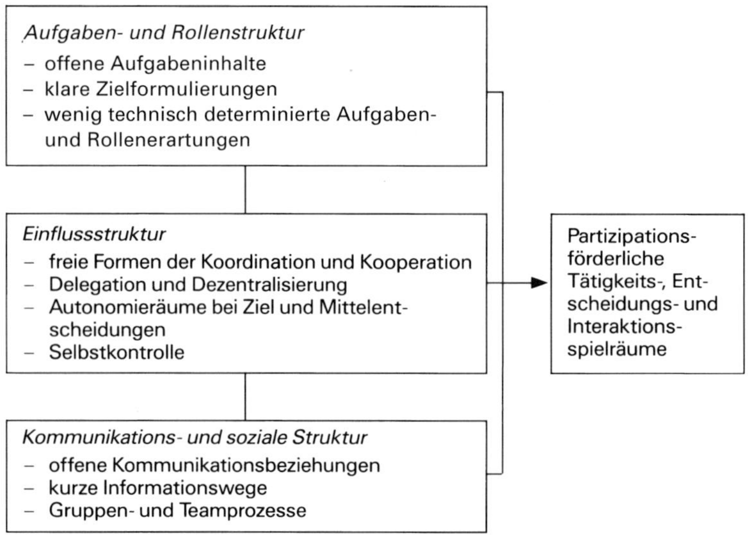

Abbildung 6/4: Spielräume (Dechsler)

deutung zu. Die Organisation soll die Flexibilität des Betriebs fördern, d. h. sie soll den Betrieb in die Lage versetzen, die Anpassungsnotwendigkeiten rechtzeitig zu erkennen, die notwendigen Anpassungsentscheidungen schnell zu treffen (Voraussetzung sind weitgehende Entlastung der Krankenhausleitung von Routineaufgaben sowie Entscheidungsdezentralisation) und die Anpassungsentscheidungen ohne tiefgreifende Beeinträchtigung der täglichen Aufgabenerfüllung in konkrete Handlungsprogramme umzusetzen.

Im Interesse der Flexibilität ist auch die Erhaltung/Verbesserung der Innovationsfähigkeit von besonderer Bedeutung. Die Erfahrung zeigt, daß Organisationsstrukturen dann besonders innovationsfördernd sind, wenn Arbeitsteilung und Spezialisierung nicht zu groß sind, die Aufgabenerfüllungsprozesse nur in begrenztem Umfang programmiert werden, die Dezentralisation von Entscheidungen gefördert wird und die Kommunikationsstrukturen möglichst offen bzw. «durchlässig» gestaltet werden.

Zwischen den drei genannten Zielkategorien bestehen vielfältige wechselseitige Abhängigkeiten. Die einzelnen Ziele sind immer nur als Teilziele zu sehen und dürfen nicht isoliert betrachtet werden.

6.1.4 Organisieren als Führungsaufgabe

Ziel der organisatorischen Aktivitäten ist die Schaffung einer Organisationsstruktur. Es soll ein System von Regeln entstehen, deren Zweck es ist, das Verhalten der Aufgabenträger auf die Erfüllung der betrieblichen Gesamtaufgabe auszurichten. Und das Ziel der Führung? Kann es nicht mit denselben Worten umschrieben werden? Ist Führung demnach auf die Verwirklichung der organisatorischen Regeln ausgerichtet? Damit wäre die Organisationsstruktur der Bezugsrahmen für die Führung – ist sie das wirklich? Auf diese und ähnliche Fragen wird im folgenden eingegangen.

Organisieren muß jeder! Schon die Vertreter der klassischen Managementlehre haben die Bedeutung der Organisation klar erkannt. Während früher die Funktionen Planen, Organisieren und Steuern hauptsächlich dem Top-Management zugeordnet wurden, gilt diese Sichtweite heute als überholt. Die wachsende Komplexität und Differenzierung der Sachzusammenhänge gerade im Krankenhaus stellt höhere Anforderungen an alle Beschäftigten als früher.

- **Selbständigkeit und Mitverantwortung:** Eine dieser Anforderungen nicht determinierter Tätigkeiten, bei denen das Ziel vorgegeben, die Art und Weise der Ausführung aber dem Mitarbeiter überlassen wird, haben an Bedeutung gewonnen. Damit sind je länger je mehr auch auf unteren hierarchischen Ebenen Arbeitsabläufe zu gliedern und Tätigkeiten aufeinander abzustimmen (auch wenn es sich dabei «nur» um den eigenen Aufgabenbereich handelt). Organisatorische Fähigkeiten sind also keineswegs nur in den oberen Etagen gefragt. Vielmehr muß jeder im Rahmen seines Verantwortungsbereiches als Organisator gesehen werden. So gilt das Prinzip der Arbeitsteilung auch für organisatorische Aufgaben:

- Das oberste Kader ist zuständig für Organisationsprobleme, die das Krankenhaus als Ganzes betreffen. Dazu gehören beispielsweise Aufgaben wie die Schaffung einer neuen Organisationsstruktur für das gesamte Spital, der Vollzug wesentlicher Veränderungen in der Leitungsorganisation, die Neuschaffung oder

Neuordnung wichtiger Teilbereiche; die Veränderung des Ablaufs wesentlicher Planungs-, Entscheidungs- und Kontrollprozesse.
- Das obere und mittlere Kader hat organisatorische Aufgaben zu lösen, die sich innerhalb einzelner Abteilungen stellen. Solche Aufgaben sind beispielsweise die Neuordnung vorhandener Stellen, die Errichtung neuer Stellen oder die Einführung neuer Verfahren/Arbeitsabläufe.
- Das untere Kader ist zuständig für organisatorische Probleme, welche die Arbeitsgruppen und die einzelnen Stellen betreffen. Dabei sind Aufgaben zu bewältigen wie die Neustrukturierung von Arbeitsabläufen oder die Koordination verschiedener Tätigkeiten.
- Der Mitarbeiter ist mit organisatorischen Fragen konfrontiert, die sich innerhalb seines Zuständigkeitsbereichs ergeben. Dazu gehören Aufgaben wie die Zerlegung größerer Aufgaben in Teilaufgaben, die Gliederung von Arbeitsabläufen oder die Koordination verschiedener Verrichtungen.

Es wäre somit völlig falsch, das Organisieren nur als eine Aufgabe für Organisationsspezialisten zu betrachten. Organisieren gehört zu den Aufgaben jedes Vorgesetzten und jedes Mitarbeiters; selbst wenn dieser mit fast ausschließlich ausführenden Tätigkeiten betraut ist.

In erster Linie sind es die Vorgesetzten, die als Organisatoren tätig sind. Bei ihnen stellt das Organisieren einen essentiellen Bestandteil ihrer Aufgaben dar. Obwohl die Bedeutung der Organisation als Führungsinstrument schon lange erkannt ist, wird dieses Führungsinstrument in der Praxis vielfach noch sehr vernachlässigt. Vorgesetzte sind oft der Meinung, daß ihnen spezielle Kenntnisse fehlten, die zur Organisation eines bestimmten Bereichs erforderlich seien. Außerdem hätten sie ganz einfach keine Zeit, sich mit allen organisatorischen Einzelheiten zu beschäftigen. Aus solchen und ähnlichen Gründen werden dann oft betriebsinterne und/oder -externe Organisationsspezialisten mit der betreffenden Aufgabe betraut.

Obwohl es zweifellos Organisationsprobleme gibt, welche Hilfe solcher Spezialisten erfordern, darf nicht vergessen werden, daß die Verantwortung für die Organisation eines Arbeitsbereichs immer beim betreffenden Vorgesetzten liegt. Auch wenn Organisationsspezialisten beigezogen werden, ist sein Einsatz unbedingt erforderlich. Zu den anfangs aufgeführten Argumenten läßt sich nur folgendes sagen: Der Vorgesetzte, dem wirklich (und nicht nur vermeintlich) das erforderliche organisatorische Wissen fehlt, kann (und sollte) sich dieses Wissen erwerben. Meist ist es aber so, daß die vorhandenen Kenntnisse ausreichen würden, um die meisten anfallenden Organisationsprobleme zu lösen. Was das Argument der fehlenden Zeit betrifft, so ist gerade das ein Grund, die eigenen Aktivitäten unter einem organisatorischen Gesichtspunkt einmal unter die Lupe zu nehmen. Nicht selten erweisen sich Zeitprobleme bei näherem Betrachten nämlich als Organisationsprobleme.

• **Systematik:** In der Praxis zeigt sich immer wieder, daß oft nicht mit genügend Systematik organisiert wird, sondern das Organisieren aus einem bloßen Aneinanderreihen von ad-hoc-Handlungen besteht. Vielfach werden Entscheidungen auch über bedeutende organisatorische Veränderungen ohne klare Problemdefinition, ohne eingehenden Vergleich von Alternativen sowie ohne klar definierte Beurteilungskriterien und Lösungsanforderungen getroffen, und nach ihrer Initiierung werden organisatorische Gestaltungsprozesse sich selbst überlassen (4). Für diesen wenig befriedigenden Zustand scheinen im wesentlichen folgende Gründe von Bedeutung:

- **«Ahnungslosigkeit»:** Viele Vorgesetzte haben die Chance einer adäquaten Organisationsstruktur noch nicht erkannt. Mit «adäquat» ist eine Struktur gemeint, die den effektiv gegebenen Anforderungen angepaßt ist. Diese Anforderungen ergeben sich aus den spezifischen Aufgaben des betreffenden Bereichs, aus den Fähigkeiten und Erwartungen der Mitarbeiter, aus internen Bedingungen wie Räumlichkeiten, Sachmittel usw. sowie aus Erwartungen von seiten der Umwelt. Statt eigene, in diesem Sinne adäquate Organisationsstrukturen zu entwickeln, werden fremde organisatorische Modelle übernommen und angewendet, auch wenn diese den tatsächlichen Bedürfnissen nicht entsprechen. Man glaubt, eine Organisation kaufen zu können, statt sich diese selbst zu erarbeiten.
- **«Tendenz zur Statik»:** Nicht wenige Vorgesetzte sind der ausgesprochenen oder unausgesprochenen Meinung, eine Organisationsstruktur sei etwas Festes, das man einmal schaffen müsse, um es dann über Generationen beibehalten zu können. Diese Sicht der Dinge ist fatal, denn die Organisationsstruktur als ein auf Dauer angelegtes System von Regelungen hat an sich schon die Tendenz zu Erstarrung. Dazu kommt dann als weiterer «Hemmer» die Institution als solche, die sich ebenfalls nicht durch große Wandlungsfähigkeit und Innovationsfreudigkeit auszeichnet. Im Gegensatz dazu stehen die Anforderungen einer dynamischen Arbeitswelt, denen statische Organisationsstrukturen je länger je weniger gewachsen sind.

«Ahnungslosigkeit» und «Tendenz zur Statik» sind zwei Stichworte zur Feststellung, daß die Führungsaufgabe Organisieren in der Praxis vielfach nicht den Stellenwert besitzt, der ihr eigentlich zukommt. «Das muß neu organisiert werden! Alles ist viel zu umständlich. Machen Sie einen Vorschlag, wie wir die Sache verbessern könnten.» Mit diesen Worten entließ der Chef den Organisator und glaubte, damit das Problem gelöst zu haben (8). Der Organisator erarbeitete einen Entwurf, der klar und logisch war, so daß ihm der zuständige Ab-

8 vgl. Rosner (1973)

teilungsleiter auch nicht widersprach. Als sich der Chef nach einiger Zeit erkundigte, wie denn die neue Organisationsstruktur funktioniere, hörte er zu seiner Überraschung, der Plan habe sich aus diesen und jenen Gründen nicht verwirklichen lassen. Als man der Sache nachging, stellte sich heraus, daß es erstens an der Überzeugung des Abteilungsleiters mangelte und zweitens an seiner Fähigkeit, die organisatorischen Änderungen durchzusetzen.

• **Ohne Führung ist Organisation wirkungslos!** Und eine Führung ohne Organisation hat ebensowenig Aussicht auf Erfolg. Organisation und Führung bedingen sich gegenseitig: Mit der Organisationsstruktur wird der formale Rahmen abgesteckt, innerhalb dessen sich die Führung vollziehen soll. Die Führung ihrerseits bedient sich der Organisation als Instrument, um Menschen und Arbeitsabläufe auf bestimmte Ziele hin zu beeinflussen.

Jede Organisation aber bleibt ohne positive Wirkungen, wenn die Mitarbeiter nicht zu Leistung motiviert und mit ihrer Arbeitssituation nicht zufrieden sind. Oder wenn mächtige Vorgesetzte im «dynamischen Prozeß der Führung» die Organisationsstruktur derart abwandeln, bis sie zur bloßen Zustandsbeschreibung bestehender Einflußsphären und Machtansprüche wird, wie dies so mancherorts der Fall ist. Wie oben angetönt wurde, ist eine Organisationsstruktur etwas Abstraktes, in dem Sinne, als sie sich nicht auf wirkliche, lebendige Menschen, sondern auf gedachte, fiktive Norm-Aufgabenträger bezieht. Die wichtigste Variable der Organisation, nämlich der Mensch, fehlt also in ihrem Ansatz. Diese äußerst komplexe Variable aber, die nur zu einem kleinen Teil mit sachlogischen Kategorien zu erfassen ist, stellt den eigentlichen, primären Arbeitsträger dar, ohne den eine Aufgabenerfüllung im Krankenhaus völlig illusorisch wäre.

Die Auseinandersetzung mit dieser «Variablen Mensch» ist die zentrale Aufgabe der Führung. Hier reicht es nicht aus, den Mitarbeiter als reinen Funktionsträger zu betrachten und zu behandeln. Hier wird aus dem anonymen «Kästchen» im Organigramm ein Individuum mit seinen Bedürfnissen, Erwartungen und Problemen, ein soziales Wesen mit seinen Rollen und Abhängigkeiten. Weil es im wesentlichen diese Kräfte sind, die das Arbeitsergebnis bestimmen, erweisen sich sogenannte organisatorische Probleme häufig als Schwierigkeiten organisations-psychologischer oder -soziologischer Art.

«Organisation ist eine Technik – Führen eine Kunst» (Rosner). Trotz der Wichtigkeit einer guten Organisation ist die Bedeutung der Führung zweifellos höher einzuschätzen. Der Einfluß der Führung auf Arbeitsergebnis und Arbeitszufriedenheit ist wesentlich größer als der Einfluß der organisatorischen Strukturen. Die Effizienz dieser Strukturen hängt in hohem Maße von der Effizienz der Führung ab.

6.1.5 Organisationszyklus

Analog zum besprochenen Phasen-Schema des Problemlösungsprozesses läßt sich auch der Vorgang des Organisierens in verschiedene Phasen zerlegen. Da das allgemeine Vorgehen beim Lösen von Problemen bereits beschrieben worden ist, werden hier nur noch einige ausgewählte Aspekte behandelt (4).

• Je nach dem organisatorischen Problem, welches zu lösen ist, kommt den einzelnen Phasen unterschiedliches Gewicht zu: Geht es darum, das Krankenhaus als Ganzes zu reorganisieren, so müssen zunächst mit viel Aufwand die Schwachstellen der bestehenden Organisationsstruktur gefunden und analysiert werden. Handelt es sich hingegen bloß darum, einen Arbeitsablauf in einer Abteilung neu zu organisieren, so beschränkt sich die organisatorische Tätigkeit im wesentlichen auf die **Auswahl einer zweckmäßigen Ablaufvariante:**

- **Probleme erkennen:** Organisationsprobleme sind häufig nicht auf den ersten Blick als solche zu erkennen. So dauert es manchmal recht lange, bis jemand auf die Idee kommt, seine Zeitnot, seine (scheinbare) Vergeßlichkeit, seine allgemeine Unzufriedenheit bei der Arbeit könnte etwas mit Organisation zu tun haben. Gerade weil organisatorische Probleme häufig nicht «offensichtlich» sind, ist es wichtig, sein Auge dafür zu schärfen und ein Gespür für organisatorische Mängel zu entwickeln. Grundsätzlich kann von organisatorischen Problemen immer dann gesprochen werden, wenn die bestehenden organisatorischen Regeln nicht oder nicht in genügendem Maße in der Lage sind, die zur effizienten Aufgabenerfüllung notwendige Ordnungsfunktion zu leisten (4).
  Wie bei der allgemeinen Besprechung des Problemlösungsprozesses festgestellt wurde, ist das Erkennen organisatorischer Mängel einerseits Aufgabe jedes einzelnen, setzt aber andererseits auch die Einsicht weiterer Kreise voraus. Gerade wenn es um organisatorische Probleme geht, muß auch auf kollektiver Ebene das Problem als solches erkannt werden, damit sich wirklich etwas ändert.
- **Lösungen initiieren:** Auch bei Organisationsproblemen gilt: Selbst wenn Probleme allgemein als solche erkannt werden, heißt das noch lange nicht, daß sie auch angepackt werden, weil Prioritäten gesetzt werden müssen, Widerstände auftauchen oder sich abzeichnen, die den Status quo als vorteilhafter erscheinen lassen. Ob ein organisatorisches Problem einer Lösung zugeführt werden soll, und, wenn ja, zu welchem Zeitpunkt, das ist ein Grundsatzentscheid, der in dieser Initiierungsphase getroffen werden muß. Um diesen Entscheid fällen zu können, müssen die Chancen und Risiken abgewogen werden, die mit der Inangriffnahme eines Reorganisationsprozesses verbunden sind. Als Barrieren, die die Inangriffnahme eines Problems behindern können, wurden folgende ge-

nannt: Wissens-, Motivations-, Macht- und Organisationsbarrieren.
In der Initiierungsphase sind, kurz gesagt, folgende Aktivitäten erforderlich: Sensibilisieren (für die Problemstellung), Motivieren (zur Inangriffnahme) und Mobilisieren (von Machtpotentialen).

– **Probleme analysieren:** Nachdem der Organisationsprozeß initiiert worden ist, beginnt die konkrete Arbeit. Diese besteht zunächst darin, das Problem zu definieren und zu analysieren. Bei einer Reorganisation wird folgendermaßen vorgegangen: Erfassen und Analysieren der bestehenden organisatorischen Regeln (Ist-Zustand) und Formulieren von Anforderungen an die neue Organisationsstruktur (Soll-Zustand; Beurteilen des Ist-Zustandes aufgrund der Anforderungen): Soll-Ist-Vergleich.

In dieser Phase geht es darum, organisatorische Mängel und Schwachstellen im einzelnen zu erkennen und ihre Ursachen zu ermitteln. Einem Organisationsproblem können sehr verschiedene Ursachen zugrunde liegen: So kann eine mangelhafte Aufgabenerfüllung z. B. auf Überlastung des betreffenden Aufgabenträgers beruhen. Vielleicht liegt die Ursache aber in einer unklaren Abgrenzung von Kompetenzen oder in ungenügender Information.
Werden Ursachen nicht sorgfältig herausgearbeitet, so ist wohl eine «Symptombehandlung», nicht aber eine echte Problemlösung möglich. Läge in unserem Beispiel die Ursache in ungenügender Information, müßte die Stellenbeschreibung überarbeitet werden. Wäre aber der Kern des Problems eine ungenügende Motivation, so käme etwa eine Umverteilung und/oder Anreicherung der Aufgabe in Frage. Eine Detaillierung der Stellenbeschreibung könnte dann als verstärkte Reglementierung aufgefaßt werden und sogar negative Konsequenzen haben. Die Bedeutung einer eingehenden Analyse liegt auf der Hand.

– **Ziele formulieren:** Auch bei organisatorischen Problemen stellt die Formulierung von klaren Zielen eine wichtige Voraussetzung für eine optimale Lösung dar. Die vier Kriterien für die Zielformulierung lauten: Erreichbarkeit, Eindeutigkeit, Überprüfbarkeit und Erreichungszeitraum. – Bei der Festlegung organisatorischer Ziele können sich instrumentale Ziele, die primär den Interessen des Systems dienen, und noninstrumentale Ziele, die primär den Interessen des Mitarbeiters dienen, entweder ergänzen oder konkurrenzieren. Daß sie sich überhaupt nicht beeinflussen, ist deshalb undenkbar, weil die Verwirklichung der instrumentalen Ziele ja durch die Systemmitglieder erfolgt, die ihrerseits von ihren persönlichen Bedürfnissen geprägt sind. Bei organisatorischen Zielen, die ausschließlich die instrumentale Dimension berücksichtigen, ist die Aussicht auf Erfolg längerfristig nicht allzu groß. Vor diesem Hintergrund ist es verständlich, daß die Zielformulierung beim Organisieren häufig eine konfliktträchtige Angelegenheit bedeutet.

– **Ideen entwickeln:** Die Phase des Suchens nach Ideen/Lösungen spielt auch im Organisationsprozeß eine besonders wichtige Rolle. Die sorgfältigsten Problemanalysen und die präzisesten Zielformulierungen helfen nichts, wenn keine Idee zur Lösung des Problems gefunden wird. Zur Lösung eines Organisationsproblems gibt es nie nur einen einzigen Weg. Und je mehr Vorschläge existieren, umso größer ist die Wahrscheinlichkeit, daß sich ein sehr guter darunter befindet.

– **Ideen bewerten:** In dieser Phase des Organisationsprozesses geht es darum, die Konsequenzen der einzelnen Lösungsalternativen abzuschätzen. Besondere Beachtung muß dabei möglichen unerwünschten Konsequenzen geschenkt werden. Zum Erfassen von möglichen Folgeproblemen, Risiken und Schwierigkeiten sind insbesondere folgende Fragen von Bedeutung: Welche Fakten, Zusammenhänge oder Annahmen, die der Lösung zugrunde liegen, können sich ändern? Wo gibt es Lücken oder Überschneidungen in den Zuständigkeiten? Welche Hemmnisse/Schwierigkeiten personeller, zeitlicher, sachlicher, räumlicher Art sind zu erwarten?
Es soll nochmals darauf hingewiesen werden, daß diese Phase der Bewertung und Auswahl durch hohe Konflikthaltigkeit gekennzeichnet ist, weil unterschiedliche Ansichten über die zu erwartenden Wirkungen bestehen und individuelle Interessen der Beteiligten die Bewertung beeinflussen.

– **Ideen verwirklichen:** Ein Lösungskonzept für ein organisatorisches Problem zu finden, ist oft schon schwierig genug. Noch schwieriger aber ist es meist, dieses Konzept dann in die Wirklichkeit umzusetzen. – Das neue organisatorische Konzept muß eingeführt und gegen eventuell auftretende Widerstände durchgesetzt werden. Daß dabei nicht nur sachliche, sondern auch psychologische und «politische» Aspekte eine Rolle spielen, wird schon aufgrund der vorangehenden Phasen deutlich.
Ohne Zweifel hängt der Erfolg jeder organisatorischen Regelung letztlich davon ab, ob sie akzeptiert wird. Nur wenn sie innerlich bejaht wird, besteht letztlich die Gewähr, daß sich die Systemmitglieder auch aus eigenem Antrieb (und nicht nur unter äußerem Druck) der Regel entsprechend verhalten. Daß die Mitarbeiter eine Regel akzeptieren, setzt aber voraus, daß sie ihren Sinn verstehen: Wir müssen verstehen, um mitverantwortlich handeln zu können. Verstehen wiederum setzt Wissen voraus. Und dieses Wissen entsteht durch Information.

• Wie in der Phase der Initiierung können auch bei der Realisation **Wissensbarrieren, Motivationsbarrieren, organisatorisch-technische Barrieren** wirksam sein (4). Schwierigkeiten bei der Einführung und Durchsetzung neuer organisatorischer Regelungen können also hauptsächlich darauf zurückgeführt werden, daß die betreffenden Mitarbeiter/Vorgesetzten über die an sie adressierten Regeln nicht ausreichend informiert sind oder sie nicht richtig verstanden haben, – persönlich oder fachlich nicht in der Lage sind, das von ihnen erwartete Verhalten zu zeigen, – nicht bereit sind, die an sie gerichteten Verhaltenserwartungen zu erfüllen, – nicht über die organisatorisch-technischen Voraussetzungen (Arbeitsmittel, personelle/finanzielle Ressourcen . . .) verfügen, um den organisatorischen Regeln entsprechen zu können. Zur Überwindung dieser Schwierigkeiten sind Aktivitäten wie die folgenden erforderlich:

- **Information:** Damit Informationen «ankommen», müssen sie auf den Adressaten ausgerichtet sein; verständlich sein (einfach, gegliedert, prägnant, mit bereits Gewußtem im Zusammenhang); wahr sein; sachgerecht sein; zum richtigen Zeitpunkt abgegeben werden.
- **Schulung:** Kurse zur Einführung in die neuen/veränderten Aufgaben; Übungskurse, Gruppentraining.
- **Motivation:** extrinsische Motivation (Information, Weiterbildung usw.); intrinsische Motivation (Partizipation, Autonomie, Erweiterung/Anreicherung der Aufgaben); zwischenmenschliche Faktoren: Führungsverhalten, Gruppeneinflüsse.
- **Organisatorisch-technische Maßnahmen:** Anpassung der technischen Arbeitsmittel; Anpassung der personellen/finanziellen Ressourcen.

• **Erfolg überprüfen:** Nach einiger Zeit stellt sich die Aufgabe, die neu eingeführten organisatorischen Regelungen hinsichtlich ihrer Wirkungen zu beurteilen und den Erfolg des Organisationsergebnisses festzustellen. Die Erfolgskontrolle spielt im Organisationsprozeß insofern eine besondere Rolle, als es sich beim Organisieren um einen komplexen Vorgang handelt, der eine Vielzahl von Fehlerquellen beinhaltet (4):

- **Konstruktionsfehler:** Die Regeln können Mängel und Schwachstellen enthalten.
- **Implementierungsfehler:** Die Regeln werden nicht richtig verstanden, nicht akzeptiert oder können aufgrund fehlender personeller und/oder technischer Voraussetzungen nicht realisiert werden.
- **Prognosefehler:** Die Befolgung der organisatorischen Regeln führt nicht zu den beabsichtigten oder zu nicht beabsichtigten Konsequenzen.
- **Diagnosefehler:** Die Konsequenzen der Regeln entsprechen nicht den Erfordernissen der Situation.
- **Beurteilungsfehler:** Die Erreichung der organisatorischen Ziele trägt nicht zur Erreichung der übergeordneten Ziele des Betriebs bei.

Da sowohl die betriebsinternen Bedingungen als auch das Umfeld des Krankenhauses in einem steten Wandel begriffen sind, weisen organisatorische Regeln zwangsläufig nur eine beschränkte Geltungsdauer auf. Auf veränderte Bedingungen, denen die bestehenden Regeln nicht mehr genügen, kann in verschiedener Weise reagiert werden: Man kann partielle Umgestaltungen vornehmen oder es kann eine Anpassung durch informale Verhaltensweisen erfolgen, die der «offiziellen», aber unzweckmäßigen Regelung widersprechen.

Viel besser aber ist es, die organisatorischen Regeln systematisch zu überprüfen und weiterzuentwickeln. Soziale Systeme wie das Krankenhaus sind dynamische Systeme. Soll die Organisation als Instrument zur Zielerreichung des Systems dienen, so muß sie sich dieser Dynamik gegenüber als anpassungsfähig erweisen.

Eine systematische Erfolgskontrolle bildet die Voraussetzung für eine systematische Problemerkennung. Wird ein Problem erkannt, beginnt der beschriebene organisatorische Prozeß von vorne, weshalb man vom Organisationszyklus spricht.

6.2 Elemente der Organisation

Das allgemeine Ziel des Organisierens besteht in der Schaffung von Gebilde-, Prozeß- und Kommunikationsstrukturen. Diese Strukturen lassen sich aus verschiedenen «Bausteinen» aufbauen, die als formale Elemente bezeichnet werden können. Die drei grundlegenden Elemente sind Stellen, Verbindungswege zwischen den Stellen und Arbeitsgänge.

Ein organisiertes System besteht aus Subsystemen, die innerhalb des Gesamtsystems bestimmte Aufgaben erfüllen. Diese Subsysteme lassen sich wiederum zerlegen bis in ihre kleinsten Einheiten, die im Betrieb als Stellen bezeichnet werden.

Die Stelle kann demnach als die kleinste organisatorische Einheit definiert werden, die im Rahmen einer Gesamtorganisation einen umschriebenen Aufgabenkomplex umfaßt, der einem oder mehreren Aufgabenträgern zur Erfüllung übertragen ist, wobei diese/r mit den dazu erforderlichen Kompetenzen ausgestattet ist/sind und entsprechende Verantwortung tragen.

6.2.1 Die Stelle und ihre Elemente

Zur Aufgabenerfüllung durch den Aufgabenträger bedarf es immaterielle Stellenelemente (Aufgaben, Kompetenzen und Verantwortung, die sich entsprechen müssen) und materielle Stellenelemente (Menschen, Sachmittel und Energie); ohne eines dieser Elemente ist die Aufgabenerfüllung durch die Stelle nicht möglich (9):

9 vgl. Steinbuch (1977)

• **Immaterielle Stellenelemente:** Bei der Bildung von Stellen gilt das fundamentale organisatorische Prinzip der Einheit von Aufgabe, Kompetenzen und Verantwortung. Wer eine Aufgabe übernimmt, übernimmt mit ihr die Verantwortung für deren Ausführung oder Nicht-Ausführung. Um eine Aufgabe eigenverantwortlich erfüllen zu können, braucht es entsprechende Kompetenzen: Kompetenz ist die Befugnis, alle zur Erfüllung einer Aufgabe erforderlichen Aktivitäten ausüben zu können. Das Bewußtsein der Verantwortung ist dort am stärksten, wo **Aufgabe und Kompetenzen** einander entsprechen.

– **Aufgabe:** Die Organisation soll zur Verwirklichung der Systemziele beitragen. Aus den Systemzielen leiten sich die Aufgaben ab, die zu ihrer Erreichung erfüllt werden müssen. Die Aufgabe wurde so zum Grundbegriff der Organisationslehre, zum Ausgangspunkt aller organisatorischer Tätigkeit (Abb. 6/5).

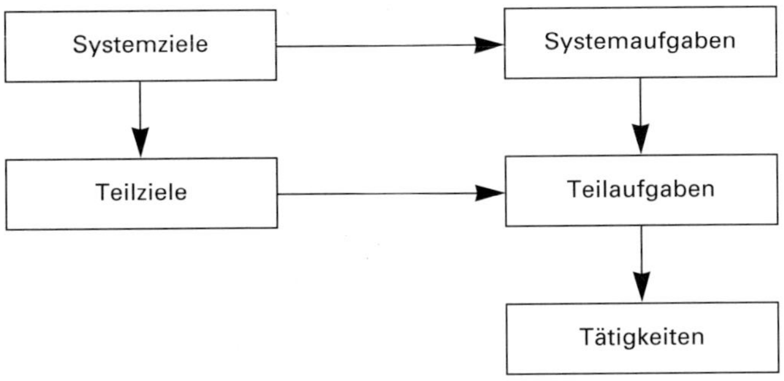

Abbildung 6/5: Ableitung von Arbeitsaufgaben aus Systemzielen

Unter einer Aufgabe versteht man eine Verpflichtung, eine vorgegebene Handlung durchzuführen. Die Aufgabe stellt ein zu erreichendes Handlungsziel dar, eine Soll-Leistung, zu deren Erfüllung verschiedene psychische Aktivitäten, Verrichtungen und Tätigkeiten, erforderlich sind. Zur allgemeinen Beschreibung einer Aufgabe genügen die Merkmale **Objekt und Verrichtung:**

= Verrichtung: Um eine Aufgabe zu erfüllen, müssen bestimmte Tätigkeiten ausgeführt werden.
= Objekt: Jede Aufgabe bezieht sich auf ein (reales oder abstraktes) Objekt, an welchem die Tätigkeit vollzogen wird.

Damit eine Aufgabe eindeutig determiniert ist, müssen zusätzlich Angaben über **Aufgabenträger, Sachmittel, Ort und Zeit** gemacht werden. Diese Merkmale einer Aufgabe werden deshalb als Determinanten bezeichnet (10):

= Aufgabenträger: Jede Aufgabe erfordert einen (personalen und/oder technischen) Aufgabenträger, der die Tätigkeiten ausführt, die zur Aufgabenerfüllung notwendig sind.
= Sachmittel: Der Aufgabenträger setzt bei seiner Tätigkeit Sachmittel ein, ohne diese Tätigkeit nicht oder nur schwer möglich ist.
= Ort: Die Aufgabenerfüllung erfolgt an einem oder mehreren bestimmten Ort/Orten.
= Zeit: Die Erfüllung der Aufgabe wird zu einem bestimmten Zeitpunkt vollzogen und nimmt eine gewisse Dauer in Anspruch.

Zwei weitere wichtige Eigenschaften, denen im Hinblick auf die Organisierbarkeit von Aufgaben grundlegende Bedeutung zukommt, sind die beiden Grunddimensionen: **Wiederholungscharakter und Beherrschbarkeit:**

= Eine bestimmte Wiederholungshäufigkeit einer Aufgabe ist unerläßliche Bedingung für ihre organisatorische Regelung. Dabei ist es nicht erforderlich, daß es sich um völlig identische Wiederholungen handelt, sondern nur, daß bestimmte Gemeinsamkeiten wiederkehren. In diesem Sinne sind auch einmalig oder selten auftretende Aufgabenkomplexe organisierbar, soweit sie wiederkehrende Teilaufgaben enthalten. Auf jeden Fall ist, soweit seltene Aufgaben vorhersehbar sind, eine Regelung der Zuständigkeit möglich. Vor allem ablauforganisatorisch wichtig sind Regelmäßigkeit und Vorhersehbarkeit des Wiederholungsrhythmus sowie Gleichmäßigkeit der zeitlichen Verteilung:
= Die Beherrschbarkeit von Aufgaben bestimmt das Ausmaß, in dem das Verhalten der Aufgabenträger bei der Erfüllung geregelt werden kann. Vor allem wirken sich auf die Beherrschbarkeit aus (11): die Komplexität der Aufgabe, d. h. die Zahl, Verschiedenartigkeit und Interdependenzen der zu verknüpfenden Teilaufgaben und Aufgabenelemente; die Variabilität der Aufgabe, d. h. die Häufigkeit und Stärke, mit der sich Inhalt und Erfüllungsanforderungen einer Aufgabe im Zeitablauf ändern; der Definitionsgrad der Aufgabe, d. h. das Ausmaß, in dem Verrichtungen, Objekte, Raum und Zeit der Aufgabenerfüllung determiniert und bekannt sind.

Eine **Zunahme der Komplexität** hat Auswirkungen auf die Regelung der Arbeitsteilung, der Koordination und der Konfiguration (Anzahl der Hierarchieebenen, Größe der Leitungsspanne). Nimmt z. B. die Zahl der zu vollziehenden Verrichtungen oder der zu bearbeitenden Objekte zu, so führt dies zu einer stärkeren vertikalen oder horizontalen Differenzierung, d. h. zu einer größeren Komplexität, zu deren Bewältigung neue, spezialisierte Stellen gebildet werden müssen, was zwangsläufig auch die Koordination und Konfiguration beeinflußt.

---

10 vgl. Schmidt (1974), Wittlage (1976)
11 vgl. Hoffmann (1980), Grochla (1982)

Ist die **Variabilität eines Aufgabenbereichs** hoch, so muß die organisatorische Struktur dieses Bereichs besonders anpassungsfähig sein. Das bedeutet, daß den Stellen genügend weite Handlungsspielräume und ausreichende Entscheidungskompetenzen übertragen werden müssen. Es sind relativ autonome Aktionseinheiten zu bilden, die sich selbständig an veränderte Aufgabenstellungen anpassen (Teamarbeit).
Nach dem **Definitionsgrad der Aufgabe** kann man entweder von gut-definierten oder schlecht-definierten Aufgaben sprechen. Aufgaben mit Routinecharakter sind meist gut definiert und ihre Erfüllung weitgehend regelbar.

- **Kompetenzen:** Kompetenz/Befugnis ist das ausdrücklich zugeteilte Recht, zu handeln und die Aktivitäten auszuführen, die zur Aufgabenerfüllung erforderlich sind. Im Rahmen der Aufgabensynthese werden jeder organisatorischen Einheit Aufgaben zugeordnet und bestimmten Personen als Stellenaufgaben übertragen. Mit diesem Vorgang ist stets die Zuteilung von Kompetenzen und Verantwortung verbunden.
Leiten sich die Aufgaben aus dem Zielsystem des Krankenhauses ab und verkörpern sie damit Handlungsanforderungen an die Personen, denen sie zugeordnet sind, so schaffen Kompetenzen die zur Aufgabenerfüllung notwendigen Handlungsmöglichkeiten, während durch die Verantwortung die Handlungs- und Rechenschaftsverpflichtung ausgedrückt wird.
Die Kompetenzen eines Aufgabenträgers können grundsätzlich gegliedert werden in: Eigenkompetenzen (beziehen sich auf die eigene Aufgabenerfüllung = Handlungskompetenzen) und Fremdkompetenzen (beziehen sich auf die Aufgabenerfüllung anderer Aufgabenträger/Führungskompetenzen).

= Unter den **Eigenkompetenzen** lassen sich aufgrund des Inhalts der Kompetenz folgende Arten unterscheiden: – Entscheidungskompetenzen (Recht, innerhalb eines umschriebenen Rahmens Entscheidungen zu treffen); – Ausführungskompetenzen (Recht, bei der Ausführung einer übertragenen Aufgabe in einem bestimmten Ausmaß Methode und Rhythmus der Arbeit selbst zu bestimmen); – Verfügungskompetenzen (Recht, über bestimmte Sachen und Werte zu verfügen); – Mitsprachekompetenzen (Recht, in bestimmten Fragen mitsprechen zu können. Wie weit dieses Recht geht, muß genau festgelegt werden: ob es sich um bloßes Anhörungsrecht/Mitberatungsrecht, ein Vetorecht oder um ein eigentliches Mitentscheidungsrecht handelt); -.Antrags-kompetenzen (Recht, zu beantragen, daß über eine bestimmte Angelegenheit entschieden wird); – Vertretungskompetenzen (Recht, das betreffende soziale System in bestimmten Belangen nach außen zu vertreten); – Informationskompetenzen (Recht, bestimmte Informationen zu beziehen).

= Unter den **Fremdkompetenzen** können folgende Arten unterschieden werden (12): – Integrationskompetenzen (in zwei Formen: Strukturkompetenz/Recht, Verteilungs- und Arbeitsbeziehungen in einem System zu regeln) sowie Ziel-Kompetenz/Recht, sich an der Bildung von ökonomischen und sozialen Sach- und Formalzielen zu beteiligen); – Koordinationskompetenzen/Recht, Maßnahmen zur koordinierten Zielerreichung zu ergreifen; – Persönlich-disziplinarische Kompetenz/disziplinarische Weisungsbefugnis (Recht, in Fragen der Umgangs- und Verhaltensnormen bei der Aufgabenerfüllung, der Förderung und Weiterbildung, Weisungen zu erteilen); – Sachlich-funktionale Kompetenz/fachliche Weisungsbefugnis (Recht, in fachlichen Fragen Weisungen zu erteilen; zwei Formen werden unterschieden, die Anordnungskompetenz/Recht, eine getroffene Entscheidung durchzusetzen, d. h. andere Aufgabenträger zur Realisation der Entscheidung zu veranlassen; – Kontrollkompetenz/Recht, die Aufgabenerfüllung anderer Aufgabenträger in fachlicher Hinsicht zu kontrollieren).
Die Zuteilung von Kompetenzen an eine Stelle umfaßt immer zwei Vorgänge: Erstens ist die Art und zweitens der Umfang der jeweiligen Kompetenz festzulegen. Jeder Stelle im Krankenhaus (auch rein ausführenden Stellen) müssen bestimmte Kompetenzen zugestanden werden, damit eine Aufgabenerfüllung möglich ist.

- **Verantwortung:** Verantwortung bedeutet persönliches Einstehen für die Folgen von Handlungen und Entscheidungen, soweit diese beeinflußt werden konnten. Wichtig ist, daß eine Beeinflussung erfolgen kann, indem man aktiv handelt, aber auch, indem man eine solche Handlung unterläßt. Nach dem Gegenstand der Verantwortung unterscheidet man Eigenverantwortung (Einstehen für Folgen des eigenen Handelns), Handlungsverantwortung, sowie Fremdverantwortung (Einstehen für Folgen von Handlungen anderer Personen, soweit diese Handlungen durch das eigene Verhalten beeinflußt werden konnten), Führungsverantwortung.

= Die **Handlungsverantwortung** bezieht sich auf folgende Objekte: – Ergebnisverantwortung (Verantwortung für die Erzielung von umschriebenen Arbeitsergebnissen) – Budgetverantwortung (Verantwortung für die Einhaltung des vorgegebenen Budgets) – Sachmittelverantwortung (Verantwortung für die zur Stelle gehörenden Sachmittel) – Terminverantwortung (Verantwortung für die Einhaltung von vorgegebenen Terminen).

12 vgl. Bleicher (1980)

= Die **Führungsverantwortung** umfaßt die: – Auswahlverantwortung (Verantwortung für die Auswahl der Mitarbeiter, denen der Vorgesetzte Aufgaben überträgt) – Auftragsverantwortung (Verantwortung für die ordnungsgemäße Erteilung von Aufträge (Wer? Was? Warum? Wann? Wo? Wie?) – Arbeitsmittelverantwortung (Verantwortung für die Bereitstellung von personellen und sachlichen Mitteln sowie von Informationen, die zur Durchführung eines Auftrages erforderlich sind) – Aufsichtsverantwortung (Verantwortung für eine angemessene Aufsicht über die Tätigkeit des Mitarbeiters).

Verantwortung wird meist nicht ausdrücklich übertragen, sondern ergibt sich aus der Übertragung von Aufgabe und Kompetenzen. Zur Vermeidung von Unklarheiten aber sollte Art und Umfang der Verantwortung umschrieben und in der Stellenbeschreibung dokumentiert sein. Eine Übersicht über die verschiedenen Arten der Verantwortung findet sich in Abb. 6/6.

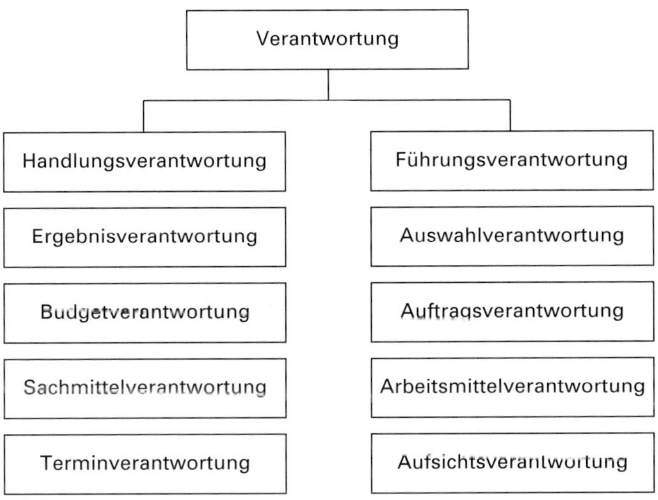

Abbildung 6/6: Formen der Verantwortung

- **Materielle Stellenelemente:** Als materielle Elemente einer Stelle gelten Menschen, Sachmittel und Energie:

– **Mensch:** Das Hauptmerkmal sozialer Systeme besteht darin, daß in ihnen der Mensch das wesentliche Element darstellt. Der Mensch ist der Aufgabenträger, dem Aufgaben zur Erfüllung zugeordnet sind. Früher ging man davon aus, daß nur der Mensch Aufgabenträger sein könne. Als Konsequenz der technischen Entwicklung aber werden heute auch Sachmittel höherer Technik als Aufgabenträger betrachtet. Jede Stelle muß jedoch durch mindestens einen personalen Aufgabenträger besetzt sein, denn nur ein Mensch kann Kompetenzen und Verantwortung haben. Aus diesem Grund werden technische Anlagen richtiger als Arbeitsträger bezeichnet. Nach der Art und Weise, wie Menschen und Maschinen als Aufgaben- bzw. Arbeitsträger kombiniert werden, entstehen folgende Stellentypen (Abb. 6/7).

Aufgabenträger	Stellentypen
eine einzelne Person	(Ein-Personen)-Stelle
eine Gruppe von Personen	Mehr-Personen -Stelle (Ausschuß/Kollegium)
Mensch-Maschinen-Kombination	Mensch-Maschinen-Einheit

Abbildung 6/7: Aufgabenträger und Stellentypen

Wie schon bemerkt, bezieht sich die Gestaltung einer Stelle nicht auf einen konkreten Mitarbeiter/Vorgesetzten, sondern auf eine gedachte, abstrakte Person. Diese ist definiert durch die Summe der Anforderungen, die sie zu erfüllen hat. Das Verhalten der Menschen als der Elemente des sozialen Systems bestimmt das Verhalten des sozialen Systems als Ganzes. Organisation muß immer von bestimmten Annahmen über das Verhalten der Systemmitglieder ausgehen. Die Summe dieser Annahmen macht das Menschenbild des Organisators aus. Im Rahmen eines solchen Menschenbildes könnten die Systemmitglieder etwa verstanden werden als (13):

= Werkzeuge: Sie erbringen Leistungen als Beiträge zur Erreichung von Systemzielen und führen dabei die von der Leitung des Systems gegebenen Anweisungen aus.
= Bedürfnisträger: Das Verhalten der in einem sozialen System tätigen Menschen wird in starkem Ausmaß von den individuellen Bedürfnissen geprägt. Zwischen den sich aus diesen Bedürfnissen ergebenden individuellen Zielen und den Systemzielen herrscht nicht notwendig Übereinstimmung.
= Problemlöser: Das individuelle Verhalten in sozialen Systemen ist auf das Lösen von Problemen gerichtet.

– **Sachmittel:** Sachmittel sind materielle Objekte, die durch ihr instrumentales Sein im Hinblick auf bestimmte Zwecke gekennzeichnet sind (14). Im Hinblick auf ihr «Instrumentales Sein» können folgende Typen von Sachmitteln unterschieden werden:

= Basissachmittel: Diese sind zur Aufgabenerfüllung notwendig. Beispiele: Raum, Mobiliar, Röntgenapparat.
= Entlastende Sachmittel: Sie entlasten den personalen Aufgabenträger bei der Aufgabenerfüllung, ohne ihn von der Durchführung zu befreien. Beispiel: Büromaschinen, Wundbostitch, Blutwert-Analysator.
= Automatische Sachmittel: Sie befreien den Menschen von der Durchführung der Tätigkeit, so daß er nur

13 vgl. Hill et al. (1974)
14 vgl. Wegner (1969)

noch Kontrollfunktionen auszuüben hat. Beispiele: Elektronische Datenverarbeitung, automatisches Beatmungs- und Narkosegerät.

- **Energie:** Ohne Energie können weder der Mensch noch die meisten Sachmittel ihre Aufgaben erfüllen. Da die Energie jedoch selten als Element der direkten Aufgabenerfüllung auftritt, kann man sie als sekundäres Stellenelement bezeichnen.

6.2.2 Stellenarten

• Die Arten von Stellen werden zunächst nach dem Charakter der Aufgaben, die ihnen zugeordnet sind, unterschieden: Ausführungsstellen beinhalten ausschließlich Ausführungsaufgaben, – Leitungsstellen/ Instanzen umfassen Leitungsaufgaben, – Leitungshilfsstellen erfüllen Leitungshilfsaufgaben (hier lassen sich die Stellenarten Assistenz und Stab unterscheiden), – Sonderstellen beinhalten Sonderaufgaben; hier sind Projektgruppen und Kollegien [Ausschüsse] einzuordnen (siehe Abb. 6/8).

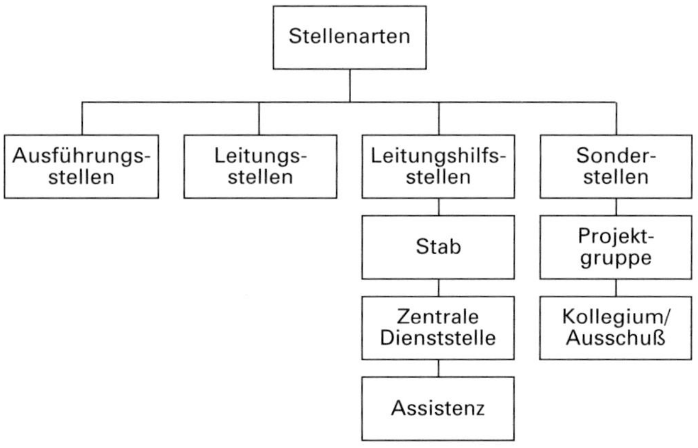

Abbildung 6/8: Stellenarten

• **Ausführungsstelle:** Von Ausführungsstelle spricht man dann, wenn der Aufgabenkomplex einer Stelle in den rein ausführenden Bereich auf der untersten hierarchischen Ebene gehört. Es soll aber nochmals darauf hingewiesen werden, daß das Gesetz der Einheit von Aufgabe, Kompetenzen und Verantwortung auch hier gelten muß. Ohne Kompetenzen, d. h. ohne persönliche Handlungsermächtigung ist keine Aufgabenerfüllung möglich.

• **Leitungsstelle**/Instanz: Eine Leitungsstelle unterscheidet sich von anderen Stellen durch ihre besonderen **Aufgaben/**Leitungsaufgaben mit **Kompetenzen.** Während die Kompetenzen der Nicht-Instanzen grundsätzlich nur die eigene Tätigkeit betreffen, zielen die Kompetenzen der Instanz auch auf die Tätigkeit anderer Stellen. So wird die Anordungskompetenz als wesentliches Merkmal der Instanz genannt. Zur **Verantwortung/**Eigenverantwortung tritt bei der Instanz die Fremdverantwortung; diese bedeutet nicht ein Einstehen für alle Handlungen der nachgeordneten Aufgabenträger, sondern nur für solche Fehlhandlungen, die sich aus einer ungenügenden Erfüllung der Leitungsaufgaben ergeben.

• **Instanzen:** Instanzen können nach folgenden Kriterien unterschieden werden: Personaler Umfang, Willensbildung, Hierarchische Ebene:

- **Personaler Umfang:** Eine Instanz kann durch eine Person oder durch mehrere Personen gebildet werden. Danach wird unterschieden in Singularinstanz und Pluralinstanz; typisches Beispiel einer Pluralinstanz ist die Krankenhausleitung. Eine Leitungsperson kann gleichzeitig Singularinstanz und Teil einer Pluralinstanz sein. Das ist z. B. dann der Fall, wenn ein Klinikleiter gleichzeitig Mitglied der Krankenhausleitung ist. Daß diese Doppelstellung auch Probleme mit sich bringt,ist bekannt.
- **Willensbildung:** Bei Pluralinstanzen können folgende Systeme der Willensbildung unterschieden werden: Direktionalsystem (ein Mitglied der Instanz hat besondere Rechte bei der Willensbildung) und Kollegialsystem (alle Mitglieder der Instanz haben gleiche Rechte hinsichtlich der Willensbildung).
- **Hierarchische Ebene:** Nach der Ranghöhe in der betrieblichen Hierarchie unterscheidet man Hierarchische oberste Instanz (Beispiel: Krankenhausleitung), mittlere Instanz (Beispiel Abteilungsleiter/in), untere Instanz (Beispiel Gruppenleiter/in).

Je nach Instanz-Ebene ist der Anteil der Grundfunktionen Planen, Entscheiden und Ausführen im Rahmen der Stellenaufgaben verschieden. Abb. 6/9 zeigt Entscheidungs- und Ausführungsaufgaben der verschiedenen hierarchischen Ebenen (3).

• **Leitungsstellen:**

- Die **Stabsstelle** ist eine Leitungshilfsstelle; sie kann als sekundäre Stelle bezeichnet werden, weil sie stets einer primär gebildeten Instanz zugeordnet ist und diese bei der Erfüllung ihrer Aufgaben unterstützt. Die Stabsstelle ist durch folgende Merkmale charakterisiert: Sie ist eine Leitungshilfsstelle und existiert nur in der Zuordnung zu einer Instanz; sie erfüllt Aufgaben, die sich aus den Aufgaben der Instanz ableiten. – Ihre Kompetenzen sind begrenzt: Stabsstellen besitzen in der Regel keine Entscheidungskompetenzen, sondern nur ein Vorschlagsrecht. Besteht ein Stab aus mehreren Personen, so bezieht sich diese Kompetenzbegrenzung natürlich nur auf die Außenbeziehungen des Stabes. Innerhalb des Stabes hat der Leiter alle üblichen Weisungs- und Anordnungskompetenzen gegenüber seinen Mitarbeitern.

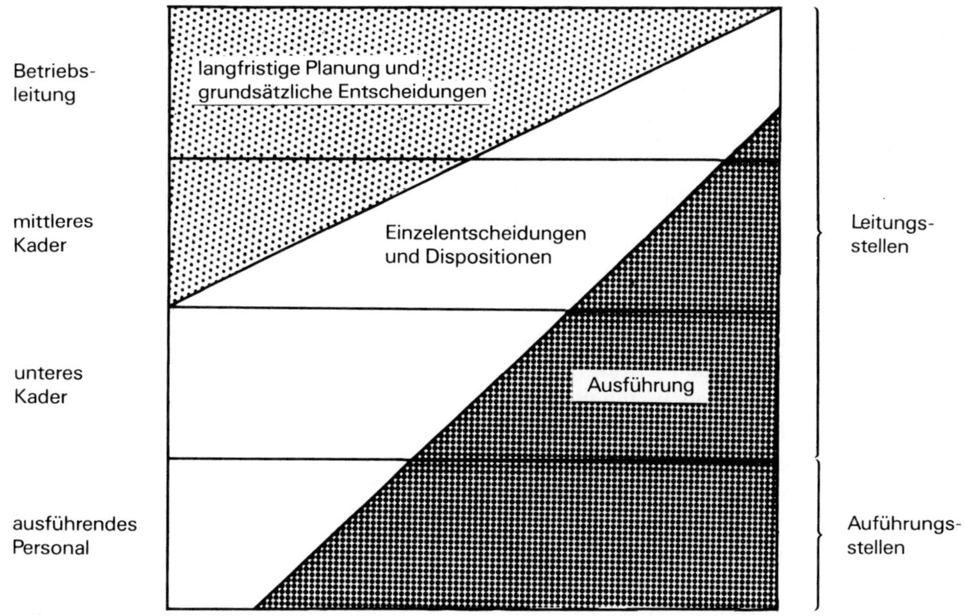

Abbildung 6/9: Entscheidungs- und Ausführungsaufgaben auf verschiedenen Ebenen (Ulrich)

Stabsstellen können Instanzen aller Ebenen zugeordnet werden. Sie können zudem eine eigene Stabshierarchie bilden, d. h. Stabsstellen einer höheren Instanz besitzen ein Weisungsrecht gegenüber Stabsstellen nachgeordneter Instanzen. Ein Stab kann sowohl eine Stelle als auch eine Abteilung sein.

Der Stab kann alle Teilaufgaben der Leitungsaufgabe einer Instanz übernehmen, die einer Entscheidung vor- bzw. nachgelagert sind (15). Die einer Entscheidung vorgelagerten Aufgaben sind: Beschaffen, Auswerten, Weiterleiten von Informationen; Erarbeiten, Präsentieren von Entscheidungsalternativen. Die einer Entscheidung nachgelagerten Aufgaben umfassen: Erarbeiten von Anweisungen und Plänen für die Realisation von instantiellen Entscheidungen; Koordinieren der Aktivität von Stellen, die an der Realisation beteiligt sind; Überwachen der Ausführung instantieller Entscheidungen.

Trifft die Instanz einen Entscheid, der nicht dem Antrag der Stabsstelle entspricht, und ist die Stabsstelle überzeugt, daß dadurch Schaden entstehen kann, so hat sie das Recht, bzw. die Pflicht, eine Wiedererwägung zu beantragen oder gegebenenfalls einen Stabsrekurs einzureichen. Stäbe können nach verschiedenen Kriterien unterschieden werden; solche sind:

= Je nach **Umfang der Aufgaben** lassen sich Stäbe gliedern in generalisierter Stab (unterstützt die Instanz in allen zu erfüllenden Leitungsaufgaben), spezialisierter Stab (erfüllt spezielle Funktionen, die sich aus den instantiellen Aufgaben ableiten).
= Je nach **Art der Aufgaben** können folgende Stabsarten unterschieden werden: Informationsstab (Beschaffung, Aufbereitung und Weitergabe von Informationen), Beratungsstab (Erarbeitung von Entscheidungsalternativen), Planungsstab (Erarbeiten von Planungsunterlagen), Kontrollstab (Entwicklung von Kontrollplänen und -methoden, Überwachung der Realisation von Entscheidungen).
= Je nach **personalem Umfang** unterscheidet man einfachen Stab, bestehend aus einer Person und zusammengefaßten Stab, bestehend aus mehreren Personen.
= Je nach **Einsatzdauer** können Stäbe eingeteilt werden in ständiger Stab, der eine auf Dauer eingerichtete Stelle ist, und temporärer Stab, dessen Existenz zeitlich begrenzt ist.

Die Effizienz eines Stabes hängt in erster Linie von der Qualität der Zusammenarbeit mit der entsprechenden Instanz ab. Probleme können einerseits dadurch entstehen, daß der Stab zwar eine hohe Qualifikation besitzt (Spezialisierung), aber nicht mit den entsprechenden Kompetenzen ausgestattet ist. Andererseits kann der Stab durch seine Fachautorität die Entscheidungen der Instanz in hohem Maße beeinflussen, ohne dann diese Entscheidungen direkt verantworten zu müssen.

Obwohl dem Vorschlag oder der Empfehlung eines Stabes keine verpflichtende Wirkung zukommt, sind die Einflußmöglichkeiten von Stabsstellen trotzdem groß, und zwar aufgrund ihrer fachlichen Qualifikation, der Verpflichtung von Instanzen, sich mit der zuständigen Stabsstelle zu beraten sowie des Fehlens von Anordnungskompetenzen.

15 vgl. Witlage (1976)

Da Stabsstellen nur konsultative Funktionen erfüllen, wird auf ihre Vorschläge in der Regel sachlicher eingegangen als auf Vorschläge von Instanzen, die solche Anordnungsbefugnisse besitzen und damit die Entscheidungsfreiheit anderer Stellen einschränken.

- Weitere **Stellenarten/Leitungshilfsstellen** sind:

- **Zentrale Dienststelle:** In der Praxis zeigt sich häufig, daß «reine Stabsstellen» zu sogenannten «Zentralen Dienststellen» ausgeweitet werden. Diese Stellen besitzen bestimmte eng umgrenzte Entscheidungs- und Anordnungskompetenzen die es ihnen ermöglichen, selbständig, d. h. unabhängig von den Instanzen, denen sie zugeordnet sind, Aufgaben für das gesamte System zu erfüllen. Typische Beispiele für zentrale Dienststellen sind oft Personalabteilung, Finanzabteilung oder Public-Relations-Abteilung.
- **Assistenz:** Eine Assistenz entspricht mit zwei Ausnahmen den Merkmalen eines Stabes: Während ein Stab eine klar definierte Aufgabe hat, ist das Aufgabengebiet der Assistenz nicht so klar festgelegt. Eine Assistenz wird im gesamten Aufgabenbereich der Instanz eingesetzt, der sie zugeordnet ist. Zweitens besitzen Assistenzen in der Regel keine ständig gleichbleibenden Aufgaben, sondern sind mit wechselnden Aufgaben betraut, die sich von Fall zu Fall aus dem Aufgabenbereich der Instanz ergeben.
  Typische Aufgaben der Assistenz betreffen Entscheidungsvorbereitung und ergänzende Detailarbeiten. Assistenz und (reinem) Stab ist gemeinsam, daß sie grundsätzlich keine Entscheidungen mit Fremdwirkung treffen können und insofern keine Anordnungskompetenzen besitzen.

- **Sonderstellen** sind:

- **Projektgruppe:** Die Projektgruppe ist durch folgende Merkmale gekennzeichnet: Gruppe von Personen mit unterschiedlichen Kenntnissen und aus unterschiedlichen Tätigkeitsbereichen; Tätigkeit meist hauptamtlich; Erfüllung von Sonderaufgaben; Tätigkeit zeitlich befristet; Aufgabenerfüllung/Zielerreichung werden von der Gruppe gemeinsam angestrebt.
  Der Einsatz von Projektgruppen anstelle von isoliert handelnden Personen erfolgt oft aufgrund technologischer Zwänge bei der Erfüllung von ausführenden Aufgaben sowie aus der Notwendigkeit heraus, spezialisierte Funktionen zu koordinieren.
  Projektgruppen sind dadurch charakterisiert, daß sie zur Lösung einer bestimmten Aufgabe gebildet werden und ihre Mitglieder im Hinblick auf diese Aufgabe ausgewählt werden. Nach Erfüllung der Aufgabe löst sich die Projektgruppe wieder auf. Projektgruppen besitzen in der Regel keine Anordnungskompetenz und können von daher den Stabstellen zugerechnet werden.
- **Ausschüsse:** Wie die Projektgruppe wird auch der Ausschuß zur Erfüllung von Sonderaufgaben gebildet und ist mit einer Ausnahme durch die selben Merkmale charakterisiert: Während in Projektgruppen üblicherweise hauptamtlich und vollzeitlich gearbeitet wird, sind die Mitglieder des Ausschusses nur nebenamtlich und meist mit geringem Zeitaufwand tätig. Nach ihren Aufgaben können folgende Ausschüsse unterschieden werden: – Informationsausschuß (Gegenseitiger Informationsaustausch unter den Mitgliedern) – Beratungsausschuß (Vorbereiten von Entscheidungen, endgültige Entscheide erfolgen durch die zuständigen Instanzen) – Entscheidungsausschuß (Treffen, eventuell auch Vorbereiten von Entscheidungen; Entscheide durch einen Ausschuß werden häufig dann gewählt, wenn es erforderlich ist, mehrere Instanzen am Entscheidungsprozeß zu beteiligen. Die Verantwortung wird dann von den Mitgliedern gemeinsam getragen) – Kontrollausschuß (Überwachen von Arbeitsprozessen; komplexe Abläufe erfordern häufig eine Kontrolle durch verschiedene Bereiche und unter verschiedenen Gesichtspunkten).
- **Stellengruppen:** Die in einem Betrieb vorkommenden Stellen können nach dem Kriterium «Gleichartigkeit der Aufgaben» unterteilt werden in komplementäre Stellen (verschiedenartige Stellen, die unterschiedliche Teilaufgaben einer größeren Aufgabe erfüllen und sich ergänzen) – Parallelstellen (gleichartige Stellen, die zur Erfüllung einer einzelnen Teilaufgabe gebildet werden; Parallelstellen sind besonders auf den untersten Ebenen der Hierarchie häufig).
  Lauter gleichgeordnete, nebeneinanderstehende Stellen sind nicht in der Lage, eine koordinierte Leistung zu erbringen. Deshalb müssen jeweils mehrere Stellen, die gemeinsame oder direkt zusammenhängende Aufgaben erfüllen, zu Gruppen zusammengefaßt und einer Instanz untergeordnet werden. Solche Zusammenfassungen von Stellen nennt man Stellenverbunde.
  Nach dem personalen Umfang lassen sich folgende **Stellenverbunde** unterscheiden: Arbeitsgruppe/Team, Abteilung, Ressort (Klinik, Bereich, Ressort). Instanzen höheren Grades koordinieren und leiten die Instanzen tieferer Grade und damit die ihnen nachgeordneten Stellengruppen.

- **Dienstweg:** Einen prominenten Fall unter den Kommunikations- bzw. Informationswegen stellt der Dienstweg dar. Unter dem Dienstweg wird der vertikale Kommunikationsweg verstanden, der Vorgesetzte und Mitarbeiter ohne Überspringen von Zwischeninstanzen miteinander verbindet. Er ist Ausdruck und Stütze der hierarchischen Struktur des Betriebs. Nach heutiger Ansicht stehen vertikale, horizontale und diagonale Kommunikationswege in ihrer Bedeutung gleichberechtigt nebeneinander. Ihr Beitrag zur Übermittlung der betrieblichen Informationen erfolgt unter jeweils spezifischen Aufgabenstellungen.

Der Grund, weshalb der Dienstweg hier speziell betrachtet wird, besteht darin, daß ihm im Arbeitsbereich

Krankenhaus aus sehr verschiedenartigen Gründen nach wie vor besondere Bedeutung zukommt.

Der Dienstweg ist der Kommunikationsweg, der für Weisungen, Vollzugsmeldungen und Anträge eingeschlagen werden soll. Grundsätzlich gilt: Der Dienstweg ist einzuhalten, damit der direkte Vorgesetzte erfährt, was in seinem Aufgabenbereich geschieht und damit die Weisungen verschiedener Instanzen sich nicht durchkreuzen. Wo sich niemand an den Dienstweg hält, wo kreuz und quer herumbefohlen wird, ist eine klare, zielgerichtete Führung unmöglich. Dies gilt für das Krankenhaus als Ganzes wie auch für die einzelnen Abteilungen.

Für den Vorgesetzten bedeutet die Einhaltung des Dienstweges, daß er nicht in die Zuständigkeitsbereiche seiner Kollegen «hineinregiert» und daß er in seinem eigenen Zuständigkeitsbereich Zwischeninstanzen nicht überspringt, sondern seine Anordnungen von Stufe zu Stufe nach unten weiterleitet.

Ebenso falsch wie das Umgehen von Dienstwegen ist aber auch das allzu sture Festhalten am Dienstweg. Der Dienstweg gilt für Anordnungen und Aufträge von einer gewissen Bedeutung, nicht aber für jede Kleinigkeit, namentlich nicht für kurze Auskünfte, Mitteilungen und dergleichen. Auch in wichtigen Fragen kann manchmal die Zeit zu knapp sein, um den vollen Dienstweg einzuhalten. Kein Vorgesetzter darf beispielsweise untätig zusehen, wie schwerwiegende Fehler gemacht werden, nur weil die Zeit nicht ausreicht, um auf dem ordentlichen Dienstweg für eine Korrektur zu sorgen.

Bei jeder Umgehung des Dienstweges besteht aber die Pflicht zur sofortigen Orientierung der übersprungenen Instanzen. Wird diese Orientierung unterlassen, zeigt jede Umgehung des Dienstweges nachteilige Folgen: Die Autorität des übergangenen Vorgesetzten wird geschwächt; die übergangenen Instanzen werden unsicher; es entstehen persönliche Reibereien; die Zusammenarbeit wird gestört.

Der Dienstweg schließt keineswegs aus, daß die verschiedenen Stellen direkt miteinander verkehren können und sollen. Über diese direkten, kreuz und quer verlaufenden Kommunikationswege werden aber nicht Anordnungen erteilt, sondern Mitteilungen, Vorschläge und Auskünfte weitergegeben. Wollte man sich in allen Angelegenheiten der täglichen Routine stets an den Dienstweg halten, würde sich eine unerträgliche Belastung der höheren Vorgesetzten und eine bürokratische Erstarrung ergeben.

Als Grundregel gilt: **Der Dienstweg soll für das Erteilen von Aufträgen und Weisungen sowie für wichtige Meldungen immer eingehalten werden.** Muß in dringenden Fällen einmal eine Ausnahme gemacht werden, so sind die übergangenen Instanzen sofort zu orientieren. Weniger wichtige Fragen können im Einvernehmen mit den Vorgesetzten im «Direktverkehr» außerhalb des Dienstweges erledigt werden. Als Vorgesetzter sollte man sich von Zeit zu Zeit folgende Fragen stellen:

= Halte ich mich selbst nach Möglichkeit in allen wichtigen Fragen an den Dienstweg?
= Orientiere ich jeweils sofort die übersprungenen Instanzen, wenn ich ausnahmsweise direkt bei unteren Stellen eingreifen muß?
= Halten sich meine Mitarbeiter, namentlich meine engsten Mitarbeiter, ebenfalls an den Dienstweg?
= Wird in meinem Zuständigkeitsbereich der Dienstweg allzu bürokratisch eingehalten, d. h. auch für Bagatellfälle?
= Kann ich eventuell meine eigene Arbeitslast vermindern, indem ich meinen Mitarbeitern mehr Freiheit im Direktverkehr einräume?

6.2.3 Verbindungswege

• **Formale Verbindungswege:** Stellen erfüllen immer nur Teilaufgaben. Sie benötigen daher zur Zusammenarbeit und Koordination untereinander gegenseitigen Kontakt. Zu diesem Zweck werden formale Verbindungswege (=Verkehrswege) eingerichtet. Auf diesen Verbindungswegen werden entweder physische oder geistige Objekte (Informationen) ausgetauscht, so daß man primär zwischen Transport- und Kommunikationswegen unterscheiden kann.

- **Transportwege:** Die zwischen den Aufgabenträgern verlaufenden Transportwege dienen der Weitergabe von realen Arbeitsobjekten. Die transportierten Arbeitsobjekte werden im Leistungsprozeß des Betriebes be- oder verarbeitet. Die Transportwege sind demnach im Rahmen der materiellen Arbeitsprozesse von Bedeutung (Abschnitt 6.5).
- **Informations- und Kommunikationswege:** Die Kommunikationswege dienen der Weitergabe von geistigen Arbeitsprojekten, d.h. von Informationen und sind im Rahmen der informationellen Arbeitsprozesse von Bedeutung. Kommunikationswege bzw. die über sie verlaufende Weitergabe von Informationen spielen wohl in kaum einem anderen Arbeitsbereich eine so zentrale und fundamentale Rolle wie im Krankenhaus.

Der Erfolg der Aufgabenerfüllung und die Zufriedenheit der Mitarbeiter/Vorgesetzten hängt in hohem Maße davon ab, ob der Informationsfluß in horizontaler, vertikaler und diagonaler Richtung gewährleistet ist (Abschnitt 6.6).

6.2.4 Arbeitsgänge

Das zentrale formale Element des Arbeitsablaufs bzw. der Ablauforganisation ist der Arbeitsgang. Die Aufgabenerfüllung im Betrieb ist dadurch gekennzeichnet, daß sie von einem Arbeitssubjekt (Arbeitsträger) an einem Arbeitsobjekt unter Verwendung von Arbeitsmitteln vollzogen wird.

Die an eine Person übertragene Teilaufgabe ist dann erfüllt, wenn das in ihr vorgegebene Ziel erreicht ist.

Nach Erreichen dieses Zieles kann der Arbeitsträger den gleichen Arbeitsteil wiederholen oder einen anderen vollziehen. Ein Arbeitsteil ist dann raum-zeitlich abgeschlossen, wenn das gesetzte Ziel erreicht ist und der Arbeitsträger in eine Ausgangssituation für weitere gleich- oder andersartige Arbeitsteile zurückgekehrt ist. Dieser Arbeitsteil ist ein Arbeitsgang. Weil er durch die Zusammenfassung bzw. Synthese kleinerer Arbeitsteile/Arbeitselemente gebildet wird, bezeichnet man ihn als Arbeitsteil höchster Ordnung (6). Ein Arbeitsgang stellt somit eine geschlossene Abfolge von Verrichtungen an einem Objekt dar.

Ein Arbeitsgang ist im allgemeinen der Arbeitsteil, der von einer Person an einem Arbeitsobjekt vollzogen wird, um ein bestimmtes Ziel zu erreichen. Wechselt ein Arbeitsobjekt von einer Person zu einer andern über, so wird durch jede Person ein neuer Arbeitsgang vollzogen. Bearbeitet eine Person mehrere eigenständige Arbeitsobjekte, so gehört zu jedem Objekt ein getrennter Arbeitsgang (der gleichen Person).

Jeder Arbeitsgang wird in einem räumlichen Wirkungsbereich durchgeführt, der zugleich der Arbeitsbereich der betreffenden Person ist. Innerhalb eines solchen Wirkungsbereichs sind die Arbeitsplätze der Person auseinanderzuhalten. Sie stellen den Handlungsort der Person bzw. den Ort der Aufgabenerfüllung dar. Im allgemeinen besteht der Wirkungsbereich aus einem einzigen Arbeitsplatz. Im Ausnahmefall vollzieht sich der gleiche Arbeitsgang an verschiedenen wechselnden Arbeitsplätzen. Das gilt z. B. für die Laborantin, die auf verschiedenen Abteilungen Blutentnahmen vornimmt. man spricht dann im Gegensatz zur Einplatzarbeit von der Mehrplatzarbeit.

Die Arbeitsgänge eines Aufgabenträgers sind stets auf eine einzige Stelle bezogen. Die Stellenaufgabe setzt sich aus verschiedenen Teilaufgaben zusammen, die durch entsprechende Arbeitsgänge erfüllt und deshalb auch als Gangaufgaben bezeichnet werden.

Die Tatsache, daß ein Stelleninhaber innerhalb seiner Stelle mehrere Arbeitsgänge zu vollziehen hat, nennt man Mehrgangsarbeit. Bei Personalunion mehrerer Stellen, wenn also mehrere Stellen einen gemeinsamen Stelleninhaber besitzen, spricht man von Mehrstellenarbeit des Arbeitsträgers. (Mehrstellenarbeit ist immer zugleich Mehrgangarbeit und meist Mehrplatzarbeit für den Arbeitsträger.)

6.3 Aufbauorganisation

Nachdem wesentliche Grundlagen der organisatorischen Gestaltung besprochen wurden, soll jetzt auf einen ersten Gegenstand (Objekt) der Organisation eingegangen werden: die Gebilde- oder Aufbaustruktur.

Die Aufbauorganisation (synonym: Gebildestrukturierung) umfaßt die Gliederung der Gesamtaufgabe eines sozialen Systems in Teilaufgaben und die Zuordnung dieser Teilaufgaben – sowie der zu ihrer Erfüllung erforderlichen Kompetenzen und der daraus abgeleiteten Verantwortung an die verschiedenen Subsysteme bzw. an die einzelnen Aufgabenträger.

Die Aufbauorganisation legt damit den Beitrag jedes Aufgabenträgers zur Erreichung der Systemziele fest. Die Regelung der Beziehungszusammenhänge zwischen den einzelnen organisatorischen Einheiten wird als Beziehungsorganisation bezeichnet (Abschnitt 6.5).

Die Aufbauorganisation erfolgt in einem zweistufigen Prozeß: Aufgabenanalyse und Aufgabensynthese. Im folgenden werden zunächst die beiden Phasen beschrieben, dann verschiedene Formen und Typen aufbauorganisatorischer Strukturen vorgestellt.

6.3.1 Aufgabenanalyse

Komplexe Aufgaben wie die eines Krankenhauses müssen zur Vorbereitung ihrer arbeitsteiligen Erfüllung in Teilaufgaben zerlegt werden. Die Zerlegung einer Oberaufgabe in Teilaufgaben wird als Aufgabenanalyse bezeichnet. Die Aufgabenanalyse stellt den Ansatzpunkt jeder organisatorischen Aktivität dar und bildet die Grundlage aller weiteren Überlegungen.

Durch die Aufgabenanalyse wird die Gesamtaufgabe schrittweise in ihre einzelnen Bestandteile zerlegt oder aufgespalten (Abb. 6/10).

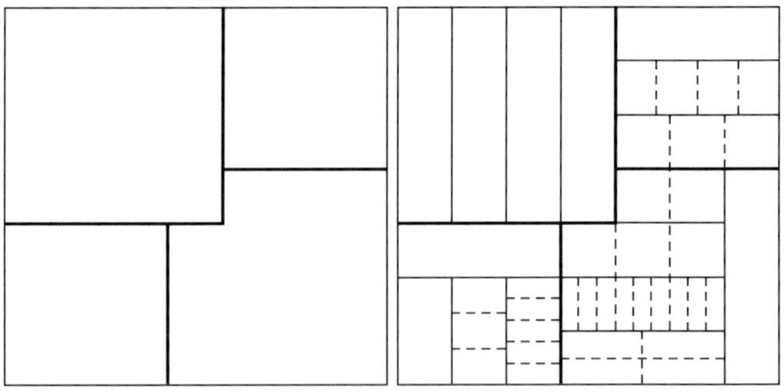

Abbildung 6/10: Zerlegte Gesamtaufgabe

Die Gesamtaufgabe wird durch die Systemziele bestimmt, so daß die Aufgabenanalyse durch folgende Analyseebenen gekennzeichnet werden kann: Systemziele, Gesamtaufgabe, Hauptaufgabe, Teilaufgabe, Elementaraufgabe (Abb. 6/11).

Die Aufgabenanalyse wurde hier ausschließlich in Abwärtsrichtung vorgenommen. Wird sie in gleicher Weise in Seitwärtsrichtung durchgeführt, so ergibt sich eine Baumstruktur (Abb. 6/12).

Ausgangspunkt ist wiederum die Gesamtaufgabe. Die **Tiefe der Aufgabenanalyse hängt** in erster Linie **von folgenden Faktoren ab:**- Aufbauorganisatorische Aufgabenstellung – Komplexität der Aufgabe – Grad der

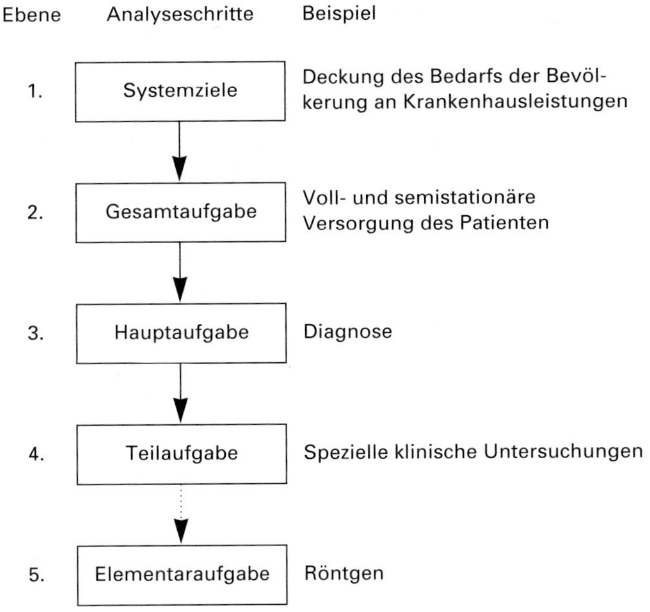

Abbildung 6/11: Schritte der Aufgabenanalyse

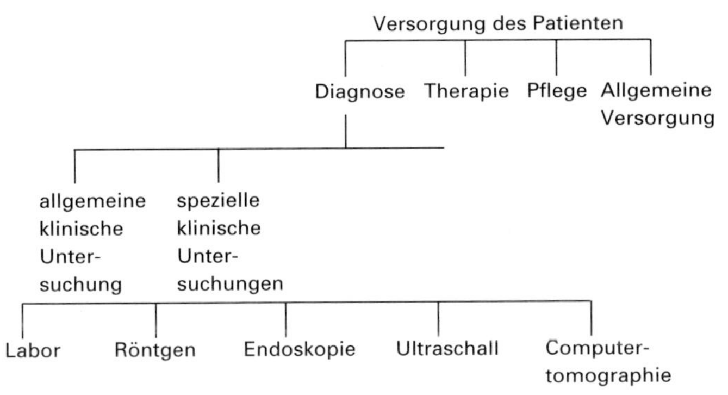

Abbildung 6/12: Baumstruktur einer Aufgabenanalyse

gewünschten Arbeitsteilung – Einsatz von Sachmitteln – Häufigkeit des Auftretens der Aufgabe. Das Ergebnis der Aufgabenanalyse ist der Aufgabengliederungsplan.

• **Gliederungskriterien:** Die Zerlegung der komplexen Gesamtaufgabe eines Krankenhauses in seine Haupt- und Teilaufgaben kann nach unterschiedlichen Gliederungskriterien vorgenommen werden; diese lauten: Verrichtung, Objekt, Rang, Phase, Zweckbeziehung.

Jede Aufgabe läßt sich aufgrund dieser fünf Kriterien charakterisieren, so daß man von der Fünfdimensionalität der Aufgabe sprechen kann. Im folgenden werden die Gliederungskriterien näher beschrieben und die isolierten Teilanalysen an einem einheitlichen Beispiel «Briefe schreiben» illustriert (16).

– Gliederungskriterium **Verrichtung/**Verrichtungsanalyse: Bei der Verrichtungsanalyse werden die Aufgaben nach Tätigkeitsarten gegliedert. In unserem Beispiel könnte man folgende Tätigkeiten unterscheiden: Papier einspannen, Tippen, Papier ausspannen. Die Gesamtaufgabe eines Krankenhauses läßt sich nach diesem Kriterium in vier allgemeine Grundfunktionen gliedern: Beschaffen von Personal und Ressourcen; Verwalten von Personal und Ressourcen; Produzieren (Diagnose, Therapie, Pflege, Versorgung); Forschen, Entwickeln, Unterrichten.
Durch eine mehrmalige Anwendung des Gliederungskriteriums ergeben sich immer neue Teilaufgaben niedrigerer Ordnung, die eine immer höhere Homogenität aufweisen. Diese ist bedingt durch die zunehmende Spezifität der Tätigkeit und demzufolge die abnehmende Zahl der Objekte, auf die sich die Tätigkeit bezieht.

– Gliederungskriterium **Objekt/**Objektanalyse: Bei dieser Gliederungsart steht das Objekt, an dem die Verrichtung vollzogen wird, im Zentrum der Betrachtung. Der Objektbegriff wird dabei sehr weit gefaßt und beinhaltet personale Objekte (z. B. Patienten), korporale Objekte (z. B. Sachmittel und geistige Objekte (z. B. Daten)). Als korporale Objekte wären in unserem Beispiel Schreibmaschine oder Papier; als geistige Objekte wären Briefkopf, Textteil und Grußteil der Briefe zu sehen. Im Krankenhaus sind nach dem Kriterium Objekt z. B. folgende Gliederungen denkbar: – chirurgische/medizinische/gynäkologische Patienten (personale Objekte) – Speisenversorgung/Wäscheversorgung/Sterilversorgung (korporale Objekte).
Durch eine mehrmalige Anwendung des Gliederungskriteriums ergeben sich auch hier immer neue Teilaufgaben niedrigerer Ordnung und höherer Homogenität, welche bedingt ist durch die Einengung des Objekts und die Tatsache, daß bestimmte Objekte nur ganz spezifische Verrichtungen erfordern.

– Gliederungskriterium **Rang/**Ranganalyse: Aufgrund des Kriteriums Rang werden Entscheidungsaufgaben und Ausführungsaufgaben unterschieden. Jeder Ausführungsaufgabe geht eine Entscheidungsaufgabe voraus; sie ist der Ausführungsaufgabe vor- und übergeordnet. Diese Vor- und Überordnung ist aber primär nicht als zeitliches, sondern als qualitatives Moment zu verstehen. In unserem Beispiel ließen sich nach diesem Kriterium eine Entscheidung über das Schreiben der Briefe und das Schreiben selbst auseinanderhalten. Auch hier ergeben sich mit zunehmender Ordnungsstufe Teilaufgaben höherer Homogenität. Im Gegensatz zu den sachlichen Gliederungskriterien ist das Kriterium Rang nur einmalig anwendbar.

16 vgl. Steinbuch (1977)

– Gliederungskriterium **Phase**/Phasenanalyse: Die Erfüllung einer Aufgabe erfolgt in der Regel in den drei Phasen Planung, Durchführung und Kontrolle. Danach können Planungs-, Durchführungs- und Kontrollaufgaben unterschieden werden. Die Aufeinanderfolge der einzelnen Phasen ist dabei nicht nur zeitlich, sondern in erster Linie sachlich aufzufassen. Am Beispiel: Planen, Schreiben und Kontrollieren des Briefes. Mit zunehmender Ordnungstiefe ergeben sich Teilaufgaben höherer Homogenität. Wie beim Rangkriterium ist auch hier nur eine einmalige Anwendung möglich.
– Gliederungskriterium **Zweckbeziehung**/Zweckbeziehungsanalyse: Die Zerlegung einer Aufgabe nach dem Kriterium Zweckbeziehung basiert auf einer Einteilung der Aufgaben in zwei Aufgabenarten:
= Zweckaufgaben/Primäraufgaben (dienen unmittelbar dem Zweck bzw. den Zielen des Systems, z. B. diagnostische, therapeutische, pflegerische Aufgaben
= Verwaltungsaufgaben/Sekundäraufgaben (dienen indirekt den Zielen des Systems, z. B. beschaffungstechnische, buchhalterische, informationelle Aufgaben). In unserem Beispiel wäre das Schreiben der Briefe eine Zweckaufgabe, wenn es in einem Schreibbüro erfolgt; eine Verwaltungsaufgabe wäre es, wenn die Briefe in einem Krankenhaus geschrieben würden. Das Kriterium Zweckbeziehung ist wie die beiden anderen formalen Kriterien Rang und Phase auch nur einmalig anwendbar.

• **Die Durchführung aller fünf Teilanalysen** in der betrieblichen Organisationspraxis ist erstens zu aufwendig und zweitens in ihrem fünfdimensionalen Ergebnis zu unübersichtlich. So wird in der Praxis ein vereinfachtes Verfahren angewandt (16). – Erster Schritt: die Gesamtaufgabe wird in Zweckaufgaben und bedeutsame Verwaltungsaufgaben zerlegt. Die so entstandenen Teilaufgaben werden aufgrund der kombinierten Kriterien Verrichtung und Objekt weiter gegliedert (Sachgliederung). Das Ergebnis sind Zweck- und Verwaltungsaufgaben niedrigster Ordnung (Elementaraufgaben). – Zweiter Schritt: die Elementaraufgaben werden im Hinblick auf Rand und Phase weiter gegliedert. Unter Beachtung aller fünf Gliederungskriterien wird so ein überschaubarer Aufgabengliederungsplan erarbeitet (Abb. 6/13).

Aufgabengliederungsplan – Zweck/Verwaltungsaufgaben			
Sachgliederung	Ranggliederung Entscheidung	 Ausführung	Phasengliederung
			Planung der ....
			Durchführung der .....
			Kontrolle der.............

Abbildung 6/13: Aufgabensgliederungsplan

6.3.2 Aufgabensynthese

Die Aufgabensynthese besteht aus zwei Elementen; einerseits der Stellenbildung, d.h. der Zusammenfassung und Verknüpfung der in der Aufgabenanalyse ermittelten Elementaraufgaben zu Aufgabenkomplexen, die den Aufgabenbereich einer Stelle bzw. eines Aufgabenträgers abgrenzen; und andererseits der Stellenbesetzung, d.h. der Zuordnung der gebildeten Stellen zu bestimmten Aufgabenträgern. Das Ergebnis der Aufgabensynthese ist der Stellengliederungsplan, grafisch dargestellt im Organigramm:

• **Der Zweck der Aufgabensynthese** besteht in der Bildung von verteilbaren Aufgabenkomplexen. Diese werden bestimmten Aufgabenträgern zur Erfüllung übertragen, die dazu bestimmte Sachmittel einsetzen. Bei der Aufgabensynthese sind somit drei Faktoren zu berücksichtigen: Aufgabe, Aufgabenträger und Sachmittel (15).

– **Aufgabe:** Bei der Aufgabenanalyse wird jede Aufgabe aufgrund der fünf Kriterien charakterisiert. Daraus ergeben sich Anforderungen an die Aufgabenträger, die diese Aufgaben zu erfüllen haben sowie Hinweise auf gemeinsame Merkmale, aufgrund derer die Elementaraufgaben zu Aufgabenkomplexen zusammengefaßt werden können.
– **Aufgabenträger:** Wie festgestellt wurde, kommen als Aufgabenträger Einzelpersonen, Personengruppen oder Mensch-Maschinen-Kombinationen in Frage. Da jede Stelle mindestens einen personalen Aufgabenträger enthalten muß, wird die Aufgabenerfüllung ganz wesentlich durch die physischen und psychischen Eigenschaften des betreffenden Individuums bestimmt. Dabei wird, wie bereits festgehalten, nicht von einem konkreten Individuum ausgegangen, sondern von einer gedachten Person.
Die Aufgabenerfüllung ist sowohl von der Leistungsfähigkeit als auch von der Leistungsbereitschaft/Leistungsmotivation des Aufgabenträgers abhängig. Beide Faktoren bzw. die sie bestimmenden Komponenten werden durch die Aufgabensynthese beeinflußt. Die Art und das Ausmaß dieses Einflusses gilt es bei der Bildung von Aufgabenkomplexen zu untersuchen. Im Hinblick auf die Leistungsbereitschaft standen früher die materiellen Arbeitsbedingungen im Vordergrund der organisatorischen Bemühungen: arbeitsgerechte Sachmittel und funktionsgerechte Arbeitsplatzgestaltung. Psychologische und soziologische Komponenten wurden stark vernachlässigt. Die Erkenntnisse der Organisationssoziologie und -psychologie aber haben gezeigt, daß diesen Komponenten eine zentrale Bedeutung zukommt und sie deshalb im Rahmen der Aufgabensynthese entsprechend stark berücksichtigt werden müssen.
Unter den psychologischen Faktoren sind in erster Linie die individuellen Bedürfnisse des Aufgabenträ-

gers von Bedeutung, und zwar diejenigen, die sich auf die Aufgabe beziehen, weil nur sie durch die Aufgabensynthese beeinflußt werden können. Im Hinblick auf diese Bedürfnisse lassen sich Forderungen formulieren, die bei der Bildung von Aufgabenkomplexen zu berücksichtigen sind.

Der Aufgabenkomplex soll so gestaltet sein, daß er: vom Aufgabenträger als bedeutsam und verantwortungsvoll empfunden werden kann; – dem Aufgabenträger die Möglichkeit gibt, seine persönlichen Fähigkeiten (insbesondere seine Kreativität) in den Prozeß der Aufgabenerfüllung einzubringen. Diese Forderung kann kollidieren mit der Forderung nach weitgehender Spezialisierung und Arbeitsteilung; – dem Arbeitsträger einen Bereich zugesteht, innerhalb dessen sich dieser als autonom empfindet. Das bedeutet, daß die Trennung von Entscheidungs- und Ausführungsaufgaben teilweise aufgehoben werden muß; – dem Aufgabenträger ein hohes Maß an Selbstkontrolle ermöglicht.

Moderne Formen der Arbeitsstrukturierung wie Aufgabenbereicherung (Job Enrichment) und Aufgabenerweiterung (Job Enlargement) versuchen diesen Forderungen Rechnung zu tragen.

- **Sachmittel:** Die Leistung eines personalen Aufgabenträgers wird nicht nur durch seine Leistungsbereitschaft und -fähigkeit, sondern auch durch den Einsatz von Sachmitteln bestimmt, die seine Aufgabenerfüllung nicht nur erleichtern, sondern oft sogar erst ermöglichen. Der Einfluß der Sachmittel auf die Aufgabenerfüllung ist leichter zu erfassen als der Einfluß der Individuen, da die Sachmittel hinsichtlich ihrer Funktionen und ihrer Leistungsfähigkeit eindeutig bestimmt sind. Im Rahmen der Aufgabensynthese wird mit dem Einbezug von Sachmitteln das Ziel höchstmöglicher Wirtschaftlichkeit verfolgt, sei es über den Einsatz von Spezialapparaten und/oder einen hohen Auslastungsgrad.

• **Prinzipien der Aufgabensynthese:** Die Aufgabensynthese als die Zusammenfassung von Aufgaben in Aufgabenkomplexe bedingt ihre Zentralisation nach einem bestimmten Merkmal. Da Aufgaben aber nach ganz verschiedenen Kriterien zentralisiert werden können, bedeutet jede Zentralisation nach einem Kriterium eine Dezentralisation nach den übrigen Kriterien. Zentralisation und Dezentralisation stellen somit das wesentliche Begriffspaar der Aufgabensynthese dar: Unter Zentralisation versteht man die Zusammenfassung gleichartiger Aufgaben in einem Aufgabenkomplex; unter Dezentralisation die Verteilung gleichartiger Aufgaben auf mehrere Aufgabenkomplexe.

Bei der Frage der Zentralisation und Dezentralisation geht es um das fundamentale organisatorische Gleichgewichtsproblem zwischen Aufgabenteilung und Koordination. Beide Komponenten können nicht isoliert voneinander, sondern immer nur in Verbindung miteinander verwirklicht werden.

Die im folgenden skizzierten Prinzipien der Aufgabensynthese (Abb. 6/14) beruhen auf den selben Gliederungskriterien, die bei der Aufgabenanalyse verwendet wurden, primär Verrichtung, Objekt und Rang. Die einzelnen Zentralisationsarten werden wiederum an einem einheitlichen Beispiel erläutert.

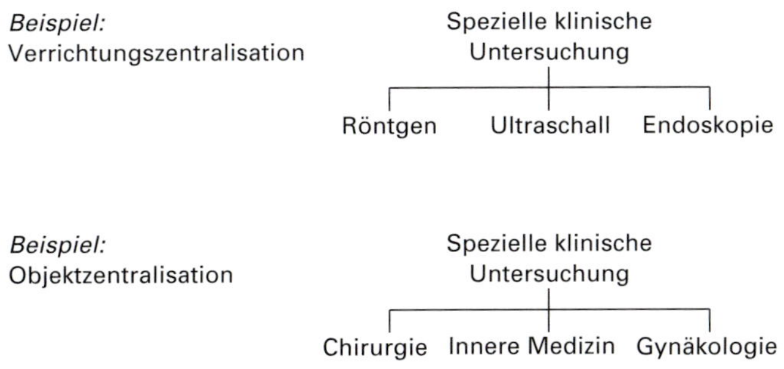

Abbildung 6/14: Prinzipien der Aufgabensynthese

- **Verrichtungs-Zentralisation:** Bei der Anwendung des Prinzips der Verrichtungs-Zentralisation werden zur Bildung von Stellen gleichartige Verrichtungen (z. B. Schreiben, Röntgen, Analysieren) zu Aufgabenkomplexen zusammengefaßt. – Vorteile der Verrichtungszentralisation sind Einsatz von verrichtungsspezialisierten Sachmitteln und Arbeitsmethoden; Erfahrungskonzentration auf einen verrichtungsbezogenen Aufgabenbereich. Nachteile sind Spezialistentum, abnehmende Flexibilität; verlängerte Transport- und Kommunikationswege; erhöhter Koordinationsaufwand zwischen den Aufgabenkomplexen. Die Verrichtungszentralisation als Prinzip der Aufgabenbildung ist Ausdruck der fortgeschrittenen Arbeitsteilung und Spezialisierung auf den unteren Ebenen der betrieblichen Hierarchie.
- **Objekt-Zentralisation:** Die Zusammenfassung unterschiedlicher Aufgaben, die sich auf dasselbe Objekt beziehen, wird als Objektzentralisation bezeichnet; siehe Abb. 6/14. Grundsätzlich ist dieses Prinzip nur dann anwendbar, wenn mehrere Objekte zur Bearbeitung anstehen, wobei sowohl materielle als auch immaterielle Objekte in Frage kommen. – Vorteile der Objektzentralisation sind: – Einsatz von objektspezialisierten Sachmittteln und Arbeitsmethoden – Erfahrungskonzentration auf einen objektbezogenen Aufgabenbereich – Verkürzung der Transportwege wie der Kommunikationswege innerhalb eines objektbezogenen Aufgabenbereichs – Vermeidung von Arbeitsmonotonie infolge Ausführung unterschiedlicher Tätigkeiten – starke Beziehung des Aufgabenträgers zum Objekt.

  Nachteile sind: – Spezialistentum – abnehmende Flexibilität – erhöhte Personalkosten durch den Einsatz von Spezialisten – ungenügende Kommunikation/

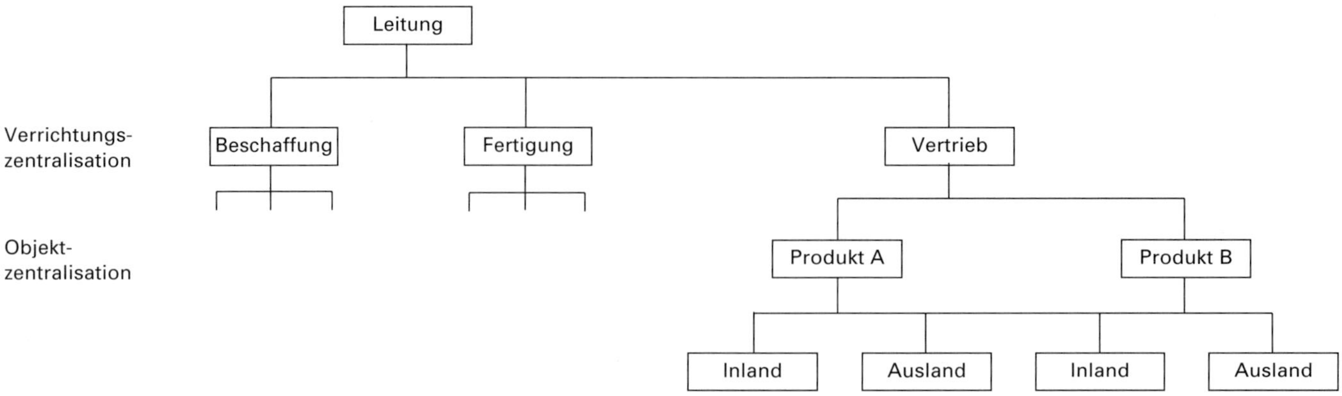

Abbildung 6/15: Wechselnde Zentralisationart bei der Aufgabensynthese (Organigramm)

Koordination zwischen den verschiedenen objektspezialisierten Stellen.
Auch die Objektzentralisation ist Ausdruck der fortgeschrittenen Arbeitsteilung und Spezialisierung. Diese Zentralisierung gelangt aber in erster Linie auf höheren Ordnungsebenen zur Anwendung, wo weniger die Spezialisierung auf bestimmte Tätigkeiten, sondern die Koordination im Vordergrund steht. Das Prinzip der Objektzentralisation findet seinen Niederschlag in der divisionalen Organisationsstruktur.

– **Entscheidungs-Zentralisation:** Aufgrund des Kriteriums Rang werden bei der Aufgabenanalyse Entscheidungs- und Ausführungsaufgaben unterschieden. Bei der Entscheidungszentralisation werden Aufgaben mit Entscheidungscharakter zu Aufgabenkomplexen zusammengefaßt. Dadurch wird eine Rangordnung der Aufgabenträger und somit die Grundlage für die hierarchische Struktur geschaffen. Zwischen den Stellen entsteht ein sachliches Abhängigkeitsverhältnis, indem die Aktivitäten der ausführenden Stellen durch die Entscheidungen der Leitungsstellen gesteuert werden. – Vorteile der Entscheidungszentralisation sind: – einheitliche Willensbildung – geringerer Bedarf an Führungspersonal – Entlastung der horizontalen Kommunikationswege. Nachteile sind: geringerer Informationsgrad der Entscheidungsträger (dadurch sachlich schlechtere und zeitlich verspätete und/oder verlängerte Entscheidungsfindung) – Belastung der vertikalen Kommunikationswege, (dadurch Verlust, Filterung und fehlerhafte Übermittlung von Informationen) – Beschränkung von Initiative und Kreativität der Mehrzahl der Beschäftigten – kein Autonomiebereich der nur ausführenden Stellen – Handeln fast ausschließlich fremdbestimmt.
Aufgrund dieser schwerwiegenden Nachteile besteht in manchen Bereichen die Tendenz, ja geradezu der Zwang zur Entscheidungsdezentralisation, die sich durch folgende Vorteile auszeichnet: – Entlastung der oberen Leistungsebenen – sachliche Verbesserung der Entscheidungsfindung – zeitliche Verkürzung des Entscheidungsvorganges – Entlastung der vertikalen Kommunikationswege – Stärkung von Initiative und Verantwortungsbewußtsein – Stärkung der Motivation.

• Neben Verrichtung, Objekt und Rang (Entscheidung) können auch die **Kriterien Raum, Sachmittel, Zeit und Person** als Grundlage für eine Zentralisation verwendet werden. Ein Beispiel wechselnder Zentralisationsart ist Abb. 6/15.

Das Ergebnis der Aufgabensynthese ist ein Katalog von Aufgabenkomplexen. Diese Aufgabenkomplexe werden nun mit den zur Aufgabenerfüllung erforderlichen Kompetenzen und der daraus resultierenden Verantwortung einem gedachten Aufgabenträger übertragen, was zur Bildung von «Ein-Person-Stellen» führt, wie Abb. 6/16 dies zeigt.

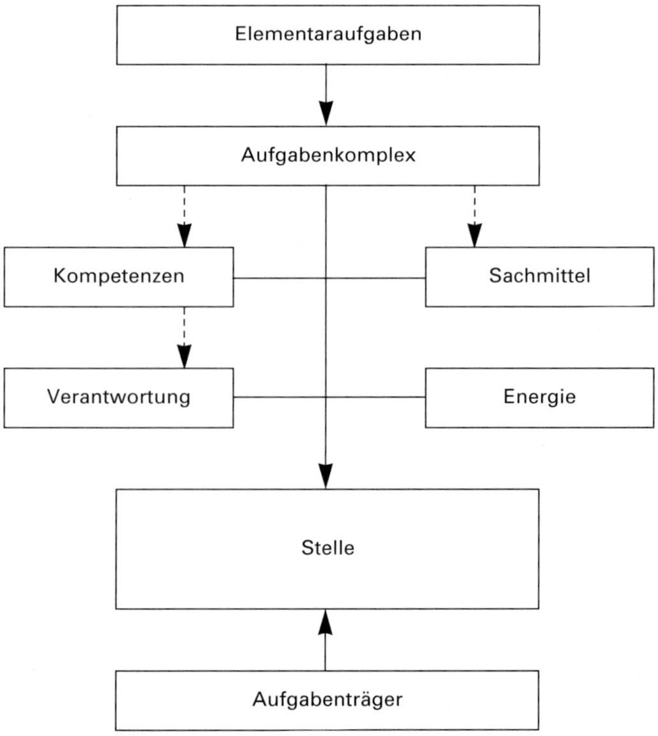

Abbildung 6/16: Stellenbildung

Die Dokumentation der Stellenbildung findet ihren Niederschlag in Stellenbeschreibungen und Funktionsdiagrammen. Die Anzahl der Stellen in einem Betrieb ist in erster Linie abhängig von der Größe des Betriebs, der Komplexität der zu erfüllenden Stellen und der Leitungsspanne.

• **Stellenbesetzung:** Nachdem der sachliche Stelleninhalt festgelegt ist, ergibt sich die Frage nach der personalen Besetzung der Stelle. Aufgrund der Stellenbeschreibung muß ein geeigneter Träger für die Stellenaufgabe gefunden werden (was kein organisatorisches, sondern ein personelles Problem darstellt). Organisatorisch interessant sind nur die Formalprobleme der verschiedenen Arten möglicher Besetzung (6).

Im allgemeinen wird eine Besetzung der Stelle auf lange Sicht als Dauerbesetzung angestrebt. Manchmal ist dieses Ziel jedoch nur unter großen Schwierigkeiten oder überhaupt nicht zu erreichen. Dann muß anstelle der Dauerbesetzung eine Zeitbesetzung erfolgen, die vorübergehender und provisorischer Natur ist (Stellvertretung als Sonderfall der Zeitbesetzung Abschnitt 6.3.3).

Als weitere Arten der Besetzung werden Voll- und Teilbesetzung unterschieden. Bei der Vollbesetzung wird der gesamte Aufgabenkomplex einer Stelle einer geeigneten Person übertragen. Gelingt es jedoch nicht, einen geeigneten Träger zu finden, so ist es eventuell möglich, daß eine Person wenigstens einen Teil des Aufgabenkomplexes erfüllen kann. Der andere Teil der Stelle bleibt dann vorübergehend unbesetzt.

Die Bildung von Stellen nach den genannten Zentralisations- bzw. Dezentralisationsprinzipien bedeutet noch nicht, daß das Krankenhaus damit ausreichend strukturiert ist. Vielmehr müssen jetzt noch mehrere Stellen unter einer übergeordneten Leitungsstelle zusammengefaßt werden. Dieser Prozeß wird Abteilungsbildung genannt. Zur Bildung einer Abteilung kommt es formal dadurch, daß einem personalen Aufgabenträger in bezug auf andere Aufgabenträger Leitungsaufgaben zugewiesen werden, so daß eine Leitungsstelle entsteht. Eine Abteilung ist also ein Stellenverbund, der eine Leitungsstelle einschließt. Der Inhaber dieser Leitungsstelle wird folglich zum Abteilungsleiter.

Die Abteilungsbildung erfolgt in drei Phasen, von denen die ersten beiden die Abteilungsaufgabe und die dritte das Beziehungsverhältnis zwischen den einzelnen Abteilungsaufgaben, d. h. die Abteilungsgliederung betreffen: – Bestimmung der Art der Abteilungsaufgabe – Bestimmung des Umfanges der Abteilungsaufgabe – Festlegung der Beziehungen zwischen den verschiedenen Abteilungsaufgaben. Die beiden ersten Phasen werden als primäre Abteilungsbildung bezeichnet, die dritte Phase als sekundäre Abteilungsbildung (Abb. 6/17).

Die primäre Abteilungsbildung, d.h. die art- und umfangmäßige Kombination von Stellen zu einer Primärabteilung hat zum Ziel, einen einheitlichen, in sich abgeschlossenen und von anderen Abteilungen deutlich abgegrenzten Aufgabenkomplex zu schaffen (5).

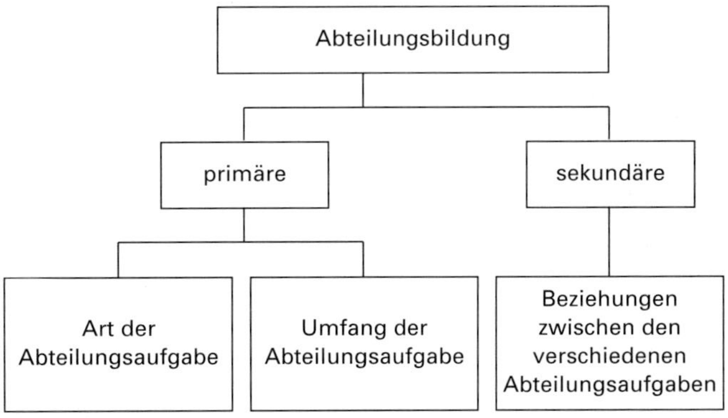

Abbildung 6/17: Abteilungsbildung

Inwieweit dieses Ziel erreicht wird, hängt von den Prinzipien ab, nach denen die Stellenvereinigung vorgenommen wird. Wird die Art der Abteilungsaufgabe allein nach dem Gesichtspunkt gleichartiger Verrichtungen bzw. Objekte festgelegt, so entsteht eine tätigkeits- bzw. objektspezialisierte Abteilung. Dieses organisatorische Ideal wird in der Praxis aber selten erreicht, weil neben den beiden genannten Prinzipien weitere Faktoren eine Rolle spielen. Der wichtigste Faktor ist sicher die Größe des Betriebs, welche sich zunächst auf den Umfang, dann aber auch auf die Art der Abteilungsaufgabe auswirkt.

Der Umfang einer Abteilung ist durch zwei Prinzipien begrenzt: nach oben hin durch daß Prinzip der Beherrschbarkeit, je größer die Abteilung, desto schwieriger ist sie durch den Leiter zu «beherrschen»; nach unten hin durch das Prinzip der Wirtschaftlichkeit, je weniger Stellen unter einer Instanz zusammengefaßt werden, desto unwirtschaftlicher. Bei kleinen Betrieben erfordert das Prinzip der Wirtschaftlichkeit die Kombination sehr verschiedenartiger Teilaufgaben zu einer Abteilung, um die Auslastung einer Leitungsstelle zu gewährleisten. Bei großen Betrieben hingegen existiert eine Vielzahl von Stellen, die in einem natürlichen Zusammenhang stehen. Aufgrund des Prinzips der Beherrschbarkeit müssen deshalb parallele Primärabteilungen gebildet werden, die keine in sich geschlossenen Abteilungsaufgaben haben.

Weitere Faktoren, welche die Bildung von Abteilungen beeinflussen können, ergeben sich aus personalen sowie sachmittel- und raumbedingten Gebundenheiten. Für alle größeren Betriebe folgt auf die primäre eine sekundäre Abteilungsbildung, deren Ziel es ist, durch fortschreitende Vereinigung von Abteilungen niedriger Ordnung zu Abteilungen höherer Ordnung eine Strukturierung des gesamten Betriebs zu erreichen. Die Anzahl der Ordnungsebenen hängt einerseits von der Größe des Betriebs ab und andererseits von der Größe der Leitungsspanne auf den einzelnen Abteilungsebenen. Als Kriterien für die Zusammenfassung von Abteilungen kommen sämtliche Prinzipien der Zentralisation in Frage.

• **Die Bezeichnung der einzelnen Ordnungsebenen** eines Abteilungsgefüges ist nicht einheitlich. Üblich sind Bezeichnungen wie Abteilung/Station, Klinik/Hauptabteilung/Bereich. Auf der Ebene Departemente lassen sich in erster Linie folgende Gliederungsformen unterscheiden:

- **Gliederung nach Verrichtungen,** auch als Gliederung nach Zweckbereichen/Funktionsbereichen/Funktionen bezeichnet: Eine Gliederung nach Funktionsbereichen war auch der Ausgangspunkt für die Organisation im Krankenhaus. Mit zunehmender Komplexität und Größe der Aufgaben aber entwickelte sich daraus eine divisionalistische Struktur (siehe Abschnitt 6.3.7). Die reine Gliederung nach Zweckbereichen ist heute an Krankenhäusern nicht mehr zu finden.
- **Gliederung nach Objekten:** Diese Gliederungsform bildet das Grundmuster für ein Strukturkonzept, das als Sparten- oder divisionale Organisation bezeichnet wird. Es handelt sich dabei um die Differenzierung des Krankenhauses in relativ autonome Bereiche/Subsysteme.
- **Gliederung nach Aufgabenträgern:** Damit ist eine Gliederungsform gemeint, die nicht von bestimmten Persönlichkeiten ausgeht, sondern von unterschiedlichen Berufsbildern. Typisch hierfür ist die Gliederung in «Ärztlicher Dienst», «Pflegedienst» und «Verwaltung».

In der Praxis kommen diese Gliederungsformen kaum rein vor, sondern meist kombiniert.

• **Koordination:** Aus der Zerlegung der Gesamtaufgabe in interdependente Teilaufgaben und ihrer Zuordnung zu verschiedenen Stellen bzw. Stellengruppen ergibt sich die Notwendigkeit der Koordination. Hierzu bedarf es der Regelung der Kompetenzverteilung (aufbauorganisatorische Maßnahme) und der Festlegung der Aufgabenerfüllungsprozesse (ablauforganisatorische Maßnahme).

Durch die Regelung der Kompetenzverteilung wird das Ausmaß der Zuständigkeit der Stellen für die verschiedenen Teilaufgaben festgelegt. Die Regelung erfolgt in erster Linie durch die Verteilung von Entscheidungsbefugnissen auf eine oder mehrere Personen und die Verteilung von Weisungsbefugnissen.

• **Die Verteilung von Entscheidungsbefugnissen** hat sich am Grundsatz der Übereinstimmung von Aufgabe, Kompetenzen und Verantwortung zu orientieren. Ausgehend von den bei der Aufgabengliederung festgelegten Aufgaben und Verantwortungsbereichen der geschaffenen Stellen müssen für alle Grundsituationen von Entscheidungen Zuständigkeiten festgelegt werden.

Wichtig ist, daß die Entscheidungsbefugnisse klar und unmissverständlich definiert und abgegrenzt werden. Dadurch können Kompetenzkonflikte vermieden werden, die eine effiziente Aufgabenerfüllung erschweren und die Motivation und Zufriedenheit aller Beteiligten verringern. Hiezu empfiehlt sich eine Dokumentation der Regelungen in Stellenbeschreibungen und Funktionsdiagrammen:

- Die **Verteilung von Entscheidungsbefugnissen** auf eine oder mehrere Personen. Nach dem personalen Umfang des Entscheidungsträgers können zwei Formen von Entscheidungen unterschieden werden: – die unipersonalen Entscheidungen (Ergebnis von Entschlüssen einzelner Personen, die dann auch allein für die Konsequenzen der Entscheidungen verantwortlich sind); – die multipersonalen Entscheidungen (Ergebnis von Interaktionsprozessen mehrerer mitspracheberechtigter Personen).
  Durch die Vielfalt der Sach- und Fachinformationen ergibt sich bei Gruppenentscheidungen die Chance einer Erhöhung des Informationsniveaus und damit einer Verbesserung der Entscheidungsqualität. Als Vorteil unipersonaler Entscheidungen gegenüber Gruppenentscheidungen wird deren Schnelligkeit und Wirtschaftlichkeit angeführt.
- **Die Verteilung von Weisungsbefugnissen:** Hier stellt sich insbesondere die Frage, ob fachliches und disziplinarisches Weisungsrecht zusammenfallen sollen oder nicht. Werden fachliche und disziplinarische Weisungsrechte teilweise oder ganz voneinander getrennt, so entstehen matrixähnliche Strukturen. In diesem Fall ist die eindeutige Abgrenzung von entscheidender Bedeutung.
  Durch die Zusammenfassung von fachlichen und disziplinarischen Weisungsrechten werden eindeutige Unterstellungsverhältnisse geschaffen, die eine klare Kontrolle der Aufgabenerfüllung erleichtern. Dennoch ist in der Praxis des Krankenhauses häufig eine Trennung der Weisungsbefugnisse anzutreffen. In einer Pflegeabteilung z. B. ist die Abteilungsschwester die disziplinarische Vorgesetzte aller Pflegemitarbeiter. Für fachliche Funktionen wie z. B. Therapie- oder Personalangelegenheiten liegt das fachliche Weisungsrecht jedoch auch bei ärztlichen oder Verwaltungs-Instanzen.

• **Notwendigkeit der Integration:** Aus der Zerlegung der Gesamtaufgabe in interdependente Teilaufgaben ergibt sich neben der Notwendigkeit der Koordination die Notwendigkeit der Integration. Integration bedeutet jene spezifische Form der Verknüpfung zwischen den Elementen eines sozialen Systems, die in Analogie zur Integration in natürlichen Organismen zu einem «organisch» gegliederten Ganzen führt.

Nach verschiedenen Kriterien lassen sich mehrere Formen der Integration unterscheiden. Organisatorisch bedeutsam ist eine Differenzierung nach der Art der Systemelementen, die integriert werden müssen (Objekte der Integration) und nach der Art der Verknüpfung zwischen den Elementen. Unter den Objekten der Integration können grundsätzlich immaterielle und materielle

Objekte auseinandergehalten werden:

- **Immaterielle Objekte** liegen vor, wenn der Betrieb als Zweck-Mittel-System gesehen wird. Unter diesem Aspekt stellt jedes Mittel zugleich Zweck für die nachgeordneten Mittel und jeder Zweck Mittel im Hinblick auf übergeordnete Zwecke dar. Innerhalb dieser Aufgabenhierarchie lassen sich zwischen den einzelnen Teilaufgaben integrative Beziehungen herstellen, die zur Folge haben, daß Veränderungen einzelner Aufgaben über die anderen Aufgaben Auswirkungen auf die betriebliche Gesamtaufgabe zeigen. Dadurch können die Aufgaben losgelöst von den Trägern und vom Prozeß der Zielerreichung selbst Gegenstand integrativer Bemühungen werden.
- Als **materielle Objekte** der Integration gelten Mensch und Sachmittel/Maschine. Je nachdem, welche Kombination im Mittelpunkt der integrativen Verknüpfung steht, lassen sich soziale, soziotechnische und realtechnische Integration unterscheiden.

• Das **Verhalten eines Systems** beruht besonders auf dem Reichtum der zwischen den Elementen bestehenden Beziehungen. Aufgrund der Aktivität der Beziehung unterscheidet man:

- **Inaktive Beziehungen**, die grundsätzlich ohne Einfluß auf eine Änderung der Eigenschaften und Verhaltensweisen eines Systems, und umgekehrt, sind. So stehen z. B. alle Systemelemente stets in einer bestimmten räumlichen Beziehung zueinander.
- **Aktive Beziehungen** führen Veränderungen der Eigenschaften und Verhaltensweisen des Systems herbei. Sie bestimmen das hohe Ausmaß an Verknüpfungen zwischen den Elementen, das die Integration ausmacht. Innerhalb der aktiven Beziehungen lassen sich unterschiedliche Intensitätsgrade hinsichtlich ihrer Verknüpfung erkennen, und zwar einseitige und wechselseitige Beziehungen. So können folgende Systeme unterschieden werden:

= Systeme ohne Integration mit nur inaktiven Beziehungen; Veränderungen eines Elements führen nicht zu Veränderungen eines anderen Elements oder aller anderen Elemente.
= Systeme mit partieller Integration mit inaktiven sowie einseitigen und wechselseitigen aktiven Beziehungen; jedes Element berücksichtigt die Aktionen eines Teils der anderen Elemente als Aktionsparameter, d. h. es nimmt in seinem Verhalten auf das Verhalten anderer Elemente Bezug.
= Systeme mit totaler Integration, d. h. inaktive Beziehungen und wechselseitige aktive Beziehungen aller Elemente; jedes Element berücksichtigt die Aktionen aller anderen Elemente als Aktionsparameter.

6.3.3 Stellvertretung

Bei der Besprechung der Stellenbesetzung wurde darauf hingewiesen, daß nach dem Kriterium Zeit zwischen Dauer- und Zeitbesetzung unterschieden werden kann. Als Sonderfall der Zeitbesetzung gilt die Stellvertretung.

• Die **Regelung der Stellvertretung** im Krankenhaus ist eine wichtige Aufgabe. Die Arbeitsprozesse müssen auch in Abwesenheit eines Vorgesetzten reibungslos weiterlaufen. Dies gilt für die Stationsschwester wie für den Verwaltungsdirektor, den Chef im Labor oder den leitenden Arzt. Für zentrale Bereiche des Krankenhauses stellt die Regelung der Stellvertretung einen eigentlichen Sicherheitsfaktor dar.

Um bei betrieblich oder persönlich bedingter Abwesenheit eines Vorgesetzten zumindest die Erfüllung der ständig und/oder plötzlich (aber dringend) anfallenden Aufgaben zu sichern, kommen grundsätzlich drei organisatorische Lösungen in Frage:

- der **Stellvertreter entscheidet** im Namen, Sinn und Geist des Stelleninhabers in eigener Verantwortung.
- der **Ersatzmann** entscheidet im Namen, nach eigenen Vorstellungen. Der Ersatzmann ist völlig unabhängig von der Person des Stelleninhabers tätig. Er tritt nicht als Stellvertreter auf, sondern ist selbst für die betreffende Zeit Stelleninhaber. So ist z. B. der Flugkapitän, der an die Stelle seiner erkrankten Kollegen tritt, nicht sein Stellvertreter, sondern Ersatzmann.
- der **Platzhalter** entscheidet weder im Namen des Stelleninhabers noch im eigenen Namen inhaltlich über eine Sache, sondern bloß darüber, ob der Stelleninhaber von einer Angelegenheit sofort Kenntnis erhalten muß oder die Angelegenheit bis zu seiner Rückkehr aufgeschoben werden kann oder ob Dritte zu benachrichtigen sind.

Damit die Kontinuität der Aufgabenerfüllung bei Verhinderung eines Vorgesetzten gesichert ist, muß für jede Stelle in der Stellenbeschreibung dokumentiert sein, in welcher Form die Zeitbesetzung der Stelle erfolgen soll, d. h. ob ein Stellvertreter Platzhalter oder ein Ersatzmann vorgesehen ist.

• **Formen der Stellvertretung:** Im folgenden werden vorwiegend die Probleme der Stellvertretung behandelt. Unter Stellvertretung versteht man die Erfüllung von Aufgaben eines Stelleninhabers im allgemeinen durch einen oder im besonderen durch mehrere Stellvertreter im Falle der Verhinderung (Ab- und Anwesenheit) des und/oder aus Gründen der Entlastung des Stelleninhabers (17).

17 vgl. Lehmann (1980)

Nach dem Umfang der Stellvertretung werden begrenzte Stellvertretung (nur Teile der Stellenaufgabe vertreten) und unbegrenzte Stellvertretung (umfaßt die Vertretung der gesamten Stellenaufgabe; diese Form wird als echte Stellvertretung bezeichnet) unterschieden. Beide Formen der Stellvertretung können als Hauptaufgabe (Stellvertretung als einzige Stellenaufgabe) oder als Nebenaufgabe (neben der eigentlichen Stellenaufgabe zusätzliche Stellvertretungsaufgabe) von dem vertretenden Aufgabenträger übernommen werden. Abb. 6/18 zeigt diese Möglichkeiten.

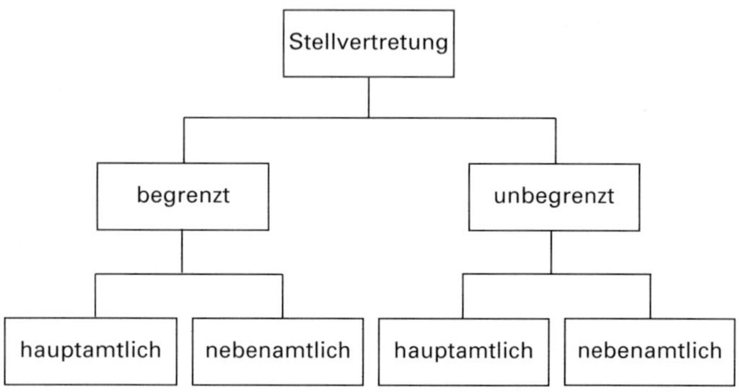

Abbildung 6/18: Formen der Stellvertretung

Zur Charakteristik der echten Stellvertretung: Der echte Stellvertreter nimmt den gesamten Aufgabenbereich des Stelleninhabers wahr. Er ist ermächtigt und verpflichtet, im Sinne des Stelleninhabers zu handeln, zu entscheiden und gegebenenfalls zu führen. Er besitzt in der Regel dieselben Kompetenzen wie der Stelleninhaber und trägt auch dessen Handlungs- und Führungsverantwortung.

Im Stellvertretungsfall ist der Stelleninhaber nur insoweit für Fehlhandlungen des Stellvertreters verantwortlich, als diese durch das eigene Führungsverhalten beeinflußbar waren. Seine Verantwortung bezieht sich demnach auf die Wahl des Stellvertreters, dessen ausreichende Information und Instruktion und auf die Erfolgskontrolle. Der Stellvertreter selbst ist für seine Vertretungsfähigkeit (Gesundheit, Informationsniveau usw.) und die ordnungsgemäße Wahrnehmung der Aufgabe verantwortlich.

• **Damit die Stellvertretung** sowohl in Hinsicht auf die Aufgabenerfüllung als auch auf den Stelleninhaber und die ihn vertretende Person **befriedigend verläuft** müssen folgende Voraussetzungen gegeben sein:

- Zwischen **Stelleninhaber und Stellvertretung** muß eine Beziehung bestehen, die von gegenseitigem Vertrauen geprägt ist. Der Stelleninhaber muß auf die Loyalität des Stellvertreters vertrauen können und der Stellvertreter muß dem Vorgesetzten vertrauen, daß dieser zu seiner Wahl steht.
- Die **fachliche Qualifikation des Stellvertreters** muß den Normalanforderungen der Stelle entsprechen. Die Qualifikation ist von der Instanz zu beurteilen, die dann auch über die Wahl des Betreffenden entscheidet.
- Der Stellvertreter muß über den **Aufgabenbereich der Stelle** und die Beziehungen zu anderen Stellen ausreichend informiert sein. Das bedingt einerseits, daß er vom Stelleninhaber informiert wird, und andererseits, daß er sich aus eigener Initiative um die notwendigen Informationen bemüht.
- Der **Stellvertreter** muß **zeitlich** freigestellt werden können, falls es sich, wie im Regelfall, um einen nebenamtlichen Stellvertreter handelt. Währen die hauptamtliche Vertretung mit zusätzlichen Personalkosten verbunden ist, strapaziert die nebenamtliche Vertretung die Kräfte des Stellvertreters.

• Die **nebenamtliche Stellvertretung** kann erfolgen durch:

- **Gleichgeordnete Aufgabenträger**/Kollegen; diese sind zwar meist nicht so gut über das spezifische Aufgabengebiet des Stelleninhabers informiert, haben es aber andererseits leichter, seine Führungsaufgaben zu übernehmen.
- **Übergeordnete Aufgabenträger**/Vorgesetzte; der unmittelbare Vorgesetzte ist zwar in der Regel mit den Aufgaben seines Mitarbeiters vertraut, aber häufig fehlen ihm Detailkenntnisse (mangelnde Fachkenntnisse, mangelnder Einblick in Gruppenbeziehungen). Die zusätzliche Belastung des Vorgesetzten kann zudem zur Vernachlässigung der gesamten Führungsfunktion führen.
- **Nachgeordnete Aufgabenträger**/Mitarbeiter; diese sind durch ihren engen Kontakt mit dem Vorgesetzten über dessen Tätigkeitsbereich am besten informiert. Bei entsprechender fachlicher Qualifikation besitzen sie deshalb für die Übernahme der Vertretung die besten Voraussetzungen. Zudem ist die Betreuung mit Stellvertretungsaufgaben eine ausgezeichnete Möglichkeit, qualifizierte Mitarbeiter zu fördern.
- **Stabstellen;** solche kommen in erster Linie als Träger einer begrenzten Stellvertretung in Frage, da sie aufgrund ihrer spezialisierten Fachkompetenz kaum den gesamten Aufgabenbereich eines Linienvorgesetzten wahrnehmen können. Zudem kann die Übertragung von Weisungsbefugnis Probleme mit sich bringen.
- **Assistenten;** diese werden aufgrund ihrer engen Kontakte mit dem Stelleninhaber oft als dessen Stellvertreter eingesetzt. Da sie jedoch «von Haus aus» keine Weisungsbefugnisse besitzen, können sich, wie bei den Stabsstellen, in dieser Hinsicht Probleme ergeben.

Springer (18); der Springer ist Stellvertretung von Beruf. Er wird so ausgebildet, daß er jederzeit die

18 vgl. Höhn (1983)

einer Instanz unmittelbar unterstellt sind). Beide Dimensionen hängen eng miteinander zusammen; soll z. B. die Zahl der hierarchischen Ebenen abgebaut werden, so führt dies bei gleichbleibender Stellenzahl zwangsläufig zu größeren Leitungsspannen (Abb. 6/21).

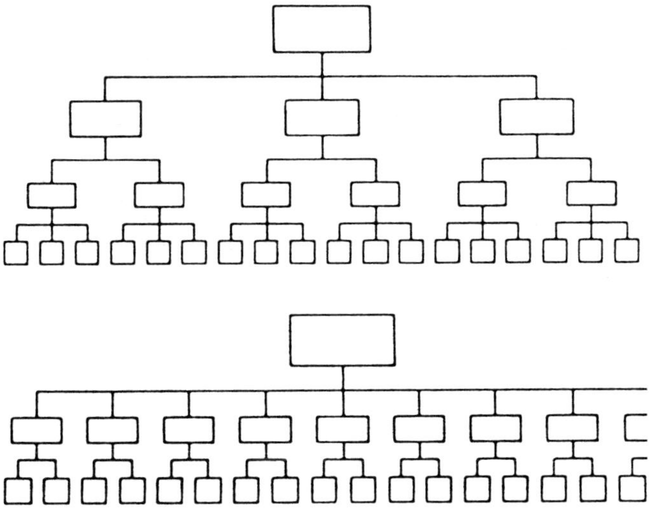

Abbildung 6/21: Gliederungstiefe und Gliederungsbreite

Bevor das Problem der Leitungsspanne besprochen wird, werden ein paar Bemerkungen zur Gliederungstiefe gemacht. Die Zahl der Hierarchieebenen wird vor allem durch die folgenden zwei Faktoren bestimmt:

= **Größe des Betriebes**: Je größer die Zahl der Mitarbeiter, desto tiefer in der Regel die hierarchische Gliederung;

= **Ausmaß der Delegation** von Entscheidungen und Kompetenzen: Je mehr Entscheidungen von der Krankenhausleitung delegiert werden und je klarer die Kompetenzen definiert sind, desto geringer ist die Belastung der obersten Leitungsebene und desto größer kann ihre Leitungsspanne sein. Daraus ergibt sich dann eine geringe Gliederungstiefe.
Die Vorteile einer geringeren Gliederungstiefe sind: – Einsparung von Leitungsstellen – raschere vertikale Kommunikation – Verkürzung der Kontrollwege – Verringerung des Risikos der Informationsfilterung – Verbesserung der Motivation durch Abbau des hierarchischen Gefälles und der Statusdifferenzierung. Der wichtigste Nachteil einer geringen Gliederungstiefe liegt darin, daß eine solche nur durch eine Erweiterung der Leitungsspanne erreichbar ist. Dadurch werden die Instanzen stärker belastet. Es besteht die Gefahr, daß sie ihrer Führungsfunktion nicht mehr in vollem Umfang gerecht werden.

– Als **Gliederungsbreite**/Leitungsspanne wird die Zahl der Mitarbeiter bezeichnet, die einem Vorgesetzten unmittelbar unterstellt sind. Andere Begriffe sind «Subordinationsquote» und «Kontrollspanne». Der Begriff Kontrollspanne findet nicht Verwendung, weil für die Bestimmung der Anzahl Untergebener sämtliche Leitungsfunktionen des Vorgesetzten (und nicht bloß die Kontrolle) von Bedeutung sind; die Leitungsspanne bestimmt nicht nur die Breite der hierarchischen Gliederung, sondern indirekt auch deren Tiefe. Bei gegebener Stellenzahl hängt es allein von der Leitungsspanne ab, ob die Konfiguration (= Form des Stellengefüges) die Gestalt einer flachen oder steilen Pyramide annimmt. Je größer die Leitungsspanne, desto kleiner ist die Zahl der Instanzebenen und Vorgesetzten.

Eine zunehmende Leitungsspanne führt zu einer Zunahme der zu erfüllenden Leitungsaufgaben. Da die Leistungsfähigkeit des Vorgesetzten beschränkt ist, sind einer Vergrößerung der Leitungsspanne Grenzen gesetzt. Schon seit den Ursprüngen der Organisationslehre wurde deshalb versucht, die optimale Leitungsspanne zu bestimmen. Diese Versuche sind allerdings ohne eindeutige Ergebnisse geblieben, weil die Größe der Leitungsspanne von zu vielen Faktoren abhängig ist, als daß sie generell festgelegt werden könnte. Die wichtigsten Faktoren sind:

= **Aufgabencharakter:** Je schwieriger und je unterschiedlicher die Mitarbeiteraufgaben, desto größer ist die Belastung des Vorgesetzten und desto kleiner muß die Leitungsspanne sein.

= **Aufgliederung von Leitungsaufgaben:** Je mehr der Vorgesetzte in der Ausübung seiner Leitungsfunktion durch Assistenzen/Stäbe unterstützt wird, desto geringer ist seine Belastung und desto größer kann die Leitungsspanne sein.

= **Delegation von Kompetenzen:** Je mehr der Vorgesetzte Kompetenzen delegiert und je klarer er die delegierten Kompetenzen definiert, desto geringer ist seine Belastung und desto größer kann die Leitungsspanne sein.

= **Führungsstil:** Je stärker der Vorgesetzte seine Mitarbeiter an Entscheidungen teilnehmen läßt (Partizipation), je mehr Möglichkeiten zur Selbstkontrolle er ihnen gibt und je stärker er seinen Führungsstil auf die ganze Gruppe statt auf einzelne Mitarbeiter ausrichtet, desto geringer ist seine Belastung und desto größer kann die Leitungsspanne sein.

= **Persönliche Eigenschaften von Vorgesetzten und Mitarbeitern:** Je höher die fachliche Qualifikation und je höher die soziale Kompetenz, desto geringer ist die Belastung des Vorgesetzten und desto größer kann die Leitungsspanne sein.

= **Planung und Standardisierung der Aufgabenerfüllung:** Je stärker die Aktivitäten der Mitarbeiter voraus geplant sind und je mehr Aktivitäten im Wiederholungsfall mehr oder weniger routinisiert und gleichartig ablaufen, desto geringer ist die Belastung des Vorgesetzten und desto größer kann die Leitungsspanne sein.

Diese Aufstellung illustriert, daß die «richtige» Leitungsspanne von sehr vielfältigen Faktoren bestimmt wird. Der **Vorteil einer vergrößerten Leitungsspanne** besteht vor allem darin, daß für die Ausübung der Führungsfunktion weniger Vorgesetzte erforderlich sind. **Nachteile einer vergrößerten Leitungsspanne sind:**

= **Die Vorgesetzten stärker belastet,** so daß sie ihre Leitungs- und Führungsfunktionen häufig nicht mehr vollumfänglich wahrnehmen können, was eine verminderte Qualität der Aufgabenerfüllung zur Folge hat.
= Die **größere Belastung der Krankenhaus-Leitung** führt dazu, daß nicht mehr genügend Zeit für grundsätzliche, strategische Überlegungen verbleibt, worunter die Anpassungsfähigkeit des Systems leidet.
= Der **enge Kontakt zwischen Vorgesetzten und Mitarbeitern** geht verloren, was sich auf die Vorgesetzten-Mitarbeiter-Beziehung, das Arbeitsklima und damit auch auf die Zufriedenheit negativ auswirkt.

• **Elemente des Leitungssystems:** Die Träger der Leitungsaufgaben, welche die Elemente des Leitungssystems darstellen und als Leitungsstellen oder Instanzen bezeichnet werden, lassen sich aufgrund verschiedener Kriterien charakterisieren:

- **Gegenstand der Leitungsaufgabe:** Hier lassen sich z. B. Krankenhausleitung, Klinikleiter, Abteilungsleiter, Gruppenleiter unterscheiden.
- **Interne Struktur der Leitungsstelle:** Eine Instanz kann aus einer oder mehreren Personen bestehen. Im ersten Fall handelt es sich um Singular-, im zweiten Fall um Pluralinstanzen. Nimmt in einer Pluralinstanz eine einzelne Person eine Vorzugstellung ein (z. B. Präsident, Vorsitzender), so spricht man von einer Direktorialinstanz. Sind alle Mitglieder gleichgestellt, so liegt eine Kollegialinstanz vor.
- **Funktion im Leitungsprozeß:** Die Komplexität der Leitungsaufgaben erfordert häufig eine Aufgliederung der Leitungsfunktion. Neben die mit Weisungsbefugnissen ausgestatteten Instanzen treten Leitungshilfsstellen, welche primär eine unterstützende und beratende Funktion haben.
- **Permanenz der Leitungsstellen:** Neben den permanenten Trägern der Leitungsaufgaben findet man in vielen Leitungssystemen Elemente, die nur zeitweise aktiv sind. Solche Elemente sind z. B. die Direktionskonferenzen oder die Leitungsausschüsse.

• Die **multipersonale Bewältigung der Leitungsaufgaben** im Krankenhaus bringt es mit sich, daß Leitungssysteme durch ein differenziertes Beziehungsgeflecht gekennzeichnet sind, das recht unterschiedliche Zusammenhangsformen zwischen den Leitungselementen zur Folge haben kann. Vereinfacht lassen sich drei Haupttypen von Beziehungen unterscheiden:

- **Vorgesetzten-Mitarbeiter-Beziehung:** Diese zentrale Beziehung ist zunächst durch verschiedene Autoritätsformen charakterisiert. Die Beziehung darf aber keineswegs nur unter dem Aspekt der Unterordnung gesehen werden, sondern stellt im Hinblick auf die kooperative Aufgabenerfüllung ein partnerschaftliches Verhältnis dar.
- **Beziehung zwischen Mitgliedern** einer Pluralinstanz: Die Arbeitsteilung bzw. das Zusammenwirken in einer Pluralinstanz läßt sich unterschiedlich gestalten: in Form einer Gliederung nach Funktionsbereichen, nach Objektbereichen oder nach Berufsgruppen. Die Regelung der Willensbildung bzw. der Rangbeziehungen innerhalb einer Pluralinstanz kann auf verschiedene Art und Weise erfolgen (Abb. 6/22), (6).

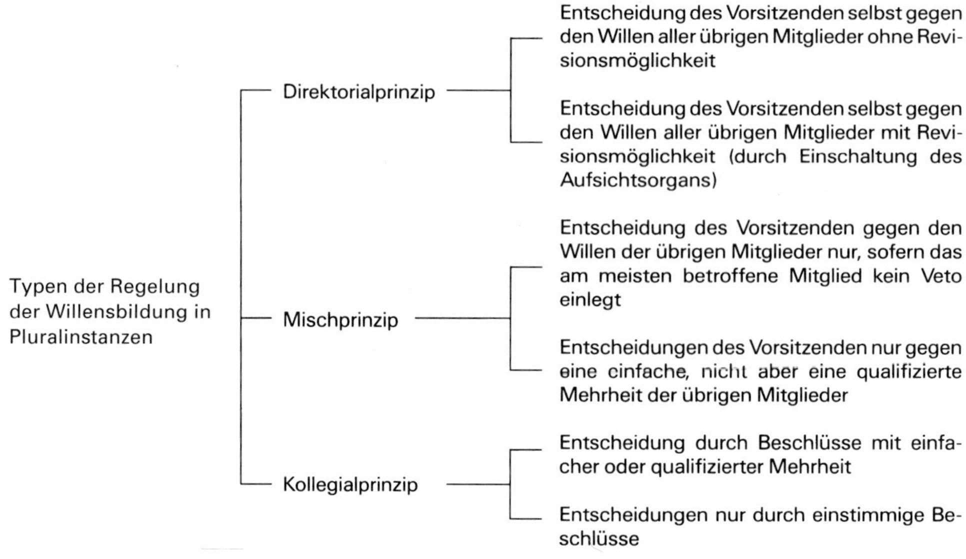

Abbildung 6/22: Regelung der Willensbildung in der Instanz (Schwarz)

– **Beziehung zwischen den Instanzen und den Leitungs-Hilfsstellen:** Die Leitungsaufgaben einer Instanz lassen sich in unterschiedlichem Maß ausgliedern und an Leitungshilfsstellen übertragen. Von der reinen Entlastung von nebensächlichen Aufgaben bis zur Abtretung ganzer Leitungs- und Führungsfunktionen sind alle Formen in der Praxis anzutreffen. Entsprechend unterschiedlich in Art, Intensität und Häufigkeit sind die Beziehungen.

• Die **Grundformen von Leitungssystemen** sind das Einlinien- und das Mehrliniensystem. Sie unterscheiden sich grundsätzlich hinsichtlich der Unterstellung des Mitarbeiters:

– Dem **Einliniensystem,** auch einfach «Liniensystem» genannt, liegt das Prinzip der Einheit des Auftragsempfangs (Fayol) zugrunde, das besagt, daß ein Untergebener nur von einer Instanz Anordnungen erhält; es besteht nur ein Dienstweg (Abb. 6/23)

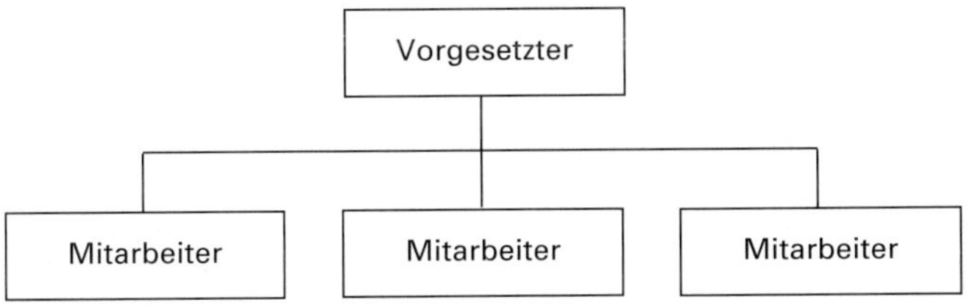

Abbildung 6/23: Grundform des (Ein-)Liniensystems

Die hauptsächlichen Vorteile liegen in der Klarheit und in der Einfachheit der Beziehungen sowie im relativ niedrigen Aufwand. Nachteile sind im relativ geringen Koordinationseffekt, in der hohen Belastung und fehlenden Spezialisierung der Vorgesetzten und in der Schwerfälligkeit zu sehen.

– Dem **Mehrliniensystem** liegt demgegenüber der Spezialisierungsgedanke zugrunde: Die Leitungsaufgaben werden auf mehrere Vorgesetzte nach Maßgabe ihrer speziellen Fähigkeiten verteilt. Jeder von ihnen kann in seinem Zuständigkeitsbereich an die Unterstellten Weisungen erteilen. Dies hat eine Mehrzahl von Dienstwegen und eine entsprechende Mehrfachunterstellung der Mitarbeiter zur Folge (Abb. 6/24).

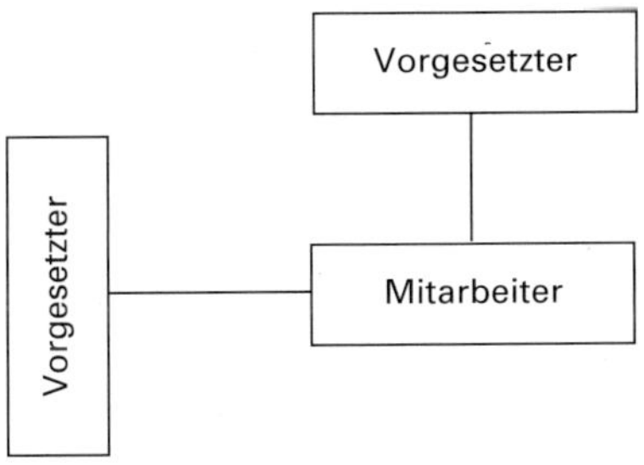

Abbildung 6/24: Mehrliniensystem

Die bekannteste Form des Mehrliniensystems ist die Matrix-Organisation, bei welcher die Vorgesetzten-Mitarbeiter-Beziehung zweidimensional ausgebildet ist. Die beiden Grundformen werden in Abschnitt 6.3.5 erläutert.

Die **Strukturierungsform eines sozialen Systems** aus verschiedenen Rängen, die in einem Über- und Unterordnungsverhältnis stehen, wird als Hierarchie bezeichnet. Hierarchie (griech. = heilige Herrschaft der Priester) ist durch eine bestimmte ungleiche Verteilung begehrter Ressourcen wie Macht, Einkommen, Status, Prestige, Information usw. charakterisiert.

Die Vor- und Nachteile des Mehrliniensystems liegen spiegelbildlich zu den beim Einliniensystem genannten. Die Mängel des hierarchischen Systems (22): Im Hinblick auf die Zielerreichung und den Bestand des sozialen Systems kann die Hierarchie sowohl positive wie negative Wirkungen haben. Es sind Mängel des hierarchischen Systems: – mit einer Überbetonung des Standpunktes der Spitze verbunden – siedelt die Verteilung der Zuständigkeiten zu weit oben an – mißachtet die Tatsache, daß Untergebene oft sachverständiger sind als ihre Vorgesetzten – konzentriert Innovation ebenso wie Unfähigkeit auf die Spitze – be- und verhindert die horizontale Kooperation – fördert eine formalistische, kompetenzbewußte, starre und aufwendige Koordination – blockiert die Initiative von unten – vernachlässigt die Bildung eines Konsens über die Ziele des Systems – begünstigt Tendenzen zur Vermehrung des Personals und der Stellen, zum Fortbestehen von funktionslos gewordenen Stellen, zur doppelten Ausführung von Arbeiten, zu einem Übermaß an Vorschriften, zur überflüssigen Präzision und zur überflüssigen gegenseitigen Kontrolle.

Angesichts dieser vielfältigen negativen Konsequenzen erstaunen die Bestrebungen nicht, die auf einen Abbau hierarchischer Strukturen hinwirken. Seit einiger Zeit besteht zudem eine anti-hierarchische Denkströmung mit der Forderung nach möglichst weitgehender Demokratisierung unserer Gesellschaft und der Auflösung autoritärer Strukturen zugunsten teamartig-professionellen Kooperationsformen.

Bevor solche Entwicklungstrends skizziert werden, wird auf positive Auswirkungen hierarchischer Systeme hingewiesen. Immerhin herrscht Einigkeit in dem Punkt, «daß ein Mindestmaß an Hierarchie für die Leistungserfüllung einer arbeitsteiligen Organisation unabdingbar ist: Technologischer Fortschritt, Aufgabenkomplexität sowie Arbeitsteilung erfordern zunehmende Spezialisierung und mithin hierarchische Arbeitsbedingungen, da die spezialisierten Funktionen von autorisierten Personen koordiniert werden müssen!» (23).

22 vgl. Bosetzky/Heinrich (1980)
23 Grunwald (1980)

Vor- wie Nachteile der klassischen Hierarchie sind heute sowohl aufgrund praktischer Erfahrung als auch aufgrund theoretischer Systemuntersuchungen bekannt. Das Pyramidenmodell ist vor allem geeignet für die Steuerung von großen Massen von Elementen, zum Beispiel Menschen, die möglichst einfache und gleichbleibende Funktionen auszuüben haben. Solange die Außeneinflüsse, das heißt die Umweltbedingungen sich nicht verändern und im Innern keine organisatorischen Umstellungen vorgenommen werden müssen, erweist sich die klassische Hierarchie als die wirksamste, weil schnellste Form der Steuerung und Kontrolle von Arbeits- und Entscheidungsvorgängen.

Die Stärken dieser Organisationsform, nämlich Stabilität und Kontinuität, sind aber gleichzeitig auch ihre Schwächen: Anpassungen an neue Einflüsse, also Veränderungen von Strukturen und Abläufen, vollziehen sich nur sehr langsam und schwerfällig. Die zentrale Steuerung, die schwachen Querverbindungen, die reduzierten Interaktionsmöglichkeiten der Basiselemente sowie die Lücken in der Informationsrückkoppelung wirken als Trägheitsmomente.

«Ideal ist diese Organisationsform nur für massenhaft anfallende, langfristig nach dem gleichen Muster ablaufende Routinevorgänge – und auch das nur, solange sich entsprechend anspruchslose «Basiselemente» als Menschen finden. Denkbar ungeeignet dagegen ist sie für wechselnde Aufgaben, für rasche Anpassung an neue Umwelteinflüsse, für strukturelle Umstellungen – kurz, für Innovation oder Veränderung schlechthin. Und für Menschen, die mehr sein wollen als Automaten (24)!»

Die komplizierten arbeitsteiligen Prozesse im modernen Krankenhaus machen eine verstärkte horizontale Zusammenarbeit notwendig. Viele Arbeitsprozesse sind derart komplex geworden, daß ein geregelter Ablauf nur noch möglich ist, wenn auch auf den unteren Stufen selbständig gedacht, professionell entschieden und vor Ort koordiniert und kooperiert wird. Zudem sind viele Arbeitsprozesse durch ein hohes Maß an Irregularität und Variabilität gekennzeichnet, die die Fähigkeit zum sofortigen Reagieren erfordern.

Flexibilität ist zu einer absoluten Notwendigkeit, die Fixierung der Mitarbeiter an bestimmte Abläufe zu einem gefährlichen Handikap geworden. Parallel dazu haben sich die Einstellungen und Erwartungen der Mitarbeiter und auch der Patienten verändert. Diese und weitere Gründe lassen die Hierarchie in ihrer klassischen Form im Hinblick auf eine optimale Leistungserstellung und Zufriedenheit der Mitarbeiter immer dysfunktionaler werden, so daß eine gewisse «Enthierarchisierung» in manchen Bereichen in Gang gesetzt werden muß.

• **Möglichkeiten zum Abbau hierarchischer Strukturen** sind (22):

- Ausschüsse (Arbeitsgruppen, Beiräte, Arbeitskreise, Gesprächskreise, Kommissionen, Stäbe);
- Konferenzen (Sitzungen, Tagungen, Besprechungen, Experten- und Rundgespräche);
- Projektgruppen und Teams;
- Elemente der Matrix-Organisation, wo sich zwei Hierarchien, eine horizontal und eine vertikal, überlagern und nur durch gemeinsame Aktivitäten Aufgaben erfüllen können;
- Elemente der Management-by-Konzepte (Management by objectives, by Delegation, by Exeption);
- Bildung von Betriebseinheiten (Verselbständigung bestimmter Krankenhausaufgaben).

Das Krankenhaus ist vergleichbar mit einem Haus, das nach hierarchischen Strukturen erbaut worden ist, in dessen einzelnen Räumen sich aber, bei einem Übergewicht des Hierarchischen sicherlich, alle Organisationsformen von extremer Hierarchie bis weitgehender Kooperation finden lassen (25). In der Praxis hat man es immer mit Mischkulturen zu tun, wobei einzelne Subsysteme je nach Aufgabenstellung, Mitgliederzusammensetzung und Rahmenbedingungen ihre Organisations- und Kooperationsform verändern.

6.3.5 Traditionelle Organisationsstrukturen

In den vorangehenden Abschnitten sind grundsätzliche Fragen und Gestaltungsmöglichkeiten der Aufbauorganisation zur Sprache gekommen. Unterschiedliche Gestaltungsmöglichkeiten führen zu unterschiedlichen Organisationsstrukturen, d. h. zu unterschiedlichen Ordnungen zwischen den Stellen eines Krankenhauses. Im folgenden werden zunächst drei traditionelle Strukturen, in der Literatur als «Organisationstypen» bezeichnet, vorgestellt: Einlinienorganisation, Mehrlinienorganisation und Stab-Linien-Organisation.

• Ausführungsstellen, Leitungsstellen, Stäbe, Arbeitsgruppen, Abteilungen sind **die organischen Einheiten der Gebildestruktur** eines Krankenhauses. Diese Elemente sind in den meisten Organisationsstrukturen grundsätzlich dieselben. Die Strukturen sind somit nicht durch die Elemente charakterisiert, sondern durch die Beziehungen, die zwischen diesen Elementen bestehen. Für diese Beziehungen sind in erster Linie die folgenden drei Merkmale bedeutsam (16): Zentralisation, Unterstellung und Kompetenzen:

- **Zentralisation:** Dieses Merkmal ist bekannt; nach der Art der Zusammenfassung von Aufgaben/Stellen unterscheidet man Verrichtungszentralisation und Objektzentralisation (die anderen Zentralisationsarten sind hier nicht wesentlich).

24 Lauterburg (1980)
25 vgl. Wessen (1958)

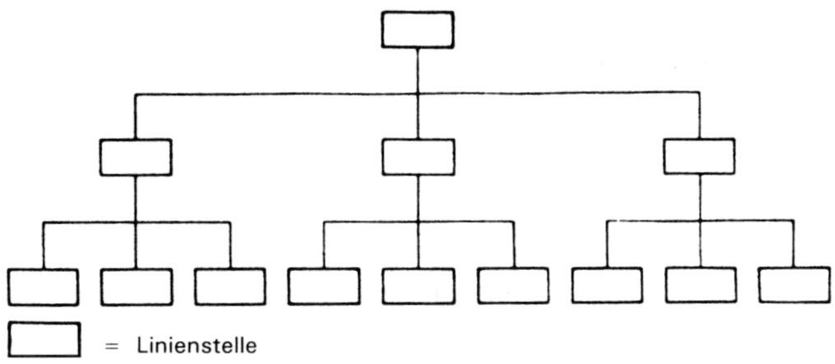

Abbildung 6/25: Einlinien-Organisation

- **Unterstellung:** Mit Ausnahme der obersten Leitungsebene ist jede Stelle eines Betriebs dadurch gekennzeichnet, daß sie einer oder mehreren untergeordnet ist. Danach werden unterschieden: Einfachunterstellung (jede Stelle ist nur einer Instanz unterstellt) und Mehrfachunterstellung (eine Stelle ist mehreren Instanzen gleichzeitig unterstellt).
- **Kompetenzen:** Nach der Ausstattung mit Kompetenzen lassen sich zwei Arten von Stellen auseinanderhalten: Stellen mit Vollkompetenz (besitzen alle üblichen Befugnisse und werden als Linienstellen bezeichnet) und Stellen mit Teilkompetenz (sind in ihren Befugnissen begrenzt und werden Stabsstellen genannt).

• Die **Einlinienorganisation,** weniger genau oft einfach als Linienorganisation bezeichnet, beruht auf dem Prinzip der «Einheit des Auftragsempfangs», das von Fayol formuliert wurde. Nach diesem Prinzip hat jeder Mitarbeiter nur einen einzigen direkten Vorgesetzten und erhält nur von diesem seine Anweisungen. Jede Stelle ist also nur durch eine einzige vertikale Linie mit all ihren übergeordneten Instanzen verbunden (Dienstweg). Kennzeichnende Merkmale sind Verrichtungsstation, Einfachunterstellung und ausschließlich Linienstellen (Abb. 6/25).

Das **Wesen der Einlinien-Organisation** läßt sich wie folgt charakterisieren:

- Die Linie ist der einzige **formale Kommunikationsweg** zwischen den Stellen bzw. Instanzen. Alle Informationen wie Anordnungen, Vorschläge, Sachmitteilungen, Beschwerden sind an die Linie gebunden. Formale direkte Verbindungswege zwischen nicht direkt über- bzw. untergeordneten Stellen sowie das Überspringen von Instanzen sind grundsätzlich unzulässig.
- Die Einlinienorganisation ist unmittelbarer **Ausdruck des hierarchischen Denkens.** Die gesamte formale Kommunikation ist streng in vertikalen Bahnen geregelt. Formale horizontale oder diagonale Kommunikationswege sind nicht vorhanden. Das Einliniensystem wird darum auch als «militärisches System» bezeichnet.
- Es gibt **keine Spezialisierung der Leitungsfunktion.** Jeder Vorgesetzte ist aufgrund der «Einheit der Auftragserteilung» für den gesamten Aufgabenkomplex der ihm untergeordneten Stellen zuständig.

In der Praxis zeigt sich eine Tendenz zur Bildung von «Passerellen», d. h. von horizontalen Querverbindungen sowie zur Angliederung von Stäben und/oder Ausschüssen. Die Einlinien-Organisation findet sich in vielen kleinen Krankenhäusern. Für mittlere und große Krankenhäuser hat die Einlinien-organisation schwerwiegende Nachteile. Sie ist mangels Querverbindungen für viele notwendige Kommunikationsabläufe zu schwerfällig; sie führt zu einer Überlastung der Führungskräfte; sie verunmöglicht eine funktionsgerechte Eingliederung der Leistungen von Pflegedienst und Verwaltung. Mögliche **Vor- und Nachteile der Einlinien-Organisation** (26) zeigt Abb. 6/26.

• Die **Mehrlinien-Organisation,** auch als funktionale Organisation bezeichnet, beruht auf dem Prinzip der Mehrfachunterstellung, d. h. jede Stelle ist nicht nur einer, sondern mehreren Instanzen untergeordnet. Diese Organisationsstruktur ist eine Verallgemeinerung des «Funktionsmeister-Systems» von Taylor. In diesem System wird jeder Arbeiter nicht nur einem Meister, sondern gleichzeitig mehreren «Funktionsmeistern» unterstellt, von denen jeder nur für sein eng begrenztes Spezialgebiet zuständig ist und nur in diesem Weisungen erteilt. Das Prinzip der Aufgabenteilung wird also auch auf die Leitungsaufgaben angewendet. Kennzeichnende Merkmale sind Verrichtungszentralisation, Mehrfachunterstellung und ausschließlich Linienstellen (Abb. 6/27). Das **Wesen der Mehrlinien-Organisation** läßt sich so charakterisieren:

- Nach dem **Prinzip der Spezialisierung** ist die Leitungsfunktion weitgehend spezialisiert (Job-Specialization). Daraus resultiert eine Entscheidungsdezentralisation.
- Im Vordergrund steht die **fachliche Kompetenz** bzw. funktionale Autorität und nicht das hierarchische Denken bzw. die formale Autorität.
- Nach dem «Prinzip des direkten Weges» besteht eine **direkte kurze Verbindung** zu kompetenten Spezialisten.
- Aufgrund des «Prinzips der Mehrfachunterstellung» ergeben sich **überschneidende Kommunikationswege.** Mögliche **Vor- und Nachteile der Mehrlinien-Organisation** (26) zeigt Abb. 6/28.

Der theoretische **Idealtyp der Mehrlinienorganisation** zeigt eine echte Funktionalisierung, indem die gesamte

26 vgl. Hill (1974)

Aspekt	mögliche Vorteile	mögliche Nachteile
Kommunikation	• Einheit der Auftragserteilung reduziert Kommunikations- und Entscheidungsprozesse • eindeutige Kommunikationswege	• qualitative und quantitative Überlastung der Vorgesetzten • unterdimensioniertes Kommunikationssystem • lange Kommunikationswege: Zeitverlust, Gefahr der Informationsfilterung durch Zwischeninstanzen • unnötige Belastung der Zwischeninstanzen
Koordination	• klare Abgrenzung der Kompetenzen erleichtert die Koordination • wenig Anordnungen erforderlich • einfache Kontrolle	• keine direkte Koordination zwischen hierarchisch gleichrangigen Instanzen und Stellen • Gefahr der Überorganisation/Bürokratisierung
Qualität der Entscheidungen	• einheitliche, zielorientierte Entscheidungen durch Alleinentscheid	• geringe Entscheidungsqualität infolge mangelnder Spezialkenntnisse • Gefahr der Vernachlässigung einer systematischen Entscheidungsvorbereitung • Gefahr durch Informationsfilterung durch Zwischeninstanzen • Starrheit der Entscheidungsfindung • Zeitaufwendige Entscheidungen durch langen Instanzenweg
personaler Aspekt	• qualifizierte Instanzenträger können als solche erkannt und gefördert werden • einfache Kommunikations- und Kompetenzstruktur fördern das Sicherheitsgefühl • großer Entfaltungsraum der oberen Vorgesetzten	• Betonung des hierarchischen Denkens unvereinbar mit den humanen Ansprüchen der Mitarbeiter • unterdimensionierte Kommunikation senkt Motivation und Arbeitszufriedenheit • geringer Entfaltungsraum der unteren Instanzen/Stellen
Kooperation		• Überbetonung der formalen Autorität erschwert Kooperation zwischen Vorgesetzten und Mitarbeitern • Betonung des hierarchischen Denkens schafft Rivalität statt Solidarität unter gleichrangigen Stellenträgern

Abbildung 6/26: Vor- und Nachteile der Einlinienorganisation (Hill)

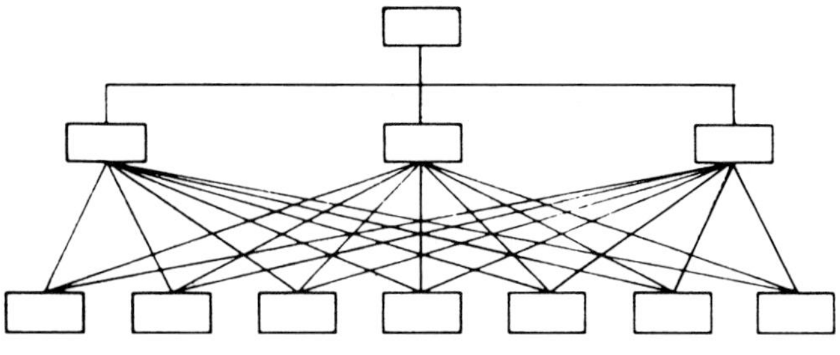

Abbildung 6/27: Mehrlinien-Organisation

Leitungsaufgabe funktional aufgeteilt wird. Beispiel: Im Krankenhaus sind die meisten Angestellten gleichzeitig den leitenden Ärzten der verschiedenen Fachdisziplinen, der Leitung des Pflegedienstes und der Leitung der Verwaltung unterstellt. In der Praxis zeigt sich eine Tendenz zur «unechten Funktionalisierung» sowie ein fließender Übergang zur Matrix-Organisation, die als eine zweidimensionale Form der Mehrlinien-Organisation betrachtet werden.

Bei der unechten Funktionalisierung handelt es sich um ein Mischsystem. Im primären Leistungsbereich (Zweckaufgaben) gilt die Linienorganisation. Die Administration und die Hilfsbereiche besitzen ein direktes funktionales Weisungsrecht in bezug auf ihre Sachgebiete gegenüber allen anderen Bereichen. Beispiel: Im ärztlichen Bereich gilt die traditionelle Linienstruktur, während für Personalwesen, Finanzwesen und Technische Dienste eine funktionale Organisation besteht; so wirkt etwa die Personalabteilung bei der Einstellung, Bezahlung, Ausbildung, Beförderung und Versetzung aller Mitarbeiter mit.

• **Stab-Linien-Organisation:** Diese dritte grundlegende Organisationsstruktur, die man auch als «Einlinienorganisation mit Stäben» bezeichnen kann, sucht sowohl die Vorteile des Ein- als auch des Mehrliniensystems zu realisieren. Kennzeichnende Merkmale sind Verrichtungszentralisation, Einfach-Unterstellung sowie Linienstellen und Stabsstellen. Vier Typen der Stab-Linien-Organisation sind denkbar:

Aspekt	mögliche Vorteile	mögliche Nachteile
Kommunikation	• kurze Kommunikationswege • keine Belastung von Zwischeninstanzen	• großer Kommunikationsbedarf
Koordination	• potentiell große Koordinationsfähigkeit • direkte Kommunikation erleichtert die Koordination	• kaum vermeidbare Kompetenzkonflikte erschweren die Koordination • Probleme bei der Abgrenzung der Kompetenzen infolge der starken wechselseitigen Abhängigkeiten der einzelnen Elemente der aufgeteilten Leitungsaufgabe
Qualität der Entscheidungen	• Spezialisierung in der Leitungsaufgabe führt zu qualitativ besseren Entscheidungen • Fachkompetenz wichtiger als hierarchische Stellung	• keine Einheit der Leitung kann einheitliche, zielorientierte Entscheidungen erschweren • Einzelaspekte statt Blick für das Ganze bestimmen die Entscheidung (Ressortdenken) • sich widersprechende Entscheidungen infolge Konkurrenzverhaltens zwischen den Fachbereichen • großer Zeitaufwand, bis ein Gesamtentscheid zustande kommt
personaler Aspekt	• Entlastung der Vorgesetzten im Hinblick auf universelle Leitungsaufgaben • durch die Bedeutung der Fachkompetenz geringe Gefahr der Willkür • Vorgesetzter hat mehr Beraterfunktion als Befehlsfunktion • Berücksichtigung spezieller Fähigkeiten • Erwerb von spezifischen Kenntnissen und Erfahrungen in einem begrenzten Bereich	• großer Bedarf an Führungskräften • Unsicherheit von Vorgesetzten und Mitarbeitern bei lückenhaften oder widersprüchlichen Anweisungen

Abbildung 6/28: Vor- und Nachteile der Mehrlinienorganisation

- Typ mit **Führungsstab:** Nur der obersten Instanz (Betriebsleitung) ist ein Stab zugeordnet.
- Typ mit **zentraler Stabsstelle:** Die der obersten Instanz zugeordnete Stabsstelle erfüllt auch für alle nachgeordneten Instanzen Stabsfunktionen.
- Typ mit **Stäben auf mehreren Ebenen:** Den einzelnen Instanzen auf den verschiedenen Ebenen sind jeweils Stäbe zugeordnet.
- Typ mit **Stabshierarchie:** Die Stäbe bilden ein hierarchisch strukturiertes Teilsystem. Die Stäbe der höheren Ebenen besitzen ein fachliches und eventuell

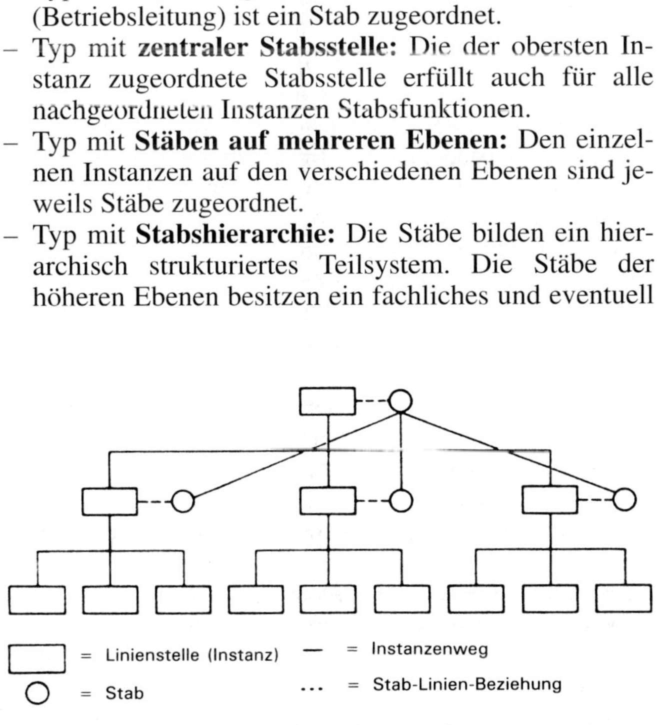

Abbildung 6/28a: Linien-Organisation mit Stabshierarchie

auch ein disziplinarisches Weisungsrecht gegenüber den Stäben unterer Ebenen. Das Grundschema der Stab-Linien-Organisation befindet sich in Abb. 6/28a.

Bevor die Stab-Linien-Organisation genauer charakterisiert wird, noch einmal kurz das Wichtigste zur Stabsstelle: – Stabsstellen besitzen weder Entscheidungs- noch Anordnungsrecht gegenüber Linienstellen, sondern **bloßes Vorschlagsrecht** – Ihre Funktion ist eine Leitungshilfsfunktion und besteht in der Unterstützung einer Instanz bei der Erfüllung ihrer Leitungsaufgaben. Stabsstellen sind primär mit **Aufgaben der Entscheidungs-Vorbereitung** betraut.

Zum Wesen der Stab-Linien-Organisation ist festzuhalten: – Es besteht eine Funktionsaufteilung der Leitung nach den Phasen des Entscheidungsprozesses, d. h. eine Trennung von Entscheidungsvorbereitung (Stab) und Entscheidung (Instanz). Diese Trennung führt nicht selten zu Konflikten, welche die Effizienz dieser Organisationsform beeinträchtigen – Durch die Zuordnung zu einer Instanz kommt es zu einer Trennung von Entscheidungskompetenzen (Instanz) und Fachkompetenz (Stab) – Es gilt das Fayol-Prinzip der «Einheit des Auftragsempfangs»: Jeder Mitarbeiter hat nur einen direkten Vorgesetzten und erhält nur von diesem Anweisungen – Die Linie ist der einzige formale Kommunika-

Aspekt	mögliche Vorteile	mögliche Nachteile
Kommunikation	• eindeutige Kommunikationswege • geringes Volumen der Kommunikationsprozesse	• lange Kommunikationswege • unnötige Belastung von Zwischeninstanzen • Gefahr der Informationsfilterung durch Zwischeninstanzen • unterdimensioniertes Kommunikationssystem
Koordination	• erhöhte Koordinationsfähigkeit gegenüber der Einlinienorganisation	• Konflikte zwischen Linie und Stab schaffen Koordinationsprobleme
Qualität der Entscheidungen	• erhöhte Qualität der Entscheidung aufgrund verbesserter Entscheidungsvorbereitung durch spezialisierte Stäbe • ausgewogene Berücksichtigung von Einzelaspekten (Stab) und Gesamtschau (Linie)	• Verlust der Transparenz von Entscheidungsprozessen • Manipulation der Entscheidung durch den Stab aufgrund seiner Fachautorität (Stab beeinflußt als graue Eminenz die Entscheidung, ohne die primäre Verantwortung zu tragen) • Ungenügende Berücksichtigung der Stabsarbeit durch die Instanz
personaler Aspekt	• qualitative und quantitative Entlastung der instanzen • verbesserter Einsatz der Mitarbeiter entspre-chend ihrer Leistungsprofile, da Stabs- und Linienaufgaben unterschiedliche Anforderungsprofile aufweisen	• Betonung des hierarchischen Denkens entspricht nicht den heutigen humanen Anforderungen • negative Beeinflussung der Motivation von Stabsmitarbeitern, da sie trotz ihrer hohen Fachkompetenz keine entsprechenden Entscheidungskompetenzen besitzen

Abbildung 6/29: Mögliche Vor- und Nachteile der Stab-Linien-Organisation

tionsweg zwischen den Stellen – Das hierarchische Denken steht im Vordergrund – Durch die Zuordnung entsprechend spezialisierter Stäbe erfolgt eine Spezialisierung der Leitungsfunktion.

In dieser idealtypischen Charakterisierung wird der Grundgedanke der Stab-Linien-Organisation deutlich: Sie soll die Vorteile der klaren Kompetenzabgrenzung des Einliniensystems mit den Vorteilen der Spezialisierung des Mehrliniensystems verbinden (Abb. 6/29).

In der Praxis zeigt sich eine Tendenz zur Bildung von eigenen funktionalen Stabshierarchien sowie zur Erweiterung der Stäbe zu zentralen Dienststellen, so daß es zu einer «unechten Funktionalisierung» kommt. Als Beispiel diene die Abb. 6/30 für eine Stab-Linien-Organisation mit Stabshierarchie im Krankenhaus.

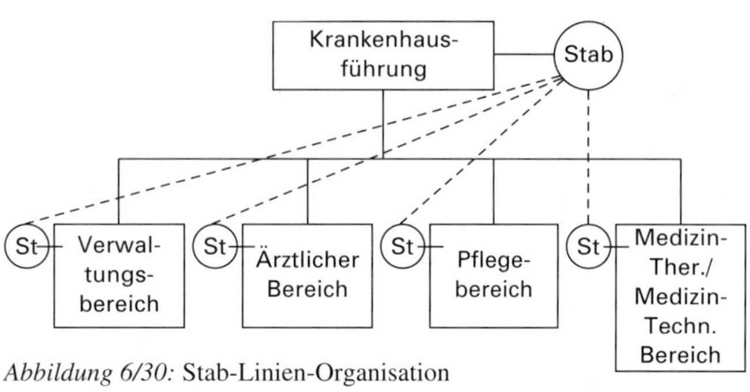

Abbildung 6/30: Stab-Linien-Organisation

• Die drei grundlegenden **traditionellen Organisationsformen im Überblick:**

– Die Einlinienorganisation stellt eine Konsequenz des **Grundsatzes der «Einheit des Auftragsempfanges»** dar (Fayol).
– Die Mehrlinienorganisation (funktionale Organisation) ist Ausdruck des **«Grundsatzes der Spezialisierung»** (Taylor).
– Die Stab-Linien-Organisation sucht die **Vorteile des Ein-und Mehrliniensystems** zu vereinen.

Diese Idealtypen kommen in der Praxis kaum vor. Vielmehr finden sich hier Übergänge aller Schattierungen und Mischtypen verschiedenster Art. Auf entsprechende Tendenzen wurde bei der Besprechung der einzelnen Grundtypen hingewiesen. Die Darstellung über die Zusammenhänge der bisher besprochenen Strukturtypen zeigt, daß die Organisation mit zentralen Dienststellen auf zwei Wegen entstehen kann: von der Fayol-Seite oder von der Taylor-Seite her; dazu ist Abb. 6/31 zu beachten (26).

• Als **Modifizierungen der traditionellen Grundtypen** in der Praxis kommen vor: – Einrichtung von direkten Kommunikationswegen («Passerellen») neben der Linie sowie Legalisierung von «Instanzensprüngen» – Ausbau von Stabsstellen zu zentralen Dienststellen mit funktionaler Weisungsbefugnis – Übertragung von Anordnungskompetenzen an Stäbe (beschränkt auf eng definierte Aufgabenbereiche) – Einrichtung von Projektgruppen, Kommissionen/Ausschüssen mit Mitsprache- und eventuell Entscheidungsbefugnissen.

Die Modifizierungen erfolgen mit dem Ziel, die Vorteile der einzelnen Idealtypen zu kombinieren und damit

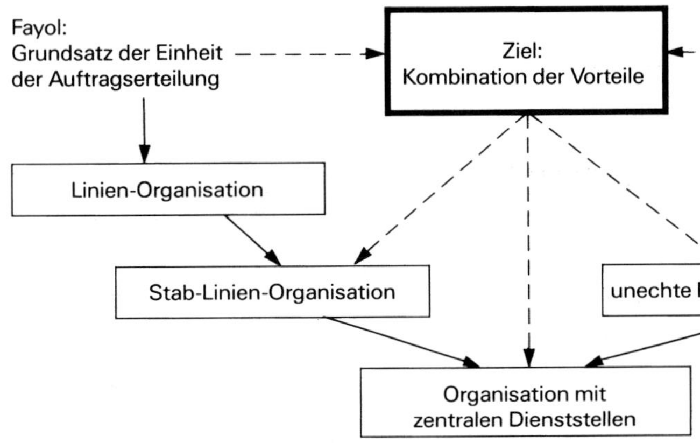

Abbildung 6/31: Zusammenhänge zwischen den traditionellen Organisationstypen (Hill)

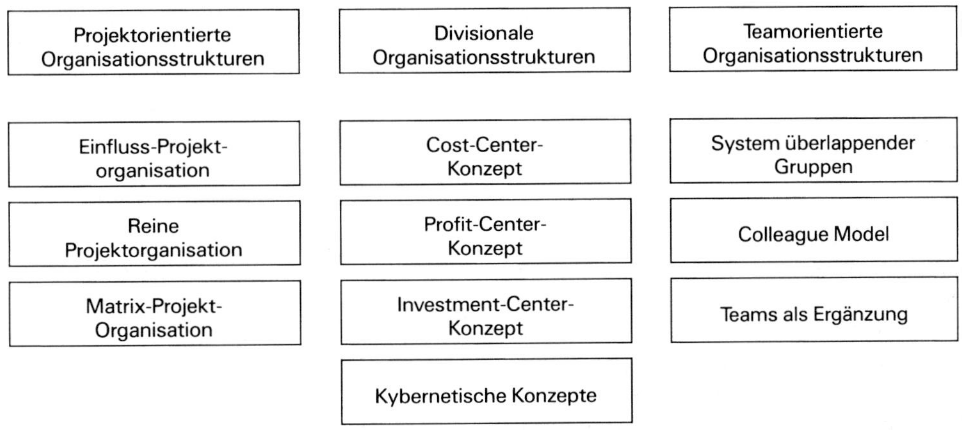

Abbildung 6/32: Übersicht über neuere Organisationtypen

die Effizienz der Organisationsstruktur zu erhöhen. Die in der Praxis realisierten Mischformen können formal festgelegt sein oder aber auch einfach informal «funktionieren». So wird beispielsweise mancherorts nach den Regeln der funktionalen Organisation (Mehrfachunterstellung) gehandelt, obwohl die formale Organisationsstruktur ein Einlinien- oder Stab-Linien-System ist. Oft ist man sich solcher Übergänge und Mischformen gar nicht bewußt, z. B. dann, wenn zur Erfüllung von Sonderaufgaben, insbesondere zur Entscheidungsvorbereitung, Projektgruppen oder Kommissionen/Ausschüsse gebildet werden, die aufgrund ihrer begrenzten Kompetenzen als Stabsstellen zu betrachten sind.

• **Neuere Organisationstypen:** Die konsequente Verwirklichung des Einliniensystems ist wie gesagt mit schwerwiegenden Nachteilen verbunden. Deshalb kam es zur Entwicklung des Mehrliniensystems und des Stab-Linien-Systems. Diese Modifizierungen haben sich nun aber in der Praxis vielfach als nicht ausreichend wirkungsvoll erwiesen, so daß nach neuen Organisationsformen gesucht wurde. Bei diesen neuen Formen handelt es sich zum Teil um neuartige Anwendungen der Grundgedanken, die bereits dem Mehrliniensystem zugrunde liegen, teils um Weiterentwicklungen der Prinzipien, die zum Einsatz von Leitungshilfsstellen geführt haben und schließlich auch um ganz andere Lösungsversuche.

Bei den Organisationskonzepten, die im nächsten Abschnitt vorgestellt werden, handelt es sich um Strukturen, die durch den Wandel des Krankenhaus-Umfelds und die zunehmende Komplexität der Krankenhaus-Aufgaben Bedeutung erlangt haben. Diese modernen, neueren Organisationstypen im Überblick zeigt Abb. 6/32.

6.3.6 Projektorientierte Organisationsstrukturen

Der Entwicklung projektorientierter Organisationsstrukturen liegen drei neuere Tendenzen zugrunde: – das Bemühen, von streng pyramidenförmigen traditionellen Strukturen wegzukommen – der Versuch, den Konflikt zwischen den verschiedenen Zentralisationsarten durch eine mehrdimensionale Organisation zu lösen – die wachsende Bedeutung von Projektaufgaben.

• Eine **Projektaufgabe** bzw. ein Projekt ist durch folgende Merkmale gekennzeichnet (27):

- **Komplexität:** Die Aufgabe ist vielschichtig, umfassend und zusammenhängend. Sie besitzt demnach einen hohen Schwierigkeitsgrad, und mehrere Stellen/Bereiche sind durch sie betroffen.
- **Einmaligkeit:** Die Aufgabe kehrt in der vorliegenden Form nicht wieder oder ihr nochmaliges Auftreten ist nicht absehbar (nicht-repetitiver, innovativer Charakter).
- **Zeitbegrenzung:** Die Aufgabe ist keine Daueraufgabe, sondern zeitlich befristet.
- **Risiko:** Die Erfüllung der Aufgabe ist mit Unsicherheit verbunden.

• Da der Anteil solcher innovativer Aufgaben im Verhältnis zu den Routineaufgaben in vielen Bereichen zunehmend oder bereits groß ist, stellt sich die Forderung nach einer Organisationsform, welche solche Projekte integrieren und zu einer effizienten Bewältigung beitragen kann. Eine solche Organisationsform ist die **Projektorganisation;** sie ist durch folgende Merkmale charakterisiert: – Ihr Zweck besteht darin, ein Projekt, d. h. eine nichtroutinemäßige, komplexe, einmalige Aufgabe zu bewältigen. – Ihre Struktur ist zeitlich begrenzt, da die Aufgabe klar definiert und der Zeitpunkt ihrer Erfüllung absehbar ist. – Sie ist weder an die hierarchisch gegliederte Betriebsstruktur gebunden noch paßt sie in diese hinein. – Ihre Struktur ist zeitlich begrenzt, da die Aufgabe klar definiert und der Zeitpunkt ihrer Erfüllung absehbar ist. – Sie ist weder an die hierarchisch gegliederte Betriebsstruktur gebunden noch paßt sie in diese hinein.

• Die **Grundtypen der Projektorganisation** (Einfluß-Projekt-Organisation, reine Projekt-Organisation und Matrix-Projekt-Organisation: diese drei Hauptformen unterscheiden sich im wesentlichen bezüglich der Kompetenzen, die dem Projektleiter übertragen werden (4). Grundsätzlich gilt: der **Projektleiter:**

- ist im Rahmen seiner Kompetenzen dem Auftraggeber gegenüber für die Durchführung der im Projektauftrag festgelegten Aufgaben verantwortlich;
- führt das Projekt von Anfang bis zum Ende und sorgt für die Erreichung der Projektziele unter Einhaltung des gesetzten Termin- und Kostenrahmens;
- wählt in Abstimmung mit dem Auftraggeber die zur Durchführung des Projekts erforderlichen und ihm fachlich unterstellten Projektmitarbeiter aus und steuert für die Dauer des Projektes ihren Einsatz. Disziplinarisch bleiben die Projektmitarbeiter in der Regel ihrem Linienvorgesetzten unterstellt;
- kann je nach Bedeutung des Projektes direkt der Krankenhausleitung oder einer Instanz der mittleren Ebene unterstellt sein;
- steht in der Regel permanent und uneingeschränkt für das Projekt zur Verfügung, während Anzahl und Zusammensetzung der Projektmitarbeiter im Verlauf des Projektes variieren kann.

Im folgenden werden die einzelnen **Formen der Projektorganisation** näher beschrieben.

• **Einfluß-Projekt-Organisation:** Der Einfluß des Projektleiters, nach welchem diese Organisationsform benannt wird, ist auf die Ausübung einer Stabsfunktion beschränkt. Diese besteht darin, den Ablauf des Projektes zu planen, die Ausführung der Teilaufgaben durch die Projektmitarbeiter zu koordinieren und zu überwachen sowie den Projekt-Auftraggeber zu beraten. Diese Organisationsform wird deshalb auch als «Projekt-Koordination», «Stabs-Projekt-Organisation» oder «Projektkoordination durch Stabsstelle» bezeichnet.

Der Projektleiter besitzt also keine Entscheidungs- und Anordnungskompetenzen gegenüber den Abteilungen, die Teilaufgaben des Projektes durchführen. Die Projektmitarbeiter verbleiben während der gesamten Projektdauer in ihrer Abteilung und erledigen die betreffende Projektarbeit nach den Anweisungen ihrer direkten (Linien-) Vorgesetzten.

Obwohl der Projektleiter keine Weisungsbefugnisse besitzt, kann sein Einfluß auf die Abteilungen und damit auf das Projekt noch erheblich sein. Dieser Einfluß hängt in erster Linie von der persönlichen Autorität des Projektleiters ab, seinen fachlichen Qualitäten sowie seinen informalen Kontakten. Da der Projektleiter im Vordergrund dieses Organisationstyps steht, wird diese auch als «Einmann-Projekt-Organisation» bezeichnet, die Grundform einer Einfluß-Projekt-Organisation Abb. 6/33.

Vorteile dieses Organisationstyps sind: – Es besteht die Möglichkeiten, die Gesamtschau in bezug auf ein bestimmtes Problem mit den Spezialkenntnissen in bezug auf bestimmte Fachgebiete zu kombinieren – Die Bearbeitung des Projekts erfolgt im Rahmen der Normalorganisation (keine Herauslösung einer Parallel-Organisation) – Indem eine Aufgabe zum Projekt erklärt und als Projekt bearbeitet wird, gilt sie als außerordentlich bedeutsames, abteilungsübergreifendes Problem und wird als solches behandelt – Die Projektmitarbeiter

27 vgl. Hill (1974), Steinbuch (1977)

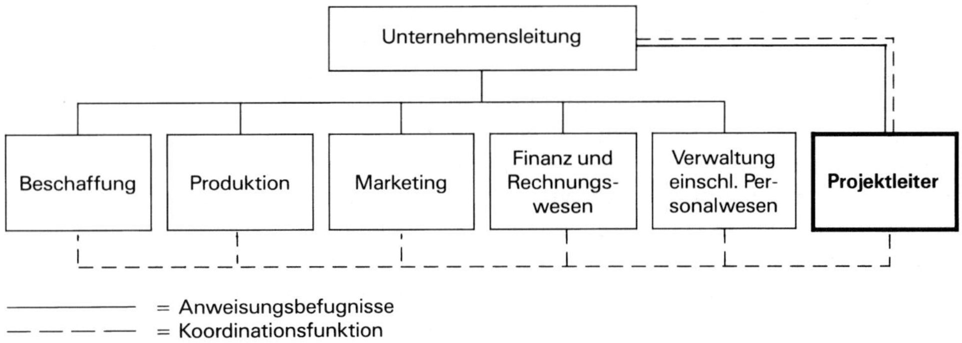

Abbildung 6/33: Einfluß-Projekt-Organisation

müssen von ihren Abteilungen nicht vollamtlich freigestellt werden – Während der gesamten Dauer des Projektes ist in der Person des Projektleiters ein eindeutiger Verantwortungsträger vorhanden – Alle zur Projektarbeit erforderlichen Informationen werden zentral zusammengefaßt – Alle Beteiligten verfügen über einen zentralen Gesprächspartner.

Mögliche Nachteile der Einfluß-Projekt-Organisation sind: – Konflikte zwischen Projektleiter und Linienvorgesetzten infolge unklarer Kompetenzabgrenzung – Keine volle Konzentration der Projektmitarbeiter auf das Projekt infolge Belastung durch projektfremde Aufgaben – Aufgrund mangelnder Kompetenzen ist der Projektleiter häufig nicht in der Lage, die Projektverantwortung wirklich zu übernehmen und ist aus dem gleichen Grund vielfach überfordert – Die Durchführung des Projektes ist ganz von den Abteilungen bzw. den betreffenden Vorgesetzten abhängig.

Aufgrund der geschilderten Nachteile empfiehlt sich die Anwendung dieser Organisationsform nur bei Projekten, deren Teilaufgaben klar abgrenzbar und wenig komplex sind und die keine außergewöhnlichen Durchsetzungsaktivitäten des Projektleiters erfordern.

• **Reine Projektorganisation:** Bei diesem Typ werden die Projektmitarbeiter für die Dauer des Projektes ganz, selten nur zeitweise aus ihren Abteilungen herausgelöst und in Projektgruppen zusammengefaßt, die gleichberechtigt neben den anderen Stellengruppen stehen. Die Rangunterschiede zwischen den Mitgliedern der Projektgruppe sind während der Projektdauer aufgehoben.

Wenn die für das Projekt benötigten Fachleute im eigenen Betrieb nicht zur Verfügung stehen, können betriebsexterne Personen als Projektmitarbeiter eingestellt werden. Diese verlassen nach Projektabschluß den Betrieb wieder (externe Berater) oder es wird ihnen ein anderer Aufgabenbereich im Betrieb übertragen (1).

Im Gegensatz zur Einfluß-Projekt-Organisation liegen hier sowohl die fachlichen als auch die disziplinarischen Weisungsrechte gegenüber allen am Projekt Beteiligten sowie ein Großteil der Entscheidungsbefugnisse zentral in der Hand des Projektleiters. Dieser Organisationstyp wird deshalb auch als «task force» oder «Projekt-Organisation mit voller Autorität» bezeichnet. Abb. 6/34 zeigt das Grundschema der reinen Projekt-Organisation.

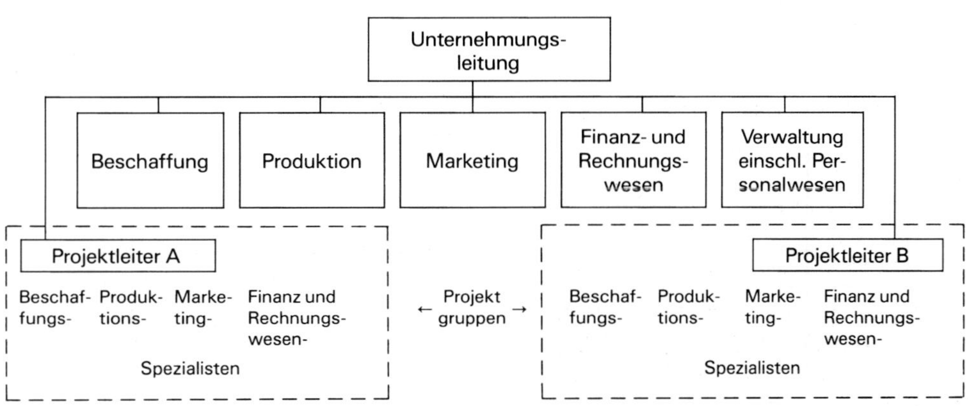

Abbildung 6/34: Reine Projekt-Organisation

Vorteile dieser Organisationsform sind: – Die full-time-Projektmitarbeiter können sich voll auf das Projekt konzentrieren und werden nicht durch projektfremde Aufgaben belastet; sie gelangen damit zu einem hohen Problemverständnis. Es ist möglich, die geeignetsten Fachleute in der Projektgruppe zusammenzufassen und zu fördern. Durch die Zusammenfassung in Projektgruppen werden die Vorteile der Teamarbeit (Kooperation, Kreativität, Kommunikationsintensität) wirksam. Der Projektleiter ist aufgrund seiner weitreichenden Kompetenzen zu einer effizienten Steuerung des Projektes in der Lage.

Nachteile diese Grundtyps können sein: – Schwierigkeiten beim Freistellen der benötigten Projektmitarbeiter – Schwierigkeiten beim Wiedereintritt in die Normalorganisation; falls nach Projektabschluß keine entsprechende Folgetätigkeit im Betrieb möglich ist, führt dies bei den betreffenden Mitarbeitern zu Frustrationserlebnissen – Schwierigkeiten bei der Koordination des Projektes mit der Normalorganisation und weiteren Projekten.

Der Erfolg der Projektarbeit ist in erster Linie von der Zusammenarbeit in der Projektgruppe und wiederum stark von der Person des Projektleiters abhängig. Aufgrund der genannten Vorteile und des Aufwandes gelangt die reine Projekt-Organisation besonders bei sehr komplexen Projekten zur Anwendung.

• **Matrix-Projektorganisation:** Diese Organisationsform steht bezüglich der Kompetenzen des Projektleiters zwischen den beiden vorher besprochenen Formen. Die Entscheidungs- und Weisungsbefugnisse sind gleichzeitig zwischen Projektleiter und Linienvorgesetzten verteilt; disziplinarisch bleiben die Projektmitarbeiter in den Abteilungen weiterhin ihren Linienvorgesetzten unterstellt. Die fachlichen Weisungsbefugnisse in bezug auf das Projekt aber besitzt der Projektleiter; das heißt: Der Projektleiter bestimmt, was wann in bezug auf das Projekt zu tun ist, der Linienvorgesetzte jedoch hat über das Wie der Aufgabenerfüllung zu entscheiden.

Für die Dauer des Projektes wird die hierarchische Linienorganisation also durch eine zweite, projektbezogene Organisationsstruktur überlagert. Es kommt somit zu einer Überschneidung verrichtungsorientierter (Linie) und objektorientierter (Projekt) Strukturen. Die sich ergebende Organisationsform gleicht formal einer Matrix; sie wird dargestellt in Abb. 6/35.

Die Projektmitarbeiter befinden sich damit in einer Doppelunterstellung. Wie beim Mehrliniensystem wird auch hier das Prinzip der «Einheit des Auftragsempfangs» zugunsten einer Aufteilung der Leitungsfunktion fallengelassen.

Vorteile dieser Organisationsform sind: – Sie ermöglicht eine Abwicklung des Projekts ohne Ausgliederung einer Parallel-Organisation und ist deshalb wesentlich flexibler als die reine Projektorganisation – Sie ermöglicht es, Planung, Durchführung und Kontrolle von Projekten in die Gesamtorganisation zu integrieren – Sie ermöglicht eine optimale Koordination des Projektes mit der Linienorganisation einerseits und weiteren Projekten andererseits.

Der Nachteil der Matrix-Projekt-Organisation liegt hauptsächlich in den geteilten Kompetenzen: – Einerseits dringen die Projektleiter in die Kompetenzbereiche der Linienvorgesetzten ein und werden wegen der ihnen zugestandenen Weisungsrechte zu «Fachinstanzen» – Andererseits sind auch die Linienvorgesetzten Spezialisten in ihrem Fachgebiet, beraten die Projektleiter hinsichtlich der Durchführung des Projektes und üben die disziplinarische Weisungsbefugnis aus.

So entsteht auf der einen Seite die Gefahr, daß die Linienvorgesetzten sich bemühen, nach wie vor auf die ursprünglich zu ihrem Kompetenzbereich gehörenden Aufgaben Einfluß zu nehmen. Andererseits sind die Projektleiter bestrebt, ihre Ziele möglichst rasch zu verwirklichen. Sie werden also versuchen, auf die Ausführung des Projektes (Kompetenzbereich des Linienvorgesetzten) einzuwirken.

Der Erfolg der Matrix-Projekt-Organisation hängt also entscheidend davon ab, ob die klare, eindeutige Abgrenzung der Kompetenzen und damit die erforderliche Zusammenarbeit zwischen Linienvorgesetzten und Pro-

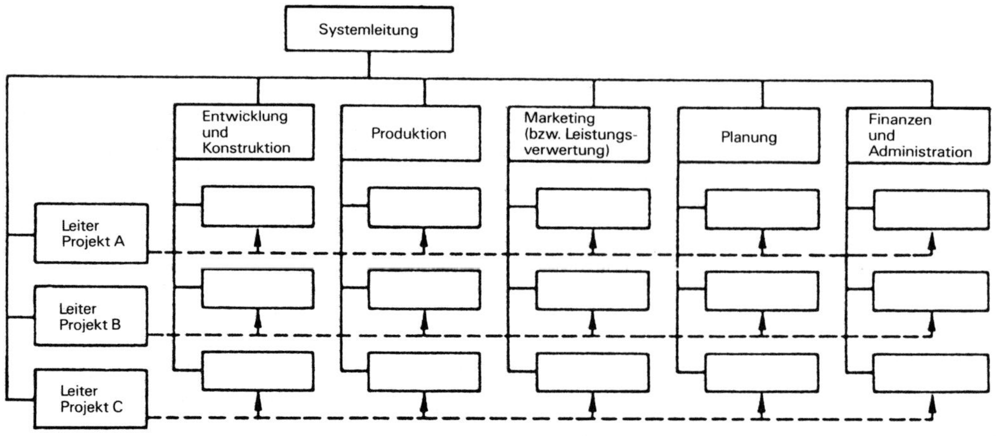

Abbildung 6/35: Matrix-Projekt-Organisation

jektleiter gelingt. Ansätze zur Problemlösung bestehen darin, daß für die Projektdauer der Projekt-Organisation die Priorität zugeordnet wird oder daß die Kompetenzabgrenzung durch genaue Vortrittsregeln erfolgt, die in der Stellenbeschreibung dokumentiert sind.

Die Matrix-Projekt-Organisation bietet sich bei Aufgaben an, die sich durch eine hohe Komplexität, einen hohen innovativen Gehalt und abteilungsübergreifende Auswirkungen auszeichnen. Im Unterschied zu eindimensional-hierarchischen Strukturen handelt es sich bei der Matrix-Projekt-Organisation um eine zweidimensionale Struktur. Die Dimensionen sind: «Funktionsbereiche» und «Projekte». Dieses Modell einer zweidimensionalen Organisationsstruktur hat aber nicht bloß im Rahmen der Projekt-Organisation Bedeutung erlangt, sondern weit über diesen Rahmen hinaus. Es wird heute als Strukturmodell für die Gesamtorganisation eines Betriebs betrachtet und angewendet.

Die traditionellen Organisationstypen sind zur Lösung von Problemen, wie sie z. B. in größeren Krankenhäusern auftreten, vor allem deshalb wenig geeignet, weil es sich dabei um mehrdimensionale Probleme handelt. In den klassischen Organisationsstrukturen versucht man sich so zu helfen, daß man die verschiedenen Dimensionen zeitlich nacheinander berücksichtigt. Um eine bessere Problemlösung zu erreichen bzw. um sich komplexeren Aufgabenstellungen anpassen zu können, ist eine mehrdimensionale Struktur wie die Matrix-Organisation notwendig, bei der gleichzeitig zwei oder mehr Dimensionen berücksichtigt werden.

In einer **vier-dimensionalen Matrix-Struktur** können beispielsweise folgende Dimensionen vorkommen: **Patientenkategorie** (Sparte), **Sektor, Zweckbereich** (Funktionsbereich), **Projekt.** Die vier Dimensionen sind gleichwertig; die Leitungsfunktionen werden nach Dimensionen auf vier Manager aufgeteilt: Der Departementschef koordiniert seinen Leistungsbereich; der Sektor Manager koordiniert die Aktivitäten in seinem Sektor; der Functional Manager koordiniert sein Fachgebiet; der Project Manager koordiniert die Abwicklung des ihm zugewiesenen Projekts

Einfacher ist natürlich eine nur **zwei-dimensionale-Matrix-Organisation.** Die beiden Dimensionen sind dann beispielsweise **Funktionsbereich** und **Sparten.** Das Modell einer zweidimensionalen Matrix-Organisation im Krankenhaus wird weiter unten vorgestellt.

6.3.7 Divisionale Organisationsstrukturen

Eine divisionale Organisationsstruktur ist das Ergebnis der Objektzentralisation bei der Aufgabensynthese bzw. Abteilungsbildung. Das bedeutet, daß eine Zusammenfassung von Aufgaben erfolgt, die sich auf dasselbe Objekt beziehen.

- Durch die **Anwendung des Prinzips der Objektzentralisation** ergeben sich auf der zweiten Ebene der betrieblichen Hierarchie die Divisionen/Sparten, d. h. Subsysteme, die durch folgende Merkmale gekennzeichnet sind: In ihnen werden die Zweckaufgaben/Primäraufgaben/Kernfunktionen des Betriebs wahrgenommen; Sekundäraufgaben können von zentralen Abteilungen erledigt werden und sie erfüllen diese Zweckaufgaben weitgehend autonom.

Die Leitungsbeziehungen in diesen Divisionen sind häufig in der Form modifizierter Stab-Linien-Systeme gestaltet. Da eine Division üblicherweise alle für einen Betrieb notwendigen Stellen in ihrer Aufbaustruktur besitzt, kann sie als eigentlicher «Betrieb im Betrieb» bezeichnet werden. Das Grundschema einer divisionalen Organisation/ Spartenorganisation zeigt Abb. 6/36.

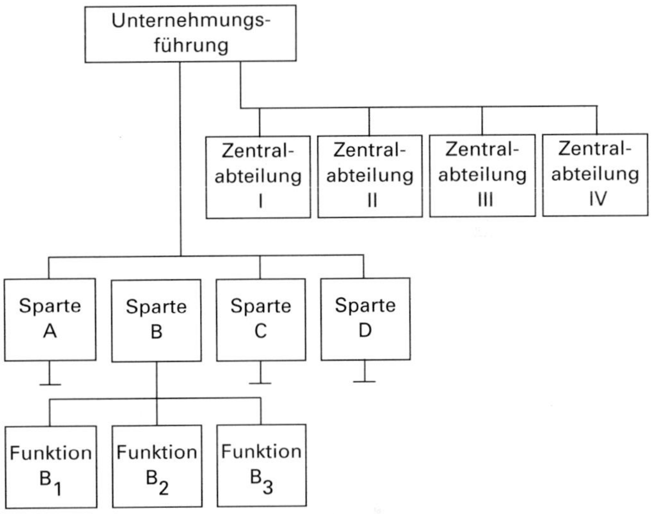

Abbildung 6/36: Divisionale Organisationsstruktur

Aufgrund der weitgehenden divisionalen Autonomie müssen die Aktivitäten der verschiedenen Divisionen durch irgendwelche Steuerungsverfahren im Hinblick auf die Ziele des Gesamtsystems koordiniert werden. Am weitesten entwickelt sind Koordinationskonzepte, die auf finanziellen Zielvorgaben beruhen. Dabei lassen sich drei unterschiedlich restriktive (d. h. den Autonombereich der Divisionen einschränkende) Konzepte unterscheiden: Cost-Center Konzept, Profit-Center-Konzept und Investment-Center-Konzept. Im folgenden wird das Profit-Center-Konzept näher erläutert.

Bevor die Merkmale dieses Konzepts skizziert werden, soll nochmals betont werden, daß es sich dabei um ein Koordinations- und Kontrollkonzept handelt, nicht um eine eigentliche Organisationsform. Dieses Konzept sagt direkt nichts aus über den strukturellen Aufbau eines Betriebs, weist aber indirekt (durch seinen Zusammenhang mit der objektorientierten Aufgabengliederung) auf den divisionalen Organisationstyp hin. Das Bild eines solchen Profit-Center-Konzepts zeigt Abb. 6/37.

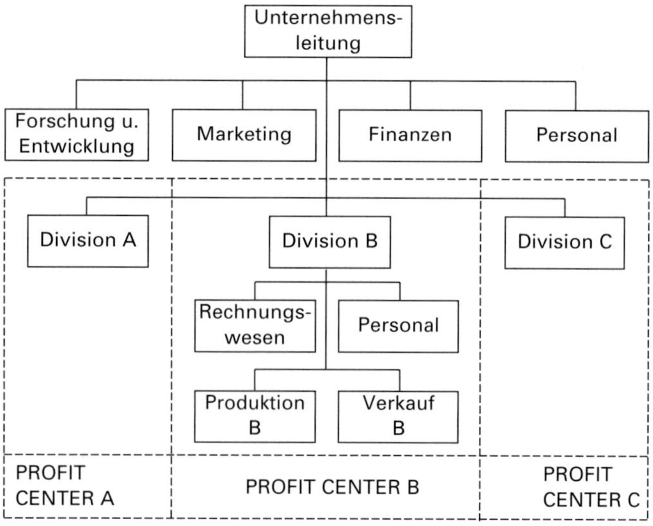

Abbildung 6/37: Profit-Center-Konzept

• Das **Konzept** ist durch folgende **Merkmale** charakterisiert: – Die Division (hier: Profit Center) ist für die selbständige Erarbeitung von Gewinnen verantwortlich. Die Zielvorgabe besteht in der Aufforderung zur Erzielung einer bestimmten Gewinngröße. – Die Division besitzt zur Erreichung der vorgegebenen Gewinngröße die volle Handlungsfreiheit, die nur durch Restriktionen aufgrund der Zielsetzung des Gesamtsystems (Objektgruppe, Qualität usw.) eingeschränkt wird.

Da der absolute Gewinn unter anderem stark von den Investitionsmöglichkeiten der einzelnen Divisionen abhängt, wird ein permanenter Kampf um Investitionsmittel zwischen den Divisionen unvermeidlich. Eine Verbesserung bringt es, wenn statt des absoluten Gewinns der relative Gewinn (d. h. die Rendite) als Kriterium verwendet wird. Dazu bedient man sich des ROI-Verfahrens (Return-on-Investment). Die ROI-Kennziffer setzt den erzielten Gewinn zum investierten Kapital ins Verhältnis:

Aufwendungen, Ertrag und investiertes Kapital können in ihre Komponenten zerlegt werden, so daß eine genaue Analyse der Erfolgskomponenten der Divisionen möglich ist. Das Profit-Center-Konzept ist wie gesagt ein Konzept zur Koordination der einzelnen Divisionen in der divisionalen Organisationsstruktur. Vor- und Nachteile der divisionalen und funktionalen Organisation sind in Abb. 6/38 tabellarisch erfaßt:

	Divisionale Organisation		**Funktionale Organisation**	
Aspekt	**mögliche Vorteile**	**mögliche Nachteile**	**mögliche Vorteile**	**mögliche Nachteile**
Entscheidung	• Sachnähe der Entscheidungen • kürzerer Instanzenweg, dadurch schnellere Entscheidungsfindung • Betriebsleitung kann sich auf strategische Entscheidungen konzentrieren	• dispositive Entscheidungen der Divisionen im Vordergrund (kurzfristige Sicht) • geringeres Gewicht der Entscheidungen der Betriebsleitung	• größeres Gewicht der strategischen Entscheidungen der Betriebsleitung • bessere Abstimmung von strategischen und dispositiven Entscheidungen	• längerer Instanzenweg, dadurch Entscheidungsfindung zeitaufwendiger • geringere Berücksichtigung der Entwicklung einzelner Objekte
Koordination/ Kommunikation	• geringerer Koordinations- und Kommunikationsaufwand • kürzere Kommunikationswege	• Schwierigkeiten bei der Koordination von Zielen der Division mit Zielen des Gesamtsystems • Gefahr der Filterung von Informationen, welche die Division verlassen	• geringere Koordinationsschwierigkeiten (Funktionsbereiche haben keine eigenen Ziele) • bessere Information der Betriebsleitung über alle Bereiche • geringere Gefahr der Informationsfilterung	• Koordination der Funktionsbereiche zeitaufwendiger • erhöhter Kommunikationsaufwand • längere Kommunikationswege
personaler Aspekt	• objektbezogene Spezialisierung und Erfahrungen	• Spezialistendenken • geringere Flexibilität	• funktionsbezogene Spezialisierung und Erfahrungen • höhere Flexibilität • Spezialistendenken weniger ausgeprägt	
Wirtschaftlichkeit	• erhöhte Wirtschaftlichkeit durch Einsatz von objektspezialisierten Arbeitsträgern und Sachmitteln	• höherer Verwaltungsaufwand bei sich überschneidenden Funktionen der einzelnen Divisionen/ Doppelarbeiten	• geringere Gefahr der Doppelarbeit • größeres Gewicht der Wirtschaftlichkeit aller Betriebsbereiche	• geringere Nutzungsmöglichkeit objektspezialisierter Arbeitsträger und Sachmittel

Abbildung 6/38: Vor- und Nachteile der divisionalen und funktionalen Organisation

6.3.8 Teamorientierte Organisationsstrukturen

Die Besonderheit teamorientierter Organisationsformen liegt darin, daß Entscheidungskompetenzen nicht an einzelne Personen, sondern an Gruppen übertragen werden. Dies macht eine Strukturierung erforderlich, die nicht das Leitungssystem des Betriebs als Ganzes betrifft, sondern sich auf die Umwandlung von Singular- und Pluralinstanzen beschränkt. Folglich kann im Prinzip jede der bis jetzt besprochenen Strukturformen ohne einschneidende Veränderung ihrer Grundkonzeption in eine teamorientierte Organisationsstruktur umgewandelt werden.

• Ausgehend von den **Vorteilen der Teamarbeit** wurden teamorientierte Organisationskonzepte entwickelt, mit denen primär folgende Ziele angestrebt werden:

– Durch die Möglichkeit zum Einsatz persönlicher Fähigkeiten, durch gute interpersonale Beziehungen sowie durch eine verantwortliche Partizipation an Entscheidungen soll die Arbeitszufriedenheit erhöht werden und die Leistungsmotivation verstärkt werden.
– Durch die flexibel gestaltete Aufgabenerfüllung innerhalb der mit einem hohen Maß an Autonomie ausgestatteten Gruppen sowie durch unmittelbare Kontakte zwischen den Gruppen soll die Organisationsstruktur als Ganzes einen hohen Grad an Flexibilität und damit eine hohe Anpassungsfähigkeit an Umweltveränderungen erreichen.

• In der theoretischen Diskussion stehen **drei Konzepte** im Vordergrund: System überlappender Gruppen, Colleague Model und Teams als Ergänzung des traditionellen Organisationsmodells. Diese Konzepte werden im folgenden näher betrachtet:

– **System überlappender Gruppen:** Den Ausgangspunkt für dieses Konzept bildeten Untersuchungen an der Universität Michigan, die zeigten, daß die Fähigkeiten der Mitarbeiter eines Betriebs dann optimal genutzt werden, wenn sie Mitglied einer oder mehrerer funktionierender Gruppen waren. Aus dieser Erkenntnis heraus entwickelte sich ein Konzept, in welchem die Organisationsstruktur als ein System von sich überlappenden Gruppen aufgefaßt wird, die durch Bindeglieder vertikal und horizontal miteinander verbunden sind (Abb. 6/39). Weitere Merkmale dieses Systems sind: Jede Gruppe erhält ein gemeinsames Gruppenziel, das sie durch ihre Aktivitäten aufgrund kollektiver Entscheidungsprozesse erreichen soll. «Bindeglieder» sind Gruppenmitglieder, die gleichzeitig zwei Gruppen angehören: – Als **vertikale Bindeglieder** fungieren die jeweiligen Gruppenleiter. Sie sind Mitglieder zweier verschiedener hierarchischer Ebenen und üben sowohl Führungsaufgaben als auch bloße Funktionen eines Gruppenmitglieds aus. Als

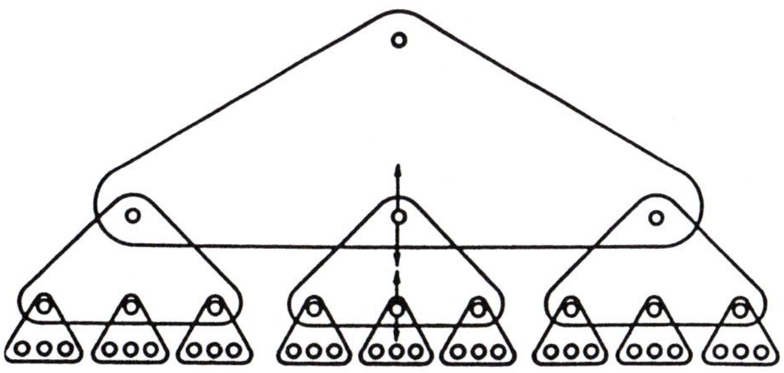

Abbildung (6/39): System überlappender Gruppen

Mitglieder der übergeordneten Gruppe sollen sie die Interessen der eigenen Gruppe bei Entscheidungen der übergeordneten Gruppe vertreten – Als **horizontale Bindeglieder** fungieren beliebige Gruppenmitglieder. Ihre Funktion besteht darin, die Aktivitäten von Gruppen gleicher Ebene zu koordinieren.
Durch die Einrichtung dieser Bindeglieder soll die Intensität der Kommunikation innerhalb und zwischen den verschiedenen Ebenen verstärkt und damit eine effiziente Zusammenarbeit im gesamten Betrieb gewährleistet werden.
Das «System überlappender Gruppen» wird in erster Linie als Partizipationskonzept betrachtet, weniger als eine Alternative zu konventionellen Organisationsstrukturen. Partizipation bedeutet die Möglichkeit aller Systemmitglieder direkt auf die Aufgabenerfüllung innerhalb des eigenen Gruppenbereichs und indirekt über die Bindeglieder auf die Aufgabenerfüllung im gesamten System Einfluß nehmen zu können. Wesentliche Punkte dieses Konzepts lassen sich auch innerhalb traditioneller Strukturen verwirklichen, nämlich dann, wenn in einem Betrieb ein partizipativ-kooperativer Führungsstil praktiziert und für eine wirkungsvolle vertikale und horizontale Koordination gesorgt wird.

– **Kollegial-Modell:** Das «Kollegial-Modell» wurde aufgrund der Kritik am Stab-Linien-System entwickelt. Das Ziel dieses Konzepts besteht darin, die Konflikte, die sich aus den psychologisch und soziologisch mangelhaft geregelten Beziehungen des Stabes zur Instanz ergeben, zu reduzieren.
In Kollegial-Gruppen sind die bisherigen Mitarbeiter des Stabes und der Instanz zu einem Team zusammengefaßt; dieses Team setzt sich zusammen aus der **Leitungseinheit,** die unmittelbar an den Zweckaufgaben des Betriebes arbeitet sowie den **Unterstützungseinheiten,** die sich für die Aufrechterhaltung der Planungs- und Realisationsprozesse.
Die Unterscheidung der beiden Einheiten ist dabei nicht Ausdruck eines Rangunterschieds. Bei Entscheidungen werden die Entscheidungsobjekte gegliedert in **Probleme, die nur einen Aufgabenträger betreffen** und/oder über deren Lösung Einigkeit besteht, wobei Einzelentscheidungen erfolgen, sowie **Probleme, die mehr als ein Teammitglied betreffen** und hinsichtlich deren Lösung nicht von vornherein

Übereinstimmung herrscht; hier sind deshalb Gruppenentscheidungen erforderlich.
Mit dem «Kollegial-Modell» soll also der herkömmliche Grundsatz, nach welchem der Stab lediglich ein neutrales und untergeordnetes Instrument der Instanz darstellt, überwunden werden. Die Experten (bisherige Stabsmitglieder) werden an der Verantwortung beteiligt und sind damit nicht mehr gezwungen, ihren Einfluß auf manipulative Art geltend zu machen.

- Teams als **Ergänzung des traditionellen Organisationsmodells:** Der Grundgedanke dieses Konzepts besteht darin, daß die laufenden (Routine-)Aufgaben im Rahmen der traditionellen Organisationsstruktur (meist Stab-Linien-System) erfüllt werden, während die Lösung von Forschungs- und Entwicklungsaufgaben in Teamarbeit erfolgt. Es werden dabei folgende Gruppen gebildet:

= **Entscheidungsgruppe:** setzt sich aus Mitgliedern der Betriebsleitung zusammen. Sie formuliert das zu lösende Problem, konstituiert die Planungsgruppe, legt Termine fest und entscheidet über die zu realisierende Lösungsalternative.

= **Planungsgruppe:** wird aus Mitarbeitern gebildet, die über möglichst fundiertes Fachwissen verfügen und verschiedenen Fachbereichen entstammen. Diese Gruppe erarbeitet alternative Lösungsvarianten für das vorgegebene Problem.

= **Planungsausschuß:** in ihm sind Mitarbeiter der betroffenen Betriebsbereiche vertreten. Er tritt zusammen, wenn die Planungsgruppe zusätzliches Fachwissen benötigt oder eine Klärung von Sachfragen erforderlich ist.

= **Informationsgruppe:** besteht ebenfalls aus Mitarbeitern der betroffenen Betriebsbereiche. Ihre Mitglieder werden von der Planungsgruppe über den Fortschritt des Projekts sowie über allfällige Änderungen in den betroffenen Bereichen informiert. Eine mögliche Konzeptform zeigt schematisch Abb. 6/40.

6.3.9 Leitungsorganisation im Krankenhaus – Probleme und Lösungsvorschläge

Verschiedene Krankenhäuser besitzen heute eine kollegial strukturierte Leitung in Form des Dreierdirektoriums, dem der leitende Chefarzt, der Leiter des Pflegedienstes und der Verwaltungsleiter angehören. Bei den zunehmenden Anforderungen, die sich aus den Bereichen der Medizin, der Organisation und Technik, der Finanzierung, der stattlichen Reglementierungen sowie der Gesundheits-, Sozial- und Gesellschaftspolitik an das Krankenhaus stellen, drängt sich die Frage auf, ob die gegenwärtige Leitungsorganisation diesen Anforderungen noch gewachsen ist. Diese Frage wird im folgenden untersucht. Dabei werden zunächst die Schwachstellen der bestehenden Struktur aufgezeigt und anschließend ein Matrix-Strukturmodell vorgestellt.

Ausgangspunkt für die Organisation der Krankenhausleitung war eine funktionale, zentral-direktionale Organisationsstruktur, entsprechend Abb. 6/41.

Mit zunehmender Größe und Komplexität der Aufgaben im Bereich des ärztlichen und pflegerischen Dienstes sowie des Versorgungs- und Verwaltungsdienstes entwickelten sich daraus andere Organisationsformen, in denen auch der administrative Bereich in der Krankenhausleitung vertreten ist; Abb. 6/42 zeigt ein Beispiel.

Diese Entwicklung mündete schließlich in eine dezentrale divisionalistische Struktur in Form des Dreierdirektoriums mit einem der leitenden Chefärzte, dem/der Leiter/in des Pflegedienstes und dem Verwaltungsdirektor; der Grundtyp dieser Organisationsform zeigt Abb. 6/43.

Die Mitglieder des Direktoriums sind den Organen des Krankenhausträgers gegenüber gemeinsam für eine ordnungsgemäße Betriebsführung verantwortlich. Im Rahmen dieser Gesamtverantwortung können abgegrenzte Aufgabenkomplexe den einzelnen Mitgliedern des Direktoriums zur Bearbeitung übertragen werden, ohne daß dadurch die gemeinsame Verantwortung berührt wird.

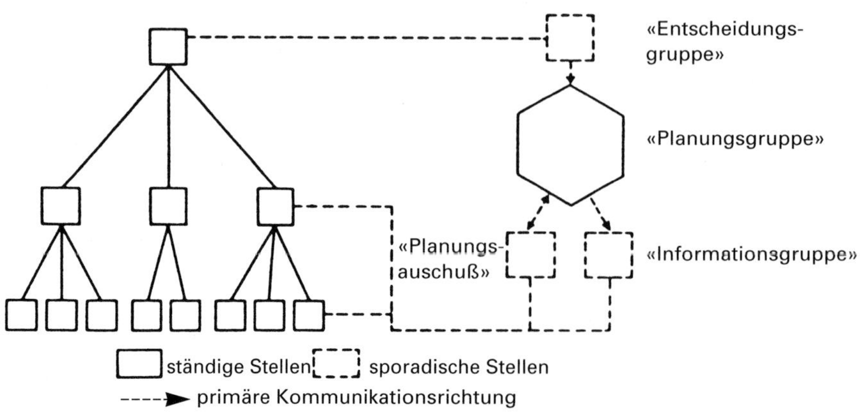

Abbildung 6/40: Teams als Ergänzung des traditionellen Organisationsmodells (Grochla)

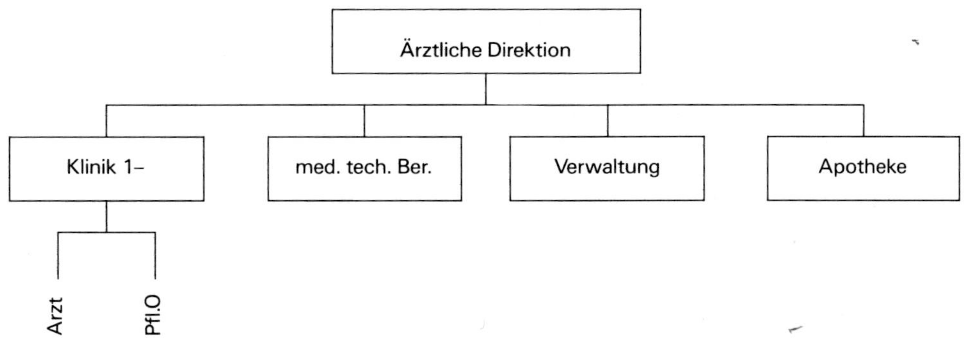

Abbildung 6/41: Zentral-direktoriale Leitungsorganisation

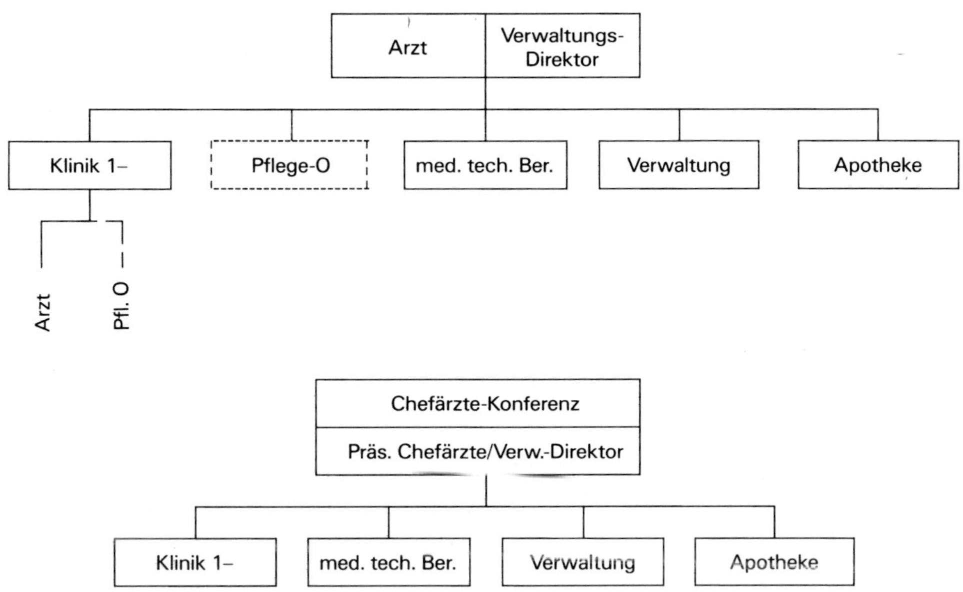

Abbildung 6/42: Die Form einer Leitungsorganisation

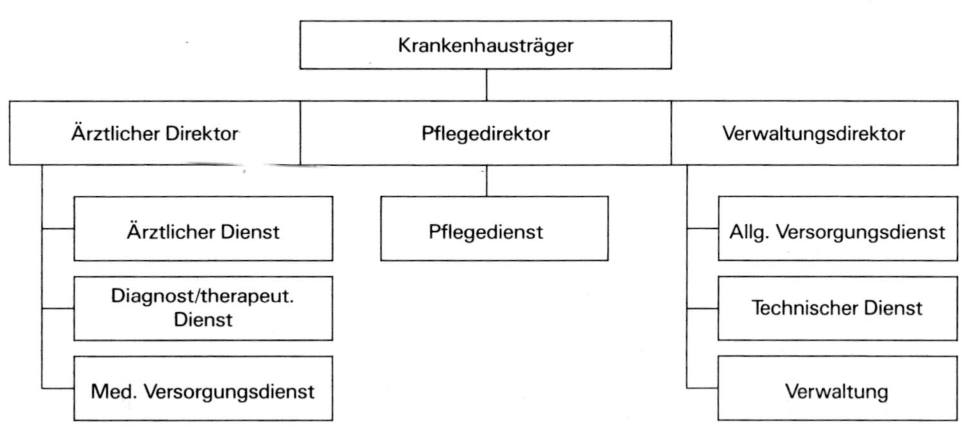

Abbildung 6/43: Dreierdirektorium der Krankenhausleitung

Ist das Dreierdirektorium als Kollegialinstanz strukturiert, so sind alle Mitglieder gleichgestellt und gleichberechtigt an allen Entscheidungen beteiligt. Beschlüsse können nur einstimmig gefaßt werden. Wird Einstimmigkeit nicht erreicht, so entscheidet das zuständige Organ des Krankenhausträgers unter Berücksichtigung der verschiedenen Auffassungen der Mitglieder der Krankenhausleitung.

• **In der kooperativen Leitungsstruktur** erfolgt die Beratung der Krankenhausleitung durch die Bereichsleiter in Form der institutionalisierten «Krankenhauskonferenz». Dieser gehören in der Regel an: – die Mitglieder der Krankenhausleitung – die leitenden Fachärzte, in größeren Krankenhäusern meist nur die Fachbereichsvertreter – die Oberschwestern/-pfleger und Abteilungsschwestern/pfleger – die Abteilungsleiter des medizinisch-technischen Dienstes, des diagnostisch-therapeutischen Dienstes, des Versorgungsdienstes und der Verwaltung.

Die Funktion der Krankenhauskonferenz besteht vor allem darin: – die Krankenhausleitung in Fragen der Arbeitsgestaltung und der Personalpolitik zu beraten – durch Intensivierung der interpersonellen Kommunikation die Voraussetzungen für eine reibungslose Zusammenarbeit aller Leistungsstellen der Diagnostik, Therapie, Pflege, Versorgung und Verwaltung zu schaffen.

• **Analysiert man die Organisationsstruktur im Krankenhaus,** dann werden vor allem die folgenden Schwachstellen sichtbar:

- Das Problem der Integration des klinisch (diagnostisch und therapeutisch) selbständigen ärztlichen Dienstes in die Gesamtorganisation ist nicht bewältigt.
- Es bestehen Widersprüche und Konkurrenz zwischen den Zielvorstellungen der ärztlichen und pflegerischen Leitung einerseits und den gesamtbetrieblichen Zielvorgaben andererseits.
- Die Krankenhausleitung ist primär berufsständisch organisiert. Die Folge davon ist, daß die eigentlichen Managementfunktionen entweder vernachlässigt oder aber uneinheitlich ausgeführt werden.

Im folgenden werden diese Probleme näher beschrieben und Strategien zu ihrer Lösung formuliert (27). Ausgangspunkt der geschichtlichen Entwicklung des Krankenhauses war die Pflege armer kranker Menschen. Die ärztliche Versorgung wurde erst später «aufgepfropft». Als Folge davon führen auch heute noch Diagnostik und Therapie innerhalb der Gesamtorganisation des Krankenhauses vielfach ein Eigenleben. Das einzelne Krankenhaus stellt nicht selten eine Addition mehrerer selbständiger Fachkliniken dar. Viele der leitenden Fachärzte dehnen ihre diagnostisch-therapeutische Eigenverantwortung auf den Bereich der Organisation aus und betrachten ihren Aufgabenbereich als völlig eigenständiges Gebiet.

Mit der zunehmenden Konzentration der fachärztlichen Krankenhausversorgung im Krankenhaus werden künftig noch weit mehr fachlich hochqualifizierte und eigenverantwortliche Ärzte am Krankenhaus tätig sein als früher. Damit aber kommt in Zukunft der Organisation und Leitung des Arztdienstes noch erhöhte Bedeutung zu. Diese Probleme lassen sich nur lösen, indem man die bisher vernachlässigte ärztliche Organisationsfunktion intensiviert. Bei der Fülle der Planungs-, Organisations- und Kontrollaufgaben, die damit auf den leitenden Chefarzt zukommen, wird dieser in den meisten Krankenhäusern als hauptamtlicher ärztlicher Direktor tätig sein müssen. (Anmerkung: Die Aufgaben der ärztlichen Direktionen werden heute von einem der Chefärzte nebenamtlich, d. h. neben seinen Aufgaben als Facharzt, Lehrer und Leiter eines ärztlichen Fachbereiches wahrgenommen.)

Widersprüche zwischen ärztlich-pflegerischen und ökonomischen Zielen: Ziel jedes Krankenhauses ist es, die Kranken optimal zu versorgen. Der Begriff «optimal» ist dabei nicht absolut, sondern relativ auszulegen, d. h. unter Berücksichtigung der begrenzt vorhandenen personellen und finanziellen Mittel.

Zielwidersprüche entstehen in der Regel dadurch, daß Ärzte und Pflegepersonal von ihrer Aufgabe und von ihrer Ausbildung her stets versucht sind, das Bestmögliche für den Patienten zu erbringen («Für unsere Patienten ist das Beste gerade gut genug».) Aus dieser Einstellung heraus werden dann Maximierungstendenzen verfolgt und im Grunde genommen entbehrliche Leistungen als unbedingt notwendig postuliert, ohne Berücksichtigung der dadurch entstehenden Kosten, allein unter Anstrebung des maximal möglichen und sichersten Behandlungserfolges.

Voraussetzung für die Lösung dieses Problems ist, daß die Ärzte und das Pflegepersonal einzel- und gesamtwirtschaftliche Überlegungen in ihre Entscheidungen mit einbeziehen. Dies wiederum setzt voraus, daß ärztliche und pflegerische Leitung in die ökonomische Gesamtverantwortung integriert werden. Durch volle Integration in den Entscheidungsprozeß bezüglich personeller und finanzieller Belange kann erreicht werden, daß Ärzte und Pflegepersonal sich mit der ökonomischen Komponente der gesamtbetrieblichen Zielvorstellung identifizieren.

Das ganz spezifische **Merkmal der Krankenhausleitung** besteht darin, daß sie primär **berufsständisch organisiert** ist. Das Direktorium ist ein Gremium von «Divisionalisten». Die Folge davon ist, daß im Bereich der Leistungserstellung «dreispurig» nebeneinander organisiert wird; ein Beispiel: Die auf der Pflegeabteilung tätigen Ärzte unterstehen dem zuständigen leitenden Facharzt, die dort tätigen Schwestern/Pfleger der Abteilungsschwester/-pfleger, das dort tätige Haus- und Wirtschaftspersonal der Betriebsdirektion, obwohl auf den Abteilungen eine einheitliche Leitung für den Patienten erbracht werden muß. Eine Abstimmung der Arbeitsabläufe ist in der Regel nur über die Spitze der drei Berufsverbände möglich.

So schafft die berufsständische Organisation eine bereichsbezogene (divisionalistische) Leitungsstruktur, bei der die funktionsbezogenen Managementfunktionen für jeden Bereich getrennt wahrgenommen werden. Dadurch wird zwar eine hohe bereichsbezogene Flexibilität geschaffen, gleichzeitig aber ein Leistungsspektrum für die verschiedenen Dienste vorausgesetzt, das in der Praxis kaum abzudecken ist. Darüber hinaus fehlt es an der notwendigen Verknüpfung der verschiedenen Einzelbereiche (Diagnostik, Therapie, Pflege, Versorgung), die ja nicht aufgrund der anderen Bereiche wirksam sind. Dieses Problem läßt sich lösen, indem die berufsständische Struktur durch eine funktionsorientierte Struktur ergänzt wird. Auf diese Weise können die Vorteile beider Strukturformen optimiert werden, bei gleichzeitiger Minimierung der jeweiligen Nachteile.

Zur Überwindung der aufgezeigten Schwachstellen der bisherigen Leitungsorganisation bietet sich eine Strukturform an, welche berufsständische und funktionsbezogene Interessen gleichzeitig und gleichwertig berücksichtigt. Eine solche Organisationsform, welche zwei verschiedene Dimensionen simultan und gleichwertig miteinander verknüpft, ist die Matrix-Organisation.

Die beiden Dimensionen werden hier als «Ressort» und «Bereiche» bezeichnet. In den **Ressorts** sind die betrieblichen Grundfunktionen in bezug auf das Gesamtsystem Krankenhaus verankert «Klinikressort» erbringen die geforderte Leistungserstellung (ärztliche und pflegerische Betreuung, Diagnostik und Therapie sowie medizinische Versorgung) mit Planung, Organisation und Kontrolle. «Kaufmännisches Ressort» sind betraut mit der Beschaffung und Bewirtschaftung, Personalwesen, Finanz- und Rechnungswesen, Kommunikation und Information sowie Verwaltung. Die Aufgabe des Ressorts liegt in der spezialisierten und integrierten Erfüllung der betrieblichen Grundfunktionen für das Gesamtkrankenhaus, also nicht bereichsbezogen. Diese erfolgt in Abstimmung mit den jeweiligen Bereichen und unter Berücksichtigung von deren fachlichen und spezifischen Belangen. Die Ressorts sind den Ressortleitern unterstellt.

In den **Bereichen** sind die betrieblichen Grundfunktionen in bezug auf die einzelnen Leistungsbereiche zusammengefaßt (quer durch alle Ressorts hindurch). Die Bereichsgliederung entspricht der berufsständischen Gliederung. Danach werden folgende Bereiche unterschieden: Bereich Arztdienst, Bereich Pflegedienst, Bereich Diagnostisch-therapeutischer Dienst, Bereich Versorgungsdienst, Bereich Technischer Dienst, Bereich Verwaltungsdienst, Bereich Sonstige Dienste.

Die Aufgaben der Bereiche sind: – dafür sorgen, daß die fachlichen und spezifischen Belange der einzelnen Krankenhausdienste im Rahmen der Gesamtleistung des Krankenhauses angemessen berücksichtigt werden; – Sicherstellen der auf den jeweiligen Dienst gerichteten

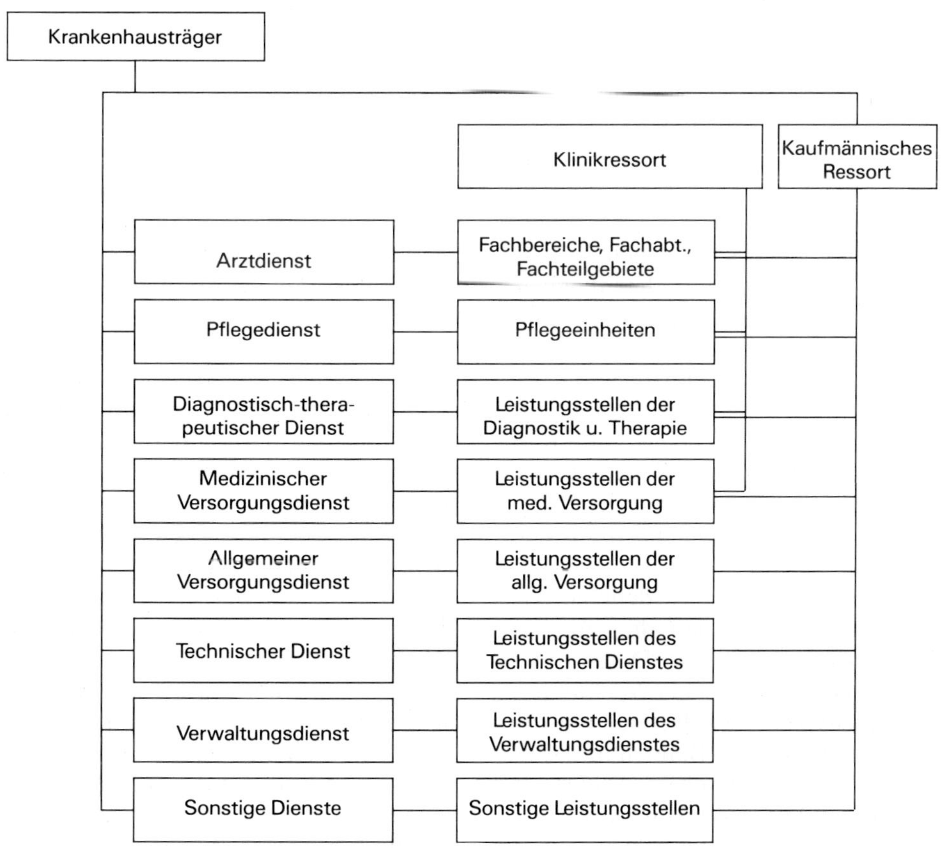

Abbildung 6/44: Ressort- und Bereichsgliederung

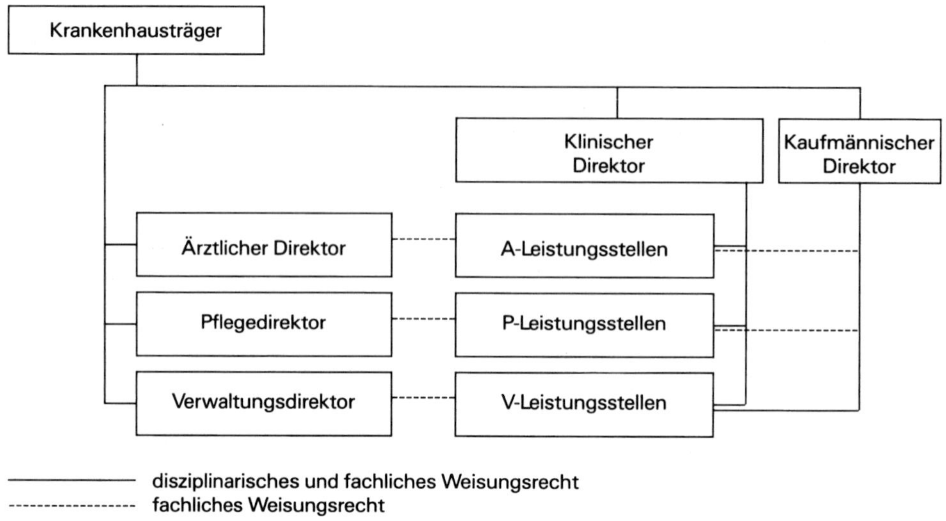

Abbildung 6/45: Matrix-Modell der Krankenhausleitung

Koordination der betrieblichen Grundfunktionen im Hinblick auf eine optimale Gestaltung des Arbeitsablaufs.

Die Bereiche sind den Bereichsleitern unterstellt. Abb. 6/44 zeigt ein Schema einer solchen Ressort- und Bereichsgliederung in Matrixform.

Die Krankenhausleitung ist in diesem Modell eine Pluralinstanz, bestehend aus den Bereichs- und Ressortleitern als dem Gesamtvorstand. Im Hinblick auf die besondere Situation des Krankenhauses erscheint es zweckmäßig, das Gewicht der Ressorts gegenüber den Bereichen stärker zu betonen. Innerhalb des Gesamtvorstandes bilden deshalb die Ressortleiter den engeren Vorstand, dessen Sprecher gleichzeitig den Gesamtvorstand koordiniert.

In der Krankenhauswirklichkeit sind mancherorts bereits Ansätze zur Matrix-Organisation der Krankenhausleitung anzutreffen. Ansätze in dieser Richtung sind: – Der Verwaltungsdirektor ist zuständig für die Funktionen «Personalwesen, Planung, Organisation und Kontrolle» nicht nur in bezug auf den Verwaltungsdienst, sondern auf das Gesamtkrankenhaus – die Krankenpflegeleitung ist zuständig für die Funktion «Planung, Organisation und Kontrolle» nicht nur im Pflegedienst, sondern auch in Teilen des Diagnostisch-therapeutischen Dienstes.

Je nach Größe des Krankenhauses ist denkbar, Einzelbereiche zusammenzufassen, so daß drei Bereiche entstehen: – AZ-Bereich mit Arztdienst, Diagnostisch-therapeutischer Dienst und medizinischer Versorgungsdienst (Leitung: Ärztlicher Chef) – PF-Bereich mit Pflegedienst (Leitung: Pflegechef) – VW-Bereich mit Allgemeinem Verwaltungsdienst, Technischem Dienst und Verwaltungsdienst (Leitung: Verwaltungsdirektor).

Diese drei Bereiche werden mit den beiden Ressorts verknüpft: – Klinikressort: Einsatz medizinischer und pflegerischer Ressourcen. (Leitung: Klinischer Direktor) – Kaufmännisches Ressort: Personalwesen, Finanzwesen, Informationswesen. (Leitung: Kaufmännischer Leiter).

• Die **Krankenhausleitung** setzt sich somit aus zwei Funktionsmanagern/Ressortleiter und drei Bereichsmanagern/Bereichsleiter zusammen. Es ist vorstellbar, daß die beiden Funktionsmanager den «Geschäftsleitenden Ausschuß» bilden. Eine derart strukturierte Matrix-Organisation zeigt Abb. 6/45.

Wie bereits bei der allgemeinen Besprechung der Matrix-Organisation bemerkt wurde, ist diese Strukturform mit einer Aufteilung der Leitungsfunktion verbunden: der Funktionsmanager koordiniert die Aktivitäten, welche sein Ressort betreffen, der Bereichsmanager koordiniert die Aktivitäten in seinem Fachbereich.

Damit kommt es zu einer Mehrfachunterstellung der Leistungseinheiten und zu der für die Matrix-Organisation charakteristischen Aufteilung der Kompetenzen: das disziplinarische Weisungsrecht wird wegen der gebotenen Kontinuität nicht aufgeteilt, sondern ganz den Funktionsmanagern übertragen; das fachliche Weisungsrecht wird aufgeteilt. Weil sowohl Funktionsmanager als auch Bereichsmanager Fremdentscheidungskompetenzen haben, benötigen beide entsprechende fachliche Weisungsbefugnisse.

Von der klaren und eindeutigen Abgrenzung der fachlichen Weisungsbefugnisse ist das Funktionieren der Matrix-Organisation in hohem Maße abhängig. Kompetenzüberschneidungen lassen sich jedoch nie ganz ausschließen, was zur gemeinsamen Konflikthandhabung zwingt und sich im Hinblick auf die notwendige Flexibilität des Managements auch als positiv erweist.

Die Vorteile einer derart strukturierten Krankenhausleitung bestehen zunächst darin, daß zwei unterschiedliche Interessenrichtungen (Funktionsorientierung und berufsständische Orientierung) gleichwertig berücksichtigt werden. Diese bewirkt einerseits die im Hinblick auf eine kooperative Führung wünschenswerte Verflachung der Leitungshierarchie; andererseits erfolgt die notwendige Integration des ärztlichen und pflegerischen Dienstes in die Gesamtorganisation und in die wirtschaftliche Gesamtverantwortung für das Krankenhaus.

Ein weiterer Vorteil ist darin zu sehen, daß die funktionale Spezialisierung der Ressorts mit einer fachlichen Ergebnisverantwortung der Bereiche in optimaler Weise kombiniert wird. Diese Kombination fördert gleichzeitig Kreativität und Innovation. Durch die ganzheitliche Betrachtung des Krankenhauses wird zudem die Qualifikation des Managements erhöht.

Der Koordinationszwang hat ein hohes Informations- und Koordinationsniveau zur Folge: Durch Abbau von kommunikationshemmenden Hierarchien und Interessenkonflikten wird der Informationsfluß schneller und unverfärbter. Der gesellschaftliche, sachlich und psychologisch bedingten Tendenz zu einem kooperativ-partizipativen Führungsstil wird entsprochen: Formale Autoritäten treten zugunsten persönlicher und fachlicher Autoritäten in den Hintergrund und der Entscheidungsprozeß läuft multipersonal ab; Entscheidungskollegien fällen Gruppenentscheidungen.

Die Matrix-Organisation kann an veränderte Situationen im Bereich der Organisation des Krankenhaus- und Gesundheitswesens und an sozio-ökonomische Bedingungen leicht angepaßt werden (z. B. durch Einfügen neuer Bereiche wie semistationäre Versorgung, Rehabilitation, Lehre und Forschung).

Durch die Ressorts wird die fachlich-methodische, personelle und qualitative Kontinuität der primären Leitungsfunktionen im Bereich der betrieblichen Grundfunktionen gewährleistet (Spezialisierung auf funktionsbezogene Managementaufgaben).

6.4 Ablauforganisation

Die Bildung funktionsfähiger Einheiten und deren Anordnung innerhalb einer Aufbaustruktur ist nur der eine Bereich der Organisation. Der andere Bereich, die Ablauforganisation, bezieht sich auf die Erfüllung der Aufgaben und umfaßt die raumzeitliche Strukturierung der zur Aufgabenerfüllung erforderlichen Arbeitsprozesse. Ziel der Ablauforganisation ist die Schaffung einer dauerhaften und anpassungsfähigen Prozeßstruktur; d. h. daß die zahlreichen und vielfältigen Arbeitsprozesse, die zur Erfüllung der betrieblichen Gesamtaufgabe notwendig sind, so strukturiert werden sollen, daß ein möglichst hoher Grad an Zweckmäßigkeit, Wirtschaftlichkeit, Stabilität, Elastizität und Koordination erreicht werden kann.

• **Element der Ablauforganisation ist der Arbeitsgang,** d. h. eine geschlossene Abfolge von Tätigkeiten, die ein Arbeitsträger ausführt, um eine bestimmte Aufgabe zu bewältigen. Im Mittelpunkt der ablauforganisatorischen Gestaltung stehen folgende Probleme:

- die **Festlegung eines Arbeitsganges** durch Beschreibung der Verrichtungen, die an einem Objekt vorgenommen werden müssen;
- die **Festlegung der Reihenfolge der Verrichtungen** innerhalb eines Arbeitsganges;
- die **Festelgung der zeitlichen Verteilung** der einzelnen Verrichtungen;
- die **Bestimmung des jeweiligen Arbeitspensums** für einen Aufgabenträger;
- die **Bildung von Gangfolgen,** d. h. die Festlegung der Reihenfolge, in der die einzelnen Arbeitsgänge vollzogen werden sollen;
- die **Festlegung von Pausen** zwischen den einzelnen Arbeitsgängen.

Die Gestaltung effizienter ablauforganisatorischer Regelungen stellt grundsätzlich ein äußerst komplexes Problem dar, das im Rahmen dieser Ausführungen nur angetönt werden kann. Analog zur Ablauforganisation mit ihren Phasen der Aufgabenanalyse und -synthese wird in der Ablauforganisation zwischen den Phasen der Arbeitsanalyse und Arbeitssynthese unterschieden.

6.4.1 Grundlagen

Bevor die Phasen der Ablauforganisation beschrieben werden, kommen zwei grundlegende Fragen zur Sprache, die Aufgabenerfüllungs-Situation und das Problem der Organisierbarkeit von Aufgabenerfüllungs-Prozessen. Jede Aufgabe ist Teil einer Aufgabenerfüllungs-Situation, die bestimmt wird durch (28): – die zu erfüllende Aufgabe – den Aufgabenträger, dem die Aufgabe übertragen wird – das Sachmittel, das zur Aufgabenerfüllung eingesetzt wird – die Interdependenz, die zu anderen Aufgabenerfüllungsvorgängen besteht. Bei der Aufgabenanalyse wird von dieser Aufgabenerfüllungssituation weitgehend abstrahiert. Bei der Aufgabensynthese wird die Situation nur hinsichtlich des Leistungspotentials von Aufgabenträger und Sachmittel einbezogen. Erst bei der Arbeitssynthese schließlich geht die Aufgabenerfüllungs-Situation umfassend in die Synthese ein.

Eines der schwierigsten Probleme der Ablauforganisation besteht darin, die Interpendenz zu anderen Aufgabenerfüllungsvorgängen (d. h. die Abhängigkeit der betrachteten Verrichtungen von den Verrichtungen anderer Aufgabenträger) zu berücksichtigen. Es handelt sich dabei um ein simultanes Problem: die Regelung der Aufgabenerfüllung für einen Aufgabenträger ist von der Regelung der Aufgabenerfüllung für andere Aufgabenträger streng genommen nicht zu trennen.

28 vgl. Freese (1980)

• **Die raumzeitliche Strukturierung** der Arbeitsabläufe hängt weitgehend von deren Organisierbarkeit bzw. Regelbarkeit ab. Es können folgende fünf Stufen der Regelbarkeit unterschieden werden (29):

- Stufe **Freier Arbeitsablauf:** Der Aufgabenerfüllungsvorgang ist durch keinerlei organisatorische Regeln bestimmbar.
- Stufe **Inhaltlich gebundener Arbeitsablauf:** Die zur Aufgabenerfüllung erforderlichen Aktivitäten sind inhaltlich bestimmbar. In der Regel können zusätzlich die zu verwendenden Arbeitsmittel sowie der Ort der Aufgabenerfüllung angegeben werden.
- Stufe **Abfolge gebundener Arbeitsablauf:** Die zur Aufgabenerfüllung erforderlichen Aktivitäten sind zusätzlich in ihrer Abfolge regelbar. Damit ist der Weg des zu bearbeitenden Objekts festgelegt.
- Stufe **Zeitlich gebundener Arbeitsablauf:** Auf dieser Stufe kann auch die Dauer und eventuell der Zeitpunkt der einzelnen Aktivitäten bestimmt werden.
- Stufe **Taktmäßig gebundener Arbeitsablauf:** Die erforderlichen Aktivitäten wiederholen sich ständig, so daß sie planmäßig vorbestimmbar und taktmäßig aufeinander abstimmbar sind.

Die Regelbarkeit hängt ab von der Art der Aufgabe (Ausführungsprozesse sind regelbarer als Entscheidungsprozesse), von der Gleichartigkeit sowie von der Häufigkeit der Aufgabenerfüllung. Bei der raumzeitlichen Strukturierung muß der Aspekt der Regelbarkeit beachtet werden, um sowohl eine Unter- als auch eine Überorganisation zu vermeiden.

Betrachtet man beispielsweise die zeitlichen Rahmenbedingungen der ärztlichen und pflegerischen Arbeit auf einer Station, so zeigt sich folgendes (30): zunächst einmal sind die ärztliche und pflegerische Arbeiten durch ihre hohe Irregularität gekennzeichnet. Ob eine Arbeit regelmäßig oder unregelmäßig durchgeführt werden kann oder muß, hängt von zwei Gruppen von Bedingungen ab: An erster Stelle stehen die medizinischen Erfordernisse des Patienten. Eine Reihe von Maßnahmen sind nur durchzuführen, wenn unter den Patienten der Station Schwerkranke vorhanden sind (z.B. Sitzwache, Monitor), andere wiederum nur, wenn die Patienten komatös oder zerebral stark geschädigt sind (z.B. Katheter einführen, häufiger Wäschewechsel, Absaugen des Schleimes). Verordnungen und Spritzen betreffen nicht jeden Tag alle Patienten auf der Station, ebenso Transporte von Patienten in die zentrale Diagnostik- und Behandlungstrakte.

Besonders einschneidend wirken Neuaufnahmen und Entlassungen auf die Gestaltung der Stationsarbeit: Sie erfordern stets erhebliche Mehrarbeit. Am Beispiel der Neuzugänge läßt sich übrigens auf eine Kettenreaktion hinweisen, die in Krankenhäusern häufig anzutreffen ist: Knappes Bettenangebot führt zu kurzer Verweildauer, somit zu erhöhtem Patientendurchlauf (mehr Neuaufnahmen, mehr Entlassungen). Daraus ergibt sich steigende Arbeitsbelastung, die wiederum zu höherer Fluktuation des Personals führen kann.

Die Tatsache, ob eine bestimmte Tätigkeit an einem Arbeitstag überhaupt durchzuführen ist, und wenn ja, bei wie vielen Patienten, hängt also wesentlich von den medizinischen Erfordernissen des Patientengutes der Station ab. Weil die Einflußnahme auf diese Größe sehr begrenzt ist, liegt hier eine kaum überwindbare Grenze aller Bemühungen um organisatorische Gestaltung der Arbeitsprozesse auf einer Station. Eine zweite, wenn auch erheblich geringere Einflußgröße auf die Regularität einzelner Arbeitsvollzüge stellt die personelle Besetzung dar. So werden einige regelmäßige Beschäftigungen, vorwiegend im Bereich der Grundpflege, bei Personalknappheit übergangen oder nur flüchtig ausgeführt. Ein weiteres Beispiel irregulär ablaufender Arbeiten auf der Station sind teilweise chirurgische Visiten oder die Blutdruck- und Pulsmessung.

Ärztliche und pflegerische Arbeiten sind aber nicht nur durch ihre unregelmäßige Erscheinung gekennzeichnet, sondern zusätzlich durch eine hohe **Variabilität des einzelnen Arbeitsvollzuges.** Dies gilt sowohl in zeitlicher, wie auch in arbeitsorganisatorischer Hinsicht. Variabilität des Arbeitsvollzuges bezieht sich zunächst auf die Unterschiede zwischen verschiedenen Personen und Stationen im zeitlichen Ablauf einer Arbeitsaufgabe. Für diese Unterschiede scheinen hauptsächlich drei Faktoren verantwortlich zu sein: – die berufliche Routine der Ausführenden, je höher die Routine, desto schneller die Erledigung der Arbeitsaufgabe – die personelle Besetzung, je weniger Personen, desto größer der Zeitdruck, d. h. desto kürzer die Zeitspanne pro Arbeitsvollzug – die organisatorischen Rahmenbedingungen einer Tätigkeit: z. B. ist die Visite in der Chirurgie personell und zeitlich eng verbunden mit der Abkömmlichkeit vom Operationssaal.

Zeitliche Variabilität des Arbeitsvollzuges bezieht sich zweitens auf tägliche Schwankungen, die bei den einzelnen Ausführenden mehr oder weniger kontinuierlich auftreten. Solche Schwankungen hängen einerseits von den genannten Einflüssen auf die Arbeitsmenge ab, andererseits von Störungen, Unterbrechungen und schließlich von subjektiven Bedingungen wie Müdigkeit, Arbeitslust usw.

Am gravierendsten sind die vielen unvorhersehbaren Störungen und Unterbrechungen. Häufigste Unterbrechungsanlässe sind Beschaffung von Informationen und Sachmitteln, Telefonanrufe und unvorhergesehene Zwischenfälle bei anderen Patienten. Entscheidungskompetenz und Informationsmonopol des Arztes bringen es mit sich, daß dieser von nachgeordnetem Personal häufig gestört wird.

Zusammenfassend läßt sich sagen, daß die ärztlichen und pflegerischen Arbeitsvollzüge auf einer Station durch hohe Irregularität und Variabilität gekennzeichnet sind, die ihre organisatorische Gestaltung sehr schwierig

29 vgl. Nordsiek (1961), Wittlage (1976)
30 vgl. Siegrist (1978)

machen und sowohl in bezug auf die Arbeitsqualität wie auch die Zufriedenheit der Betroffenen problematische Auswirkungen zeigen.

6.4.2 Arbeitsanalyse

Die Gesamtheit der betrieblichen Arbeitsprozesse stellt ein Gefüge von Arbeitsgängen dar, von denen jeder aus verschiedenen Arbeitsstellen zusammengesetzt ist. Die Kenntnis dieser Teile und insbesondere ihrer sachlichen, räumlichen und zeitlichen Zusammenhänge ist für die Bildung von Arbeitsgängen unbedingte Voraussetzung. Zu diesem Zweck müssen die in der Aufgabenanalyse ermittelten Elementaraufgaben weiter zerlegt werden. Diese weitere Analyse wird als Arbeitsanalyse bezeichnet; diese stellt damit nichts anderes als eine verlängerte, erfüllungsbezogene Aufgabenanalyse dar (31).

Die Arbeitsanalyse beginnt inhaltlich da, wo die Aufgabenanalyse aufhört: Bei den Teilaufgaben niedrigster Ordnung/Elementaraufgaben, die als Ergebnis der Aufgabenanalyse vorliegen. Der Übergang von der Aufgaben- zur Arbeitsanalyse liegt dabei in keiner Weise auf einem bestimmten Gliederungsniveau fest, sondern kann auf verschiedenen Stufen angesetzt werden (Abb. 6/46).

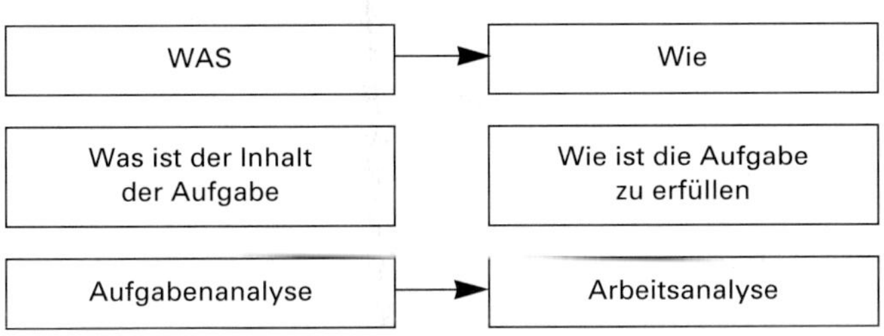

Abbildung 6/46: Aufgaben- und Arbeitsanalyse

Der Übergang ist grundsätzlich immer da zu sehen, wo die Frage nach dem Was (Was ist der Inhalt der Aufgabe?) übergeht in die Frage nach dem Wie (Wie ist die Aufgabe im einzelnen zu erfüllen?).

Wie bei der Aufgabenanalyse kommen auch bei der Arbeitsanalyse sowohl die sachlichen als auch die formalen Gliederungskriterien in Frage. Die drei formalen Kriterien Rang, Phase, Zweckbeziehung sind aber bei der Ablauforganisation von untergeordneter Bedeutung, da hier die Verrichtung an einem Objekt im Vordergrund der Betrachtung steht. Die beiden Kriterien werden in der Praxis kombiniert verwendet, weil durch eine Gliederung nach der Verrichtung eigentlich auch das Objekt bestimmt wird (Abb. 6/47).

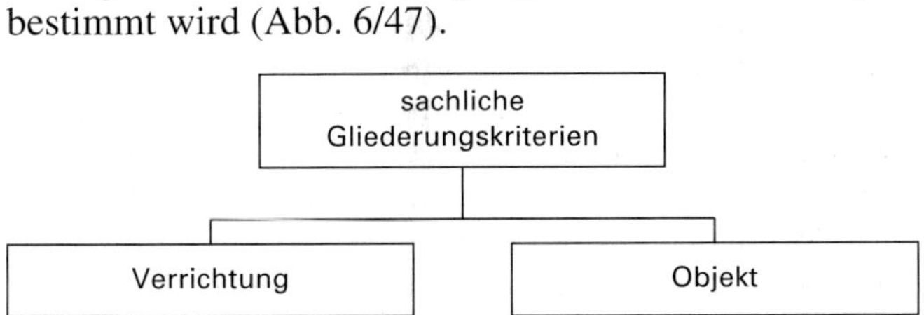

Abbildung 6/47: Gliederungskriterien der Arbeitsanalyse

• Die **Elementaraufgabe** (Teilaufgabe niedrigster Ordnung) ist der Ausgangspunkt für die Arbeitsanalyse; sie stellt damit den Arbeitsteil höchster Ordnung dar. Durch fortschreitende Zerlegung dieses Arbeitsteils höchster Ordnung gelangt man über Arbeitsteile mittlerer Ordnung (Arbeitsstufen) zu Arbeitsteilen niedrigster Ordnung (Arbeitselemente). Unter einem Arbeitselement versteht man denjenigen Bestandteil einer Arbeit, der noch zerlegt werden muß, um einen Arbeitsprozeß sachgerecht strukturieren zu können. Abb. 6/48 zeigt die Schritte der Arbeitsanalyse.

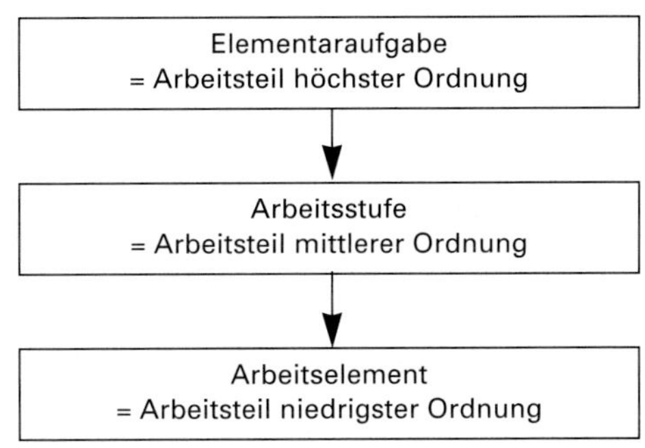

Abbildung 6/48: Schritte der Arbeitsanalyse

Zur Verdeutlichung ist eine solche Zerlegung an nachfolgendem Beispiel «Kundenbestellung bearbeiten» in Abb. 6/49 aufgeführt:

Die in der Arbeitsanalyse gewonnenen Arbeitsteile werden zusammengefaßt als Verrichtungen oder Tätigkeiten bezeichnet. Eine solche Gliederung in Arbeitsstufen und Arbeitselemente kann nur vorgenommen werden, wenn festzustellen ist, wann jeweils eine Arbeitsstufe bzw. ein Arbeitselement beginnt oder wann der vorangehende Arbeitsteil endet. In der Praxis haben sich dafür folgende Regeln herausgebildet: Der Beginn einer neuen Arbeitsstufe bzw. eines neuen Arbeitselementes kann immer dann angenommen werden, wenn der Arbeitsträger wechselt, das Arbeitsobjekt wechselt oder die Arbeitsmittel wechseln.

Das Ergebnis der Arbeitsanalyse muß die Gesamtheit aller Arbeitselemente sein, die durchgeführt werden müssen, um die betriebliche Gesamtaufgabe zu erfüllen. Das Ergebnis muß folgenden Inhalt aufweisen: alle Arbeitselemente, Reihenfolge (soweit nicht die Reihung willkürlich erfolgen kann), Bezeichnung der Arbeitselemente, die parallel erfolgen können. Die Tiefe der Arbeitsanalyse ist hauptsächlich von der ablauforganisatorischen Aufgabenstellung, der Komplexität der Gesamtaufgabe, dem Grad der gewünschten Arbeitsteilung sowie von der Häufigkeit des Auftretens einer Arbeit abhängig.

31 vgl. Gangler (1977, nach Wunderer/Grunwald (1980)

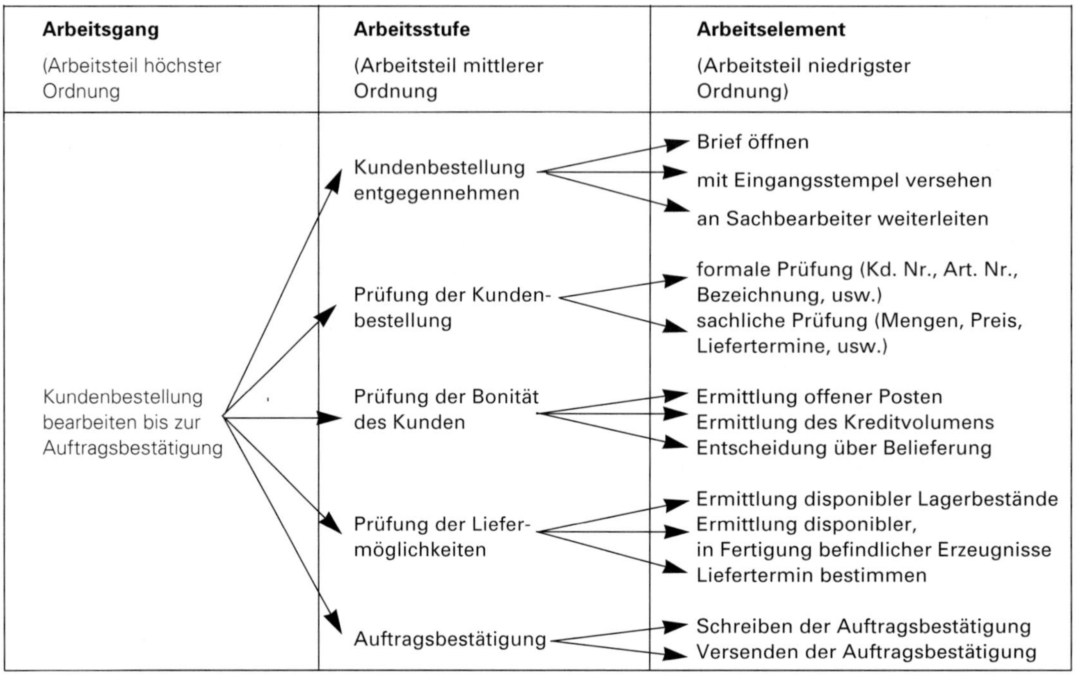

Abbildung 6/49: Arbeitsanalyse «Kundenbestellung bearbeiten»

Von der Arbeitsanalyse ist die Arbeitsganganalyse zu unterscheiden. Während die Arbeitsanalyse von der Elementaraufgabe ausgeht und diese weiter gliedert, ist der Ausgangspunkt der Arbeitsganganalyse der Arbeitsgang, d. h. ein synthetischer (im Verlauf der Arbeitssynthese gebildeter) Komplex von Arbeitsteilen, der nach den selben Gliederungskriterien zerlegt wird. Die entstehenden Arbeitsteile sind jedoch durch die Vorwegnahme synthetischer Überlegungen als Grundlage der Arbeitssynthese nicht geeignet.

6.4.3 Arbeitssynthese

Die Gesamtheit der Arbeitsprozesse, die zur Aufgabenerfüllung vollzogen werden, stellt ein Gefüge von Arbeitsgängen dar. Diese Arbeitsgänge werden durch die Zusammenfassung der analytisch ermittelten Arbeitselemente gebildet. Die Arbeitssynthese umfaßt somit die Kombination von geeigneten **Gangelementen** (Arbeitsteile niedrigster Ordnung/Arbeitselemente) zu **Gangstufen** (Arbeitsteile mittlerer Ordnung) und **Arbeitsgängen** (Arbeitsteile höchster Ordnung) sowie die Zuordnung der Arbeitsgänge zu (gedachten) Arbeitsträgern (Abb.6/50).

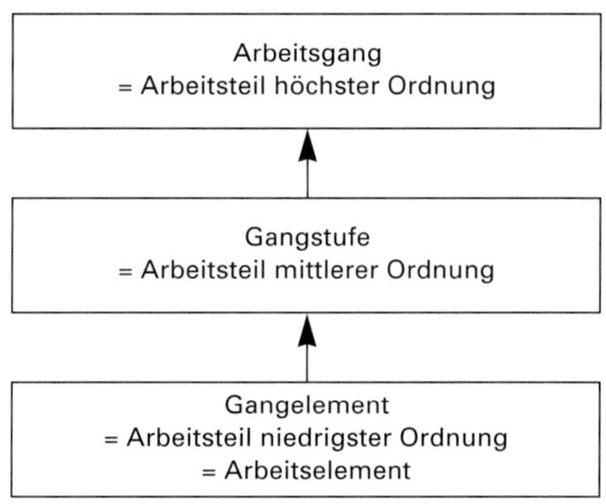

Abbildung 6/50: Schritte der Arbeitssynthese

• Nach dem Gesichtspunkt, der im Vordergrund der Betrachtung steht, werden folgende **Aspekte der Arbeitssynthese** unterschieden (30):

- **Arbeitsverteilung/**Personale Arbeitssynthese: Die mit der Arbeitsanalyse ermittelten Arbeitselemente werden zu Arbeitsgängen kombiniert. Diese werden bestimmten Arbeitsträgern zur Durchführung zugeordnet.
- **Arbeitsvereinigung/**Temporale Arbeitssynthese: Die Arbeitsgänge müssen zeitlich zusammengefügt und aufeinander abgestimmt werden.
- **Raumgestaltung/**Lokale Arbeitssynthese: Die Arbeitsplätze müssen zur bestmöglichen Arbeitsdurchführung optimal angeordnet und ausgestattet werden.

Es ist zu beachten, daß es sich bei der personalen, temporalen und lokalen Arbeitssynthese nur um verschiedene Teilaspekte ein und desselben Geschehens handelt. Zwischen diesen partiellen Aspekten bestehen Wechselbeziehungen, die eine simultane Berücksichtigung erfordern. Mit anderen Worten müssen bei der Ablauforganisation die Aspekte Zeit, Raum und Arbeitsträger nicht nacheinander, sondern gleichzeitig in die Betrachtung einbezogen werden.

• Der **Inhalt der Arbeitssynthese** besteht in der Bildung von Arbeitsgängen zum Zwecke einer optimalen Aufgabenerfüllung. An die Gestaltung des Arbeitsablaufs bzw. an die Arbeitssynthese ergeben sich daraus die folgenden beiden Grundforderungen (29): der Ablauf der Arbeit muß eine richtige und rechtzeitige Aufgabenerfüllung ermöglichen (1. Postulat); das mit der Aufgabe vorgegebene Ziel muß mit möglichst geringem Aufwand erreicht werden (2. Postulat):

- **Um das 1. Postulat zu erfüllen, müssen folgende vier Leitsätze befolgt werden:** – Die Aufgabe muß klar und eindeutig formuliert und allen Beteiligten bekannt sein – Die Erfüllung der Aufgabe (d. h. der Arbeitsablauf) muß geplant und wenn immer möglich schriftlich fixiert werden – Die qualitativen und quantitativen Anforderungen, die sich aus den gebildeten Arbeitsgängen ergeben, sind auf die Kenntnisse und das Leistungsvermögen des gedachten Arbeitsträgers abzustimmen – Anschlußpunkte an oder von anderen Arbeitsabläufen sind zu berücksichtigen, die Interdependenz der Teilaufgaben erfordert eine integrierte Aufgabenerfüllung.
- **Auf das 2. Postulat beziehen sich die folgenden vier Leitsätze:** – Nur die Gangelemente, Gangstufen und Arbeitsgänge dürfen einbezogen werden, die zur Aufgabenerfüllung wirklich notwendig sind, keine Doppelarbeiten, keine überflüssigen Kontrollen – Der kürzeste Weg zum Aufgabenziel muß gewählt werden (Vermeidung langer Transportwege, Stetigkeit der Arbeitsfolge) – Der Ablauf muß sich zwangsläufig entwickeln, d. h. eine Gangstufe muß sich sachlich-logisch aus der vorhergehenden ergeben – Die eingesetzten Arbeitsträger und Arbeitsmittel sollen optimal ausgelastet sein.

• **Arbeitsverteilung/**Personale Arbeitssynthese: Die Arbeitsverteilung erfolgt in zwei Schritten: in der Bildung von Arbeitsgängen (Arbeitszerlegung) sowie in der Zuteilung der Arbeitsgänge an Arbeitsträger (Arbeitsbesetzung):

- **Arbeitszerlegung/**Bildung vopn Arbeitsgängen: Der Begriff «Arbeitszerlegung» ist insofern verwirrend, als in diesem Schritt Arbeitsgänge nicht in kleinere Arbeitsteile zerlegt, sondern aus solchen gebildet werden. Das Ergebnis dieser Kombination von Arbeitsteilen aber ist ein Zustand, der als Arbeitszerlegung zu bezeichnen ist: eine Zerlegung des gesamtbetrieblichen Aufgabenerfüllungs-Prozesses in einfache, interdependente Teilprozesse. Die Arbeitszerlegung ist eine Form der Arbeitsteilung.
  Wie an anderer Stelle erwähnt wurde, tritt die Arbeitsteilung in zwei Formen auf: als Berufsdifferenzierung und als Arbeitszerlegung. Aufgrund der Bedeutung der Arbeitszerlegung wird auf ihre Formen und Auswirkungen anschließend gesondert eingegangen.
- **Arbeitsbesetzung/**Zuteilung der Arbeitsgänge an Arbeitsträger: In diesem Schritt, der sich an die Bildung von Arbeitsgängen anschließt, werden die Arbeitsgänge in Form von Arbeitspensen den Arbeitsträgern zugeteilt. Dabei müssen drei Faktoren berücksichtigt werden:
  = Der Arbeitsträger muß bei gegebener Arbeitsmenge und gegebenen Arbeitsmitteln in der Lage sein, die Stelle mit ihren Arbeitsgängen zu übernehmen.
  = Die Arbeitsmittel müssen bei gegebenem Leistungsvermögen des Arbeitsträgers und gegebener Arbeitsmenge am zweckmäßigsten einsetzbar sein.
  = Das Arbeitspensum (Summe der zu vollziehenden Arbeitsgänge) spielt in diesem Zusammenhang die größte Rolle. In der Praxis steht folgende Frage im Vordergrund: Welches Arbeitspensum kann bei gegebenen Arbeitsmitteln und bei gegebenem Leistungsvermögen des Arbeitsträgers diesem übertragen werden, so daß eine optimale Auslastung der Kapazitäten gegeben ist?
  Grundsätzlich sollte jeder Arbeitsträger das tägliche Arbeitspensum zugewiesen bekommen, das er unter normalen Bedingungen ohne Überlastung der Person und/oder Maschinen längere Zeit bewältigen kann: das Normalpensum. Zudem sollten die Arbeitspensen die einzelnen Arbeitsträger gleichmäßig belasten. Dies kann aber nicht allein durch die Arbeitsverteilung erreicht werden, da die Menge der Arbeit im Zeitablauf variiert.

- **Arbeitszerlegung und Arbeitsbesetzung** müssen nach bestimmten Kriterien vorgenommen werden. Folgende Kriterien sind dabei besonders bedeutsam (16):
  = Art der Zentralisation: Werden einem Arbeitsgang mehrere Arbeitselemente oder einem Arbeitsträger mehrere Arbeitsgänge zugeordnet, so empfiehlt es sich, dabei nach einer Zentralisationsart vorzugehen. Vor allem die folgenden Arten kommen in Frage: Verrichtungs-, Objekt-, lokale, Phasen-Zentralisation.
  = Kapazität: Da jeder Arbeitsträger eine bestimmte Normalkapazität besitzt, ist die Kombination von Arbeitselementen zu Arbeitsgängen von der Übereinstimmung von Kapazitätsverfügbarkeit und Kapazitätsbedarf abhängig.
  = Arbeitsteilung: siehe Arbeitszerlegung/Arbeitsteilung
  = Sachmitteleinsatz: Die Arbeitsverteilung muß den Einsatz von Sachmitteln für bestimmte Arbeitselemente in verschiedener Hinsicht beachten: Vollausnutzung, Einsatzart, Angemessenheit des Einsatzes, Umfang des Einsatzes.
  = Datenzugriff: häufig muss bei verschiedenen Arbeitselementen bzw. Arbeitsgängen auf gleiche Daten zurückgegriffen werden. Die Speicherung von gleichen Daten an verschiedenen Arbeitsplätzen oder der Zugriff auf einmalige Daten von verschiedenen Arbeitsplätzen aus ist kostenaufwendig. Deshalb sollten alle Arbeitsgänge, die gleiche Daten benötigen, wenn möglich am gleichen Arbeitsplatz bearbeitet werden.

Da die genannten Kriterien teilweise widersprüchliche Forderungen enthalten, muß versucht werden, ein Optimum anzustreben.

- Die **Arbeitszerlegung/Arbeitsteilung** hat unmittelbare ökonomische und sozio-emotionale Wirkungen, die bei der Bildung von Arbeitsgängen d. h. bei der Arbeitssynthese berücksichtigt werden müssen (1): Die ökonomischen Wirkungen sind im wesentlichen: Trainingseffekt durch häufige Wiederholung; durch kurze Anlern- und Einarbeitungszeiten verringerte Verluste bei Personalwechsel; erleichterte Ersetzbarkeit einzelner Arbeitsträgers; durch Einsatz von geringer qualifizierten Arbeitsträgern gesenkte Lohn- und Gehaltskosten; Einsatz technisch rationeller Verfahren möglich; Spezialisierung und Rationalisierung der Arbeitsplätze; durch Übertragung von Planung und Arbeitsvorbereitung an Spezialisten systematischere und rationellere Koordination; Verkürzung der Durchlaufzeiten der zu bearbeitenden Objekte; weitgehende Unabhängigkeit der Aufgabenerfüllung von den individuellen Kenntnissen und Fähigkeiten der Arbeitsträger.
  Bei den ökonomischen Wirkungen werden im allgemeinen nur die kurzfristigen Effizienzvorteile bei konstanten Bedingungen beachtet, nicht aber der durch starke Arbeitszerlegung bedingte Verluste an Flexibilität, sowohl des Systems als auch der Individuen. Dieser Verlust hat zur Folge, daß bei wechselnden Bedingungen die Leistung rasch sinken kann. Dazu kommt, daß bei langfristiger Betrachtung die ökonomischen Vorteile durch eine Häufung negativer sozio-emotionaler Wirkungen mehr als ausgeglichen werden. Solche sind: Nichtgebrauch und Verlust (Verkümmerung) geistiger Fähigkeiten; einseitige psychophysische Belastung (dadurch Tendenz zu rascher Ermüdung); Reizarmut (Mangel an neuartigen Stimuli) führt zu Monotonie, was neben körperlichen Symptomen auch Unaufmerksamkeit, Fehler und rasche Ermüdung zur Folge hat; der ständige Abbruch von unvollendeten Handlungen bewirkt den Verlust des Sinnzusammenhangs und Frustration oder Gleichgültigkeit; Entfremdung (Verlust der Beziehung zur Arbeit) kann zu Apathie und physischen Gesundheitsstörungen führen; geringere oder fehlende Motivation wirken sich auf Leistung und Zufriedenheit negativ aus.
  Diese negativen sozio-emotionalen Effekte, die bei zu starker Arbeitszerlegung auftreten können, äußern sich oft in einer ganzen Reihe von Symptomen: hohe Fluktuationsrate (Kündigungen), hohe Abwesenheitsrate (Krankheit und sonstiges Fernbleiben), niedrige Arbeitsqualität.
  Die genannten negativen Wirkungen der Arbeitszerlegung können nur dadurch vermieden werden, daß bei der Gestaltung des Arbeitsinhaltes folgenden Anforderungen entsprochen wird:

= Repetitivität der Arbeit: Ein bestimmtes Maß an Wiederholungen einzelner Aktivitäten darf nicht überschritten werden.
= Sinnzusammenhang: Die Arbeit muß als sinnvoll und bedeutsam empfunden werden können und darf nicht nur aus «unvollendeten Handlungen» bestehen.
= Planung und Kontrolle: Jeder Arbeitsträger soll über ein gewisses Maß an Handlungsfreiheiten und Raum zur Selbstkontrolle verfügen, d. h. in einem gewissen Rahmen seine Aktivitäten selbst einteilen und kontrollieren können.
= Soziale Interaktionen: Die Arbeit muß ein ausreichendes Maß an sozialer Interaktion ermöglichen.

• Als Antwort auf diese Forderungen wurden verschiedene **Formen der Arbeitszerlegung.** Grundsätzlich lassen sich, in der Reihenfolge abnehmender Arbeitszerlegung, drei Stufen unterscheiden: elementare Teilarbeit, Mehrfach-Teilarbeit und ganzheitliche Arbeit:

- **Elementare Teilarbeit:** vollständige Zerlegung eines Arbeitsprozesses in seine einfachsten Elemente und getrennte Ausführung jedes Arbeitselementes durch eine spezialisierte Stelle; im Extremfall besteht ein solches Arbeitselement aus einem einzigen Handgriff. Merkmale sind: Die Arbeit ist völlig repetitiv und setzt sich aus lauter «unvollendeten Handlungen» zusammen. Planung und Kontrolle sind weitgehend fremdbestimmt. Soziale Interaktion ist unnötig, meist auch unmöglich und unerwünscht.
- **Mehrfach-Teilarbeit:** Ein bestimmtes Individuum verrichtet mehrere elementare Tätigkeiten nacheinander, die eigentlich von verschiedenen Arbeitsträgern ausgeführt werden könnten. Hier kommen drei Formen vor:

= Springer-Prinzip: Einige besonders angelernte Individuen springen bei unvorhergesehenen Ausfällen einzelner Arbeitsträger in die Lücke. Der Springer erlebt damit einerseits recht große Abwechslung, befindet sich andererseits aber in einer psychologisch schwierigen Situation.
= Job Rotation (Aufgabenrotation): Hier wechseln alle an einem Arbeitsprozeß Beteiligten systematisch und regelmäßig ihre Arbeitsplätze. Bei dieser Arbeitsform wird die Repetitivität zwar gemildert, aber der Charakter von «unvollendeten Handlungen» bleibt bestehen.
= Job Enlargement (Aufgabenerweiterung). Dem Arbeitsträger wird eine zusammenhängende Sequenz von mehreren Aktivitäten zugewiesen. Das Ergebnis der Tätigkeit hat noch nicht unbedingt den Charakter einer «vollständigen Handlung», Fremdplanung und Fremdkontrolle bleiben bestehen. Gegenüber den vorher genannten Formen ist der Arbeitsinhalt aber deutlich vergrößert.

- **Ganzheitliche Teilarbeit:** Als Weg zu ganzheitlichen (auch nicht als abgebrochen erlebten) sinnvollen Stellenaufgaben ist das Konzept der Arbeitsbereicherung (job enrichment) von Bedeutung. Mit diesem Kon-

zept wird eine qualitative Bereicherung der Arbeitsinhalte angestrebt mit dem Ziel, die Durchführungs-, Entscheidungs-, Kontroll- und Verantwortungsfähigkeiten des Mitarbeiters zu vergrößern.
In Abb. 5/51 (Tabelle) sind die Unterschiede zwischen Job-Enlargement und Job-Enrichement vergleichend gegenübergestellt (31).
Vor dem Hintergrund der Bedürfnispyramide von Maslow können die beiden Konzepte folgendermaßen beurteilt werden (31): Durch Job-Enlargement wird die Gefahr einseitiger Belastungen gemildert (Stufe 1: Psychologische Bedürfnisse); Job Enrichement als rein qualitative Arbeitserweiterung berührt diesen Bereich nicht. Die zweite Stufe der Bedürfnishierarchie (Bedürfnis nach Sicherheit) wird durch einen besseren Ausbildungsstand betroffen, den Job-Enlargement und Job-Enrichement erfordern. Positive Wirkungen in bezug auf das Bedürfnis nach sozialem Kontakt werden sich hauptsächlich bei Job-Enrichement aufgrund der höheren Koordinationserfordernisse ergeben. Positive Ergebnisse sind bei Job Enrichment auch hinsichtlich Selbstachtung und Anerkennung durch Kollegen (Stufe 4) sowie bezüglich der Selbstverwirklichung (Stufe 5) zu erwarten, obschon genauere Aussagen nur im Einzelfall unter Berücksichtigung der betreffenden Individuen gemacht werden können.

- **Arbeitsvereinigung/**Temporale Synthese: Die Arbeitsvereinigung ist auf die zeitliche Koordination von Arbeitsgängen ausgerichtet. Das Ziel der temporalen Synthese besteht darin, die optimale Durchlaufzeit aller Arbeitsprojekte zu schaffen und zugleich eine möglichst gleichmäßige Belastung aller Arbeitsträger zu gewährleisten. Die Durchlaufzeit setzt sich dabei aus den Komponenten Bearbeitungs-, Warte- und Transportzeit zusammen.

Der Idealfall einer zeitlichen Strukturierung wäre ein Arbeitsablauf, bei dem die Durchlaufzeit gleich der Summe der Bearbeitungszeiten ist. Dieser Zustand ist dann zu erreichen, wenn alle an einem Objekt arbeitenden Individuen für Ihre Tätigkeiten und alle zu bearbeitenden gleichartigen Objekte gleich hohe Bearbeitungszeiten brauchen und keine Transport- und Wartezeiten auftreten. Da diese Voraussetzungen in der Praxis des Krankenhauses nicht zu realisieren sind, besteht die Aufgabe der temporalen Synthese darin, diesem Idealzustand möglichst nahe zu kommen.

Die zeitliche Koordination der Arbeitsabläufe hängt weitgehend von deren Regelbarkeit ab. Damit Arbeitsgänge zeitlich aufeinander abgestimmt werden können, muß der Zeitpunkt des Beginns der Arbeitsgänge bekannt sein; die Dauer der verschiedenen Arbeitsgänge muß zumindest in Form von Durchschnittswerten vorliegen und die zeitliche Aufeinanderfolge der verschiedenen Arbeitsgänge muß determiniert sein. Sind diese Voraussetzungen erfüllt, so vollzieht sich die temporale Arbeitssynthese in den folgenden Stufen:

– **Stufe «Bildung von Arbeitsgangfolgen»:** Wird an einem Arbeitsplatz nicht nur ein Arbeitsgang vorgenommen, sondern eine Reihe von Arbeitsgängen, so ist zu bestimmen, in welcher Folge diese Arbeitsgänge durchzuführen sind. Es können vier Arten von Arbeitsfolgen unterschieden werden:

= Verrichtungsgleiche Folge: Die gleiche Tätigkeit wird an unterschiedlichen Objekten immer wieder ausgeführt. Beispiel: Berechnen von Rechnungen und Gutschriften.

Funktion	Job Enlargement	Job enrichment
Deutsch	Aufgabenerweiterung	Aufgabenbereicherung
bedeutet	Horizontales Befrachten der Aufgaben: Zusammenbau mehrerer Arbeitsvorgänge zu einem natürlichen, sinnvollen Aufgabenpaket	Vertikales Betrachten der Aufgaben: Anreicherung der Aufgabe mit Selbständigkeit und Verantwortung in der Planung, Abwicklung und Kontrolle der Arbeit
mit anderen Worten	Rückgängigmachen der Arbeitsteiligkeit (Taylorismus)	Verschieben von Entscheidungs- und Kontrollbefugnissen von einer hierarchischen Ebene auf die nächsttiefere
oder	Heben des Anspruchsniveaus und Einbau von Abwechslung in die Aufgabe des einzelnen Mitarbeiters	Einbau von «Vorgesetztenfunktionen» (Autonomie) in die Aufgabe des Mitarbeiters
Ziel	Bekämpfung der Monotonie am Arbeitsplatz Verhinderung von Gefühlen der Anonymität, Abhängigkeit und Ohnmacht Ermöglichen einer Identifikation mit dem Produkt, Kunden oder Dienstleistungsempfänger Ermöglichen des Gefühls eines persönlichen Einflußes auf das Geschehen im überschaubaren Arbeitsbereich als Voraussetzung für das persönliche Leistungs- und Erfolgserlebnis	

Abbildung 5/51: Job-Enlargement und Job-Enrichement (Gangler)

= Objektgleiche Folge: An gleichartigen Objekten werden unterschiedliche Verrichtungen durchgeführt. Beispiel: Berechnen und Schreiben von Rechnungen.
= Verrichtungs- und objektgleiche Folge: An gleichartigen Objekten wird die gleiche Verrichtung vorgenommen. Beispiel: Berechnen nur von Rechnungen.
= Verrichtungs- und objektungleiche Folge: Die Arbeitsgänge eines Arbeitsplatzes unterscheiden sich sowohl in der Verrichtungsart wie auch in den Objekten. Beispiel: Berechnen von Rechnungen und Diktieren von Mahnungen.

– **Stufe «Bestimmung der Arbeitsfrequenz»:** Arbeitsgänge können an einem Arbeitsplatz in unterschiedlicher Frequenz bearbeitet werden:

= Kontinuierliche Bearbeitung: Erfolgt an einem Arbeitsplatz nur die Bearbeitung eines Arbeitsganges, so kann von einer kontinuierlichen Bearbeitung gesprochen werden.
= Diskontinuierliche Bearbeitung: Werden zwei oder mehrere verschiedene Arbeitsgänge an einem Arbeitsplatz durchgeführt, so ist neben der Arbeitsfolge auch die Frequenz zu bestimmen, in der die verschiedenen Arbeitsgänge wechseln sollen.

– **Stufe «Bestimmung des zeitlichen Arbeitsablaufes»:** Gemeinsam mit der Bestimmung der Arbeitsfrequenz erfolgt auch die Bestimmung des zeitlichen Arbeitsablaufes bei regelmäßigem Arbeitsplatzwechsel. Beides kann nur gemeinsam bestimmt werden, der Arbeitsablauf ist die Folge der Arbeitsgänge über alle Arbeitsplätze, an denen die gleiche Aufgabe bearbeitet wird.

Ziel der Bestimmung des zeitlichen Arbeitsablaufes ist die Minimierung der Durchlaufzeit. Das bedeutet in der Hauptsache die Minimierung der Wartezeiten.

• **Raumgestaltung/**Lokale Arbeitssynthese: Neben dem personalen und dem temporalen ist schließlich noch der lokale Aspekt, d. h. die Gestaltung des räumlichen Wirkungsbereichs der Aufgabenerfüllung von Bedeutung. Innerhalb der lokalen Arbeitssynthese können drei Teilprobleme unterschieden werden:

– **Anordnung der Arbeitsplätze:** Im Rahmen der Bestimmung des Standortes muß zwischen standortabhängigen und standortunabhängigen Stellen unterschieden werden. Eine standortgebundene Stelle liegt etwa dann vor, wenn diese durch ein festinstalliertes Sachmittel besetzt ist (z. B. Computertomograph), also grundsätzlich nicht mobil ist. In diesem Fall wird durch die Festlegung des Standortes für eine solche Stelle gleichzeitig die lokale Zuordnung der mit dieser Stelle in direkter Beziehung stehenden Stellen beeinflußt.
  Eine ähnliche standortgebundene Situation ist dann gegeben, wenn im Arbeitsprozeß die zu bearbeitenden Objekte unbeweglich oder nur unter erheblichem Aufwand beweglich sind, so daß die Anordnung der Stelle auf die betreffenden zu bearbeitenden Objekte ausgerichtet werden muß.
  Die Arbeitsplatzanordnung wird grundsätzlich durch das «Prinzip des kürzesten Weges» bestimmt. Dieses Prinzip steht in engem Zusammenhang mit dem der zeitlichen Synthese zugrunde liegende Prinzip der kürzesten Durchlaufzeit. Das Ziel der lokalen Synthese besteht also darin, die einzelnen Arbeitsplätze so anzuordnen, daß die Arbeitswege möglichst kurz sind.
– **Gestaltung der Arbeitsumgebung:** Umgebungsbedingungen wie Temperatur, Luftfeuchtigkeit, Licht, Farbgebung und Geräuschpegel spielen gerade im Arbeitsbereich Krankenhaus, wo nicht nur die wesentlichen Arbeitsträger, sondern auch die «zu bearbeitenden Arbeitsobjekte» Menschen sind, eine wichtige Rolle.
  Mit der Gestaltung des Arbeitsplatzes und der Arbeitsplatzumgebung sollen die objektiven Voraussetzungen für eine hohe Leistungsbereitschaft sowie hohes Leistungsvermögen der Arbeitsträger und damit eine optimale Erreichung der Krankenhausziele geschaffen werden.

• **Bemerkung zur Programmierung von Arbeitsabläufen:** Programmierung bedeutet in diesem Zusammenhang, daß für die Erfüllung von Aufgaben spezifische Verfahrensweisen vorgeschrieben werden. Programme legen also detailliert fest, mit welchen Handlungen ein Arbeitsträger auf das Eintreten bestimmter Situationen reagieren soll. Die Programmierung kann sich auf korporale und mentale Aufgabenerfüllungsprozesse beziehen. Es wird dadurch beispielsweise festgelegt:

– wann (unter welchen Bedingungen) gehandelt werden soll (Zeitregeln, zeitliche Vorgaben)
– welche Handlungen in einer bestimmten Situation ausgeführt werden sollen (Handlungswahlregeln, bedingte Vorgabe von Arbeitsleistungen)
– wie bestimmte Tätigkeiten ausgeführt werden sollen (Methodenregeln, arbeitsmethodische Vorgaben)
– welche Ergebnisse ein Arbeitsprozeß bringen soll (Ergebnisregeln, Zielvorgaben)
– welche Aufgabenträger im Arbeitsprozeß jeweils zusammenarbeiten sollen (Kooperationsregeln)

Die Programmierung in diesem Sinne trägt zu einer Routinisierung von Verhaltensweisen bei. Durch Programme können Arbeitsprozesse vereinheitlicht und eine sachgerechte Aufgabenerfüllung auch in außergewöhnlichen Situationen erleichtert werden.

6.4.4 Spezifische Krankenhausprobleme

Die Komplexität und Interdependenz der Arbeitsabläufe im Krankenhaus nebst der raschen Weiterentwicklung im Bereiche von Medizin bzw. Medizintechnologie stellen nicht nur die Aufbauorganisation, sondern auch die Ablauforganisation vor einige Probleme. Drei solcher Probleme werden im folgenden skizziert (27):

• **Ärztliche Spezialistenteams!** Die Weiterentwicklung der Medizin und der medizinischen Technik ist mit einem rapiden Anstieg des Gesamtwissens im Bereich der Medizin verbunden. Dazu kommt die ständig wachsende Summe der von den einzelnen Ärzten gemachten Erfahrungen als dem Fundament, aus dem medizinische Wissenschaft und ärztliche Praxis ihre Gesetzmäßigkeiten und Regeln ableiten. Als zwangsläufige Folge dieser Entwicklung hat sich der einzelne Arzt in zunehmendem Maße spezialisiert.

Die ganzheitliche Behandlung des Patienten macht es jedoch erforderlich, die Vielzahl der Fachspezialisten bei der Behandlung des einzelnen Patienten organisatorisch zusammenzuführen. Der solitär arbeitende Fachspezialist wird damit durch das Spezialistenteam abgelöst, das system- oder problem-orientiert arbeitet, unabhängig von der traditionellen Fachdisziplin. Anstelle der vertikalen Organisation des Arztdienstes (Chefarztsystem) tritt eine mehr horizontale Struktur (Teamarztsystem).

• **Von der Funktions- zur Zimmerpflege!** In dem Bestreben, dem Patienten die jeweils bestmögliche Pflege zu geben, werden die Patienten nicht mehr in erster Linie nach der ärztlichen Fachdisziplin, sondern nach Art und Umfang der notwendigen pflegerischen Betreuung gruppiert. Dabei werden baulich, einrichtungsmäßig, aber auch personell unterschiedlich ausgestattete Pflegeeinheiten, entsprechend der abnehmenden Versorgungsintensität Pflegeeinheiten für Intensivpflege, Normalpflege, Langzeitpflege und Minimal-/Teilzeitpflege vorgesehen.

Der Ablauf der pflegerischen Versorgung innerhalb einer Pflegeeinheit war früher funktionsorientierter; jede Pflegekraft führte bestimmte Verrichtungen für eine größere Anzahl von Patienten aus («Funktionspflege»). Die Verkürzung der Verweildauer und die damit verbundene Steigerung der Versorgungsintensität, die zunehmende Technisierung der Krankenhausarbeit und die erhöhte Personaldichte lassen den modernen Krankenhausbetrieb zunehmend unpersönlicher erscheinen. Im Hinblick auf die für die Gesundung kranker Menschen unabdingbar notwendige individuelle Betreuung wird der Ablauf der Pflegearbeit innerhalb der Plegeeinheiten heute zunehmend patientenorientiert organisiert: Einzelne Pflegekräfte (oder auch ein Pflegeteam) sind für die Gesamtpflege einer kleinen Patientengruppe zuständig («Gruppenpflege», «Zimmerpflege» oder «Einzelpflege»). Angemerkt sei, daß bei diesem Organisationsprinzip das Pflegepersonal die Voraussetzungen und Ar-

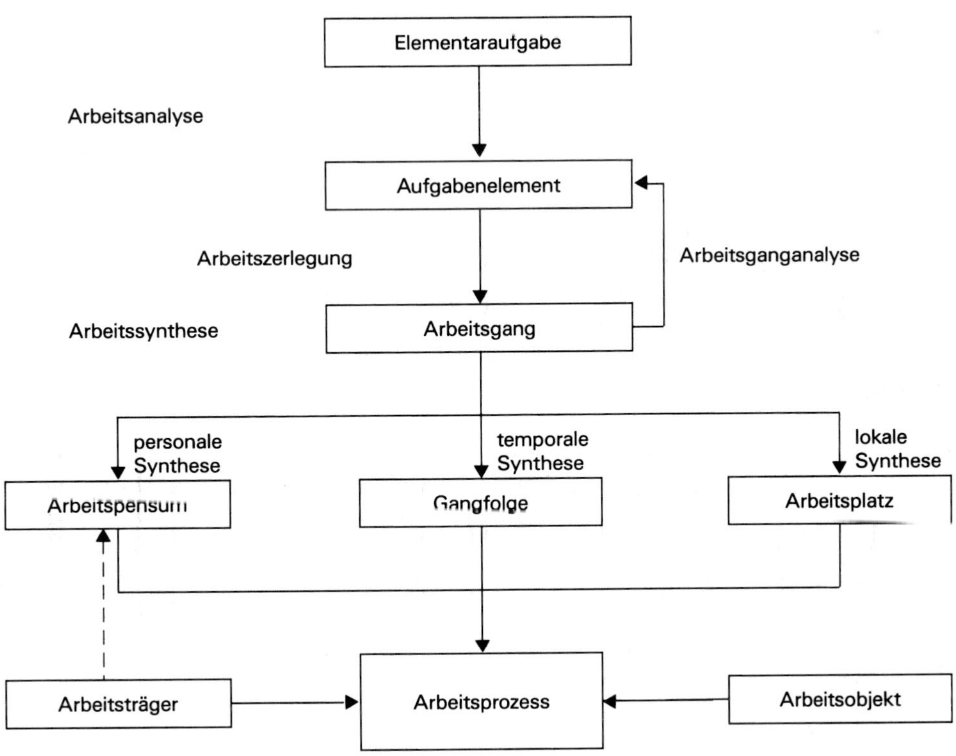

Abbildung 6/52: Schema der Ablauforganisation

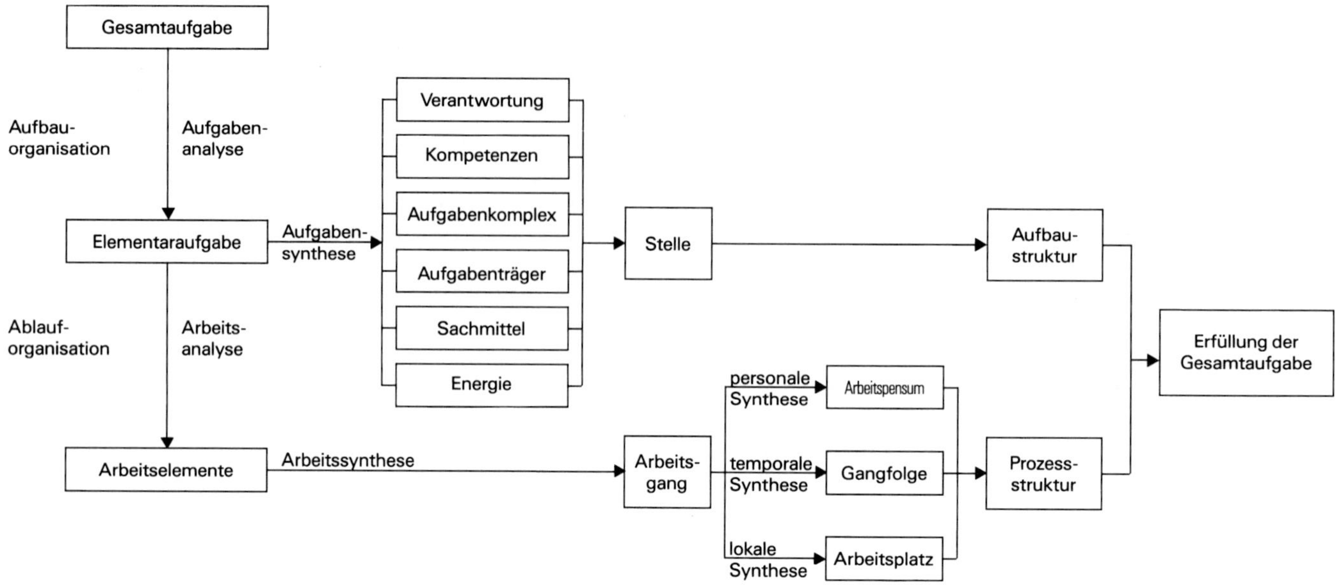

Abbildung 6/53: Schema der Aufbau- und Ablauforganisation

beitsbedingungen findet, die den Vorstellungen über eine eigenständige Pflegetätigkeit am ehesten entsprechen.

- **Zentrale Einrichtungen:** Die verbesserten technischen Möglichkeiten sind der Grund dafür, daß bestimmte Versorgungsdienste eine Mindestkapazität besitzen, die vom einzelnen Krankenhaus nicht immer rationell ausgelastet und nur dann wirtschaftlich betrieben werden können, wenn man sie für mehrere Krankenhäuser gemeinsam einrichtet. Dies ist der Grund dafür, bestimmte Versorgungsdienste aus dem einzelnen Krankenhaus auszugliedern und zu Zentraleinrichtungen innerhalb der Krankenhausregion zusammenzufassen: regionale Zentralisierung (z. B. Zentralapotheke, Zentralwäscherei, Zentrale für technische Dienste).

Nicht selten überträgt man auch einzelne Versorgungsdienste (vor allem beim Reinigungsdienst und bei der Wäschereinigung) gewerblichen Betrieben, die infolge ihrer erwerbswirtschaftlichen Dynamik kostengünstiger arbeiten können («Industrialisierung von Versorgungsdiensten»). Die wesentlichen Zusammenhänge im Rahmen der Ablauforganisation sind in Abb. 6/52.

Zusammenfassend, in einer Übersicht dargestellt, präsentieren sich Aufbau- und Ablauforganisation wie Abb. 6/53 dies zeigt.

6.5 Beziehungsorganisation

Ein System ist charakterisiert durch seine Elemente und durch die wechselseitigen Beziehungen zwischen den Elementen, wobei zwischen materiellen und immateriellen Beziehungen zu unterscheiden ist.

Die materiellen Beziehungen bzw. die Weitergabe von materiellen Objekten sind im Rahmen der Ablauforganisation erörtert worden. In diesem Kapitel kommen die informatiellen Beziehungen, d. h. die **organisatorische Gestaltung der Kommunikation** zur Sprache.

Da das Thema Kommunikation im vorhergehenden Kapitel behandelt wurde, soll hier nur noch auf organisatorisch bedeutsame Aspekte eingegangen werden.

6.5.1 Kommunikationsbeziehungen

Die Kommunikationsbeziehungen in einem Krankenhaus lassen sich auf verschiedene Art gliedern. Am zweckmäßigsten erscheint in unserem Zusammenhang eine Gliederung in autoritätsbegründete und nicht-autoritätsbegründete Kommunikation.

- Die **autoritätsbegründete Kommunikation** beruht auf der formalen Autorität, welche die Stellung des Vorgesetzten gegenüber seinen Mitarbeitern in der betrieblichen Hierarchie charakterisiert. Diese Autorität beinhaltet das Recht des Vorgesetzten, seinen Mitarbeitern Anordnungen zu erteilen. Daher setzt die Ausübung der Autorität eine direkte Beziehung zwischen zwei Personen voraus. Je nachdem, ob die Beziehung mehr auf die Aufgabe oder auf die zu führende Person ausgerichtet

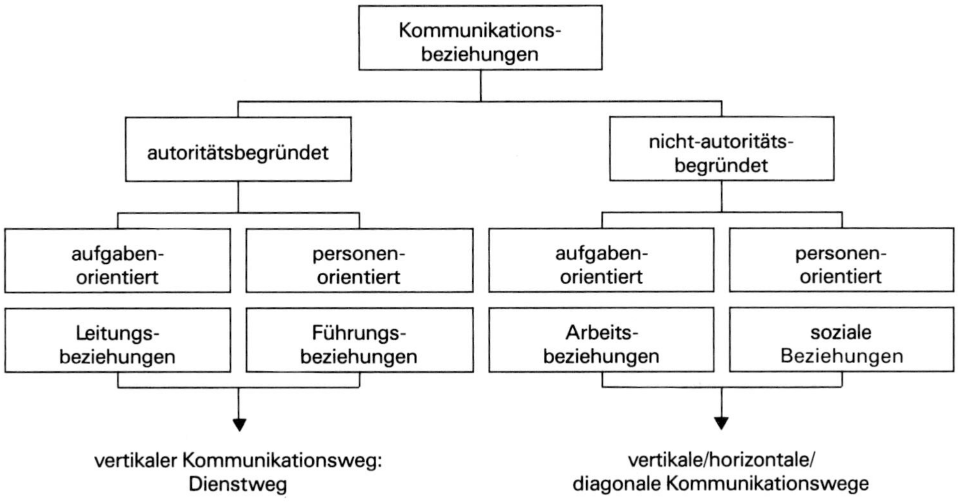

Abbildung 6/54: Kommunikationsbeziehungen

ist, kann zwischen Leitungs- und Führungsbeziehungen unterschieden werden. Die für die autoritätsbegründete Kommunikation typischen Kommunikationssysteme sind zugleich die Grundformen betrieblicher Leitungssysteme: das Einliniensystem und das Mehrliniensystem. Die konkretisierten Leitungs- bzw. Führungsbeziehungen verlaufen als Dienstwege vertikal durch die hierarchische Struktur.

• Die **nicht autoritätsbegründete Kommunikation** beruht auf der Mitgliedschaft zum betreffenden sozialen System. Aufgrund der Aufgaben- bzw. Personenorientierung der Kommunikationsbeziehungen können Arbeits- und soziale Beziehungen unterschieden werden. Die konkretisierten Arbeits- und sozialen Beziehungen verlaufen als vertikale, horizontale und diagonale Kommunikationswege durch den Betrieb. Die verschiedenen Kommunikationsbeziehungen lassen sich schematisch darstellen, wie Abb. 6/54 zeigt.

• Die **Kommunikationswege** stellen wie gesagt **das** eigentlich **«Verbindende»** zwischen den Elementen eines sozialen Systems dar. Diese Wege können nach folgenden Kriterien unterschieden werden: Grundlage, Durchlässigkeit, Richtung, Verbindungsart, Informationsart (32):

– Je nachdem, ob die Kommunikationswege auf der Grundlage einer bewußten organisatorischen Gestaltung durch eine bestimmte Instanz oder spontan auf der Basis eines bewußten oder unbewußten Verhaltens der beteiligten Aufgabenträger entstanden sind, unterscheidet man **formale und informale Kommunikationswege.** Formale und informale Kommunikationswege bilden zusammen das effektive betriebliche Kommunikationsnetz und treten in den unten genannten Ausprägungen auf.
– Aufgrund der Anzahl Richtungen, die für die Informationsübertragung offenstehen – Durchlässigkeit – wird zwischen **einseitigen und zweiseitigen Kommunikationswegen** unterschieden:

= Bei einseitigen Kommunikationswegen tritt ein Aufgabenträger als Sender, ein anderer als Empfänger auf (z. B. akustische/optische Alarmanlagen, Rundschreiben der Betriebsleitung). Solche Verbindungswege stellen streng genommen keine echten Kommunikationswege dar, weil die Wechselseitigkeit als konstituierendes Element der Kommunikation gilt; sie müßten also eigentlich als Informationswege bezeichnet werden.
= Bei zweiseitigen Kommunikationswegen sind beide Aufgabenträger sowohl Sender als auch Empfänger (Rückmeldung). Beispiele: mündliche Aussprache, Telefongespräch. Vorteile des zweiseitigen Kommunikationsweges sind: Der jeweilige Sender erfährt, ob und wieweit seine Nachricht verstanden wurde; dadurch wird die Genauigkeit der Informationsübertragung vergrößert. Zudem hat der Empfänger die Möglichkeit, sofort zu antworten. Als Nachteile sind der höhere Aufwand an Zeit und Kosten zu sehen sowie die Tatsache, daß höhere Kanalkapazitäten erforderlich sind.
Zweiseitige Kommunikationswege drängen sich vor allem bei der Führung, der Kooperation und der Instruktion auf, wogegen bei reinen Mitteilungen einseitige Wege im allgemeinen genügen.

– Die Unterscheidung der Kommunikationswege nach der Richtung geht von der betrieblichen Hierarchie als einem System der Über- und Unterordnung aus und gelangt so zu **vertikalen, horizontalen und diagonalen Kommunikationswegen;** Kommunikationsrichtungen sind in Abb. 6/55 dargestellt.

32 vgl. Bartram (1969)

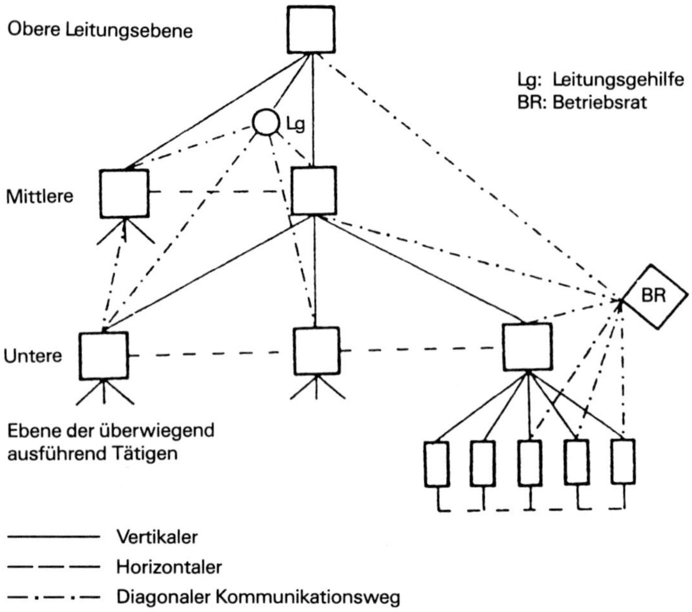

Abbildung 6/55: Kommunikationsrichtungen

der vertikalen Kommunikation lassen sich Abwärts- und Aufwärtskommunikation unterscheiden. Vor allem mit der Abwärtskommunikation (Anordnungswege) befaßt sich die traditionelle Organisationslehre zur Genüge, während die Aufwärtskommunikation spärlicher behandelt wird und in der Praxis infolge

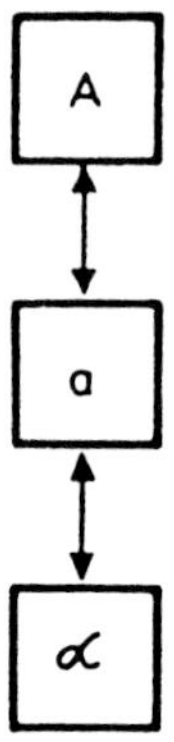

Abbildung 6/57: Vertikale Kommunikationswege

= Horizontale Kommunikationswege (Abb. 6/56): Die Aufgabenträger, die miteinander kommunizieren, befinden sich auf der gleichen hierarchischen Ebene. Eine gut funktionierende horizontale Kommunikation kann wesentlich zur Lösung der Probleme und Schwierigkeiten beitragen, die sich aus der horizontalen Arbeitsteilung, Stellen- und Abteilungsgliederung ergeben (Selbstkoordination, Kooperation):

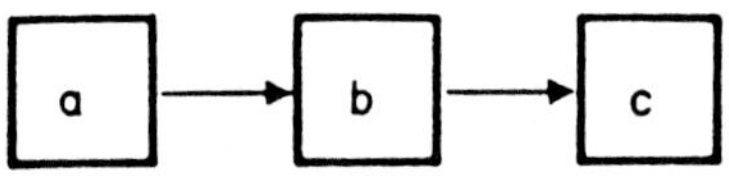

Abbildung 6/56: Horizontale Kommunikationswege

= Vertikale Kommunikationswege (Abb. 6/57): Die Kommunikationspartner gehören verschiedenen hierarchischen Ebenen an; die vertikalen Wege sind Ausdruck des betrieblichen Leitungssystems. Innerhalb

Filterung von Informationen oft mangelhaft funktioniert.

= Diagonale Kommunikationswege: Die Kommunikationspartner gehören verschiedenen hierarchischen Ebenen in sachlich unterschiedlichen Aufgabengebieten an. Wie die horizontalen tragen auch die diagonalen Kommunikationswege wesentlich zu einer koordinierten Aufgabenerfüllung bei.

– Die **Verbindung zwischen der Informationsquelle und dem Bestimmungsort** der Information durch Kommunikationswege kann auf zweierlei Art hergestellt werden (Abb. 6/58):

= Direkte Kommunikationswege: Die Information fließt von der Quelle unmittelbar bis zum Bestimmungsort, ohne Einschaltung eines Aufgabenträgers.

= Indirekte Kommunikationswege: Zwischen Informationsquelle und Bestimmungsort wird eine oder mehrere Stellen als Sammler, Verbinder oder Verteiler dazwischengeschaltet (z. B. Dienstweg).

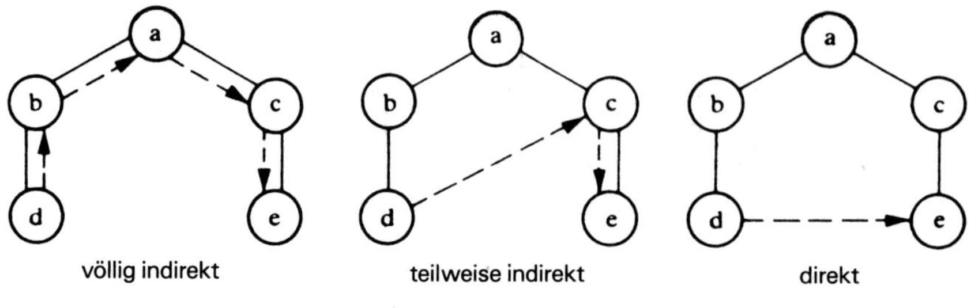

Abbildung 6/58 (06): Verbindung Informationsquelle-Bestimmungsort

• Die **Vorteile der direkten Wege** sind ihre Billigkeit, Schnelligkeit, Beweglichkeit und Zuverlässigkeit. Auf der anderen Seite besteht die Gefahr der mangelnden Übersicht und Orientierung der Vorgesetzten über die Tätigkeit ihrer Mitarbeiter. Bei den indirekten Wegen verhält es sich gerade umgekehrt: sie sind schwerfällig, kostspielig, langsam und für bewußte oder unbewußte Auslassungen, Veränderungen und Ergänzungen besonders anfällig; dies weil die Nachrichten/Informationen in mehreren Stationen verarbeitet werden.

Um die Vorteile beider Arten zu kombinieren, sind folgende Mischformen denkbar: – Direktverkehr mit nachträglicher formloser Benachrichtigung der zuständigen Instanz – Direktverkehr mit genauem anschließendem Bericht an die Instanz – Indirekter Verkehr/=Instanzverkehr mit dauernden oder gelegentlichen Ausnahmegenehmigungen zum Direktverkehr.

Von der jeweiligen Situation hängt es ab, ob ein direkter oder indirekter Informationsaustausch zweckmäßig ist. «Aus der Sicht multilateraler Kommunikation und Information entspricht die Möglichkeit der direkten Kommunikation zwischen Stellen und Aufgabenträgern den Prinzipien kooperativer Führung!» (33)

– **Nach der Art der Information,** die übertragen wird, lassen sich verschiedene Arten von Kommunikationswegen unterscheiden. Doch dient ein Kommunikationsweg in der Praxis fast nie nur der Übertragung einer einzigen Informationsart, so daß das Kriterium Informationsart eher untergeordnete Bedeutung hat. Grundsätzlich lassen sich nach diesem Kriterium Mitteilungswege und Appellwege unterscheiden. Reine Mitteilungswege dienen der Übertragung von Informationen, bei denen der Sachinhalt klar dominiert; sie verlaufen sowohl horizontal als auch diagonal und vertikal durch das ganze Strukturgefüge. Sie sind meistens zweiseitig, können also in beiden Richtungen benützt werden.
  Bei den Informationen, die auf Appellwegen übermittelt werden, steht der Appellcharakter klar im Vordergrund. Die Appellwege wiederum lassen sich in Anrufungs-, Anordnungs- und Mitsprachewege aufteilen:

= Anrufungswege werden dort notwendig, wo eine Stelle bestimmte Aufgaben auszuführen hat, eine dazu erforderliche Entscheidung aber durch eine andere Stelle gefällt werden muß. Eine Anrufung kann auch den Charakter eines Vorschlags oder eines Antrags haben. Auch Rückfragen und Beschwerden können den Anrufungen zugerechnet werden. Während die meisten Anrufungen sowohl horizontal wie vertikal vorkommen können, haben Beschwerdewege einen eigenen Charakter; sie sind nur vertikal vorhanden, und meist werden Zwischeninstanzen übersprungen.

= Anordnungswege verlaufen vertikal und nur einseitig. Eine Instanz, die gegenüber einer anderen Stelle ein Weisungsrecht besitzt, kann dieser Stelle direkte Anordnungen erteilen.

= Mitsprachewege sind notwendig, wenn sich mehrere Stellen eine Entscheidungskompetenz teilen und sich gegenseitig abstimmen müssen (Kollegialprinzip). Mitsprachewege sind zweiseitig benützbar.

6.5.2 Kommunikation als Aufgabe

Wird die Kommunikation als Aufgabe, also als Zielsetzung für menschliche Handlungen verstanden, so kann sie wie jede Aufgabe durch die fünf Merkmale Verrichtung, Objekt, Hilfsmittel, Zeit und Raum gekennzeichnet werden (34):

• **Kommunikations-Verrichtung:** Die vier Grundverrichtungen der Kommunikation sind: Empfangen, Speichern, Umwandeln und Senden von Informationen. Dabei besteht jeder Kommunikationsvorgang mindestens aus den Verrichtungen Senden und Empfangen, zu denen dann entsprechend den spezifischen Zielsetzungen noch die beiden anderen Grundverrichtungen hinzutreten können. Jede Grundverrichtung läßt sich in verschiedene Einzelverrichtungen zerlegen.

• **Kommunikations-Objekt:** Eine genaue Analyse des Kommunikations-Objektes, d. h. der Information, ist wichtig für die Festlegung der übrigen Komponenten der Kommunikation. So erfordert z. B. eine Information, die in Form einer Zeichnung Anweisungen über die Bedienung eines Apparates enthält, beim Empfänger die Verrichtungen Lesen und Verstehen. Da es sich um eine Anweisung handelt, ist ein Kommunikationsweg mit den Eigenschaften eines Anordnungsweges erforderlich.

• **Kommunikations-Hilfsmittel:** Die Kommunikation bedient sich in der Regel einer Reihe von Hilfsmitteln. Diese lassen sich aufgrund der Verrichtungen einteilen, die bei der Kommunikation zur Durchführung gelangen: Hilfsmittel zum Senden, Empfangen, Speichern und Umwandeln von Informationen.

• **Kommunikations-Zeit:** Bei der Strukturierung der Kommunikation spielt die Zeit ebenfalls eine wichtige Rolle, da die Informationsbewegungen grundsätzlich neben der räumlichen auch in der zeitlichen Dimension ablaufen. Als Ausgangspunkt für die ablauforganisatorisch orientierte Gestaltung der zeitlichen Komponente gilt die allgemeine Zeitplanung der betrieblichen Aufgabenerfüllung. Aus dieser können die Zeitpunkte abgelei-

33 Wunderer/Grunwald (1980)
34 vgl. Kramer (1965)

tet werden, zu denen die verschiedenen Informationen von den Kommunikationsträgern benötigt werden.

Anschließend müssen die Kommunikationsprozesse so strukturiert werden, daß die Informationen zur richtigen Zeit von den Quellen zu den Bestimmungsorten gelangen. Daraus ergeben sich Anhaltspunkte für die Wahl der geeigneten Kommunikationsmittel.

• **Kommunikations-Raum:** Ein wesentliches Merkmal der Kommunikation liegt in ihrer Raumüberbrückungs-Funktion. Die Träger der verschiedenen Phasen des Informationsflusses befinden sich an einem bestimmten Ort im Betrieb, woraus sich bestimmte Anforderungen an die Gestaltung der Kommunikation ergeben. Als wesentliche Faktoren müssen berücksichtigt werden: – Die Veränderung der örtlichen Komponente; die Informationsübertragung ist am einfachsten, wenn die Kommunikationspartner einen festen Standort haben. Schwieriger wird es, wenn Sender und/oder Empfänger durch einen veränderlichen Standort gekennzeichnet sind – Die Entfernung zwischen den Kommunikationspartnern; liegt eine große Entfernung vor, so müssen Hilfsmittel für die Informationsübertragung eingesetzt werden.

6.5.3 Aufbaustruktur der Kommunikation

Bei der Gestaltung der Aufbau- (Gefüge-) struktur der Kommunikation geht es darum, die Kommunikationsträger durch Einfügung von Kommunikationswegen in eine sinnvolle und zweckmäßige Ordnung zu bringen. Wenn es auch zunächst so aussieht, als würden die verschiedenen Teilaufgaben isoliert nebeneinanderstehen, so ist das überhaupt nicht der Fall, da ja alle Teilaufgaben letztlich auf die Erfüllung der Gesamtaufgabe gerichtet sind, sind sie inhaltlich eng miteinander verbunden. Dieser Zusammenhang bleibt auch für die Ablauforganisation bestimmend. Erst durch das Miteinander der Aufgabenträger wird eine Erfüllung der Gesamtaufgabe möglich. Ein solches Miteinander aber erfordert Kommunikation.

Aus der Aufgabenanalyse und-synthese wird ersichtlich, welche Kommunikationsbeziehungen zur Erfüllung der betreffenden Aufgaben erforderlich sind. Damit steht der Aufbauorganisation ein Hilfsmittel zur Verfügung, welches ihr hilft, die mit den Teilaufgaben betrauten Aufgabenträger sinnvoll einzuordnen. Aufgrund der Kenntnis der notwendigen Kommunikationsbeziehungen können die Aufgabenträger so durch Kommunikationswege verbunden und in die gesamte Aufbaustruktur eingeordnet werden, daß eine optimale Aufgabenerfüllung möglich wird.

Ergeben sich aus der Aufgabenanalyse z. B. durch Gliederung nach dem Rangkriterium Informationen mit Weisungscharakter, so ist damit bereits festgelegt, daß die betreffenden Kommunikationspartner durch einen vertikalen Kommunikationsweg miteinander verbunden sein müssen. Daraus folgt für die Aufbauorganisation, daß der weisungsberechtigte Sender auf einer höheren Ebene der Hierarchie einzuordnen ist als der Weisungsempfänger.

Weitere Bestimmungsfaktoren für die Aufbauorganisation ergeben sich aus den Überlegungen zur Zahl der in einer Gruppe auftretenden Kommunikationsbeziehungen sowie aus den Überlegungen zur Kommunikationskapazität (Leistungsfähigkeit eines Kommunikationssystemes).

Da die Aufbauorganisation als umfassendes Element auch die Aufbaustruktur der Kommunikation beinhaltet, kann der Fall eintreten, daß andere Faktoren eine Gestaltung der Aufbaustruktur verlangen, welche von den Forderungen abweicht, die sich aus den Kommunikationsbeziehungen ergeben. In jedem Fall sind jedoch Aufbaustruktur und Kommunikationsnetz genau aufeinander abzustimmen. Bei der Gestaltung des Kommunikationssystemes steht die Festlegung der Kommunikationswege im Mittelpunkt. Die zu beantwortende Frage lautet: Welche Kommunikationswege sind für die Aufgabenerfüllung erforderlich? Bevor diese Frage untersucht wird, ist kurz das Problem der maximal möglichen Kommunikationswege zu erörtern. Dieses Problem ist im Zusammenhang mit der Frage nach der optimalen Leitungsspanne seit langem Gegenstand wissenschaftlicher Überlegungen.

• Hier wird der Versuch von Graicunas (35) skizziert, der anhand mathematischer Analysen die **Zahl der interpersonalen Beziehungen** zwischen einem Vorgesetzten und einer wechselnden Anzahl von direkt unterstellten Mitarbeitern untersuchte; es wurden drei Arten von direkt unterstellten Mitarbeitern unterschieden, dies am Beispiel eines Vorgesetzten A mit seinen drei Mitarbeitern B, C und D:

- **Vertikale Einzelbeziehungen:** einseitige Kommunikation von A zu B, A zu C, A zu D
- **Vertikale Gruppenbeziehungen:** einseitige Kommunikation von A zu B + C, A zu B + D, A zu C + D
- **Horizontale Kreuzbeziehungen:** ein- oder zweiseitige Kommunikation zwischen B und C, B und D, C und D

Unter der Voraussetzung, daß sich alle diese Beziehungen voneinander unterscheiden, entwickelt sich die Zahl der möglichen Beziehungen in Abhängigkeit von der Zahl der Untergebenen. Die entsprechende Formel besagt, daß mit wachsender Zahl der unterstellten Mitarbeiter die Zahl der möglichen Beziehungen überproportional steigt (Abb. 6/59).

Obwohl die Untersuchungen nur auf die Beziehungen bzw. Kommunikationswege einfacher Arbeitsgruppen gerichtet waren, zeigen sie dennoch eindringlich, daß

35 vgl. Kramer (1965), Hill (1974)

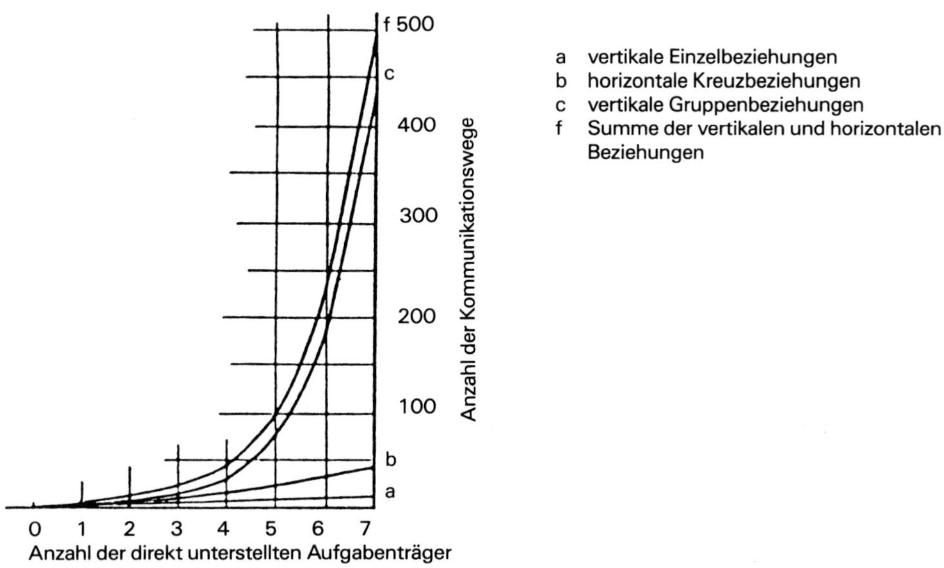

Abbildung 6/59: Progressiver Anstieg der Beziehungen bei steigender Anzahl der Untergebenen (Hill)

von etwa vier bis fünf unterstellten Aufgabenträgern die Zahl der Kommunikationswege sehr rasch ansteigt. Wegen dieses progressiven Anwachsens ist es notwendig, jeweils einige Kommunikationspartner zu einer Kommunikationseinheit zusammenzufassen. Diese kann dann über je einen Kommunikationsweg mit anderen Kommunikationseinheiten in Verbindung stehen (Abb. 6/60)

Zahl der Untergebenen (Leitungsspanne)	*Zahl der Beziehungen* (direkte Einzel-, direkte Gruppen- und Kreuzbeziehungen)
1	1
2	6
3	18
4	44
5	100
6	222
7	490
8	1 080
12	29 708
18	2 359 602

Abbildung 6/60: Zahlenmäßige Darstellung zu Abb. 6/59

Die Zahl der Mitglieder einer solchen Kommunikationseinheit sollte keinesfalls ein Punkt überschreiten, von dem an die Progression besonders wirksam wird (d. h. bei fünf bis sechs Gruppenmitgliedern). Im Hinblick auf die Bildung von Kommunikationseinheiten mit einer überschaubaren Zahl von Kommunikationswegen empfiehlt sich deshalb die Schaffung von kleineren Arbeitsgruppen. Dies hat allerdings zur Folge, daß mehr Vorgesetzte benötigt werden. Damit erhöht sich die Zahl der hierarchischen Ebenen, was zu einer größeren Gliederungstiefe führt.

Bei der Strukturierung des Informationsflusses innerhalb einer Kommunikationseinheit ergeben sich mehrere grundsätzliche Möglichkeiten für die Anordnung der Aufgabenträger und ihre Verbindung durch Kommunikationswege. Wenn eine Kommunikationseinheit nur aus zwei Personen besteht, dann genügt ein Kommunikationskanal um die Verbindung zwischen diesen herzustellen.

Denkt man aber an Krankenhäuser, dann ist es realistischer, sich Gebilde mit mehr als zwei Personen vorzustellen: Krankenhäuser mit hundert und mehr Beschäftigten sind keine Seltenheit. Trotz des größeren Umfangs und damit auch des anderen Charakters größerer Betriebe vollzieht sich Kommunikation, hier nur entsprechend vervielfacht, immer auf die gleiche Art und Weise, wie das im Grundmodell des Kommunikationsprozesses dargestellt wurde. Es kommt zur Bildung von Mehr-Kanal-Strukturen, die als Kommunikationsnetze bezeichnet werden.

• Als **Hilfsmittel für die Darstellung solcher Kommunikationsnetze** wird die Graphentheorie verwendet, bei der für Sender und/oder Empfänger Punkte/Knoten und für die zwischen ihnen vorhandenen Kommunikationsbeziehungen Strecken/Kanten stehen.

Zahlreiche Experimente, vor allem in kleinen Gruppen, haben ergeben, daß die Leistungsfähigkeit, das Arbeitstempo, die Fehlerquote und die Zufriedenheit der Gruppenmitglieder wesentlich davon abhängen, wie das betreffende Kommunikationsnetz strukturiert ist. Die Grundformen der Kommunikationsnetze werden als Stern, Kette und Kreis bezeichnet. Diese Grundtypen werden anhand einer übersichtlichen Kommunikationseinheit mit 5 Mitgliedern (36) näher erläutert. In allen Netzen bestehen Kanäle, die jedem Mitglied die Kom-

36 vgl. Staerkle/Jaeger 1972, Kramer (1965)

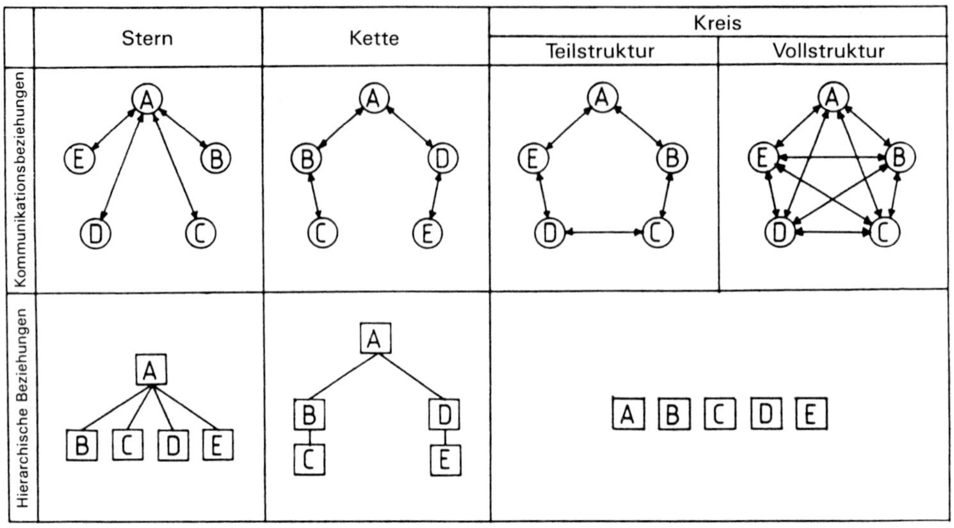

Abbildung 6/61: Kommunikationsnetze

munikation mit jedem anderen Mitglied erlauben. Unterschiedlich ist nur die Weglänge und die sich aus der Anordnung der Wege ergebende Rangordnung der Mitglieder (Abb. 6/61).

- Der **Stern** ist eine stark zentralistische Struktur: Die Kommunikation kann stets nur über das Zentrum A stattfinden; nur A steht mit den anderen Mitgliedern in direkter Beziehung. Daraus ergibt sich eine stark hierarchische Struktur mit A in der Führerrolle. Auch heute ist man noch vielerorts der Ansicht, daß der Stern generell für die effiziente Aufgabenerfüllung am geeignetsten sei; der autoritäre Vorgesetzte, der ohne Rücksprache mit den Mitarbeitern Aufträge erteilt, um dann anschließend die Vollzugsmeldungen entgegenzunehmen, ist noch lange nicht ausgestorben.
  Der große Nachteil dieses Kommunikationsmusters liegt darin, daß der einzige Zufriedene dabei derjenige ist, der die zentrale Position innehält, also der Gruppenleiter. Die anderen Gruppenmitglieder, also die «Randpositionen» sind extrem unzufrieden.
- Auch die **Kette** stellt ein zentralistisches (und damit hierarchisch strukturiertes) System dar, allerdings nicht so ausgeprägt wie der Stern: Sowohl B und D als auch C und E können nur über A miteinander kommunizieren; nur B und C, D und E stehen miteinander in direkter Verbindung. B und D haben die wichtige Funktion von Verbindungsstellen, welche Informationen von C bzw. E empfangen und sie dann an A weiterleiten.
- Der **Kreis** ist ein stark dezentralisiertes Kommunikationsmuster. In der Form Teilstruktur sind jeweils zwei Mitglieder nur über Umwege zu erreichen; der Ausfall eines Punktes hat einen Zerfall des Systems zur Folge. Die Vollstruktur gestattet jedem Mitglied unmittelbar mit jedem anderen Mitglied in Verbindung zu treten (völlige Kommunikationsfreiheit). Bei der Kreisform kommt es zu keiner Überordnung eines Mitglieds: Alle Mitglieder befinden sich auf der gleichen Rangebene.

Zahlreiche Experimente haben ergeben, daß für einfache und wiederkehrende Aufgaben ein hierarchisch strukturiertes Kommunikationsnetz wie der Stern rascher zu guten Leistungen führt. Die Beschränkung der Kommunikationskanäle erlaubt dem zentralen Mitglied A, die Arbeit der übrigen Mitglieder zu koordinieren und zu kontrollieren, was A zu großer, bei den übrigen Mitgliedern zu geringer Zufriedenheit führt.

Bei schwierigen und neuartigen Aufgaben sowie in unsicheren Situationen ist der Kreis dem Stern eindeutig überlegen. Solche Aufgaben werden vom Kreis rascher richtig gelöst. Kommt der Gruppenleiter im Stern mit seiner Aufgabe nicht mehr weiter, dann sind die anderen Gruppenmitglieder nicht imstande, sich nun auf einmal selbst mit dieser zu beschäftigen, weil sie gewohnt sind, alles dem Leiter zu überlassen. Anders im Kreis: Da sind alle gewohnt, mitzuarbeiten. Sie können sich deshalb sofort auf eine veränderte Situation einstellen.

In einem qualifizierten Aufgabenzusammenhang, wie ihn das Krankenhaus darstellt, ist der Vorgesetzte je länger je mehr auf das «selbständige Funktionieren» seiner Mitarbeiter angewiesen! In einem Arbeitsteam, wo alle Teammitglieder (inklusive Teamleiter) voneinander abhängen und die Zusammenarbeit aller erforderlich ist, um die gestellten Aufgaben zu bewältigen, reicht der Stern nicht aus. Selbständiges Denken und spontane (informale) Zusammenarbeit lassen sich nicht anordnen. Wer auf die Bereitschaft zur Zusammenarbeit angewiesen ist, muß für ein möglichst dichtes Kommunikationsnetz sorgen. Zudem erfüllt der Kreis auch grundlegende emotionale Bedürfnisse nach zwischenmenschlichen Kontakten in der Gruppe. Die Befriedigung der Mitglieder ist durchwegs höher als bei den Gruppen mit beschränkter Kommunikationsmöglichkeit. Auch gemeinsame Lernprozesse der Gruppe werden am stärksten durch die Kreisstruktur gefördert.

Wie sich die verschiedenen Strukturen auf die Geschwindigkeit der Aufgabenerfüllung, die Zufriedenheit der Gruppenmitglieder und die Flexibilität der Gruppe auswirken, wird in tabellarischer Form in Abb. 6/62 zusammenfassend gezeigt (37).

Effizienzkriterien	Kommunikationsstruktur		
	Kreis	Kette	Stern
Geschwindigkeit der Erfüllung			
- einfacher Aufgaben	niedrig	hoch	sehr hoch
- komplexer Aufgaben	sehr hoch	hoch	niedrig
Zufriedenheit der Gruppenmitglieder	hoch	niedrig	sehr niedrig
Flexibilität der Gruppe	groß	gering	sehr gering

Abbildung 6/62: Effizienzkriterien und Kommunikationsstruktur

Aus der Tabelle geht hervor, daß man beispielsweise Geschwindigkeit bei der Lösung einfacher (oder standardisierter) Aufgaben auf Kosten der Flexibilität und der Zufriedenheit erreichen kann (und umgekehrt). Die Forschungsergebnisse deuten darauf hin, daß es eine für alle Aufgaben gleichermaßen optimale Struktur der Kommunikationsnetze nicht gibt. Struktur und Prozesse der Kommunikation sind in jedem Fall auf die konkreten Erfordernisse (Aufgaben und Bedürfnisse) auszurichten. In Arbeitsgruppen, die sich weniger frei konstituieren, findet man im allgemeinen mehr oder weniger ausgeprägte Vollstrukturen (Kreis).

Die einzelnen Aufgabenbereiche können sowohl in bezug auf die Art als auch auf die Menge der anfallenden Aufgaben Schwankungen unterworfen sein. Solche Änderungen sind dann auch mit anderen Kommunikationserfordernissen verbunden. Bei der Gestaltung der Kommunikationsstruktur müssen deshalb Maßnahmen vorgesehen werden, die eine laufende gegenseitige Anpassung zwischen Aufgabenbereich und Kommunikation ermöglichen.

• Ist eine **Stelle** durch Zunahme der zu erfüllenden Aufgaben **nicht mehr in der Lage, die Kommunikation** über die vorhandenen Kommunikationswege **abzuwickeln,** so stehen folgende Möglichkeiten zur Verfügung:

- **Erhöhung der Kapazität** der vorhandenen Kommunikationswege und Kommunikationsmittel (Grenzen: Leistungsfähigkeit der Aufgabenträger);
- **Einrichtung zusätzlicher Kommunikationswege** ohne Erhöhung der Zahl der Aufgabenträger (Grenzen: Leistungsfähigkeit der Aufgabenträger);
- **Erhöhung der Zahl von Aufgabenträgern** (Achtung: Zusätzliche Aufgabenträger erfordern ihrerseits zusätzliche Kommunikationswege);
- **Bildung einer neuen Stelle,** welche die zusätzlichen Aufgaben übernimmt;
- **Zuordnung der zusätzlichen Aufgaben** zu anderen Kommunikationseinheiten oder Delegation von Aufgaben.

6.5.4 Ablaufstruktur der Kommunikation

• Durch den Kommunikationsaufbau wird der **Rahmen für die Bewegung der Informationen** im Laufe des Arbeitsprozesses geschaffen. Um die Bewegung der Informationen selbst, d. h. um ihre Übertragung geht es bei der Gestaltung der Ablaufstruktur. Folgende Probleme stehen dabei im Vordergrund:

- **Technische Probleme:** Die Übertragung von Zeichen und Signalen muß möglich sein.
- **Sprachliche Probleme:** Für Sender und Empfänger muß ein gemeinsamer Zeichenvorrat mit Verbindungsregeln zum Designat vorliegen, damit die Zeichen verstanden werden können.
- **Verhaltenstheoretische Probleme:** Die Nachrichten müssen beim Empfänger zu Informationen werden, d. h. sein Verhalten beeinflussen.

Die meisten dieser Probleme sind im vorhergehenden Kapitel angesprochen worden, so daß man sich im folgenden auf die Darstellung von grundlegenden Prinzipien und Regeln beschränken kann.

• Bei der **Gestaltung der Ablaufstruktur** der Kommunikation sind eine Reihe von Prinzipien zu beachten, deren Befolgung als unbedingte Voraussetzung für eine funktionierende Kommunikation anzusehen ist. Es handelt sich um 5 Idealprinzipien, die im allgemeinen nicht vollkommen, sondern bloß annäherungsweise verwirklicht werden können; sie lauten: Optimaler Informationsumfang, minimale Informationsflußzeit, minimale Kommunikationswege, minimale Störungseinflüsse und Elastizität der Kommunikationsstruktur:

- **Optimaler Informationsumfang:** Dieses Grundprinzip des Kommunikationsablaufs beinhaltet die Forderung nach einer Informationsmenge, die im Hinblick auf die Zielerreichung optimal ist. Dabei muß man sich bewußt sein, daß diese Forderung nicht nur auf funktionale, sondern auch auf motivierende Informationen bezieht. Die Bestimmung des optimalen Umfangs von Informationen ist nicht immer einfach, aber wichtig: ist der Umfang zu gering, so wirkt sich die daraus resultierende Unsicherheit oder Unzufriedenheit auf die Aufgabenerfüllung negativ aus. Ist der Umfang zu groß, so wird der Arbeitsprozeß gehemmt, was zeitliche Verzögerungen und ungenügende Wirtschaftlichkeit zur Folge hat.

37 vgl. Withauer (1981)

- **Minimale Informationsflußzeit:** Die Informationsflußzeit ist derjenige Zeitraum, der zwischen der Abgabe der Informationen durch die Informationsquelle und dem Erreichen des Bestimmungsortes liegt. Die Forderung nach der Minimierung der Flußzeit bedeutet, daß der Zeitaufwand für Senden, Übertragen und Empfangen der Informationen möglichst minimal sein sollen. Selbstverständlich ist hierbei nicht das absolute Minimum anzustreben, sondern eine Größe, die den subjektiven und objektiven Informationsbedarf der Aufgabenträger angemessen berücksichtigt.
- **Minimale Kommunikationswege:** Aus der Sicht der Ablauforganisation kommt es darauf an, den Weg der Informationen von der Entstehung bis zu den Orten ihrer Verwendung möglichst kurz zu halten. Ein minimaler Kommunikationsweg liegt beispielsweise dann nicht vor, wenn zwei gleichgeordnete Mitarbeiter nur über zwei Vorgesetzte miteinander kommunizieren können. Ein derartiger Informationsfluß verstößt sowohl gegen das Prinzip des kürzesten Kommunikationsweges als auch gegen das der kürzesten Flußzeit. Außerdem wird die Gefahr von Störungseinflüssen erhöht und die Kapazität der Vorgesetzten unnötig belastet.

Im Hinblick auf eine optimale Kommunikation sollte daher in solchen Fällen der kürzeste, also der direkte Kommunikationsweg gewählt werden. Daneben können gegebenenfalls die Vorgesetzten über die Kommunikation informiert werden; es geht so immer noch bedeutend schneller als auf die andere Art. Dieses Beispiel zeigt auch, daß es häufig nicht zweckmäßig ist, den Kommunikationsweg ohne Ausnahme an den starren Dienstweg zu binden.

- **Minimale Störungseinflüsse:** Ein besonderes Problem bei der Gestaltung der Ablaufstruktur der Kommunikation liegt darin, die Störungen, welche die Informationsübertragung beeinträchtigen, auf ein Minimum zu reduzieren. Die Störungen können technischer oder semantischer Natur sein; dabei sind vor allem die letzteren von Bedeutung. Die semantischen Störungen lassen sich minimieren, wenn bei der Stellenbesetzung darauf geachtet wird, daß sich das Aufgabenbild der Stelle und das Eignungsbild des Bewerbers weitgehend decken. Zudem muß jeder Mitarbeiter über eine so genaue Beschreibung seines Aufgabenbereichs verfügen, daß er in der Lage ist, die richtigen Beziehungen zwischen Nachrichten und Signalen herzustellen und so eine möglichst störungsfreie Nachrichtenübertragung zu gewährleisten.
- **Elastizität der Kommunikastionsstruktur:** Ein letztes grundlegendes Prinzip für den Kommunikationsablauf ist die Forderung nach einer elastischen Kommunikationsstruktur. Die Befolgung der vorher genannten Prinzipien ist nur möglich, wenn die Kommunikationsstruktur nicht starr, sondern beweglich ist und sich schnell an veränderte Situationen anzupassen vermag. Grundsätzlich ist dabei zu unterscheiden zwischen Veränderungen, die vorhersehbar sind und solchen, deren Auftreten ungewiß ist. Bei der ersten Gruppe ist eine Anpassung leicht möglich, indem von Anfang an Alternativlösungen erarbeitet werden können. Bei der zweiten Gruppe muß von Fall zu Fall nach einer Lösung gesucht werden.

• Analog zur Programmierung von korporalen Aufgabenerfüllungsvorgängen kann sich die Programmierung auch auf die **Kommunikation zwischen Stellen** beziehen; in diesem Fall wird festgelegt (6): – bei welchen Sachverhalten eine Kommunikation aufgenommen werden soll (Regelung der Kommunikationsauslösung) – wer mit wem in Verbindung treten soll (Regelung der Kommunikationspartner) – wann und wie lange eine Verbindung aufgenommen bzw. aufrechterhalten werden soll (Regelung der Kommunikationszeitpunkte bzw. -dauer) – welche Sachverhalte die Kommunikation umfassen soll (Regelung des Kommunikationsinhaltes) – welche Mittel dabei benutzt werden sollen (Regelung der Kommunikationsmittel).

6.6 Informale Organisation

Ein soziales System, in dem alle Verhaltenserwartungen formalisiert sind, ist nicht denkbar. Wenn Regeln aber nicht bewußt gesetzt, nicht auf die Erreichung betrieblicher Ziele ausgerichtet und in keinem Organisationshandbuch dokumentiert sind, dann heißt das noch lange nicht, daß sie nicht existieren. Ganz und gar nicht: Die Normen, die jeden Menschen am wesentlichsten geprägt haben, waren nicht-formalisierte, die ihm sozusagen mit der Muttermilch eingegeben und von klein auf «einverleibt» wurden. Auf das Thema bezogen bedeutet das: Neben der formalen (offiziellen) besteht in jedem Krankenhaus auch eine informale (inoffizielle) Organisationsstruktur. Wie stark, im positiven und im negativen Sinne, sich diese sowohl auf die Aufgabenerfüllung wie auch auf die interpersonalen Beziehungen, die individuelle Arbeitszufriedenheit und Motivation auswirken kann, weiß jeder aus eigener Erfahrung.

6.6.1 Zum Wesen informaler Organisation

Während die Existenz informaler Strukturen früher verdrängt und als Problembereich ignoriert wurde, ist heute ihre Bedeutung unumstritten. Bevor auf einzelne informale Erscheinungen eingegangen wird, sollen einige grundlegende Aspekte informaler Organisation zur Sprache kommen. Während die formale Organisation ein bewußt gestaltetes System von Regelungen darstellt, welche die Erfüllung von Daueraufgaben gewährleisten sollen, umfaßt die informale Organisation den Komplex von formal unbeabsichtigten sozialen Regelungen und Erscheinungen, die entstehen, weil die Mitglieder des

Betriebs soziale Wesen sind und sich auch im Betrieb als soziale Wesen verhalten.

Eine Organisation wird dann als informal bezeichnet, wenn sie folgende Merkmale aufweist: – Das Verhalten ihrer Mitglieder orientiert sich an persönlichen Wünschen und Erwartungen – Die Beziehungen basieren auf denen durch Herkunft und außerbetrieblichen Rollen beeinflußten persönlichen Sympathien und Gemeinsamkeiten – Die Organisation entsteht spontan, d. h. sie ist kein Ergebnis bewußter Gestaltung.

• Die **Ursachen informaler Regelungen**/Strukturen liegen in der Tatsache begründet, daß sich die im Krankenhaus tätigen Aufgabenträger keineswegs nur als isoliert und rational im Sinne der Betriebsziele handelnde Arbeitsträger, sondern auch als typisch menschliche Individuen und soziale Wesen verhalten. Die logischen Absichten und die wirtschaftlichen Ziele bilden nur einen Faden in dem gesamten Gewebe ihres Lebens. Andere Fäden sind ihre Zuneigungen und Abneigungen, ihre Fähigkeiten, ihre Deutung der Verhältniße und Ereignisse in ihrer Umgebung, ihre Impulse und Wünsche und schließlich die ihnen gewohnten Formen der Zusammenarbeit. Aus dieser Charakterisierung des menschlichen Verhaltens lassen sich drei Gruppen von Faktoren ableiten, welche die informale Organisation im Betrieb beeinflussen:

- die **Bedürfnisse oder Motive,** die der einzelne mit seiner Persönlichkeitsstruktur in den Betrieb hineinbringt;
- die vielfältigen **sozialen Beziehungen und Interaktionen** mit anderen Menschen während der Arbeit;
- die **Divergenz von institutionellen Zielen und Zielen der Individuen** bzw. Gruppen.

Vor dem Hintergrund dieser Ursachen informaler Erscheinungen wird auch verständlich, daß informale Strukturen in jeder Organisation existieren, auch wenn diese formal sehr stark strukturiert ist. Informale Phänomene dürfen deshalb nie einfach als Ausdruck einer mangelhaften formalen Organisation betrachtet werden. Wie bereits angetönt, kann die informale Organisation auf die betriebliche Aufgabenerfüllung bezogen sowohl funktionale als auch dysfunktionale Folgen haben, d. h. die Integration der Elemente einer Organisation zu einem handlungsfähigen Ganzen fördern oder Konflikte verursachen; wobei sich solche Konflikte auch fruchtbar auswirken können.

Manche Forscher schätzen die funktionalen Folgen der informalen Organisation so hoch ein, daß nach ihrer Meinung die formale Organisation ohne informale Strukturen nicht funktionieren könnte. Andere wiederum sind der Ansicht, daß im Zuge der immer stärkeren Formalisierung vieler Arbeitsprozesse die informalen Erscheinungen immer mehr neben der formal geregelten Aufgabenerfüllung auftreten und diese darum immer weniger beeinflussen. Beide Ansichten lassen sich in der Theorie nur schwer überprüfen. Die Praxis im Krankenhaus zeigt allerdings mit aller Deutlichkeit: Ohne informale Organisation wäre ein koordiniertes Zusammenwirken, wie es die komplexen und interdependenten Aufgaben erfordern, nicht denkbar.

6.6.2 Erscheinungen informaler Organisation

Eine erste informale Erscheinung ist die informale Kommunikation. Die formale Kommunikation verläuft über festgelegte Kommunikationswege, welche als konkretisierte Leitungs-, Führungs-, und Arbeitsbeziehungen zu betrachten sind. Diese formalen Kommunikationswege sind im Organisations-Handbuch dokumentiert. Neben diesen formalen, «offiziell» festgelegten Beziehungen aber gibt es in jedem Krankenhaus ein nicht offiziell festgelegtes Netz von Beziehungen, das durch andere Momente bestimmt wird. Psychologische Faktoren wie Sympathie und Antipathie, soziologische Phänomene wie Streben nach Macht, Status und Prestige, gleiche politische Anschauungen, Mitgliedschaft beim selben Verein und ähnliches sind hier ausschlaggebend.

• Im **formalen Organigramm** treten weder diese Beziehungen noch die daraus resultierenden Kommunikationswege in Erscheinung. **Der Informationsfluß** hält sich auch nicht an die vorgesehenen offiziellen Bahnen, sondern **verläuft kreuz und quer** durch das Krankenhaus. Ein mögliches Beispiel einer solchen informalen Kommunikationsstruktur ist Abb. 6/63 (38).

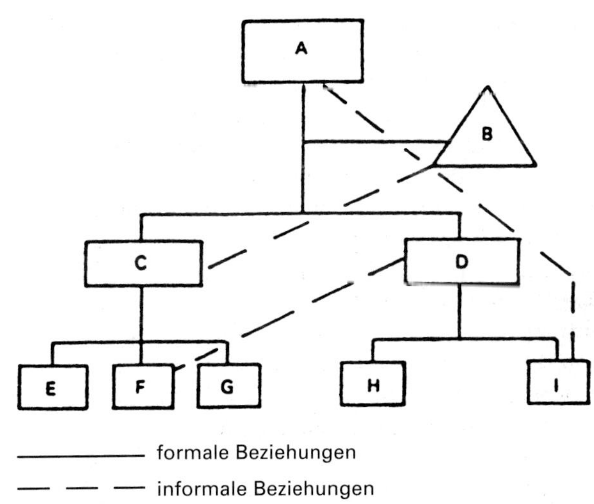

Abbildung 6/63: Formale und informale Kommunikationsbeziehungen

A ist Abteilungsleiter einer Krankenkasse; B ist seine Sekretärin; C und D sind Bürochefs; E, F, G, H und I sind Mitarbeiter. Folgende Situation besteht: – C kommt seit Jahren mit der Sekretärin B ausgezeichnet aus, die seit etwa 10 Jahren im Betrieb arbeitet und als die graue Eminenz der Abteilung betrachtet wird. Diese informale

38 vgl. Müller (1973)

Beziehung zwischen C und B hat zur Folge, daß C durch rechtzeitige und ausführliche Informationen gegenüber D bevorzugt ist. – A und I sind Mitglieder eines lokalen Philatelisten-Vereins; sie duzen sich. Da I mit seinem Chef D nicht besonders gut auskommt, ergibt sich oft, daß I mit seinen Vorschlägen und Einwänden direkt zu A geht; umgekehrt wird I über manches orientiert, was D erst nachträglich oder überhaupt nie zu hören bekommt. – D und F sind Nachbarn und gute Freunde. Wenn irgendwelche Belange der Arbeit zwischen den zwei Abteilungen zu regeln sind, wird dies meistens zwischen diesen zwei Kontaktmännern, unabhängig vom Dienstweg, getan.

Wie jeder aus eigener Erfahrung weiß, sind es gar nicht selten die informalen Kommunikationswege, auf denen die wesentlichsten oder folgeschwersten Informationen übermittelt werden. Die informale Kommunikation übt sowohl auf das Betriebsklima wie auch auf die Arbeitszufriedenheit und die Leistungsmotivation der Systemmitglieder einen entscheidenden Einfluß aus.

• Eine zweite informale Erscheinung sind **die informalen Gruppen!** Eine Gruppe umfaßt eine Reihe von Personen, die in einer bestimmten Zeitspanne häufig miteinander Umgang haben, deren Anzahl derart begrenzt ist, daß die Personen direkt zueinander in Verbindung treten können (39). Die informalen Gruppen in Organisationen sind zusätzlich dadurch gekennzeichnet, daß ihre Beziehungen formal-organisatorisch nicht geplant sind. Sie bilden sich wie erwähnt aufgrund gegenseitiger Sympathien, gemeinsamer sozialer Merkmale wie Geschlecht, Alter, Dauer der Betriebszugehörigkeit, Ausbildung und Beruf, Stellung in der Betriebshierarchie sowie inner- und außerbetrieblichen Interessen.

Auch Mitglieder formal gebildeter Arbeitsgruppen haben die Tendenz, informale Gruppen zu bilden, indem sie über die Kooperation, wie sie die Aufgabenerfüllung erfordert, hinaus ein persönliches Zusammengehörigkeitsgefühl entwickeln. Die zur Bildung informaler Gruppen führenden unterschiedlichen Faktoren machen deutlich, daß der einzelne Aufgabenträger durchaus mehreren informalen Gruppen angehören kann. Diese Tatsache hat ein dichtes Netzwerk informaler Gruppen zur Folge, das sich über den gesamten Betrieb erstreckt. Dieses Netz kann nach verschiedenen Kriterien gegliedert werden. Die wichtigsten Formen informaler Gruppen sind:

- **Informale Arbeits-Gruppen,** die in ihren formalen Arbeits-Gruppen verwurzelt sind.
- **Informale Rang-Gruppen,** die durch die sozio-ökonomische Schichtung im Krankenhaus entstehen und soziale Trennlinien schaffen.
- **Autonome Gruppen** mit unterschiedlichen Entstehungsursachen.
- **Bezugs-Gruppen,** denen ein Aufgabenträger angehören möchte oder angehört, auf die er sein Verhalten in wesentlichen Belangen ausrichtet.

Nach außen sind informale Gruppen aufgrund mehrerer gleichzeitiger Mitgliedschaften einzelner Aufgabenträger die Ursache für informale Kommunikationsnetze meist instabiler Art, weil die Möglichkeiten der Kontaktaufnahme im Betrieb häufig begrenzt sind und sich die meisten Gruppen in einer ständigen Umformung befinden. Kommt es zur Bildung von dauerhaften und/oder exklusiven informalen Gruppen, so neigen diese wie jede echte Gruppe zur Ausbildung von Stereotypen (Vorurteilen) über sich selbst (Autostereotype) und über andere Gruppen oder außenstehende Individuen. Diese bleiben natürlich nicht ohne Auswirkungen auf die Kommunikation und Kooperation.

• Ein drittes informales Phänomen stellen **die informalen Normen** dar, die sich innerhalb von informalen Gruppen entwickeln. Die Grundlage für die Entstehung solcher sozialer Normen wird durch die Einstellungen gebildet, die von der Mehrheit der Gruppe im Hinblick auf bestimmte Situationen geteilt werden. Diese Regeln beeinflussen einerseits das Verhalten gegenüber gruppenfremden Personen und (formalen) Regelungen (externe Normen). Solche informalen Normen beziehen sich auf jeden Bereich des sozialen Zusammenlebens im Betrieb; sie regeln das gewohnheitsmäßige Verhalten beim Essen, beim Umgang miteinander, beim Grüßen, beim Auftreten bestimmter Situationen.

• Eine weitere informale Erscheinung besteht in der **Existenz von informalen Rollen.** Während die formale Rolle die «offiziellen» Erwartungen der Organisation an ihre Mitglieder beinhaltet und mehr oder weniger klar formuliert und schriftlich fixiert ist, entwickelt sich die informale Rolle aufgrund der Interaktionen innerhalb der formalen oder informalen Gruppen, denen die einzelnen Organisationsmitglieder angehören. Diese Rolle stellt einen Komplex von Verhaltenserwartungen dar, die sich auf die Aufgabenerfüllung, das Benehmen, die Gesinnung, Werte und Interaktionen einer Person richten, die als Gruppenmitglied eine bestimmte Gruppenposition inne hat und in der Gruppe in bestimmte Funktion erfüllen muß. Diese Funktion kann allerdings für das betreffende Gruppenmitglied sowohl positiv wie auch negativ sein.

Besondere Bedeutung kommt dabei der **Rolle des informalen Führers** zu. Das Phänomen des informalen Führers beruht darauf, daß Autorität in Organisationen grundsätzlich in zwei Erscheinungsformen auftritt, die nicht immer zusammenfallen: – Formale Autorität, die auf der Ermächtigung zum Handeln beruht, die dem Inhaber einer Position vom Betrieb zugeteilt wird; – Informale Autorität, die einem Vorgesetzten von seinen Mitarbeitern aufgrund seiner Fachkenntnisse oder seiner Persönlichkeit zuerkannt wird.

39 vgl. Bartram (1969), Wittlage (1976)

Die tatsächliche/effektive (Führungs-)Autorität eines Vorgesetzten, die größer oder kleiner als die formale sein kann, stellt daher ein Konglomerat von Ausübung (formaler) und Anerkennung (informaler) Autorität dar. Ein informaler Führer ist folglich jemand, der aufgrund persönlicher Eigenschaften eine von der Gruppe anerkannte Autorität in bezug auf die Aufgabenerfüllung und/oder die persönlichen Beziehungen ausübt. Die informale Führerschaft kann sich, muß aber nicht, personell mit der formalen decken. Führerpersönlichkeiten, die beide Formen der Autorität auf sich vereinigen sind selten; die Rollen des Tüchtigsten und des Beliebtesten in einer Gruppe fallen fast immer auseinander.

• Als letzte informale Erscheinung in Organisationen werden die **Informalen Statuskriterien** erwähnt. Als sozialer Status ist der relative Rang zu verstehen, der einer bestimmten Position aufgrund von allgemeinen gesellschaftlichen Wertvorstellungen und spezifischen betrieblichen Faktoren zugeordnet wird. Unter diesen betrieblichen Faktoren sind formale und informale Kriterien für den sozialen Status im Betrieb bestimmend: – Formale Kriterien (Rangordnung und Einkommensstruktur des Betriebs) – Informale Kriterien (Beruf, Ausbildung, Dauer der Betriebszugehörigkeit, Herkunft, Können, formaler Rang des Vorgesetzten des betreffenden Positionsträgers usw.)

Ein Statussystem in einer Organisation bringt vielfältige Probleme mit sich. So rufen etwa Statusunterschiede eine soziale Distanz zwischen Personen und Gruppen hervor, die zu schweren Störungen in der Kommunikation führen kann. Im Krankenhaus kann das Statussystem einen geradezu kastenähnlichen Charakter von gegenseitigen Absonderungen aufweisen, die in sehr wirksamer Weise die informellen Beziehungen zwischen dem Krankenhauspersonal verschiedenen Ranges einschränken. Möglich ist auch, daß sich diese Barrieren auf die Arbeitssituation übertragen. Darüber hinaus scheint eine beinahe universale Tendenz für diejenigen mit hohem sozialem Rang zu bestehen, sich von denjenigen, die einen niedrigen Rang haben, fernzuhalten; sie verkehren bestenfalls in ihrer eigenen Fachsprache mit ihnen. Wie Abb. 6/64 zeigt, wie Ärzte mehr Kontakte mit ihrer eigenen Gruppe pflegen als anderes Stationspersonal; sie nehmen zudem häufiger Kontakte zu den Krankenschwestern auf als diese zu ihnen.

Der soziale Status ist diejenige informale Erscheinung, welche am stärksten formal beeinflußt ist. Dies kommt darin zum Ausdruck, daß das Krankenhaus das Statussystem nicht nur toleriert oder anerkennt, sondern durch die betriebliche Maßnahmen sogar fördert und erhält.

6.6.3 Auswirkungen auf die formale Organisation

Auswirkungen der informalen Erscheinungen ergeben sich für jene Bereiche der organisatorischen Gestaltung, die besonders durch zwischenmenschliche Kontakte charakterisiert sind: die Bildung von Stellen, die Gestaltung des Kommunikationssystems, der Leitungsbeziehungen und der Kooperation (40).

Bei der Bildung von Stellen müssen vor allem die positiven Auswirkungen berücksichtigt werden, die sich durch die Arbeit in informalen Gruppen ergeben: verbesserte Koordination, Kooperation und Motivation, höhere Arbeitszufriedenheit und raschere Bewältigung komplexer und neuartiger Aufgaben. In den verschiedenen Formen teamorientierter Organisation können solche positive Erscheinungen wirksam werden. Vor allem die verstärkte Kooperationsbereitschaft und -fähigkeit lässt sich direkt auf die zwischenmenschlichen Beziehungen zurückführen. Die Forderung, die sich daraus an die Bildung von Stellen ergibt, lautet: Stellen und Abteilungen müssen aufgrund häufiger, arbeitsplatzbedingter Kontakte, gemeinsamer Interessen und Ziele den Aufbau und die Pflege informaler Gruppenbeziehungen ermöglichen.

• **Formal vorgesehene Kommunikationsnetze** können **durch informale Verhaltensweise** der an ihnen beteiligten Aufgabenträger eine **Veränderung der Durchlässigkeit** oder **Verbindungsart** einzelner Kommunikationswege erfahren oder durch eine Neuschaffung von Kommunikationswegen, die in der formalen Organisation gar keine Vorlage haben.

Für die informale Veränderung der formal geregelten Durchlässigkeit von Kommunikationswegen gibt es,

40 vgl. Bartram (1969), Grün (1966), Schwarz (1970), Wittlage (1976)

Richtung der beobachteten Interaktionen	Beobachtete Gruppen Ärzte (N = 228)	Krankenschwestern (N = 562)	andere (N = 441)
Interaktionen innerhalb der eignen Gruppe	74,12%	61,57%	61,68%
Mit den verbleibenden Gruppen relativ höheren Status	23,24%[A]	9,43%[C]	1,36%[C]
Mit den verbleibenden Gruppen relativ niederen Status	2,64%[B]	29,00%[B]	36,96%[A]
Die Werte (N) beziehen sich auf die Gesamtzahl aller beobachteten Unterhaltungen, die Mitglieder aller Gruppen einschliessen.			

Abbildung 6/64: Verteilung der Interaktionen

sieht man von der völligen Stillegung eines Weges ab, zwei Möglichkeiten: Formal einseitige werden zu zweiseitigen Kanälen und formal zweiseitige werden zu einseitigen Kanälen.

Die informale Zweiseitigkeit beruht bei horizontalen Kommunikationswegen in erster Linie auf den Grundbedürfnissen des Menschen, also auf dem Streben nach Sicherheit, Selbstverwirklichung und Eingliederung in die soziale Umwelt. Handelt es sich z. B. beim Sender eines formal einseitigen Kanals um einen Menschen mit ausgeprägtem Sicherheitsbedürfnis, der sich bei einem fachlich kompetenten Empfänger um Informationen bemüht, die seinen Aufgabenbereich betreffen, so kann daraus ein kollegialer Erfahrungsaustausch zustandekommen, der zu einer Verbesserung der Aufgabenerfüllung beiträgt. Die informale Sperrung einer Kommunikationsrichtung bei formalen zweiseitigen Wegen kann auf sachliche und/oder psychologische Ursachen zurückgehen. Soweit sie sachlich begründet ist (z. B. auf einer Veränderung des Aufgabeninhaltes beruht), ist sie als Vorwegnahme einer ohnehin notwendigen formalen Anpassung zu begrüßen. Etwas anderes ist es, wenn z. B. die so wichtige Kommunikationsrichtung von unten nach oben durch Zeitmangel der oberen Vorgesetzten oder eine zu große soziale Distanz (große Statusunterschiede) blockiert wird.

Auch im Hinblick auf ihre Verbindungsart unterliegen formale Kommunikationswege einem zweifachen Einfluß, nämlich: Abwandlung formal direkter zu indirekten und Abwandlung formal indirekter zu direkten Bahnen.

Die informale Entstehung indirekter Kanäle tritt bei horizontalen und diagonalen Direktverbindungen häufig durch eine Einschaltung des Vorgesetzten auf, die auf mangelnder Delegationsbereitschaft beruht. Informale Direktverbindungen kommen z. B. bei diagonalen Kommunikationswegen dadurch zustande, daß Instanzen direkt Kontakt zu nachgeordneten Stellen fremder Subordinationslinien aufnehmen, d. h. entgegen der Regelung der formalen Organisation den unmittelbaren Vorgesetzten umgehen. Dieses Verhalten kann, wenn es sachlich gerechtfertigt ist, zu einer zweckmäßigen Beschleunigung der Kommunikation führen.

Die informale Neuschaffung von Kommunikationswegen kann viele Ursachen haben. Hierzu zwei Beispiele. Das Bedürfnis nach Selbstbverwirklichung hat bei aufstrebenden Führungskräften fast zwangsläufig die Herstellung informaler Kontakte zur Folge, da ihnen die formalen Kommunikationswege zur Anknüpfung von «Beziehungen» nicht ausreichen. Entstehung und Existenz informaler Gruppen sind stets eng an spezifische Kommunikationsnetze gebunden, die sich aus formalen und selbständig gebildeten informalen Wegen zusammensetzen.

Diese kurze Betrachtung informaler Abwandlungen formaler Kommunikationsnetze zeigt, daß informale Erscheinungen nur selten einfach positiv oder negativ auf das Arbeitsgeschehen einwirken. Ein und dieselbe Erscheinung kann je nach Situation positive oder negative Auswirkungen haben.

- Im weiteren wird auch das **Leitungssystem einer Organisation durch informale Erscheinungen beeinflußt.** Lange bestand die Ansicht, die Führungsbeziehung zwischen Vorgesetztem und Mitarbeiter solle soweit wie möglich von persönlichen Belangen freigehalten werden (Grundsatz der Sachlichkeit). Bei konsequenter Befolgung dieser Regel ergibt sich dann die Situation, daß der Vorgesetzte seine Mitarbeiter nicht mehr im eigentlichen Sinne führt, sondern fast ausschließlich aufgabenbezogen tätig ist, d. h. seine Mitarbeiter nur noch leitet. Damit wird ihm ihr soziales Leben völlig fremd. Diese Entfremdung trägt dazu bei, daß sich informale Führer bilden, die ein integrierende und stabilisierende Funktion in der Gruppe ausüben.

Die von den Mitarbeitern anerkannte Autorität des informalen Führers führt dazu, daß sich übergeordnete Instanzen nicht an den offiziellen Vorgesetzten wenden, sondern an den informalen Führer. In speziellen Situationen mag dieses Vorgehen von Vorteil sein; ein häufiges Übergehen des formalen Führers führt jedoch dazu, daß dessen Autorität in der Gruppe nicht mehr anerkannt wird. Daraus ergibt sich die Forderung an die formale Organisation, die organisatorischen Voraussetzungen dafür zu schaffen, daß sich die Funktionen des formalen und des informalen Führers vereinigen lassen.

- Einen starken **Einfluß** üben informale Strukturen und Prozesse schließlich auch **auf die Kooperation** aus. Die hohe und laufend zunehmende Komplexität und Interdependenz der Aufgaben im Krankenhaus machen ein System freier Kooperation notwendig, da sich das hierarchische System, für die vielfältigen Erfordernisse und Formen der Kontaktaufnahme zwischen den Abteilungen und Stellen quer durch das Stellengefüge des Betriebs hindurch als zu schwerfällig erweist.

Obwohl diese freie Kooperation in ihrer Bedeutung formal anerkannt wird, kann sie mit dem Steuerungssystem in Konflikt geraten. Dies ist darauf zurückzuführen, daß fast ausschließlich Ein-Mann-Entscheidungen getroffen werden. Solche singuläre Entscheidungen aber werden aufgrund der zunehmenden Spezialisierung je länger je problematischer, so daß auch diese Entwicklung eine verstärkte freie Kooperation erfordert. Diese notwendige freie Kooperation ist formal nicht regelbar; dazu ist keine formale Organisation in der Lage. Sie setzt gute informale zwischenmenschliche Beziehungen voraus, welche sich wiederum nur entwickeln können, wenn der entsprechende Handlungsspielraum gegeben ist.

6.6.4 Informale Organisation als Gestaltungsalternative

Die informale Organisation wird heute als eine Gestaltungsalternative zur formalen Organisation betrachtet, weil eine Verhaltensbeeinflussung durch informale Regelungen auch dann erfolgt, wenn auf formale Regelungen bewußt verzichtet wird. Dieser Ansatz wird im folgenden näher erläutert (41).

• Zunächst stellt sich die Frage nach dem **organisatorischen Gehalt informaler Organisation:** Als organisatorischer Gehalt einer Regelung sollen die Art und die Intensität des regulatorischen Eingriffes in das Leben des sozialen Systems verstanden werden. Was die Art des Eingriffs angeht, so zeigt sich, daß die informale Organisation in der Lage ist, alle sogenannten Ordnungskomponenten abzudecken: – Das Arbeitsverfahren kann durch informale Normen festgelegt werden – Das Arbeitsergebnis und die Arbeitszeit können auf informalen Standards beruhen – Der Arbeitsraum kann durch die räumliche Nähe von Mitgliedern informaler Gruppen bestimmt sein – Die Arbeitszuordnung kann durch informale Führer erfolgen.

Die informale Organisation läßt auch unterschiedliche Intensitäten des Eingriffs (Organisationsgrade) zu, so daß sie auch von daher mit der formalen Organisation verglichen werden kann.

• Als nächstes stellt sich die Frage nach der **Organisationskapazität.** Mit Organisationskapazität soll die Fähigkeit eines sozialen Systems bezeichnet werden, Organisation zu schaffen (Entwurfs-Kapazität) und zu praktizieren (Vollzugs-Kapazität). Ein Vergleich der informalen mit der formalen Organisation zeigt, daß die informale Organisation sowohl die Entwurfs- wie auch die Vollzugs-Kapazität weniger belastet, d. h. sowohl Aufwands- als auch Akzeptanz-Vorteile aufweist:

- Die **Aufwandsvorteile** resultieren daraus, daß der Aufwand für die Erarbeitung und Überwachung der Regelungen vermieden wird; sie entstehen spontan, entwickeln sich selbsttätig und werden informal kontrolliert.
- Die **Akzeptanzvorteile** sind im Verzicht auf Fremdbestimmung begründet; das soziale Gebilde kann sich selbst Normen setzen und ihre Einhaltung mit Hilfe eines gruppenspezifischen Sanktionssystems überwachen.

Es wäre jedoch falsch, aus dem bisher Gesagten zu schließen, die informale sei der formalen Organisation grundsätzlich überlegen, denn die informale Organisation erfaßt nicht unbedingt alle Vorgänge, die zur Erreichung der Systemziele geregelt werden müssen. Zudem kann das Ergebnis informaler Regelungen den offiziellen Zielen des Systems widersprechen. Falls jedoch die informale Organisation genügend umfassend und zielkonform ist, erweist sie sich in ihrer Kapazität der formalen Organisation überlegen.

• Stellt man schließlich die **Frage nach den Funktionen informaler Organisationen,** so lassen sich diese mit den Stichworten **Ergänzung und Substitution** umreißen. Von Ergänzungsfunktion wird dann gesprochen, wenn die für die Zielerreichung bedeutsamsten Arbeitsprozesse formal geregelt sind, wenn aber im Rahmen der formalen Organisation bewußt eine informale Organisation akzeptiert wird. Diese Funktion wird in der Praxis des Arbeitsvollzugs ständig genutzt, weil nicht alle Verhaltensspielräume durch formale Regelungen ausgefüllt werden können und sollen.

Von Substitutionsfunktion spricht man dann, wenn bei einem Arbeitsprozeß bewußt auf formale zugunsten von informalen Regelungen verzichtet wird. Dieser Fall setzt voraus, daß neben der informalen bereits eine formale Organisation besteht oder geplant ist. Die informale Organisation wird dann sanktioniert, die formale zumindest reduziert oder gegebenenfalls außer Kraft gesetzt.

• Für diese Überlegungen zur **informalen Organisation als Gestaltungsalternative** zur formalen Organisation gelten folgende **Einschränkungen:**

- Die «Offizialisierung» der informalen Organisation kann zu nicht voraussehbaren Veränderungen führen. So ist es z. B. möglich, daß ein informaler Führer an Einfluß verliert, wenn er zum formalen Führer bzw. Vorgesetzten gemacht wird.
- Die Stabilität der informalen Organisation ist nicht gewährleistet. So können z. B. geringfügige personelle Veränderungen weitreichende Konsequenzen für die formale Organisation haben, insbesondere wenn Führerrollen betroffen sind.
- Die Beobachtung der informalen Organisation ist erschwert, weil allein schon der Akt der Beobachtung eine Verhaltensänderung bewirkt.

6.7 Dokumentation organisatorischer Strukturen

Da Organisation als Struktur bzw. Strukturierung von Systemen zu verstehen ist, kommt der Darstellung von Strukturen große Bedeutung zu. Die Dokumentation kann als Hilfsmittel bei der organisatorischen Tätigkeit, aber auch als Nachschlagewerk verwendet werden. Die vielen verschiedenen Darstellungstechniken lassen sich grob in verbale, tabellarische und grafische einteilen; siehe Abb. 6/65 (42).

6.7.1 Dokumentation der Aufbaustruktur

In der betrieblichen Praxis werden zur Darstellung der Aufbauorganisation in erster Linie folgende Dokumentationsarten eingesetzt: – **Organigramm** (Schaubild der Aufbauorganisation) – **Stellenbeschreibung** (Aufstel-

41 vgl. Grün (1980)
42 vgl. Schwarz (1970)

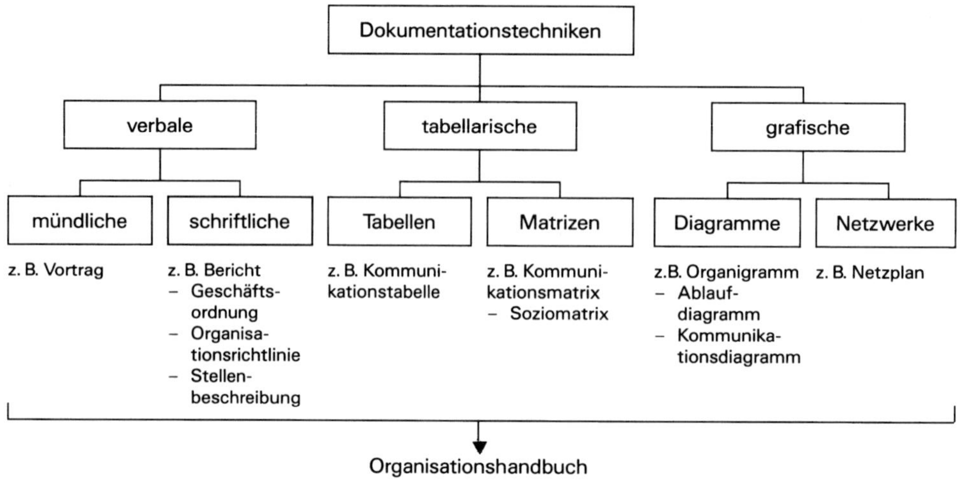

Abbildung 6/65: Dokumentationstechniken der organisatorischen Gestaltung (Joschke)

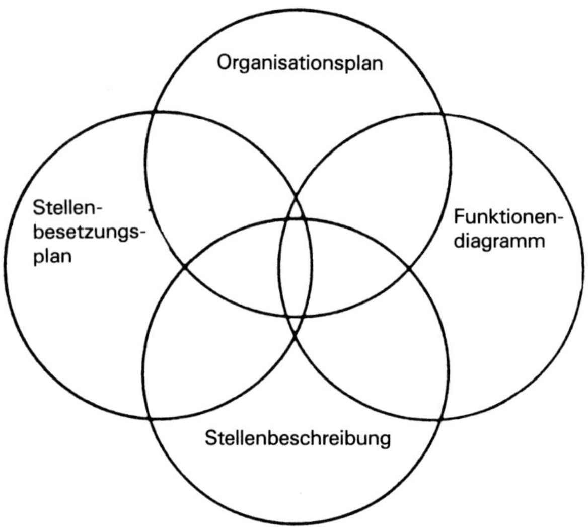

Abbildung 6/66: Dokumentationsarten der Aufbauorganisation (Steinbuch)

lung der wesentlichen Merkmale einer Stelle) **Stellenbesetzungsplan** (Dokumentation der personellen Besetzung der einzelnen Stellen) – **Funktionendiagramm** (Dokumentation der Anteile der Stellen an der Erfüllung der Gesamtaufgabe). Diese vier Dokumentationsarten überschneiden sich in Teilen ihres Inhaltes; Abb. 6/66 zeigt diese Situation.

In ihrer **Kombination** ergibt sich eine vollständige und vielen Zwecken dienliche **Sammlung aufbauorganisatorischer Regelungen:**

• Das **Organigramm** (Organisationsplan) stellt eine grafische Darstellung der Aufbaustruktur dar. Es veranschaulicht im einzelnen: das Verteilungssystem der Aufgaben und die Zuordnung von Teilaufgaben an Stellen, die Stellengliederung und ihre Zusammenfassung zu Abteilungen, die hierarchische Ordnung der Instanzen, die Zuordnung von Leitungshilfsstellen (Stäben) sowie das System der Instanzenwege (Dienstwege). Die Symbolik von Organigrammen ist nicht genormt.

In der Praxis haben sich folgende Regeln eingebürgert: Rechtecke für Stellen, Abteilungen; Linien für Über- oder Unterordnung (Volllinien = Vollkompetenz, gestrichelte Linien = Teilkompetenz), Kreise für Leitungshilfsstellen. Drei Darstellungsarten von Organigrammen kommen vor: die vertikale, die horizontale Darstellung sowie die Mischform (vertikal-horizontale Kombination) (Abb. 6/67).

Der **Inhalt eines Organigramms** wird manchmal durch zusätzliche Daten ergänzt:

- **Stellenleiter:** Zusätzlich zur Bezeichnung der Stelle oder Abteilung wird noch der Name des Stellenleiters in den Rechtecken vermerkt.
- **Instanzenebene:** Durch die Wahl von verschiedenen Rechteckgrößen oder unterschiedlichen Linienarten für die Rechtecke werden die Instanzenebenen wie Bereiche, Hauptabteilungen, Abteilungen usw. dargestellt.
- **Mitarbeiterzahl:** Durch eine Zahl im Stellensymbol wird die Zahl der Arbeitsplätze dieser Stelle vermerkt.

Bei der **Entwicklung eines Organigramms** sind folgende Regeln zu beachten:

- Auf eine vollständige Darstellung der Organisation wird meistens verzichtet; man stellt oft nur die oberen leitenden und beratenden Stellen dar.
- Aus Gründen der Übersichtlichkeit werden nicht alle Arbeitsgruppen und Ausschüsse ins Organigramm aufgenommen; man beschränkt sich auf die wesentlichen Stellen.
- Die Funktion der einzelnen Stellen kann in einem Stichwort ausgedrückt werden; dieses muß aber präzis sein.
- Die Organisation ist so zu gestalten, daß es keine Doppelbesetzungen gibt.

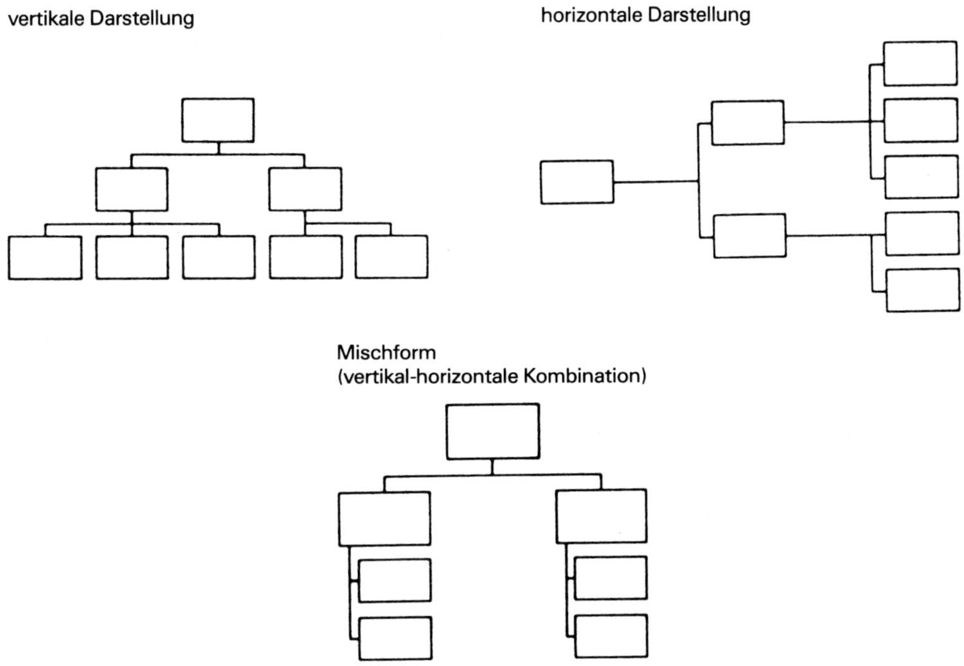

Abbildung 6/67: Darstellungsarten von Organigrammen

- Die Titelsucht soll im Organigramm keinen Eingang finden. Das Organigramm darf nicht zum Statusinstrument entarten.
- Das Organigramm dient nicht dazu, die Stellvertreterfrage zu lösen.

Die **Bedeutung der Organigramme** wird durch folgende Tatsachen begrenzt:

- Organigramme zeigen nicht, welche Aufgabe die verschiedenen Stellen erfüllen und welche Ziele die Stellen erreichen müssen.
- Die Vielzahl der Beziehungen zwischen den einzelnen Stellen geht aus dem Organigramm nicht hervor.
- Das Organigramm gibt nur formale statische Abbilder der Organisationsstruktur.
- Die informellen Beziehungen sowie die dynamischen Beziehungen mit der Umwelt werden vernachlässigt.
- Oft verwirren Organigramme, wenn die Stellen mit Status und Prestige in Verbindung gebracht werden.

Zusammenfassend läßt sich sagen: Das Organigramm zeigt nur das Wesentlich einer Organisationsstruktur, aber dies in sehr übersichtlicher und verständlicher Weise.

• Unter dem **Stellenbesetzungsplan** versteht man die Dokumentation der personalen Besetzung der einzelnen Stellen. In seiner einfachsten Form enthält der Stellenbesetzungsplan nur die Stellenbezeichnungen und die Namen der Stelleninhaber. In der betrieblichen Praxis wird er häufig noch um folgende Daten ergänzt: Vermerk der hierarchischen Stufe, auf welcher die Stelle eingeordnet ist; Nennung des Stellvertreters des Stelleninhabers; Geburtsdatum des Stelleninhabers; Eintrittsdatum des Stelleninhabers in den Betrieb; Zahl der direkten und indirekten Untergebenen. Beispiele zeigt Abb. 6/68.

• Das **Funktionendiagramm** verknüpft die Aufgaben eines Krankenhauses mit seinen Stellen. Es kann als matrizenähnliche Dokumentation von Stellen, Aufgaben und Funktionen bezeichnet werden. Ein Funktionendiagramm besteht im wesentlichen aus den drei Komponenten (43): **Aufgabenkatalog** (Auflistung der Einzelaufgaben), **Stellenverzeichnis** (beinhaltet in der Regel höhere und mittlere Kaderstellen sowie wichtige Spezialistenstellen), **Funktionen** (Umschreibung der Tätigkeit, mit der eine Stelle zur Aufgabenerfüllung beiträgt).

Das Funktionendiagramm zeigt auf, welche Stellen oder Personen an der Lösung einzelner Aufgaben mitwirken. Die im Schnittpunkt der Zeilen (Sachaufgaben) und Kolonnen (beteiligten Stellen) enthaltenen Funktionen sollten in einer gemeinsamen Aussprache aller einbezogenen Stelleninhaber vergeben werden. Die horizontale Leseart zeigt die Arbeitsteilung bei der Erfüllung einer Aufgabe (innerbetriebliche Koordination und Zusammenarbeit). Aus der vertikalen Leseart resultiert der gesamte Aufgabenbereich des betreffenden Stelleninhabers (Kurzform seiner Stellenbeschreibung).

- Der **Aufgabenkatalog** bildet die Grundlage des Funktionendiagramms. Es wird von bestimmten Basis-Aufgaben ausgegangen, die dann an die spezifischen Verhältnisse angepaßt werden. Bei dieser Anpassung sind folgende Punkte zu beachten: – Vollständigkeit (Sind tatsächlich alle Aufgaben enthalten,

43 vgl. Häfeli (1980)

Einfacher Stellenbesetzungsplan

Stellenbezeichnung	Stelleninhaber
Abteilungsleitung Programmierung	Müller
Systemprogrammierung	Maier
Anwendungsprogrammierung Rechnungswesen	Mauser
...	
...	
...	

Erweiterter Stellenbesetzungsplan

Stufe	Stellenbezeichnung	Untergebene direkt	Untergebene indirekt	Stellen-inhaber	Stell-vertreter
3	Leitung Organisation	6	72	Schneider	Schulze
4	Leitung Allgemeine Organisation	4	12	Schulze	Schmidt
4	Leitung Datenverarbeitung	5	54	Schnabel	Müller
...	...				
...	...				
...	...				

Abbildung 6/68: Stellenbesetzungsplan

die laufend oder periodisch zu erfüllen sind?) – Detaillierungsgrad (Enthält er Aufgaben, die zu wenig konkretisiert bzw. unbedeutend sind?) – Verständlichkeit (Sind alle Aufgaben mit den im jeweiligen Betrieb geltenden Begriffen umschrieben?) – Systematik (Ist der Aufgabenkatalog logisch und klar gegliedert, so daß die einzelnen Aufgaben ohne Mühe aufgefunden werden können?)

Die Verwendbarkeit und der Erfolg eines Funktionendiagramms hängen entscheidend von der Qualität der Basis-Aufgaben-Liste ab, die bei der Erarbeitung des Aufgabenkatalogs benutzt wird.

- **Stellenverzeichnis:** In einem zweiten Schritt muß entschieden werden, welche Stellen in das Funktionendiagramm einbezogen werden sollen. Dies setzt voraus, daß über die Aufbaustruktur Klarheit herrscht. Das Stellenverzeichnis ist keine Abbildung des Organigramms und sollte einen bestimmten Umfang nicht überschreiten. Stellen, die gleiche Aufgaben erfüllen, werden zusammengefaßt. Um das Funktionendiagramm nicht zu «überladen», erweist es sich in vielen Fällen als zweckmäßig, stufenweise vorzugehen.

  So kann in größeren Krankenhäusern ein Funktionendiagramm erster Stufe geschaffen werden, in dem neben den zuständigen politischen Instanzen und den Gremien der Gesamtleitung die wichtigsten Bereichsleiter figurieren. In einem weiteren Schritt sind dann die Funktionendiagramme zweiter Stufe zu erarbeiten, die beispielsweise die Führungskräfte eines Departementes oder einer Klinik sowie die unterstützenden zentralen Spitaldienste beinhalten. Beim stufenweisen Vorgehen ist darauf zu achten, daß die Funktionendiagramme sich nicht gegenseitig überlappen.

- Die **Funktionen** stellen das eigentliche Bindeglied zwischen Aufgaben und Stellen dar. Sie zeigen an, auf welche Weise eine Stelle bei der Erfüllung einer bestimmten Aufgabe mitwirkt. Die im Funktionendiagramm mit Abkürzungen oder Symbolen bezeichneten Einzelfunktionen sind aus dem Führungsprozeß abgeleitet. In der Regel werden folgende Funktionen unterschieden:

I = **Initiativfunktion:** Anregen, Initiieren, Impulse geben.

P = **Planungsfunktion:** Analysieren, Planen, Entscheidungen vorbereiten;

E = **Entscheidungsfunktion:** Entscheidungen treffen (Em = Mitentscheidung; Eg = Entscheidung in Grundsatzfragen usw.);

M= **Mitsprachefunktion:** Mitsprechen, Mitberaten, Anträge stellen;

O = **Anordnungsfunktion:** Mitarbeiter zum Handeln veranlassen;

A = **Ausführungsfunktion:** Zugewiesene Arbeit ausführen;

K = **Kontrollfunktion:** Arbeitsergebnisse und/oder Arbeitsverhalten anderer Aufgabenträger kontrollieren (wird nur aufgeführt, sofern die Kontrollfunktion über die übliche Kontrollaufgabe hinausgeht).

Die Funktionen, die einer Stelle zugeordnet werden, hängen in erster Linie von der Art der Aufgaben und von der Position der Stelle in der Aufbaustruktur ab. Einer Stelle können pro Aufgabe mehrere Funktionen zugeordnet werden. Häufig ist am rechten Rand des Formulars eine Spalte für «Bemerkungen» vorhanden, in der gewisse Regelungen ergänzt oder präzisiert werden können, sei es durch genauere Umschreibungen oder durch Verweis auf andere Führungsinstrumente und Dokumente.

• Das **Funktionendiagramm** kann wie die **Stellenbeschreibung als Organisations- und Führungsmittel** eingesetzt werden. Seine Vorzüge sind insbesondere:

- Es eignet sich in hohem Maße für komplexe Organisationen, in denen verschiedenartige Bereiche zu koordinieren sind und vielfältige Formen der Zusammenarbeit auftreten. Es ist aufgaben- und nicht primär stellenbezogen; es vermag deshalb neben den Aufgaben des einzelnen Stelleninhabers vor allem das Zusammenwirken zwischen den Stellen aufzuzeigen.
- Es ermöglicht eine klare, anschauliche und eindeutige Abgrenzung von Aufgaben und Kompetenzen und trägt damit zu einer Verminderung von Reibereien und Konflikten bei.
- Im Vergleich zu anderen Organisationsinstrumenten ist der Zeitaufwand für die Überarbeitung eines in standardisierter Form vorliegenden und für die Erstellung des Funktionendiagramms gering.
- Im Laufe der Erarbeitung eines Funktionendiagrammes kommt es zu wertvollen Lerneffekten. Da die Funktionen erst durch kooperatives Bemühen der betroffenen Stelleninhaber zugeteilt werden können, gehen die gewählten organisatorischen Regelungen gut ins Bewußtsein der Teilnehmer ein. Zudem werden durch die Diskussionen auch Aufgaben und Probleme anderer Instanzen und Stellen außerhalb des eigenen Tätigkeitsfeldes beleuchtet.
- Eine Anpassung an veränderte organisatorische oder personelle Bedingungen ist leicht möglich.
- Das Funktionendiagramm kann die Stellenbeschreibung insofern nicht ersetzen, als die organisatorische Eingliederung und die Stellvertretungsverhältnisse der aufgeführten Stellen nebst der genauen Umschreibung der Aufgaben und Kompetenzen fehlen. Zusätzlich zum Funktionendiagramm empfiehlt sich daher die Erarbeitung von Stellenbeschreibungen. Da nur Positionen auf mittleren und höheren hierarchischen Ebenen in ein Funktionendiagramm aufgenommen werden sollen, stellt sich die Frage, wie die Tätigkeitsgebiete unterer Kader und ausführender Stellen geregelt werden können. Die Erfahrung zeigt, daß es auf dieser Ebene vollauf genügt, einfach und präzis gehaltene Stellenbeschreibungen bzw. Aufgabenlisten auszuarbeiten.
  Bei der **Einführung des Funktionendiagramms** ist dem Motivationsproblem gebührend Beachtung zu schenken. Denn nur ein von allen betroffenen Instanzen und Mitarbeitern akzeptiertes Instrument kann voll wirksam werden. In der Praxis hat sich etwa folgendes Vorgehen als zweckmäßig erwiesen:
- Orientierung der zuständigen Instanzen über Sinn, Zweck, Aufbau, Möglichkeiten und Grenzen des Funktionendiagramms; Klärung von Fragen der Aufbauorganisation; Bezeichnung der Bereiche und Stellen, die in das Funktionendiagramm einbezogen werden.
- Orientierung aller Beteiligten über das System und das Vorgehen durch Organisator.
- Betriebsspezifische Anpassung des Basis-Aufgabenkatalogs durch die betroffenen Stelleninhaber unter Anleitung des Organisators.
- Verteilung der Funktionen an einer gemeinsamen Sitzung unter der Leitung des Organisators.
- Überprüfung der getroffenen Lösungen durch die Beteiligten mittels einer Vernehmlassung.
- Ausarbeitung, Verabschiedung und Inkraftsetzung der bereinigten Fassung.
- Periodische Überprüfung und nötigenfalls Anpassung der im Funktionendiagramm enthaltenen Regelungen.

Beispiele finden sich in den Abb. 6/69, 70 und 71

• Die **Stellenbeschreibung** orientiert sich an der «Ein-Personen-Stelle» als der kleinsten organisatorisch bedeutsamen Einheit. Durch die Stellenbeschreibung werden unabhängig vom jeweiligen Stelleninhaber alle wesentlichen Merkmale einer Stelle schriftlich, verbindlich und in einheitlicher Form festgelegt. Auf dieses wichtige Organisations- und Führungsinstrument wird in Abschnitt 68 gesondert eingegangen. Von der Stellenbeschreibung zu unterscheiden ist die Arbeitsplatzbeschreibung, die der arbeitswissenschaftlich-analytischen Untersuchung von Arbeitsplätzen dient.

6.7.2 Dokumentation der Ablaufstruktur

Je nach Art des Arbeitsablaufs und dem speziellen Zweck der Dokumentation werden in der Ablaufdarstellung unterschiedliche Merkmale der Ablaufstruktur hervorgehoben (5): – Arbeitsablaufplan (Art und Reihenfolge der Tätigkeiten) – Materialflußplan/Verkehrsplan/Beleglaufplan (räumliche Verhältnisse eines Arbeitsablaufs und die Objektbezeichnungen) – Datenfluß plan (logische Struktur von Prozessen der Informationsverarbeitung) – Harmonogramm (zeitliche Struktur hintereinander geschalteter oder überlagerter Arbeitsgänge in zeitmaßstäblicher Abbildung) – und Netzplan (logisch bzw. technisch bedingte Reihenfolge der Tätigkeiten und ihre Beziehungen).

Aus der Vielfalt der verwendeten Ablaufdarstellungen werden im folgenden nur diejenigen herausgegriffen und besprochen, die in die organisatorische Praxis des Krankenhauses Eingang gefunden haben:

• **Arbeitsablaufplan:** Der Arbeitsablaufplan/Arbeitsablaufdiagramm ist eine Kombination zwischen tabellarischer und symbolischer Darstellungstechnik. Er stellt einen Arbeitsprozeß, gegliedert in einzelne Arbeitsteile dar und bringt deren zeitliche Aufeinanderfolge zum Ausdruck. Für Tätigkeiten oder Sachen, die entweder in einem Ablauf wiederholt auftreten oder in verschiedenen

beteiligte Stellen / Sachaufgaben	Spitalträger	Spitalleitung	Kliniken A, B, C: Klinikchef	Kliniken A, B, C: Oberschwester	Verwaltung und Betrieb: Verwaltungsdirektor	Abteilungsleiter: Buchh. u. EDV	Abteilungsleiter: Oekonomie	Abteilungsleiter: Personalwesen	Bemerkungen (Präzisierungen und Verweise)
14 Datenverarbeitung									M: Rechenzentrum
.1 Konzeptionelle Arbeiten und Projektierung		E			OK	P			
.2 Einführung neuer Anwendungen – kaufmännisch-administrative					E	A		M	
– medizinische			Em	M	Em	A			
37 Dienstpläne und Arbeitszeit									
.1 Grundsätzliche Dienst- und Arbeitszeitregelung	K	E			P			M	vgl. Verordnung über ... vom ...
.2 Dienstpläne erstellen – Ärzte und spez. Klinikpersonal			O						A: Kliniksekretariat
– Pflegepersonal im Pflegedienst				A					
– Hauswirtschaftspersonal							O		A: Hausbeamtin
52 Einkauf									
.1 Einkaufkompetenzen festlegen	Eg*	En		P					* Richtlinien vom ...
.2 Einkaufsbudget pro Material- und Gerätekategorie festlegen			M		E		A		im Rahmen des Gesamtbudgets

Abbildung 6/69: Funktionendiagramm mit Abkürzungen (Häfeli)

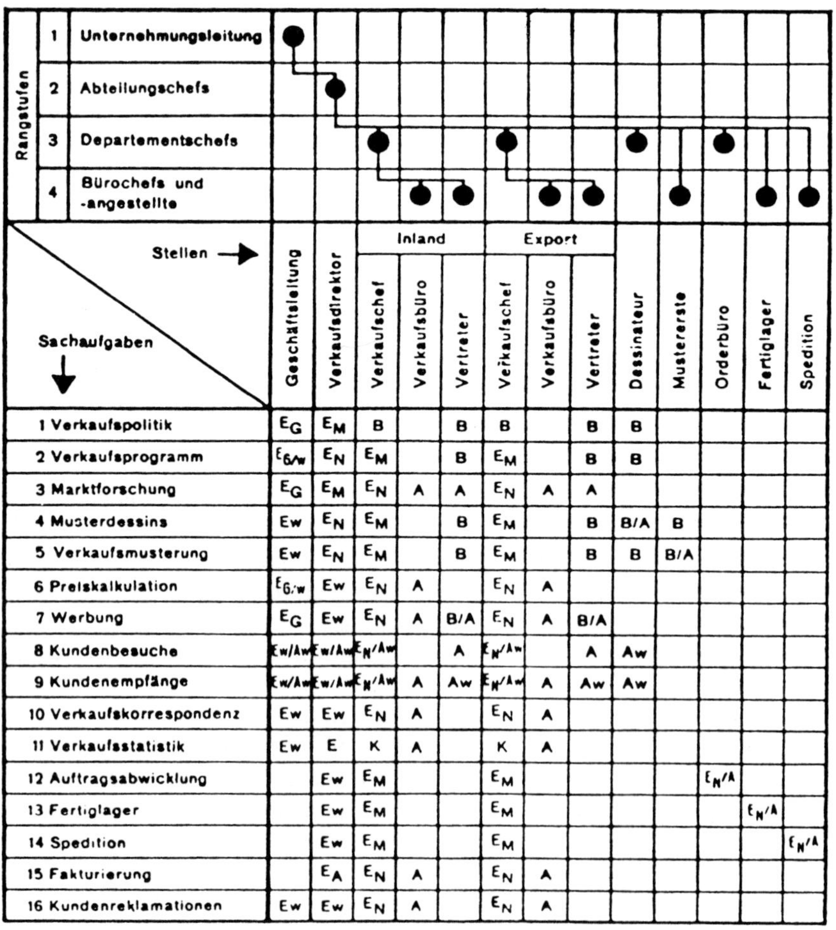

Sachaufgaben ↓ / Stellen →	Geschäftsleitung	Verkaufsdirektor	Inland: Verkaufschef	Inland: Verkaufsbüro	Inland: Vertreter	Export: Verkaufschef	Export: Verkaufsbüro	Export: Vertreter	Dessinateur	Mustererste	Orderbüro	Fertiglager	Spedition
1 Verkaufspolitik	E_G	E_M	B		B	B		B	B				
2 Verkaufsprogramm	$E_{G/W}$	E_N	E_M		B	E_M		B	B				
3 Marktforschung	E_G	E_M	E_N	A	A	E_N	A	A					
4 Musterdessins	Ew	E_N	E_M		B	E_M		B	B/A	B			
5 Verkaufsmusterung	Ew	E_N	E_M		B	E_M		B	B	B/A			
6 Preiskalkulation	$E_{G/W}$	Ew	E_N	A		E_N	A						
7 Werbung	E_G	Ew	E_N	A	B/A	E_N	A	B/A					
8 Kundenbesuche	Ew/Aw	Ew/Aw	E_N/Aw		A	E_N/Aw		A	Aw				
9 Kundenempfänge	Ew/Aw	Ew/Aw	E_N/Aw	A	Aw	E_N/Aw	A	Aw	Aw				
10 Verkaufskorrespondenz	Ew	Ew	E_N	A		E_N	A						
11 Verkaufsstatistik	Ew	E	K	A		K	A						
12 Auftragsabwicklung		Ew	E_M			E_M					E_N/A		
13 Fertiglager		Ew	E_M			E_M						E_N/A	
14 Spedition		Ew	E_M			E_M							E_N/A
15 Fakturierung		E_A	E_N	A		E_N	A						
16 Kundenreklamationen	Ew	Ew	E_N	A		E_N	A						

E_G – Entscheidung in Grundsatzfragen
E_N – Entscheidungsbefugnis im Normalfall
E_W – Entscheidungsvorbehalt für wichtige Fälle
E_M – Mitentscheidungsrecht
B – Beratungs- oder Vorschlagsrecht
A – Ausführung oder Sachbearbeitung
A_W – Ausführungsvorbehalt für wichtige Fälle
K – Ergebniskontrolle und -auswertung

Abbildung 6/70: Funktionendiagramm mit Abkürzungen und Rangstufen

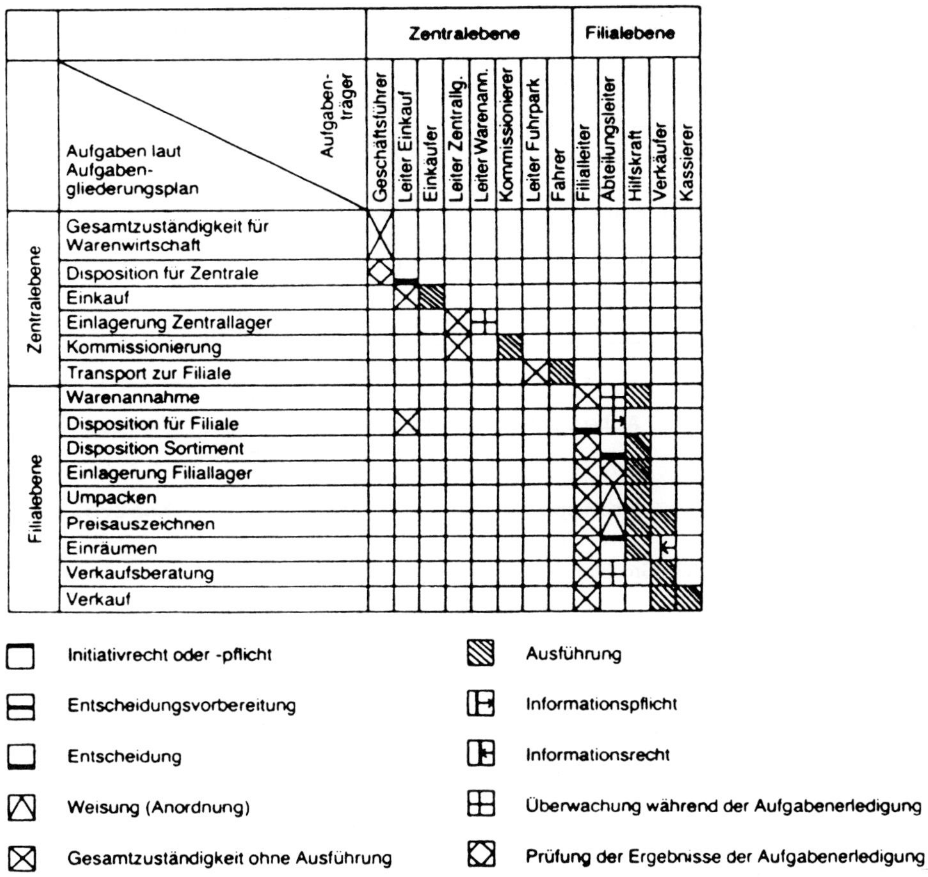

Abbildung 6/71: Funktionendiagramm mit Symbolen

Abläufen immer wieder vorkommen, werden Symbole verwendet. Diese weichen bei verschiedenen Autoren voneinander ab. Die AMA (American Management Association) verwendet die Symbole, wie Abb. 6/72 zeigt.

Zusätzlich zur zeitlichen Aufeinanderfolge der Arbeitsteile kann noch deren Verteilung auf die verschiedenen Stellen festgehalten werden. Ein Beispiel soll dies veranschaulichen. In diesem Beispiel geht es um den Arbeitsablaufplan einer Inseratenaufgabe. In der Röntgenabteilung wird eine Röntgenassistentin benötigt. Die Abteilungsleiterin meldet dem leitenden Arzt den Bedarf. Der Arzt erstellt ein Anforderungsprofil. Anhand dieses Profils entwirft die Personalabteilung einen Inserattext. Eine interne Werbestelle besorgt die grafische Gestaltung. Die Personalabteilung läßt das Inserat in bestimmten Zeitungen erscheinen (Abb. 6/73).

Ein solcher Arbeitsablaufplan wird in der Praxis vor allem dazu dienen, die Belastung einzelner Stellen und die Zweckmäßigkeit der einzelnen Arbeitsteile eines Ablaufs zu überprüfen.

• **Materialflußplan:** Der Materialflußplan stellt generell den Weg von Gegenständen dar. Hier stehen also die räumlichen Verhältnisse eines Arbeitsablaufs im Vordergrund des Interesses. Als Grundlage einer solchen Ablaufdarstellung empfiehlt es sich, einen maßstäblichen Grundrißplan zu verwenden, in den alle Stationen des Transportablaufs eingezeichnet werden können. Als Beispiel diene der Transportablaufplan «Auswärtige Verpflegung» (Abb. 6/74).

Der Transportablaufplan kann verwendet werden, um die Zweckmäßigkeit bestimmter Transportwege zu überprüfen, um minimale Transportwege einzurichten oder um eine Layout-Planung durchzuführen (lay-out, engl. Auslage), d. h. eine Planung der Anordnung von Arbeitsplätzen, Maschinen usw. im Arbeitsraum.

• **Datenflußplan:** Der Datenflußplan ist die derzeit am häufigsten eingesetzte Dokumentationstechnik für Abläufe. Obwohl er besonders für Abläufe der Elektronischen Datenverarbeitung entwickelt wurde, kann er auch für alle anderen Abläufe gut verwendet werden. Ein Beispiel eines Datenflußplanes mit den gebräuchlichen Symbolen zeigt Abb. 6/75.

• **Formularflußplan:** Mit Hilfe der Darstellungstechnik des Datenflußplanes werden auch sogenannte Formularflußpläne erarbeitet, in denen der Fluß eines Formulars von Stelle zu Stelle sowie die Art der Bearbeitung festgehalten wird. Formulare sind im modernen Krankenhaus zu einem der wesentlichsten Hilfsmittel geworden, aber gelegentlich auch zu einer Fehlerquelle.

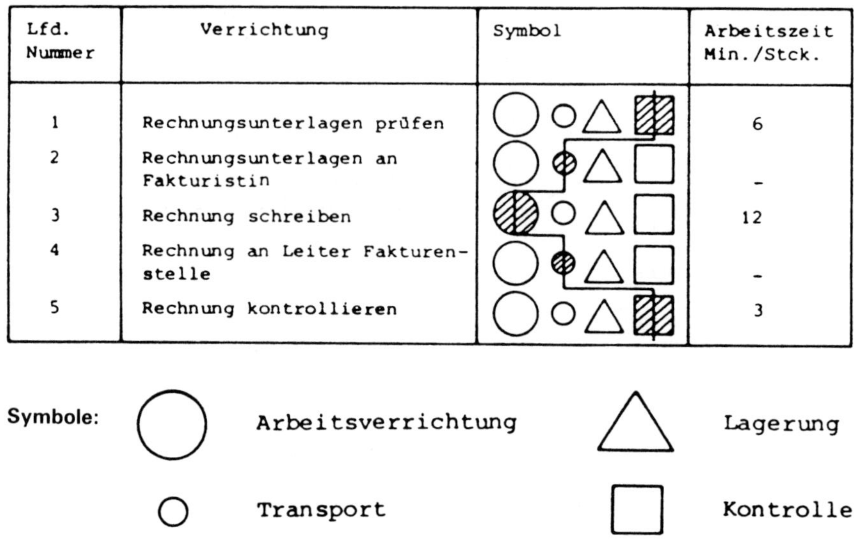

Abbildung 6/72: Arbeitsablaufplan «Rechenstelle» (Grochla)

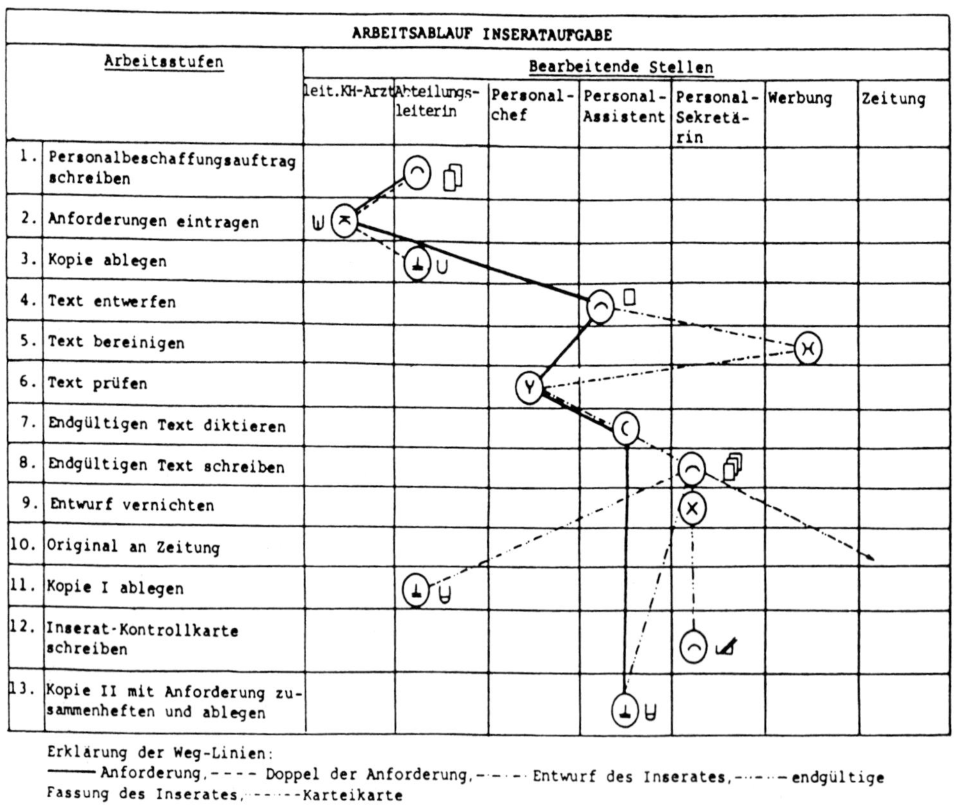

Abbildung 6/73: Arbeitsplan «Inserataufgabe» (Ulmann)

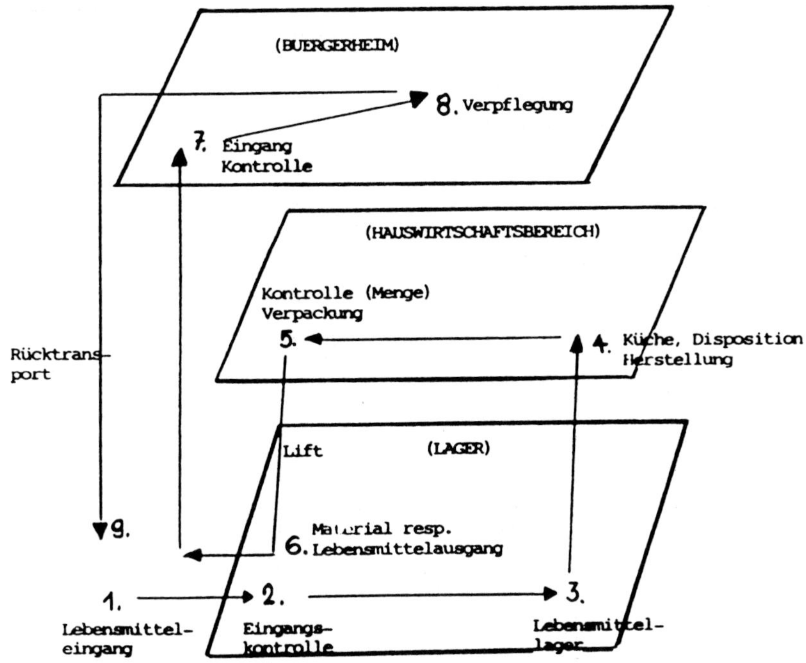

Abbildung 6/74: Transportablaufplan «Auswärtige Verpflegung» (Ulmann)

	Bearbeiten, allgemein (process)		Lochkarte (punched card)
	Ausführen einer Hilfsfunktion (auxiliary operation)		Lochstreifen (punched tape)
	Eingreifen von Hand (manuel operation)		Magnetband (magnetic tape)
	Eingeben von Hand (manuel input)		Trommelspeicher (magnetic drum)
	Mischen (merge)		Plattenspeicher (magnetic disk)
	Trennen (extract)		Matrixspeicher (core storage)
	Mischen mit gleichzeitigem Trennen (mmmm)		Anzeige (display)
	Sortieren (sort)		Flusslinie (flow line)
	Datenträger, allgemein (input/output)		Transport der Datenträger
	Datenträger, gesteuert vom Leitwerk der Datenverarbeitungsanlage (online storage)		Datenübertragung (communication link)
	Datenträger, nicht gesteuert vom Leitwerk der Datenverarbeitungsanlage (offline storage		Übergangsstelle (connector)
	Schriftstück (document)		Bemerkung (comment, annotation)

Abbildung 6/75: Datenflußplan

FORMULAR-ABLAUF EINTRITTSMELDUNG		
Stelle	Art der Bearbeitung	Ablauf
Personalabteilung	Erstellen der EM Ablage des Originals in EM-Ordner	
Sekretariat	Eintragung auf Personalkontrolliste und Visieren der EM	
Verwaltung	Erstellen der Lohnkarte und Visieren der EM	
Verwaltung	Aufnahme des Eintrittes in Hauszeitung Wegwerfen der Kopie	
Krankenkasse	Eintragung in Versichertenregister	
Personal-Fürsorgestiftung	Ablage in Terminkontrolle - Nach Ablauf der Karenzfrist Erstellen des Aufnahmegesuchsformulares - Ablage in Ordner "Unerledigtes - Nach Unterzeichnung des Gesuches durch Angestellten EM vernichten	

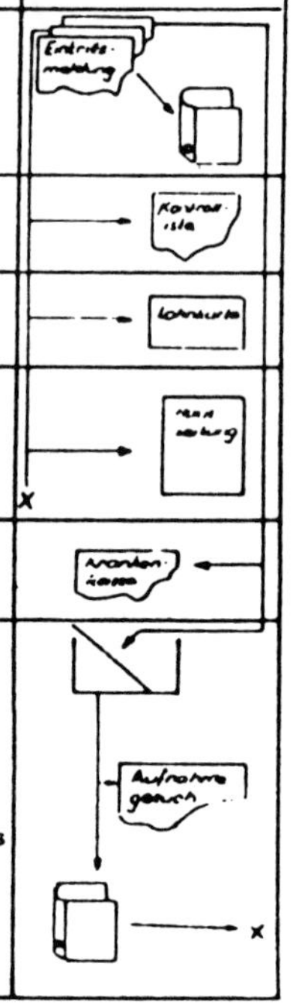

Abbildung 6/76: Formularablauf «Eintrittsmeldung» (Ulmann)

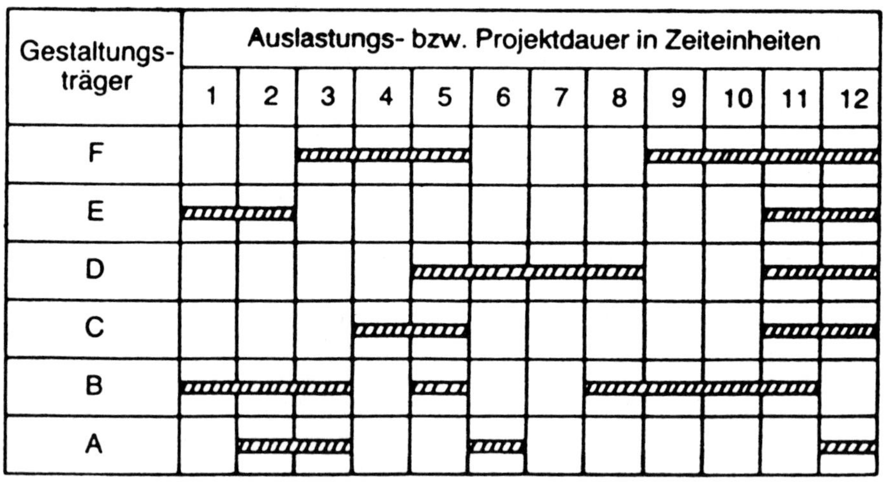

Abbildung 6/77: Balkendiagramm «Kapazitäts-Auslastungsplan»

Der Verwendungszweck eines Formulars, die richtige Reihenfolge der bearbeitenden Stellen, die Übertragung von Daten aus Formularen auf andere Schriftstücke usw. sind aus organisatorischer Sicht von großer Bedeutung. Solche teilweise recht komplizierten Sachverhalte und Abläufe werden mit Hilfe grafischer Darstellungen oft ohne weiteres verständlich; in Abb. 6/76 findet sich ein Beispiel.

• **Balkendiagramm:** Balkendiagramme sind aufgrund ihrer Anschaulichkeit und einfachen Handhabung weit verbreitet. Sie stellen Zeitbänder/Balken in einem Koordinatensystem dar, auf dessen Abszisse/horizontale Achse eine Zeiteinteilung angebracht ist, während die Ordinate/vertikale Achse Teilaufgaben bzw. -aktivitäten, Bearbeitungsstellen usw. enthält. In der entsprechenden Zeile werden die Zeitbänder vom Beginn des Vorgangs bzw. der Belegung bis zu deren Ende ausgezogen.

Balkendiagramme treten in zwei Varianten auf: als Arbeitsfortschrittsplan und als Kapazitäts-Auslastungsplan. Werden in der Vorspalte der Ordinate die verschiedenen Aufgabenträger eingetragen; Abb. 6/77 zeigt dies. Ein solcher Plan verdeutlicht in der Vertikalen die kapazitive Auslastung der Aufgabenträger zu einem be-

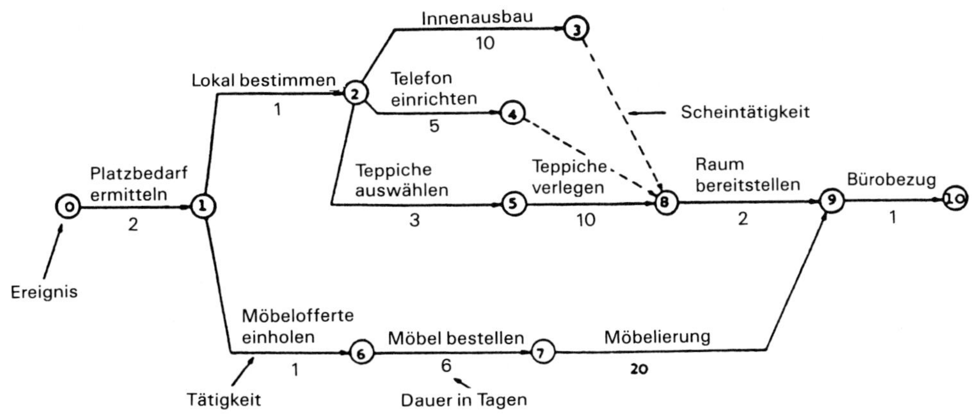

Abbildung 6/78: Netzplan «Büro»

stimmten Zeitpunkt und in der Horizontalen die zeitliche Belastung einzelner Aufgabenträger durch bestimmte Aufgaben.

- **Netzplan:** Mit den herkömmlichen Formen der zeitgebundenen Darstellung von Arbeitsabläufen (z. B. Balkendiagramm) ist es zwar möglich, den Zeitverbrauch einzelner Arbeitsgänge sowie die Reihenfolge und Dauer einfacher (linearer) Arbeitsgangfolgen aufzuzeigen, sie sind jedoch nicht geeignet, die gegenseitigen Abhängigkeiten der Aktivitäten innerhalb eines Tätigkeitskomplexes abzubilden. Zur Darstellung solcher komplexer Prozeßstrukturen wurde die Netzplantechnik entwickelt. Ein Netzplan ist die Darstellung der Abläufe eines Projektes und ihrer gegenseitigen Abhängigkeiten, in graphischer, tabellarischer und algebraischer Form. Er enthält die zur Realisation eines Projektes wesentlichen Vorgänge und Ereignisse sowie ihre logischen und zeitlichen Abhängigkeiten.

Ein Vorgang ist ein zeitforderndes Geschehen mit definiertem Anfang und Ende, z. B. die Ermittlung und Analyse des organisatorischen Ist-Zustandes. Jeder Vorgang wird zeitlich durch zwei Ereignisse begrenzt, sein Anfangs- und sein Endergebnis. Ein Ereignis ist das Eintreten eines definierten Zustandes. Jeder Netzplan besteht aus einer Anzahl von Vorgängen und Ereignissen, die zu einer Ablaufstruktur geordnet sind. Nach dem Schwerpunkt der Darstellung unterscheidet man tätigkeitsorientierte und ereignisorientierte Netzpläne.

Im tätigkeits- (vorgangs-) orientierten Netzplan, wird jeder Vorgang durch einen Pfeil und jedes Ereignis durch einen Kreis dargestellt. Ein Vorgang verbunden mit seinem Anfangs- und Endergebnis wird als Netzplanelement bezeichnet. Durch die Richtung der Tätigkeitspfeile wird der zeitliche Ablauf des Projekts angezeigt. Die Ereignisse werden fortlaufend numeriert, wobei das Anfangsereignis die Nummer O, das Endereignis die höchste vorkommende Nummer erhält. Die Tätigkeiten/Vorgänge werden manchmal im Netzplan selbst durch Stichworte bezeichnet. Bei komplizierten Plänen werden sie der besseren Übersichtlichkeit wegen auf einer separaten Liste aufgeführt. Bei jedem Vorgang wird die erforderliche Zeit in Zahlen angegeben.

Der Netzplan kommt bei der Durchführung größerer Projekte zur Anwendung, d. h. überall dort, wo viele Arbeitsgänge notwendig sind, die teilweise nebeneinander, teilweise nacheinander verlaufen und die voneinander abhängig sind. So können z. B. bei einem Krankenhausneubau die Malerarbeiten erst begonnen werden, wenn die Gipserarbeiten beendigt sind, diese wiederum erst, nachdem der Elektriker seine Leitungen verlegt hat usw. Einen einfachen Netzplan zeigt Abb. 6/78.

- **Arbeitsübersichtsplan:** Der Arbeitsübersichts- und Kontrollplan für Pflegestationen/-gruppen gibt, mit deutlicher Visualisierung, eine Übersicht über: – Anzahl Patienten und evtl. freie Betten – Anzahl Aufstehpatienten/bettlägerige Patienten mit unterschiedlichen Abhängigkeitsstufen – den patientenbezogenen Arbeitsanfall/Tag – die pflegerischen Arbeiten bei den einzelnen Patienten/Tag – einmalige Verordnungen/Anordnungen in einer Vorausschau von einer Woche (z. B. Entlassung, Operation, Röntgen, EKG) – Arbeitsanhäufungen an bestimmten Tagen – Arbeitsdurchführung (Kontrolle der durchgeführten Verordnungen). Abb. 6/79 zeigt einen Arbeitsübersichtsplan (43).

Der Plan kann noch erweitert werden, indem Personalsymbole verwendet werden, mit deren Hilfe die Arbeitsverteilung vorgenommen wird, so daß auch deutlich wird, welcher Mitarbeiter welche Arbeiten zu erledigen hat.

Zur Handhabung: Der Plan wird bei der Dienstübergabe im Beisein beider Schichten kontrolliert und auf den neuesten Stand gebracht. Visitenanordnungen oder Veränderungen in der Pflegesituation der Patienten werden eingetragen (z. B. «Patient kann jetzt aufstehen»). Es wird festgestellt, ob alle Arbeiten getan sind und was der Nachmittage- bzw. Nachtdienst noch machen muß.

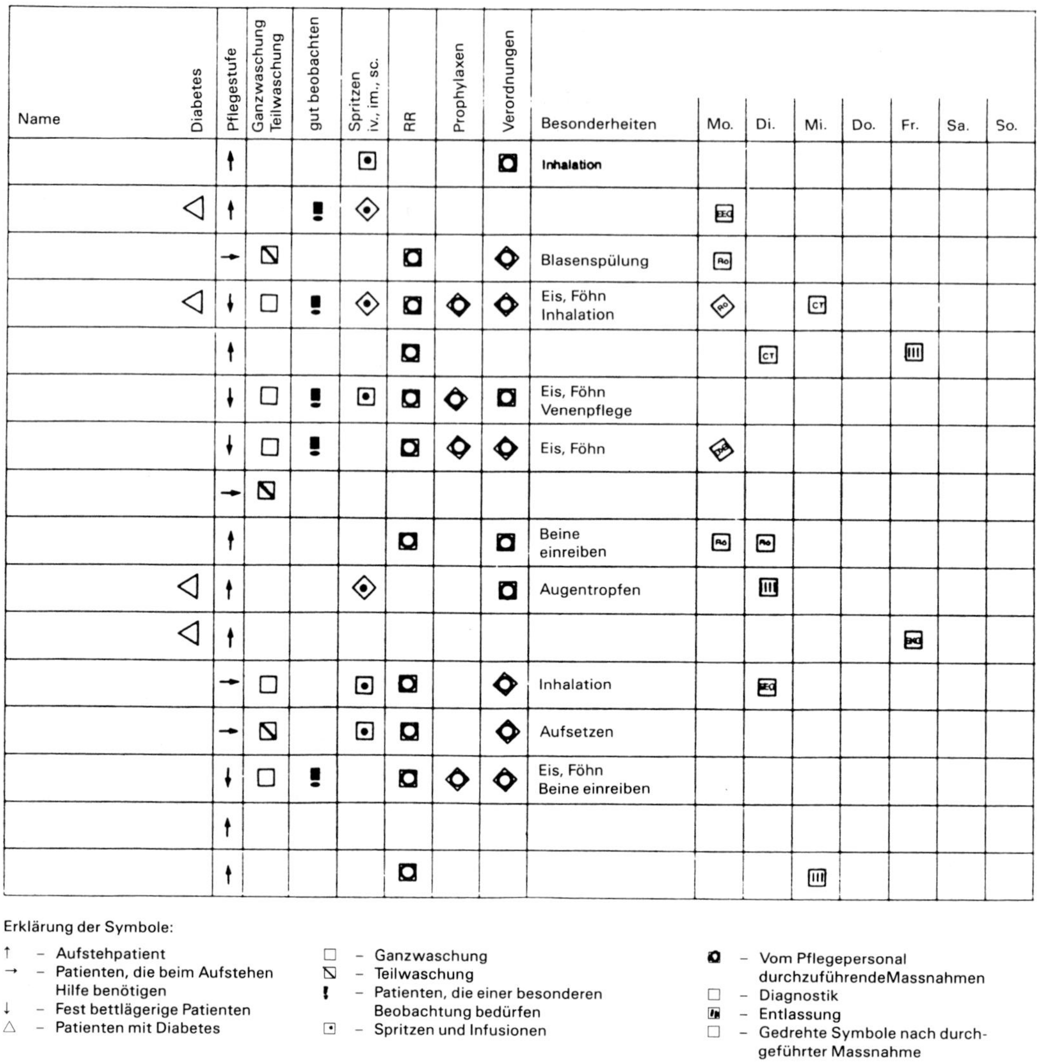

Abbildung 6/79: Muster einer Plan- oder Arbeitstafel (statt farbiger Symbole werden hier aus drucktechnischen Gründen graphische Symbole gesetzt) (Reimann)

6.7.3 Dokumentation der Beziehungsstruktur

Da die Kommunikation zwischen den einzelnen Stellen des Betriebs zentrale und fundamentale Bedeutung besitzt, spielt auch ihre Darstellung eine wichtige Rolle (wird aber in der Praxis leider oft stark vernachlässigt). Zur Dokumentation der Kommunikation werden Kommunikationstabellen, -matrizen und -diagramme verwendet, die man zusammengefaßt als Kommunigramme bezeichnen kann.

• Die **Kommunikationstabelle** ist für die Ist-Aufnahme und Analyse von Kommunikationsbeziehungen bestimmt. Sie nimmt in ihren Feldern die Kommunikationsarten (Spalten) verschiedener Stellen (Zeilen) unter Angabe von Häufigkeit und zeitlicher Beanspruchung auf.

• Eine **Kommunikationsmatrix** kann in der normalen viereckigen Tabellenform oder dreieckig angelegt werden. Diesen Darstellungen liegt jeweils eine Auflistung aller am Kommunikationsprozeß beteiligten Stellen zugrunde. Abb. 6/80 zeigt eine Kommunikationsmatrix, ob zwischen den untersuchten Stellen eine Kommunikationsbeziehung besteht [1] oder nicht [0].

• Mit **Kommunikationsdiagrammen** kann die Gesamtheit der zwischen den Stellen bestehenden Kommunikationsbeziehungen abgebildet werden. Sie treten in zwei unterschiedlichen Darstellungsformen auf: in Kreisform und in Viereckform:

– Im **Kreisdiagramm** sind die am Kommunikationsprozeß beteiligten Stellen ringförmig angeordnet und die zwischen ihnen bestehenden Kommunikationsbe-

ziehungen durch Linien unterschiedlicher Stärke gekennzeichnet. Die Stärke der Linien dient dabei als Maß für die Kommunikationsdauer, -häufigkeit oder -intensität.
Im Kreisdiagramm ist die Kommunikationszeit in Stunden pro Monat zwischen den betreffenden Stellen festgehalten. Das Kreisdiagramm ermöglicht vor allem einen schnellen Überblick über die bestehenden Kommunikationsbeziehungen (Abb. 6/81).

- Im **Viereckdiagramm** kann z. B. die Kommunikationszeit in Stunden festgehalten werden (Abb. 6/82).

	A	B	C	D	E
A	-	1	1	1	1
B	1	-	1	0	0
C	0	1	-	1	0
D	0	0	1	-	1
E	1	0	0	1	-

A hat mit allen Seiten (B-E) direkte Verbindung; die Stellen B-E nur mit den im unvollständigen Ring benachbarten Stellen:

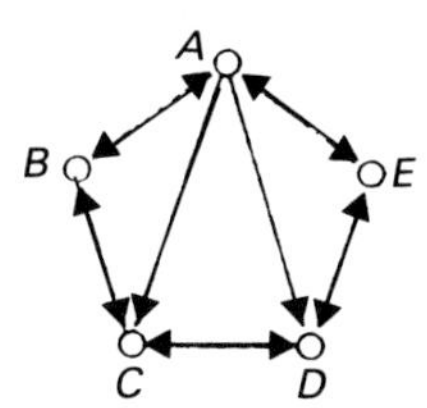

Abbildung 6/80: Kommunikationsmatrix

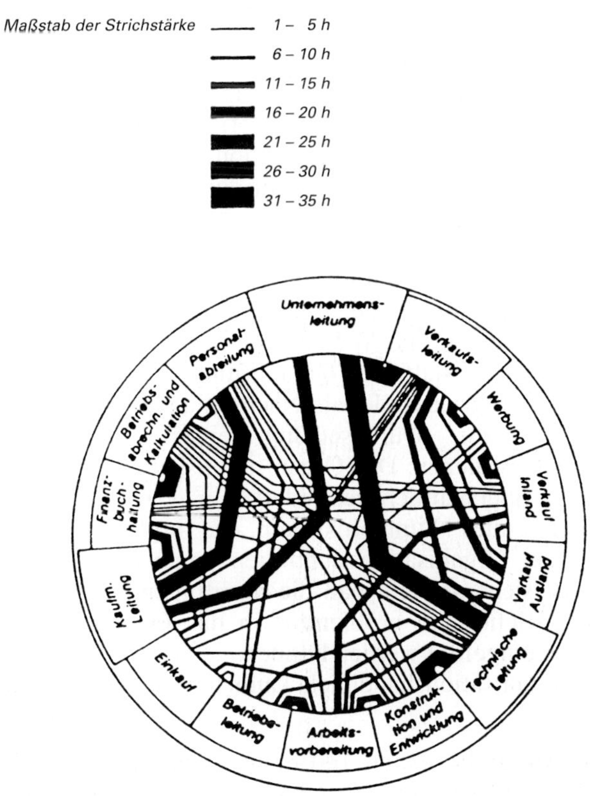

Abbildung 6/81: Kommunikationsdiagramm in Kreisform

	A	B	C	D	E	F	G	H	I	J	K	L	M
A	—	3	—	2	—	—	1	—	1	—	—	—	—
B	2	—	4	2	—	—	1	—	1	—	—	—	—
C	—	3	—	—	—	—	—	—	—	—	—	—	—
D	1,5	1	—	—	6	2	1	—	1	—	—	—	—
E	—	—	—	3	—	—	—	—	—	—	—	—	—
F	—	—	—	1,5	—	—	—	4	—	—	—	—	—
G	1,5	1	—	1,5	—	—	—	3	1	—	—	—	—
H	—	—	—	—	—	1	2	—	2	4	—	—	—
I	1	1	—	1	—	—	1	1	—	20	5	5	10
J	—	—	—	—	—	—	—	1,5	5	—	15	10	—
K	—	—	—	—	—	—	—	—	1	3	—	—	—
L	—	—	—	—	—	—	—	—	1,5	2	—	—	—
M	—	—	—	—	—	—	—	—	2	—	—	—	—

A = Geschäftsführer
B = Leiter Einkauf
C = Einkäufer
D = Leiter Zentrallager
E = Leiter Warenannahme
F = Kommissionierer
G = Leiter Fuhrpark
H = Fahrer
I = Filialleiter
J = Abteilungsleiter
K = Hilfskraft
L = Verkäufer
M = Kassierer

Abbildung 6/82: Kommunikationsdiagramm in Viereckform

6.7.4 Dokumentation informaler Strukturen

Die informalen Strukturen sind weitgehend durch emotionales Verhalten bestimmt, d. h. durch Sympathie, Antipathie oder Indifferenz. Aufgrund dieser drei Kriterien gelang es mit Hilfe der Soziometrie, soziale Beziehungen sichtbar zu machen. Zwei Darstellungsformen haben für die Organisation Bedeutung erlangt, das Soziogramm und die Soziomatrix:

- Im **Soziogramm** werden die emotionalen Beziehungen zwischen Individuen in der Regel nach den drei Kriterien Anziehung (Sympathie), Abstoßung (Antipathie) und Gleichgültigkeit (Indifferenz) dargestellt. Hierzu werden bestimmte Symbole verwendet. Unterschiedliche gegenseitige Beziehungen werden durch gegenläufige Pfeile dargestellt. In Abb. 6/83 findet sich als Beispiel ein Soziogramm einer Arbeitsgruppe mit fünf Mitgliedern.

- In der **Soziomatrix** können in die Zeilen und Spalten Personen eingetragen und durch Zeichen (+ = Sympathie, – = Antipathie, 0 = Indifferenz) ihre Beziehungen unter bestimmten Gesichtspunkten dargestellt werden. Ein einfaches Beispiel zeigt Abb. 6/84.

Erläuterung: In einer Gruppe von sechs Mitgliedern soll jedes eines der Mitglieder nennen, mit dem es am liebsten die Ferien verbringen möchte, und ein Mitglied nennen, mit dem es am wenigsten gern in die Ferien fahren möchte. Sympathie wird durch ein +, Antipathie durch ein – und Indifferenz durch eine 0 dargestellt. Die

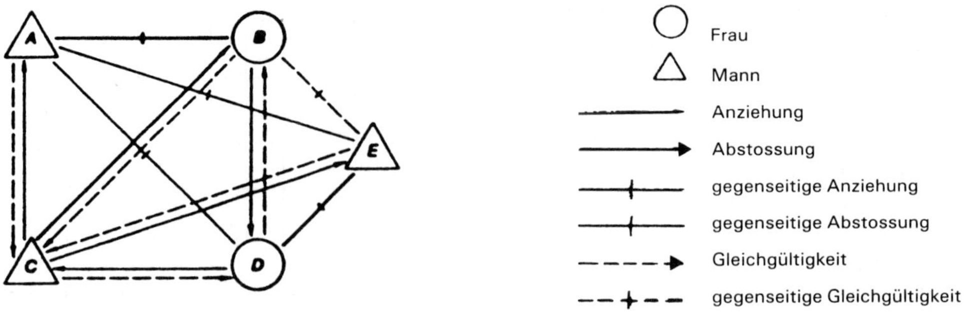

Abbildung 6/83: Soziogramm

Wähler	Gewählte						Abgegebene Stimmen		
	A	B	C	D	E	F	+	–	Total
A			+		–		1	1	2
B	+				–		1	1	2
C	+					–	1	1	2
D			+			–	1	1	2
E			+			–	1	1	2
F		+			–		1	1	2
Erteilte + Stimmen	2	1	3	0	0	0	6		
Erteilte – Stimmen	0	0	0	0	3	3		6	
Total	2	1	3	0	3	3			12

Abbildung 6/84: Soziomatrix

Analyse der Spalten und Zeilen ergibt deutliche Hinweise. So zeigt sich die große Beliebtheit von C und A, die absolute Indifferenz gegenüber D sowie die ausgeprägte Abneigung gegenüber E und F, die auch untereinander sich nicht verstehen (E lehnt F ab, und F lehnt E ab).

6.7.5 Zusammenfassende Dokumentation

In diesem letzten Abschnitt soll noch auf zwei übergreifende Dokumentationsformen hingewiesen werden, die Organisations-Richtlinien und das Organisations-Handbuch:

• **Organisationsrichtlinien** sind betriebliche Veröffentlichungen mit verbindlichen organisatorischen Regelungen. Sie werden meist von der Organisationsabteilung erstellt, zumindest jedoch von ihr veröffentlicht. Die Veröffentlichung sollte mit Hilfe eines systematisierenden Formulars erfolgen und eine Numerierung aufweisen, die einen klassifizierenden Teil enthält, um damit die Archivierung der Richtlinien zu erleichtern.

Eine Organisationsrichtlinie sollte folgenden Inhalt haben: Benennung gemäß dem organisatorischen Inhalt, Richtliniennummer, Herausgabedatum, Gültigkeitsdatum, Verteiler, Bezeichnung der Richtlinien, welche durch die neue Richtlinie ihre Gültigkeit verlieren, Richtlinieninhalt, Unterschrift des zuständigen Bereichsleiters, Unterschrift des Organisationsleiters bzw. der für Organisationsfragen zuständigen Person.

Um den Charakter der organisatorischen Verbindlichkeit und Aktualität von Organisationsrichtlinien zu erhalten, ist es notwendig, diese auf dem aktuellen Stand zu halten, d. h. sie laufend anzupassen.

• Das **Organisationshandbuch** stellt eine gegliederte Zusammenfassung der allgemein gültigen organisatorischen Regelungen und Vorschriften dar. Es soll der Sicherung der gestalteten Organisation, der Verdeutlichung der Betriebsziele, als Nachschlagewerk und als Instrument zur Durchsetzung eines bestimmten Führungsstils dienen. Das Organisationshandbuch sollte möglichst übersichtlich gegliedert sein. Dazu dient ein klassifizierendes Nummernsystem, das in gleicher Weise bei den Organisationsrichtlinien angewendet wird. Damit ist sichergestellt, daß die nachfolgend herausgegebenen Richtlinien problemlos in das Organisationshandbuch eingefügt werden können.

Ein Organisationshandbuch kann folgenden **Aufbau** haben:

– **Einleitung:** Im ersten Teil eines Organisationshandbuches sind eingeordnet: Inhaltsverzeichnis, Vorwort, Benutzungsanleitung.

- **Allgemeiner Teil:** In diesem nur indirekt zur Organisation gehörenden Teil werden häufig veröffentlicht: Betriebsziele, Betriebspolitik, Betriebsgrundsätze, Arbeitsordnung.
- **Aufbauorganisation:** Der die Aufbauorganisation betreffende Teil sollte enthalten: Organigramm, Stellenbesetzungspläne, Funktionendiagramme, Unterschriftenregelungen, Lagepläne.
- **Ablauforganisation:** Neben allen ablauforganisatorischen Arbeitsanweisungen sollte dieser Teil auf jeden Fall enthalten: Reise- und Spesenordnung, Kommunikationsmatrizen, Kommunikationsdiagramme.
- **Projektorganisation:** Hier sollten alle wesentlichen Regelungen der Projektorganisation enthalten sein: Allgemeine Projektorganisation, Laufende Projekte.
- **Verzeichnisse:** In diesem Teil sollten alle häufig gebrauchten Verzeichnisse des Betriebes mit Ausnahme des Telefonverzeichnisses eingeordnet sein: Kontenplan, Kostenartenplan, Kostenstellenverzeichnis, Kostenträgerplan, Kurzzeichenverzeichnis, Lagerverzeichnis, Formularverzeichnis, Fachwörterverzeichnis.
- **Anhang:** Im abschließenden Anhang des Organisationshandbuches können Aufnahme finden: Sachwortverzeichnis, Änderungsnachweis.

Das Organisationshandbuch sollte bei jeder Stelle aufliegen.

6.8 Stellenbeschreibung – ein wertvolles Führungsinstrument

Die Ziele der Krankenhäuser bestehen darin, ihre Patienten optimal zu versorgen; sie können nur erreicht werden, wenn alle Vorgesetzten und Mitarbeiter ihre Aufgabe, die sie im Rahmen der Gesamtaufgabe zu erfüllen haben, genau kennen und wissen, was von ihnen erwartet wird. Wenn nicht klar feststeht, was der einzelne zu tun hat, ist dieser nicht in der Lage, sein ganzes Wissen und Können zur Erfüllung seiner Aufgabe einzusetzen.

Sind die Kompetenzen der einzelnen Stelleninhaber nicht eindeutig definiert, kommt es zu mangelhaften Arbeitsergebnissen, Reibereien und Konflikten. Wo nicht klar ist, wer wofür die Verantwortung trägt, können sich fatale Folgen zeigen. Die eindeutige Umschreibung von Aufgaben, Kompetenzen und Verantwortung ist nur einer unter mehreren Bereichen, in denen die Stellenbeschreibung wertvolle Dienste leisten kann.

6.8.1 Begriff und Ziele der Stellenbeschreibung

Eine Stellenbeschreibung ist die «verbindliche und in einheitlicher Form abgefaßte Festlegung der Eingliederung einer Stelle in den Organisationsaufbau, ihrer Ziele, Aufgaben und Kompetenzen (Verantwortung) sowie ihrer wichtigsten Beziehungen zu anderen Stellen» (44); sie kann auch definiert werden als Darstellung des Stelleninhaltes durch genaue Formulierung der Aufgaben, Kompetenzen (Verantwortung) bezogen auf die Gliederungsmerkmale: – Aufgabenbild (Darstellung der persönlichen Anforderungen an den Stelleninhaber) – Besetzungsbild (Angabe der instanziellen Beziehungen des Stelleninhabers innerhalb des Leitungsaufbaus des Betriebes) – Instanzenbild und Angabe der Kommunikationsbeziehungen außerhalb der formalen Autoritätsstruktur – Kommunikationsbild.

Im Unterschied zur Stellenbeschreibung umfaßt die Arbeitsplatzbeschreibung die schriftliche Darstellung der Tätigkeiten, die an einem Arbeitsplatz durchzuführen sind; sie dient der arbeitswissenschaftlich-analytischen Untersuchung von Arbeitsplätzen mit dem Ziel der richtigen Bewertung und Einstufung.

- Die **Einsatzmöglichkeiten** bzw. die Ziele, die mit Stellenbeschreibungen verfolgt werden, sind vielfältig. Die Stellenbeschreibung soll:

- die **Transparenz erhöhen!** Die durch die einzelne Stelle zu erfüllenden Aufgaben und die ihr zugeteilten Kompetenzen (Verantwortung) die hierarchischen Über- und Unterordnungsverhältnisse sowie die individuellen Handlungsspielräume werden für den einzelnen Stelleninhaber und die gesamte Organisation klar erkennbar und Zusammenhänge verstehbar.
- zur Überprüfung und **Verbesserung der Organisationsstruktur** beitragen! Aufgrund der Stellenbeschreibung können organisatorische Strukturen auf ihre Wirksamkeit hin überprüft werden; so lassen sich ineffiziente Strukturen erkennen und damit vereinfachen, verbessern oder beseitigen.
- die **Stellenbesetzung erleichtern!** Die klare Festlegung der Anforderungen an den Stelleninhaber hilft bei der Anwerbung von Personal, bei der innerbetrieblichen Stellenausschreibung, bei der Auswahl und bei der Einarbeitung von neuen Mitarbeitern. Auch die Analyse des Personalbedarfs wird erleichtert.
- die **Kontrolle objektivieren!** Klar umschriebene Aufgaben (wenn möglich: präzis formulierte Ziele und Leistungsstandards) geben die Möglichkeit, den Grad ihrer Erfüllung eindeutig und objektiv festzustellen sowohl im Rahmen der Selbst- wie auch im Rahmen der Fremdkontrolle.
- die **Beurteilung ermöglichen!** Wenn nicht klar ist, was der einzelne genau zu tun hat, kann sein Tun auch nicht beurteilt werden. Die Stellenbeschreibung stellt eine wichtige Grundlage für die Mitarbeiterbeurteilung und damit auch für die Beförderung dar.
- die **Förderung erleichtern!** Aufgrund der formulierten Stellenanforderungen werden allfällige Lücken im Wissen und Können des Stelleninhabers sichtbar, die dann durch gezielte Förderung und Schulung angegangen werden können. Neben Ausbildungsbedürf-

nissen werden auch Aufstiegsmöglichkeiten erkennbar.
- die **Führung stärken!** Der Vorgesetzte wird von der Aufgabe entlastet, seinem Mitarbeiter dauernd Anweisungen und Anordnungen geben zu müssen; dem Mitarbeiter ist ein klar umschriebenes Aufgabengebiet zur selbständigen Bearbeitung zugewiesen. Aufgrund der personenunabhängigen Formulierung von Erwartungen kommt es zu einer «Versachlichung der Herrschaft», was die Vorgesetzten-Mitarbeiter-Beziehung von Spannungen befreit.
- die **Arbeitsplanung verbessern!** Indem generalisierte, personenunabhängige Rollenerwartungen festgelegt sind, können (Arbeits-) Verhaltensprozesse besser geplant werden.
- zu hoher **Leistung motivieren!** Die Umschreibung der Arbeitsaufgabe und ihrer Eingliederung in den gesamten Aufgabenzusammenhang kann dazu beitragen, daß die Aufgabe als strukturiertes Ganzes wahrgenommen wird, dem im Hinblick auf die Erfüllung der Gesamtaufgabe wesentliche Bedeutung zukommt. Eine entsprechend konstruierte Stellenbeschreibung ist zudem eine Herausforderung an Wollen und Können des Stelleninhabers. Beides trägt zu einer erhöhten Leistungsmotivation bei.
- die **Arbeitszufriedenheit erhöhen!** Eine klar erkennbare, geschlossene Arbeitsaufgabe trägt in hohem Maße zur Zufriedenheit bei. Die klare Umschreibung der Aufgaben macht dauernde Eingriffe des Vorgesetzten in den Realisationsprozeß überflüssig. Damit wird die Arbeitsaufgabe als «Gestalt» wahrgenommen, was Zufriedenheit und Verantwortungsbewußtsein entstehen läßt.
- die **Zusammenarbeit festigen!** Indem gegenseitige Erwartungen und (formale) Beziehungen geklärt werden, kann mittels der Stellenbeschreibung Einfluß auf das Informations- und Kommunikationsverhalten genommen werden.

Wieweit mit der Stellenbeschreibung diese Ziele erreicht werden, hängt nicht nur von ihrem Inhalt und ihrer Aktualität, sondern in entscheidendem Maße auch vom Kontext ab, in dem sie sich befindet: Die Stellenbeschreibung ist Teil eines umfassenden Systems von Führungs- und Organisationsinstrumenten, die sich gegenseitig beeinflussen. So wird beispielsweise das jeweilige Beurteilungssystem sich mehr oder weniger stark auf die Stellenbeschreibung beziehen und umgekehrt die Stellenbeschreibung sich mehr oder weniger spezifisch an der Mitarbeiterbeurteilung orientieren.

Daß die Wirksamkeit der Stellenbeschreibung als Führungsinstrument entscheidend davon abhängt, in wessen Händen sich dieses Instrument befindet, liegt auf der Hand: Eine Stellenbeschreibung wird, je nachdem, ob sie im Rahmen einer autoritären oder einer kooperativen Führung eingesetzt wird, nicht bloß anders aussehen und andere Zwecke in den Vordergrund stellen, sondern auch recht unterschiedliche Wirkungen haben.

Die Stellenbeschreibung bedeutet eine Bestrebung zur Strukturierung der Arbeitsaufgabe: Statt zur Ausführung von Aufträgen, die dem Mitarbeiter von Fall zu Fall aufgrund seiner Fähigkeiten übertragen werden, erhält er durch dieses Führungsinstrument einen umschriebenen Aufgabenbereich zugewiesen, für den er verantwortlich ist. Ein weiterer Schritt in dieser Richtung besteht in der «Führung durch Zielvereinbarung»: Hier erfährt die Aufgabenerfüllung noch eine genauer bestimmte Ausrichtung, nämlich auf die Ziele, die im Aufgabenbereich des Mitarbeiters liegen und deren Erreichung seine Tätigkeit zu dienen hat.

6.8.2 Inhalt der Stellenbeschreibung

Den Grundinhalt einer Stellenbeschreibung bilden meist folgende Punkte: Bezeichnung der Stelle, Unter- und Überordnungsverhältnisse, Zielsetzung der Stelle, Aufgaben, Kompetenzen, Richtlinien, Arbeitskontakte (Zusammenarbeit mit anderen Stellen), Informationen, Unterschriften. Im folgenden werden diese Punkte im Rahmen eines möglichen Aufbaus einer Stellenbeschreibung näher erörtert; die Numerierung bezieht sich auf das methodische Modell für die Entwicklung von Stellenbeschreibungen.

0. Bezeichnung der Stelle (inkl. Stellvertretung): Der «Formularkopf» einer Stellenbeschreibung enthält in der Regel folgende Informationen:

01. Funktion: Jede Stelle ist mit einer Bezeichnung zu versehen und im Organisationsplan (Organigramm) festzuhalten.

02. Bereich: Name der Abteilung bzw. des Departementes, damit die Lokalisation der Stelle klar ist.

03. Stelleninhaber: Wenn möglich sollte der Name des gegenwärtigen Stelleninhabers vermerkt werden.

04. Stellvertretung: Die aktive und passive Stellvertretung, also Name des Mitarbeiters, der bei Abwesenheit des formalen Stelleninhabers dessen Aufgaben wahrnimmt und Namen der Mitarbeiter, deren Aufgaben bei Abwesenheit durch den Inhaber dieser Stelle erfüllt werden.

05. Blattnummer mit Gesamtseitenzahl.

06. Stellenart: Bezeichnung für alle Stellen, die im Prinzip eine gleiche oder ähnliche Aufgabenkombination aufweisen. Die Stellenart soll nach Möglichkeit eine funktionale Bezeichnung tragen (z. B. Analytiker, Revisor, Telefonistin usw.) Alle Mitarbeiter, die einer im Formularkopf genannten Struktureinheit angehören und einer bestimmten Stellenart zugeordnet sind, haben üblicherweise die gleiche Stellenbeschreibung.

07. Revision: Eine Stellenbeschreibung «lebt» nur dann, wenn sie mindestens alljährlich überprüft und revidiert wird. Das Beurteilungsgespräch – als wiederkehrende Führungsmaßnahme – bietet dazu die ideale Gelegenheit. Das jeweilige Revisionsdatum ist einzutragen.

STELLENBESCHREIBUNG	Krankenhaus ....
Organisations-Handbuch/OHB	Kapitel ....
01 Funktion	02 Bereich ....
03 Stelleninhaber:	
04 Stellvertretung durch: .... Stellvertretung für:	
05 Blatt .... 06 Stellenart	07 Revision am ....
08 Unterschrift	am ....
09 Genehmigung	am ....

Abbildung 6/85: Formularkopf einert Stellenbeschreibung

08. Unterschrift: Da die Stellenbeschreibung als eine Art Vertrag zwischen Stelleninhaber und nächsthöherem Vorgesetzten betrachtet werden kann, ist sie von beiden gemeinsam zu entwickeln und in der Folge auch zu unterschreiben.

09. Genehmigung: An dieser Stelle steht die Unterschrift der Instanz, welche die Stellenbeschreibung zu genehmigen hat. Siehe Abb. 6/85.

1. Unter- und Überordnungsverhältnisse: Indem die Unter- und Überordnungsverhältnisse fixiert sind, wird die organisatorische Eingliederung der Stelle in das hierarchische System der Organisation und damit auch die Position des Stelleninhabers ersichtlich. Folgende Einordnungsverhältnisse sollten festgehalten werden:

11. Direkt übergeordnete Stelle/vorgesetzte Stelle: Hier wird der unmittelbare Vorgesetzte aufgeführt, der dem Stelleninhaber gegenüber ein disziplinarisches und fachliches Weisungsrecht besitzt.
12. Andere weisungsbefugte Stellen: Meist ist der unmittelbare Vorgesetzte nicht die einzige Instanz, die dem Stelleninhaber gegenüber in fachlicher Hinsicht weisungsberechtigt ist.
13. Nebengeordnete Stellen: Auch die nebengeordneten Stellen sind zu erwähnen, um die Beziehungen innerhalb des hierarchischen Systems klarzustellen.
14. Nachgeordnete Stellen: Die nachgeordneten Linien- und Stabsstellen können gegliedert werden in direkt-nachgeordnete und indirekt-nachgeordnete Stellen sowie andere Stellen, denen gegenüber der Stelleninhaber disziplinarisch und/oder fachlich weisungsberechtigt ist; siehe Abb. 6/86.

Ein Beispiel (Abteilungsschwester der Pschychiatrie) einer sprachlichen Festlegung der Über- und Unterordnungsverhältnisse ist folgendes: – Unterstellung (11) (Die Abt. Schwester ist der Pflegedienstleitung unterstellt) – Andere weisungsbefugte Stellen (12) (In medizinisch-therapeutischen Belangen ist der Abteilungsarzt weisungsberechtigt) – Nebengeordnete Stellen (13) (Abt. Sr. der andern Abteilungen, Therapeutinnen uam.) – Überstellung (14) (Der Abt. Schwester ist das ihrer Abteilung zugeteilte Personal unterstellt. Gegenüber dem zugewiesenen Hausdienstpersonal ist sie im Rahmen der bestehenden Dienstanweisungen weisungsberechtigt).

Die Eingliederung der beschriebenen Stelle in die Organisationsstruktur wird am besten mit Hilfe von Organigrammen graphisch dargestellt. Unterstehen der beschriebenen Stelle jedoch keine weiteren organisatorischen Einheiten, so ist allerdings ein Organigramm kaum sinnvoll.

Ein Organigramm enthält in der Regel Name der beschriebenen Stelle; unmittelbar übergeordnete Stellen; teilweise über- und nachgeordnete Stellen (mit gestrichelten Linien. Falls sich diese partielle Über- bzw. Un-

11 Vorgesetzte Stelle:

____

12 Andere weisungsbefugte Stellen:

____

13 Nebengeordnete Stellen:

____

14 Nachgeordnete Stellen:

Direkt Unterstellte:

____

Übrige Unterstellte:

____

Andere Stellen/Personen, an welche Weisungen erteilt werden

____

Abbildung 6/86: Hierarchisches System der Organisation

terordnung bloß auf einen kleineren Teil der gesamten Stellenaufgaben bezieht, braucht sie nicht ins Organigramm aufgenommen zu werden).

2. Zielsetzung der Stelle: Entsprechend der Aufgabengliederung bzw. Arbeitsteilung findet auch eine Zerlegung der Gesamtzielsetzung statt. Die in den Stellenbeschreibungen enthaltenen Stellenziele bestimmen allgemein und langfristig, welcher persönliche Beitrag von den einzelnen Stelleninhabern zum Erreichen der Organisationsziele und damit auch der Bereichs-, Ressort-, Abteilungs-, Stabs-, Gruppenziele erwartet wird.

Aufgabe der Vorgesetzten ist es, Stellenziele durch Einzelziele zu konkretisieren und damit die Tätigkeit ihrer Mitarbeiter kurz- oder allenfalls mittelfristig auf ihre Stellenziele auszurichten. Sollen Mitarbeiter Aufgaben übernehmen und sich zielgerichtet für deren Erfüllung einsetzen, so müssen sie wissen, welche Ziele damit verfolgt werden sollen und welcher Beitrag zur Erreichung der Gesamtzielsetzung der Organisation die betreffende Stelle zu erbringen hat. Somit hat jede Stellenbeschreibung eine kurzgefaßte Zielsetzung der Stelle zu enthalten. Aus der Zielsetzung lassen sich die Aufgaben ableiten, die zur Zielerreichung notwendig sind.

Im Rahmen einer «Führung durch Zielvereinbarung» werden die aus der Gesamtzielsetzung abgeleiteten Teilziele zu Leistungszielen für den einzelnen Mitarbeiter konkretisiert.

Beispiel der Zielsetzung eines Regionalspitals: – Übernahme der speziellen Krankenversorgung der Bevölkerung und Übernahme der medizinischen Grundversorgung der Spitalregion – Aufnahme der Patienten nach medizinischen und sozialen Erfordernissen. Qualität der medizinischen Versorgung grundsätzlich nach medizinischen Prioritäten. Angebot von Wahlmöglichkeiten inbezug auf allgemeine Versorgungsleistungen und ärztliche Behandlung – Einsatz der Mittel, die dem Spital für seine medizinischen Aufgaben zur Verfügung stehen, so daß sie die gesamthaft größte Wirkung erzielen – Erbringung der allgemeinen Versorgungsleistungen entsprechend den Bedürfnissen mit möglichst geringen Kosten.

Beispiel der Zielsetzung für die Stelle einer Leiterin des Pflegedienstes: Sicherstellung der bestmöglichen pflegerischen Versorgung der Patienten hinsichtlich der Grund- und Behandlungspflege sowie ihrer Grundbedürfnisse unter Beachtung der ärztlichen Zuständigkeit bei der Durchführung diagnostischer und therapeutischer Maßnahmen.

3. Aufgaben/Pflichten: Die Aufgaben ergeben sich als logische Folge aus der Zielsetzung einer Stelle. Die klare Umschreibung und Abgrenzung der Aufgaben ist eine wesentliche Voraussetzung für die konkrete Mit-Delegation von Kompetenzen und Verantwortung. Nur wenn der Aufgabenbereich präzise definiert ist, kann der Stelleninhaber bei Fehlleistungen zur Verantwortung gezogen werden. Mit der Zuteilung von Aufgaben werden meistens gleichzeitig Entscheidungsabläufe festgelegt, Arbeitsabläufe bestimmt und der Informationsfluß vorgegeben.

Die Aufgabenzuweisung erfolgt auf der Grundlage einer konsequenten Aufgabenzerlegung. So läßt sich beispielsweise die Gesamtaufgabe des Pflegebereichs eines Krankenhauses in vier Teilaufgaben, entsprechend den vier Pflegeabteilungen, aufteilen. Die vier Abteilungsaufgaben werden weiter zerlegt in Gruppenaufgaben und diese schließlich in einzelne Stellenaufgaben.

Grundsätzlich sind in der Stellenbeschreibung nur die charakteristischen Aufgaben vermerkt, nicht alle einzelnen Verrichtungen, die eine Aufgabenerfüllung erfordern. Die Stellenbeschreibung umschreibt nicht Arbeitsabläufe (dies geschieht verbindlich in Arbeitsanweisungen/Handbüchern). Die Stellenbeschreibung enthält nur Aufgaben, die vom Stelleninhaber regelmäßig auszuführen sind. Regelmäßigkeit besteht auch dann, wenn eine Aufgabe zwar nicht ständig vorliegt, jedoch bei ihrem Auftreten vom betreffenden Stelleninhaber zu erfüllen ist.

Zum Aufgabenbereich eines Stelleninhabers gehören selbstverständlich auch allgemeine Aufgaben/Pflichten, die nicht spezifisch auf eine Stelle bezogen und demzufolge nicht in der Stellenbeschreibung aufzuführen sind. Die Aufgaben können, wie Abb. 6/87 zeigt, in vier Gruppen gegliedert werden: Führungsaufgaben (31), Fachaufgaben (32), besondere Aufgaben (33) und Aufgaben ad personam (34).

Aufgaben

31 **Führungsaufgaben** mit	Kompetenzstufen	Zeitaufwand in %

32 **Fachaufgaben:** siehe Seite 4 mit Richtlinien, Kompetenzstufen, Arbeitskontakten und Information

33 **Besondere Aufgaben:**

34 **Aufgaben ad personam:**

Abbildung 6/87: Aufgaben

31. Führungsaufgaben: Aufgaben, die sich im Hinblick auf die Erreichung von Sachzielen ergeben. Beispiel: Koordinieren aller Tätigkeiten im Pflegeteam zeitlich, sachlich und personell.
32. Fachaufgaben: Aufgaben, die sich im Hinblick auf die Erreichung von Sachzielen ergeben. Beispiel: Ausführen der Pflege, selbständig nach den vom Krankenhaus mit den Schulen gemeinsam erarbeiteten Richtlinien.
33. Besondere Aufgaben: Aufgaben, die der Stelleninhaber in inner-, außer- oder überbetrieblichen Gre-

mien zu erfüllen hat; es sollten aber nur solche Aufgaben in die Stellenbeschreibung aufgenommen werden, die mit seiner Stelle im Zusammenhang stehen. Beispiel: Mitwirken in der Gesprächsgruppe für Suchtkranke.

34. Aufgaben ad personam: Aufgaben, die sich allein aus der Persönlichkeit des betreffenden Stelleninhabers, aus dessen Kenntnissen, Fähigkeiten und Neigungen ergeben und weder mit dem Stellenziel noch mit der umschriebenen Funktion in einem direkten Zusammenhang stehen. Beispiel: Leiten des Bildungsausschusses des Regionalverbandes.

4. Kompetenzen: Der genauen Umschreibung der zugeteilten Kompetenzen kommt in der Stellenbeschreibung zentrale Bedeutung zu. Da die verschiedenen Arten von Kompetenzen an anderer Stelle genannt worden sind, werden sie hier nur noch stichwortartig wiederholt. Zunächst gilt es klar zu unterscheiden zwischen:

- **Eigenkompetenzen:** Entscheidungs-, Ausführungs-, Verfügungs-, Mitsprache-, Antrags-, Vertretungs-, Informationskompetenzen.Die Eigenkompetenzen lassen sich in abgestufter Form festlegen. Folgende Kompetenzordnung hat sich in der Praxis bewährt:

- Kompetenzstufe A: das Recht, selbständig zu handeln und zu entscheiden (Entscheidungsbefugnis, E).
- Kompetenzstufe B: das Recht, selbständig zu handeln und zu entscheiden, verbunden mit der Pflicht, den Vorgesetzten gleichzeitig oder nachher in Kenntnis zu setzen.
- Kompetenzstufe C: die Pflicht, den selbständig vorbereiteten Entscheid vor Ausführung dem Vorgesetzten zu unterbreiten.
- Kompetenzstufe D: das Recht auf Antrag und Mitsprache; keine Entscheidungskompetenz (Mitwirkung, M)

- Ein Beispiel einer Aufgabenumschreibung mit Zuordnung von Kompetenzstufen zeigt folgendes Bild:

= Koordinieren der Einsatzplanung A
= Beurteilung der unterstellten Mitarbeiter und Qualifikation des diplomierten Pflegepersonals in Zusammenarbeit mit den Stationsschwestern A/B
= Leiten des Praktikums für Medizinstudenten A
= Unterstützen der Schulen in der Durchführung ihrer Praktika A
= Teilnehmen am großen Rapport, Oberschwesternrapport und Stationsschwesternrapport A
= Fördern der eigenen Weiterbildung: intern (Teilnahme an Arbeitsgruppen), extern (Besuch von Kursen/Ausstellungen, Fachkongressen etc./Fachzeitschriften) A/B/C

Zugewiesene Kompetenzstufen sind verbindlich. Mit der Übernahme von Kompetenzen ist selbstverständlich die Übernahme entsprechender Verantwortung verbunden. Alle Aufgaben, Führungs- wie Fachaufgaben, Besondere Aufgaben und Ad-personam-Aufgaben, können direkt mit den Kompetenzstufen versehen werden.

In manchen Organisationen werden in der Stellenbeschreibung die Aufgaben zusätzlich mit Angaben über die **zeitliche Belastung** gekoppelt (in Prozenten). Als Ansätze gelten: 1 Stunde pro Woche = 2,5%, 1 Stunde pro Monat = 0,5% und 1 Stunde pro Jahr = 0,05%.

Beispiel: Aufgabenblatt mit zeitlicher Belastung in %:

Administrative Aufgaben

- Telefonieren, (Auskünfte, Gespräche etc.)
- Patienten aufbieten (schriftlich oder telefonisch); Ausführen anderweitiger Schreib- und Registraturarbeiten 36,0

Sachlich-fachliche Aufgaben

- Mithelfen bei Untersuchungen (Blutentnahmen, Punktionen, Tests), abmachen mit Röntgen, Labor, etc. 31,0
- Aufstellen von Untersuchungsprogrammen für Bettenstation, Ordnen und überwachen der Medikamente, Ordnen der Befunde und Krankengeschichten, Reinigen von medizinischen Gegenständen 15,0

- Organisationsaufgaben

- Planen der Arbeiten in Zusammenarbeit mit dem Team und der Arztgehilfin 7,5
- Erstellen der Dienst- und Freipläne
- Organisieren der medizinischen Präventivmaßnahmen und Gesundheitskontrollen des Krankenhauspersonals

Führungsaufgaben

- Einführen von neuem Personal
- Überwachen von Arztgehilfinnen-Praktikantinnen und Schwesternhilfen

Beratend den diplomierten Mitarbeiterinnen zur Seite stehen 10,5

Total 100,0

5. Richtlinien: Richtlinien erleichtern die Aufgabenerfüllung. Sie bestehen aus Hinweisen darauf, wie der Arbeitsablauf zu gestalten ist, wie sich die Arbeit vereinfachen läßt, welche Stellen zu konsultieren sind, welche Unterlagen verwendet werden müssen und welche Normen Gültigkeit haben. Sie dienen als Richtschnur, um ein gleichgerichtetes Verhalten und Handeln aller Mitarbeiter sicherzustellen.

Richtlinien sind als verbindlich zu betrachten. In der Stellenbeschreibung werden die Richtlinien selbst nicht aufgeführt, sondern es wird bloß auf sie hingewiesen.

Richtlinien können beinhalten: Aufgabenpläne (Organigramme), Arbeitsablaufregelungen, Kompetenzordnungen, Personalregelungen und Stellenpläne, Führungsleitsätze sowie Weisungen für die Mitarbeiterbeurteilung. Als Beispiel diene Medizinisch-technische Radiologieassistentin:

Führungsaufgaben:	Richtlinien
= Mitwirken bei der Personalbeschaffung, Eintritte, Austritte	Direktion
= Einführen, instruieren, betreuen, weiterbilden, Überwachen des Personals	Berufliche Weisungen
= Dienst-, Arbeits-, Frei-, Ferienpläne erstellen und Vollzug	Direktion
= Melden von Besonderheiten, Ausfällen durch Krankheit,geleistete Arbeitszeit usw.	Direktion
= Einhalten und Durchsetzen von Richtlinien	Ärzte/Direktion
= Fördern der Kontakte zu den Patienten	Pflegedienst
= Überwachen des Materialverbrauchs, Neubestellungen, Kontrolle und Bestätigung des Empfangs	Direktion
= Überwachen der Geräte und Reparaturen veranlassen, Entscheidungsgrundlage bereitstellen für Neuanschaffung	Werkstatt Hersteller

6. Arbeitskontakte/Zusammenarbeit mit anderen Stellen: Die Zusammenarbeit mit anderen Stellen ist von großer Wichtigkeit. Es dürfte klar sein, daß trotz relativ strenger Abgrenzung eines «funktionalen Territoriums» mit Hilfe einer Stellenbeschreibung eine Fülle von inner- und außerbetrieblichen Kontakten gepflegt werden müssen; denn jede Stelle ist nur ein (interdependenter) Teil des Ganzen. Beispiel: Abt./Schwester Chirurgie:

Aufgaben	Arbeitskontakte
= Mitarbeiten bei der Wahl des zweckmäßigsten Pflegesystems und Sicherstellen der optimalen Pflegequalität	Schulen Ärzte
= Mithelfen bei der Prüfung und Einführung von Verbesserungen und bei der Festlegung von Behandlungsnormen	Ärzte Kliniken Schulen
= Mithelfen bei der Zusammenarbeit mit an der Pflege beteiligten Dienstzweigen	Entsprechende Dienststellen
= Aufnehmen, Verteilen und Verlegen von Patienten innerhalb der Klinik (bei Sonntagsdienst)	Arzt/Abteilungen Telefonzentrale Portier
= Ermitteln der Patientenbedürfnisse mittels Patientengespräche	Arzt Sozialhelfer
= Anpassen des Fachwissens an die medizinischen und pflegerischen Entwicklungen durch permanente Weiterbildung	Schule Kurse Fachliteratur

7. Informationen: Ausreichende und rechtzeitige Informationen sind für das Erreichen des Stellenziels von großer Bedeutung. Darum müssen die Informationskanäle in den verschiedenen Richtungen festgelegt werden. In der Stellenbeschreibung wird vermerkt, welche Informationen der Stelleninhaber: – von wem, wann, in welcher Form erhält – an wen, wann, in welcher Form abzugeben hat. Beispiel: Oberschwester/Pflegeheim:

Aufgaben	Informationen von	an	was
= Überwachen der Pflege	Schule Arzt	Abteilung	Kardex
= Überwachen der Verpflegung	Köchin	Hausbeamtin Diätköchin	
= Besorgen des Pflegematerials	Abteilung	Verwaltung	
= Einkaufen der Medikamente	Arzt	Abteilung	Richtlinien
= Mitwirken bei Um- und Neubauten	Verwaltung	Architekt	Baupläne

8. Unterschriften: Stellenbeschreibungen sind ergänzender Teil des Arbeitsvertrages, d. h. eine Art Vertrag zwischen Vorgesetzten und Untergebenen. Demzufolge sind sie von beiden gemeinsam zu entwickeln und in der Folge auch zu unterschreiben. Stellenbeschreibungen aber «leben» nur dann, wenn sie alle Jahre überprüft und revidiert werden. Das Beurteilungsgespräch, als immer wiederkehrendes Führungsmittel, bietet dazu die ideale Gelegenheit.

9. Stellenbeschreibung in Tabellenform (Abbildung 6/88):

• **Wegleitung** für das Verfassen von Stellenbeschreibungen. Die Wegleitung hat zum Ziel, das Verständnis für Sinn und Zweck von Stellenbeschreibungen zu verbessern und Richtlinien (mit Beispielen) bereitzustellen, damit die Stellenbeschreibungen überall nach einheitlichen Gesichtspunkten verfaßt werden.

- **Was ist eine Stellenbeschreibung?** Die Stellenbeschreibung ist eine Aufzeichnung der einer bestimmten Stelle zugeordneten bzw. einem Mitarbeiter übertragenen Aufgaben, Verantwortung und Kompetenzen. Sie enthält alle Besonderheiten einer bestimmten Stelle und fixiert die Art der gegenseitigen organisatorischen Beziehungen.
- **Zweck der Stellenbeschreibung:** Die Stellenbeschreibung erfüllt organisatorische und personalpolitische Zwecke. In organisatorischer Hinsicht soll mit

Führungs- resp. fachtechnische Angaben	Richtlinien	K	Arbeitskontakte	Information		
				von	an	was
Fachaufgaben: – Pflege der Patienten nach neuesten Erkenntnissen	Beruf/Ärzte	A	Abteilungen	Obers.	Abt.	Vorschläge zur Änderung
– Betreuen der Patienten in med. und sozialer Hinsicht		A	Patienten	"	Patienten	Auskünfte aller Art
– Realisieren von Neuerungen	Direktion	C	Direktion	Dir	Obers.	Beschloßene Änderungen
– Beschaffen von Verbrauchsmat., Instrumente und Geräte	Direktion	C	Abt./Dir.	Abt. Obers.	" Dir	Bedarf Genehmigung
– Umsetzen von Reklamationen und Vorschläge	Direktion	A/C	" /ext.	"	div.	Änderungen
– Erledigen der Korrespondenz im Fachbereich	"	A	ext. Stellen			

Abbildung 6/88: Stellenbeschreibung in Tabellenform

der Stellenbeschreibung: – die Eingliederung der Stelle in die Gesamtstruktur des Krankenhauses sichtbar gemacht werden – eine klare Ordnung der Zuständigkeiten geschaffen werden, ohne Überschneidungen und Lücken – dazu dienen, daß in bezug auf Art und Umfang der Stellenaufgaben zwischen dem Stelleninhaber und seinen Vorgesetzten eine einheitliche Auffassung besteht.

In personalpolitischer Hinsicht dient die **Stellenbeschreibung als Grundlage für Personalbeschaffung** und Personaleinsatz, für eine objektivierte Stellenbewertung und eine aufgabenbezogene Mitarbeiterbeurteilung.

- **Entwurf:** Der Stelleninhaber entwirft die Stellenbeschreibung und bespricht sie mit dem direkten Vorgesetzten; allfällige weiter zuständige (z. B. fachliche/funktionale) Vorgesetzte sind beizuziehen. Nach erfolgter Bereinigung wird die definitive Fassung dem nächsthöheren Vorgesetzten zur Genehmigung vorgelegt. Der direkte Vorgesetzte sorgt für die notwendigen Anpassungen, die nach dem gleichen Verfahren vorgenommen werden.
- **Umfang:** Die Praxis beweist, daß sich jede Stelle auf zwei bis drei maschinen-geschriebene Seiten A 4 aussagefähig beschreiben läßt. Die Limitierung des Umfanges hat zur Folge, daß sich der Verfasser auf die Darstellung der wichtigsten Aufgaben beschränken muß. Eine Aufzeichnung sämtlicher Details wäre sinnlos und außerdem unmöglich.
- **Aufbau:** Die Stellenbeschreibung soll nach der im Organisations-Handbuch beschriebenen Systematik aufgebaut werden.
- **Grundlagen:** Vor dem Verfassen der Stellenbeschreibung müssen die notwendigen Grundlagen und Informationen beschafft werden. Dazu stehen folgende Möglichkeiten offen: – Vorgehende Diskussion mit dem/den Vorgesetzten über den Aufgabenbereich und Zweck der Stelle – Überprüfung der Beziehungen der eigenen Aufgaben mit denjenigen anderer Stellen in der Organisation.
- **Erfassen des Aufgabenbereichs** der übergeordneten organisatorischen Einheit anhand der Stellenbeschreibung des Vorgesetzten; Studium bereits bestehender Stellenbeschreibung sowie der im Organisations-Handbuch aufgeführten Beispiele.

6.8.3 Problematik der Stellenbeschreibung

• **Vorteile:** Mit der Stellenbeschreibung ergeben sich für die Organisation als Ganzes und für den einzelnen Stelleninhaber zahlreiche Vorteile, die bei der Besprechung der Einsatzmöglichkeiten zum Teil schon angesprochen wurden (44):

- Die Mitarbeiter kennen ihre Aufgaben und Kompetenzen (Verantwortlichkeiten); sie können sich bei ihrer Arbeit darauf konzentrieren; Kompetenzstreitigkeiten werden erheblich vermindert.
- Die Über- und Unterordnungsverhältnisse und die funktionalen Anordnungsrechte sind klar geregelt; dies begünstigt schnelle und klare Entscheidungen und wirkungsvolle Stabsarbeit.
- Die Delegationsbereiche können zwischen Vorgesetzten und Mitarbeitern klar festgelegt werden, was einerseits den Vorgesetzten entlastet und andererseits dem Mitarbeiter einen definierten Handlungsspielraum zugesteht.
- Die allgemeine Kenntnis der Aufgaben und Kompetenzen (Verantwortlichkeiten) fördert die Zusammenarbeit.
- Ist zur Erfüllung einer Aufgabe die Mitwirkung mehrerer Stellen erforderlich, so wird durch die Stellenbeschreibung die Koordination erleichtert und verbessert.
- Die Mitarbeiter können leichter und schneller eingearbeitet werden.

44 vgl. Acker (1969)

- Die Leistungen der Mitarbeiter lassen sich leichter messen oder beurteilen.
- Neue Mitarbeiter können zielgerichteter ausgebildet oder beruflich gefördert werden.
- Unbesetzte Stellen können leicht ausgeschrieben und die Bewerber besser ausgewählt werden.
- Die Ausarbeitung von Arbeitsplatzbeschreibungen für die gerechte Lohn- und Gehaltseinstufung wird erleichtert.

• **Nachteile:** Obgenannten Vorteilen stehen Nachteile gegenüber:

- Der finanzielle und personelle Aufwand, der zur Entwicklung und ständigen Anpassung der Stellenbeschreibungen getrieben werden muß, ist erheblich.
- Unklare Formulierungen tragen eher zu (Interpretations-) Schwierigkeiten als zu einer Klärung/Transparenz bei (siehe unten).
- Die Formalisierung der Arbeit hat eine Lähmung der Eigeninitiative zur Folge.
- Die Mitarbeiter ziehen sich auf Vorschriften zurück, anstatt selbständig, eigenverantwortlich und kreativ zu denken.
- Durch die Strukturierung ergibt sich eine Begrenzung/Einschränkung von Handlungsspielräumen, die gerade dynamische Persönlichkeiten trifft.
- Die Stellenbeschreibungen können sich verselbständigen; ein Papierkrieg kann entfesselt werden, der keine produktiven Wirkungen hat.
- Die Stellenbeschreibung hinkt in der Regel hinter dem Status quo hintendrein; diese Diskrepanz wird dadurch noch verschärft, daß die Beteiligten dem Revisionsaufwand aus dem Weg gehen.
- Aus machtpolitischen Gründen werden unklare («Gummi»-) Formulierungen bevorzugt, die Raum für entsprechend motivierte Übergriffe bzw. Überschreitungen lassen.

• **Begriffe:** Was die in Stellenbeschreibungen verwendeten Begriffe anbelangt, haben diese zwei Forderungen zu erfüllen: sie sollten eindeutig und konsistent sein. Ein Blick auf die Praxis zeigt, daß diese Forderungen gar nicht so selbstverständlich sind, wie es vielleicht scheint.

- Ein grundlegender Fehler, der immer wieder gemacht wird, besteht darin, daß nicht von den Aufgaben ausgegangen wird, sondern von der Verantwortung. Der Satz: «Er ist verantwortlich für...» geistert durch die meisten Stellenbeschreibungen. Dabei bleibt jedoch die Kernfrage, was der Stelleninhaber denn wirklich tut, unbeantwortet. Es wird nichts darüber ausgesagt, ob der Stelleninhaber das, wofür er verantwortlich ist, selbst tut oder ob seine Mitarbeiter tätig werden. Darauf kommt es aber entscheidend an.
  Ebenso bleibt offen, ob der Stelleninhaber im Rahmen seiner Verantwortung zu entscheiden oder zu beraten hat. Der eigentliche Zweck der Stellenbeschreibung wird auf diese Weise nicht erfüllt: Klarheit darüber zu schaffen, welche Aufgaben und Kompetenzen mit einer Stelle verbunden sind. Besonders gefährlich sind unklare Begriffe wie «Er kümmert sich um...», «In Zusammenarbeit mit...». Welche Kompetenzen besitzt der Stelleninhaber in diesen Fällen? Hat er die Befugnis, zu entscheiden? Berät er andere, damit sie entscheiden? Tut er beides nicht und stellt nur seine Dienste zur Verfügung?
- Mit solchen unklaren Begriffen wird die Wirksamkeit jeder Stellenbeschreibung in Frage gestellt. Der grundlegende Satz in jeder Stellenbeschreibung muß deshalb lauten: «Folgende fachlichen Aufgaben hat der Stelleninhaber selbst wahrzunehmen...». Selbst bedeutet: Er und kein anderer, also nicht einer seiner Mitarbeiter oder Kollegen oder gar sein Vorgesetzter. Dies muß bei der Formulierung der einzelnen Aufgaben unmißverständlich zum Ausdruck gebracht werden (Mit A-Kompetenz).
- Das gleiche Problem findet sich bei der Unterstellung des Stelleninhabers. Hier liest man Formulierungen wie: «Er erhält Weisungen von...». Dabei bleibt es jedoch unklar, was dies inhaltlich bedeuten soll. Handelt es sich hier um Anordnungen, die mit Durchsetzungsbefugnis verbunden sind, so daß neben dem direkten (Haupt-) Vorgesetzten ein zweites Vorgesetztenverhältnis in einem bestimmten Fachbereich besteht? Oder sind damit nur Empfehlungen gemeint, die der Stelleninhaber akzeptieren, aber auch verwerfen kann? Daß dieser Unterschied nicht unwesentlich ist, braucht wohl nicht betont zu werden.
- Viele der verwendeten Begriffe sind nicht nur unpräzise, sondern werden auch von verschiedenen Lesern oder in verschiedenen Zusammenhängen unterschiedlich verstanden,d. h. sie sind inkonsistent. Zumindest die Kernbegriffe, die in den Beschreibungen auftauchen, müssen deshalb definiert und innerhalb der Organisation einheitlich gebraucht werden.
- Ein kritischer Punkt von Stellenbeschreibungen ist auch ihre mangelnde Aktualität und Flexibilität. Stellenbeschreibungen erfüllen ihren Zweck nur dann, wenn sie regelmäßig (ca. alle zwei Jahre) an sich ändernde Bedingungen angepaßt werden. Sonst besteht die Gefahr, daß sie entweder überflüssig werden oder aber einer zweckmäßigen Aufgabenerfüllung im Wege stehen.
- Schließlich muß das Problem gesehen werden, daß die Stellenbeschreibung durch ein zuviel an Regeln zur Überorganisation – und damit zu einer übermäßigen Einengung des individuellen Handlungsspielraumes – führen und die persönliche Entfaltung und Initiative des Stelleninhabers hemmen kann. Diese Gefahr, die ohne Zweifel besteht, hängt weitgehend davon ab, wieweit bei der Ausgestaltung der Stellenbeschreibung auf persönliche Eigenschaften, Erwartungen und Vorstellungen Bezug genommen wird. Es kommt damit auf die adäquate Formulierung im Einzelfall an.

6.8.4. Modell Stellenbeschreibungsbogen

ARBEITGEBER: Bereich: Funktion:

0. Bezeichnung der Stelle im Stellenplan:

0.1 Stelleninhaber: ______________________________

____

0.2 Stellvertretung durch: ______________________________

Stellvertretung für: ______________________________

1. Unterstellungsverhältnisse

1.1 **Vorgesetzte Stelle:** ______________________________

1.2 **Andere weisungsbefugte Stellen:**

1.21 ____________________ 1.23 ____________________

1.22 ____________________ 1.24 ____________________

1.3 **Nebengeordnete Stellen:**

1.31 ____________________ 1.33 ____________________

1.32 ____________________ 1.34 ____________________

1.4 **Nachgeordnete Stellen:**

1.41 **Direkt Unterstellte**

____________________ ____________________

____________________ ____________________

1.42 **Übrige Unterstellte**

____________________ ____________________

____________________ ____________________

1.43 **Andere Stellen**/Personen, an welche Weisungen erteilt werden

____________________ ____________________

____________________ ____________________

2. Zielsetzung Arbeitsziele der Stelle

3. Aufgaben (mit Kompetenzstufen und Zeitaufwand)*

3.1 **Führungsaufgaben**	Kompetenzstufen (siehe Pos. 4)	Zeitaufwand in % der Arbeitszeit

3.2 **Fachaufgaben:**

3.3 **Besondere Aufgaben**

3.4 **Aufgaben ad personam:**

* Für die einzelnen Aufgabenbereiche sind separate Blätter zu erstellen.

4. Kompetenzen: Die Aufgaben sind mit den einzelnen Kompetenzstufen zu verbinden.

A: Vollumfängliche Kompetenzen

B: Kompetenz zur Ausführung mit Meldung an den Vorgesetzten

C: Kompetenz zur Ausführung erst nach Genehmigung

5. Richtlinien

____

____

____

____

6. Arbeitskontakte

____

____

____

____

7. Informationen

7.1 von: ______________________________

____

____

7.2 an: ______________________________

____

____

Kommentare/Ergänzungen

____

____

____

Erstellt am:	Stelleninhaber:	Vorgesetzter:	Personalstelle:
________	________	________	________
________	________	________	________

Revidiert am:			
________	________	________	________
________	________	________	________
________	________	________	________

Tabellarische Erfassung der Inhalte der Stellenbeschreibung

Nr.	Führungs-/Fachtechnische Aufgaben Richtlinien	K	Arbeitskontakte	Informationen		
				von	an	was

6.8.5 Anforderungsprofil

Die Anforderungen an einen Stelleninhaber können in Form eines Anforderungsprofils formuliert werden. Die Anforderungen, denen der Inhaber einer bestimmten Stelle zu entsprechen hat, lassen sich aus den zu erfüllenden Arbeitsaufgaben ableiten, die in der Stellenbeschreibung oder in Arbeitsplänen festgehalten sind.

Ein Anforderungsprofil sollte Antwort geben auf folgende Fragen: – Welche fachliche Vorbildung bzw. welcher Ausbildungsgang wird vorausgesetzt? – Welcher körperliche Einsatz wird verlangt? – Welche geistigen Fähigkeiten sind erforderlich? – Über welche praktischen Berufserfahrungen muß der Stelleninhaber verfügen?

Die Anforderungen, die an den Inhaber einer bestimmten Stelle gerichtet werden, lassen sich, zusammengefaßt, in fachliche und persönliche Anforderungen gliedern; wobei gewisse Anforderungen auch beiden Bereichen zugeordnet werden können. So ergeben sich die folgenden beiden Elemente eines Anforderungsprofils:

- **Fachprofil:** dieses beinhaltet die fachlichen Anforderungen an den Stelleninhaber, als solche, die die berufliche Grundbildung (Berufsbild), die beruflichen Kenntnisse, Fertigkeiten und Erfahrungen betreffen. Die Analyse der fachlichen Anforderungen erfolgt unter der Leitfrage: Was muß er wissen und können?
- **Persönlichkeitsprofil:** dieses enthält die persönlichen Anforderungen an den Stelleninhaber, also Anforderungen, die geistige und soziale Fähigkeiten und die Einstellung zur Arbeit betreffen. Die Analyse der persönlichen Anforderungen steht unter der Frage: Welche Verhaltensweisen/Eigenschaften soll der Stelleninhaber mitbringen, um die Stellenaufgabe zu erfüllen? Oder einfacher: Wie muß er sein?

Ein Anforderungsprofil/-subjekt-zentriertes Berufsbild einer Stelle kann mit dem Fähigkeitsprofil des Stelleninhabers verglichen und der Grad der Identität der beiden Profile festgestellt werden. Im Idealfall sollten die beiden übereinstimmen, d. h. kongruent/deckungsgleich sein. Es ist zweifellos falsch, einem Interessenten eine Stelle anzubieten, die ihn in bezug auf seine Fähigkeiten unterfordert. Ebenso falsch aber ist es, einem wenig qualifizierten Bewerber eine Stelle zu offerieren, deren Anforderungen er höchstwahrscheinlich nicht gewachsen ist.

Fähigkeitsprofile sind weitgehend von den Bildungsprofilen der Mitarbeiter abhängig. Bildungsprofile haben stark statischen Charakter. Es ist deshalb notwendig, sie zunehmend stärker zu dynamisieren; denn keine Bildungsstufe vermag genügende Voraussetzungen zu liefern, um sowohl den heutigen wie auch den zukünftigen Anforderungen des modernen Arbeitslebens zu genügen.

Oft können die fachlichen bzw. bildungsmäßigen Anforderungen relativ leicht und eindeutig festgelegt werden, wogegen persönliche Anforderungen bedeutend schwieriger zu formulieren sind. Dies darf nicht dazu führen, daß die Erarbeitung von Persönlichkeitsprofilen vernachlässigt wird, denn: – die Auswahl geeigneter Kandidaten wird durch ein Persönlichkeitsprofil sehr erleichtert, weil die Erwartungen an die Persönlichkeit formuliert sind – bestimmte persönliche Anforderungen werden an jeden Mitarbeiter, nicht nur an jeden Vorgesetzten, gestellt; so erhalten beispielsweise soziale Fähigkeiten immer stärkere Bedeutung.

Ein **Persönlichkeitsprofil** ist ein Raster, welches die für eine bestimmte Stelle charakteristischen Eigenschaften beinhalten soll. Diese Eigenschaften werden in der Regel in drei Gruppen gegliedert:

- Intelligenz: z. B. Niveau, Orientierung, sprachliche-, technische-, kaufmännische Begabung, Urteilsfähigkeit und Kreativität, usw.
- Arbeitscharakter: z. B. Arbeitstempo, Arbeitsqualität, Sinn für Details, Organisationstalent, Flexibilität, usw.
- Persönlichkeit: z. B. Vitalität, Dynamik, Durchsetzungsfähigkeit, Anpassungsfähigkeit, Verhandlungsgeschick, Kontaktfähigkeit, Teamfähigkeit, Initiative, Entscheidungsfähigkeit, Selbständigkeit, usw.

Anforderungsprofile wiedergeben die einzelnen fachlichen und persönlichen Anforderungen an einen Stelleninhaber in der Gewichtung, die ihnen in bezug auf die jeweilige Stelle beigemessen wird. Beispiel: Abt. Schwester/Psychiatrie:

Fachprofil	Persönlichkeitsprofil
– Diplomabschluß in psychiatrischer Krankenpflege	– Körperliche und geistige Gesundheit
	– Psychische Belastbarkeit
– mindestens 3 Jahre Berufserfahrung	– Einfühlungsvermögen
– mindestens 1 Jahr Stellvertretung Erfahrung in Team- und Gruppenarbeit, Vorgesetztenschulung	– Selbständigkeit – Fähigkeit, sich Überblick zu verschaffen – Selbstkritisch

Um die verwendeten Merkmale zu gewichten, kann eine graduelle Abstufung vorgenommen und in Form von Spalten grafisch dargestellt werden. Dabei bedeutet: 1 = nicht unbedingt erforderlich, 2 = wünschenswert, 3 = sehr wünschenswert, 4 = erforderlich, 5 = unbedingt erforderlich.

Mit demselben Schema kann auch ein Fähigkeitsprofil eines Stellenbewerbers erstellt werden, wie es sich aufgrund des Bewerbungsgesprächs ergibt. Anhand der grafischen Veranschaulichung läßt sich auch visuell auf einen Blick feststellen, wieweit dieses Fähigkeitsprofil mit dem Anforderungsprofil der Stelle übereinstimmt.

6.9 Mitarbeiter beurteilen – eine wichtige Führungsaufgabe

Wenn Menschen jemanden kennenlernen, besteht eine Ihrer ersten Reaktion darin, sich ein Urteil über ihn zu bilden. Überall, wo Menschen einander begegnen und miteinander zu tun haben, beurteilen sie sich gegenseitig, wenn nicht ausgesprochen, so doch unausgesprochen. Und jeder bildet sich, indem er sich mit anderen vergleicht, auch ein Urteil über sich selbst. Das ist ein ganz natürlicher Vorgang. Wir beobachten einander, registrieren das Auftreten, die Äußerungen und Handlungen unserer Mitmenschen und machen uns ein «Bild» von ihnen.

Diese dauernden, spontanen Beurteilungsvorgänge bestimmen das zwischenmenschliche Verhalten in hohem Maße. Wie Menschen umgehen, wie sie reagieren, hängt davon ab, was sie voneinander halten. Das gilt auch für das Arbeitsleben: Wieviel Anerkennung ein Mitarbeiter erhält, welche Aufgaben ihm zugewiesen werden, welche berufliche Entwicklung er nimmt, wird durch Beurteilungen beeinflußt.

Es stellt sich in bezug auf die Mitarbeiterbeurteilung eigentlich nicht die Frage, ob Mitarbeiter beurteilt werden sollen oder nicht. Die **Frage** lautet vielmehr: **Wie kann die Beurteilung möglichst gerecht und zuverlässig gestaltet werden.**

6.9.1 Wozu ein Beurteilungssystem/Standortbestimmungssystem?

So verbreitet die Mitarbeiterbeurteilung in Betrieben ist, so häufig sind auch diesbezügliche Enttäuschungen. Dies hängt in erster Linie damit zusammen, daß man sich über Sinn und Zweck der Mitarbeiterbeurteilung zu wenig im klaren ist. Daß sich Vorgesetzte ständig und auch ohne Verwendung systematischer Beurteilungsverfahren Eindrücke über ihre Mitarbeiter bilden, ist eine Realität, der wir nicht ausweichen können.

Die Mitarbeiterbeurteilung ist ein ständiges Element der Interaktion zwischen Vorgesetzten und Mitarbeitern, welches bewußt oder unbewußt in das tägliche Führungsverhalten mit einfließt. So ist die Tatsache, daß ein Vorgesetzter den Mitarbeiter A zur Durchführung einer bestimmten Aufgabe auswählt, dem Mitarbeiter B ein anerkennendes Wort sagt, die Arbeit des Mitarbeiters C kritisiert, sich auf den Mitarbeiter X mehr verläßt als auf Y, Ausdruck eines kontinuierlichen und mehr oder weniger bewußten Prozesses der Urteilsbildung (45).

Tagtäglich werden im Krankenhaus Entscheidungen gefällt, deren Grundlage in der Beurteilung eines Mitarbeiters besteht. Viele dieser Entscheidungen haben weitreichende Auswirkungen auf den betreffenden Mitarbeiter: auf seine Zufriedenheit, seine Motivation, seine berufliche Laufbahn, seine Arbeitsleistung. Der Mitarbeiter erwartet daher verständlicherweise, daß diese Entscheidungen den Anforderungen der Gerechtigkeit genügen, das heißt möglichst objektiv, für alle Mitarbeiter gleich und sorgfältig getroffen werden.

Diesen Anforderungen aber kann nur eine Beurteilung entsprechen, deren Vorgehen grundsätzlich geregelt ist. Das bedeutet, daß die Beurteilung systematisch gestaltet werden muß. «Es geht indessen nicht darum, das unmittelbare Geschehen der Menschenbeurteilung auszuschalten und den oft großen Fundus an Menschenkenntnis, über den erfahrene Führungskräfte verfügen, als etwas Subjektives zu ignorieren, sondern gerade im Gegenteil, sich der eigenen Erfahrungen bewußter zu werden und sie kritisch im Rahmen einer fachkundigen Personalbeurteilungsarbeit zu verwerten» (45). Dabei kann und soll die spontane Beurteilung des Vorgesetzten nicht ausgeschaltet werden; aber ihre Auswirkungen sind zu groß, als daß sie einfach unkontrolliert und unbewußt ablaufen dürfte.

Ein Vorgesetzter, der seine Mitarbeiter beurteilt, nimmt damit Verantwortung auf sich; Verantwortung dem einzelnen Mitarbeiter und auch dem Krankenhaus gegenüber. Diese Verantwortung wird er dann am besten tragen können, wenn ihm ein sach- und menschengerechtes Instrument zur Verfügung steht.

• **Mitarbeiterbeurteilung/Standortbestimmung** ist niemals Selbstzweck, sondern nur sinnvoll als Mittel zum Zweck, als Instrument der Führung. Nimmt man diesen Grundsatz ernst, dann können die Ziele der Mitarbeiterbeurteilung nicht festgelegt werden, ohne die Führungsziele einer Organisation klar zu umreißen. Die sozialen Rahmenbedingungen für die tägliche Praxis der Mitarbeiterbeurteilung ergeben sich aus dem Führungskonzept der Organisation und der Personalpolitik, welche sich wiederum im täglich praktizierten Führungs- und Interaktionsverhalten, also in der Art und Weise des Miteinander-Umgehens ausdrücken. Mitarbeiterbeurteilung ist also auf zweifache Weise von der Führung abhängig: – **Normative Abhängigkeit,** d. h. Mitarbeiterbeurteilung ist nur dann sinnvoll und legitim, wenn sie als Führungsinstrument wird – **Faktische Abhängigkeit:** d. h. die Mitarbeiterbeurteilung erweist sich als Spiegelbild des täglich praktizierten Führungsverhaltens.

Diese zweifache Abhängigkeit ist wohl der wichtigste Grund dafür, daß in der Mitarbeiterbeurteilung vieles nicht so ist, wie es sein sollte. Aufgrund der engen Verbindung zwischen Mitarbeiterbeurteilung und Mitarbeiterführung ist es verständlich, daß **ein Beurteilungssystem zu verschiedenen Zwecken eingesetzt** werden kann. Aus den personalpolitischen Zielen eines Krankenhauses leitet sich ab, ob:

– die **Beurteilung** eher vom **Leitbild des individuell-sozialen** (non-instrumentalen) oder von dem des institutionellen (instrumentalen) Nutzens gesteuert ist;

45 vgl. Hofsommer (1980)

- die **reine Arbeitsleistung** quantitativ und qualitativ festgestellt werden soll oder ob darüber hinaus auch der soziale Beitrag zur Zusammenarbeit für wichtig erachtet wird;
- **langfristige Entwicklungen** prognostiziert werden sollen oder ob Momentaufnahmen des derzeitigen Leistungsstandes ausreichen;
- die **Beurteilung einen integrierten Bestandteil** der **Mitarbeiterführung** darstellt oder bloß die Funktion eines «Feigenblattes» bzw. einer nachträglichen Legitimation bereits vollzogener Entscheidungen hat.

• Als **Zwecke, um derentwillen Mitarbeiterbeurteilungen** durchgeführt werden, stehen folgende im Vordergrund (46). Sie ermöglichen:

- **Eine wirksame Führung!** Sie trägt dazu bei, daß sich Vorgesetzte und Mitarbeiter in ihren Absichten und persönlichen Merkmalen besser kennenlernen; durch das Beurteilungsgespräch wird das gegenseitige Vertrauen vertieft (wenn es richtig durchgeführt wird); die «Qualifikation» im eigentlichen Sinne trägt zu einer Verbesserung des gegenseitigen Verständnisses und damit zu einer Verbesserung des Arbeitsklimas, der Kommunikation und Kooperation sowie der Handhabung von Konflikten bei. Im Rahmen der Beurteilung können (gemeinsame) Erwartungen und Ziele für die nächste Periode festgelegt werden.
- **Eine wirksame Beratung und Förderung!** Sie gibt dem Mitarbeiter Aufschluß über seine Stärken und Schwächen; sie schafft die Voraussetzungen, daß Leistungsbeeinträchtigungen analysiert, Eignungsschwerpunkte und Entwicklungsmöglichkeiten erkannt, individuelle Entwicklungsziele formuliert und Wege zu ihrer Erreichung ins Auge gefaßt werden können. Die Beurteilung liefert Aussagen über den (objektiven) Schulungsbedarf und die (subjektiven) Schulungsbedürfnisse der einzelnen Mitarbeiter bzw. Aussagen darüber, wer welche Kenntnisse/Fähigkeiten erwerben muß (oder möchte), um für bestimmte Aufgaben befähigt zu sein.
- **Fundierte personelle Entscheidungen** über: – die Erteilung von Aufträgen, die Delegation von Aufgaben, Kompetenzen und Verantwortung bzw. die Abstimmung von Arbeitspensum und Schwierigkeitsgrad der Aufgabe mit den Leistungsmöglichkeiten des Mitarbeiters – die Versetzung eines Mitarbeiters in einen Aufgabenbereich, der seiner Eignung und Neigung entspricht – die Beförderung eines Mitarbeiters, der für die Übernahme anspruchsvoller Aufgaben geeignet erscheint – die Entlassung eines Mitarbeiters, wenn ein krasses Mißverhältnis zwischen Anforderungen und Arbeitsleistung besteht und keine Versetzung möglich ist.
- **Eine effiziente Personalplanung** in bezug auf Personal-Inventur (Bestandesaufnahme des Mitarbeiter-Potentials), Stellen- und Personalkostenplanung, Ausbildungsplanung, Nachwuchsplanung, Personalbedarfsanalyse, Personaleinsatzplanung, Gestaltung der Arbeitsbedingungen und Tätigkeitsgruppierungen.
- **Feedback** (Rückmeldung) für den beurteilten Mitarbeiter: Sie erfüllt sein Bedürfnis nach Information über die Wertschätzung, die ihm aufgrund seiner Arbeit von seinem Vorgesetzten entgegengebracht wird; er erhält Hinweise darüber, wieweit sein Verhalten erfolgreich war und damit die Möglichkeit, es gegebenenfalls zu ändern. Die Beurteilung trägt bei zu einer realistischen Selbsteinschätzung, zur Selbststeuerung des Arbeits- und Sozialverhaltens und regt zu Lernprozessen an. Zudem erhält auch der beurteilende Vorgesetzte eine Rückmeldung: er erfährt, wie sein (Führungs-)Verhalten auf den Mitarbeiter wirkt und kann es dementsprechend steuern/korrigieren. Eine Überprüfung der vereinbarten Ziele, der Weisungs- und Delegationstechnik, des zugewiesenen Arbeitspensums und der aufgabenspezifischen Anforderungen wird dadurch möglich.
- **Eine Evaluation** (Erfolgskontrolle) **personalpolitischer Maßnahmen** wie z. B. Mängel im Führungskonzept des Krankenhauses lassen sich frühzeitig erkennen und gezielte Maßnahmen zu ihrer Behebung ergreifen. Die Beurteilung ermöglicht eine Bewährungskontrolle hinsichtlich des Erfolgs von Personalbeschaffung und -einsatz, Ausbildung, Zielsetzung sowie von arbeitsorganisatorischen Maßnahmen.
- **Keine Kontrolle und Überwachung!** Im Rahmen der Beurteilung werden Standards gesetzt, die Leistungsbeiträge der einzelnen Mitarbeiter objektiviert, Grundlagen für Soll-Ist-Vergleiche geschaffen und Änderungsmöglichkeiten sichtbar gemacht.
- **Eine leistungsgerechte Entlöhnung,** weil individuelle Leistungsunterschiede erfaßt und berücksichtigt werden können. Lohnunterschiede an einzelnen Arbeitsplätzen ergeben sich dann einerseits aus unterschiedlichen Arbeitswerten und andererseits aus den unterschiedlichen individuellen Leistungen.

Eine systematische Mitarbeiterbeurteilung ermöglicht somit neben: – einer wirksamen Führung eine wirksame Beratung und Förderung der Mitarbeiter – fundierten personellen Entscheidungen eine effiziente Personalplanung – einem Feedback (Rückmeldung) für Mitarbeiter und Vorgesetzte eine Evaluation personeller Maßnahmen – einer objektivierten Kontrolle und Überwachung eine leistungsgerechte Entlöhnung. Jede dieser Einsatzmöglichkeiten oder Funktionen stellt unterschiedliche Anforderungen an ein Beurteilungssystem. Steht die individuelle Beratung und Förderung des Mitarbeiters im Vordergrund, so hat z. B. die Forderung nach Vergleichbarkeit der Urteile keine Bedeutung, währenddem sie bei personellen Entscheidungen unabdingbar ist.

46 vgl. Lattmann (1975), Rosenstiel (1980), Neuberger (1980)

• Neben diesen offiziellen sog. «manifesten» Funktionen können **Beurteilungen** in der Organisation **noch einige andere Zwecke erfüllen,** die meist nicht genannt werden. Solche sog. **«Latente Funktionen»** kann man darin sehen, daß sie (47):

- die Aufmerksamkeit der Vorgesetzten auf Merkmale und Verhaltensweisen richten, die sonst bedeutungslos für sie wären, und auf diesem Weg auch das Verhalten der beurteilten Mitarbeiter steuern;
- die Zunkunftserwartungen und das Anspruchsniveau der Mitarbeiter beeinflussen;
- zur nachträglichen Legitimation von Entscheidungen mißbraucht werden;
- als Ersatz für dauernde Überwachung dienen und als Sozialisations- und Disziplinierungsinstrumente den Anpassungsdruck erhöhen, indem z. B. Aufstiegsmöglichkeiten von ihnen abhängen;
- auf diese Weise Machtverhältnisse und Kommunikationsstrukturen stabilisieren.

Latente Funktionen können auch anderer Art sein; sie sind in der Lage: – personelle Willkürmaßnahmen zu verhindern – dazu beizutragen, daß Entscheidungen gerechter und sachlicher getroffen werden, und dadurch Gefühle der Unsicherheit zu beseitigen – durch die Korrektur unangemessener Anspruchsniveaus die Arbeitszufriedenheit zu erhöhen – die Kommunikation zwischen Vorgesetzten und Mitarbeitern zu intensivieren – sogar zum Überdenken des Interaktionsstils, der charakteristischen Art und Weise des Miteinander-Umgehens, im Betrieb anzuregen.

Daß gerade diese latenten, nicht ausdrücklich formulierten Funktionen der Mitarbeiterbeurteilung als wichtige Steuerungsmechanismen in menschliche Beziehungen eingewoben sind, müssen sich Vorgesetzte ganz klar vor Augen halten. Die Unterscheidung zwischen manifesten und latenten Funktionen ist nur eine akzentuierende. Oftmals sind auch die hier manifest genannten Zwecke nicht expliziert; und andererseits mögen sich Organisationen finden, in denen es keine Funktionen in diesem Sinne gibt, weil alle möglichen Bedeutungen und Auswirkungen personell-organisatorischer Maßnahmen diskutiert wurden und vom Konsens aller getragen sind (48).

Voraussetzung dafür, daß ein Beurteilungssystem auf die Dauer funktioniert, ist: daß es von allen Beteiligten akzeptiert wird. Akzeptiert aber wird es nur dann, wenn keine (negativen) latenten Funktionen im Spiel sind.

Wie festgestellt wurde, stellt die wachsende Komplexität und Differenzierung der Arbeitsprozesse im Krankenhaus höhere Anforderungen an alle Beschäftigten als früher. Zugleich bewirkt der schnelle Gang der technischen, organisatorischen, wirtschaftlichen und sozialen Änderungen immer wieder die Notwendigkeit zur Anpassung der Organisation. Diese Anpassung muß von den Mitgliedern der Organisation vollzogen werden.

Die Anforderungen sind also nicht nur höher als früher, sondern zugleich einem rascheren Wandel unterworfen. Daraus entsteht für die Mitarbeiter die Notwendigkeit einer dauernden Weiterentwicklung und eines permanenten, lebenslangen Lernens (Education permanente). Parallel zu dieser sachlichen Notwendigkeit ist auch das Bedürfnis des Mitarbeiters nach Selbstentfaltung und persönlicher Weiterentwicklung stärker geworden. Er fragt nicht mehr nur danach, welche Arbeitsbedingungen er hat und wieviel Lohn er erhält, er fragt auch nach seinen persönlichen Entfaltungsmöglichkeiten in und bei der Arbeit. Beide Pole, das einzelne Mitglied wie die Organisation als ganzes, sind somit an einer dauernden Weiterentwicklung interessiert (49); siehe Abb. 6/89.

Diese Weiterentwicklung des Mitarbeiters setzt voraus, daß Eignungsschwerpunkte des Mitarbeiters und Entwicklungsmöglichkeiten erkannt werden. Zu diesem Zweck dürfte keine Maßnahme geeigneter sein als die Mitarbeiterbeurteilung/Standortbestimmung, allerdings nur dann, wenn sie wirklich diesen, und nicht entgegengerichteten Zwecken dient, methodisch richtig konzipiert ist, von den Beurteilern richtig verwendet wird (Beurteiler-Training) und im Rahmen einer definierten Personalpolitik zum Einsatz kommt.

6.9.2 Was soll beurteilt werden?

• Zum **Inhalt der Mitarbeiterbeurteilung** eingangs einige grundlegende Gedanken! Zunächst einmal wird auf **zwei fundamentale Aspekte der Mitarbeiterbeurteilung** hingewiesen, die im Begriff der Qualifikation stärker enthalten sind: – Qualifizieren heißt, einen Mitarbeiter mit gewissen Eigenschaften belegen, betiteln, benennen; einen Mitarbeiter so darstellen, wie er ist – Qualifizieren heißt aber auch, einem Menschen die zu etwas gehörigen Eigenschaften geben; einen Menschen geschickt und tüchtig machen.

Wesentlich an dieser Definition sind vor allem zwei Gesichtspunkte. «Einen Mitarbeiter so darstellen, wie er ist» enthält einen deskriptiven Aspekt. Diese Betrachtungsweise verlangt, den zu beurteilenden Mitarbeiter an dessen Arbeitsplatz, d. h. in seinem zeitlich, räumlich, sachlich und menschlich bestimmten, engeren oder weiteren Arbeitsumfeld, möglichst objektiv darzustellen. «Einen Menschen geschickt und tüchtig machen» dagegen enthält einen normativen Aspekt. Der beurteilende Vorgesetzte wird dazu angehalten, im Dialog mit dem zu beurteilenden Mitarbeiter, nach praktischen Möglichkeiten einer, meist beidseitigen, Verhaltensmodifikation zu suchen und diese gemeinsam durch gezielte Maßnahmen zu verwirklichen.

Bei der Mitarbeiterbeurteilung geht es also nicht bloß um eine Bewertung, wie das etwa im Begriff «Lei-

47 vgl. Schuler (1978)
48 vgl. Müller (1973)
49 Sahm (1977)

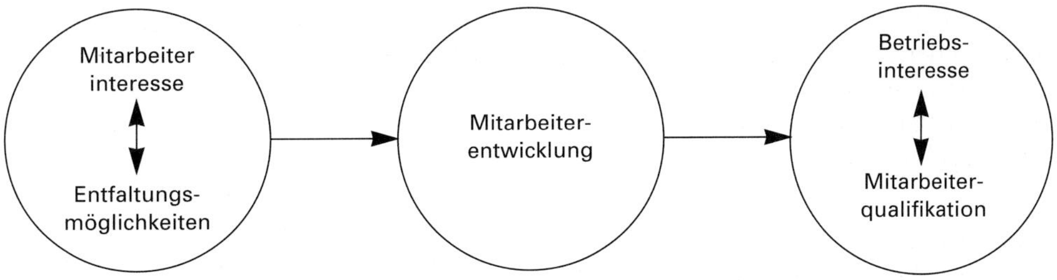

Abbildung 6/89: Mitarbeiterbeurteilung als gemeinsames Interesse

stungsbewertung» zum Ausdruck kommt. In ihrem deskriptiven wie normativen Inhalt geht die Mitarbeiterbeurteilung über eine bloße Bewertung hinaus.

Der doppelte Sinngehalt des Begriffs «Qualifikation» ist heute weitgehend verlorengegangen. Während die rein deskriptive Wortbedeutung in den Vordergrund tritt, wird der normative Wortsinn des Begriffs oft gänzlich außer acht gelassen. Von der Zielsetzung, dem verwendeten Verfahren und, in erster Linie, vom Verhalten des Beurteilers hängt es ab, ob der normative Aspekt der Beurteilung in den Hintergrund verbannt bleibt.

Der Grund, weshalb im folgenden anstelle der «Qualifikation» der Begriff «Mitarbeiterbeurteilung» bzw. «Standortbestimmung» Verwendung findet, liegt darin, daß durch den Ausdruck «Qualifikation» im allgemeinen die Eignung eines Individuums beschrieben wird, die es befähigt, einen bestimmten Arbeitsplatz einzunehmen, nicht aber das gezeigte Arbeits- und Sozialverhalten oder das erbrachte Arbeitsergebnis. Damit wird die wichtige Frage nach dem Gegenstand der Mitarbeiterbeurteilung gestellt: Was soll beurteilt werden? Aufgrund des Objektes lassen sich folgende Arten der Mitarbeiterbeurteilung unterscheiden: Systeme der Persönlichkeitsbeurteilung, Systeme der Leistungsbeurteilung und Mischsysteme zur Beurteilung von Persönlichkeit und Leistung, falls die beiden Beurteilungssysteme kombiniert werden.

In der Praxis zeigt sich, daß Mitarbeiter mit sehr unterschiedlichen persönlichen Merkmalen in vergleichbaren Stellungen gleich gute Leistungen erbringen (48). Wird mit charakterbezogenen Kriterien gearbeitet, so nimmt man auch an, die Beurteiler seien in der Lage, diese richtig anzuwenden. Aber: Sind Vorgesetzte Psychologen? Selbst unter Psychologen treten bei Charakterbeurteilungen oft wesentliche Differenzen auf. So ist es unwahrscheinlich, daß sich bei «Amateuren» bessere Resultate ergeben.

Nach dem Vorgang der Beurteilung lassen sich summarische und analytische Beurteilungssysteme unterscheiden: Von summarischen Verfahren wird gesprochen, wenn der Mitarbeiter als Ganzes pauschal beurteilt wird, ohne daß man sich bewußt auf einzelne Beurteilungsmerkmale bezieht. Bei den analytischen Verfahren orientiert sich der Beurteiler an vorher festgelegten Beurteilungsmerkmalen. Da durch die Verwendung bestimmter Beurteilungsmerkmale ein objektiveres und differenzierteres Urteil entsteht als bei der pauschalen Beurteilung, werden zumeist analytische Systeme eingesetzt. Zwei wichtige Voraussetzungen für den sinnvollen Einsatz eines analytischen Systems sind: klare Definition der Beurteilungskriterien (Merkmale) und klare gegenseitige Abgrenzung der Beurteilungskriterien.

Bei Systemen der Persönlichkeitsbewertung fehlen Definitionen sehr oft; dies dürfte bei vielen derartigen Kriterien/Merkmalen schwerfallen, überhaupt eine praktikable Definition zu finden: Was heißt Intelligenz? Was ist Persönlichkeitsreife? Aus dem Fehlen von Definitionen ergeben sich schwerwiegende praktische Folgen: Zunächst einmal legt sich jeder Beurteiler seine eigene Interpretation zurecht, statt einem Beurteilungssystem gibt es soviele, wie Beurteiler vorhanden sind. Aber auch die Abgrenzung bereitet Schwierigkeiten: Wie sind z. B. Ausgeglichenheit und Selbstsicherheit zu unterscheiden. Die Gefahr von «Halo-Effekten» ist groß, d.h. die Beurteilung im einen Kriterium wird durch diejenige in einem anderen beeinflußt.

Auf der Basis von charakterbezogenen Kriterien ist es zudem schwierig, ein fruchtbares Beurteilungsgespräch zu führen. Eine objektive Diskussion von Charaktermerkmalen ist kaum möglich; «Lieben Sie es, wenn man Ihnen mitteilt, im Kriterium ‹Intelligenz› seien Sie mit der Stufe ‹gedankenlos› beurteilt worden?». Daß bei Beurteilungen häufig weder Empfehlungen zu Folgemaßnahmen abgegeben werden noch solche durchgeführt werden, ist ebenfalls weitgehend eine Folge der Art der Beurteilungskriterien. Was für Folgemaßnahmen sollen bei einer Beurteilung «Intelligenz: gedankenlos» getroffen werden?

Auch die Meinung der Beurteiler zur Persönlichkeitsbeurteilung ist nicht gerade gut. Eine empirische Untersuchung zeigte folgende Ergebnisse (47): Die Beurteiler beurteilten nur widerstrebend. Das zeigte sich darin, daß die Beurteilungsbogen häufig nur unvollständig ausgefüllt wurden und daß die Beurteilungsergebnisse über mehrere Perioden weitgehend unverändert blieben. Auch das Beurteilungsgespräch wurde nur nach größerem Widerstreben durchgeführt; die Berichte über die Gespräche waren absolut nichtssagend; die «Gespräche» selbst erschöpften sich in der Wiedergabe der Aussagen auf dem Beurteilungsbogen.

• **Gegenstand der Beurteilung** soll nicht die Person des Mitarbeiters sein, sondern nur die Erfüllung der von ihm übernommenen Aufgabe, d. h. seine Arbeitsleistung. Dabei ist mit Arbeitsleistung zweierlei gemeint: sowohl das Leistungsergebnis als auch das Leistungsverhalten:

– **Leistungsergebnis:** Der Mitarbeiter wird deshalb vom Krankenhaus beschäftigt, damit er bestimmte Leistungs- (Arbeits-) Ergebnisse schafft bzw. bestimmte Beiträge erbringt. Diese Beiträge sind Voraussetzung dafür, daß die Gesamtleistung des Krankenhauses erbracht werden kann. Was den Betrieb also ganz unmittelbar an der Leistung des Mitarbeiters interessiert, ist daher ihr Ergebnis, «was dabei herauskommt».
– **Leistungsverhalten:** Das Leistungsergebnis wird durch das vollzogene Leistungsverhalten des Mitarbeiters bestimmt. Dieses Verhalten aber wird durch eine Reihe von Faktoren beeinflußt: Kohäsion der Gruppe, Führungsstil, Organisation, familiäre Bedingungen, usw. Es reicht nicht aus, nur das Leistungsergebnis zu beurteilen, sondern auch die Bedingungen, die das Leistungsverhalten, und damit das Ergebnis, beeinflussen, müssen berücksichtigt werden.

Personale Voraussetzungen für ein bestimmtes Leistungsverhalten sind Leistungsfähigkeit und Leistungsbereitschaft: die Leistungsfähigkeit wird durch Ausbildung, Erfahrung und Eignung bestimmt; die Höhe der Leistungsbereitschaft hängt unter anderem von der Motivstruktur und den Leistungsanreizen ab.

Da durch den Arbeitsvollzug das ausgeübte Leistungsverhalten zum Leistungsergebnis führt, müssen beide Kriterien in die Beurteilung mit einbezogen werden. Besonders für den Zweck der Förderung des Mitarbeiters ist es wichtig, zu wissen, welches Verhalten welches Ergebnis bewirkt hat. Aber auch das Bemühen des Mitarbeiters um das Leistungsergebnis ist in die Beurteilung miteinzubeziehen.

Wichtig ist zudem folgendes: Die **Beiträge des Mitarbeiters sind nicht nur sachlicher, sondern auch sozialer Art.** Die Bedeutung des sozialen Verhaltens wird häufig unterschätzt. Oft wird sogar das Schwergewicht der Beurteilung den Bereich des Sozialverhaltens betreffen. Auch das Führungsverhalten wird in manchen Fällen zu beurteilen sein. Die Mitarbeiterbeurteilung bezieht sich auf das Leistungsergebnis (Arbeitsergebnis) und das Leistungsverhalten (Arbeits- und Sozialverhalten). Leistungsergebnis und Leistungsverhalten eines Mitarbeiters sind abhängig von seiner Leistungsfähigkeit (Kenntnisse, Fähigkeiten, Fertigkeiten), seiner Leistungsbereitschaft (Motivation, Einstellung zur Arbeit) und seiner Umgebung (Aufgabe, Arbeitsplatz, Organisation, Vorgesetzter, Arbeitsgruppe, Familie, usw.).

• Kein **Führungsinstrument** ist **zur Weiterentwicklung der Mitarbeiter** besser geeignet als die Mitarbeiterbeurteilung. Damit eine Beurteilung aber diesen Zweck erfüllt, für den sie prädestiniert ist, darf sie auf keinen Fall bei einer bloßen Bewertung stehenbleiben. Es reicht nicht aus, Mängel einfach feststellen und es bei dieser Feststellung bewenden zu lassen. Entscheidend ist, daß aus dem «Urteil» bzw. aus dem Soll-Ist-Vergleich **Konsequenzen hinsichtlich der Entwicklung und Förderung des Mitarbeiters** resultieren; d.h.: es müssen Maßnahmen festgelegt werden, welche den festgestellten Entwicklungs- und Lernbedürfnissen entsprechen. Bei diesen Maßnahmen sind zu unterscheiden:

– **Maßnahmen,** die auf **Verhaltensänderung des Mitarbeiters** gerichtet sind; als solche fallen in Betracht: Erweiterung des Aufgabenbereichs, z. B. durch vermehrte Delegation (Job enlargement); Bereicherung der Aufgaben (Job enrichement); Erfahrungsbereicherung durch innerbetrieblichen Stellenwechsel; Schulung am Arbeitsplatz, inner-, außer- oder überbetriebliche Schulung; interne Fachveröffentlichungen/Dokumente; Fachbücher/Fachzeitschriften; Arbeit an sich selbst.
– **Maßnahmen,** die auf **Verhaltensänderungen des Vorgesetzten** gerichtet sind, d. h. solche, welche eine zweckmäßigere Aufgabenerfüllung durch den Mitarbeiter dank einer Verbesserung der Führung anstreben.

Nur wenn solche Maßnahmen festgelegt/vereinbart werden, kommen beide Aspekte einer Standortbestimmung/Mitarbeiterbeurteilung zum Tragen. Es geht ja nicht bloß darum, den Mitarbeiter «so darzustellen, wie er ist», sondern auch darum, ihn «geschickt und tüchtig zu machen».

6.9.3 Mitarbeiterbeurteilung als Prozeß

Manche Vorgesetzte meinen, Mitarbeiterbeurteilung bedeute, einen Beurteilungsbogen auszufüllen, und damit sei die Sache erledigt. Der Akt der Bewertung aber stellt nur einen (sicher sehr wichtigen) Schritt in der Mitarbeiterbeurteilung dar, der nicht isoliert von den anderen Phasen des Beurteilungsprozesses betrachtet und vollzogen werden darf. Der Prozeß der Beurteilung läßt sich in 5 Phasen gliedern (Abb. 6/90):

• **Phase: Festlegen von Leistungsmaßstäben:** Jede Bewertung orientiert sich an einem bestimmten Maßstab, an welchem das beobachtete Verhalten gemessen wird. Das Ausmaß, in dem das beobachtete Verhalten dem erwarteten Verhalten entspricht oder dieses über- bzw. unterschreitet, schlägt sich in der Beurteilung nieder. In der Praxis der Mitarbeiterbeurteilung werden zwei Arten von Maßstäben verwendet: – das Festlegen von Leistungsanforderungen in Arbeitsanalysen, Stellenbeschreibungen, Anforderungsprofilen oder Leistungszielen/Leistungsstandards – Festlegen einer sogenannten Normalleistung.

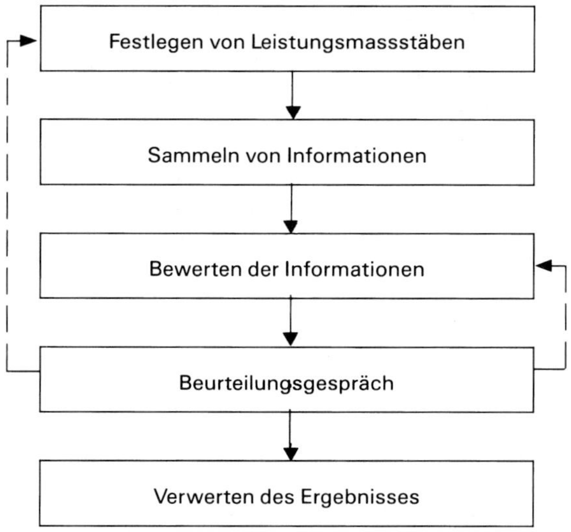

Abbildung 6/90: Prozeß der Mitarbeiterbeurteilung

Da die Art von Bezugsnormen in Krankenhäusern immer noch eher selten anzutreffen ist, erfolgt vorerst die Beschreibung der sogenannten Normalleistung. Die Normalleistung ist nicht zu verwechseln mit der Normleistung (d. h. einer mengen- und/oder qualitätsmäßig definierten Leistung). Drei Arten von Normen sind in diesem Zusammenhang zu unterscheiden:

- **Statistische Norm:** Normalleistung heißt zunächst immer durchschnittliche Leistung bzw. durchschnittliches Verhalten: die Arbeitsleistung entspricht der statistischen Norm («normal» in diesem Sinne ist, was am häufigsten vorkommt).
- **Funktionale Norm:** Unter diesem Aspekt wird eine Leistung dann als «normal» betrachtet, wenn sie brauchbar ist. Was brauchbar ist, kann unter Umständen noch gewisse Mängel enthalten, ist aber verwendbar.
- **Idealnorm:** Darunter wird die Tatsache verstanden, daß mit dem Ausdruck Normalleistung auch bestimmte Erwartungen verknüpft sind. In einen langjährigen Mitarbeiter werden beispielsweise andere Erwartungen gesetzt als in einen neueingetretenen Mitarbeiter. Auch das Leistungsniveau der Bezugsgruppe (Arbeitsteam) spielt bei den Erwartungen eine Rolle.

Die **Normalleistung** kann also sowohl einer statistischen, funktionalen oder einer Idealnorm entsprechen. Weil diese Normalleistung in den seltensten Fällen schriftlich fixiert ist, bleibt es meist dem einzelnen Vorgesetzten überlassen, eine solche festzulegen. Damit dies nicht allzu willkürlich geschieht, sollte er sich bei der Konstruktion «seines» Maßstabs **an** den genannten **drei Normen orientieren:**

- Eine gute Möglichkeit, den eigenen Maßstab zu überprüfen, besteht darin, ihn mit den **Maßstäben anderer Vorgesetzten** zu vergleichen. Zu diesem Zweck kann man einen oder mehrere (fiktive) Mitarbeiter beschreiben und mit dem betrieblichen Verfahren beurteilen. Aus der Urteilsnorm, die sich daraus ergibt, lassen sich wertvolle Rückschlüsse auf den eigenen Maßstab ziehen. Zudem ist es von großem Nutzen, wenn Vorgesetzte ihre Mitarbeiter mit allen anderen Mitarbeitern vergleichen, die sie bisher in der gleichen oder ähnlichen Situation beobachtet haben.
- Eine zweite Form von **Maßstab kann anhand einer Arbeitsanalyse** geschaffen werden: hier wird die Arbeit untersucht und beschrieben, die eine Person verrichtet oder verrichten soll: die organisatorischen Merkmale des Arbeitsplatzes; die Aufgaben und Tätigkeiten, die die Arbeit ausmachen; die körperlichen, geistigen, willentlichen und persönlichen Anforderungen an den Inhaber dieses Arbeitsplatzes. Der Kern der Arbeitsanalyse ist die Tätigkeitsanalyse, die sich hauptsächlich mit den Aufgaben einer Stelle befaßt.
Die mit Hilfe der Arbeitsanalyse gewonnenen Informationen werden in die Stellenbeschreibung übernommen und durch weitere Informationen ergänzt. Die Stellenbeschreibung ist eine Beschreibung der Aufgaben, die der Inhaber einer bestimmten Stelle zu erfüllen hat, der Über- und Unterordnungsbeziehungen, der Kompetenzen und Verantwortlichkeiten und der Anforderungen an den Stelleninhaber. Die Stellenbeschreibung leistet als Grundlage für die Mitarbeiterbeurteilung wertvollste Dienste.
- Die Anforderungsarten einer Stelle und ihre qualitativen Ausprägungen können auch in **Form eines Anforderungsprofils** dargestellt werden. Bei der Beurteilung kann dann das Anforderungsprofil der Stelle mit dem Fähigkeitsprofil des Mitarbeiters verglichen werden.

Der beste Beurteilungsmaßstab ist dann gegeben, wenn die erwartete Arbeitsleistung in Form von Leistungszielen/Leistungsstandards festgelegt ist. Leistungsziele gelten individuell für einen bestimmten Zeitraum. Die Vereinbarung solcher Ziele soll einerseits gewährleisten, daß die vom Krankenhaus angestrebten Ziele erreicht werden. Andererseits soll damit das Interesse des Mitarbeiters an seiner Aufgabe und damit auch die Einsatzbereitschaft erhöht werden.

Leistungsstandards sind Maßstäbe, die angeben, wann ein Ziel erreicht bzw. eine Leistung als erfüllt gilt; sie können als relativ konstante, allgemeinverbindliche Normen vorliegen und Bestandteil von Stellenbeschreibungen sein. Leistungsstandards geben die Soll-Leistung an, die vom Stelleninhaber erwartet wird. Werden Leistungsstandards in eine Stellenbeschreibung aufgenommen, so ist es wichtig, daß der betreffende Stelleninhaber an der Festlegung mitbeteiligt ist.

- **Phase: Informationen sammeln:** In dieser Phase werden die zur Beurteilung erforderlichen (oder erhältlichen) Informationen gesammelt. Der betreffende Mitarbeiter wird also beobachtet. Beobachten heißt: aufmerksam und bewußt wahrnehmen und registrieren. Da bei der Beobachtung des Arbeitsverhaltens des Mitarbeiters man sich auf punktuelle Beobachtungen beschränken muß, gilt: Nicht die Dauer der Beobachtung trägt zur Objektivität der Beurteilung bei, sondern die Anzahl der gemachten Beobachtungen. Hierzu einige Beobachtungsregeln: – bewußt und konzentriert beobachten; wenn möglich nicht unter Zeitdruck und nicht in erregter Stimmung – auf leistungsrelevante Verhaltensweisen achten; nicht zufällig hinsehen oder auf Zufälliges hören – sich den Zweck der Beurteilung vor Augen halten – möglichst viele Informationen über einen längeren Zeitraum sammeln – versuchen, möglichst wertfrei zu registrieren; nicht deuten, vermuten oder voreilige Schlüsse ziehen.

Bei der Beobachtung empfiehlt es sich, auf Merkmale und Verhaltensweisen besonders zu achten, die beobachtbar zum Erfolg oder Mißerfolg einer Arbeit geführt haben. Es ist keine besondere Beobachtungsgabe erforderlich, um Auffälliges zu registrieren. Sehr viel schwieriger ist es aber, das Unauffällige zu beobachten, und doppelt schwierig, dieses Unauffällige, aber vielleicht doch Wesentliche, in Worte zu kleiden. Zur Speicherung gemachter Beobachtungen kommen zwei Wege in Frage: erstens, sich auf das Gedächtnis verlassen; wie man aber weiß, ist das Speichervermögen des Gedächtnisses begrenzt und außerdem in der Auslese subjektiv bestimmt. Und zweitens sich Notizen in Beobachtungs-Journalen oder -tabellen machen; dabei können Beobachtungen chronologisch festgehalten oder nach bestimmten Merkmalen gegliedert werden.

Das Behalten von Beobachtetem bereitet Schwierigkeiten. In der Erinnerung verblaßt und verschiebt sich vieles, manches geht ganz verloren und Ähnlichkeiten können kaum auseinandergehalten werden. Zudem vermischt sich die Erinnerung leicht mit Phantasie. Um sich bei der Beurteilung und beim Beurteilungsgespräch auf konkrete Beobachtungsdaten stützen zu können, ist es unumgänglich, seine Beobachtungen laufend stichwortartig (mit Datumangabe) schriftlich festzuhalten. Notiert werden sollte auch die Häufigkeit eines beobachteten Verhaltens innerhalb einer bestimmten Zeit. Auch hier gilt: Möglichst genau und wertfrei beschreiben. Nicht deuten, vermuten oder voreilige Schlüsse ziehen.

- **Phase: Informationen bewerten:** In dieser eigentlichen Beurteilungsphase werden die gesammelten Beobachtungsdaten (Ist-Werte) mit bestimmten Anforderungen/Erwartungen (Soll-Werten) verglichen (Soll-Ist-Vergleich). Die beobachteten Verhaltensweisen bzw. Leistungsergebnisse werden also zu einer bestimmten Bezugsnorm (Maßstab) in Beziehung gesetzt (siehe oben).

Mit der Bewertung allein ist es aber wie gesagt nicht getan: Aus der Bewertung müssen auch die entsprechenden Konsequenzen/Folgerungen gezogen werden. Die Leitfragen lauten: Was soll jetzt mit dem Mitarbeiter in bezug auf das jeweilige Merkmal geschehen? Welche Maßnahmen sollen getroffen werden, um bestimmte Verhaltensweisen weiterzuentwickeln oder bestimmte Leistungen zu verbessern? In dieser Phase geht es somit darum, Soll-Ist-Abweichungen festzustellen und Ideen zu sammeln, wie diese Abweichungen korrigiert werden könnten.

- **Phase: Beurteilungs-/Standortgespräch:** Das Beurteilungsgespräch stellt den Kern jeder Mitarbeiterbeurteilung dar. Im Dialog mit dem Mitarbeiter werden die aufgetauchten Probleme gemeinsam analysiert, Wege zu ihrer Lösung gesucht, Möglichkeiten zur Förderung des Mitarbeiters besprochen, gemeinsam neue Leistungs- und Entwicklungsziele vereinbart und sonstige Maßnahmen festgelegt.

- **Phase: Verwerten der Ergebnisse:** In dieser letzten Phase des Beurteilungsprozesses werden die vereinbarten Maßnahmen durchgeführt und die gewonnenen Informationen ausgewertet. Für den betreffenden Mitarbeiter und dessen Vorgesetzten bedeutet das: Aus den Worten müssen Taten werden. Im Beurteilungsgespräch wurde festgelegt, wer was zu tun hat, welche Nahziele und Fernziele mit welchen Mitteln anzustreben sind. Hat das Gespräch seine stimulierende Funktion erfüllt, wird der Mitarbeiter nicht nur Wege sehen, die vereinbarten Ziele zu erreichen, sondern auch motiviert sein, diese Wege in Angriff zu nehmen.

Die Frage, ob die Ergebnisse der Beurteilung an eine zentrale Stelle (Personalstelle) weitergeleitet werden sollen, läßt sich nur im Hinblick auf den Zweck des Beurteilungssystems beantworten. Dient dieses allein der Führung und Förderung des Mitarbeiters, besteht kein Grund zur Weiterleitung. Die **zentrale Auswertung von**

Beurteilungsdaten kann allerdings eine wertvolle Entscheidungsgrundlage für wichtige personalpolitische Maßnahmen abgeben. Solche sind:

- **Ausbildungsmaßnahmen,** die aufgrund des ermittelten Schulungsbedarfs mehrerer Mitarbeiter betriebsweit durchgeführt werden können. Überhaupt liefern die Beurteilungsergebnisse wertvolle Hinweise für die Ausbildungsplanung.
- **Maßnahmen der Krankenhausleitung:** Die äußeren Umstände, welche die Leistung beeinflußten, machen oft Probleme sichtbar, die nicht an der Stelle gelöst werden können, die sie festgestellt hat. So werden beispielsweise Gründe sichtbar, welche die Arbeitszufriedenheit, das Betriebsklima und die Leistungsbereitschaft der Mitarbeiter betreffen. Solche Mißstände können in der Regel nur durch betriebsweite, von der Krankenhausleitung ausgehende Maßnahmen beseitigt werden.
- **Beförderungsmaßnahmen:** Der berufliche Aufstieg des Mitarbeiters greift über den Zuständigkeitsbereich des unmittelbaren Vorgesetzten hinaus. Aus diesem Grunde sollten Laufbahngespräche von einem höheren Vorgesetzten oder vom Personalleiter geführt werden. Die Beurteilungsergebnisse können auch als Grundlage für die Nachwuchsplanung verwendet werden.

Die Forderung nach Transparenz, die für die Mitarbeiterbeurteilung im allgemeinen gilt, hat hier besonders große Bedeutung: Der betroffene Mitarbeiter muß in jedem Fall wissen, ob die Ergebnisse der Beurteilung weitergeleitet werden und, wenn ja, an wen und zu welchem Zweck, und dies schon vor dem Beurteilungsgespräch. Klare diesbezügliche Regelungen sind unbedingt notwendig.

Bis hierhin wurde der Prozeß der formalen Beurteilung beschrieben. Wie aber oben festgestellt wurde, darf die Mitarbeiterbeurteilung nicht als periodisch wiederkehrender Sonderakt gesehen werden; sie stellt vielmehr eine permanente Führungsaufgabe in der täglichen Zusammenarbeit mit dem Mitarbeiter dar: der Mitarbeiter will wissen, wie er von seinem Vorgesetzten eingeschätzt wird, und zwar nicht nur in periodischen Abständen von einem Jahr oder mehr. Und ohne Kenntnis darüber, wie er von seinem Vorgesetzten und seinen Kollegen eingeschätzt wird, hat er keine Möglichkeit, sein Verhalten gegebenenfalls zu korrigieren. Mitarbeiterbeurteilung als Feedback für den Mitarbeiter muß deshalb ein integrierter Bestandteil der täglichen Zusammenarbeit sein (45).

Über die gewohnten Sachfragen hinaus sollte das Gespräch jedoch bewußter auch auf die Fragen des persönlichen Arbeits- und Sozialverhaltens zielen. Diese Ebene der Kommunikation ist häufig noch unvertraut, aber sie stellt die einzige Möglichkeit ständiger Rückmeldung dar; nur so können die Interaktionspartner sich gegenseitig vergewissern, ob und wie sie sich verstehen und miteinander zufrieden sind.

Personalbeurteilung in diesem Sinne zu praktizieren, ist zunächst schwer, weil sie auf grundlegende Änderungen in der Struktur der Kommunikation zwischen Führungskräften und Mitarbeitern abzielt bzw. solche voraussetzt. Nur so aber ist es möglich, die gegenwärtige, für die meisten Beurteiler lästige und ärgerliche Pflicht der Personalbeurteilung in ein konstruktives Führungsverhalten umzugestalten. Personalbeurteilungstermine müssen dann nicht mehr gefürchtete Stunden mit unangenehmen Überraschungen sein, sondern geben lediglich den formellen schriftlichen Niederschlag der aus der täglichen Zusammenarbeit bereits bekannten gegenseitigen Einschätzung! (45).

• **Zeitpunkte formaler Beurteilungen** sollten sein: – erstmals für alle Mitarbeiter vor Ablauf der dreimonatigen Probezeit – einmal pro Kalenderjahr; in der Praxis hat sich eine jährliche Beurteilung als zweckmäßig erwiesen – bei einem Arbeitsplatzwechsel, sobald die persönliche Leistung beurteilt werden kann; spätestens jedoch nach sechs Monaten. Bei Wechsel an einen anderen Arbeitsplatz (Beförderung/Versetzung) ist die Beurteilung mit besonderer Sorgfalt vorzunehmen – bei wesentlichen Leistungsveränderungen jederzeit – auf Wunsch des Mitarbeiters jederzeit.

6.9.4 Methoden der Mitarbeiterbeurteilung

• **Die verschiedenen Verfahren,** die in der Praxis der Mitarbeiterbeurteilung Anwendung finden, lassen sich grob in fünf Gruppen gliedern: Freie Beschreibung, Rangreihenmethoden, Einstufungsmethoden, Kennzeichnungsmethoden und eine Restgruppe. Die Vor- und Nachteile der einzelnen Methoden finden sich am Ende dieses Abschnittes (Abb. 6/103 in Tabellenform) zusammengestellt:

- Die Methode der **freien Beschreibung** besteht in der freien (ungebundenen) Niederschrift von Eindrücken. Die Auswahl der Beurteilungskriterien ist hier allein dem Beurteiler überlassen. Er entscheidet auch, mit Hilfe welcher Begriffe der Grad der Merkmalausprägung beschrieben werden soll. Beim Fragebogen mit frei formulierten Antworten sind, wie der Name sagt, Fragen mit den zu berücksichtigenden Merkmalen vorgegeben. Der Beurteiler hat diese Fragen mit seinen eigenen Worten zu beantworten.
- Die **Rangreihenmethoden** sind die ältesten und einfachsten formalen Methoden, die zu einer systematischen Beurteilung verwendet werden. Der Beurteiler hat dabei die Aufgabe, eine Einstufung des einzelnen innerhalb der Gruppe hinsichtlich bestimmter Merkmale vorzunehmen. In der Praxis gelangen verschiedene Formen zur Anwendung:

= Concoursmethode: der Beurteiler bringt die Mitarbeiter hinsichtlich einzelner Merkmale in eine fortlaufende Rangordnung (somit auf einen der Rangplätze zwischen 1 und n).

= Alternierende Rangierung: der «beste» und der «schlechteste» Mitarbeiter werden ausgewählt und ihnen der erste und letzte Rang zugewiesen. Im nächsten Schritt werden der zweitbeste und der zweitschlechteste Rangplatz belegt usw.

= Erzwungene Verteilung: der Beurteiler hat die Aufgabe, die Mitarbeiter in eine vorher festgelegte Verteilung einzuordnen. Diese kann z. B. so aussehen (Abb. 6/91):

Beurteilungsgruppe	sehr gut	gut	befrie digend	aus-reichend	nicht aus reichend
Anzahl der Beurteilten in Prozent	5	15	60	15	5

Abbildung 6/91: Beispiel einer erzwungenen Verteilung

= Paarweiser Vergleich: der Beurteiler vergleicht jede Person bezüglich des jeweiligen Merkmals mit jeder anderen zu beurteilenden Person. Für die somit entstehenden Paare hat der Beurteiler anzugeben, welche der beiden Personen als «besser» anzusehen ist. Anschließend wird ausgewählt, wie oft jede Person im Paarvergleich als «höherwertig» eingestuft wurde. Anhand der «Nutzenzahlen» wird schließlich die Rangfolge erstellt.

= Verhaltensrangprofil: Das Prinzip dieser Methode besteht darin, daß nicht Personen, sondern Verhaltensweisen in eine Rangfolge gebracht werden. Beispiel: «Welche der Aussagen A bis E charakterisiert den Mitarbeiter X am besten, welche am zweitbesten usw.»? K ist bei der Lösung von Problemen einfallsreich und originell! L ist bereit, für seine Überzeugung einzustehen! M nimmt auch weniger angenehme Arbeiten bereitwillig auf sich! N ist freundlich und hilfsbereit gegenüber Kollegen! D drückt seine Gedanken klar und logisch geordnet aus!

Mit den gleichen Aussagen werden die Anforderungen des Arbeitsplatzes bestimmt, wobei sich Beurteiler und Mitarbeiter auf eine Rangfolge einigen. Die beiden Rangreihen werden dann miteinander verglichen.

• Bei den **Einstufungsmethoden** ist für jedes Merkmal eine Skala mit verschiedenen Stufen vorgegeben, die unterschiedliche Ausprägungsgrade darstellen. Die Leistung wird dann anhand dieser Stufenskala eingestuft/bewertet. Die Skalen können unterschiedlich konstruiert und auf verschiedene Weise gekennzeichnet werden:

– **Beurteilungsskalen mit Stufengraden:**

= Numerische Form: entspricht der Notengebung in der Schule, z. B. 1 bis 5 (6/91):

Fachkenntnisse	1 2 3 4 5
Einsatzfreude, quantitative Leistung	1 2 3 4 5
Qualitative Leistung	1 2 3 4 5
elbständigkeit	1 2 3 4 5
Initiative	1 2 3 4 5
Anpassungsvermögen, Beweglichkeit	1 2 3 4 5
Umgangsformen	1 2 3 4 5
Sinn für Teamarbeit	1 2 3 4 5
Führen der Mitarbeiter/Lernpersonal	1 2 3 4 5
Einstellung gegenüber Patienten	1 2 3 4 5

= Alphabetische Form: statt Zahlen werden Buchstaben verwendet oder Prädikate (z. B. sehr gut, gut, genügend, ungenügend) verwendet (Abb. 6/92 und 6/95).

Nur die sicher erkannten Befunde ankreuzen! ☐☒☐☐ **Anlagen und Fähigkeiten**	sehr gut	gut	genügend	ungenügend
Aufassungsvermögen (Begreifen)				
Vorsteilung (Linien–Fläche–Raum, Arbeitsablauf)				
Beobachtungsfähigkeit				
Konzentrationsfähigkeit				
Handgeschick (Fingerfertigkeit)				

Abbildung 6/92: Beurteilungsskala in «Prädikater Form»

Verhalten im Betrieb	nicht aus-reichend 0	aus-reichend 1	gut 2	sehr gut 3	hervor-ragend 4
Kooperation mit Chef, Kollegen					
Verträglichkeit					
Loyalität					
Einfühlungs-vermögen					
Ehrlichkeit					

Abbildung 6/93: Beurteilungsskala in kombinierter Form

Krankenpflege	negativ –					–○–	positiv +				
Grundpflege	5	4	3	2	1	–○–	1	2	3	4	5
Behandlungspflege	5	4	3	2	1	–○–	1	2	3	4	5
Spezielle Pflege	5	4	3	2	1	–○–	1	2	3	4	5
Vorbereitung und Organisation	5	4	3	2	1	–○–	1	2	3	4	5
Rationelle Arbeitseinteilung	5	4	3	2	1	–○–	1	2	3	4	5

Abbildung 6/94: Beurteilungsskala in numerischer Form

Gegenüber Patienten	☐ Verständnisvoll	☐ fürsorglich einfühlend	☐ jovial wenig distanziert	☐ wenig einfühlend
	☐ taktvoll	☐ freundlich	☐ ängstlich	☐ gleichgütig unaufmerksam
	☐ gut beobachtend	☐ achtsam	☐ beobachtet noch wenig	☐ unachtsam
Gegenüber Vorgesetzten	☐ zuvorkommend	☐ korrekt	☐ befangen	☐ vorlaut
Gegenüber Mitarbeitern	☐ guter Teamgeist	☐ kameradschftlich	☐ kontaktarm	☐ unkollegial
Gegenüber Schülern	☐ kollegial	☐ verträglich	☐ besserwissend	☐ unkollegial
	☐ gut anleitend	☐ hilfsbereit	☐ belehrend	☐ von oben herab
Zuverlässigkeit	☐ zuverlässig	☐ pflichbewusst	☐ noch wenig zuverlässig	☐ unzuverlässig
Wesensart	☐ ausgeglichen ☐ ________	☐ fröhlich ☐ ________	☐ verschlossen ☐ ________	☐ launisch ☐ ________
Äussere Erscheinung	☐ korrekt	☐ ordentlich	☐ auffällig	☐ ungepflegt

Abbildung 6/95: Beurteilungsskala in gestufter „Prädikater Form“

Merkmal	Stufe				
	A	E	I	O	U
Sorgfalt und Ordnung	Geht sehr unsorgfältig mit den Einrichtungen, Arbeitsmaterialien und den Hilfsmitteln um. Hält keine Ordnung in seinem Arbeitsbereich.	Geht wenig sorgfältig um mit den Einrichtungen, Arbeitsmaterialien und Hilfsmitteln. Hält nur äußerlich Ordnung in seinem Arbeitsbereich. Muß öfters zum Einhalten der Termine ermahnt werden.	Geht im allgemeinen sorgfältig um mit Einrichtungen, Arbeitsmaterialien und Hilfsmitteln. Bemüht sich, Termine einzuhalten. Hält normalerweise Ordnung in seinem Arbeitsbereich.	Geht sorgfältig um mit Einrichtungen, Arbeitsmaterialien und Hilfsmitteln. Hält gute Ordnung in seinem Arbeitsbereich. Termine werden von ihm strikt eingehalten.	Sein sorgfältiger Umgang mit Einrichtungen, Arbeitsmaterialien und Hilfsmitteln wirkt vorbildlich. Die Ordnung in seinem Arbeitsbereich wirkt positiv auf die anderen. Hilft mit, die Termine einzuhalten.

Abbildung 6/96: Verbalisierte Verhaltensskala

– **Beurteilungsskalen mit Verhaltensmustern:** als Beispiel: – Schritt 1: Definition des Merkmals Zusammenarbeit und Anpassung: Ist der Mitarbeiter unterschiedlichen Anforderungen anderer Mitarbeiter, Funktionen oder Zielsetzungen gerecht geworden, ohne daß dadurch seine selbständige Arbeitsausführung beeinträchtigt worden ist? War er zur Zusammenarbeit bereit, hat er sie von sich aus angestrebt? – Schritt 2 mit Stufendefinition 5: Der Mitarbeiter erkannte und nutzte die Vorteile des Erfahrungsaustauschs und der Teamarbeit; er arbeitete selbständig und wurde dennoch den unterschiedlichsten Anforderungen anderer Mitarbeiter, Funktionen oder Zielsetzungen mühelos gerecht. Kritik verwertete er vorteilhaft usw. Beispiele sind verbalisierte und Quantitative Skalen.

= Mitarbeiterbeurteilung durch «Verbalisierte-Verhaltens- Skala» mit Abb. 6/96.

= Mitarbeiterbeurteilung durch «Quantitative Verhaltensskala» (festgehalten wird die Häufigkeit von Verhaltensweisen) mit Abb. 6/97:

Stufe 1	Es kommt nie vor	= 0mal während der Qualifikationsperiode
Stufe 2	Es kommt sehr selten vor	= nicht mehr als 2mal während der Qualifikationsperiode
Stufe 3	Es kommt hie und da vor	= nicht mehr als 4mal während der Qualifikationsperiode
Stufe 4	Es kommt häufig vor	= nicht weniger als 6mal während der Qualifikationsperiode
Stufe 5	Es kommt sehr häufig vor	= nicht weniger als 8mal während der Qualifikationsperiode

Abbildung 6/97: Quantitative Verhaltensskala

• Bei den **Kennzeichnungsmethoden** rückt man von der Beurteilung der Person und ihrer charakterlich-intelektuellen Eigenschaften ab und berücksichtigt als Beurteilungsmaßstab beobachtbare Kennzeichen des Verhaltens:

- **Den Beurteilern werden Checklisten vorgegeben,** die eine größere Zahl kurzer Verhaltensbeschreibungen enthalten (Verhaltensweisen, die für die Aufgabenerfüllung förderlich oder hinderlich sind). Es wird also nicht im strengen Sinne beurteilt, sondern nur berichtet, ob eine Aussage für den Mitarbeiter zutrifft oder nicht.
- **Gewichtete Checklist-Methode:** Die Aussage wird nicht nur mit «ja» oder «nein» beurteilt, sondern es werden Skalen mit gleichwertigen Abständen verwendet und die Aussagen damit gewichtet, ähnlich den graphischen Skalen.
- **Wahlzwang-Methode:** Dem Beurteiler werden mehrere Gruppen von jeweils 2 bzw. 4 Aussagen vorgegeben. Von diesen Aussagen sind jeweils eine bzw. zwei Verhaltensbeschreibungen positiv und negativ (der Beurteiler aber weiß nicht, in welchem Maße die beschriebenen Verhaltensweisen zur Arbeitsleistung beitragen). Von den vorformulierten Aussagen hat der Beurteiler jeweils eine bzw. zwei besonders zutreffende auszuwählen.
- **Methode der kritischen Ereignisse:** Der Beurteiler hat Merkmale und Verhaltensweisen festzuhalten, die beobachtbar zum Erfolg oder Mißerfolg einer Tätigkeit beigetragen haben. Die Aufzeichnung darf sich nur auf Fakten stützen, Meinungen und Verallgemeinerungen sind nicht zulässig. Listen mit Merkmalen und Aussagen sind vorgegeben. Die kritischen Ereignisse werden in ein dafür vorgesehenes Formblatt eingetragen (Abb. 6/98).

Auf diese Weise kommt eine Sammlung von Aussagen über tatsächlich wichtige Verhaltensweisen zustande, die eine gute Grundlage für die Förderung des Mitarbeiters darstellen.

Erkennen von Problemsituationen					
A. Erkennt nicht das Problem B. Erkennt nicht die Bedeutung des Problems C. Erkennt nicht die spezielle Situation			A. Erkennt das Problem, sobald es auftritt B. Erkennt die Bedeutung des Problems C. Erkennt die Situation, die zu einem Problem führt		
Datum	Item	Ereignis	Datum	Item	Ereignis
17.7	C	Verschleppt einen Eilbrief	17.7.	C	Ofenproblem
Rot			Blau		
Eine Eilzustellung ging zur gleichen Zeit wie die reguläre Post ein. Anstatt den Eilbrief zuerst vorzulegen, legt er ihn zur normalen Post.			Der Mitarbeiter hat an einem Freitag bis spät geabeitet. Er entdeckt einen elektrischen Ofen, der versehentlich abgeschaltet war. Er ruft deshalb seinen Vorgesetzten zu Hause an. Diese Handlung verhindert, dass der Ofen über das Wochenende auskühlt.		

Abbildung 6/98: Beurteilungsmethode mit Hilfe der kritische Ereignisse (Formblatt)

Frage 1 «Was tut die zu beurteilende Mitarbeiterin?» (Arbeitsumschreibung; Tätigkeitskatalog)	**Frage 2** «Wie wird die Arbeit ausgeführt?» (Beurteilung)			
	U	B	G	A
a) Planen und organisieren von chronischen Toxizitätsversuchen		x		
b) Durchführen und überwachen der Versuche			x	
c) Zusammenstellen und verrechnen der Versuchsergebnisse				x
d) Anlernen der Lehrlinge und überwachen ihrer Arbeiten in der Histologie	x			
e) Einteilen und überwachen der Laborarbeiten: z. B. Anfertigen von histologischen Präparaten			x	
f) Durchführen von speziellen histologischen Arbeiten, wie besondere Einbettungsverfahren, Färbemethoden usw.				
g) Beurteilen von mikroskopischen Schnittpräparaten				x

Abbildung 6/99: Frageschema zur Arbeitsumschreibung und Beurteilung einer Laborantin

Frage 1 «Wie ist die Leistung zustandegekommen?» Tatbeständliche und ursachliche Begründung.	**Frage 2** Welche Massnahmen können vorgesehen und durchgeführt werden zur Leistungsverbesserung?
Teilfunktion a) Beurteilung B Fachlich anerkennenswert. Die persönliche Arbeitstechnik ist noch zu verbessern. Unerfahrenheit am neuen Arbeitsplatz.	Periodische Fehlerbesprechungen mit dem Vorgesetzten. Klarere Auftragserteilung durch den Vorgesetzten anlässlich dieser Besprechung.
Teilfunktion b) Beurteilung G Selbständig mit grosser Berufserfahrung	
Teilfunktion c) Beurteilung A Tadellos, äusserst zuverlässig. Beherrscht neue Auswertungsmethoden.	Heranziehen zur Einführung dieser neuen Methoden in anderen Laboratorien der Forschungs- und Betriebslaboratorien.
Teilfunktion d) Beurteilung U Völlig unerfahren, verliert die Geduld, fühlt sich unsicher.	Besuch des nächsten Anlernkurses für Vorgesetzte. Vermehrte Hilfen durch den Vorgesetzten. Bessere Einführung in die neue Teilfunktion.
Teilfunktion e) Beurteilung G Fachlich einwandfrei. Noch etwas langsam.	
Teilfunktion f) Beurteilung G Grosse Erfahrung, hervorragende Arbeitsergebnisse, zeitlich noch verzögert.	
Teilfunktion g) Beurteilung A Ungewöhnlich sicher und zuverlässig in der Beurteilung. Hat sich viele Zusatzkenntnisse durch Selbststudium angeeignet.	Vermehrter Einsatz bei solchen Spezialaufgaben.

Abbildung 6/100: Frageschema zur Ermittlung von Leistungsursachen und Festlegung von Verbesserungsmaßnahmen (Cheflaborantin)

- **Weitere Beurteilungsmethoden:**

– **Ganzheitliche Beurteilung:** Diese Methode beruht auf der Beantwortung von vier Leitfragen: Was tut der zu beurteilende Mitarbeiter? (Arbeitsumschreibung; Tätigkeitskatalog) Wie wird die Arbeit ausgeführt? (Beurteilung: A = ausgezeichnet, G = gut, B = befriedigend, U = unbefriedigend). Beispiel: Frageschema zur Arbeitsumschreibung und Beurteilung einer Laborantin (Abb. 6/100).

Wie ist die Leistung zustandegekommen? (Tatbeständliche und ursächliche Begründung) Beispiel: Welche Maßnahmen können vorgesehen und durchgeführt werden zur Leistungsverbesserung? Ein Beispiel zeigt Abb. 6/100.

Aus Leistungsbeurteilung und Qualifikationsgespräch kann der Vorgesetzte Folgerungen ziehen und anschließend eine Gesamtqualifikation vornehmen. Beispiel mit Abb. 6/101.

- **Führung durch Ziel-Vereinbarung** – ein zu beachtender Hinweis! Unter der «Führung durch Zielvereinbarung» wird ein Beurteilungs-, und heute vor allem ein Führungsprinzip verstanden, dessen Grundgedanke darin besteht, daß von Mitarbeitern und Vorgesetztem gemeinsam bestimmte Leistungs- und Entwicklungsziele festgelegt/vereinbart werden. Bei der Beurteilung wird dann ermittelt, wieweit diese Ziele erreicht worden sind.

- **Welche Methode ist die beste?** Diese Frage drängt sich auf, nachdem man sich diese Vielfalt von Beurteilungsverfahren vor Augen geführt hat; dabei könnte die Aufzählung noch erweitert werden. Um die Frage nach der «besten Methode» beantworten zu können, müssen zunächst die Anforderungen feststehen, denen ein Beurteilungsverfahren zu genügen hat. Diese Anforderungen sind natürrlich in erster Linie von den Zwecken abhängig, denen das Beurteilungssystem dienen soll. Trotzdem lassen sich bestimmte grundsätzliche Anforderungen formulieren. Das Beurteilungsverfahren soll möglichst:

– **Objektive Aussagen liefern:** Es soll der Willkür und Subjektivität des Beurteilers möglichst entgegenwirken (ein objektives Verfahren gibt es nicht; man kann sich der Objektivität immer nur annähern).
– **Vollständige Aussagen liefern:** Es sollen möglichst alle Merkmale erfaßt werden können, welche für die betreffenden Tätigkeiten/Leistungen von Bedeutung (relevant) sind.
– **Vergleichbare Aussagen liefern:** Um Beurteilungen von mehreren Mitarbeitern und mehreren Beurteilern miteinander vergleichen zu können, muß jedes Beurteilungsmerkmal nach seinem Inhalt und nach seinen möglichen Ausprägungsgraden möglichst genau beschrieben sein. Der Anforderung «Vergleichbarkeit» hat allerdings nur ein Beurteilungsverfahren zu genügen, das als Grundlage für personelle Entscheidungen

Folgerungen

Seit dem letzten Mitarbeiter-Gespräch hat sich der Mitarbeiter in seiner Arbeitsleistung:

erheblich verbessert	☐	eher verschlechtert	☐
leicht verbessert	☐	auffallend verschlechtert	☐
nicht verändert	☐		

Besitzt der Mitarbeiter besondere Kenntnisse oder Fähigkeiten, die am jetzigen Arbeitsplatz gar nicht oder zu wenig zum Einsatz kommen?

JA ☐ NEIN ☐

Wenn ja, welche:

Wäre eine Versetzung des Mitarbeiters wünschbar?

Wenn, ja JA ☐ NEIN ☐

	sofort	später
An einen weniger anspruchsvollen Arbeitsplatz	☐	☐
An einen Arbeitsplatz mit gleichen oder ähnlichen Anforderungen	☐	☐
An einen Arbeitsplatz mit höheren Anforderungen	☐	☐

Welchen Arbeitsplatz würden Sie vorschlagen:

Wäre der Mitarbeiter fähig, auch Führungsaufgaben zu übernehmen?

Nein	☐	Bemerkungen:
Nur nach entsprechender Ausbildung	☐	
Ja, sofort	☐	
Er hat bereits Führungsaufgaben	☐	

Sehen Sie im gegenwärtigen Arbeitsbereich Aufstiegsmöglichkeiten für den Mitarbeiter?

Nein	☐	
Bedingte	☐	
Ja	☐	Welche?

Hat der Mitarbeiter persönliche Aufstiegs-, Versetzungs- oder Ausbildungswünsche geäussert?

Nein	☐	
Unbestimmte	☐	
Ja	☐	Welche?

Kennen Sie Gründe allfälliger Unzufriedenheit des Mitarbeiters?

JA ☐ NEIN ☐

Wenn ja, welche?

Haben Sie im Zusammenhang mit der weiteren Beschäftigung des Mitarbeiters zusätzliche Vorschläge und Anträge zur Förderung des Mitarbeiters zu stellen?

JA ☐ NEIN ☐

Wenn ja, welche (evtl. auf welchen Zeitpunkt):

Abbildung 6/101: Folgerungen einer Mitarbeiterbeurteilung

dient. Wird die Mitarbeiterbeurteilung ausschließlich als Führungsinstrument betrachtet, kommt der Vergleichbarkeit der Urteile nur im Hinblick auf den Beurteiler eine Bedeutung zu.

- **Differenzierbare Aussagen liefern:** Die Abstufung innerhalb der einzelnen Merkmale sollte die gesamte Streubreite des Mitarbeiterverhaltens umfassen.
- **Aktzeptable Ergebnisse:** Beurteiler und Beurteilte werden ein Verfahren nur dann akzeptieren, wenn ihnen sein Aufbau transparent (klar durchschaubar) ist.
- **Praktikable Schlüsse ziehen:** Das Verfahren muß einfach und sicher zu handhaben sein. Das heißt z. B., daß es übersichtlich und in der Anwendung nicht zu zeitaufwendig sein sollte.

Welche Beurteilungsmethode welcher der genannten Anforderungen zu genügen vermag und für welche Zielgruppen geeignet scheint, zeigt Abb. 6/102. Aus dieser Tabelle geht hervor daß die Frage nach der «besten Methode» nicht so einfach und eindeutig zu beantworten ist. Vom Verwendungszweck, von der Konstruktion und, vor allem, von der Handhabung durch den Beurteiler hängt es schließlich ab, welches Verfahren sich als das beste erweist.

Ein Beurteilungsverfahren ist immer nur so gut, wie der Beurteiler, der es anwendet. Etwas überspitzt könnte man sagen: Ein guter Beurteiler erreicht mit einer schlechten Beurteilungsmethode immer noch bessere Ergebnisse als ein schlechter Beurteiler mit einer guten

Beurteilungs-methoden	Stärken	Schwächen
Freie Beschreibung	– kann zu sehr differenzierten Kennzeichnungen führen – kein Konstruktionsaufwand	– stellt sehr hohe Anforderungen an den Beurteiler – Ergebnis sehr stark von der Person des Beurteilers abhängig: große Gefahr der Subjektivität/Unvollständigkeit/Verzerrung – Aussagen werden von dem, der die Beurteilung auswertet, oft anders verstanden als vom Beurteiler – Vergleich mit anderen Beurteilungen nicht möglich
Fragebogen mit frei formulierten Antworten	– geringer Konstruktionsaufwand – Merkmale sind vorgegeben	– siehe «Freie Beschreibung» (Gefahr der Unvollständigkeit weniger groß)
Concours-Methode	– relativ einfach – interindividueller Vergleich möglich – Merkmale vorgegeben	– Gründe der Einstufung nicht transparent – unzureichende Datenbasis für individuelle Förderung/Beurteilungsgespräch – Maßstab nur duch Gruppenniveau bestimmt (Urteile nicht über Abteilung hinweg vergleichbar) – fördert Konkurrenzdenken – Zuordnung schlechter Plätze für Beurteiler sehr unangenehm
Alternierende Rangierung	– siehe Concours-Methode	– siehe Concours-Methode
Erzwungene Verteilung	– einfach – Merkmale vorgegeben – Differenzierung zwischen Personen (erzwungene Streubreite der Urteile) – verzerrende Wirkung von Milde-, Strenge- und zentrischen Tendenzen gering	– fehlerhafte Urteile, wenn Vergleichsgruppe zu klein – fehlerhafte Urteile, wenn vorgegebene Verteilung nicht gerechtfertigt – Gründe der Einstufung nicht transparent – unzureichende Datenbasis für individuelle Förderung – fördert Konkurrenzdenken
Paarweiser Vergleich	– Merkmale vorgegeben – einfach – gleichmäßige Unterscheidung aller Bereiche der Rangskala möglich – Konsistenz des Urteils überprüfbar	– Anwendung auf kleinere Gruppen begrenzt – Entwicklung der Skalen sehr schwierig – kein Vergleich zwischen den Abteilungen möglich – unzureichende Datenbasis für individuelle Förderung – Gründe der Einstufung nicht transparent – fördert Konkurrenzdenken
Verhaltens-rangprofil	– liefert wertvolle Hinweise darauf, wieweit sich die Fähigkeiten des Mitarbeiters mit den Anforderungen der Stelle decken – erlaubt genaue Unterscheidung zwischen den Urteilsaspekten – regt Beurteiler zu gründlicher Auseinandersetzung mit individuellen Stärken/Schwächen an – Anforderungen des Arbeitsplatzes werden erfaßt	– kein interindividueller Vergleich möglich – Konstruktion stellt hohe Anforderungen
Stufengrade	– schnell und praktikabel – überschaubar	– ungenügende Kennzeichnung der Merkmals ausprägungen (Gefahr subjektiv bestimmter Einstufung groß) – verleitet dazu, positive Einstufungen zu bevorzugen – verleitet zu oberflächlicher Beurteilung – kann beim Beurteilten, der nicht als Schüler behandelt werden will, Widerstände auslösen – intensive Schulung notwendig, um Beurteilungsfehler zu vermeiden
Graphische Skala	– siehe «Stufengrade»	– siehe «Stufengrade»
Skala mit Verhaltensmustern	– Merkmal ausprägungen sind umschrieben (Gefahr der subjektiv bestimmten Einstufung gering) – beschriebene Verhaltensweisen lassen sich beobachten und damit auch überprüfen – als Gesprächshilfe und Zeugnisgrundlage gut geeignet	– Konstruktion schwierig

Beurteilungs-methoden	Stärken	Schwächen
Quantitative Skalen	– Gefahr subjektiv bestimmter Einstufung sehr gering	– auf meß- oder zählbare Leistungen beschränkt
Checklist-Methode	– sehr einfach – Verhaltensbeschreibungen vorgegeben – Vorgesetzter nur «Berichterstatter», nicht Beurteiler im strengen Sinne – bezieht sich auf beobachtbares Verhalten	– Auswertung kompliziert – Verfahren für Betroffene nicht voll transparent – Beschönigungstendenz wird nicht verhindert, weil Beurteiler bald erkennt, welche Verhaltensweisen erwünscht sind – nur in Verbindung mit ausgedehnten Beurteilungsgesprächen als Grundlage für individuelle Förderung verwendbar
Gewichtete Checklist-Methode	– siehe «Checklist-Methode»	– siehe «Checklist-Methode»
Wahlzwang-methode	– unerwünschte Urteilstendenzen werden teilweise eliminiert	– Undurchsichtigkeit (mangelnde Transparenz) ruft bei Beurteilern und Beurteilten Unzufriedenheit hervor – hoher Konstruktionsaufwand – Gewichtung läßt sich auf die Dauer kaum geheimhalten – liefert keine brauchbaren Daten für die individuelle Förderung – komplizierte Auswertung
Methode der kritischen Ereignisse	– regt Beurteiler dazu an, tatsächlich wichtiges Verhalten zu beobachten – liefert konkrete, beobachtete Informationen (gute Grundlage für Förderung und Gespräch) – als Instrument zum Herausfinden der für den Arbeitsplatz wesentlichen Beurteilungsaspekte sehr geeignet – Mitarbeiter erhält konkrete Rückmeldungen auf sein Verhalten	– Vergleich zwischen verschiedenen Arbeitsplätzen kaum möglich – Gewichtung der registrierten Ereignisse schwierig und ganz dem Beurteiler überlassen
Ganzheitliche Qualifikation	– Bezugsrahmen der Beurteilung ist durch die tatsächlichen Anforderungen der spezifischen Tätigkeit/Funktion bestimmt – konkrete Förderungsmaßnahmen sind integrierter Bestandteil des Beurteilungssystems	– Gefahr der Subjektivität der Urteile groß – intensive Schulung der Beurteiler erforderlich – stellt an die Beurteiler hohe Anforderungen – ist stark auf den Vorgesetzten zentriert
Management by objectives	– Soll-Ist-Vergleich einfach (Leistung = Zielerreichungsgrad) – Zielvereinbarung erhöht die Leistungsmotivation und die Zufriedenheit	– Vergleiche mit anderen Urteilen kaum möglich

Abbildung 6/102: Stärken und Schwächen des Beurteilungsverfahrens

Methode. Ein Beurteilungsverfahren steht und fällt mit der Qualifikation des Beurteilers. Welches Verfahren auch gewählt wird, Aussicht auf Erfolg besteht nur dann, wenn das Verfahren: – auf der Basis von klaren Grundsätzen verwendet wird; die Zwecke der Beurteilung müssen klar und für jeden erkennbar sein – von allen Beteiligten akzeptiert wird; akzeptiert wird es dann, wenn es die Forderung nach Transparenz erfüllt und sowohl organisationalen wie auch individuellen Interessen dient – praktikabel ist; ein kompliziertes und aufwendiges Verfahren hat wenig Aussicht auf Erfolg.

• **Beurteilungsmerkmale:** Eines der schwierigsten Probleme der Mitarbeiterbeurteilung ist die Wahl der Beurteilungskriterien. Das Beurteilungskriterium stellt den Gesichtspunkt dar, unter dem die Arbeit des Mitarbeiters betrachtet und bewertet wird; es ist der wirksamste Bestandteil eines Beurteilungsverfahrens (50).

Die in der Praxis entwickelten Beurteilungskriterien lassen sich in fünf Arten unterteilen. In der folgenden Aufstellung (Abb. 6/103) werden diese fünf Arten von Kriterien gleichzeitig zur Gliederung der oben beschriebenen Beurteilungsmethoden verwendet.

• Die **Einstufungsmethoden,** die auf einzelnen Merkmalen basieren, werden in der Praxis der Mitarbeiterbeurteilung am häufigsten verwendet; auf diese werden deshalb die folgenden Ausführungen bezogen. Die Merkmale müssen bestimmten Anforderungen genügen; eine Aneinanderreihung beliebiger, aus der Praxis abge-

Art der Beurteilungskriterien	Methoden, die darauf basieren
- Merkmale, und zwar solche der Person des Mitarbeiters oder seiner Leistungen	Einstufungsmethoden Rangreihenmethode
- Formen des Leistungsverhaltens	Kennzeichnungsmethoden
- die vom Mitarbeiter zu erfüllenden Aufgaben	ganzheitliche Qualifikation
- für die Aufgabenerfüllung gesetzten Soll-Normen oder	Standards of Performance (nicht beschrieben)
- vom Mitarbeiter zu erreichende Ziele	MBO-Methode (Führung durch Zielorientierung)

Abbildung 6/103: Beurteilungskriterien und Methoden

leiteter Merkmale, wie sie nicht selten anzutreffen ist, bietet keine brauchbare Grundlage für die Mitarbeiterbeurteilung. Die Anforderungen lauten:

- **Relevanz:** Die Merkmale sollen Kennzeichen der Arbeitsleistung erfassen, die für den Wert der Leistung erheblich (relevant) sind. Dem Doppelsinn der Leistung entsprechend lassen sich zweierlei auf sie bezogene Merkmale unterscheiden: Merkmale des Leistungsergebnisses: solche sind Menge (Quantität) und Güte (Qualität) der Leistung; Merkmale des Leistungsverhaltens: dabei fallen nur solche in Betracht, welche ergebnisbestimmend sind (z. B. Merkmale wie «Sorgfalt im Umgang mit Arbeitsmitteln» oder «Zuverlässigkeit»). Merkmale, die nichts oder nur bedingt etwas mit der Leistung bzw. Aufgabenerfüllung zu tun haben, dürfen in die Beurteilung nicht mit einbezogen werden.
- **Vollständigkeit:** Es werden möglichst alle Merkmale erfaßt, die für die Aufgabenerfüllung von Bedeutung sind (und nur diese). Die Anzahl der Merkmale schwankt in den verwendeten Beurteilungsverfahren zwischen 3 und 30. Die Vorteile einer größeren Zahl von Merkmalen liegen in differenzierten Resultaten; die Nachteile sind: – mangelnde Eindeutigkeit (Unabhängigkeit) der einzelnen Merkmale – mehr Fehlurteile aufgrund des Halo-Effektes – Bedeutung des einzelnen Merkmals für den Beurteilten geringer. Als Faustregel wird deshalb eine Begrenzung auf eine Zahl von 5 – 10 Merkmalen empfohlen.
- **Trennschärfe:** Die Merkmale müssen sich deutlich voneinander abheben. Wenn die Trennschärfe der Merkmale nicht in ausreichendem Maße gegeben ist, führt das zu Doppelbewertungen ohne neuen Aussagewert bzw. zur Überbewertung bestimmter Merkmale. Vom Beurteiler wie vom Beurteilten müssen die Merkmale klar auseinandergehalten werden können (man muß sich allerdings bewußt sein, daß eine absolute Trennschärfe infolge der Integration des Psychischen nicht erreichbar ist).
- **Eindeutigkeit:** Die Merkmale müssen von allen Beurteilern gleich verwendet werden. Dies wird am ehesten durch ihre genaue Umschreibung erreicht.
- **Allgemeingültigkeit:** Die Merkmale müssen für alle zu beurteilenden Leistungen in gleichem Maße angewendet werden können.
- **Verstehbarkeit:** Alle Beteiligten müssen die verwendeten Merkmale verstehen können.
- **Beobachtbarkeit:** Die Merkmale müssen eine Beobachtung des Verhaltens ermöglichen, welches durch sie erfaßt wird. Wie schon bemerkt, erfüllen Persönlichkeitsmerkmale, insbesondere solche, die den Charakter zu beschreiben suchen, diese Forderung nicht, weil sie nicht beobachtbar, sondern nur aufgrund von Beobachtungen deutbar sind.

• **Merkmalkatalog:** Die Anforderungen an ein Beurteilungsmerkmal sind schneller formuliert als erfüllt. Wie die in der Praxis verwendeten Merkmalsysteme zeigen, sind sie meist das Ergebnis eines Kompromisses zwischen dem, was theoretisch möglich und wünschenswert wäre, und dem, was in der Praxis des Krankenhaus-Lebens realisierbar ist; wobei mancherorts noch einiges mehr realisierbar wäre. Der folgende Merkmalkatalog ist eine Beispielsammlung, basierend auf den 6 Hauptkriterien des nachfolgenden Beurteilungsbogens, der eine Auswahl von Merkmalaspekten/Subkriterien wiedergibt.

Trotzdem es sich nur um eine Auswahl handelt, ist nicht die Meinung, daß diese Merkmale/Hauptkriterien und ihre Aufgliederung in verschiedene Merkmalaspekte/Subkriterien in der vorliegenden Form einfach übernommen werden können. Merkmale wie Merkmalaspekte müssen in jedem Fall auf ihre Brauchbarkeit, in Inhalt und Form, geprüft werden. Je nach dem Beurteilungszweck und Zielgruppe muß gestrichen, ergänzt und abgeändert werden.

Im Merkmalkatalog sind persönlichkeits- bzw. charakterbezogene Merkmale zahlreich vorhanden. Die Fragwürdigkeit, resp. «Illegalität» nicht leistungsrelevanter Merkmale zwingt je nach Situation zur Streichung von Kriterien. Der Merkmalkatalog soll zur Diskussion anregen und bei der Gestaltung eines Merkmalsystems als Hilfsmittel dienen.

– **Arbeitseinsatz (1. Merkmal):**

= Arbeitshaltung/Einstellung zur Arbeit: Einsatz und Initiative; Arbeitsdisziplin; Pünktlichkeit; Organisation der eigenen Arbeit; Ordnung am Arbeitsplatz; Pflichtbewußtsein; Zuverlässigkeit; Selbständigkeit; Einstellung zum Betrieb.
= Arbeitsqualität: Sorgfalt in der Ausführung; Planung der eigenen Arbeit; Ausdauer; Energie; Hygiene; Fehlleistungen; Selbstkontrolle.
= Arbeitsquantität: die in einer bestimmten Zeit erbrachte Arbeitsmenge.
= Fleiß: Zeitdauer des ununterbrochenen Arbeitens mit dem Ziel der Arbeitsbewältigung.
= Arbeitstempo: Geschwindigkeit in der Ausführung der Arbeit, unter Berücksichtigung der Verwendbarkeit der erbrachten Arbeitsergebnisse; die für eine

Leistung benötigte Zeit oder die in einer bestimmten Zeit bearbeiteten Aufgaben im Verhältnis zur Betriebsnorm/Berufsnorm.

= Initiative: Bemühen, in seinem Arbeitsbereich aus innerem Antrieb das beste Ergebnis zu erzielen und dabei aus eigener Entscheidung Verantwortung zu übernehmen.

= Fachkenntnisse: Umfang, in dem die Fachkenntnisse den Anforderungen der Aufgabe entsprechen (medizinisches Fachwissen, technische Kenntnisse, Materialkenntnisse).

= Beruflich-fachliche Fähigkeiten: pflegerische, technische Fähigkeiten; Krankenrapporte; Arbeitsplanung; Arbeitseinteilung; Genauigkeit; Umgang mit Material; Ordnung und Sauberkeit.

– **Verantwortung (2. Merkmal):**

= Verantwortungsbewußtsein: Fähigkeit, sich über die Tragweite einer Verantwortung bewußt zu sein; Fähigkeit, Verantwortung für etwas oder jemanden zu tragen; Fähigkeit, die Folgen des eigenen Handelns voraus zu sehen, danach zu handeln und für diese Folgen einzustehen.

= Verantwortungsbereitschaft: Bereitschaft, innerhalb seines Zuständigkeitsbereichs Verantwortung zu übernehmen.

= Zuverlässigkeit: Grad der Gewißheit, mit der die Erledigung der gestellten Aufgaben erwartet werden kann; Pflichtbewußtsein; Pünktlichkeit; Arbeitsdisziplin; Verantwortungsbewußtsein.

= Ehrlichkeit: Sinn für Wahrhaftigkeit; Beachten der Eigentumsverhältnisse.

– **Zusammenarbeit (3. Merkmal):**

= Fähigkeit zur Teamarbeit, d. h. zu einer harmonischen Zusammenarbeit mit anderen Menschen; Fähigkeit zur konstruktiven Handhabung von Konflikten, zu solidarischem Verhalten; Fähigkeit, sich in die Gruppe einzufügen, sich anzupassen.

= Verhalten gegenüber Kollegen: Fähigkeit, sich einzuordnen, mit andern zusammen zu arbeiten, solidarisch zu sein; Fähigkeit, Konflikte konstruktiv zu handhaben.

= Verhalten gegenüber Vorgesetzten: Art, auf sachliche Anweisungen, Anordnungen, Kritiken von Seiten Vorgesetzer zu reagieren.

= Kooperation: mit Kollegen, Mitarbeitern, Vorgesetzten, Hilfsbereitschaft: Bereitschaft zur selbstlosen Hilfe; Bereitschaft, ohne besonderen Hinweis und ohne egoistische Interessen andern seine Hilfe anzubieten.

– **Arbeitssystematik (4. Merkmal)**

= Auffassungsgabe: Erfassen einer neuen Aufgabe oder Situation, unter Berücksichtigung von Schnelligkeit, Richtigkeit, Umfang, Schwerpunkt; Fähigkeit, wichtige Elemente neuer Arbeitsanweisungen zu verstehen und sinnvoll anzuwenden.

= Prioritäten: Fähigkeit, einzelne Arbeitsaufgaben nach ihrer Wichtigkeit und Dringlichkeit zu unterscheiden und entsprechend einzustufen; Fähigkeit, bei der Arbeitserledigung Schwerpunkte zu setzen.

= Beobachtungsgabe: Fähigkeit, optische Erscheinungen in allen wesentlichen Teilen genau zu erfassen.

= Urteilsfähigkeit: Fähigkeit, aufgrund sorgfältiger Abwägungen die richtigen Schlüsse zu ziehen; Fähigkeit, über Ereignisse, Sachverhalten und Zusammenhänge ein begründetes Urteil abzugeben.

= Entschlußfähigkeit: das Ausmaß an Sicherheit, mit der ein Entschluß gefaßt wird: Fähigkeit, in kritischen Situationen schnell eine sinnvolle Entscheidung zu treffen.

= Aufmerksamkeit: Fähigkeit, sich einer Aufgabe ganz zuzuwenden.

= Selbstkontrolle: Ausmaß, in dem Jemand seine eigenen Arbeitsergebnisse auf ihre Richtigkeit/Qualität hin überprüft.

= Ordnung: Übersichtlichkeit und Sauberkeit am Arbeitsplatz.

= Lernfähigkeit: Fähigkeit, sich Kenntnisse, Fertigkeiten und Verhaltensweisen dauerhaft anzueignen; Fähigkeit, sich mit neuen Arbeitsaufgaben vertraut zu machen; Aufgabenbeherrschung im Verhältnis zur Einarbeitungszeit.

= Lernbereitschaft: Bereitschaft, sich mit neuen Ideen, Aufgaben, Anforderungen zu befassen; Bereitschaft, die eigene Persönlichkeit zu entwickeln; Bereitschaft, Neues aufzunehmen und zu verarbeiten; Bereitschaft, seine Fähigkeiten ständig weiter zu entwickeln.

– **Sorgfalt (5. Merkmal):**

= Sachgemäße Behandlung der Arbeitsmittel; sparsamer Verbrauch von Arbeitsmaterial; Beachtung von Sicherheits- und anderen Arbeitsvorschriften.

= Information: Fähigkeit, Informationen zur richtigen Zeit an die richtige Stelle weiter zu geben; Umgang mit vertraulichen Informationen (z. B. Schweigepflicht); Beschaffung von Informationen.

= Kostenbewußtsein: Fähigkeit, Arbeitsmittel und -material mit größtem Nutzen für den Betrieb einzusetzen; sorgfältiger Umgang mit Mobiliar und Material; Fähigkeit, Verlustquellen zu erkennen und nach Möglichkeit zu beseitigen; Fähigkeit, entstehende Kosten im Verhältnis zum Arbeitsziel zu beurteilen.

– **Belastbarkeit (6. Merkmal):**

= Belastbarkeit: Energie, die zur Verfügung steht, um sich auftretenden Schwierigkeiten, bei Terminnot, bei unregelmäßiger Arbeitszeit, bei steigendem Arbeitsanfall zu behaupten und durchzusetzen; seelisch-körperliche Kraftreserven, die bei auftretenden Arbeitsschwierigkeiten zur Verfügung stehen, um eine gleichbleibende Leistungsnorm zu erhalten; Arbeitsverhalten in Ausnahmesituationen; körperliche Belastbarkeit.

= Ausdauer: Fähigkeit, ein bestimmtes Arbeitsziel zu erreichen, auch unter erschwerten Arbeitsverhältnissen und zeitweiligen Mißerfolgen.

= Einsatzmöglichkeiten: Fähigkeit, auch mit schwierigeren und ungewohnten Arbeiten selbständig fertig zu werden; Bereitschaft und Fähigkeit, bei Bedarf einen anderen als den gewohnten Arbeitsplatz auszufüllen, ohne daß hierzu eine besondere Anlernzeit notwendig ist.

= Mobilität: Fähigkeit, sich ohne Minderung der Leistungsfähigkeit von bestimmten Arbeitsgewohnheiten und Aufgabenbereichen zu lösen, und sich rasch auf neue Arbeitsbedingungen, bzw. -anforderungen einzustellen.

= Konzentration: Fähigkeit, die Aufmerksamkeit über längere Zeit hindurch aufrecht zu halten.

= Arbeitsverhalten (allgemein): typisches Arbeitsverhalten innerhalb des täglichen Aufgabenbereichs, bei speziellen Aufgaben, Arbeitsgewohnheiten; Absenzen.

= Körperliche Leistungsfähigkeit: Ausmaß körperlicher Belastbarkeit; Ausdauer bei anstrengender Tätigkeit; Dauer des Durchhaltens einer bestimmten Leistungshöhe.

• **Gewichtung der Merkmale:** Ein weiteres Problem stellt sich dadurch, daß nicht jedem Merkmal für die Beurteilung der Leistung die gleich große Bedeutung zukommt. Dies kommt bei den in der Praxis verwendeten Merkmalsystemen häufig darin zum Ausdruck, daß für die einzelnen Merkmale eine unterschiedliche Anzahl von Merkmalaspekten gewählt wird. Im Abb. 6/104 als Beispiel wird das Merkmal «Soziales Verhalten», mit 6 bewerteten Aspekten, dreimal so stark gewichtet wie das Merkmal «Krankenbeobachtung», mit 2 bewerteten Aspekten.

Eine solche Gewichtung kann unbewußt oder bewußt geschehen: – Bei der unbewußten Gewichtung wird einerseits jedes Merkmal, unabhängig von seiner Bedeutung für die Aufgabenerfüllung, gleich gewichtet. Andererseits werden jedoch durch die unterschiedliche Anzahl Aspekte pro Merkmal Schwerpunkte gesetzt (siehe obgenanntes Beispiel). – Bei der **bewußten Gewichtung** wird den einzelnen Merkmalen unterschiedliche Bedeutung beigemessen.

Dabei sind zwei Wege möglich: – Die Verwendung von Multiplikatoren, so daß z. B. das Merkmal «Pflegeprinzipien» doppelt und das Merkmal «Teamarbeit» einfach gezählt wird. Abb. 6/105 ist ein Beispiel dazu.

• Die Zuordnung höherer Punktzahlen an die Merkmale, die als wichtiger eingeschätzt werden. So können z.B. für das Merkmal «Pflegeprinzipien» 20 Punkte, für das Merkmal «Teamarbeit» 10 Punkte gezählt werden.

Durch eine bewußte Gewichtung der Merkmale kann jedem Merkmal die Bedeutung beigemessen werden, die ihm tatsächlich zukommt. Zudem läßt sich eine subjektive Über- oder Unterschätzung einzelner Merkmale korrigieren. Es kann von Vorteil sein, bei einem Merkmalsystem eine bewußte Gewichtung einzuführen. Allerdings besteht die Gefahr, daß es zu einer Aufhebung der beabsichtigten Wirkung kommt: Die Bewertung wird manipuliert, indem ein untergewichtetes Merkmal strenger, ein übergewichtetes dagegen milder beurteilt wird.

Krankenbeobachtung											
21 Interesse an Informationen über den Zustand des Patienten	5	4	3	2	1	-○-	1	2	3	4	5
22 Erkennen von Veränderungen im Zustand des Patienten – mit angemessener Reaktion darauf – einschliesslich der erforderlichen Berichterstattung	5	4	3	2	1	-○-	1	2	3	4	5
Soziales Verhalten											
31 Verhalten gegenüber den Patienten:											
• Kontaktbereitschaft und Formen des Kontaktes	5	4	3	2	1	-○-	1	2	3	4	5
• Verständnis für die physische, psychische und soziale Situation des Kranken	5	4	3	2	1	-○-	1	2	3	4	5
32 Verhalten gegenüber den Mitarbeitern:											
• Kollegiale Hilfsbereitschaft	5	4	3	2	1	-○-	1	2	3	4	5
• Aufnahme und Weitergabe von Informationen	5	4	3	2	1	-○-	1	2	3	4	5
• Verantwortungsbewusste Ausführung übernommener Arbeiten	5	4	3	2	1	-○-	1	2	3	4	5
• Kritik und Urteilsfähigkeit	5	4	3	2	1	-○-	1	2	3	4	5

Abbildung 6/104: Gewichtung von Beurteilungsmerkmalen durch unterschiedliche Anzahl von Merkmalaspekten

	Note		Position Sem. 1, 2, 3	Position Sem. 4, 5, 6		Punktezahl
1. Beobachten, erkennen der Bedürfnisse, entsprechendes Handeln		×	2	2	=	
2. Pflegeprinzipien, Hygiene, Prophylaxe		×	2	1	=	
3. Wiedereingliederung, Gesundheitserziehung		×	1	2	=	
4. Mitmenschliches Verhalten, Kontaktfähigkeit		×	1	1	=	
5. Teamarbeit, Organisation, Rapportwesen		×	1	1	=	
6. Ordnung, wohnliche Atmosphäre, Abteilungsunterhalt		×	1	1	=	
7. Anleitung (Mitarbeiter)		×	1	1	=	
8. Lernen		×	1	1	=	

Abbildung 6/105: Gewichtung von Beurteilungsmerkmalen durch Multiplikatoren

• **Merkmalstufung:** Die Merkmale stellen die Gesichtspunkte dar, unter denen eine Leistung betrachtet wird. Beurteilt jedoch wird eine Leistung erst dann, wenn sie innerhalb der einzelnen Merkmale eingestuft wird. Insofern die Leistung auf das Erreichen von Zielen gerichtet ist, soll diese Einstufung den Grad der Zielerreichung ersichtlich machen. Die in der Praxis angewandten Verfahren zur Einstufung wurden vorgehend skizziert. Festgehalten sei das wichtigste: Bei der freien Beschreibung wird der Grad der Zielerreichung anhand einer «inneren Skala» des Beurteilers bestimmt: «Sehr gut», «arbeitet hastig» sind Beispiele für Ausdrücke, mittels derer der Beurteiler seine Eindrücke schildert. Bei den Einstufungsverfahren (im engeren Sinne) werden zu jedem Merkmal Stufen der Leistungsausprägung vorgegeben. Die Skalen können unterschiedlich konstruiert sein: durch Festlegung von Stufengraden, Graphische Skalen, Skalen mit Verhaltensmustern und Quantitative Skalen.

– Stufenzahl: Wieviele Stufen sollen verwendet werden? Die Antwort auf diese Frage gründet in einem Zweckmäßigkeitsentscheid. Für diesen sind folgende Überlegungen maßgeblich: – Soll eine gerade oder eine ungerade Zahl von Stufen verwendet werden? Für eine ungerade Zahl spricht, daß im Mittelwert jeweils ein fester Bezugspunkt gegeben ist. Eine gerade Zahl zwingt dagegen zu einem ersten Entscheid, ob die Leistung über oder unter dem Durchschnitt liegt. – Wie viele Stufen sollen unterschieden werden? Eine zu große Zahl führt meist zu einer bloßen Scheingenauigkeit. Sie hat mehr den Charakter einer Akzentsetzung als einer differenzierten Einstufung. Am häufigsten findet sich die Gliederung in fünf und seltener in sieben Stufen.

– Damit eine eindeutige Einstufung möglich ist, müssen die **Merkmalausprägungen/**Stufen in erster Linie folgenden Anforderungen genügen:

= Eindeutigkeit: Diese setzt eine konkrete Umschreibung der Ausprägungsgrade voraus. Werden die Stufen konkret umschrieben, ist die Chance am größten, daß die einzelnen Skalenwerte von allen Beurteilern und Beurteilten gleich wahrgenommen werden.

= Gleiche Skalenabstände: Der «Wertunterschied» zwischen den Stufen 1 und 2 sollte gleich groß sein wie der zwischen 3 und 4 oder zwischen 4 und 5. Auf jeden Fall sollten keine Rangvertauschungen vorkommen.

= Mittelwert/Durchschnittswert: Bei ungerader Stufenzahl muß der Mittelwert der durchschnittlichen, «normalen» Ausprägung des Merkmals entsprechen; «verrutschte» Durchschnittswerte sind keine Seltenheit.

Bei der Beurteilung mittels Stufenskalen zeigt sich immer wieder, daß die abgegebenen Urteile eine mangelnde Streubreite aufweisen. So werden gewöhnlich nur die «oberen» Hälften der Skalen verwendet, was den Wert solcher Einstufungsverfahren natürlich stark einschränkt. Um zu einer größeren Streubreite der Urteile zu gelangen, hat man sich bei der Einstufung mehrerer Mitarbeiter eine sogenannte «Normalverteilung» vor

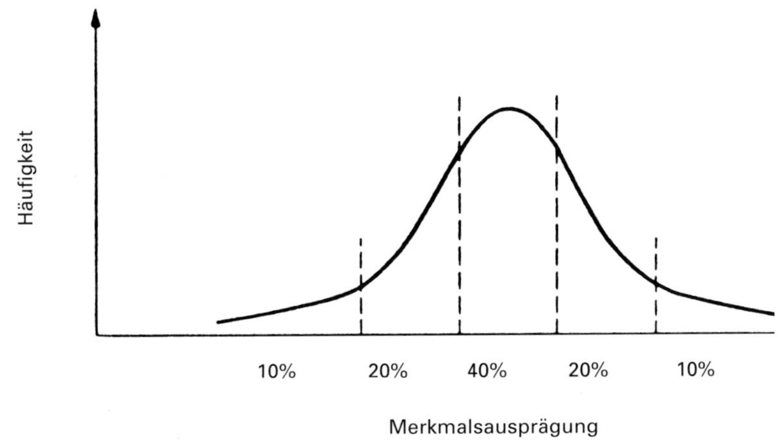

Abbildung 6/106: Normalverteilung (Gauss'sche Verteilkurve)

Augen zu halten. Sinnvoll ist die Normalverteilung nach Gauss.

Die vom Mathematiker Gauss entwickelte Normalverteilungskurve «Gauss'sche Kurve» gibt die Tatsache wieder, daß extreme Fälle selten, durchschnittliche dagegen häufig sind. Die Frage, die sich der Beurteiler vor jeder Einstufung zu stellen hat, lautet somit: Gehört der Mitarbeiter zu den besten 5-10%, d. h. einer geeigneten Vergleichsgruppe, also z. B. aller in gleicher oder ähnlicher Position Tätigen, die der Beurteiler bisher kennengelernt hat? – nächstbesten 15-20%? – mittleren 50% – darunterliegenden 15-20%? – schwächsten 5-10%? (Abb. 6/106).

Voraussetzung für die Verwendung dieser Beurteilungshilfe ist, daß der Beurteiler eine ausreichend große Vergleichsgruppe zur Verfügung hat. Zudem müssen mittlere Ausprägungen des betreffenden Merkmals wirklich häufiger sein als Extremfälle; die Normalverteilung muß also gerechtfertigt sein.

Die angegebenen Prozentsätze sind natürlich nur Durchschnittswerte. Sie ergeben sich erst dann, wenn sehr viele Beurteilungen vorgenommen werden. Es wäre also sinnlos, in jeder Arbeitsgruppe eine Normalverteilung der Beurteilungen vorzunehmen. Die Aufgabe wird dem Beurteiler erleichtert, wenn er eine entsprechend konstruierte 5-Stufen-Skala zur Verfügung hat. Da solche Skalen aber selten vorgegeben sind, empfiehlt es sich, in der Praxis am besten so vorzugehen:

- Bestimmen derjenigen Mitarbeiter, deren Leistungen innerhalb eines Merkmals weder positiv noch negativ besonders auffallen.
- Einstufen der übrigen Mitarbeiter (im gleichen Merkmal). Arbeitsfrage: Gehört der Mitarbeiter zu den besten 5-10%, zu den nächstbesten...? (siehe oben)
- Wichtig ist der Gesamteindruck pro Merkmal. Vergleichen der verschiedenen Stufendefinitionen. Es müssen nicht alle Kennzeichnungen einer Stufe unbedingt zutreffen, aber der Gesamteindruck muß zutreffend sein.
- Überprüfen der Verteilung, nachdem alle Mitarbeiter eingestuft wurden

Auch hier gilt: Wird die Mitarbeiterbeurteilung als Führungsinstrument betrachtet, und nicht als Grundlage für personelle Entscheidungen verwendet, kommt der Normalverteilung geringe Bedeutung zu.

6.9.5 Beurteilungsgespräch

Der oberste Grundsatz der Mitarbeiterbeurteilung geht dahin, daß dem betreffenden Mitarbeiter Einsicht in die Beurteilung gewährt werden muß. Wenn der Mitarbeiter nicht ausführlich über die Beurteilung informiert wird und nicht Gelegenheit zur Stellungnahme erhält, ist die Behauptung, ein Beurteilungssystem nütze sowohl dem Krankenhaus als auch dem Mitarbeiter, nicht mehr als ein schöner Spruch.

Das Hauptziel eines richtigen Beurteilungsgesprächs ist nicht die bloße Mitteilung des Bildes, das sich der Vorgesetzte vom Mitarbeiter macht. «Allein mit der Information über die Beurteilung hätte sich nur der Vorgesetzte einer lästigen Pflicht entledigt, die ihm alles andere als angenehm ist. Ebensowenig würde der Mitarbeiter davon profitieren; er hätte allenfalls seine Neugierde befriedigt und sich gegebenenfalls eine Enttäuschung eingehandelt.»

• **Ziele des Beurteilungsgesprächs:** Das Wissen um den eigenen Leistungsstand kann eine gewisse motivierende Wirkung haben; man darf sich davon aber nicht allzuviel versprechen, vor allem, wenn die Ursachen für mangelnde Leistungen dem Mitarbeiter nicht unmittelbar einsichtig sind oder er die aufgetretenen Schwierigkeiten nicht allein meistern kann. Die vorrangige Bedeutung des Gesprächs liegt in der Gelegenheit, gemeinsam die aufgetauchten Probleme zu analysieren und Wege zu ihrer Lösung zu finden, Möglichkeiten zur Förderung des Mitarbeiters zu besprechen und gemeinsam neue Arbeitsziele zu setzen (50). Im einzelnen können die Ziele des Beurteilungsgesprächs so umschrieben werden:

- Der Mitarbeiter soll ein klares Bild bekommen, wie sein Arbeitsverhalten bzw. sein Arbeitsergebnis von seinem Vorgesetzten eingeschätzt wird.
- Der Mitarbeiter soll Gelegenheit haben, zu seiner Beurteilung Stellung zu nehmen.
- Der Mitarbeiter soll die verdiente Anerkennung erhalten.
- Die aufgetauchten Probleme sollen gemeinsam analysiert und Wege zu ihrer Lösung gesucht werden.
- Maßnahmen zur Weiterentwicklung des Mitarbeiters sollen besprochen und festgelegt werden.
- Gemeinsam sollen neue Arbeits- und Entwicklungsziele gesetzt werden.
- Das Vertrauensverhältnis zwischen Mitarbeiter und Vorgesetztem soll vertieft werden.
- Die künftige fruchtbare Zusammenarbeit soll gesichert bzw. gefördert werden.

• Die **besondere Bedeutung des Beurteilungsgesprächs** liegt darin, daß es einerseits leistungsorientiert ist, sich andererseits aber in hohem Maß auf die persönliche Selbsteinschätzung und Zufriedenheit des Mitarbeiters auswirkt. Um diese Auswirkungen zu verstehen und positiv gestalten zu können, hilft es, wie beim Anerkennungs- und Kritikgespräch, die folgenden vier Aspekte zu unterscheiden (51):

- **Informationsaspekt:** Der Mitarbeiter erfährt, wie seine Arbeit vom Vorgesetzten eingeschätzt wird. Obschon sicher nicht alle Mitarbeiter in gleichem Maße begierig sind, das zu erfahren, hat doch jeder Mensch grundsätzlich das Bedürfnis, zu wissen woran er ist. Dieses Wissen verschafft ihm Klarheit und Sicherheit: er weiß, was von ihm erwartet/gefordert wird.
  Auch wenn ein Mitarbeiter an einem solchen Feedback nicht brennend interessiert ist, hat der Vorgesetzte die Aufgabe, die Anforderungen klar zu formulieren. »Tut er das nicht, so bilden sich leicht informelle Normen heraus, die ein anderes Verhalten oder Leistungsniveau stabilisieren. Es ist dann meist sehr schwierig, solche Gewohnheitsrechte zu verändern.»
  Voraussetzung dafür, daß der Vorgesetzte den Mitarbeiter über seine Beurteilung informieren kann, ist natürlich, daß er selber genügend informiert ist. Das heißt: Er muß konkrete Daten vorweisen können, die seine Beurteilung stützen (ein allgemeiner «Eindruck» reicht nicht). Das Fehlen solcher konkreten Beobachtungsdaten ist meistens der Hauptgrund dafür, daß der Vorgesetzte das Beurteilungsgespräch als lästige Pflicht empfindet (es ist tatsächlich unangenehm, eine Ansicht belegen zu müssen, die man nicht belegen kann).
- **Lernaspekt:** Durch Anerkennung (als Belohnung erlebt) werden erwünschte Verhaltensweisen verstärkt. Durch Kritik (als Bestrafung erlebt) soll erreicht werden, daß unerwünschte Verhaltensweisen nicht mehr auftreten. Die Frage, ob Anerkennung oder Kritik erfolgreicher ist, wird in Abschnitt 4.4.7 diskutiert, so daß hier nur noch zwei Bemerkungen notwendig sind: Grundsätzlich ist der Lernerfolg am größten, wenn mit Anerkennung und Kritik gearbeitet wird (wenn jedes Verhalten also eine entsprechende Konsequenz hat).
  Anerkennung hat den Vorteil, daß ein Verhalten, das bereits zum «Repertoire» der Person gehört, verstärkt wird. Bei der Kritik wird zwar (unter Umständen) das negativ bewertete Verhalten gelöscht, aber es ist nicht sicher, ob und wie das gewünschte Verhalten ins «Repertoire» aufgenommen werden kann.
- **Motivationsaspekt:** Erfolg (signalisiert durch Anerkennung) und Mißerfolg (signalisiert durch Kritik) wirken sich auf die Leistungsmotivation des Mitarbeiters in hohem Maße aus. Erfolg führt meist zu einer Erhöhung der Anstrengungen, während die Auswirkungen von Mißerfolg weit weniger genau vorhersagbar sind; vor allem bei ängstlichen Menschen wirken sich Mißerfolge auf die Leistung negativ aus und können zum Ausbau defensiver Haltungen und Reaktionen führen.
- **Sozialer Aspekt:** Durch Anerkennung wird das Selbstbild bestätigt oder sogar noch positiver gezeichnet, während es durch Kritik häufig in Frage gestellt und angegriffen wird. Kritik muß deshalb vorsichtig dosiert, sachlich, konstruktiv und offen geäußert werden. Durch (echte) Anerkennung wird die Beziehung zwischen Vorgesetztem und Mitarbeiter verstärkt, während Kritik zunächst eine Anspannung und Abkühlung der Beziehung zur Folge hat. Aus diesem Grund scheuen sich viele Vorgesetzte davor, Kritik zu äußern (auch wenn sie berechtigt wäre) oder versuchen im Sinne einer «Sandwich-Taktik» jede Kritik in Anerkennung «einzupacken». Damit wird aber erstens die mögliche positive Wirkung der Anerkennung verpufft, vor allem, wenn der Mitarbeiter Kritik erwartet. Und zweitens wird dadurch die Beziehung zwischen Vorgesetztem und Mitarbeiter nicht stärker: Eine Beziehung ist nämlich auf die Dauer nur dann tragfähig, wenn sie Kritik verkraftet, allerdings muß diese in einer Form geäußert werden, die der andere akzeptieren kann.

• Bei der **Führung des Beurteilungsgesprächs** muß sich der Vorgesetzte auf das Verhalten seines Gesprächspartners einstellen. Der Mitarbeiter kann beim Beurteilungsgespräch offen oder verschlossen, vorsichtig oder zudringlich reagieren. Der Vorgesetzte kann sich direktiv oder nicht-direktiv verhalten (51).

50 Schuler (1972)
51 vgl. Neuberger (1973)

- Die **direktive Haltung** ist gekennzeichnet durch: Distanz (wenig emotionaler Kontakt), Bewertung (Versuch, objektiv zu prüfen und begründet zu beurteilen), Geschlossene Fragestellung (den Gesprächspartner auf Ja – Nein-Antworten oder auf präzise Aussagen festlegen), Kritik (den Beurteilten auf Leistungsschwächen und die Gründe dafür hinweisen), Steuerung (den Mitarbeiter auf das vom Vorgesetzten gewollte Leistungsziel hinlenken).
- Die **nicht direktive Haltung** ist gekennzeichnet durch: Zuwendung (emotionale Kommunikation mit dem Gesprächspartner), Beratung (dem Mitarbeiter Informationen und Orientierungskriterien geben, damit er selbst Wege zur Leistungsverbesserung und zu seiner beruflichen Weiterentwicklung finden kann), Offene Fragestellung (den Mitarbeiter seine Gedanken und Gefühle ausdrücken lassen), Hilfe zur Selbstkritik (den Beurteilten Leistungsschwächen selbst erkennen und beurteilen lassen), Hilfe zur Selbststeuerung (die Motivation und Initiative des Mitarbeiters wecken, sich selbst Leistungsziele zu setzen und zu versuchen, sie aus eigenem Antrieb zu erreichen).

• Eine direktive Gesprächshaltung muß nicht beherrschend sein und Schuldgefühle wecken, sondern kann verständnisvoll und unterstützend wirken. Eine nicht-direktive Gesprächshaltung bedeutet keine «weiche Welle», sondern sie kann ihr Ziel, die Weiterentwicklung bzw. Leistungsverbesserung des Mitarbeiters, ebenso freimütig wie konsequent erreichen. Der **Vorgesetzte** wird sich **auf das Gesprächsverhalten seines Mitarbeiters einstellen** müssen. Beispiele für mögliche Verhaltensformen des Mitarbeiters und mögliche Reaktionsweisen des Vorgesetzten sind:

- **Zudringlich-appellierend:** Der Mitarbeiter reagiert mit gefühlsbetonter Direktheit und neigt zu zudringlichen Bitten an den Vorgesetzten. Er baut auf die Gutmütigkeit des Vorgesetzten und erhofft eine bessere Beurteilung, wenn er an das «Herz» des Beurteilers appelliert. Der Vorgesetzte wird einige Mühe haben, sich auf seinen Gesprächspartner einzustellen. Er sollte in verständnisvoller Weise die direktive anwenden.
- **Verschlossen-uneinsichtig:** Der Mitarbeiter reagiert mit gefühlsbetonter Abwehrhaltung. Er scheint schwer ansprechbar zu sein. Dabei kann er rechthaberisch oder gekränkt sein, was er aber dem Beurteiler gegenüber nicht offen zeigt. Der Vorgesetzte wird sich in unterstützender Form der direktiven bedienen.
- **Offen-selbstkritisch:** Der Mitarbeiter reagiert mit sachlicher Unbefangenheit. Er ist bereit, seinem Vorgesetzten im Gespräch entgegenzukommen, scheut sich aber nicht, an ihn kritische Fragen zu richten. Dem Vorgesetzten sollte es leicht fallen, sich auf seinen Gesprächspartner einzustellen. Er kann freimütig agieren und eine nicht-direktive anwenden.
- **Vorsichtig taktierend:** Der Mitarbeiter reagiert mit sachlicher Distanz und argumentiert «aus der Deckung heraus». Er bleibt reserviert und erwartet nachprüfbare Beurteilungsgründe. Dem Vorgesetzten fällt es nicht leicht, sich auf seinen Gesprächspartner einzustellen. Er muß konsequent agieren, kann dies aber mit der nicht-direktiven versuchen.

Der Vorgesetzte wird auf das Gesprächsverhalten seines Mitarbeiters flexibel reagieren müssen. Deshalb sollte er Beurteilungsgespräche sowohl direktiv als auch nicht-direktiv führen können. Im Sinne eines kooperativen Führungsstils wird er sich jedoch bemühen, jede Möglichkeit wahrzunehmen, durch nicht-direktives Gesprächsverhalten die Bereitschaft und Fähigkeit des Mitarbeiters zur Selbstkritik und Selbststeuerung zu wecken und zu fördern.

• **Beurteilungsgespräche verlangen ein besonderes Maß an Aufmerksamkeit** bezüglich des inhaltlichen Ablaufs, des Verhaltens der Gesprächspartner und des Ergebnisses der Aussprache. Das Thema Beurteilung ist mehr als andere Besprechungsthemen geeignet, innere Spannungen oder Hemmungen, eine Angriffs- oder Abwehrhaltung, Mißverständnisse oder Mißtrauen hervorzurufen. Fragen der Beurteilung lassen sich nicht nur mit Verstandesargumenten und Vernunftsgründen behandeln. Sie wecken auch gefühlsmäßige Reaktionen. Die Gesprächsführung bedarf der Reflexion, der kritischen Selbstprüfung. Das Beurteilungsgespräch darf deshalb nicht improvisiert, sondern es muß zuvor nach Inhalt und Form überlegt werden. Einige Hinweise zur Durchführung eines Beurteilungsgesprächs sind (51):

- **Eröffnung:** Sich auf den Partner einstellen, eine zwanglose Atmosphäre schaffen, die Gesprächsbereitschaft des Mitarbeiters gewinnen, allfällige Hemmungen überwinden, beim Mitarbeiter Verständnis für die Beurteilungssituation wecken.
- **Verlauf:** «Beurteilung eröffnen», den Mitarbeiter zu Stellungnahmen auffordern, Dialog nicht Vortrag, durch offene Fragen zu weiteren Äußerungen anregen, das Gespräch «asymetrisch» führen (dem Partner den größeren Anteil an Zeit/Worten überlassen), keine Suggestivfragen oder Fangfragen stellen, die eigenen Reaktionen kontrollieren, Pausen nicht scheuen – Zeit zum überdenken geben, Tatsachen feststellen, Problem definieren, Problem analysieren, Lösungen suchen, Entscheidungen treffen.
- **Abschluß:** Nahziele vereinbaren (momentan wesentliche oder sehr dringende Ziele), Fernziele vereinbaren (zukunftsbezogene, momentan noch nicht aktuelle Ziele), die wesentlichen Gesprächspunkte zusammenfassen und um Bestätigung durch den Partner bitten, Maßnahmen vereinbaren. (Wer soll was wann unternehmen, Vorgesetzter, Mitarbeiter, Personalstelle usw.)? auf Beschwerdemöglichkeiten hinweisen, einen konstruktiven Ausklang des Gesprächs anstreben – auch nach harten Auseinandersetzungen und bei unaufhebbaren Meinungsverschiedenheiten hinsichtlich der Beurteilung.

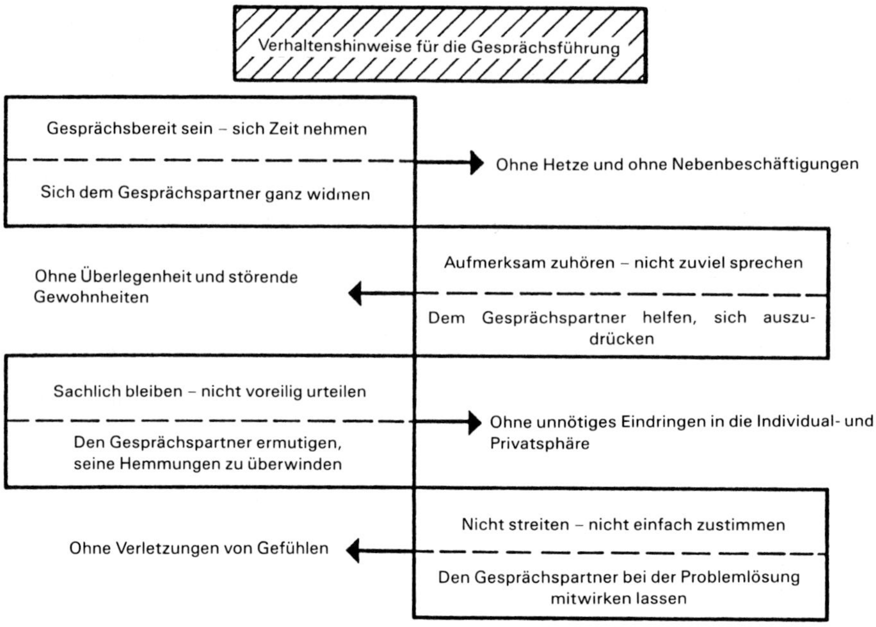

Abbildung 6/107: Verhaltenshinweise für das Beurteilungsgespräch

Ablauf des Beurteilungsgesprächs	Fragen und Verhaltensmuster der direktiven Gesprächsführung		Fragen und Verhaltensmuster der nicht direktiven Gesprächsführung	
Gesprächseröffnung	Wie steuere ich das Beurteilungsgespräch an?	Durch Sachlichkeit	Wie erhalte ich die Gesprächsbereitschaft des MA?	Durch partnerschaftliche Zuwendung
Beurteilungserläuterung	Wie erkläre und begründe ich die Leistungsstärken und -schwächen des MA?	Durch Objektivität	Wie führe ich den MA zur Selbstbeurteilung?	Durch beratende Information
Fragen von seiten des Beurteilten	Wie entgegne ich Einwendungen des MA?	Durch Kompetenz	Wie erfahre ich die Gedanken und Gefühle des MA?	Durch verständnisvolles Zuhören
Fragen von seiten des Beurteilten	Wie erreiche ich Zustimmung des MA?	Durch Autorität	Wie initiiere ich die Selbstkritik des MA?	Durch offene Fragestellung
Gesprächsergebnis	Wie erziele ich Leistungszuwachs beim MA?	Durch Vorgabe von Leistungszielen	Wie gewinne ich beim MA Leistung aus eigenem Antrieb?	Durch Beteiligung an der Zielbestimmung
Gesprächsabschluss	Wie erhöhe ich den Leistungswillen des MA?	Durch Leistungsanreize	Wie fördere ich die Leistungsmotivation des MA?	Durch Anregungen zur Selbststeuerung

Abbildung 6/108: Verhaltensmuster im Beurteilungsgespräch

Die objektive Dauer des Gesprächs ist weniger bedeutsam als daß es dem Vorgesetzten gelingt, sich dem Mitarbeiter ganz zu widmen; so erhält dieser das Gefühl, daß der Vorgesetzte Zeit hat für ihn.

Nach Abschluß des Gesprächs sollte sich der Vorgesetzte einer **Selbstbeurteilung** unterziehen und folgende Fragen beantworten: Habe ich: den Mitarbeiter zur Weiterentwicklung/Leistungssteigerung motiviert? – ihn motiviert, mit mir zusammenzuarbeiten? Oder habe ich Widerstand erzeugt? Falls ja: Wie hätte ich mich verhalten müssen, um diese Reaktion zu vermeiden? – dem Mitarbeiter genügend Zeit gegeben, seine eigene Auffassung zum Ausdruck zu bringen? – Ihn sicherer gemacht oder eher verunsichert? – einen ganz konkreten Vorschlag gemacht, wie er – falls erforderlich – sein Arbeitsverhalten verbessern kann? Versteht er genau, was ich von ihm erwarte? – irgend etwas versprochen, von dem ich nicht sicher bin, ob ich es erfüllen kann?

Vier wichtige Verhaltenshinweise für die Gesprächsführung sind in Abb. 6/107 dargestellt (51). Wie eine direktive bzw. eine nicht-direktive Haltung in den verschiedenen Phasen des Gesprächs zum Ausdruck kommen, zeigt Abb. 6/108 (51).

Im Beurteilungsgespräch sollten Vorgesetzte grundsätzlich versuchen, das Verhalten der Mitarbeiter zu verstehen, anstatt es nur an irgendwelchen Normen zu messen. Sie sollten sich auch nicht scheuen, für das private Leben der Mitarbeiter, für deren außerberuflichen Aktivitäten und Probleme Interesse zu zeigen. Denn es ist wahrscheinlich, daß die strikte Trennung von Privatleben und Beruftstätigkeit einer der Gründe für die zunehmende psychische Belastung ist, unter der viele Berufstätige leiden.

Vorgesetzte sollten schließlich den Mitarbeitern sagen, daß sie sich über die Schwierigkeiten bei der Beurteilung klar sind, daß diese nichts weiter als den persönlichen Eindruck widergibt, der durchaus fehlerhaft und unvollständig sein kann. Vorgesetzte geben sich dadurch keine Blöße, im Gegenteil – indem sie ihre Fähigkeit zur Selbstkritik zeigen, beweisen sie Sicherheit – und gewinnen eher das Vertrauen der Mitarbeiter.

Für das Beurteilungsgespräch gilt in besonderem Maße, was für jedes Gespräch zwischen Vorgesetztem und Mitarbeiter gilt: Richtig fruchtbar und befriedigend wird es nur in einer Atmosphäre gegenseitigen Vertrauens.

6.9.6 Wer beurteilt wen?

Wenn von Mitarbeiterbeurteilung die Rede ist, dann wird damit der Eindruck erweckt, die Beurteilung des Mitarbeiters durch den Vorgesetzten sei die einzig mögliche «Beurteilungsrichtung». In Wirklichkeit ist die Beurteilung von «oben» nach «unten» natürlich nicht die einzig mögliche, sondern die einzig übliche Form. Ob diese herkömmliche Beurteilungspraxis sinnvoll ist oder nicht, kann nach dem Durchlesen der folgenden Seiten entschieden werden.

• Bevor die verschiedenen Beurteilungsrichtungen behandelt werden, sollen ganz allgemein die **Voraussetzungen** Erwähnung finden, **die ein Beurteiler erfüllen muß,** um die Beurteilung zweckentsprechend durchführen zu können. Die wichtigsten Voraussetzungen sind (50): Der Beurteiler muß:

- die Möglichkeit haben, die erbrachten Leistungsergebnisse bzw. das gezeigte Leistungsverhalten zu erfassen. Dies ist natürlich vor allem dort der Fall, wo er Gelegenheit hat, sie unmittelbar wahrzunehmen.
- über das zur Beurteilung der Leistung erforderliche Sachverständnis verfügen. Es wird auch ein erfahrener Personalspezialist aus der bloßen Verhaltensbeobachtung nicht feststellen können, ob eine Krankenschwester die richtige oder die falsche Infusionslösung angeschlossen hat.
- zur Beurteilung motiviert sein. Die Motivation ist dort vorhanden, wo der Betreffende für die zu beurteilende Leistung verantwortlich (insbesondere der Vorgesetzte) oder mitverantwortlich (z. B. die Mitglieder einer Arbeitsgruppe) oder von ihr betroffen ist (so die Mitarbeiter vom Führungsverhalten ihres Vorgesetzten).
- den Willen haben, die Leistung möglichst objektiv, das heißt: sachlich, genau und gerecht zu beurteilen.
- mit dem verwendeten Beurteilungsverfahren umgehen können.

• Im folgenden werden die **vier möglichen «Richtungen»** bzw. Träger der Beurteilung charakterisiert:

- **Vorgesetzte beurteilen ihre Mitarbeiter:** Über diese (übliche) Beurteilungsrichtung braucht nicht mehr viel gesagt zu werden. Nur noch ein Hinweis: «Ein Problem besonderer Art könnte daraus entstehen, daß die beurteilten Mitarbeiter nicht nur im Beurteilungsgespräch mit ihrem Vorgesetzten, sondern auch untereinander über ihre Beurteilungen sprechen, offen oder nur beiläufig und vielleicht sogar ungewollt. Jeder Beurteilungspraxis, die den Vergleich der Urteile zu scheuen hat, müßte das einen schweren Schlag versetzen, ähnlich wie das Durchsickern der Gehälter bei undurchsichtiger und fragwürdiger Gehaltsbestimmung.»
  Zur «kooperativen Führung», die kaum noch ein Vorgesetzter in seinem eigenen Verhalten nicht verwirklicht sieht, gehört auch die Bereitschaft, Einzelbeurteilungen gegebenenfalls einer ganzen Gruppe gegenüber zu vertreten und die gegenseitige Information der Mitarbeiter über ihre Beurteilungen wenn schon nicht zu fördern, so doch wenigstens auch nicht zu behindern. Eine Voraussetzung dafür ist allerdings ein entsprechend verantwortliches und selbstkritisches Urteilsverhalten (47).
- **Kollegen beurteilen sich gegenseitig:** Die gegenseitige Beurteilung innerhalb einer Arbeitsgruppe wird zwar meist für gerecht und demokratisch gehalten, aber dennoch im allgemeinen nicht durchgeführt. Befürchtungen, die in diesem Zusammenhang geäußert werden, lauten: – In der Gruppe könnte starke Konkurrenz an die Stelle bisheriger Kooperation treten – Man könnte sich durch seine Kollegen beaufsichtigt fühlen – Es wäre denkbar, daß einer im anderen einen Spitzel sieht, und daß dadurch das Klima in der Gruppe vergiftet wird.
  Alle diese Befürchtungen sind nicht zu beseitigen, wenn die Beurteilung unter Kollegen von «oben» angeordnet wird. Dagegen können gegenseitige Beurteilungen recht nützlich sein, zu denen sich eine Gruppe selbst entscheidet: – Gruppenurteile können das Urteil des Vorgesetzten korrigieren und ergänzen, der Mittelwert aus 8 Urteilen ist zuverlässiger als das Urteil eines einzelnen – Kollegen werden teilweise andere, speziell für die Teamarbeit wichtige Merkmale

beachten als der Vorgesetzte; das in der Gruppenarbeit wichtige Verhalten können sie sogar besser beurteilen als er.

Auf alle Fälle empfiehlt es sich, bei der Einführung einer Beurteilung unter Gleichgestellten, die Gruppen, die sich dazu entschließen, selbst die Beurteilungsmerkmale und deren Gewichtung festlegen zu lassen. Vielleicht könnte eines Tages die gegenseitige Beurteilung innerhalb von Arbeitsgruppen das Urteil der Vorgesetzten über jeden einzelnen ganz ersetzt haben. Chefs hätten dann nur noch die gemeinsame Leistung ihrer Gruppe zu bewerten (47).

– **Mitarbeiter beurteilen ihren Vorgesetzten:** Vorgesetzte erwarten von ihren Mitarbeitern, daß sie mit Eifer arbeiten, zuverlässig, geschickt, womöglich selbständig, und noch eine ganze Menge mehr; sie sprechen harte und konsequenzenreiche Urteile über das Verhalten der Mitarbeiter aus. Und keiner frägt, wie sinnvoll, wie eindeutig ihre Anweisungen waren, wieweit sie fähig sind die Motivation ihrer Mitarbeiter zu fördern, sich ihnen gegenüber kollegial zu verhalten. Zwar werden die meisten Führungskräfte ihrerseits von ihren Vorgesetzten beurteilt, aber was sehen sie schon von ihrem Verhalten gegenüber Untergebenen?

Als Haupteinwand gegen die Beurteilung von «unten nach oben» wird öfters vorgebracht, daß Mitarbeiter zuwenig Einblick in die Arbeit ihrer Vorgesetzten hätten und deshalb deren Qualifikation nicht beurteilen könnten. Für einige Aspekte des Arbeitsverhaltens mag das zutreffen. Was Mitarbeiter aber ganz sicher beurteilen können, ist die Fähigkeit und Bereitschaft ihrer Vorgesetzten zu richtiger Delegation, zu kollegialem, verständnisvollem Verhalten, sein Bemühen, klare Anweisungen zu geben sowie einige andere Merkmale, vor allem solche des sozialen Verhaltens (52).

Warum sollen nicht auch die Mitarbeiter das Führungsverhalten ihres Vorgesetzten beurteilen? Diese Frage berührt ein Tabu, das bisher in ganz wenigen Organisationen angetastet wurde: die Unverletzlichkeit der formalen Autorität des Vorgesetzten. Daß Vorgesetzte ihre Mitarbeiter kritisieren, ist alter Brauch – das umgekehrte Verhalten gilt durchwegs als Provokation, in ernsten Fällen als Entlassungsgrund.

In einer Organisation mit mehr als 6000 Beschäftigten wurde mit dieser ehrwürdigen Personalführungsregel gebrochen: Vorgesetzte aller Führungsebenen ließen sich von Mitarbeitern beurteilen (52). Dabei wurde folgendermaßen vorgegangen:

– Die Idee kam vom Vorstandsvorsitzenden, der seine Vorstandskollegen für das Projekt gewinnen konnte.
– Der Ausbildungsleiter erhielt den Auftrag, die Aktion durchzuführen. Er entschied sich, zur Befragung den «Fragebogen zur Vorgesetzten-Verhaltensbeschreibung» und eine «Skala zur Messung der Arbeitszufriedenheit» zu verwenden.
– Mit einer Umfrage bei 257 Vorgesetzten aller Hierarchieebenen wurde die Meinung zur Aktion erforscht. Strikte Anonymität bei der Befragung wurde zugesichert.
– Die meisten Vorgesetzten nahmen den Plan überraschend positiv auf.
– Nun wurde die Befragung gestartet. Zuerst stellten sich die 6 Vorstandsmitglieder der Kritik ihrer unmittelbar unterstellten Mitarbeiter. Dann folgten Vorgesetzte der oberen, mittleren und der unteren Führungsebene.
– Bei der Befragung wurde ein strenges Befragungs-Reglement angewendet, damit einerseits die für die statistische Auswertung notwendigen persönlichen Angaben miterfaßt wurden, andererseits die zugesicherte Anonymität gewahrt blieb.
– Die von 620 Mitarbeitern ausgefüllten Fragebogen mit den Beurteilungen von 104 Vorgesetzten (rund 50000 Daten) wurden im Rechenzentrum einer Universität ausgewertet.
– Der Computer druckte allen beteiligten Vorgesetzten ihren persönlichen Mittelwert, dazu den Mittelwert ihrer Führungsebene und den Mittelwert aller beurteilten Führungskräfte aus.

Das Gesamtergebnis der Aktion war überraschend positiv! «Erst dachte ich: Was haben die denn da vor? Jetzt rutschen die aber erheblich nach links. Dann aber sah ich, daß das doch wohl ein gutes Instrument der Eigenkontrolle ist» (ein Abteilungsleiter). – Beispiele solcher Befragungen an Krankenhäusern sind den Verfassern keine bekannt.

Um Klarheit über ihr Führungsverhalten zu erlangen, kommen keine Vorgesetzten darum herum, sich den Feedbacks ihrer Mitarbeiter zu stellen. Nur anhand solcher Rückmeldungen erfahren sie, wie ihr (Führungs-) Verhalten auf sie wirkt. Indem Chefs Feedbacks von seiten ihrer Mitarbeiter nicht zurückweisen, resp. akzeptieren, verschaffen sie sich eine große Chance: die Chance, zu lernen! Aber so sehr die Vorteile von Feedbacks anerkannt werden, so drücken sich Vorgesetzte doch gerne davor, weil entsprechende Erfahrungen oft mit schmerzlichen Erlebnissen verbunden sind.

Vorgesetzte laufen Gefahr, daß sie wohl laufend Feedbacks «von oben nach unten», z. B. in Form von Leistungsbeurteilungen, fließen lassen, aber andererseits nicht bereit sind, auch Feedbacks «von unten nach oben» zu akzeptieren. Rückmeldungen aber müssen in beide Richtungen fließen, sonst ist eine große Chance vertan. Ein erster Schritt in Richtung kooperativer Führung besteht darin, Feedbacks anzunehmen; ein zweiter Schritt ist, Feedbacks zu fordern.

---

52 vgl. Gottschall (1974)

• **Mitarbeiter und Vorgesetzte beurteilen sich selbst:** Eigentlich wäre der einzelne Mitarbeiter bzw. Vorgesetzte besonders geeignet, die von ihm erbrachte Leistung zu beurteilen: Er ist der einzige, der über umfassende Informationen verfügt. Der heikle Punkt ist natürlich die Objektivität: Jeder kann sich nur mit seinen eigenen Augen sehen. Trotzdem steht außer Zweifel, daß es sehr aufschlußreich sein kann, zu wissen, wie sich der Mitarbeiter selbst beurteilt. Am ehesten kann der Vorgesetzte dies erfahren, wenn er dem Mitarbeiter auch einen Beurteilungsbogen gibt und ihn bittet, diesen selbst auszufüllen.

Dadurch ist der Mitarbeiter gezwungen, sich mit seinem (Leistungs-) Verhalten auseinanderzusetzen. Er kann gleichzeitig die Schwierigkeiten erahnen, denen der Vorgesetzte beim verantwortungsbewußten Ausfüllen des Bogens gegenübersteht. Interessant ist, daß die Selbstbeurteilung des Mitarbeiters häufig viel kritischer und schärfer ausfällt als die Beurteilung durch seinen Vorgesetzten.

Ein Stück Selbstbeurteilung ist allerdings in allen Beurteilungssystemen vorhanden, bei denen ein echtes Gespräch (Dialog) zwischen dem Vorgesetzten und dem Mitarbeiter stattfindet. Als in sich geschlossenes Verfahren ist die Selbstbeurteilung kaum geeignet, denn sie vermag einen wichtigen Zweck jeder Leistungsbeurteilung nicht zu erfüllen, nämlich die Rückmeldung über die Wirksamkeit des eigenen Verhaltens. Als Bestandteil eines Beurteilungssystems aber kann sie sehr sinnvoll sein. So bei der dualen Beurteilung, die die Selbstbeurteilung des Mitarbeiters und die Beurteilung durch den Vorgesetzten umfaßt. Der Vergleich der Selbsteinschätzung des Mitarbeiters mit der Fremdeinschätzung durch den Vorgesetzten liefert wertvolle Ansatzpunkte für ein fruchtbares Gespräch und eine beidseitige Überprüfung.

Neben der «offiziellen» Selbstbeurteilung spielt die fortwährende, spontane Selbstbeurteilung eine immer wichtigere Rolle. Vor allem der Selbstkritik des Vorgesetzten kommt ganz zentrale Bedeutung zu. Der Führungserfolg in differenzierteren und komplexeren Kooperationssystemen hängt immer weniger vom unreflektierten «Durchsetzungsvermögen» ab, sondern erfordert die selbstkritische Konfrontation des Führenden mit sich selbst. «Führung, die ein selbständigeres und mitverantwortlicheres Arbeitsverhalten der Mitarbeiter erreichen will, ist weniger durch unbekümmerte Selbstsicherheit zu leisten, sondern braucht mehr Problembewußtsein des Führenden und Selbstkritik gegenüber dem eigenen Führungsstil!» (49)

Selbsterkenntnis und Selbstkritik sind die Bedingung dafür, daß ich als Vorgesetzter mein Verhalten steuern kann. Wer nicht fähig ist, eigene Schwächen zu erkennen und dazu zu stehen, hat auch für die Schwächen anderer kein Verständnis. Ohne dieses Verständnis aber ist keine humane Führung, keine humane Beurteilung möglich. Der Vorgesetzte, der bereit ist, eigene Fehler und Mängel zu erkennen und offen dazu zu stehen, wird von seinen Mitarbeitern als Mensch anerkannt: Man achtet ihn, man schenkt ihm Vertrauen.

• **Patienten beurteilen Mitarbeiter/Vorgesetzte:** Als weitere Form der Beurteilung kann auch die Beurteilung des Arbeitsverhaltens durch den Patienten erfolgen. Ein Beispiel (53): Im Rahmen der Beurteilung der Pflegequalität wurden auf einer medizinischen Station Bereiche «Schlafgewohnheiten» und «Eßgewohnheiten» untersucht. Zur Beurteilung wurde eine Skala mit vier Stufen verwendet: Die Fragen konnten mit «immer», «oft», «selten» oder «nie» beantwortet werden. Die Ergebnisse finden sich in Abb. 6/109.

Die Antwort «immer» entspricht der optimalen Pflege und erhält 3 Punkte; die Antwort «oft» entspricht der angepaßten Pflege und erhält 2 Punkte; die Antwort «selten» entspricht der Routinepflege bzw. sicheren Pflege und erhält 1 Punkt. Die Antwort «nie» erhält 0 Punkte und entspricht einem gefährlichen Zustand. Befragt wurden 10 Schwestern und 10 Patienten und die Antworten miteinander verglichen.

Die Meinungen der Schwestern über ihre Pflege waren vorwiegend mit den Prädikaten «angemessen» bis «optimal» eingestuft; die Patienten jedoch beurteilten die Fragen zum Teil mit «nie», was einer gefährlichen Pflege entspricht. Nur eine Frage wurde von beiden Beurteilungsgruppen gleich beantwortet. Die Resultate wurden in der Pflegegruppe ausgewertet und entsprechende Pflegeziele formuliert.

6.9.7 Beurteilungsfehler

Bei der Beurteilung können zahlreiche Fehler auftreten, die zur Folge haben, daß die mit der Beurteilung angestrebten Ziele, insbesondere aber die Objektivität/Vergleichbarkeit der Beurteilungsergebnisse weit hinter den Erwartungen zurückbleibt. Um diese Fehler vermeiden zu können, muß man sie kennen. Im Hinblick auf die Entstehungsursache lassen sich personbedingte, verfahrensbedingte und situationsbedingte Beurteilungsfehler unterscheiden.

• **Personenbedingte Beurteilungsfehler:** Eine unrichtige Beurteilung kann zunächst vom Beurteiler absichtlich angestrebt werden. Dies kann beispielsweise dann der Fall sein, wenn Sympathie/Antipathie besteht, wenn man einen unliebsamen Mitarbeiter loswerden will (dann wird er «weggelobt»), wenn man einen Mitarbeiter an einer Kündigung hindern will oder aus der Absicht heraus, seine eigene Beurteilung (durch höhere Vorgesetzte) nicht ungünstig zu beeinflussen.

---

53 vgl. Meier (1983)

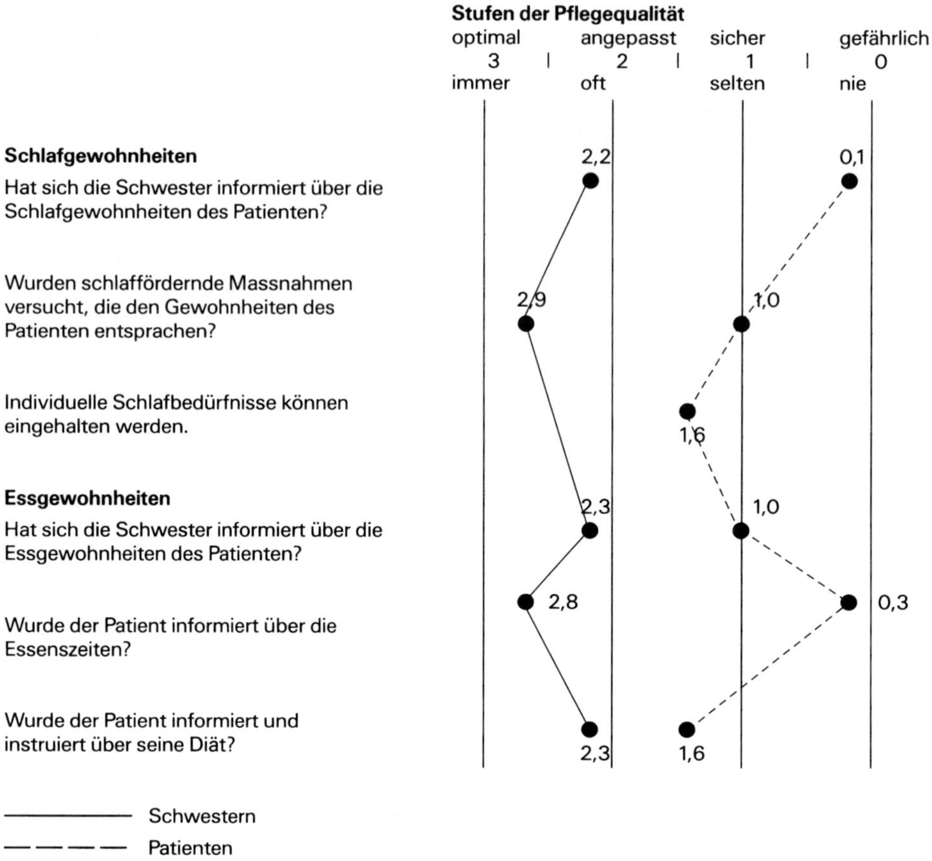

Abbildung 6/109: Beurteilung der Pflegequalität

Beurteilungsfehler können aber auch unabsichtlich entstehen und dem Beurteiler selbst nicht bewußt sein. Jeder Mensch ist einer Reihe von Fehlerquellen ausgesetzt, die mit seinen eigenen Einstellungen, Erfahrungen, mit seiner Person verbunden sind. Typische Beurteilungsfehler dieser Art sind (54):

- **Halo-Effekt:** (halo, griech. = Lichthof, Heiligenschein, Übertragungsfehler). Dieser wohl bekannteste Beurteilungsfehler besteht in einer «Überstrahlung», welche von einem hervorstechenden (meist dem ersten) Eindruck oder einem ganz bestimmten Merkmal der beurteilten Person ausgeht. Diese Überstrahlung bewirkt, daß der Beurteiler bei der Bewertung der Einzelmerkmale von dem Gesamteindruck geleitet wird, den er von der betreffenden Person hat. Er schließt von der Ausprägung des für ihn wichtigsten Merkmals (das für den Gesamteindruck verantwortlich ist) auf die entsprechenden Ausprägungen aller anderen Merkmale.
  Mögliche Ursachen sind: Unklarheiten bei der Merkmalsdefinition, mangelnde Verankerung an beobachtbaren Daten, ungenügende Informationsbasis für einzelne Merkmale, undifferenziertes Menschenbild, geringe Konflikttoleranz, starkes moralisches oder emotionales Engagement. Eine deutliche Verminderung des Halo-Effektes läßt sich erreichen, indem den einzelnen Positionen der Beurteilungsskalen möglichst prägnante Verhaltensbeschreibungen zugeordnet werden.
- **Logischer Fehler:** Darunter versteht man die Tendenz, zwei oder mehr Merkmale ähnlich (oder entgegengesetzt) zu beurteilen, aufgrund einer vermuteten logischen oder psychologischen Beziehung. Mögliche Ursachen sind die beim «Halo-Effekt» genannten Punkte.
- **Maßstab-Effekt:** Macht der Beurteiler sich selbst zum Maßstab der Beurteilung, so entstehen oft dysfunktionale Beurteilungen. Generell besteht die Tendenz, daß diejenigen Personen zu günstig (zu ungünstig) beurteilt werden, die der Beurteiler als ähnlich (unähnlich) wahrnimmt. Die Ähnlichkeit kann sich sowohl auf äußere Merkmale (z. B. Kleidung, Automarke) als auch auf Einstellungen, Meinungen oder Erlebnisse beziehen.
- **Häufungs-Effekt:** Dieser Effekt bezeichnet die Erscheinung, daß manche Beurteiler relativ einheitliche Urteile über alle zu beurteilenden Personen abgeben.

---

54 vgl. Preiser (1979), Schuler (1972), Comelli (1973)

So hat der eine Beurteiler immer gute, ein anderer immer schlechte und ein dritter immer mittelmäßige Mitarbeiter. Die Behebung dieses Fehlers ist in gewissem Umfang dadurch möglich, daß der Beurteiler die zu Beurteilenden in den einzelnen Beurteilungsmerkmalen in eine Normalverteilung zu bringen versucht.

- **Milde-Fehler:** Darunter wird die allgemeine Tendenz von Beurteilern verstanden, positive Beurteilungen zu bevorzugen, also die Mitarbeiter zu nachsichtig zu beurteilen. – Mögliche Ursachen für diesen Fehler sind z. B.: zu niedriger Beurteilungsmaßstab des Vorgesetzten (entsprechende bisherige Erfahrungen, Bezugsgruppe mit ungünstigen Durchschnittsmerkmalen, niedriges eigenes Anspruchsniveau, positives Menschenbild, Optimismus, Schönfärberei; persönliche Verbundenheit, Sympathie); möglich ist auch, daß Vorgesetzte niemandem wehtun wollen; sich vor Auseinandersetzungen mit den Beurteilten scheuen; das Verhältnis zu Beurteilten nicht belasten wollen; positiv motivieren wollen durch Anerkennung; sie möchten beweisen, daß sie gute Mitarbeiter ausgewählt und ausgebildet haben.
- **Strenge-Fehler:** Hier liegt der umgekehrte Fall vor: Es besteht die Tendenz, negative Beurteilungen zu bevorzugen und die Mitarbeiter zu unnachsichtig zu beurteilen. Mögliche Ursachen sind: zu hoher Beurteilungsmaßstab des Vorgesetzten; negatives Menschenbild, Pessimismus, Schwarzmalerei; möchte den Mildefehler bewußt vermeiden; möchte sich nicht dem Vorwurf der Begünstigung aussetzen; will motivieren durch Kritik; möchte sich von dem Beurteilten positiv herausheben.
- **Zentrische Tendenz:** Dieser Fehler äußert sich in einer «Flucht in die Mitte»: Die Beurteiler tendieren dazu, mittlere Beurteilungen zu bevorzugen und extreme Urteile zu vermeiden (bei einer fünfstufigen Merkmalsbeurteilung zeigt sich dann eine Häufung in der Stufe C), woraus sich eine übersteile Verteilungskurve ergibt. Mögliche Ursachen sind: Bezugsgruppe mit unterschiedlichen Merkmalsausprägungen; allgemeine Unsicherheit; Unsicherheit wegen zu geringer Informationsbasis; will niemanden bevorzugen oder benachteiligen; Vermeiden sozialer Diskriminierungen.
- **Schwarz–Weiß-Malerei:** Das ist wiederum das Gegenteil zum vorherigen Fall: Hier neigt der Beurteiler dazu, gehäuft extreme Urteile abzugeben. Ursachen können sein: Bezugsgruppe mit homogener Merkmalsausprägung; Tendenz zu klaren Alternativentscheidungen; geringe Konflikttoleranz, kann nicht in der Schwebe lassen.
- **Sympathie-Fehler:** Tendenz, sympathisch erlebten Menschen allgemein positive Merkmale zuzuschreiben und Schwäche zu übersehen.
- **Fehler der Nähe:** Tendenz, Merkmale ähnlich zu beurteilen, die auf dem Beurteilungsbogen nahe beieinander stehen.
- **Kontrast-Fehler:** Tendenz, dem Beurteilten entgegengesetzte Merkmalausprägungen zuzuschreiben, als man selbst hat oder als man sich selbst zuschreibt.
- **Projektions-Fehler:** Tendenz, im Beurteilten Merkmale oder Motive wahrzunehmen, die man selbst hat (aber innerlich ablehnt), die man sich selbst zuschreibt oder die man selbst haben möchte.
- **Übertragungs-Fehler:** Tendenz, im Beurteilten Merkmale und Motive wahrzunehmen, die ein früherer Interaktionspartner mit einer ähnlichen sozialen Beziehung (z. B. Autoritätsverhältnis) hatte.
- **Antwort-Tendenzen:** Tendenz, bestimmte Antwortarten (z. B. ja oder nein) oder bestimmte Pole graphischer Skalen (z. B. rechts oder links) zu bevorzugen.
- **Verallgemeinerungs-Fehler:** Tendenz, aufgrund einzelner situativer Beobachtungen auf stabile Merkmale zu schließen; Tendenz, aufgrund spezifischer Merkmale (z. B. Unpünktlichkeit) auf generelle Persönlichkeitsmerkmale (z. B. Unzuverlässigkeit) zu schließen.
- **Erwartungs-Fehler:** Tendenz, seine Erwartungen (aufgrund von Vorannahmen, Hypothesen oder sozialem Druck) in Beobachtung und Beurteilung zu bestätigen.
- **Fehler der sozialen Erwünschtheit:** Tendenz, bei offen abgegebenen Beurteilungen sich selbst in ein günstiges Licht zu rücken bzw. Äußerungen abzugeben, die man für sozial akzeptabel hält. Bei gemeinsam abzugebenden Beurteilungen kann sich dieser Fehler darin äußern, daß man versucht, die Beurteilung des Partners zu erraten, um mit ihm übereinzustimmen.
- **Konstanz-Fehler:** Tendenz, ein und dieselbe Person auch unter verschiedenen Gesichtspunkten oder in unterschiedlichen Situationen als identisch (immer gleich) zu erleben. Unterschiedliche Informationen werden dann als situative oder perspektivische Verzerrungen betrachtet, die für die eigentliche Beurteilung irrelevant sind.
- **Adaptions-Niveau:** Tendenz, einen durchschnittlichen Mitarbeiter in einer überdurchschnittlichen Gruppe schlechter zu beurteilen als in einer unterdurchschnittlichen Gruppe. Der Beurteilungsmaßstab, der bei einem aktuellen Reiz angewendet wird, hängt vom Ausprägungsgrad der zuvor oder gleichzeitig beurteilten Reize ab (Ankerreize).
- **Schwellen-Phänomene:** Tendenz, schwache oder unauffällige Unterschiede zwischen Personen oder minimale Veränderungen einer Person nicht zu erfassen. Reize werden erst ab einer bestimmten Intensität wahrgenommen, die Reizschwellen sind individuell verschieden.
- **Zuordnungs-Tendenz:** Tendenz, eigenes und fremdes Verhalten mittels wissenschaftlich ungeprägter «naiver» Verhaltenstheorien zu erklären. Eine besondere Rolle spielen dabei Zuschreibungen von inneren und äußeren Ursachen und Zielsetzungen.

- **Selektion, Wahrnehmungsabwehr, Sensitivierung:** Tendenz, widersprüchliche oder bedrohliche Informationen entweder zu unterdrücken (Wahrnehmungsabwehr, «Übersehen») oder besonders aufmerksam zu beachten (Sensitivierung). Außerdem wird immer eine Auswahl aus den zur Verfügung stehenden Informationen getroffen (Selektion).
- **Hierarchie-Effekt:** Tendenz, Mitarbeiter auf höheren Positionen positiver zu beurteilen. Die Ursache für diesen Fehler besteht wahrscheinlich zur Hauptsache darin, daß nicht bestimmte Leistungsnormen, sondern die hierarchische Position zum Maßstab für die Beurteilung genommen wird (nach dem Motto: «Wer höher ist, ist sicher auch besser»).
- **Alters-Effekt:** die Tendenz, ältere Mitarbeiter ungünstiger zu beurteilen. Es wurde festgestellt, daß das allgemeine Beurteilungsniveau bis zum 30. Lebensjahr steil ansteigt, um dann mit zunehmendem Alter ständig zu sinken. In diesem Sachverhalt dürfte die zur Zeit weit verbreitete Wertschätzung bzw. das Vorurteil von der Leistung eines Menschen in Abhängigkeit vom Alter zum Ausdruck kommen (nicht von ungefähr finden ältere Arbeitnehmer nicht mehr so leicht einen neuen Arbeitsplatz).

Das Arsenal an Fehlermöglichkeiten ist groß und es ist völlig unmöglich, sich all dieser Fehlerquellen bei jeder Beurteilung bewußt zu sein. Das war auch nicht der Sinn dieses Fehlerkatalogs. Was damit beabsichtigt ist: die Sicherheit, in der sich viele Menschen bei der Beurteilung anderer wiegen, zu erschüttern; und sie von der Illusion befreien, es gäbe so etwas wie ein objektives Registrieren dessen, was tatsächlich ist.

Auf eine in der Person angelegte Fehlerquelle, die sich bei der Beurteilung von Mitarbeitern besonders gravierend auswirkt, soll noch hingewiesen werden: die Vorurteile (Stereotypen). Die persönlichen Einstellungen, wie die eigenen Wahrnehmungen haben eine kognitive und eine affektive (emotionale) Dimension. Je stärker die kognitive Dimension ausgeprägt ist, desto flexibler und realitätsangepaßter ist die Einstellung. Je stärker die affektive Besetzung ist, desto geringer ist auch die Bereitschaft zur Änderung dieser Einstellung.

• **Vorurteile:** Auch die «Lebensdauer» spielt eine Rolle: Die Einstellungen, die Menschen sehr früh erworben haben, sind gewöhnlich die starrsten. Solche starren, affektiv betonten Einstellungen, die trotz zusätzlicher Informationen beibehalten werden, nennt man Vorurteile. Vorurteile sind dadurch gekennzeichnet (47), daß:

- es sich zumeist um falsche Meinungen über andere Menschen als einzelne oder als Angehörige von Gruppen handelt («Menschen mit Brille sind intelligenter als Menschen ohne Brille»);
- sie auf ungenügenden Informationen basieren und auch durch zusätzliche Informationen nicht (oder nur schwer) zu ändern sind: Kinder von Antisemiten sind später meist selber antisemitisch eingestellt, auch wenn sie niemals unangenehme Erfahrungen mit Juden gemacht haben;
- von der Beobachtung eines oder weniger Einzelfälle auf eine Allgemeinheit geschlossen wird: «Das ist schon der zweite überhebliche Deutsche, den ich kennenlerne. Die Deutschen scheinen überhaupt ziemlich überheblich zu sein». Oder es wird umgekehrt von einem allgemeinen Durchschnitt auf einen Einzelfall geschlossen: «Die Bayern trinken am meisten Bier in ganz Europa. Vorsicht, Herr Huber ist ein Bayer; der Kerl ist sicher ständig besoffen»;
- sie von einer Mehrzahl von Menschen geteilt werden: Die meisten Menschen sind sich darüber einig, wie ein Professor oder ein Zuhälter auszusehen hat;
- sie einfacher strukturiert sind als die Wirklichkeit: «Die auf der Verwaltung haben ja sowieso zu wenig zu tun. Kein Wunder, daß sie immer wieder andere, verrücktere Vorschriften hinauslassen.»

Daß Vorurteile nicht aussterben wollen, auch wenn sie schon lange totgeredet sind, zeigt eine Untersuchung über das alte Vorurteil der höheren Intelligenz von Brillenträgern: 2 Gruppen von je 15 Personen wurden Videorecorder-Aufnahmen vorgeführt, wobei jeder der 4 weiblichen Darsteller unter der einen Bedingung ohne, unter der anderen mit Brille gezeigt wurde. Insgesamt wurden 120 Urteile über die Intelligenz der Darsteller abgegeben, und zwar 60 nach einem stehenden Bild von 15 Sekunden Expositionszeit, die übrigen 60 nach einem fünfminütigen Interview. Für die kurze Betrachtungszeit ergab sich ein statistisch hochsignifikanter Effekt: Die gleichen Darsteller wurden mit der Brille für wesentlich intelligenter gehalten als ohne Brille. Die durchschnittlich geschätzten Intelligenzquoten waren 127 bzw. 115. Dieser Effekt trat nicht auf bei der Intelligenzschätzung nach dem fünfminütigen Interview. Hier konnten die Versuchspersonen verläßlichere Informationen zur Einschätzung der Intelligenz heranziehen.

Andere Merkmale der äußeren Erscheinung, die bei vielen Beurteilern Stereotype einklinken lassen, sind Bart, Körpergröße, vorspringendes Kinn usw... Für das Vorurteil der Sinnlichkeit von Frauen mit geschminkten Lippen wurde nachgewiesen, daß den Beurteilern die Schminke gar nicht bewußt aufgefallen zu sein braucht.

In den Bereich der Vorurteile gehört auch ein Urteil, das vorschnell über einen neuen Mitarbeiter gefällt wird, der in seinem Äußeren, in seiner Stimme oder in seinen Bewegungen einem anderen gleicht, mit dem man vielleicht besonders schlechte Erfahrungen gemacht hat. Ob man sich nun dieser Verbindung bewußt ist oder nicht, man wird unwillkürlich die gleichen Erfahrungen mit dem neuen Mitarbeiter erwarten bzw. befürchten.

Was Vorurteile so wirksam und so gefährlich macht, ist vor allem: daß sie in der Regel unbewußt, sozusagen automatisch funktionieren. «Schreibt man über Vorurteile und deren Wirkungen, so fühlen sich ausgerechnet diejenigen angesprochen, die eigentlich nicht gemeint sind. Die anderen dagegen, denen der Vorwurf gilt, halten sich für perfekt und kommen gar nicht auf den Gedanken, daß sie die Zielgruppe sind» (55).

• **Neigung, in stereotypisierten Kategorien zu denken:** Leider ist es so, daß alle Menschen mehr oder weniger von Vorurteilen belastet sind. Nun sind aber nur solche Menschen bereit und fähig, an sich selbst Vorurteile festzustellen, die über ein höheres Maß an Selbstsicherheit verfügen. Und das sind gerade diejenigen, die weniger zu Vorurteilen neigen als andere. Eine besonders starke Neigung, in stereotypisierten Kategorien zu denken, wurde bei der autoritären Persönlichkeit festgestellt (55). Ihre Merkmale sind:

- Aufwertung der eigenen Gruppe unter gleichzeitiger Abwertung anderer: «Wir sind die einzige Abteilung, wo wirklich zusammengearbeitet wird. In den anderen Abteilungen arbeitet doch jeder gegen jeden.»
- Selbstgerechtigkeit und scharfe Verurteilung Andersdenkender: «Wenn Buser eine andere Meinung hat als ich, kann das nur daran liegen, daß er zu blöd ist, die Sache zu begreifen».
- Starre, unflexible Denkweise und mangelnde Fähigkeit, Widersprüche zu ertragen: «Unklarheiten kann ich nicht vertragen – die Sache muß sofort in Ordnung kommen – besser irgendeine Lösung als keine».
- Bestehen auf starren Konventionen und unnachsichtige Haltung gegenüber Außenseitern: «Leute mit Punkfrisuren sollte man kuzerhand rausschmeißen». «Voellmy, dieser Spinner, bringt dauernd neue Ideen, die doch niemandem etwas nützen».

Keiner läßt sich gern als «autoritäre Persönlichkeit» betiteln. Und doch gibt es eine ganz stattliche Zahl von Vorgesetzten, bei denen die Züge dieser Persönlichkeit mehr oder weniger stark ausgeprägt sind.

Vorurteile wirken in so vielen Fällen und so nachhaltig, daß sich die Frage nach ihrer Funktion aufdrängt. Vorurteile haben eine Ich-entlastende Funktion: Vorurteile gegenüber Minderheiten können z. B. von den Schwächen der eigenen Person bzw. Gruppe ablenken. Das ich wird auch dadurch entlastet, daß durch Vorurteile die Komplexität der Welt reduziert wird: Um sich in dieser Komplexität zurechtzufinden, ordnet der Mensch alles, was er erlebt, möglichst rasch in bestimmte «Schubladen» ein.

Menschen, die zur Stereotypbildung neigen, haben es da natürlich leichter als andere. Sie wissen schneller, wo's lang geht. Sie brauchen sich selbst und ihr Meinungsgefüge nicht so oft in Frage zu stellen. Sie haben Angst vor der Unsicherheit und reduzieren die Komplexität der Welt dadurch, daß sie alle Zweifel an der Richtigkeit ihrer bisherigen Anschauungen abwehren. Sie machen sich ihr Leben dadurch leichter, indem sie es anderen schwerer machen (55).

• Eng mit dem Phänomen des Vorurteils verbunden ist das **Phänomen des ersten Eindrucks**: Jeder Mensch neigt dazu, am ersten Eindruck von einem Menschen festzuhalten, auch wenn er falsch ist. Viele Versuche zeigen, daß die allerersten Eindrücke, die Menschen von einem anderen Menschen haben, von nachhaltiger Wirkung sind, mögen sie auch noch so zufällig zustandegekommen und unzuverlässig sein.

Man zieht es meistens vor, bei einem einmal gebildeten Urteil zu bleiben. Wird nämlich die Absicht geändert, dann gibt man damit zu, sich geirrt zu haben. Und das tun die meisten Menschen ungern. Dazu kommt, wie oben bemerkt, die «Ich-Entlastung». Wir fühlen uns sicherer, wenn wir wissen, «was für einer» der andere ist, wenn wir ihn in eine bestimmte Schublade eingeordnet haben. Würden wir unser Bild von ihm laufend ändern, müßten wir immer neu überlegen, was von ihm zu erwarten ist. Bleiben wir hingegen beim ersten Eindruck und erklären Verhaltensweisen, die nicht zu diesem Eindruck passen, als situationsbedingt, oder zufällig, «Er wird einen schlechten Tag gehabt haben», ist es einfacher.

Um erste Eindrücke nicht mehr entscheidend revidieren zu müssen, werden neue Informationen meist im Licht vorgefaßter Meinungen interpretiert. Jemand, über den von Anfang an die Nase gerümpft wird, hat so keine große Chance, allmählich sympathischer zu werden, zumal er sich auch seinerseits nach einiger Zeit nicht mehr um eine Verbesserung der Beziehung bemühen wird (sich selbst erfüllende Vorhersage). Der erste Eindruck von einem Menschen «überstrahlt» also alle späteren Eindrücke. Der Vorgang, bei dem ein bestimmter Eindruck, meistens der erste Eindruck, alle folgenden Eindrücke überstrahlt, wird wie gesagt als Überstrahlungs-Effekt oder Halo-Effekt bezeichnet.

Soll man sich mit den Auswirkungen dieses Vorgangs einfach abfinden? Sicher nicht. Was zu tun ist: sich den ersten Eindruck bewußt machen und immer wieder überprüfen, wieweit das eigene Urteil über einen Menschen von ihm abhängt. Zum Glück scheint die Stabilität des ersten Eindrucks willentlich stark beeinflußbar zu sein, im Gegensatz etwa zur Wirkung von Vorurteilen.

Man muß sich auch bewußt sein, daß es nicht nur der erste Eindruck sein kann, der aufgrund seiner überstrahlenden Wirkung Menschen hindert, angemessen zu urteilen. Bei längerer Bekanntschaft können neue, besonders anziehende oder abstoßende Eindrücke den ersten Eindruck verdrängen und selbst beherrschender Mittelpunkt des Gesamteindrucks werden. Dann besteht die Gefahr, daß sie genauso wie vorher der erste Eindruck die Beachtung wichtiger beobachtbarer Verhaltensweisen des Menschen verhindern. – Jeder neigt dazu, einen hervorstechenden Eindruck zu verallgemeinern. Erst wenn diese Tatsache bewußt wird, ist man bereit, unabhängig davon immer wieder neue (nicht selten überraschende) Beobachtungen zu machen.

---

55 Schuler (1972)

• **Verfahrensbedingte Beurteilungsfehler:** Neben den zahlreichen und vielfältigen Fehlerquellen, die in der Person des Beurteilers vorhanden sind, können Beurteilungsfehler auch dem verwendeten Beurteilungsverfahren entspringen und nicht von der Person bzw. vom Geschick des Beurteilers abhängen. Solche Fehler zeigen sich oft in einer ungenügenden Gültigkeit, Zuverlässigkeit und Unterscheidungskraft der Beurteilung. Die Ursachen können sein (56):

- Fehlende Beobachtbarkeit der Merkmale: Dies führt zu einer Vermengung gesicherter und ungesicherter Befunde. Diesem Fehler läßt sich dadurch entgegenwirken, daß persönlichkeitsbezogene vermieden und verhaltensbezogene Merkmale verwendet werden.
- Fehlende Erfaßbarkeit von Leistungsunterschieden: In diesen Fällen läßt sich zwar aussagen, ob ein Merkmal vorliegt oder nicht, hingegen nicht, wie stark es ausgeprägt ist.
- Überlappungen von Merkmalen: Dadurch enstehen Mehrfachbeurteilungen, die das Bild verzerren können.

Fehler dieser Art erfordern eine entsprechende Umgestaltung des Beurteilungsverfahrens.

• **Situationsbedingte Beurteilungsfehler:** Neben der Person des Beurteilers und dem verwendeten Verfahren kann schließlich auch die Situation, in der sich Beurteiler und Beurteilter befinden, zu Beurteilungsfehlern führen. Jeder weiß, daß man sich auf dem Fußballplatz, an einem Fest, in der Kirche oder am Arbeitsplatz jeweils anders benimmt. Unser Verhalten hängt also auch von der äußeren Situation ab, in der wir stehen. Jeder von uns hat bestimmte feste Vorstellungen darüber, wie man sich in bestimmten Situationen zu verhalten hat. Ein Herr, in dessen Augen ein Museum mit Bildern eine Ehrfurcht gebietende Stätte ist, wird von den Museumsbesuchern ein entsprechendes Benehmen erwarten (58).

Sieht er nun einen jungen Mann, der, statt gemessen zu gehen, durch die Räume eilt, sich dabei in (sonst normaler) Lautstärke mit seiner Freundin über irgendeinen «Schinken» belustigt, statt schweigend und andächtig zu verharren, dann wird bei diesem Herrn der Eindruck der Respektlosigkeit und des künstlerischen Unverstandes zur Grundlage seines Urteils über den jungen Mann. Dieser kann aber ein ernsthafter Kunststudent sein, der nur eine andere Ansicht bezüglich des Verhaltens im Museum hat.

Stimmen somit die Einstellungen des Beurteilers und des Beurteilten zu einer Situation nicht überein, muß es zu Mißverständnissen und Fehlurteilen kommen. Wenn sich ein Mitarbeiter also in einer Situation nicht so verhält, wie man dies – entsprechend eigenen Einstellungen – für angemessen hält, so darf keine zu schnelle Verallgemeinerung und Verurteilung erfolgen. Der Mitarbeiter erlebt diese Situation vielleicht anders, weil bei ihm andere Einstellungen wirksam sind.

6.9.8 Zur Problematik der Mitarbeiterbeurteilung

• **Wirkungen der Mitarbeiterbeurteilung:** Die beeindruckende Liste von Einsatzmöglichkeiten und offiziell angestrebten Wirkungen der Mitarbeiterbeurteilung darf nicht darüber hinwegtäuschen, daß die Anwendung dieses Instruments auch mit zahlreichen Problemen verbunden ist und vielfältige meist nicht beabsichtigte Wirkungen zeigt, solche sind (57):

- **Partikularistische Abgrenzung** von Aufgaben- und Zuständigkeitsbereichen (aus Absicherungstendenzen).
- **Beunruhigung der Mitarbeiter: –** Angst vor Vergleichen – sich unter Druck gesetzt fühlen – Mißtrauen im Hinblick auf die tatsächliche Verwendung der Beurteilungsinformationen (Distanzierung, Reserviertheit) – wecken falscher Hoffnungen und/oder Befürchtungen – Erwartung unmittelbarer Konsequenzen – Enttäuschungen – wecken von Rivalität und Neid zwischen den Mitarbeitern – Minderung der spontanen Kooperation – Kritik führt zur Herabsetzung des Selbstvertrauens und des Leistungseinsatzes bzw. zu Trotzverhalten, Spannungen, Rechthaberei.
- **Motivationsverschiebung:** die Mitarbeiter konzentrieren sich darauf, einen guten Eindruck zu machen, dem Vorgesetzten zu gefallen – Kritik und selbständiges Handeln werden reduziert – es kommt zu einer «Uniformierung» der Mitarbeiter – Aufbau persönlicher Abhängigkeiten (statt funktioneller Zusammenarbeit mit dem Vorgesetzten).
- **Belastung des Vorgesetzten: –** erheblicher Zeitaufwand, Tendenz zum «Papierkrieg», bloße Serviceleistung für die Personalabteilung – Notwendigkeit engerer Überwachung – Aufzeichnung von Vorkommnissen, um Bewertungen später begründen zu können, – Spannungen im Verhältnis zu den Mitarbeitern (bei Kritik bzw. bei fehlenden Ressourcen zur Belohnung guter Mitarbeiter) – Druck auf den Vorgesetzten (in den Kategorien, in denen er die Mitarbeiter beurteilt, wird er auch von ihnen beurteilt) – Versachlichung und Formalisierung des Verhältnisses zu den Mitarbeitern (formelle Noten-Vorgabe, Richter- oder Lehrerrolle; Distanzierung, Ent-Persönlichung).
- **Stärkung der Vorgesetzten-Position:** Demonstration seiner Macht (Beurteilung «von oben nach unten»), – Beurteilungsfunktion als Statussymbol – zusätzliche Möglichkeiten zur Disziplinierung der Mitarbeiter.
- **Stärkung der Personalabteilung:** – Aktivitätennachweis der Personalabteilung, Bedeutungsverlei-

56 vgl. Lattmann (1975)
57 vgl. Neuberger (1980)
58 vgl. Franke (1981)

hung – Zentralisierung von «Herrschaftswissen» über die Mitarbeiter – Instrument zur Kontrolle auch der Vorgesetzten – Möglichkeit der nachträglichen Rechtfertigung von Entscheidungen, die im Grunde anders motiviert sind.

- **Falsche Schlüsse bei der Informationsverarbeitung:** Mißbrauch der Zahlen, die ein Eigenleben zu führen beginnen (Mittelwerte, Quoten, Normen, Abzüge usw. – unklare, mehrdeutige Formulierungen wegen Aktenkundigkeit, Eröffnung und Begründungspflicht der Urteile – Fehlentscheidungen wegen mangelnder Vergleichbarkeit, fehlender Maßstäbe, unterschiedlicher Normen usw.

• Die **Vorbehalte,** die **von Seiten der Praxis** wie auch von seiten der Sozialwissenschaften der Mitarbeiterbeurteilung gegenüber geäußert werden, betreffen vielfältige Aspekte. Im folgenden werden die wesentlichen Punkte genannt und kurz kommentiert.

- **Hoher Arbeitsaufwand:** Dies ist der Einwand, der von Vorgesetzten am häufigsten vorgebracht wird. Insbesondere die «administrative» Arbeit, das Ausfüllen der Formulare, löst Widerstand aus. Die mit der Beurteilung angestrebten Ziele sind so wichtig, daß sich, unter der Voraussetzung, daß diese Ziele erreicht werden, auch ein noch größerer Aufwand ohne weiteres rechtfertigen würde. Hingegen sollte der «administrative» Aufwand so gering wie möglich gehalten werden. Beurteilung ist ein Mittel der Führung und nicht der Personalverwaltung.
- **Hohe psychologische Anforderungen** an den Beurteiler: Eine sinnvolle Beurteilung setzt psychologische Kenntnisse voraus, über die der Vorgesetzte nicht verfügt. Die Beurteilungsergebnisse sind deshalb öfters mangelhaft. Der Beurteiler ist dann überfordert, wenn er die Persönlichkeit des Mitarbeiters beurteilen soll. Auch von daher also das Postulat: Keine persönlichkeitsbezogene, sondern eine leistungsbezogene Beurteilung.
- **Mangelnde Zuverlässigkeit** und Gültigkeit der Aussagen: Eine Leistung läßt sich nie objektiv beurteilen, weil sie von vielen äußeren Faktoren abhängig ist: Führungsstil, Arbeitsmittel, Organisation, Umweltgegebenheiten. Die Beurteilungsdaten sind damit stets nur beschränkt zuverlässig und gültig. Trotzdem werden sie als Grundlage für Entscheidungen verwendet, die für den Mitarbeiter weitreichende Konsequenzen haben. Aus diesem Vorbehalt ergibt sich erstens die Forderung nach einem gründlichen und wiederholten Training der Beurteiler. Zweitens muß eine Scheingenauigkeit des Urteils vermieden werden; es sollte in seiner Formulierung und in den auf ihm aufbauenden Maßnahmen nicht weiter gehen, als der Befund es erlaubt.
- **Frustrationswirkungen:** Die Durchführung der Beurteilung ist für Mitarbeiter und Vorgesetzte ein frustrierendes Erlebnis. Beim Vorgesetzten zeigt sich dies im Widerstand, den er der Beurteilung entgegenbringt. Viele Mitarbeiter werden durch die Beurteilung in ihrem Selbstwertgefühl getroffen. Kritik, die ein gewisses Maß überschreitet, stellt für den Menschen eine derartige Bedrohung seines Selbstwertgefühles dar, daß seine Leistung darunter leidet. Auch Anerkennung hat nicht immer eine verstärkende Wirkung; sie wird oft als «Sandwich» empfunden, der das «rohe Fleisch der Kritik» umgibt.
  Insofern dem Mitarbeiter ein Mißerfolg bewußt wird, läßt sich nicht vermeiden, daß bei ihm Gefühle der Enttäuschung wach werden. Diese entstehen aber mit oder ohne systematische Beurteilung. Was es zu vermeiden gilt, ist: daß diese Frustration aus dem beurteilt werden als solchem hervorgehen. Dies wird weniger der Fall sein, wenn die Leistung und nicht die Person des Mitarbeiters Gegenstand der Beurteilung ist.
- **Motivationsverschiebung:** Die Beurteilung wirkt sich auf den Einsatz des Mitarbeiters störend aus. Jede ihm zugewiesene Aufgabe zerfällt infolge der Beurteilung in zwei Aufgaben: einerseits in jene ihrer Ausführung und andererseits in jene der Befriedigung des Vorgesetzten. Die Gefahr ist groß, daß der Mitarbeiter sich mehr an der guten Qualifikation als an der optimalen Aufgabenerfüllung orientiert. Die Gefahr der Motivationsverschiebung ist besonders dort vorhanden, wo die Beurteilung den Charakter eines administrativen Vollzugs annimmt. Je enger die Beurteilung mit dem aufgabenbezogenen Verhalten verknüpft ist, desto geringer wird dieser Ablenkungseffekt sein.
- **Enthumanisierung:** Die Beurteilung hat auf die Beziehung zwischen Vorgesetztem und Mitarbeiter eine enthumanisierende Wirkung. Die zwischenmenschliche Kommunikation wird zu einem versachlichten Verfahren, das für die Gefühlsbeziehungen keinen Raum läßt. Die Wirkung der Enthumanisierung tritt umso eher ein, je mehr die Beurteilung zu einem administrativen Ablauf wird. Das Schwergewicht muß deshalb auf das Gespräch gelegt werden, das als Dialog zu gestalten ist und in dem die Formulare lediglich als Hilfsmittel dienen.
- **Unterdrückung des Mitarbeiters:** Die Beurteilung führt zu einer Anpassung des Mitarbeiters an seinen Vorgesetzten. Das Selbstbild des Vorgesetzten bzw. der Leitung der Organisation wird zum Beurteilungsmaßstab und unterdrückt damit die individuelle Andersartigkeit des Mitarbeiters. Die Beurteilung fördert fremdbestimmtes Verhalten, indem der Mitarbeiter sich weitgehend nach einer fremden Meinung richtet und sich ständig fragt, ob der Vorgesetzte mit ihm zufrieden ist. Dem Einwand der Unterdrückung entspringt die ethische Forderung nach einer Achtung vor der Persönlichkeit des Mitarbeiters, die nicht nur im Rahmen der Beurteilung, sondern der Führung überhaupt zu erfüllen ist.

• Die **meisten Ergebnisse von Umfragen** zeigen, daß die Mitarbeiterbeurteilung trotz aller ihr entgegengebrachten Vorbehalten von Vorgesetzten und Mitarbeitern mehrheitlich bejaht wird. Daß Mitarbeiter im großen und ganzen mit der Personalbeurteilung zufrieden sind, kann mehrere Gründe haben (57):

- Fatalismus (Man kann ja sowieso nichts dagegen machen) – Abwehrhaltung/oder Erfahrung (Es hat ohnehin keine Konsequenzen) – enger Reflexionshorizont (Es wird schon seinen Sinn haben, wenn der Betrieb das macht) – Vertrauen in den Vorgesetzten (Ich habe nichts zu befürchten, ich kann mich auf ihn verlassen).
- Hoffnung auf mehr Objektivität, Transparenz und Rückkoppelung (Nicht mehr nur hintenherum oder in Andeutung reden, sondern offen) – Glaube an die Wissenschaftlichkeit (Das ist so kompliziert, das verstehe ich doch nicht, aber es scheint gut zu sein).

• Im **Widerspruch zu der mehrheitlichen Befürwortung** durch die Vorgesetzten stehen Tatsachen, die in der Praxis immer wieder festgestellt werden (56):

- Die Beurteilungen und insbesondere die Beurteilungsgespräche finden nur statt, wenn ihre Durchführung von einer zentralen, mit entsprechender Autorität ausgestatteten, Stelle im Krankenhaus überwacht wird.
- Die tatsächlich für den Einsatz und die Förderung des Mitarbeiters ergriffenen Maßnahmen gründen nur in sehr beschränktem Maße auf der Beurteilung.
- In sehr vielen Fällen laufen sich mit viel Aufwand eingeführte Beurteilungsverfahren nach wenigen Jahren tot.

Dieser Widerspruch zwischen bekundeter Absicht und tatsächlichem Vorgehen gründet in einem inneren Widerspruch der Mitarbeiterbeurteilung selbst. Und zwar sind es die verschiedenen Zwecke, die nicht in einem Einklang stehen, sondern sich gegenseitig widersprechen: Einerseits soll die Mitarbeiterbeurteilung zu einer Förderung und Entwicklung des Mitarbeiters beitragen. Daß dieser Zweck erfüllt wird, setzt von seiten der Mitarbeiter Offenheit voraus. Sie müssen die Bereitschaft haben, sich mit ihrem Arbeitsverhalten und den Ergebnissen offen auseinanderzusetzen. Nur dann wird der angestrebte Lernprozeß in Gang gesetzt.

Andererseits soll die Beurteilung als Basis für Belohnungen dienen (Beförderung, Entlohnung, usw.) Die gleichen Gegebenheiten, welche die Grundlage des erwähnten Entwicklungs- und Lernprozesses sind, werden also auch für Entscheidungen über eine Beförderung bzw. Nichtbeförderung oder für die Festlegung der Entlöhnung verwendet. Dies ruft natürlich beim Mitarbeiter Widerstand dagegen hervor, Fehler, die ihm unterlaufen sind, zuzugeben. Und zwar nicht nur dem Vorgesetzten sondern auch sich selber gegenüber. Die zur Entwicklung erforderliche Offenheit wird durch «taktische» Erwägung stark beeinträchtigt.

Nicht nur der Beurteilte, sondern auch der Beurteiler gerät durch die Widersprüchlickeit der Beurteilungszwecke in einen Konflikt: Einerseits verlangt die Förderung seines Mitarbeiters von ihm verstehende Zuwendung, die das Selbstvertrauen des Mitarbeiters stärken soll. Andererseits versetzt ihn die Bewertung in eine Richterrolle, die dazu im Widerspruch steht.

Die meisten Vorgesetzten fühlen sich (zu Recht) unwohl in der Rolle, «Gott zu spielen». Es ist daher nicht bloß ein Widerstand gegen ein unliebsames Gespräch, das den Vorgesetzten veranlaßt, vor diesem auszuweichen. Sondern auch eine Scheu davor, in Bereiche der Persönlichkeit des anderen einzudringen, weil er dieses Eindringen als unerlaubt empfindet.

• Solange die **Mitarbeiterbeurteilung als personalpolitisches Instrument wie auch als Führungsinstrument** eingesetzt wird, ist dieser Widerspruch unaufhebbar. Personalbeurteilung ist nur dann zu bejahen, wenn sie als Instrument der unmittelbaren Personalführung eingesetzt wird und auf die Zweierbeziehung Mitarbeiter-Vorgesetzter beschränkt bleibt. Personalbeurteilung hat ausschließlich aufgaben-, leistungs- oder zielbezogen zu erfolgen und allein der Beratung, Förderung und Zielsetzung zu dienen (57).

Ob die Beurteilung des Mitarbeiters nur als Führungsinstrument oder auch als personalpolitisches Instrument eingesetzt, und damit der Widerspruch in Kauf genommen wird, immer hat ihre Gestaltung bestimmten ethischen Forderungen zu genügen. Diese können folgendermaßen formuliert werden (50):

- Die Beurteilung muß in ihrem Vorgehen die menschliche Würde des Mitarbeiters wahren. Sie darf ihn nicht zum bloßen Gegenstand einer Bewertung machen, deren Maßtab ausschließlich von betrieblichen Interessen bestimmt ist. Sie muß die Achtung vor seiner Persönlichkeit gewährleisten.
- Die Beurteilung darf sich nicht auf Bereiche erstrecken, die der Privatsphäre des Mitarbeiters angehören. Nur die Erfüllung der von ihm übernommenen Aufgaben, d. h. seine Leistung und nicht seine Person ist es, was auch aus ethischer Sicht Gegenstand der Beurteilung sein muß.
- Da von der Beurteilung Wirkungen ausgehen, welche einen tiefgreifenden Einfluß auf das Dasein und das Selbstwertgefühl des Mitarbeiters ausüben, muß sie gerecht sein.
- Die Beurteilung darf nicht dazu verwendet werden, um auf den Mitarbeiter Druck auszuüben oder ihn zu verunsichern.
- Die Unterstellung des Mitarbeiters unter seinen Vorgesetzten ist eine rein funktionale, d. h. nur durch seine Funktion im Betrieb bedingt. Menschlich gesehen ist er ein «gleichrangiger Mitmensch» und muß auch als solcher behandelt werden. Die Beurteilung darf ihm nicht das Gefühl völligen Ausgeliefertseins an andere Menschen oder das der Erniedrigung auslösen.

- Der Mitarbeiter muß das uneingeschränkte Recht haben, sich seine Meinung zu bilden und sie zu äußern.
- Der Mensch ist ein auf Entwicklung angelegtes Wesen. Es muß ihm daher die Möglichkeit zur Selbstentfaltung verschafft werden.

• **Gerechte Beurteilung:** Eines der genannten ethischen Postulate enthielt die Forderung nach einer gerechten Beurteilung. Im Zusammenhang mit diesem wichtigen Punkt der sozialen Gerechtigkeit stellen sich folgende Fragen (56):

- Als Argument für ein Beurteilungssystem wird immer wieder die «gerechtere» Beurteilung genannt. Aber: Wie gerecht ist ein System wirklich, das die Unterschiede zwischen den Erfolgreichen und den Erfolglosen präzisiert und damit die Grundlage schafft, sie zu vergrößern? Ist es wirklich wünschenswert, daß man z. B. in die schwächeren Mitarbeiter weniger Weiterbildung investiert als in die ohnehin schon überlegenen? Unterschiede zu präzisieren kann nur der Hälfte der Beschäftigten eines Krankenhauses nützen, der «besseren Hälfte» bzw. denen, deren Verhalten den Zielen des Betriebs am besten angepaßt ist. Ihnen nützt ein solches System insofern, als es ihre Überdurchschnittlichkeit noch deutlicher macht.
- Daraus leiten sich Bedenken ab, die die Beziehung der Mitarbeiter untereinander betreffen: Besteht nicht die Gefahr, daß in einem gut funktionierenden Arbeitsteam Wettbewerb anstelle von Zusammenarbeit tritt? Könnten nicht die Kooperation und das gegenseitige Vertrauen verdrängt werden durch den Eifer, besser abzuschneiden als der andere, mit all den unschönen Effekten, die solche Einstellungen nach sich ziehen: Intrigen, Mißtrauen, Eifersüchteleien, gegenseitige Geringschätzung und mangelnde Bereitschaft zur Unterstützung des Kollegen?
- Ist es gerecht, daß Mitarbeiter danach beurteilt werden, wieweit sie Zielen dienen, an deren Festlegung sie nicht beteiligt waren? Sie werden mit Methoden beurteilt und an Kriterien gemessen, die sich aus diesen Zielsetzungen herleiten und auf deren Auswahl sie ebenfalls keinen Einfluß hatten.

• **Synthese der Standpunkte:** Diese ernsten und gewichtigen Argumente gegen ein Beurteilungssystem lassen sich nicht einfach unter den Tisch wischen. Sie lassen sich solange nicht widerlegen, als in Organisationen weiterhin der entscheidende Fehler begangen wird, kurzfristige Vorteile für das Krankenhaus auf Kosten adäquater Berücksichtigung der Interessen der Mitarbeiter zu suchen.

Auf längere Sicht hat ganz bestimmt dasjenige Vorgehen mehr Erfolg, das bemüht ist, eine Synthese der beiden Standpunkte zu erreichen, anstatt einseitige Bedürfnisse und vermeintliche Vorteile kurzsichtig auf dem Rücken der Schwächeren durchzusetzen. **Zehn wesentliche Postulate zur Mitarbeiterbeurteilung** sind (56):

- Das Beurteilungsverfahren muß der Bedeutung der Entscheidung angemessen sein, für die es als Grundlage dient, und zwar in seiner Konstruktion und seiner Anwendung. Wird der Wert eines Verfahrens von den Benutzern gering geschätzt, so werden sie auch den Informationen, die es liefert, nur wenig Beachtung schenken.
- Die Beurteilung muß auf die Anforderungen des Arbeitsplatzes bezogen sein. Wünschenswert wäre eine Stellenbeschreibung als Grundlage für die Erarbeitung eines Beurteilungsverfahrens.
- Die Beurteilung darf nicht einseitig auf Leistungsergebnissen fixiert sein. (Auch das Arbeits- und das Sozialverhalten wird häufig unterschätzt).
- Ein neues Beurteilungsverfahren darf nicht über die Köpfe der Betroffenen hinweg eingeführt werden. Soll ein Beurteilungssystem den Interessen aller Beteiligten gerecht werden, und will man erreichen, daß es von allen akzeptiert wird, so ist es unbedingt nötig, sowohl die Beurteiler als auch die zu Beurteilenden (bzw. Vertreter beider Gruppen) an allen Schritten zu beteiligen.
- Der Schwerpunkt der Beurteilung soll in einem Ansatz liegen, der auf den einzelnen Mitarbeiter bezogen ist. Langfristig wird sich ein Beurteilungsverfahren dann am besten bewähren, wenn seine Hauptaufgabe in der individuellen Beratung und Förderung des Mitarbeiters liegt.
- Jede Beurteilung muß für den Beurteilten voll einsehbar sein. Geheime Urteile kommen nur denjenigen Vorgesetzten zugute, die zwar schnell den Stab über jemanden brechen, gleichzeitig aber unfähig sind, ihren Mitarbeitern brauchbare Ratschläge zu geben.
- Jede Beurteilung muß mit einem Beurteilungsgespräch verbunden werden. Nur wenn in einem ausführlichen Gespräch die Beurteilung diskutiert wird, kann der Beurteilte ermessen, ob tatsächlich eine Förderung zu den Hauptzielen der Beurteilung zählt.
- Beurteilungen sollen regelmäßig und unabhängig voneinander durchgeführt werden. Wenn immer möglich sollte auf Beurteilungen zu speziellen Anlässen verzichtet werden, weil solche Anlässe das Urteil sehr stark beeinflussen. Jede Beurteilung muß unabhängig von der vorhergehenden erfolgen, sonst besteht die Gefahr, daß der Mitarbeiter ein für allemal auf ein Bild festgelegt wird.
- Vorgesetzte sollen auch von ihren Mitarbeitern beurteilt werden können. Mit der gegenseitigen Beurteilung zwischen Vorgesetzten und Mitarbeitern wäre ein großer Schritt zur Verbesserung der innerbetrieblichen Kommunikation getan.
- Die systematische Beurteilung darf kein Hindernis für unmittelbare Rückmeldung sein. Das Beurteilungsgespräch sollte für den Mitarbeiter im wesentlichen nichts Neues bringen, sondern nur eine Zusammenfassung dessen, worüber er jeweils im konkreten Einzelfall schon mit dem Vorgesetzten gesprochen hat. Die periodische Beurteilung kann und darf das unmit-

telbare Feedback nicht ersetzen. Mitarbeiterbeurteilung stellt eine fortwährende Führungsaufgabe des Vorgesetzten dar.

6.9.9 Ein Beurteilungs-/Standortbestimmungsmodell

Verfahren der Mitarbeiterbeurteilung gibt es viele. Es stellt sich deshalb die Frage, ob es überhaupt sinnvoll ist, auch noch ein eigenes Produkt auf den «Markt» zu bringen. Es geschieht dies nicht in erster Linie wegen des verwendeten Verfahrens, sonder wegen des Konzeptes, in dessen Rahmen das Verfahren eingesetzt wird.

• **Zielsetzung:** Bevor die einzelnen Ziele formuliert werden, wird kurz der Hintergrund skizziert, vor dem sie zu sehen sind. Wie festgestellt wurde, besteht das Grundproblem der Mitarbeiterbeurteilung in der Widersprüchlichkeit ihrer Zwecke. Die Tatsache, daß die gleichen Daten, welche Grundlage eines Entwicklungs- und Lernvorgangs sein sollen, auch als Grundlage für personelle Entscheidungen (Beförderungen, Entlöhnung) verwendet werden, ruft beim Mitarbeiter einen Widerstand dagegen hervor, Fehler zuzugeben und aus ihnen zu lernen. Dieser Widerspruch läßt sich nicht beseitigen, solange beide Zwecke, Förderung und personelle Entscheidungen, gleichzeitig angestrebt werden.

Der Zweck der Mitarbeiterförderung darf auf keinen Fall aufgegeben werden, weil sonst sowohl der einzelne Mitarbeiter und Vorgesetzte als auch das Krankenhaus (der Betrieb) großer Chancen beraubt würden. Die Beurteilung aber ausschließlich auf den Zweck der Förderung zu beschränken, ist nur ein scheinbarer Ausweg. Denn die personelle Entscheidung wird dann in einem zweiten (formalen oder informalen) Akt nachfolgen, dem die gleichen Tatsachen zugrunde gelegt werden, die im Zusammenhang mit der Förderung ausschlaggebend sind. Die personelle Entscheidung würde als latente Funktion weiter bestehen.

Der Widerspruch läßt sich also nicht beseitigen, wohl aber entschärfen. Eine Möglichkeit zur Entschärfung besteht darin, daß der Zweck der Mitarbeiterführung und -förderung ganz klar als primärer Zweck in den Vordergrund gestellt wird. In der Folge dienen die Beurteilungsergebnisse dann auch als Grundlage für personelle Entscheidungen; diese Verwendung wird aber ganz klar reglementiert. Eine solche Reglementierung könnte z. B. ganz grob skizziert, so aussehen: – Die Beurteilungsergebnisse bleiben beim unmittelbaren Vorgesetzten, der die Beurteilung vorgenommen hat – die zentrale (Personal-)Stelle kann bestimmte Daten allgemeiner Art anfordern, um sie als Grundlage für die Personalplanung zu verwenden – als Grundlage für personelle Entscheidungen (Beförderungen, Entlöhnung) dürfen die Beurteilungsergebnisse nur verwendet werden, wenn zuvor mit dem betreffenden Mitarbeiter Rücksprache genommen wurde und die Entscheidung in einem darauffolgenden Laufbahn- bzw. Lohngespräch ehrlich dargelegt und erörtert wird.

• So ist die **Mitarbeiterbeurteilung** in erster Linie **ein Führungsinstrument.** Welche Ziele mit diesem Instrument angestrebt werden, wird unter den Titeln «Führung», «Förderung» und «Kommunikation» beschrieben.

- **Führung:** Die Mitarbeiterbeurteilung soll dem unmittelbaren Vorgesetzten eine wirksamere Führung ermöglichen, das heißt: – helfen, die Stärken und Schwächen, Bedürfnisse und Probleme seines Mitarbeiters zu erkennen und sein Führungsverhalten darauf abzustimmen – Gelegenheit geben, eigene Erwartungen/Forderungen gegenüber dem Mitarbeiter klar zu formulieren – eine Überprüfung der vereinbarten Ziele, der erteilten Aufträge, des zugewiesenen Arbeitspensums und der aufgabenspezifischen Anforderungen ermöglichen – als Grundlage für die Delegation von Aufgaben, Kompetenzen und Verantwortung dienen – helfen, die Anforderungen der Aufgabe (Anforderungsprofil) und die Leistungsergebnisse des Mitarbeiters (Leistungsprofil) objektiv zu vergleichen – als Instrument dienen, die Mitarbeiter wirksam zu motivieren, d. h. seine Leistungsbereitschaft anzuregen – helfen, zur Zufriedenheit des Mitarbeiters beizutragen und Gründe allfälliger Unzufriedenheit zu erkennen – helfen, die Tätigkeiten der Mitarbeiter wirksam zu organisieren und zu koordinieren.
- **Förderung:** Die Mitarbeiterbeurteilung soll eine wirksame Förderung der Mitarbeiter ermöglichen, das heißt, ihnen: – die nötige Rückmeldung auf ihr Arbeits- und Sozialverhalten verschaffen – Informationen liefern, welche Anstrengungen erforderlich sind, um die gestellten Aufgaben besser zu bewältigen oder anspruchsvollere Aufgaben übernehmen zu können – Aufschluß über Stärken und Schwächen geben und helfen, Stärken weiterzuentwickeln und schwächere Leistungen anzuheben – helfen, Bedürfnisse, Wünsche, Vorstellungen, Erwartungen und Schwierigkeiten zu äußern – Gelegenheit geben, sich mit dem direkten Vorgesetzten zu beraten, d. h. auftauchende Probleme gemeinsam anzugehen – Klarheit verschaffen, welche Erwartungen/Anforderungen an sie gestellt sind.
- **Kommunikation:** Die Mitarbeiterbeurteilung soll die Kommunikation zwischen dem Vorgesetzten und seinen Mitarbeitern verbessern, das heißt: – die Kenntnis der gegenseitigen Absichten und persönlichen Merkmale vertiefen – zum Verständnis für die Probleme beider Seiten beitragen – eine Überprüfung des gegenseitigen spontanen Beurteilungsverhaltens (im Arbeitsalltag) ermöglichen wie Vorurteile, Projektionen, Interaktionseinflüsse usw. – gegenseitiges Feedback verschaffen – die kommunikativen Fähigkeiten schulen und vergrößern wie Zuhören, Aufeinander-Eingehen, Sich-in-den-anderen-Einfühlen usw. – die Offen-

heit und das gegenseitige Vertrauen und damit den Abbau des Fassadenverhaltens fördern; – zu einer kritischeren und differenzierten Wahrnehmung des eigenen Verhaltens führen (Sensibilisierung der Selbstwahrnehmung).

• Beim **«Modell der Mitarbeiterbeurteilung/Standortbestimmung** wird davon ausgegangen, daß nur eine in ihrer Grundhaltung kooperative Mitarbeiterführung auf die Dauer Erfolg haben wird. Im Rahmen dieser Führungsphilosophie gibt es für ein Beurteilungssystem bestimmte Prinzipien:

- **Prinzip der Transparenz:** Dieses Prinzip bedeutet, daß: – die Entstehung der Beurteilung und ihre Begründung vom Mitarbeiter nachvollzogen werden kann, und zwar nicht erst bei der Besprechung der Beurteilung, sondern schon vorher – fortwährende Rückmeldungen im Arbeitsalltag von seiten des Vorgesetzten notwendig sind – das Ergebnis der formalen Beurteilung (Standortbestimmung) dem Mitarbeiter voll einsehbar sein muß. Und zwar soll das Ergebnis dem Mitarbeiter nicht einfach «eröffnet», sondern mit ihm besprochen werden – der Mitarbeiter über die Auswertung der Beurteilung durch Dritte genau im Bild sein muß.
- **Prinzip der direkten Verantwortung:** Dieses Prinzip besagt, daß der unmittelbare Vorgesetzte für seine Beurteilung die Verantwortung trägt. Die mancherorts gebräuchliche Praxis, daß Mitarbeiterbeurteilungen von verschiedenen Vorgesetzten formuliert werden (A macht einen Entwurf, B korrigiert, C ergänzt usw.) und schließlich vom hierarchisch höchsten Vorgesetzten (der den beurteilten Mitarbeiter am wenigsten kennt) unterschrieben werden, bringt Ärger und Verwirrung. Vor allem ermöglicht diese Praxis, daß sich ein Beurteiler hinter dem anderen verstecken kann, wenn es darum geht, dem Mitarbeiter zu erläutern, wie denn seine Beurteilung zustandegekommen ist.
- **Prinzip der Zusammenarbeit:** Dieses Prinzip geht davon aus, daß sowohl die spontane wie auch die systematische Beurteilung ein Vorgang vielfältiger sozialer Wechselwirkungen (Interaktionen) zwischen Vorgesetztem und Mitarbeiter darstellt. Das heißt, daß die Standortbestimmung als eine gemeinsame Aufgabe von Vorgesetztem (Beurteiler) und Mitarbeiter (Beurteiltem) aufgefaßt und gestaltet werden muß. Konkret bedeutet das, daß der Mitarbeiter zunächst sich selbst beurteilt, der Vorgesetzte seine Beurteilung des Mitarbeiters vornimmt, im Beurteilungsgespräch die beiden Beurteilungen miteinander verglichen und die bestehenden Unterschiede analysiert werden. Für beide Standortbestimmungen werden gleiche Beurteilungsbogen verwendet.
- **Prinzip der Wechselseitigkeit:** Es wäre zwiespältig, im Bereich der Mitarbeiterführung einen kooperativen Stil zu propagieren und gleichzeitig die Auffassung zu vertreten, daß es zu weit ginge, diesen auch auf die Mitarbeiterbeurteilung anzuwenden. Kooperativ beurteilen heißt aber nicht nur, daß Vorgesetzter und Mitarbeiter bei der Mitarbeiterbeurteilung zusammenarbeiten, sondern auch, daß sich der Vorgesetzte von seinen Mitarbeitern beurteilen läßt. Das Prinzip der Wechselseitigkeit wurde als zentraler Grundwert kooperativer Führung charakterisiert. Solange eine Beurteilung nur einseitig bzw. nur «von oben nach unten» erfolgt, kann nicht von kooperativer Führung gesprochen werden.

Aufgrund der genannten Ziele und Grundsätze ist klargeworden, daß das «Modell» durch vier wesentliche Elemente gekennzeichnet ist: Selbstbeurteilung des Mitarbeiters, Beurteilung durch den Vorgesetzten, Beurteilungsgespräch und Beurteilung des Vorgesetzten durch Mitarbeiter. Alle vier Elemente sind in den vorangehenden Abschnitten besprochen worden, so daß man sich hier auf Hinweise zum Ablauf der Beurteilung beschränken kann.

• **Ablauf der Beurteilung:** Was den Zeitpunkt bzw. die Häufigkeit der Standortbestimmung betrifft, hat diese in einem regelmäßigen, etwa einjährigen Turnus stattzufinden, sonst kann die Beurteilung ihren Zweck als Führungsinstrument nicht erfüllen. Falls eine Beurteilung außerhalb des Turnus durchgeführt wird, beispielsweise aus Anlaß der Probezeit, soll der Anlaß vermerkt werden (weil er die Beurteilung stark beeinflußt).

Die Aufteilung in einen merkmalanalytischen (A) und einen funktionsanalytischen (B) Teil der Standortbestimmung wurde deshalb vorgenommen, damit: – nicht in jedem Funktionsbereich des Krankenhauses ein völlig anderer Bogen verwendet wird. Der Teil A enthält allgemeine arbeitsrelevante Merkmale und kann in allen Bereichen des Krankenhauses eingesetzt werden – die Standortbestimmung auch die spezifische Tätigkeit des Mitarbeiters umfaßt. Der Teil B enthält spezifische Aufgaben/Tätigkeiten. Bezugsrahmen dieser Beurteilung ist also der jeweilige Arbeitsplatz bzw. die Funktion des betreffenden Mitarbeiters.

Die Forderungen nach einer möglichst gerechten und tätigkeitsbezogenen Beurteilung lassen sich nur dann erfüllen, wenn beide Teile verwendet werden: Arbeitsrelevante Merkmale, im Teil A, Leistungsergebnisse und Leistungsverhalten (Arbeits- und Sozialverhalten) werden nach den sechs Merkmalen Arbeitseinsatz, Verantwortung, Zusammenarbeit, Arbeitssystematik, Sorgfalt und Belastbarkeit beurteilt.

Jedes Merkmal ist umschrieben und wird unter verschiedenen Aspekten erfaßt, die in Form von Fragen formuliert sind. Am **Merkmal «Arbeitseinsatz»** als Beispiel wird dargestellt: beurteilt wird das Interesse, das der Mitarbeiter an seiner Arbeit zeigt, welchen Grad an Ausdauer er erreicht und wieweit er fachlich auf dem laufenden ist. Beobachtet wird: – Wieweit packt er Arbeiten von sich aus an? – Wie oft bringt er

Vorschläge bezüglich der Arbeitsgestaltung? – Wieweit ist er fachlich auf dem laufenden?

Jeder mit diesen Fragen anvisierte Merkmalaspekt tritt in fünf verschiedenen Ausprägungen (Stufen) auf. Diese Ausprägungsgrade sind kennzeichnend umschrieben. Die Stufenbeschreibungen lauten:

K: arbeitet nur auf Weisung hin; bringt keine Anregungen; gibt rasch auf; fachliche Kenntnisse reichen häufig nicht aus.

L: muß oft auf Arbeiten hingewiesen werden; macht sehr selten Vorschläge; gibt schneller auf als die meisten Kollegen; hat in fachlicher Hinsicht hie und da Schwierigkeiten.

M: packt meistens von sich aus an; bringt hie und da eigene Ideen; arbeitet im allgemeinen ausdauernd; ist fachlich ziemlich auf dem laufenden.

N: muß sehr selten auf Arbeiten hingewiesen werden; bringt häufig eigene Vorschläge, zeigt große Ausdauer; besitzt überdurchschnittliche Fachkenntnisse.

O: erledigt alle anfallenden Arbeiten von sich aus; bringt sehr oft Anregungen und Ideen; arbeitet außergewöhnlich ausdauernd/ist unermüdlich; verfügt über umfassende Fachkenntnisse/ist fachlich stets auf dem neusten Stand.

Im Beurteilungsbogen findet sich neben den einzelnen Stufenbeschreibungen die Gesamtbeurteilung in den sechs arbeitsrelevanten Merkmalen.

• Das **Vorgehen bei der Einstufung**/Bewertung erfolgt folgendermaßen:

- Lesen Sie die erste Beobachtungsfrage zum ersten Merkmal («Arbeitseinsatz»). – Diese lautet: «Wieweit packt er Arbeiten von sich aus an?»
- Lesen Sie nun die entsprechenden Stufenbeschreibungen. Welche Beschreibung gibt auf die Beobachtungsfrage die treffendste Antwort?
- Unterstreichen Sie die zutreffendste Beschreibung, z.B. «muß oft auf Arbeiten hingewiesen werden».
- Lesen Sie nun die zweite Beobachtungsfrage: «Wie oft bringt er Vorschläge?» Suchen Sie auch auf diese Frage die Beschreibung, die am ehesten zutrifft und unterstreichen Sie diese; es muß nicht eine Beschreibung aus der Gruppe L sein.
- Fahren Sie so fort, bis alle Merkmalaspekte eingestuft sind.
- Entscheiden Sie jetzt, welche Stufe (K, L, M, N oder O) für die Leistungskennzeichnung im Merkmal «Arbeitseinsatz» gesamthaft am ehesten zutrifft und kreuzen Sie das entsprechende Feld in der Skala unten rechts und zuhinterst im Bogen «Persönlichkeitsprofil» an.
- Gehen Sie bei den übrigen fünf Merkmalen auf die gleiche Weise vor.
- Verbinden Sie die angekreuzten Felder im «Persönlichkeitsprofil» durch Geraden miteinander, so daß sich ein Profil der Beurteilungen ergibt.

• Im **Beurteilungsgespräch** wird das **Standortprofil,** das der Mitarbeiter für sich erstellt hat, auf den **Beurteilungsbogen** des Vorgesetzten übertragen. Auf diese Weise können die Beurteilungsunterschiede auch graphisch erfaßt werden.

• Neben diesem **Teil A** (Allgemeiner Teil, für alle Mitarbeiter aller Berufsgruppen gleichwertig) ist mit einem **Teil B** mit den spezifischen Aufgaben/Tätigkeiten (für jede Berufsgruppe berufsspezifisch) zu ergänzen. Damit wird ein Mitarbeiter direkt mit der von ihm zu leistenden Arbeit und deren Anforderungen in Beziehung gesetzt; d. h.: er wird in den Bezugsrahmen gestellt, der für ihn, bzw. für seine Funktion typisch ist.

Der **Teil C** enthält Fragen an den Mitarbeiter und an den Vorgesetzten, die sich beide vor dem Beurteilungsgespräch zu stellen haben. Im **Teil D** finden sich die Ziele, die bis zur nächsten Beurteilung erreicht werden sollen sowie im Hinblick auf Zielerreichung vereinbarten Maßnahmen. **Teil E** (Stellungnahme) muß nur dann ausgefüllt werden, wenn hinsichtlich Beurteilung, Ziele und Maßnahmen im Gespräch keine Einigung erzielt werden konnte.

MODELL EINES BEURTEILUNGSBOGENS	**Standortbestimmung für Mitarbeiter**

Name, Vorname .... Geb.-Datum ....
Krankenhaus/Heim .... Eintritt ....
Funktion .... Abteilung ....
Beurteilungsperiode vom .... bis ....
Datum der letzten Beurteilung ....

Anlaß der Beurteilung

○ Periodische Beurteilung
○ Ablauf der Probezeit
○ Außerordentliche Leistungsveränderung
○ Wunsch des Mitarbeiters
○ Austritt (Arbeitszeugnis)
○ Sonstiger Anlaß

Der Modellbogen will Grundlage sein für **personelle Entscheidungen des Betriebes** (Entlöhnung, Versetzungen, Beförderungen) als auch für die **individuelle Entwicklung des Mitarbeiters.**

Der **Mitarbeiter-Beurteilungs-Bogen** ist **durch vier wesentliche Elemente** gekennzeichnet: **Selbstbeurteilung des Mitarbeiters, Beurteilung durch den Vorgesetzten, Beurteilungsgespräch** und **(indirekt) Beurteilung des Vorgesetzten durch den Mitarbeiter.**

Was den Zeitpunkt bzw. die **Häufigkeit der Standortbestimmung** betrifft, hat diese in einem regelmäßigen Turnus, üblicherweise in einjährigem Turnus stattzufinden; sonst kann die Mitarbeiterbeurteilung ihren Zweck als Führungsinstrument nicht erfüllen.

Falls eine Beurteilung außerhalb des Turnus durchgeführt wird (z. B. aus Anlaß der Probezeit oder wegen Wunsch nach Zwischenzeugnis), ist der Anlaß zu vermerken (weil er die Beurteilung stark beeinflußt).

Das methodische Instrumentarium: Das methodische Instrumentarium der Mitarbeiterbeurteilung/Standortbestimmung ist der Standortbestimmungsbogen. Dabei ist nochmals zu betonen, daß dieses Instrument erst im Zusammenhang mit den übrigen Elementen der Beurteilung und auf der Basis der genannten Grundsätze zur Wirkung kommt. Das Beurteilungsinstrument besteht aus fünf Teilen:

Teil A: **Merkmalanalytische Standortbestimmung** mit der Beurteilung einzelner Merkmale.

Teil B: **Funktionsanalytische Standortbestimmung** mit der Beurteilung der Erfüllung bestimmter Aufgaben/ Tätigkeiten.

Teil C: **Fragen vor dem Beurteilungsgespräch:** Fragen an den Mitarbeiter und an seinen Vorgesetzten, die der Vorbereitung des Beurteilungsgesprächs dienen.

Teil D: **Ziele und Maßnahmen:** Dieser Teil beinhaltet die Ziele und Maßnahmen, die im gemeinsamen Gespräch erarbeitet werden.

Teil E: **Stellungnahme:** Hier wird die Stellungnahme des Mitarbeiters festgehalten, die nur dann erforderlich ist, wenn hinsichtlich Beurteilung, Ziele und Maßnahmen keine Einigung erzielt werden konnte..

A. Merkmalanalytische Beurteilung arbeitsrelevanter Merkmale, Kriterien

Die merkmalanalytische Beurteilung beinhaltet die **Beurteilung arbeitsrelevanter Merkmale/Kriterien,** also Leistungsergebnisse und Leistungsverhalten (Arbeits- und Sozialverhalten), **Arbeitseinsatz, Verantwortung, Zusammenarbeit, Arbeitssystematik, Sorgfalt und Belastbarkeit.**

Es sind alle sechs Merkmale (Hauptkriterien), im Hinblick auf die dem Mitarbeiter übertragenen Aufgaben/Tätigkeiten zu berücksichtigen. Dasselbe gilt für die Merkmalsaspekte (Kriterien). – Die Rubrik Bemerkungen ist auszunützen; insbesondere bei negativen Beurteilungen.

Der A-Teil ist einheitlich **für die Standortbestimmung aller Mitarbeiter und Kaderstufen aller Funktionsbereiche konzipiert.**

Vorgehen: (Am Beispiel Merkmal Arbeitseinsatz: Erster Merkmalaspekt)

Jedes der sechs Merkmale/Kriterien im A-Teil ist umschrieben und wird unter verschiedenen Aspekten erfaßt; diese sind in Form von Fragen formuliert. Das Merkmal «Arbeitseinsatz» dient als Beispiel:

Beim **Merkmal «Arbeitseinsatz»** wird das Interesse beurteilt, das der Mitarbeiter an seiner Arbeit zeigt, welchen Grad an Ausdauer er erreicht und inwieweit er fachlich auf dem laufenden ist.

Zu beachten sind die Merkmalaspekte/Subkriterien:

- wieweit packt er Arbeiten von sich aus an (Selbständigkeit)?
- wie oft bringt er Vorschläge bezüglich der Arbeitsgestaltung (Kreativität)?
- wieviel Ausdauer bringt er auf, um ein gestecktes Ziel zu erreichen (Ausdauer)?
- wieweit ist er fachlich auf dem laufenden (Fachkenntnisse)?

Jeder Merkmalaspekt tritt in 5 verschiedenen Ausprägungen/Stufen (Skalierung) auf. Diese Ausprägungsgrade sind kennzeichnend umschrieben. **Im Merkmal «Arbeitseinsatz» lauten die Stufenbeschreibungen** folgendermaßen:

- K: arbeitet nur auf Weisung hin / bringt keine Anregungen / gibt rasch auf / fachliche Kenntnisse reichen häufig nicht aus;

- L: muß oft auf Arbeiten hingewiesen werden / macht sehr selten Vorschläge / gibt schneller auf als die meisten seiner Kollegen / hat in fachlicher Hinsicht hie und da Schwierigkeiten;

- M: packt Arbeiten meistens von sich aus an / bringt öfters eigene Ideen / arbeitet im allgemeinen ausdauernd / ist fachlich ziemlich auf dem laufenden;

- N: muß sehr selten auf Arbeiten hingewiesen werden / bringt häufig eigene Vorschläge / zeigt große Ausdauer / besitzt beachtliche Fachkenntnisse,

- O: erledigt alle anfallenden Arbeiten von sich aus / bringt sehr oft Anregungen und Ideen / arbeitet erfreulich ausdauernd / verfügt über umfassende Fachkenntnisse, ist fachlich stets auf dem laufenden.

Auch die andern fünf Merkmale sind so zu beurteilen. Nachdem für alle sechs Merkmale die Merkmalaspekte beurteilt sind, muß entschieden werden, welche Stufe K für bis O für deren Kennzeichnung zu wählen ist; das entsprechende Feld der Gesamtbeurteilung ist anzukreuzen. Die 6 Merkmalkreuze durch Geraden verbunden, ergeben das Beurteilungs- resp. Fähigkeitsprofil.

Im nachfolgenden Standortgespräch wird das vom Mitarbeiter erstellte Beurteilungsprofil auf den Beurteilungsbogen des direkten Vorgesetzten übertragen. Auf diese Weise lassen sich die Beurteilungsunterschiede auch graphisch erfassen.

Merkmal Arbeitseinsatz:
Interesse, das der Mitarbeiter an seiner Arbeit zeigt, welchen Grad an Ausdauer er erreicht und wieweit er fachlich auf dem laufenden ist.

Zu beachten sind folgende Merkmalaspekte:

- wieweit packt er Arbeiten von sich aus an (Selbständigkeit)?
- wie oft bringt er Vorschläge bezüglich der Arbeitsgestaltung (Kreativität, Initiative)?
- wieviel Ausdauer bringt er auf, um ein gestecktes Ziel zu erreichen (Ausdauer, Durchhaltevermögen)?
- wieweit ist er fachlich auf dem laufenden (Fachkenntnisse)?

Stufenbeschreibungen	Bemerkungen				S
• arbeitet nur auf Weisung hin • bringt keine Anregungen • gibt rasch auf • fachliche Kenntnisse reichen häufig nicht aus					K
• muß oft auf Arbeiten hingewiesen werden • macht sehr selten Vorschläge • gibt schneller auf als die meisten seiner Kollegen • hat in fachlicher Hinsicht hie und da Schwierigkeiten					L
• packt meistens von sich aus an • bringt öfters eigene Ideen • arbeitet im allgemeinen ausdauernd • ist fachlich ziemlich auf dem laufenden					M
• muß sehr selten auf Arbeiten hingewiesen werden • bringt häufig eigene Vorschläge • zeigt große Ausdauer • besitzt beachtliche Fachkenntnisse					N
• erledigt alle anfallenden Arbeiten von sich aus • bringt sehr oft Anregungen und Ideen • arbeitet erfreulich ausdauernd • verfügt über umfassende Fachkenntnisse (neuester Stand)					O
Beurteilung des Merkmals Arbeitseinsatz	**K**	**L**	**M**	**N**	**O**

Merkmal Verantwortung:
wieweit sieht der Mitarbeiter die Folgen seines Handelns voraus, wieweit richtet er sich danach und wieweit ist er bereit, für die Folgen einzustehen?

Zu beachten sind folgende Merkmalaspekte:

- wieweit ist er in der Lage, die ihm übertragenen Aufgaben verantwortungsbewußt zu erledigen, so daß keine besondere Überwachung und Kontrolle notwendig ist (Delegationsfähigkeit)?
- wieweit befolgt er die Betriebsvorschriften (Arbeitsabläufe, Bedienungs- und Sicherheitsvorschriften, Schweigepflicht)?
- wieweit hält er vereinbarte Termine und andere Zusagen ein, die für die Arbeit bedeutsam sind (Pflichtbewußtsein, Pünktlichkeit)?
- wieweit ist er bereit, für die Folgen seines Handelns einzustehen und einen nachweisbaren Fehler zuzugeben (Gradlinigkeit)?

Stufenbeschreibungen	Bemerkungen				S
• sieht die Folgen seines Handelns häufig nicht voraus • schenkt den Betriebsvorschriften keine Beachtung • hält wichtige Zusagen/Termine kaum ein • versucht, häufig Fehler zu verheimlichen					K
• wird sich der Folgen seines Handelns häufig erst nachher bewußt • schenkt betrieblichen Vorschriften zu wenig Beachtung • hält Zusagen/Termine oft nicht ein • versucht hie und da einen Fehler zu verdecken					L
• sieht die Folgen seines Handelns meistens voraus • handelt im allgemeinen verantwortungsbewußt • hält sich meistens an die betrieblichen Vorschriften • hält Zusagen/Termine im allgemeinen ein • gibt nachweisbare Fehler zu					M
• handelt verantwortungsbewußt • hält sich nur selten nicht an die Vorschriften • hält sehr selten Zusagen/Termine nicht ein • meldet Fehler, die für die Arbeit bedeutsam sind, meist von sich aus					N
• handelt sehr verantwortungsbewußt • hält sich nur in begründeten Ausnahmefällen nicht an die Vorschriften • hält Zusagen/Termine, wenn immer möglich, ein • meldet selbstverständlich bedeutsame Fehler					O
Beurteilung des Merkmals Verantwortung	**K**	**L**	**M**	**N**	**O**

Merkmal Zusammenarbeit:
Bereitschaft des Mitarbeiters, mit anderen Mitarbeitern zusammen eine Arbeit als gemeinsame Aufgabe zu bewältigen.

Zu beachten sind folgende Merkmalaspekte:

- wieweit bietet der Mitarbeiter anderen Mitarbeitern seine Hilfe an (Hilfsbereitschaft)?
- wieweit strebt er die Zusammenarbeit mit anderen Mitarbeitern von sich aus an (Teamfähigkeit, Kontaktfähigkeit)?
- wieweit ist er bereit, andere Meinungen zu dulden (Toleranz)?
- wieweit ist er fähig, sachbezogene Kritik zu ertragen (Lernfähigkeit)?
- wieweit gibt er Informationen weiter, die für die Arbeit bedeutsam sind (Kooperationsfähigkeit)?

Stufenbeschreibungen	Bemerkungen	S
• bietet fast nie seine Hilfe an • arbeitet nur mit anderen Mitarbeitern zusammen, wenn er darauf angewiesen ist • lehnt andere Meinungen ab • erträgt keine Kritik • hält sehr oft wichtige Informationen zurück		K
• bietet selten seine Hilfe an • strebt die Zusammenarbeit nicht sehr an • hat wenig Verständnis für andere Meinungen • ist selten bereit, sachbezogene Kritik zu akzeptieren • leitet häufig Informationen nicht weiter		L
• bietet anderen hie und da seine Hilfe an • strebt die Zusammenarbeit auch von sich aus an • duldet andere Meinungen • ist im allg. bereit, sachbezogene Kritik zu akzeptieren • gibt die wesentlichen Informationen gewöhnlich weiter		M
• bietet oft seine Hilfe an • verpaßt selten eine Gelegenheit, mit anderen zusammenzuarbeiten • läßt andere Meinungen gelten • akzeptiert sachbezogene Kritik • leitet zuverlässig Informationen weiter		N
• bietet anderen wenn immer möglich, seine Hilfe an • nimmt jede Gelegenheit zur Zusammenarbeit wahr • befaßt sich mit den Ansichten anderer, auch wenn sie den seinen entgegengesetzt sind • ist immer bereit, sachbezogene Kritik zu akzeptieren; verarbeitet sie konstruktiv • leitet absolut zuverlässig Informationen weiter		O

Beurteilung des Merkmals Zusammenarbeit	**K**	**L**	**M**	**N**	**O**

Merkmal Arbeitssystematik:
wieweit plant der Mitarbeiter seine Arbeit, und wie zweckmäßig geht er vor?

Zu beachten sind folgende Merkmalaspekte:

- wieweit hat er den Überblick über die anfallende Arbeit (Denkvermögen)?
- wieweit geht er systematisch vor (Systematik, Denkvermögen)?

Stufenbeschreibungen	Bemerkungen				S
• verliert sehr rasch den Überblick • geht unsystematisch vor; gerät oft in (vermeidbare) Zeitnot					K
• verliert ziemlich leicht den Überblick • geht eher unsystematisch vor, teilt seine Arbeit häufig ungenügend ein					L
• hat im allgemeinen den Überblick • teilt seine Arbeit im allgemeinen sinnvoll ein, geht in der Regel systematisch vor					M
• verliert in schwierigen Situationen selten die Übersicht • teilt seine Arbeit auch unter großem Zeitdruck meistens gut ein, geht dabei auch zweckmäßig vor					N
• behält auch in kritischen Situationen stets den Überblick • vermag auch in schwierigen Situationen seine Arbeit immer sinnvoll einzuteilen und richtig vorzugehen					O
Beurteilung des Merkmals Arbeitssystematik	**K**	**L**	**M**	**N**	**O**

Merkmal Sorgfalt:
wie sorgfältig und genau führt der Mitarbeiter seine Arbeit aus, und wie geht er mit betriebseigenen Arbeitsmitteln um?

Zu beachten sind folgende Merkmalaspekte:

- wie sorgfältig und genau sind seine Arbeitsergebnisse (Qualitätsempfinden, Exaktheit)?
- wie geht er mit Einrichtungen und Geräten um (Einrichtungs- und Gerätehandhabung)?
- wie geht er mit Verbrauchsmaterial um (Kostenbewußtsein)?

Stufenbeschreibungen	Bemerkungen				S
• arbeitet unsorgfältig, ungenau • trägt zu Einrichtungen und Geräten keine Sorge, schenkt ihrer Pflege keine Beachtung • hat hohen Verschleiß an Verbrauchsmaterial					K
• arbeitet häufig zu wenig sorgfältig und genau • geht mit Einrichtungen und Geräten öfters unsorgfältig um, pflegt sie zu wenig • geht mit Verbrauchsmaterial wenig sparsam um					L
• arbeitet im allgemeinen genau und sorgfältig • geht in der Regel sorgfältig mit Einrichtungen und Geräten um, pflegt sie den Anforderungen gemäß • hat tolerierbaren Verschleiß an Verbrauchsmaterial					M
• arbeitet mit Sorgfalt und Genauigkeit • behandelt Einrichtungen und Geräte sorgfältig, pflegt sie gut • hat wenig Verschleiß an Verbrauchsmaterial					N
• die Arbeitsergebnisse zeichnen sich durch größte Sorgfalt, und Genauigkeit aus • geht mit Einrichtungen und Geräten sehr sorgfältig um, pflegt sie ausgezeichnet • hat erfreulich wenig Verschleiß an Verbrauchsmaterial					O
Beurteilung des Merkmals Sorgfalt	**K**	**L**	**M**	**N**	**O**

Merkmal Belastbarkeit:
das Verhalten des Mitarbeiters in Ausnahmesituationen (bei übermäßigem Arbeitsanfall, starken Mißerfolgen, schlechten Arbeitsbedingungen usw.)

Zu beachten sind folgende Merkmalaspekte:

- wie konzentriert arbeitet der Mitarbeiter in Ausnahmesituationen (Streßfähigkeit)?
- wie kommt er in Ausnahmesituationen voran (Mobilität)?

Stufenbeschreibungen	Bemerkungen				S
• ist in Ausnahmesituationen nicht in der Lage, konzentriert zu arbeiten • kommt nicht voran					K
• ist in Ausnahmesituationen kaum in der Lage, konzentriert zu arbeiten • kommt nicht recht voran					L
• arbeitet in Ausnahmesituationen im allgemeinen konzentriert • kommt gewöhnlich gut voran					M
• arbeitet in Ausnahmesituationen erfreulich konzentriert • kommt gut voran					N
• arbeitet auch in extremen Ausnahmesituationen äußerst konzentriert • kommt beispielhaft voran					O
Beurteilung des Merkmals Belastbarkeit	**K**	**L**	**M**	**N**	**O**

Fähigkeitsprofil

Merkmale	**K**	**L**	**M**	**N**	**O**	Bemerkungen
1. Arbeitseinsatz						
2. Verantwortung						
3. Zusammenarbeit						
4. Arbeitssystematik						
5. Sorgfalt						
6. Belastbarkeit						

Teil B: Arbeitsspezifische Aufgaben/Tätigkeiten

Der Teil B ist die funktionsanalytische Beurteilung; sie ist eine Beurteilung **arbeitsspezifischer Aufgaben/Tätigkeiten** und Funktionen.

Die Aufteilung in einen merkmals- und einen funktionsanalytischen Teil einer Standortbestimmung wird vorgenommen, damit **nicht in jedem Funktionsbereich ein völlig anderer Bogen** Verwendung findet und die **Standortbestimmung auch die spezifische Tätigkeit** der Mitarbeiter **umfaßt**. Die Forderungen nach einer möglichst gerechten und tätigkeitsbezogenen Beurteilung lassen sich nur dann erfüllen, wenn beide Teile Verwendung finden.

Der B-Teil ist nicht im Beurteilungsbogen enthalten, er ergänzt den A-Teil und ist diesem beizuheften. In ihm sind die spezifischen Aufgaben/Tätigkeiten (selbständiges Formular) enthalten! Damit wird der betreffende Mitarbeiter direkt mit der von ihm zu leistenden Arbeit und deren Anforderungen in Beziehung gesetzt; d. h. er wird in den Bezugsrahmen gestellt, der für ihn bzw. für seine Funktion typisch ist. So können die für ihn zutreffenden Anforderungen aufgezeigt und seine individuellen Arbeitsergebnisse und Verhaltensweisen innerhalb dieses Bezugsrahmens beobachtet und beschrieben werden.

Falls kein Anforderungsprofil vorhanden ist, stellt sich die Frage: «was tut ein Mitarbeiter in der Funktion X», resp. «welche Aufgaben/Tätigkeiten sind ihm übertragen»? Noch zu oft sind befragte Vorgesetzte nicht in der Lage, die Aufgaben der ihnen direkt unterstellten Mitarbeiter genau und vollständig aufzuzeichnen.

In solchen Fällen sind **Tätigkeitskataloge, noch besser Stellenbeschriebe der betreffenden Funktionen** zu erstellen. Aus den aufgezeichneten Aufgaben sind diejenigen auszuwählen, deren Erfüllung zu beurteilen sind (alle Tätigkeiten lassen sich weder aufzeichnen noch beurteilen). Diese Auswahl von bedeutsamen Aufgaben ist in Teil B des Beurteilungssystems zu übertragen.

Name:	Funktionsbeurteilung:					Abt.:
Aufgaben/Tätigkeit	K	L	M	N	O	Bemerkungen:

Teil C: Fragen zum Beurteilungsgespräch

Der **Ablauf der Standortbestimmung/Mitarbeiterbeurteilung** ist nachfolgend in Form eines Schemas dargestellt. Da Vorgesetzter und Mitarbeiter je eine Beurteilung vornehmen müssen, sollte der Vorgesetzte mindestens vierzehn Tage vor dem Gespräch dem Mitarbeiter den Bogen aushändigen und ihn veranlassen, diesen auf den vereinbarten Termin hin auszufüllen.

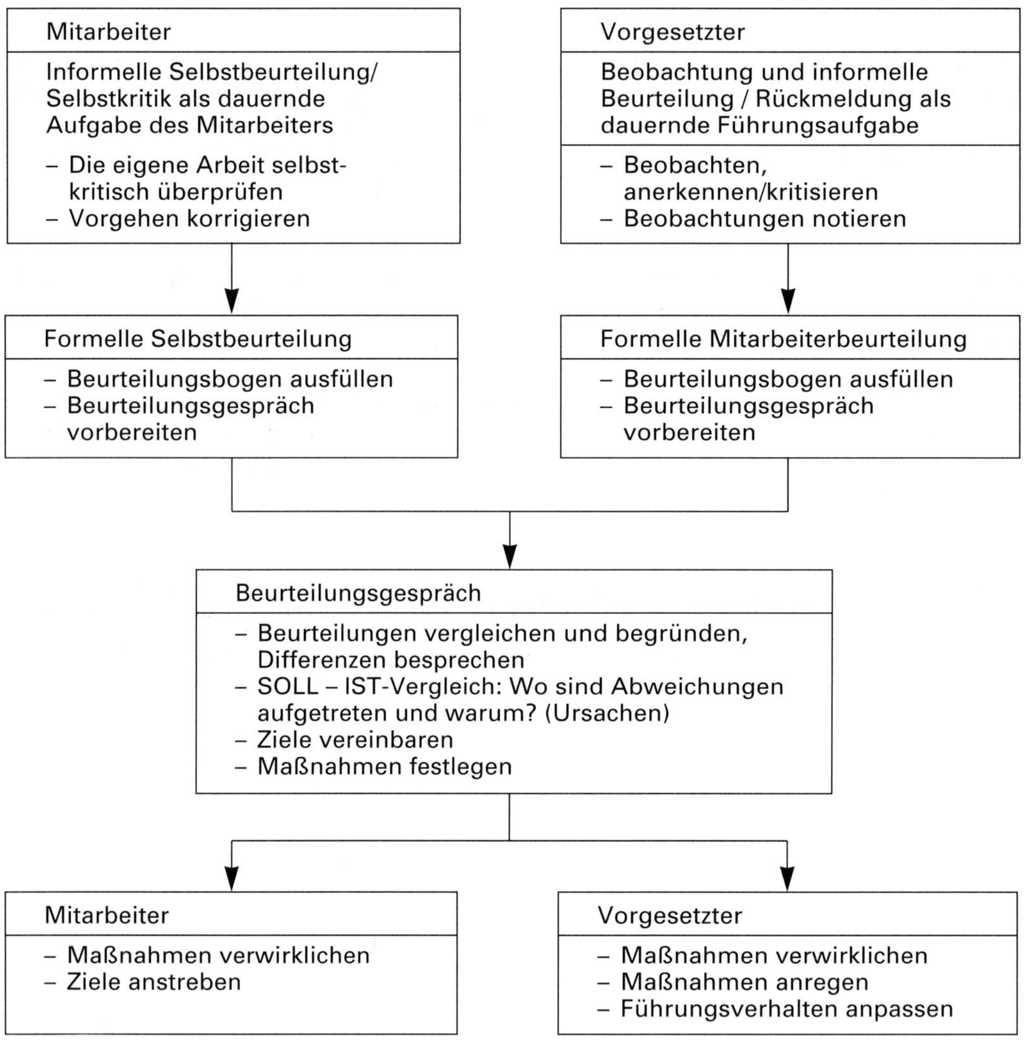

Beispiel:

Sich stellende Fragen für den Mitarbeiter:	**Sich stellende Fragen für den Vorgesetzten:**
Haben Sie die Ziele erreicht, die im letzten Beurteilungsgespräch vereinbart wurden?	Hat der Mitarbeiter die Ziele erreicht, die im letzten Beurteilungsgespräch vereinbart wurden?
Fühlen Sie sich Ihrer jetzigen Arbeit gewachsen?	Ist er seiner jetzigen Arbeit gewachsen?
Welche Fähigkeiten werden in Ihrer jetzigen Tätigkeit nicht oder zu wenig genutzt?	Welche seiner Fähigkeiten werden in der jetzigen Tätigkeit nicht oder zu wenig genutzt?
Wo sollten Sie noch gefördert werden?	Wo sollte er nach Ihrer Ansicht noch gefördert werden?
Wie wurden Sie am jetzigen Arbeitsplatz eingeführt?	
Fühlen Sie sich in Ihrer Gruppe wohl?	
Wie finden Sie das Arbeitsklima allgemein?	
Was halten Sie von Ihrem Arbeitsplatz im Hinblick auf Ihre Weiterbildung?	
Welche Ziele möchten Sie als nächstes erreichen?	Welche Ziele sollten vereinbart werden?
Welche Maßnahmen scheinen Ihnen zum Erreichen der Ziele geeignet zu sein?	Welche Maßnahmen scheinen Ihm zum Erreichen dieser Ziele geeignet?

Teil D: Ziele und Maßnahmen

Welche Ziele sollen bis am ______________________ erreicht werden? (Möglichst konkrete Angaben)

Welche Maßnahmen werden festgelegt?

Innerhalb der Abteilung (konkrete Angaben, evtl. Zeitplan)

Außerhalb der Abteilung (Maßnahmen erläutern, evtl. Zeitplan)

- ○ Zusätzliche schulische Weiterbildung
- ○ Seminare, Kurse, Tagungen, usw.
- ○ Interne Veröffentlichungen/Dokumente
- ○ Fachbücher, Fachzeitschriften
- ○ Praxis in anderen Abteilungen
- ○ Sonstige

Teil E:

Eine Stellungnahme **des Mitarbeiters** ist schriftlich festzuhalten, falls hinsichtlich Beurteilung, Ziele und Maßnahmen **keine Einigung** erzielt werden kann.

Stellungnahme des Mitarbeiters (mit Unterschrift):

Datum Unterschrift des Mitarbeiters

Bemerkungen des Vorgesetzten zur Stellungnahme des Mitarbeiters:

Datum Unterschrift des Mitarbeiters

Unterschriften

Datum des Beurteilungsgesprächs: ____________________

Unterschrift des Mitarbeites: ____________________

Unterschrift des Vorgesetzten: ____________________

Literaturhinweise

ACKER, H.: Stellenbeschreibung. In: HWO 1969

Akademie für Organisation (Hrsg.): Handlexikon Organisation. Frankfurt a/M. 1971

ALTMANN, H.: Überzeugungskraft durch sichere Rede-, Verhandlungs- und Konferenztechnik. Kissing 1978

ANTONS, K.: Praxis der Gruppendynamik. Göttingen. 4. Aufl. 1976

ARGYRIS, C.: Das Individuum und die Organisation: Einige Probleme gegenseitiger Anpassung. In: TÜRK (1975)

ATKINSON, J. W.: Einführung in die Motivationsforschung. Stuttgart 1975

ATW Adaptive Teachware: Handbuch der Führungshilfen. KRYKA/ZELLWEGER. Zürich 1975

BAETGE, J.: Betriebswissenschaftliche Systemtheorie. Opladen 1974

BARTRAM, P.: Die innerbetriebliche Kommunikation. Stuttgart 1969

BAUMGARTEN, R.: Führungsstile und Führungstechniken. Berlin/New York 1977

BECKER, H.: Effizienz und Macht in Organisationen. In: Management-Zeitschrift i. O. 5/1984

BECKER, U./SADLER, G.: Versteckte Weisheiten: 2. Buch Mose, 18. Kapitel. In: ZfO 2/74

BERKEL, K.: Konflikte und Konfliktverhalten. In: MAYER 1978

BERNSDORF, W. (Hrsg.): Wörterbuch der Soziologie. Stuttgart 1969

BLAKE, R./MOUTON, J.: Verhaltenspsychologie im Betrieb. Düsseldorf/Wien. 5. Aufl. 1977

BLEICHER, K.: Führung. In: HWO 1980 (a)

BLEICHER, K.: Kompetenz. In: HWO 1980 (b)

BLEICHER, K./MEYER, E.: Führung in der Unternehmung, Formen und Modelle. Reinbek bei Hamburg 1976

BORDEMANN, G.: Verhaltensregeln im Führungsalltag. Heidelberg 1978

BOSETZKY, H./HEINRICH, P.: Mensch und Organisation. Köln 1980

BRÄUTIGAM, G.: Die innerbetriebliche Information. In: MAYER/HERWIG (1972)

BRÄUTIGAM, G.: Informationswesen, innerbetriebliches. In: HWP 1975

BRANDT, V./KÖHLER, B.: Norm und Konformität. In: Handbuch der Psychologie. Band 7: Sozialpsychologie. Göttingen 1972

BROCHER, T.: Gruppendynamik und Erwachsenenbildung. Braunschweig. 12. Aufl. 1976

BRUGGEMANN, A./GROSKURTH, P./ULICH, E.: Arbeitszufriedenheit. Bern 1975

BÜLOW, F./NELL-BREUNING VON, O.: Solidarismus. In: BERNSDORF 1969

Bundesamt für Statistik (Hrsg.): Personal im schweiz. Gesundheitswesen. Beiträge zur Schweiz. Statistik/Heft 127. Bern 1984 (a)

Bundesamt für Statistik (Hrsg.): Betriebsstatistik und Rechnungsstatistik der Krankenhäuser. Statist. Quellenwerke der Schweiz, Heft 777. Bern 1984 (b)

Bundesrat, Schweizerischer: Richtlinien für die Verwaltungsführung im Bunde (RVF). Bern 1974

BURGHARDT, A./WISWEDE, G.: Konflikt im Betrieb. In: HWPS 1981

CAPOL, M.: Leistungsbeurteilung als integriertes Führungsmittel. In: IO 5/1974

CLAUSS, G. et al. (Hrsg.): Wörterbuch der Psychologie. Leipzig 1976

COHN, R.: Zur Grundlage des themenzentrierten interaktionellen Systems. In: Gruppendynamik 5/1974

COHN, R.: Von der Psychoanalyse zur themenzentrierten Interaktion. Stuttgart 1975

COMELLI, G.: Warum wir Mitarbeiter falsch beurteilen. In: plus 1/1973

DAHL, R. A.: The concept of power. Behavioral Science. 1957

DAHMS, K.: Über die Führung. München/Basel. Reinhardt 1963

DELHEES, K.: So steigern Sie die Kreativität Ihrer Mitarbeiter. In: IO 11/1983

DEUTSCH, M: Konfliktregelung. München/Basel 1976

DEUTSCH, M.: 50 Jahre Konfliktforschung. In: GRUNWALD/LILGE (1982)

ECKARDSTEIN VON, D./SCHNELLINGER, F.: Betriebliche Personalpolitik. München 1978

EICHHORN, S.: Krankenhaus-Betriebslehre. Stuttgart 1975/77

EICHHORN, S.: Struktur und Organisation des Krankenhaus-Managements. In: ZfO 10/1976

EICHHORN, S.: Struktur und Organisation der Krankenhausleitung. In: MÜLLER, H. (Hrsg.): Führungsaufgaben im modernen Krankenhaus. Köln 1980 (a)

EICHHORN, S.: Organisation der Krankenhausbetriebe. In: HWO 1980 (b)

ESCHENBURG, T.: Über Autorität. Frankfurt 1976

FEURER, W.: Das Wesen der innerbetrieblichen Information. In: ACKERMANN A. et al. (Hrsg.): Innerbetriebliche Information als Führungsaufgabe. Bern 1959

FIEDLER, F.: A theory of leadership effectiveness. New York 1967

FIEDLER, F.: Das Kontingenzmodell: Eine Theorie der Führungseffektivität. In: KUNCZIK, M. (Hrsg.): Führung. Düsseldorf/Wien 1972

FIEDLER, F./CHEMERS, M./MAHAR, L.: Der Weg zum Führungserfolg. Ein Selbsthilfeprogramm für Führungskräfte. Stuttgart 1979

FISCHER, L.: Weibliche Arbeitnehmer. In: HWPS 1981

FISCHER, L.: Jüngere/ältere Arbeitnehmer. In: HWPS 1981

FITTKAU, B.: Fragebogen zur Vorgesetzten-Verhaltens-Beschreibung (FVVB). Göttingen 1971

FITTKAU, B./MÜLLER-WOLF, H./SCHULZ VON THUN, F.: Kommunizieren lernen (und umlernen). Braunschweig 1977

FITTKAU-GARTHE, H.: Vorbeugen statt feuern. Konfliktmanagement. In: Management-Magazin. Hamburg 9/1978

FITTKAU-GARTHE, H.: Grundlegung eines zielorientierten kooperativen Beurteilungssystems. In: NEUBAUER, R./ROSENSTIEL, L. von (Hrsg.): Handbuch der Angewandten Psych. München 1980

FORSTER, J.: Teamarbeit. In: GRUNWALD/LILGE (1982)

FRANKE, J.: Die Mitarbeiterbeurteilung. Wiesbaden 1981

FRENCH, J./RAVEN, B.: The bases of social power. In: Group Dynamics, Research and Theory. New York. 2. Aufl. 1960

FRESE, E.: Ziele als Führungsinstrumente – Kritische Anmerkungen zum «Management by Objectives». In Zfo 1971

FRESE, E.: Aufgabenanalyse und -synthese. In HWO 1980

FRÖHLICH, W./DREVER, J.: dtv-Wörterbuch zur Psychologie. München. 11. Aufl. 1978

FROMM, E.: Der moderne Mensch und seine Zukunft. Frankfurt 1960

FROMM, E.: Durch mehr Freiheit volle Irrenhäuser. In: Pardon 6/1975

GANGLER, E.: Humanisierung der Arbeitswelt und Produktivität. Ludwigshafen 1977

GANGLER, E.: Instanzenbildung. In HWO 1980

GEHLEN, A.: Die Seele im technischen Zeitalter. Reineck 1957

GEHLEN, A.: Urmensch und Spätkultur. 2. Aufl. Frankfurt/M. 1964

GIBB, J.: Climate for trust formation. In: BRADFORD, L. (Hrsg.): T-Group theory and laboratory method. New York 1964

GIRSCHNER, W.: Unternehmenssteuerung und Selbstverwirklichung. Königstein 1978

GLASER, W. R.: Z FA 6051: Soziales und instrumentales Handeln. Stuttgart 1972

GOLEMBIEWSKI, R./COUKIE, M: The centrality of interpersonal trust in group processes. In: COOPER, C. (Hrsg.) Theories of group process. London 1975

GOTTSCHALL, D.: Der Chef ist nicht mehr unanstastbar. In: mm 8/1974
GRAUMANN, C. F.: Motivation. In: Einführung in die Psychologie Bd. I. Frankfurt 1969
GRAUMANN, C. F.: Interaktion und Kommunikation. In: GRAUMANN, C. (Hrsg.): Sozialpsychologie. In: Handbuch der Psychologie, Band 7. Göttingen 1972
GROCHLA, E.: (Hrsg.) Handwörterbuch der Organisation. Stuttgart 1969. 2. Aufl. 1980
GROCHLA, E.: Grundlagen der organisatorischen Gestaltung. Stuttgart 1982
GRÜN, O.: Informale Erscheinungen in der Betriebsorganisation. Berlin 1966
GRÜN, O.: Informale Organisation. In: HWO 1980
GRUNWALD, W.: Innerbetriebliche Information. In: STOLL, F. (Hrsg.) Arbeit und Beruf (Kindlers «Psychologie des 20. Jahrhunderts»). Weinheim/Basel 1983
GRUNWALD, W./LILGE, H.-G. (Hrsg.): Partizipative Führung. Betriebswirtschaftliche und sozialpsychologische Aspekte. Bern/Stuttgart 1980
GRUNWALD, W./LILGE, H.-G. (Hrsg.): Kooperation und Konkurrenz in Organisationen. Bern/Stuttgart 1982

HACKMANN, J./OOLDHAM, G.: Work redesign, Reading 1980
HÄFELI, M.: Das Funktionsdiagramm. Ein Organisations- und Führungsinstrument für Spitäler. Aarau o.J.
HÄUSLER, J.: Führungsstile und Führungsverhalten. In: HWB, Stuttgart. 4. Aufl. 1974
HARTMANN, H.: Funktionale Maturität. Stuttgart 1964
HECKHAUSEN, H.: Leistungsmotivation. In: Handbuch der Psychologie. Bd. 2. Göttingen 1965
HECKHAUSEN, H.: Leistung und Chancengleichheit. Göttingen 1974
HECKHAUSEN, H.: Ein kognitives Motivationsmodell und die Verankerung von Motivkonstrukten. In: LENK, H. (Hrsg.): Handlungstheorien – interdisziplinär. Band 3. München 1981
HEIGL-EVERS, A./HEIGL, F.: Die themenzentrierte interaktionelle Gruppenmethode. In: Neue Sammlung. Göttingen 4/1973
HEINEN, E. (Hrsg.): Betriebswirtschaftl. Führungslehre. Wiesbaden 1978
HERZBERG, F.: Job attitudes: Review of research and opinion. Pittsburgh 1957
HILL, W./FEHLBAUM, R./ULRICH, P.: Organisationslehre. Bern 1974
HITLER, A.: Mein Kampf. München 1931
HÖHN, R.: Kreativität. In: PE 1978 (a)
HÖHN, R.: Stellenbeschreibung. In: PE 1978 (b)
HÖHN: Stellvertretung. In HWO 1980
HOFFMANN, F.: Aufgabe, In: HWO 1980
HOFSOMMER, W.: Personalbeurteilung als Kommunikationsproblem. In: NEUBAUER, R./ROSENSTIEL, L. von. 1980: Handbuch der Angewandten Psychologie. München
HOFSTÄTTER, P.: Gruppendynamik. Hamburg 1979
HOLM, K.: Der Intrarollenkonflikt des Werkmeisters. In: CLAESSENS, D. (Hrsg.): Rolle und Macht. München 1968
HOMANS, G.: Theorie der sozialen Gruppe. Köln 1960
HORNEY, K.: Der neurotische Mensch unserer Zeit. Stuttgart 1951
HOYOS, C. GRAF: Motivation. In HWB 1974 (a)
HOYOS, C. GRAF: Arbeitspsychologie Stuttgart 1974 (b)

IRLE, M.: Führungsverhalten in organisierten Gruppen. In: (1970)
IRLE, M.: Lehrbuch der Sozialpsychologie. Göttingen 1975
IRLE, M.: Führungsprobleme, psychologische. In: HWO 1980
IRLE, M.: Soziale Systeme. In: HWO 1980

JALENKE, J.: Interpersonale Wahrnehmung. Stuttgart 1975
JONES, M. R. (.): Nebraska symposium on motivation. Lincoln 1955
JOSCHKE, J.: Führungsfunktion und Leitungsaufbau im Unternehmen. In: HWO 1980
JOSCHKE, H.: Darstellungstechniken. In: HWO 1980

KANT, I.: Grundlegung zur Metaphysik der Sitten. (Riga 1786) wiederholter Abdruck. Stuttgart 1978
Kantonsspital Baden: Wegleitung für das Verfassen von Stellenbeschreibungen (o. J.)
KATZ, D.: The Functional Approach to the Study of Attitude Change. In: Public Opinion Quarterly. Vol. 24 1960
KAUFMANN, F.: Das Informationsproblem in der Unternehmung. Bern 1963
KERBER, W.: Arbeit. In HWP 1975
KIESER, A.: Autorität im Betrieb. In: HBW 1974
KIESER, A.: Individuum und Organisation. In: HWO 1980
KIESER, A./KUBICEK, H.: Organisation. Berlin/New York 1977
KIRSCH, W./ESSER, W. M.: Konflikthandhabung im Betrieb. In: HWB 1974
KIRSTEN, R./MÜLLER-SCHWARZ, J.: Gruppen-Training, Reineck 1979
KLEINBECK, U./SCHMIDT, K.-H.: Die Analyse leistungsbezogener Verhaltenssequenzen: Der Instrumentalitätsaspekt. In: SCHMALT, H./MEYER, W. (Hrsg.): Leistungsmotivation und Verhalten. Stuttgart 1976
KLIS, M.: Überzeugung und Manipulation – Grundlagen in Theorie betriebswirtschaftlicher Führungsstile. Wiesbaden 1970
KLIS, M.: Machttheoretische Grundlagen moderner Führungsstile. In: Zfo I/1971
KOSIOL, E.: Organisation der Unternehmung. Wiesbaden 1962
KOSIOL, E.: Grundprobleme der Ablauforganisation. In: HWO 1980
KOSSBIEL, Personalbereitstellung und Personalführung. Wiesbaden 1976
KRAMER, R.: Information und Kommunikation. Berlin 1965
KRÜGER, W.: Konflikt in der Organisation. In: HWO 1980
KRÜGER, W.: Konfliktsteuerung in der Unternehmung. In: ME 1983
KÜCHLER, J.: Gruppendynamische Verfahren in der Aus- und Weiterbildung. München 1979

LAING, R.: Phänomenologie der Erfahrung. Frankfurt 1977
LANDAU, E.: Psychologie der Kreativität. Basel 1969
LANTERMANN, E. D. Interaktionen: Person, Situation und Handlung. München 1980
LATTMANN, CH.: Führungsstil und Führungsrichtlinien. Bern/Stuttgart. 1975 (a)
LATTMANN, CH.: Die Leistungsbeurteilung als Führungsmittel. Zweck und Aufgaben von Qualifikationssystemen. Bern/Stuttgart 1975 (b)
LATTMANN, CH.: Führung durch Zielsetzung. Bern/Stuttgart 1977
LATTMANN, CH.: Die Verhaltenswissenschaftlichen Grundlagen der Führung. Bern 1981
LAUTERBURG, CH.: Vor dem Ende der Hierarchie. Modelle für eine bessere Arbeitswelt. Düsseldorf/Wien. 2. Aufl. 1980
LAWLER, E.: Motivierung in Organisationen. Bern/Stuttgart 1977
LEAVITT, H.: Grundlagen der Führungspsychologie. München 1974
LEHMANN, H.: Integration. In: HWO 1980
LERSCH, P.: Der Mensch als soziales Wesen. Eine Einführung in die Sozialpsychologie. 2. Aufl. München 1965
LEWIN, K.: A Dynastic Theory of Personality. New York 1935
LILGE, H.-G.: Wertgrundlagen partizipativer Führung. In: GRUNWALD/LILGE (1980)
LILGE, H.-G.: Menschenbilder als Führungsgrundlage. in: ZfD 1/1981
LILGE, H.-G.: Zum Koordinationsproblem. Ansätze zu einem organisch-strukturellen Bedingungsrahmen von Kooperation und Konkurrenz. In: GRUNWALD/LILGE (1982)
LINDSKOLD, S.: Die Entwicklung von Vertrauen, der GRIT-Ansatz und die Wirkung von konziliantem Handeln auf Konflikt und Kooperation. In: GRUNWALD/LILGE (1982)
LUHMANN, N.: Macht. Stuttgart 1975
LUHMANN, N.: Funktionen und Folgen formaler Organisation. Berlin. 3. Aufl. 1976
LUKASCZYK, K.: Zur Theorie der Führer-Rolle. In: Psychologische Rundschau. II/1960

MACHARZINA, K.: Neue Entwicklungen in der Führungsforschung. In: ZfO 1, 2/1977
MACHARZINA, K.: Führungsmodelle. In: HWO 1980
MACHARZINA, K./ROSENSTIEL, L. VON (Hrsg.): Führungwandel. In: Unternehmung und Verwaltung. Wiesbaden 1974
MARCH, J./SIMON, H.: Organisation und Individuum. Wiesbaden 1976
MARR, R./SCHULTES, G.: Mitarbeiterbeurteilung. In: ME 1983
MARX, K.: Ökonomisch-philosophische Manuskripte (1844). In: MARX/ENGELS II: Politische Ökonomie. Frankfurt 1966

MASLOW, A. H.: A theory of human motivation. In: Psychological Review. 50/1943
MASLOW, A. H.: Psychologie des Seins. München 1973
MASLOW, A. H.: Motivation und Persönlichkeit. Olten 1977
MAYER, A. (Hrsg.): Organisationspsychologie. Stuttgart 1978
MAYER, A./HERWIG, B. (Hrsg.): Handbuch der Psychologie. Bd. 9: Betriebspsychologie. Göttingen 1972
MAYNTZ, R.: Soziologie der Organisation. Reineck 1963
MCGREGOR, D.: Der Mensch im Unternehmen. Düsseldorf/Wien 1970 BW Q 245
MEIER, A.: Koordination. In: HWO 1969
MEIER, M.: Beurteilung der Pflegequalität. In: Krankenpflege 4/1983
MERTON, R.: Social theory and social structure. New York 1968
MEYER, E. (Hrsg.): Handbuch Gruppenpädagogik – Gruppendynamik. Heidelberg 1977
MOLDENHAUER, P./GRUNDWALD, G.: Menschenbild. In: Personalenzyklopädie. Bd. 2. München 1978
MOREL, J.: Wandel im Wertsystem. In: HAUF, M. et al. (Hrsg.) Sozialer Wandel. Bd. 1. Frankfurt/M. 1975
MÜLLER, M.: Leistungsbewertung ja – Persönlichkeitsbewertung nein! In: IO 10 /1975
MÜLLER, R.: Menschenkenntnis im Betrieb. Zürich 1973
MÜLLER, W. R.: Führung und Identität. Bern/Stuttgart 1981
MÜLLER, W. R./HILL, W.: Die situative Führung. In: Die Betriebswirtschaft 3/1977
MÜLLER-WOLF, H.: Trainingsmaterialien zum Kommunikations- und Verhaltenstraining. In: FITTKAU et al. 1977

NAGER, F.: Wende in der Medizin? In: Zürcher Zeitung Nr. 249/1985
NEUBAUER, R./ROSENSTIEL, L. VON (Hrsg.): Handbuch der Angewandten Psychologie. Band 1: Arbeit und Organisation. München 1980
NEUBERGER, O.: Experimentelle Untersuchung von Führungsstilen. In: Gruppendynamik. 3/1972
NEUBERGER, O.: Das Mitarbeitergespräch. München 1973
NEUBERGER, O.: Theorien der Arbeitszufriedenheit. Stuttgart 1974
NEUBERGER, O.: Führungsverhalten und Führungserfolg. Berlin 1976
NEUBERGER, O.: Motivation und Zufriedenheit. In: MAYER (1978)
NEUBERGER, O.: Motivation. In HWO 1980
NEUBERGER, O.: Rituelle (Selbst-)Täuschung. Kritik der irrationalen Praxis der Personalbeurteilung. In: Die Betriebswirtschaft. Stuttgart 1/1980
NEUBERGER, O.: Führung. Ideologie-Struktur-Verhalten. Stuttgart 1984
NEUMANN, K. H. (Hrsg.): Optimal Führen. Konzeption und Methodik neuen Führens in der modernen Leistungsgesellschaft. Heidelberg 1969
NICK, F. R.: Management durch Motivation. Stuttgart 1974
NIEDER, P./NAASE, CH.: Führungsverhalten und Leitung. Bern 1977
NIEDER, P./NAASE, CH.: Fehlzeiten. In: HWPS 1981
NIEDER, P./NAASE, CH.: Fluktuation. In. HWPS 1981
NORDSIECK, F.: Betriebsorganisation. Stuttgart 1961

OECHSLER, W.: Der organisatorisch-strukturelle Kontext partizipativer Führung. In: GRUNWALD/LILGE 1980
OLDENDORFF, A.: Sozialpsychologie im Industriebetrieb. Köln 1970
Organisator, der: Zehn Regeln für die Stellvertretung 9/1973

PARSONS, T.: Die jüngsten Entwicklungen in der strukturell-funktionalen Theorie. In: Kölner Zeitschrift für Soziologie und Sozialpsychologie 16. 1964
PFEIFFER, D.: Organisationssoziologie. Stuttgart 1976
POINTKOWSKI, U.: Psychologie der Interaktion. München 1976
PREGLAU, M.: Organisation, Führung und Identität. In: MOREL, J. et al. (Hrsg.) Führungsforschung. Göttingen 1980
PREISER, S.: Sozialisationsbedingungen sozialen und politischen Handelns. In: Landeszentrale für polit. Bildung (Hrsg.): Selbstverwirklichung und Verantwortung in einer demokr. Gesellschaft. Mainz 1977

QUISKE, F./SKIRT, S./SPIESS, G.: Arbeit im Team. Reinbek 1975

REBER, G.: Anreizsysteme. In: HWO 1980
REIMANN, R.: Instrumente zur Organisation des Pflegedienstes. In: Krankenpflege 6/1980
RICHTER, H. E.: Lernziel Solidarität. Reinbek 1974
ROHDE, J.: Soziologie des Krankenhauses. Stuttgart, 2. Aufl. 1974
ROHRACHER, H.: Einführung in die Psychologie. 1965
ROSENSTIEL, L. VON: Motivation im Betrieb. München 1972
ROSENSTIEL, L. VON: Anerkennung und Korrektur. In: HWB 1974
ROSENSTIEL, L. VON: Arbeitsgruppe. In: MAYER (1978)
ROSENSTIEL, L. VON: Gruppen und Gruppenbeziehungen. In: HWO 1980
ROSENSTIEL, L. VON: Grundlagen der Organisationspsychologie. Stuttgart 1980
ROSENSTIEL, L. VON/OLT, W./RÜTTINGER, B.: Organisationspsychologie. Stuttgart 1983
ROSNER, L.: Moderne Führungspsychologie. München. 3. Aufl. 1973
ROSNER, L.: Voraussetzungen, Eigenschaften und Fähigkeiten der Führungspersönlichkeit. Zürich 1983
ROTTER, J.: Generalized expectancies for interpersonal trust. In: American Psychologist 26/1971
RÜHLI, E.: Leistungssysteme. In: HWO 1980
RÜTTINGER, B.: Konflikt und Konfliktlösen. München 1977
RÜTTINGER, B.: Macht im Betrieb. In: HWPS 1981

SAAMANN, W.: Alternatives Führen: Mitarbeiter qualifizieren. Wiesbaden 1984
SAHM, A.: Führungsverhalten in Problem- und Konfliktsituationen. In: ZfO 8/1970
SAHM, A.: Humanisierung der Arbeitswelt – Verhaltenstraining statt Verordnung. Freiburg 1976
SAHM, A.: Humanisierung im Führungsstil. Frankfurt/M. 1977
SAHM, A.: Lernziel: Zusammenarbeit. Frankfurt/M. 1979
SAHM, A.: Verhaltenstraining im Betrieb. Frankfurt/M. 1979
SAHM, A.: Neue Methoden zur Leistungsmotivation der Mitarbeiter, Kissing. 2. Aufl. 1980
SAHM, A.: Was Führungskräfte heute zur Leistung motiviert. Kissing 1981 (a)
SAHM, A.: Übungsziel: Führungsverhalten. Berlin 1981 (b)
SAHM, A.: Motivation. In: ME 1984
SANDI, P.: Gruppenpsychologie. München 1973
SEGER, I.: Knaurs Buch der modernen Soziologie. München/Zürich 1970
SEIDEL, E.: Betriebliche Führungsformen. Stuttgart, Poeschel 1978
SEIDEL, W.: Gruppen, Begriff und Interpretation. In: PE 1978
SHERIF, M.: The Psychology of social norms. New York 1936
SIEGRIST, J.: Arbeit und Interaktion im Krankenhaus. Stuttgart 1978
SIKORA, J.: Handbuch der Kreativ-Methoden. Heidelberg 1976
SJOLUND, A.: Gruppenpsychologie für Erzieher, Lehrer und Gruppenleiter. Heidelberg 1976

SCHEIN, E. H.: Das Bild des Menschen aus der Sicht des Management. In: GROCHLA, E. (Hrsg.): Management. Düsseldorf/Wien 1974
SCHEITLIN, V.: Betriebsklima und moderne Führungspraxis. Zürich 1971
SCHIMANK, U.: Identitätsbehauptung in Arbeitsorganisationen – Individualität in der Formalstruktur. Frankfurt/M. 1981
SCHLEISSHEIMER, B.: Interesse. In: ROMBACH, H. (Hrsg.): Wörterbuch der Pädagogik. Freiburg 1977
SCHMIDT, G.: Organisation – Methode und Technik. Giessen 1974
SCHULER, H.: Das Bild vom Mitarbeiter. München 1972
SCHULER, H.: Leitungsbeurteilung in Organisationen. In: MAYER 1978
SCHULZ VON THUN, F.: Psychologische Vorgänge in der zwischenmenschlichen Kommunikation. In: FITTKAU, B./MÜLLER-WOLF, H./SCHULZ VON THUN, F. (Hrsg.): Kommunizieren lernen (und umlernen). Braunschweig 1977
SCHULZ VON THUN, F.: Kommunikation, innerbetriebliche. In: PE 1978
SCHULZ VON THUN, F.: Miteinander reden: Störungen und Klärungen. Psychologie der zwischenmenschlichen Kommunikation. Reinbek 1981

SCHWÄBISCH, L./SIEMS, M.: Anleitung zum sozialen Lernen für Paare, Gruppen und Erzieher. Reineck 1979
SCHWARZ, H.: Betriebsorganisation als Führungsaufgabe. München 1970

STAEHLE, W. H.: Organisation und Führung sozio-technischer Systeme. Stuttgart 1973
STAEHLE, W. H.: Management. Eine Verhaltenswissenschaftliche Einführung. München, Vahlen 1980 (a)
STAEHLE, W. H.: Menschenbilder in Organisationstheorien. In: HWO. Stuttgart, Poeschel 2. Aufl. 1980 (b)
STAERKLE, R./JAEGER, F.: Information und Kommunikation. In: OLH 1972
STEERS, R./PORTER, L. (Hrsg.): Motivation and work behavior. New York 1975
STEINBUCH, P.: Organisation. Ludwigshafen 1977
STEINHERR, L.: Selbstentlastung. Kissing 1979
STEINLE, C.: Führung. Grundlagen Prozesse und Modelle der Führung in der Unternehmung. Stuttgart, Poeschel 1978
STEINLE, C.: Führen durch Ziele – nötiger denn je! In. io. Zürich 2/1980
STÖBER, A. M./BINDIG, R./DERSCHKA, P.: Kritisches Führungswissen. Emanzipation und Technologie in wissenschaftssoziologischer Sicht. Stuttgart 1974
STOGDILL, R.: Handbook of leadership. New York/London 1974
STROEBE, G.: Gezielte Verhaltensänderung. Heidelberg 1978
STROEBE, R. W.: Kommunikation I. Heidelberg 1977
STROEBE, R. W.: Führungsstile. Heidelberg 1979
STROEBE, R. W.: Grundlagen der Führung. Heidelberg, Sauer. 4. Aufl. 1984
SWISSAIR: Mitarbeiter und Vorgesetzte. Leitbild für eine leistungsorientierte und partnerschaftliche Zusammenarbeit. Zürich 1982

TANNENBAUM, R./WESCHLER, J./MASSARIK, F.: Leadership and organization. New York 1961
THIEL, S./TRILL, R.: Kommunikationssystem im Pflegebereich. In: Das Krankenhaus 2/1984
THIELE, B./BRIKKE, H.: Das Betriebsklima im Krankenhaus. In: Krankenpflege 2/1974
TÜRK, K. (Hrsg.): Organisationstheorie. Hamburg 1975
TÜRK, K.: Grundlagen einer Pathologie der Organisation. Stuttgart 1976
TÜRK, K. (Hrsg.): Handlungssysteme. Opladen 1978
TÜRK, K.: Personalführung und soziale Kontrolle. Stuttgart 1981 (a)
TÜRK, K.: Organisation und Individuum. In: HWPS 1981 (b)

ULICH, E./GROSKURTH, P./BRUGGMANN, A.: Neue Formen der Arbeitsgestaltung. Möglichkeiten und Probleme der Verbesserung der Qualität des Arbeitslebens. Frankfurt a/M. 1973
ULMANN, P.: Ablauforganisation. Manuskript VESKA-Schulung. o.J.
ULRICH, H.: Die Unternehmung als produktives soziales System. Bern/Stuttgart 1968 (a)
ULRICH, H.: Organisations-Brevier. Bern 1968 (b)
ULRICH, H.: Verbesserung der Organisationsstruktur von Unternehmungen. Bern 1969

VONTOBEL, J.: Leistungsbedürfnis und soziale Umwelt. Bern/Stuttgart/Wien 1970
VOPEL, K.: Interaktionsspiele. Hamburg 1978
VROOM, V.: Work and motivation. New York 1964

WEBER, M.: Wirtschaft und Gesellschaft. Tübingen. 5. Aufl. 1972
WEGNER, G.: Systemanalyse und Sachmitteleinsatz in der Betriebsorganisation. Wiesbaden 1969
WEILENMANN, G.: Gewandtheit gewinnt. Wirksame Verhandlungstaktik und Konferenztechnik. Zürich 1974
WEISSER, J.: Probleme lösen – Entscheidungen vorbereiten. Heidelberg 1979
WERNER, H.: Motivation und Führungsorganisation. Heidelberg 1972
WESSEN, A.: Beobachtungen zur sozialen Struktur des Krankenhauses. In: KÖNIG, R. (Hrsg.): Kölner Zeitschrift für Soziologie und Sozialpsychologie. Köln/Opladen 1958
WIERINGA, C.: Beitrag in: BACHMANN C. (Hrsg.): Kritik der Gruppendynamik. Frankfurt 1981
WILD, J.: Betriebswirtschaftliche Führungslehre und Führungsmodelle. In: WILD, J. (Hrsg.): Unternehmungsführung. Berlin 1974
WILD, J.: MbO als Führungsmodell für die öffentliche Verwaltung. In: Die Verwaltung. Berlin 6/1973
WISWEDE, G.: Soziologie abweichenden Verhaltens. Stuttgart 1973
WISWEDE, G.: Rollentheorie. Stuttgart 1977
WISWEDE, G.: Gruppe im Betrieb. HWPS 1981
WISWEDE, G.: Soziologie konformen Verhaltens. Stuttgart 1976
WITTLAGE, H.: Unternehmensorganisation. Berlin 1976
WUNDERER, R.: Die Leitsätze für Zusammenarbeit im Metallwerk Plansee. In Plansee-Werkzeitung 1975
WUNDERER, R.: Kooperationskonflikte, laterale. In: PE 1978
WUNDERER, R./GRUNWALD, W./MOLDENHAUER, P.: Führungslehre. Bd. I: Grundlagen für die Führung. Bd. II: Kooperative Führung. Berlin/New York 1980

ZALEZNIK, A.: The motivation, productivity and satisfaction of workers. Boston 1958
ZAND, D.: Vertrauen und Problemlösungsverhalten von Managern. In: Gruppendynamik 4/1973
ZEIDLER, K.: Führung in Organisationen. In: SPECHT, K. (Hrsg.) Soziologie im Blickpunkt der Unternehmung. Herne/Berlin 1974 (a)
ZEIDLER, K.: Kommunikation in Organisationen. In: SPECHT, K. (Hrsg.) 1974 (b)
ZÜNDORF, L./GRUNT, M.: Hierarchie in Wirtschaftsunternehmen. Frankfurt/New York 1980
ZWICKY, F.: Jeder ein Genie. Frankfurt 1971

Abkürzungen:
HWB: GROCHLA, E./WITTMANN, W. (Hrsg.) Handwörterbuch der Betriebswirtschaft. Stuttgart 4. Aufl. 1974
HWO: GROCHLA, E. (Hrsg.) Handwörterbuch der Organisation. Stuttgart. 1. Aufl. 1969. 2. Aufl. 1980
HWP: GANGLER, E. (Hrsg.) Handwörterbuch des Personalwesens. Stuttgart 1975
HWPS: BECKERATH, P. (Hrsg.) Handwörterbuch der Betriebspsychologie und Betriebssoziologie. Stuttgart 1981
ME: Management-Enzyklopädie. Landsberg 1983
MM: Management-Magazin. Hamburg
OLH: Organisationsleiter-Handbuch. DEGELMANN, A. (Hrsg.) München 1972
PE: Personal-Enzyklopädie, München 1978
ZfO: Gesellschaft für Organisation (Hrsg.): Zeitschrift für Organisation, Wiesbaden, Gabler

Sachregister

Patricia Schroeder

Qualitätsentwicklung im Gesundheitswesen

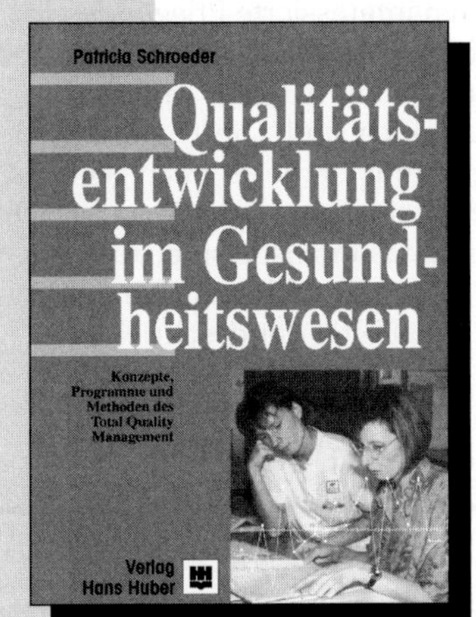

Konzepte, Programme und Methoden des Total Quality Management

1998. 236 Seiten, 94 Abb., 19 Tab., Gb
DM 88.– / Fr. 77.– / öS 642.–
(ISBN 3-456-82794-6)

Die Verbesserung von Qualität und Leistung im Gesundheitswesen ist ein Gebot der neunziger Jahre geworden. Was in den vierziger Jahren seinen Anfang nahm und in der herstellenden Industrie bereits zu erhöhter Effizienz und Leistung führte, nimmt nun triumphalen Einzug in den Dienstleistungssektor. Qualität in Gesundheitseinrichtungen einzuführen läßt jedoch erhebliche strukturelle Veränderungen notwendig werden. Konzepte wie Qualitätsentwicklung, Gesamtqualitätsmanagement (TQM), Entscheidungsfindung, Eigenverantwortlichkeit u. a. werden in diesem umfangreichen Werk verständlich dargestellt und mit vielen Praxisbeispielen auf die spezielle Situation im Pflegebereich übertragen.

Verlag Hans Huber http://Verlag.HansHuber.com
Bern Göttingen Toronto Seattle

Hannie Giebing / Hedi François-Kettner / Martina Roes / Heather Marr

Pflegerische Qualitätssicherung

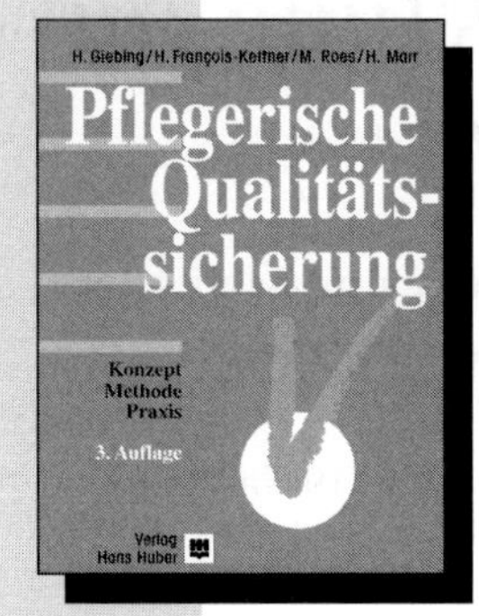

Konzept, Methode, Praxis

3., unveränderte Auflage 1999. 102 Seiten, 30 Abb., Kt
DM 39.80 / Fr. 35.90 / öS 291.– (ISBN 3-456-83368-7)

Mit diesem Buch werden interessierte Pflegende auf allen Ebenen angesprochen, da die Qualitätsdefinition und die Sicherung der Qualität Aufgabe und Anliegen aller professionell Pflegenden sind. Die Theorie wird didaktisch aufbereitet. Damit ist dieses Buch geeignet für die schulische Unterweisung und die innerbetriebliche Fortbildung. Durch das Praxisbeispiel aus dem Universitätsklinikum Bejamin Franklin, Berlin, wird der Nachweis der Praktikabilität der beschriebenen Methode erbracht.

Martina Roes / Hedi François-Kettner

MUM – Ein Qualitätsprogramm zum Anfassen

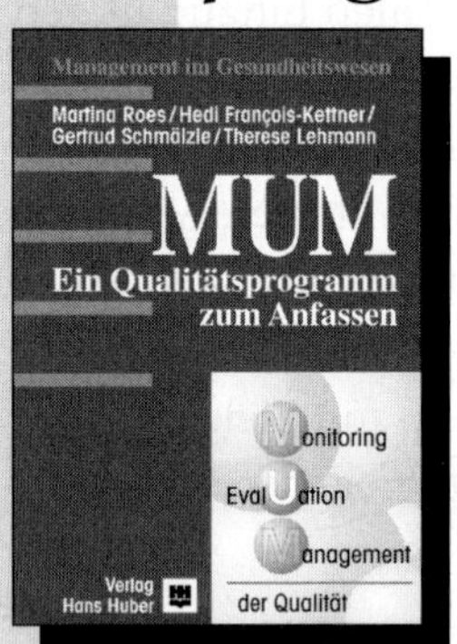

2000. 176 Seiten, 53 Abb., 8 Tab., Kt
DM 34.80 / Fr. 31.30 / öS 254.– (ISBN 3-456-83176-5)

Ein Leitfaden zur Pflege-Qualitätssicherung im stationären Bereich, praktikabel, umsetzbar und erprobt. Unabdingbar für Qualitätsentwickler und Qualitätserbringer und ausgezeichnet mit dem 1. Internationalen Preis für Pflegemanagement.

Verlag Hans Huber
Bern Göttingen Toronto Seattle

http://Verlag.HansHuber.com